U0324739

Peter H. Abrahams Jonathan D. Spratt
Marios Loukas Albert-Neels Van Schoor

McMINN & ABRAHAMS′ Clinical Atlas of Human

SEVENTH

McMINN 和 ABRAHAMS

临床人体解剖学图谱

第7版

彼得·亚伯拉罕
乔纳森·斯普拉特
主编〔英〕 马里奥·卢卡斯
阿尔伯特–尼尔斯·万·斯库尔

主译 王亚云 李金莲 李云庆

天津出版传媒集团
天津科技翻译出版有限公司

著作权合同登记号:图字:02-2015-104

图书在版编目(CIP)数据

McMinn 和 Abrahams 临床人体解剖学图谱 / (英) 彼得·亚伯拉罕 (Peter H.Abrahams) 等主编;王亚云等译. - 天津:天津科技翻译出版有限公司,2016.12

书名原文: McMinn & Abrahams' Clinical Atlas of Human Anatomy

ISBN 978-7-5433-3609-4

Ⅰ.①M… Ⅱ.①彼… ②王… Ⅲ.①人体解剖学 - 图谱 Ⅳ.①R322-64

中国版本图书馆 CIP 数据核字(2016)第 125972 号

ELSEVIER
Elsevier (Singapore) Pte Ltd.
3 Killiney Road
#08-01 Winsland House I
Singapore 239519
Tel: (65) 6349-0200
Fax: (65) 6733-1817

McMinn and Abrahams' Clinical Atlas of Human Anatomy, 7/E
2013, Elsevier Limited. All rights reserved.
First edition 1977 by Wolfe Publishing
Second edition 1988 by Wolfe Publishing
Third edition 1993 by Mosby-Wolfe, an imprint of Times Mirror International Publishers Ltd.
Fourth edition 1998 by Mosby, an imprint of Mosby International Ltd.
Fifth edition 2003 by Elsevier Science Ltd.
Sixth edition 2008 by Elsevier Ltd.
ISBN-13: 9780723436973

This translation of McMinn and Abrahams' Clinical Atlas of Human Anatomy, 7/E by Peter H. Abrahams, Jonathan D.Spratt, Marios Loukas, Albert N.Van Schoor was undertaken by Tianjin Science & Technology Translation & Publishing Co., Ltd. and is published by arrangement with Elsevier (Singapore) Pte Ltd.
McMinn and Abrahams' Clinical Atlas of Human Anatomy, 7/E by Peter H. Abrahams, Jonathan D.Spratt, Marios Loukas, Albert N.Van Schoor 由天津科技翻译出版有限公司进行翻译,并根据天津科技翻译出版有限公司与爱思唯尔(新加坡)私人有限公司的协议约定出版。
McMinn 和 Abrahams 临床人体解剖学图谱(第 7 版)(王亚云 李金莲 李云庆 译)
ISBN: 9787543336094
Copyright 2016 by Elsevier (Singapore) Pte Ltd.
All rights reserved. No part of this publication may be reproduced or transmitted in any form or by any means, electronic or mechanical, including photocopying, recording, or any information storage and retrieval system, without permission in writing from Elsevier (Singapore) Pte Ltd. Details on how to seek permission, further information about Elsevier's permissions policies and arrangements with organizations such as the Copyright Clearance Center and the Copyright Licensing Agency, can be found at the website: www.elsevier.com/permissions.
This book and the individual contributions contained in it are protected under copyright by Elsevier (Singapore) Pte Ltd.

Notice

This publication has been carefully reviewed and checked to ensure that the content is as accurate and current as possible at time of publication. We would recommend, however, that the reader verify any procedures, treatments, drug dosages or legal content described in this book. Neither the author, the contributors, nor the publisher assume any liability for injury and/or damage to persons or property arising from any error in or omission from this publication.

Printed in China by Tianjin Science & Technology Translation & Publishing Co., Ltd. under special arrangement with Elsevier (Singapore) Pte Ltd. This edition is authorized for sale in the People's Republic of China only, excluding Hong Kong SAR, Macau SAR and Taiwan. Unauthorized export of this edition is a violation of the contract.

授权单位: Elsevier(Singapore) Pte Ltd.
出　　版: 天津科技翻译出版有限公司
出 版 人: 刘庆
地　　址: 天津市南开区白堤路 244 号
邮政编码: 300192
电　　话: 022-87894896
传　　真: 022-87895650
网　　址: www.tsttpc.com
印　　刷: 山东临沂新华印刷物流集团有限责任公司
发　　行: 全国新华书店
版本记录: 889 × 1194 mm　16 开本　25 印张　550 千字
　　2016 年 12 月第 1 版　2016 年 12 月第 1 次印刷
定　　价: 198.00 元
(如发现印装问题,可与出版社调换)

McMinn & Abrahams'

Clinical Atlas of Human Anatomy

SEVENTH EDITION

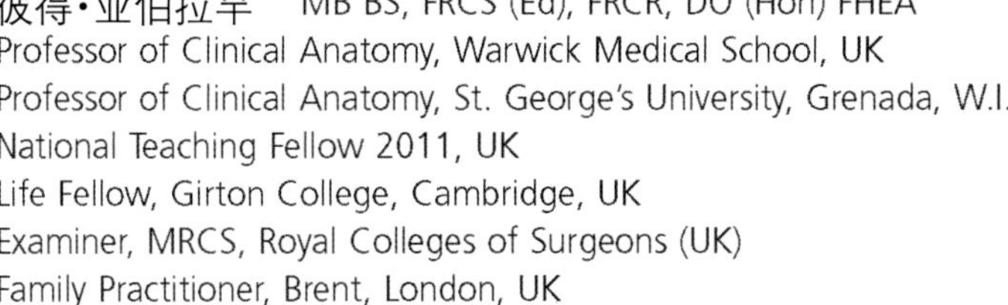

彼得·亚伯拉罕　MB BS, FRCS (Ed), FRCR, DO (Hon) FHEA
Professor of Clinical Anatomy, Warwick Medical School, UK
Professor of Clinical Anatomy, St. George's University, Grenada, W.I.
National Teaching Fellow 2011, UK
Life Fellow, Girton College, Cambridge, UK
Examiner, MRCS, Royal Colleges of Surgeons (UK)
Family Practitioner, Brent, London, UK

乔纳森·斯普拉特　MA (Cantab), FRCS (Eng), FRCS (Glasg), FRCR
Consultant Clinical Radiologist, University Hospital of North Durham, UK
Examiner in Anatomy, Royal College of Radiologists, UK
Visiting Fellow in Radiological Anatomy, University of Northumbria, UK
Visiting Professor of Anatomy, St. George's Medical School, Grenada, W.I.

马里奥·卢卡斯　MD, PhD
Professor and Chair, Department of Anatomical Sciences
Dean of Research, School of Medicine
St. George's University, Grenada, W.I.

阿尔伯特–尼尔斯·万·斯库尔　BSc MedSci, BSc (Hons), MSc, PhD
Senior Lecturer, Department of Anatomy, School of Medicine, Faculty of Health Sciences
University of Pretoria, Pretoria, Gauteng, South Africa

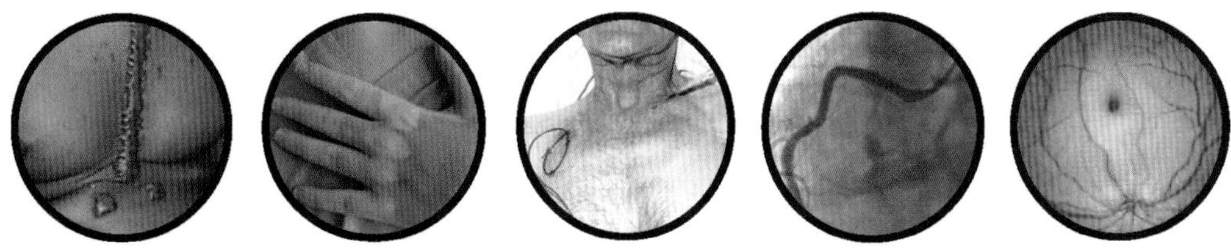

译者名单

主 译 王亚云 李金莲 李云庆

译 者 (按姓氏笔画排序)

牛芸圃 王文佳 王炫颖 王嘉琪 史 娟
吴镇宇 张 勇 张富兴 张鹏程 李越洋
杨云舒 陈 晶 罗梦琳 罗嘉宁 倪清蓉
徐冰洁 郭 硕 寇珍珍 董玉琳 熊振宇
魏子涵

中译本前言

全国范围规范化培训对所有学科都提出了兼具科学权威性与实践指南性两大要素的辅助教材要求。彼得·亚伯拉罕教授致力于医学工作30余年，在世界各地的多个大型医疗机构进行内科学与解剖学教学工作。他编撰过多本在国际医学界产生重大影响的图书，包括《自己是最好的医生》《临床解剖学实用教程》《放射解剖学图解》《医学解剖学基础》《人体解剖学的影像图谱》等。《McMINN 和 ABRAHAMS 临床人体解剖学图谱》已经具有40余年的历史，自1977年第1版问世以来，已经以30种语言版本（英语、日语、法语、德语、荷兰语、西班牙语）在世界范围出版并广泛畅销，在全世界医学领域被公认是经典解剖教材，以上成绩迄今无任何其他版本的解剖学图谱能够比肩。此次翻译的第7版，不仅经过认真修订，还增加了具有时代气息的新技术和新内容。以上是译者翻译本图谱的源动力。

本图谱按照头颈和脑、脊柱和脊髓、上肢、胸部、腹盆部、下肢、淋巴系统、索引的顺序编排。其中，血管造影图片帮助读者深层次审视身体结构，进一步理解其解剖学特点。图谱另外展示了共计2000张相关临床图片，将既往只有临床实践经验丰富的医生才能掌握的解剖学影像全部以图片形式展示出来。这些资源将为我国临床和基础医疗工作者提供非常有效的帮助。这也是译者始终充满热情，积极翻译本图谱的主要原因。

我们希望本图谱的出版成为我国规范化培训重要的辅助书籍，并为更多的临床医生提供帮助！

2016年8月

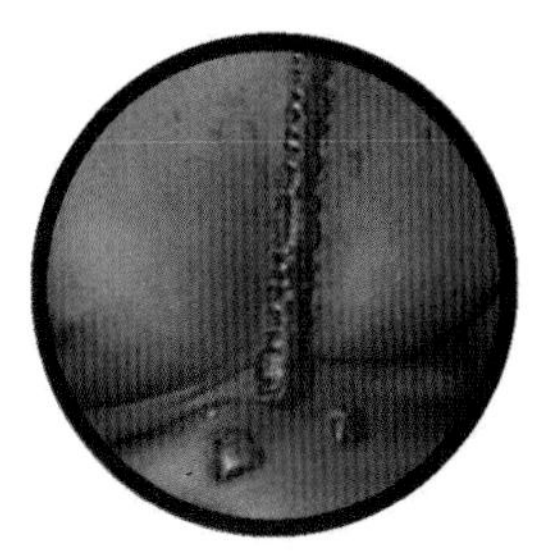
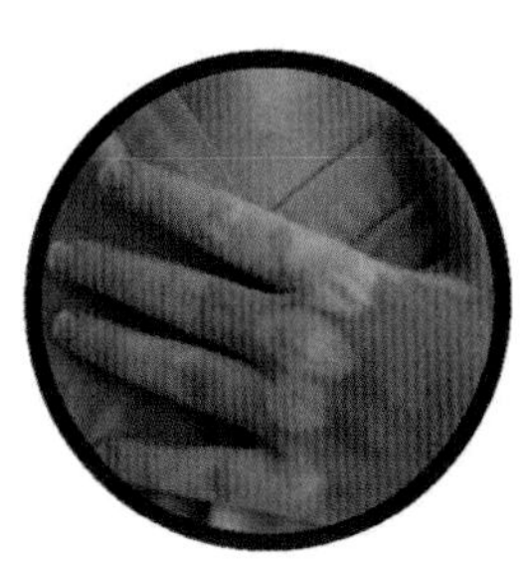
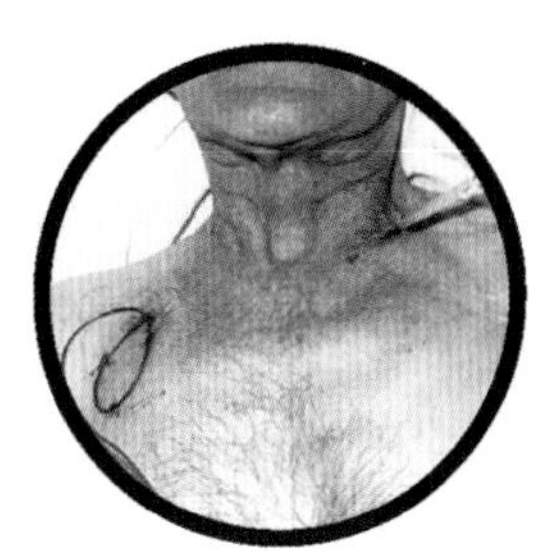
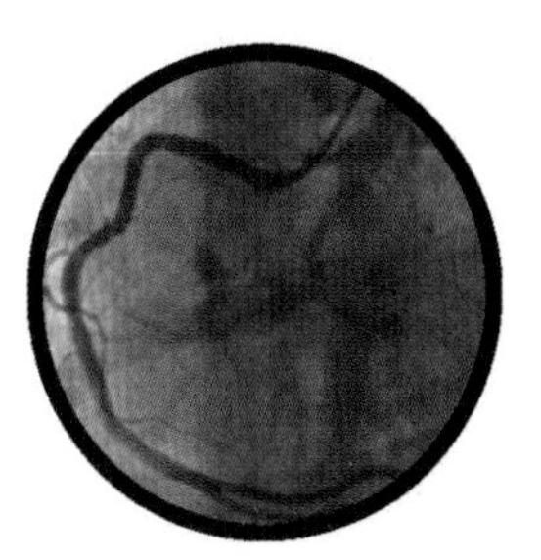
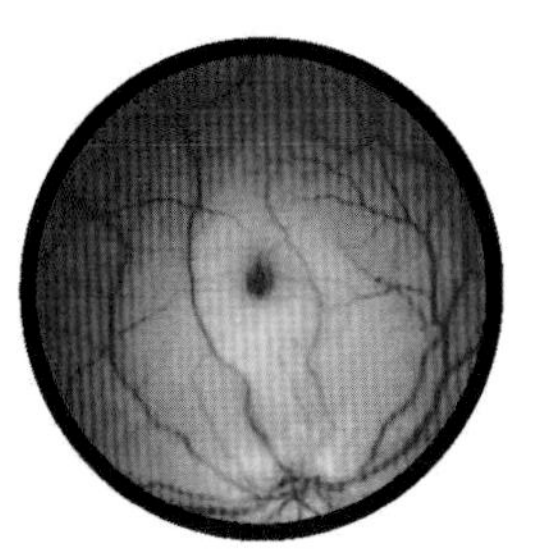

献词和前言

“献给我们苦苦不能相见的爱人和孩子，以及较常见面的来自世界各地的学生们。”

大部分学术成就如伊萨克·牛顿爵士在1676年写给罗伯特·胡克的信中那样：“只因站在巨人的肩膀上，我才会看得更远。”本书即如此。本图谱展现的绝不仅是我们在临床解剖学方面取得的一点成绩，更应归功于学生、同事、老师和导师们所提供的重要帮助。

第7版《McMINN和ABRAHAMS临床人体解剖学图谱》是本团队40年来工作的结晶。这套彩色图谱的前3版是由鲍勃·麦克明教授、拉斐尔·胡金以及巴里·罗根编纂，后4版由已故“解剖学大家”约翰·平克顿教授（英国伦敦学院）、桑迪·马克思（美国马萨诸塞州州立大学）、汉努·布恩（南非比勒陀利亚）以及我（彼得·亚伯拉罕）共同完成。

2012年秋，我们得知鲍勃·麦克明去世，享年88岁。鲍勃于1947年同他父亲一样毕业于格拉斯哥大学医学专业。他的大部分学术生涯都在伦敦度过。他最初是伦敦国王学院教授，之后于英格兰皇家外科学院任威廉·科林斯教授一职。在此期间，鲍勃获得了创伤愈合和组织修复硕士及博士学位。但是他真正闻名于世的是在1977年首次出版的《麦克明彩色人体解剖学图谱》。我们引以为豪的是这本图谱共发行200多万册，含30个语言版本，其中包括拉丁文、韩文、日文和大多数欧洲语言，而且这本书在艺术界也广受赞誉。

鲍勃是英国临床解剖协会的奠基者及大不列颠解剖学会前任秘书长，是我（彼得·亚伯拉罕）的导师。他是一位善良、热心以及慷慨的绅士，正是1989年与他一同编写第3版的经历改变了我的研究方向，并为我点燃了临床解剖学的“明灯”。我永远记得2000年BACA/AACA剑桥聚会上，鲍勃，一个真正的苏格兰人，以一种苏格兰人特有的方式出现在了他的颁奖仪式上。

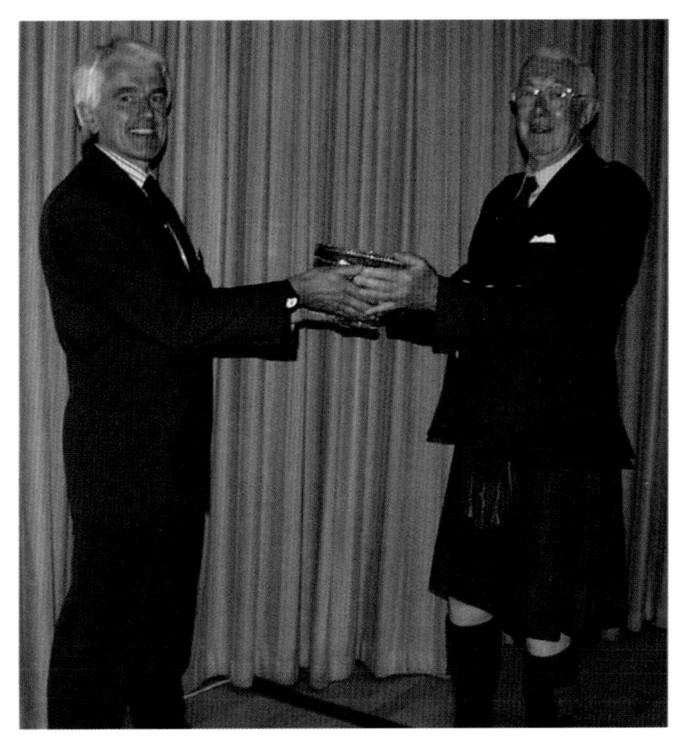

新版图谱由彼得·亚伯拉罕和来自达拉莫并参与了第6版编写的影像学专家乔纳森·斯普拉特共同执笔。我们还启用了一些年轻的解剖学家以弥补失去鲍勃的巨大损失。其中一位是来自西印度群岛格林纳达圣乔治大学的解剖系主任和研究部主管马里奥·卢卡斯教授。他在近十年中因其惊人的能量和多产的解剖学著作震动了解剖学界。彼得·亚伯拉罕在马里奥于波兰读医学生时就认识他，并在15年前就已经注意到了他的潜能。马里奥·卢卡斯教授现在是国际公认的作者，并且他将在希腊、波兰和德国广受青睐的欧洲教育，以及毕业后在哈佛和加勒比地区的经历纳入到新版之中。

为了使图谱更具有国际化视野，我们还邀请了比勒陀利亚解剖学家、南非解剖学会的荣誉秘书长阿尔伯特-尼尔斯·万·斯库尔博士及其导师汉努·布恩教授。阿尔伯特对于教学和临床运用研究的热爱来源于布恩教授，他的博士论文写的就是关于儿童临床解剖学的实用步骤。他在非洲的工作经历及临床经验为这本图谱加入了西方国家不为所知的发展中国家的情况。

所有新老作者都遵循鲍勃·麦克明提出的编撰适用于医务人员的人体图谱的原则，重点依然是临床相关解剖学内容，如影像学、内镜检查及临床问题，图谱都有简介。

新图谱包括以下内容：

新增100多幅淋巴系统的解剖标本照片。

新增100多幅解剖相关影像学图片(MRI和CT)。

新增200多幅影像图片(主要是64层CT扫描重建以及血管造影术)，帮助学生理解解剖结构的立体关系(特别感谢来自考文垂和沃夏克联合医院的理查德·威林斯教授,为我们提供了大部分图片)。

我们鼓励教师，特别是那些在欠发达地区的教师们,可以使用最先进的技术,借助其帮助学生学习解剖。我们衷心希望这种新技术可以激发学生对人体结构的学习兴趣。

Peter H. Abrahams
Jonathan D. Spratt
Marios Loukas
Albert N. Van Schoor

致谢

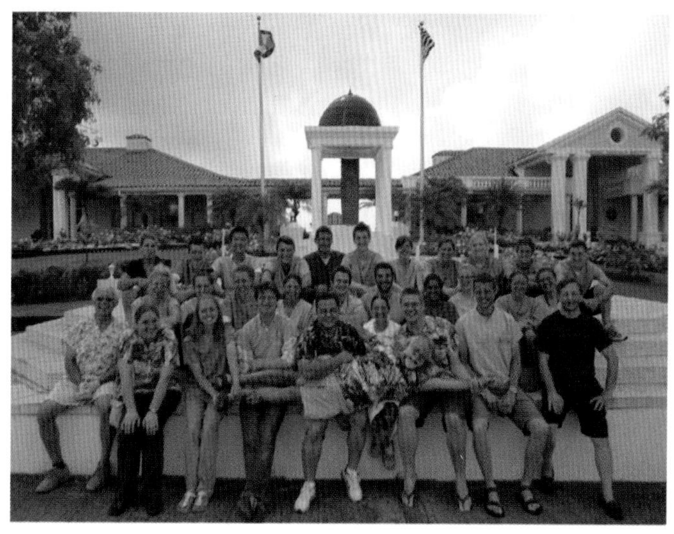

解剖标本

衷心感谢所有捐献者及其家庭，感谢他们为人类福祉和医学发展做出的伟大贡献。这份崇高的捐献不仅惠及医学知识的传播，更孕育着未来的临床专家。

本图谱及网站由一个团队耗费 5 年时间制作完成，显示了来自 4 大洲，特别是来自英格兰、南非、美国和西印度群岛的解剖技术人员以及教授和学生们的共同努力。我们四位作者衷心感谢所有工作人员与我们一起为读者奉献了崭新的临床图谱。

感谢解剖准备工作者

来自于林波波大学和南非医疗大学的 Daniële Cavanagh，Franci Dorfling，Heinrich Hesse，Greg Lebona 教授，Lané Prigge，Soné du Plessis；南非约翰尼斯堡大学的 Nkhensani Mogale；南非比勒陀利亚大学的 Rene Human-Baron 和 Elsabè Smit，西印度群岛格林纳达圣乔治大学医学院解剖学系的 Theofanis Kollias，Elizabeth Hogan′Mohammed Irfan Ali 和教员 Drs. Kathleen Bubb′Deon Forester 以及 Ewarld Marshall。

大部分解剖工作是第二汉诺皇家大师于 2011 年 7 月在格林纳达完成，其中有 Vicky Cottrell，Paul Danse，Maira du Plessis，Alison Tucker，Richard Tunstall，George Salter，Shane Tubbs，以及下列英国华威大学医学院学生：Ross Bannon，Matthew Boissaud-Cooke，Michael Brown，Edward Dawton，Sarah Diaper，Zara Eagle，Elizabeth Jane Harris，Morag Harris，Daniel Lin，Riwa Meshaka，Rob Neave，Charlotte Oakley，Chris Parry，Alison Rangedara，Farah Sadrudin，Jon Senior，Catherine Tart，Adam Walsh，Melanie Whitehead，John Williams，Katie Wooding，Dr. James Chambers。他们通过自己的工作纪念 Hanno Boon (R.I.P.)教授。

感谢摄影、技术和研究方面的支持

感谢 Laura Jane van Schoor (Laura Jane 摄影，南非)和 Joanna Loukas (解剖科学系，圣乔治大学)的优秀摄影工作。

衷心感谢 Marius Loots，Gert Lewis 和 Samuel Ngobeni(南非比勒陀利亚大学解剖学教研室)的技术帮助。

感谢 Carslon Dominique，Rodon Marast，Christopher Belgrave，Ryan Jacobs，Nadica Thomas-Dominique，Jacqueline Hope，Salisha Thomas 和圣乔治大学解剖系的 Yvonne James 的技术和实验帮助。

感谢圣乔治大学解剖研究部的下列同仁：Drs. Asma Mian，Irfan Chaudhry，Philip Veith，Amit Sharma，Edward Sorenson，Matthew Prekupec 和 Christa Blaak。

虽然我们尽量避免，但错误在所难免，感谢以下校对人员扎实的校对工作使错误降到最低，他们是：Eng-Tat Ang，初级治疗师，博士；James Chambers，医学士，理学学士(荣誉)；Sundeep Singh Deol 硕士，博士，医学博士；Petrut Gogalniceanu，理学学士，Med，皇家外科医师学会会员；Ruth Joplin，博士；David A. Magezi MA (剑桥大学)，BM BCh(牛津大学)，博士(诺丁汉)；David Metcalfe，理学学士(荣誉)，法学士(荣誉)，皇家外科医师学会会员；Barry S Mitchell，理学学士，博士，硕士，生物学学会院士 FSB，FHEA 高级教育学院院士；Tom Paterson 解剖理学学士 (荣誉)，格拉斯哥医学士；Jamie Roebuck 理学学士，医学士，FHEA 高级教育学院院士；R. Subbu，医学士，皇家外科医师学会会员，理学学士(荣誉)；Kapil Sugand，理学学士，医学学士；Richard Tunstall，BMedSci，博士，PGCLTHE，FHEA 高级教育学院院士；Tom Turmezei，硕士，哲学硕士，内外全科医学士，皇家医学院放射科医生;Anne Waddingham，理学学士，LCGI。

感谢临床、手术、内镜、超声及其他成像技术的帮助

解剖科学系，圣乔治大学，格林纳达，西印度群岛的Elias Abdulah 医学博士，Chrystal Antoine 医学博士，Nicole Avril 医学博士，Danny Burns 医学博士、哲学博士，Melissa Brandford 医学博士，Katusha Cornwall 医学博士，Adegberno Fakoya 医学博士，Nicole George 医学博士，Robbie Hage 医学博士，哲学博士、DLO、工商管理硕士，耳鼻喉外科医生，Kennard Philip 医学博士和 Kazzara Raeburn 医学博士；美国马萨诸塞州波士顿波士顿大学放射科医学博士 Kitt Shaffer 教授；美国马萨诸塞州波士顿塔夫茨大学放射科医学博士 Robert Ward；南非比勒陀利亚史蒂夫比科学术医院 MA Strydom；南非比勒陀利亚大学茨瓦区医院家庭医学 Drs. MJ Heystek，M Maharaj，E Poulet，和 E Raju；南非比勒陀利亚大学 Kalafong 医院内科 PS Levay 和 Prof. D van Zyl；南非比勒陀利亚大学 AK Mynhardt；南非比勒陀利亚大学口腔与牙齿医院 Dr. MY Gamieldien；南非林波波河(Medunsa 校区)整形外科；英国 UHCW 信托和沃里克医学院，顾问放射学家 Dr. Richard Wellings 和 Hon 副教授；英国泛伯明翰妇科癌症中心伯明翰桑德韦尔和西部伯明翰医院信托妇科肿瘤专家顾问 Ms.Kavita Singh 和 Mr. Janos Balega;UHCW 信托和沃里克医学院 Dr. Adam Iqbal；英国考文垂华威大学沃里克医学院 Mr. Michael Brown 和 Mr. Mark Mobley；伦敦 Ms. Nadia Boujo 和 Mr. Alfred Boujo；西印度群岛格林纳达圣乔治综合医院口腔颌面外科医生顾问 Dr. Vibart Yaw；英国伦敦胸科医院心内科专家记录员 Dr. Ankur Gulati。

使用指导

本书秉承“从头到脚”的顺序，从头颈部(包括脑)开始，接着是脊柱和脊髓，然后是上肢、胸部、腹部、骨盆、下肢，最后是淋巴系统。每部分首先显示骨骼，之后是标有方位的表面观。所有结构都标上数字，每幅图片有对应列表。数字旁使用箭头标注结构。单一文本描述不如图片直观，且不具备综合功能。

目录

头、颈和脑 1

脊柱和脊髓 2

上肢 3

胸部 4

5 腹腔与盆部

6 下肢

7 淋巴

定位

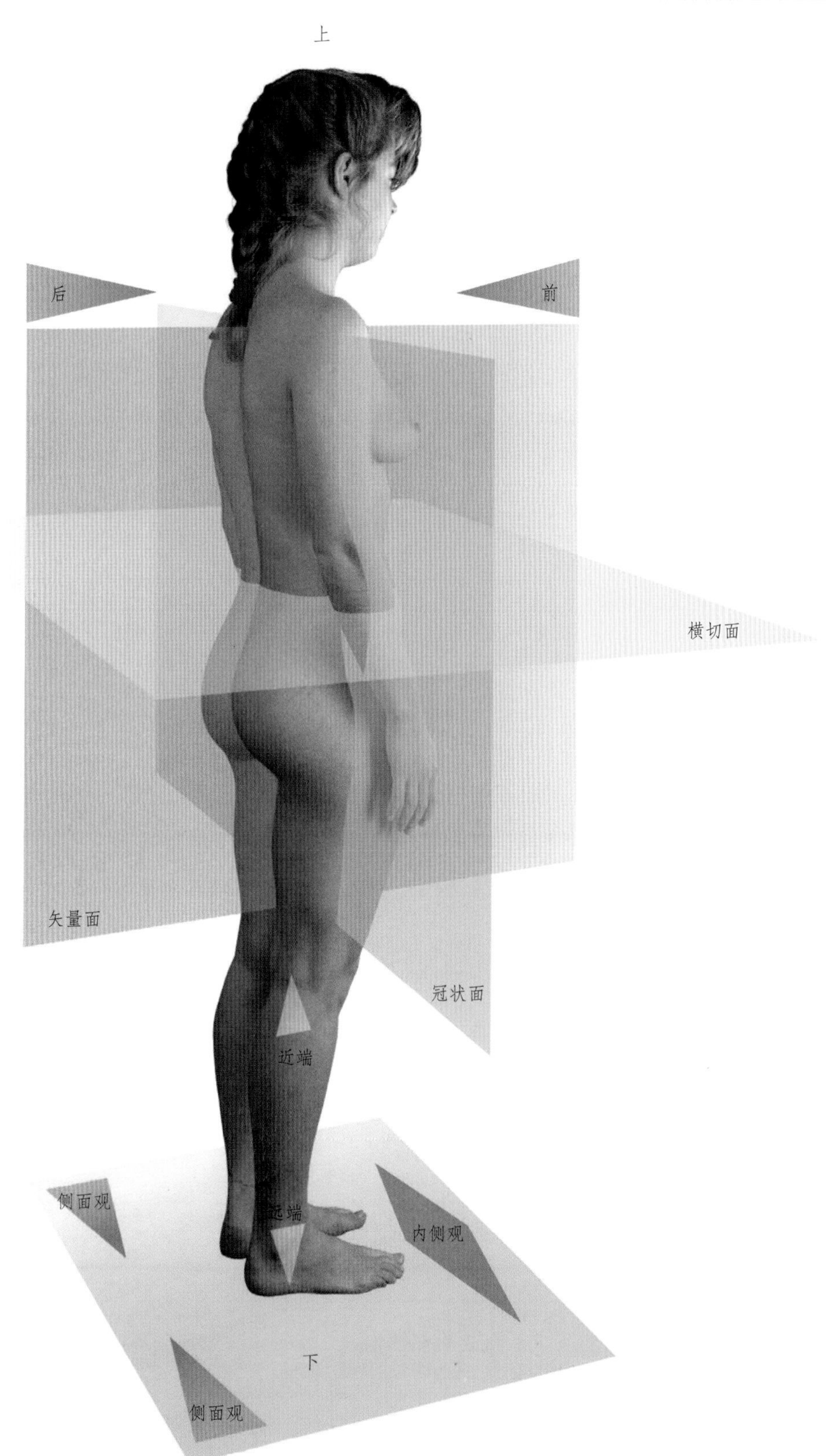

上
后
前
横切面
矢量面
冠状面
近端
侧面观
远端
内侧观
下
侧面观

头、颈和脑

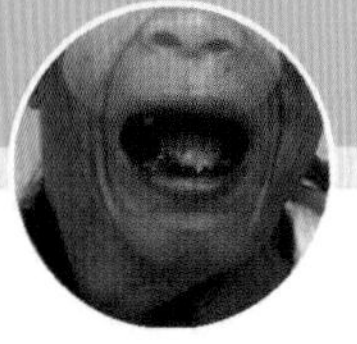
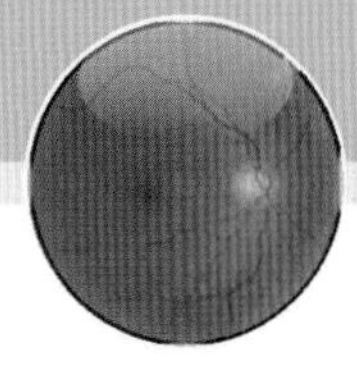
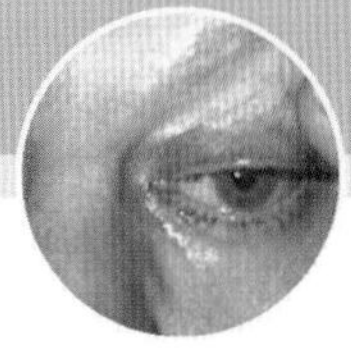
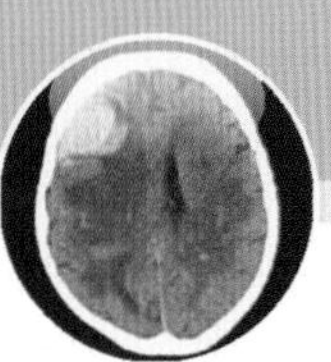

颅骨　前面观

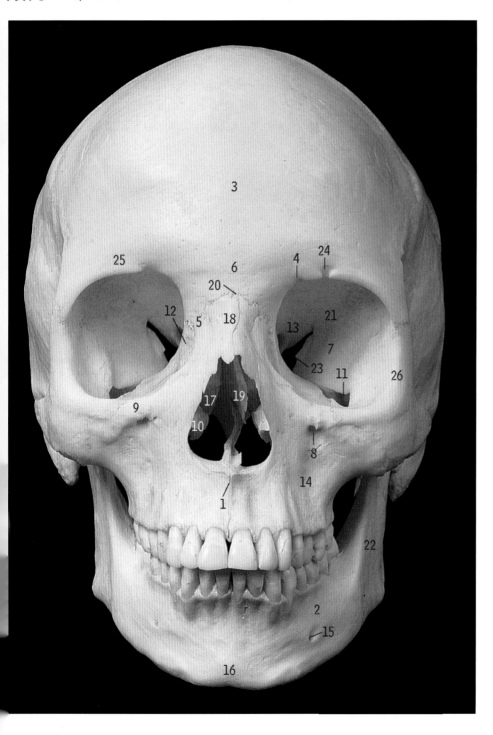

1 鼻前棘 Anterior nasal spine
2 下颌体 Body of mandible
3 额骨 Frontal bone
4 额切迹 Frontal notch
5 上颌骨额突 Frontal process of maxilla
6 眉间隆突点 Glabella
7 蝶骨大翼 Greater wing of sphenoid bone
8 眶下孔 Infra-orbital foramen
9 眶下缘 Infra-orbital margin
10 下鼻甲 Inferior nasal concha
11 眶下裂 Inferior orbital fissure
12 泪骨 Lacrimal bone
13 蝶骨小翼 Lesser wing of sphenoid bone
14 上颌骨 Maxilla
15 颏孔 Mental foramen
16 颏隆起 Mental protuberance
17 中鼻甲 Middle nasal concha
18 鼻骨 Nasal bone
19 鼻中隔 Nasal septum
20 鼻根 Nasion
21 眶 Orbit (orbital cavity)
22 下颌支 Ramus of mandible
23 眶上裂 Superior orbital fissure
24 眶上孔 Supra-orbital foramen
25 眶上缘 Supra-orbital margin
26 颧骨 Zygomatic bone

名词“颅骨(skull)”包括下颌骨，但名词“颅(cranium)”指的是没有下颌骨的颅骨。

颅盖是颅骨的顶（颅顶或颅骨盖），是包绕着脑的颅的上面部分。

颅骨的前面部分由面颅构成。

眶上孔、眶下孔和颏孔(24、8 和 15)约位于同一垂直面。

描述单个颅骨的细节见第 18~27 页，描述眼眶和鼻骨的细节见第 12 页，描述牙的细节见第 13~19 页。

三角部骨折见第 80~82 页。

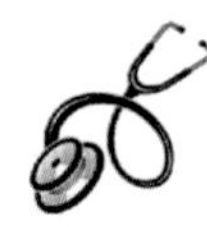

颅骨 肌肉附着点,前面观

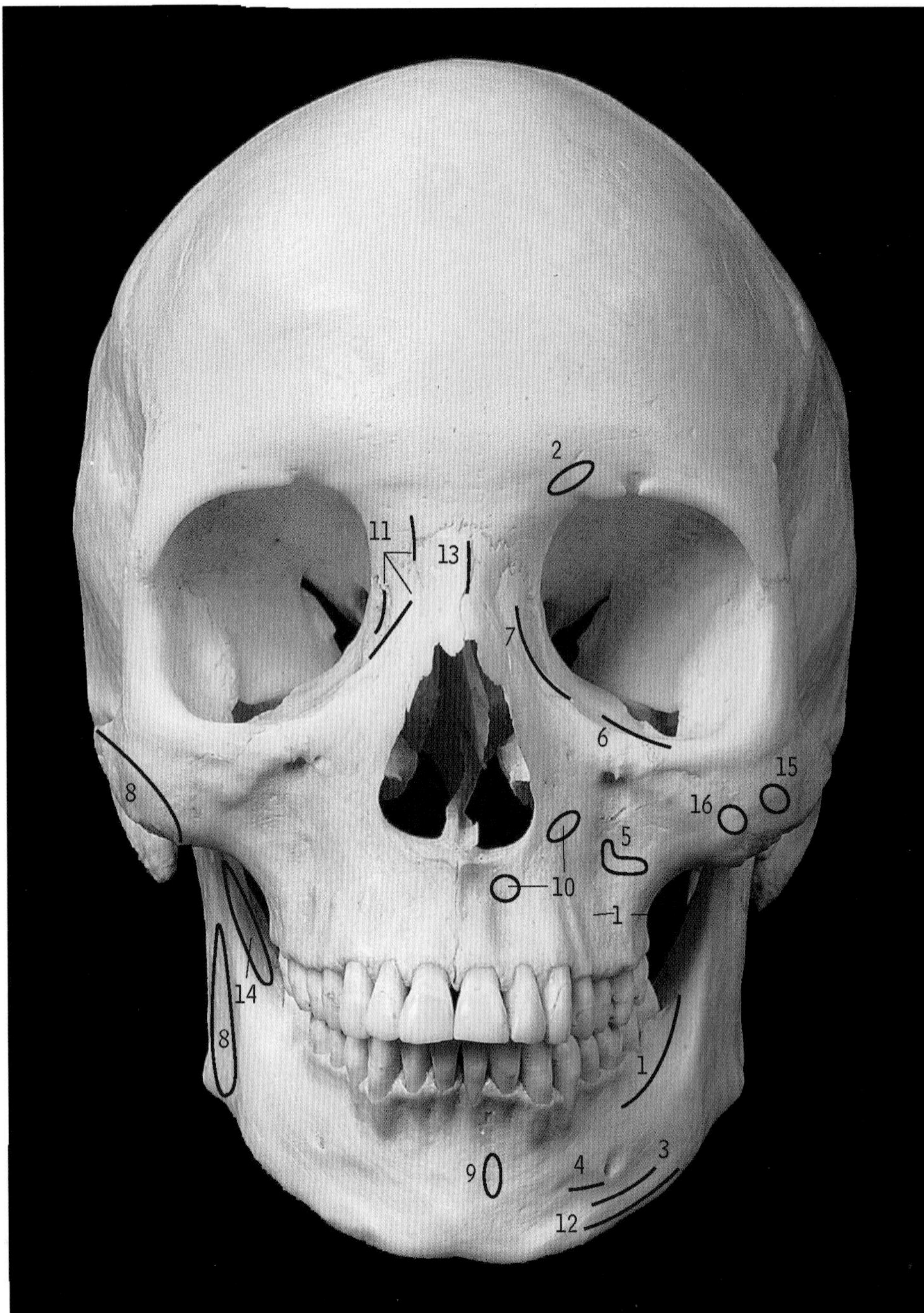

1 颊肌 Buccinator
2 皱眉肌 Corrugator supercilii
3 降口角肌 Depressor anguli oris
4 降下唇肌 Depressor labii inferioris
5 提口角肌 Levator anguli oris
6 提上唇肌 Levator labii superioris
7 提上唇鼻翼肌 Levator labii superioris alaeque nasi
8 咬肌 Masseter
9 颏肌 Mentalis
10 鼻肌 Nasalis
11 眼轮匝肌 Orbicularis oculi
12 颈阔肌 Platysma
13 降眉间肌 Procerus
14 颞肌 Temporalis
15 颧大肌 Zygomaticus major
16 颧小肌 Zygomaticus minor

颅骨　放射照片，枕额 15° 角投射

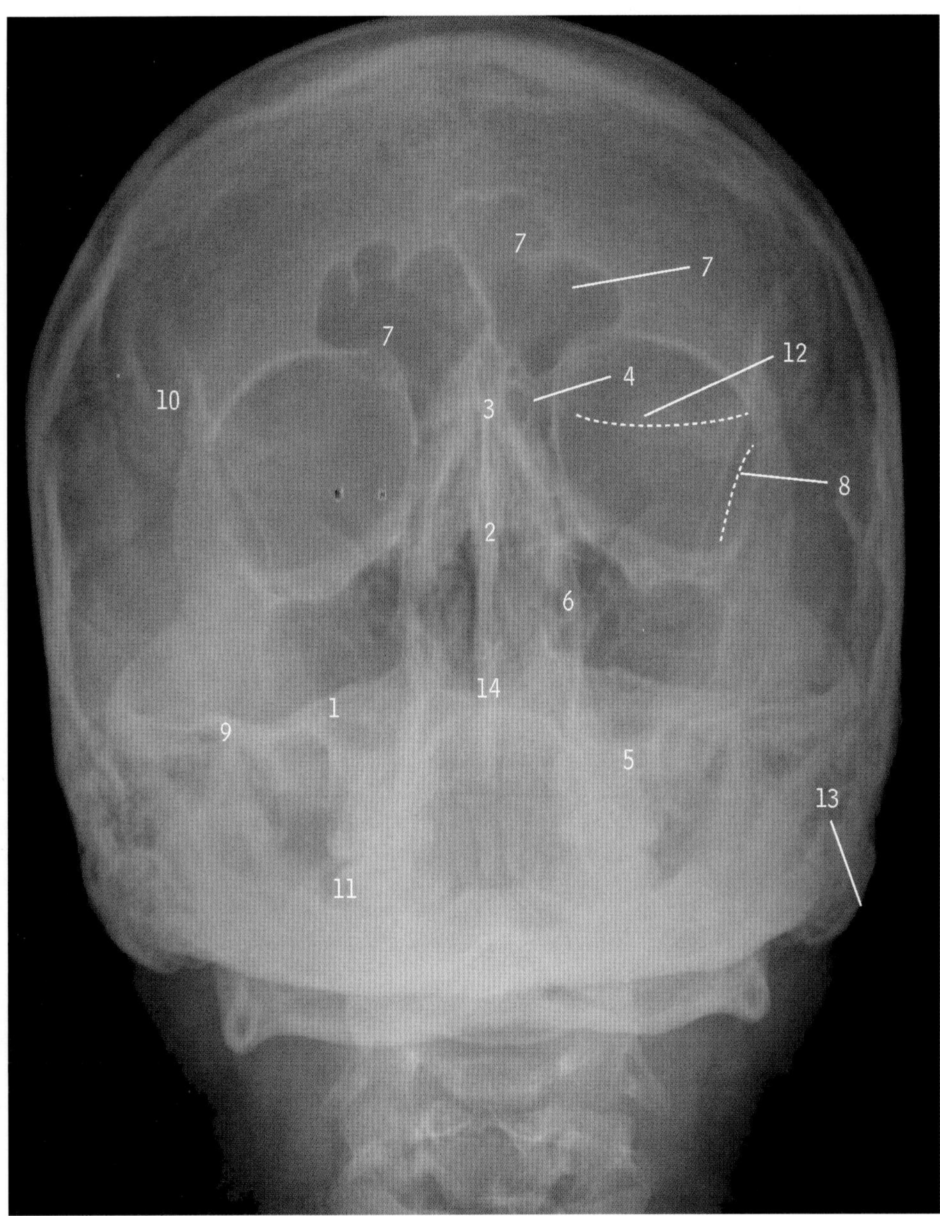

1 枕骨底　Basi-occiput
2 蝶骨体　Body of sphenoid
3 鸡冠　Crista galli
4 筛窦　Ethmoidal air cells
5 上颌窦底(窦)
Floor of maxillary sinus (antrum)
6 圆孔　Foramen rotundum
7 额窦　Frontal sinus
8 蝶骨大翼
Greater wing of sphenoid
9 内耳道　Internal acoustic meatus
10 人字缝　Lambdoid suture
11 寰椎侧块(第 **1** 颈椎)
Lateral mass of atlas (first cervical vertebra)
12 蝶骨小翼
Lesser wing of sphenoid
13 乳突　Mastoid process
14 鼻中隔　Nasal septum

颅骨 右面观

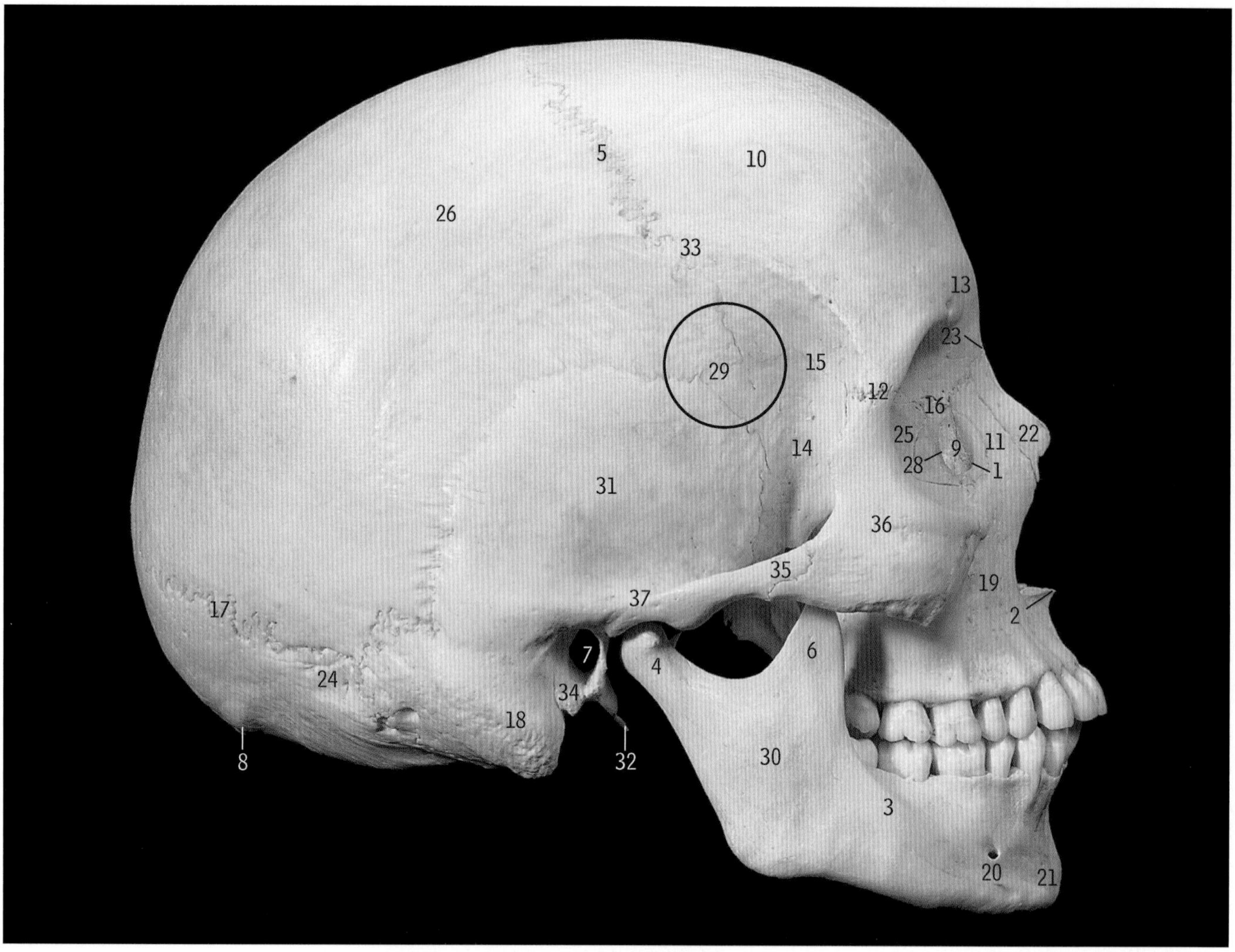

1 泪前嵴 Anterior lacrimal crest
2 鼻前棘 Anterior nasal spine
3 下颌体 Body of mandible
4 下颌骨髁突 Condylar process of the mandible
5 冠状缝 Coronal suture
6 下颌骨冠突 Coronoid process of mandible
7 颞骨外耳道 External acoustic meatus of temporal bone
8 枕外隆突 External occipital protuberance (inion)
9 泪囊窝 Fossa for lacrimal sac
10 额骨 Frontal bone
11 上颌骨额突 Frontal process of maxilla
12 额颧缝 Frontozygomatic suture
13 眉间隆突点 Glabella
14 蝶骨大翼 Greater wing of sphenoid bone
15 下颞线 Inferior temporal line
16 泪骨 Lacrimal bone
17 人字缝 Lambdoid suture
18 颞骨乳突 Mastoid process of temporal bone
19 上颌骨 Maxilla
20 颏孔 Mental foramen
21 颏隆起 Mental protuberance
22 鼻骨 Nasal bone
23 鼻根 Nasion
24 枕骨 Occipital bone
25 筛骨眶板 Orbital plate of ethmoid bone
26 顶骨 Parietal bone
27 垂体窝(蝶鞍)(见第5页图A) Pituitary fossa (sella turcica)
28 泪后嵴 Posterior lacrimal crest
29 翼点(图中所示圆圈部分) Pterion (encircled)
30 下颌支 Ramus of mandible
31 颞骨鳞部 Squamous part of temporal bone
32 颞骨茎突 Styloid process of temporal bone
33 上颞线 Superior temporal line
34 颞骨鼓室部 Tympanic part of temporal bone
35 颧弓 Zygomatic arch
36 颧骨 Zygomatic bone
37 颞骨颧突 Zygomatic process of temporal bone

翼点(29)并非是单一的点,而是额骨(10)、顶骨(26)、颞骨鳞部(31)和蝶骨大翼(14)彼此相接之处。翼点是脑膜中动脉前支的重要标志,脑膜中动脉就在翼点所对应的颅骨内部(第17页)。

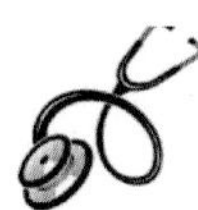

硬膜外出血见第80~82页。

颅骨

A 放射照片，侧面观

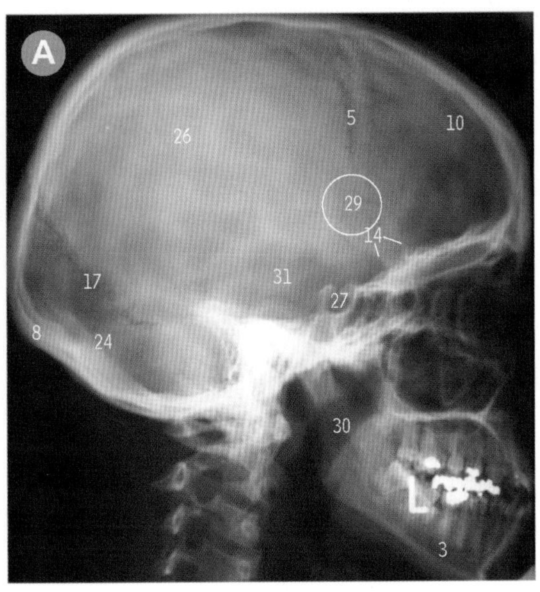

C 颅骨彩图

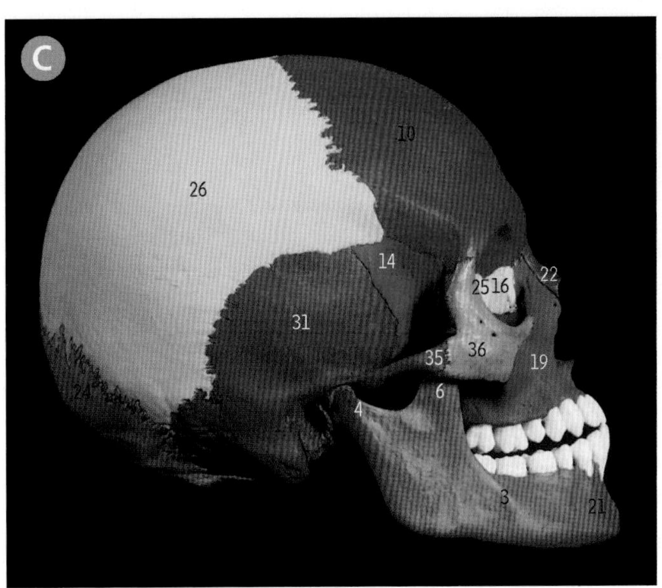

有关图 A 和 C 的注释见第 4 页。

B 头皮解剖

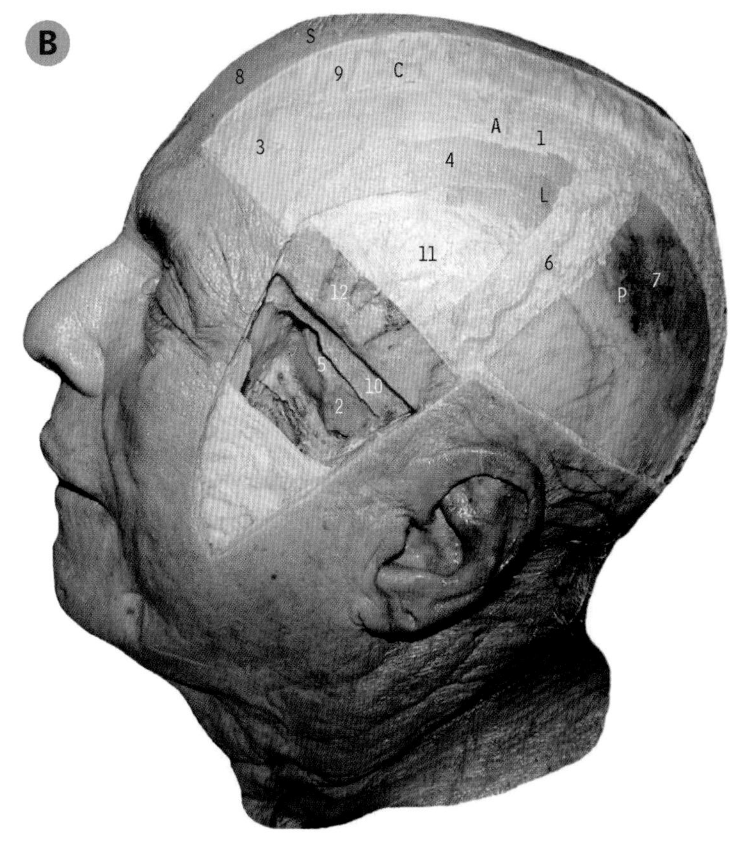

头皮层次：
S，皮肤；C，结缔组织；A，枕额肌腱膜；L，疏松结缔组织；P，骨膜。

1 枕额肌腱膜 Aponeurosis of occipitofrontalis
2 硬脑膜 Duramater
3 额肌（被疏松结缔组织覆盖） Frontalis muscle (covered by loose areolar tissue)
4 疏松结缔组织 Loose areolar tissue
5 硬脑膜上脑膜中动脉压迹 Middle meningeal artery impression on duramater
6 颞浅动脉颅顶支 Parietal branch of the superficial temporal artery
7 骨膜 Periosteum
8 皮肤 Skin
9 皮下组织 Subcutaneous tissue
10 颞骨 Temporal bone
11 颞筋膜 Temporal fascia
12 颞肌 Temporalis muscle

颅骨　肌肉附着点，右面观

1　颊肌　Buccinator
2　皱眉肌　Corrugator supercilii
3　降口角肌　Depressor anguli oris
4　降下唇肌　Depressor labii inferioris
5　提口角肌　Levator anguli oris
6　提上唇肌　Levator labii superioris
7　提上唇鼻翼肌　Levator labii superioris alaeque nasi
8　咬肌　Masseter
9　鼻肌　Nasalis
10　枕额肌枕部　Occipital part of occipitofrontalis
11　眼轮匝肌　Orbicularis oculi
12　颈阔肌　Platysma
13　降眉间肌　Procerus
14　胸锁乳突肌　Sternocleidomastoid
15　颞肌　Temporalis
16　颞下颌关节　Temporomandibular joint
17　颧大肌　Zygomaticus major
18　颧小肌　Zygomaticus minor

颊肌(1)同时附着于上、下颌(骨)第 3 磨牙水平位置(第 3 磨牙详见第 13~19 页)。

颞肌上方(15 上)附着于颞窝(颧弓上方靠近颅侧的狭小间隙)。颞肌下方附着区(15 下)开始于下颌骨切迹最低处，越过喙突向下延伸至下颌骨升支前方第 3 磨牙的水平位置。

咬肌(8)从颧弓开始延伸至下颌支侧部。

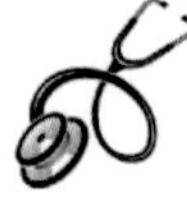

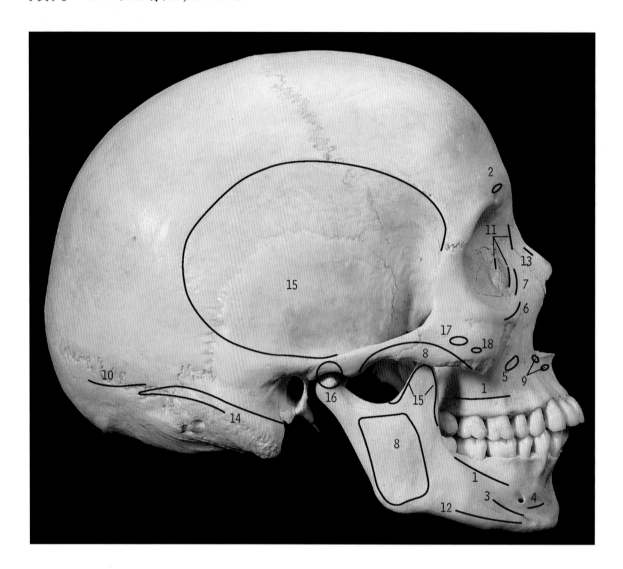

颞下颌关节脱位(TMJ)见第 80~82 页。

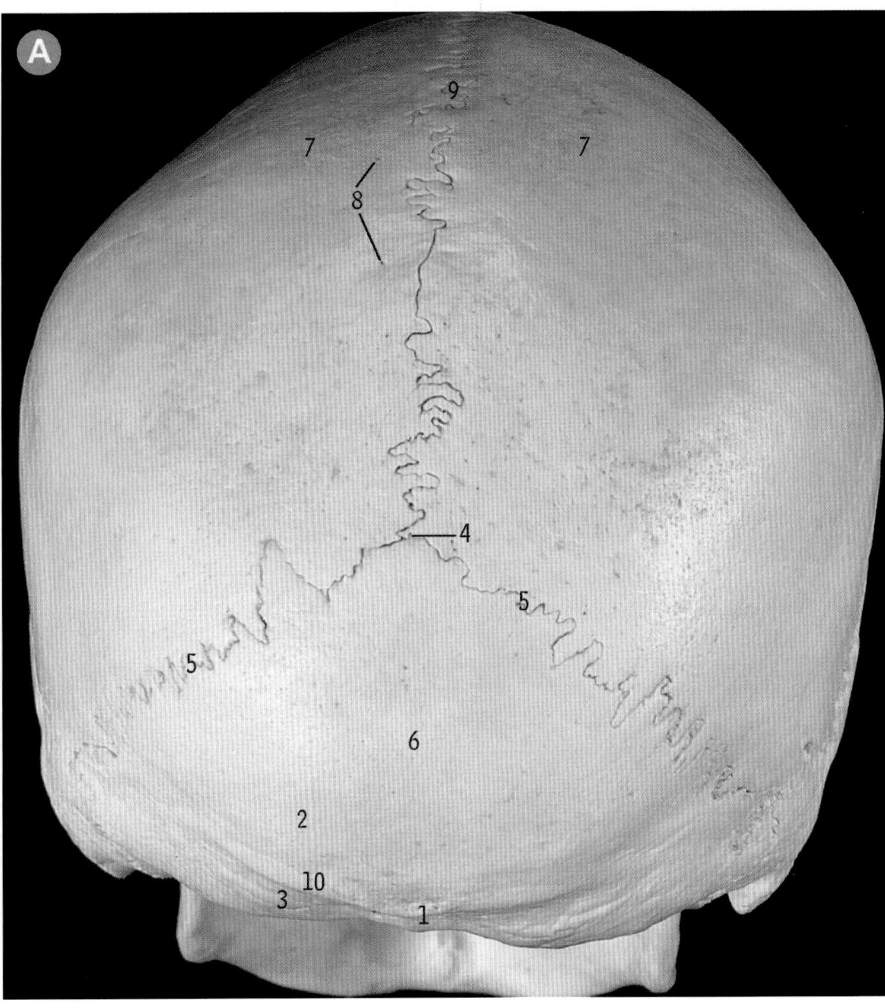

A 颅骨 后面观

1 枕外隆凸 External occipital protuberance (inion)
2 最上项线 Highest nuchal line
3 下项线 Inferior nuchal line
4 人字缝尖 Lambda
5 人字缝 Lambdoid suture
6 枕骨 Occipital bone
7 顶骨 Parietal bone
8 顶骨孔 Parietal foramina
9 矢状缝 Sagittal suture
10 上项线 Superior nuchal line

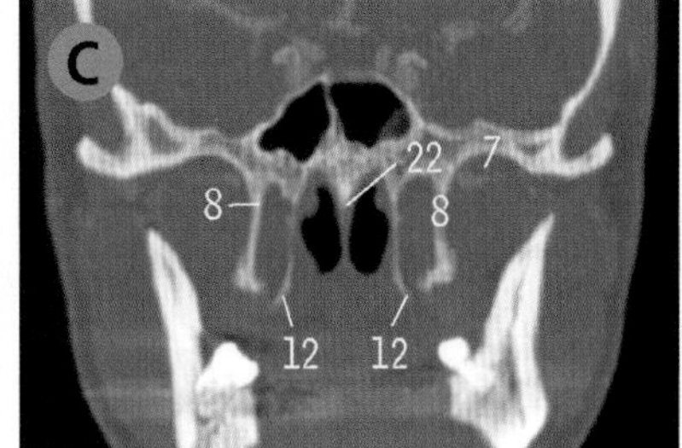

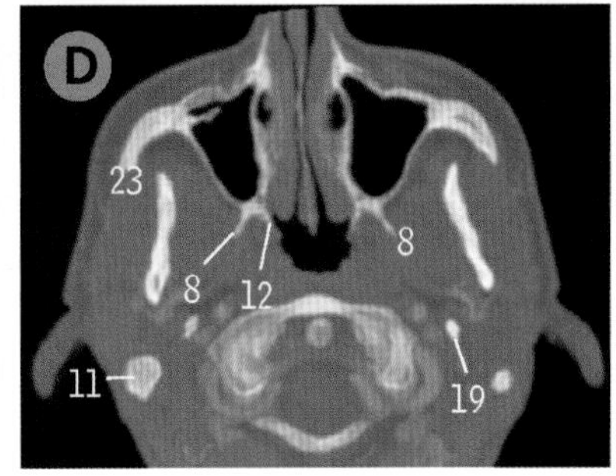

图 C 和 D 的注释见下面。

B 颅骨 右侧颞下区，斜下面观

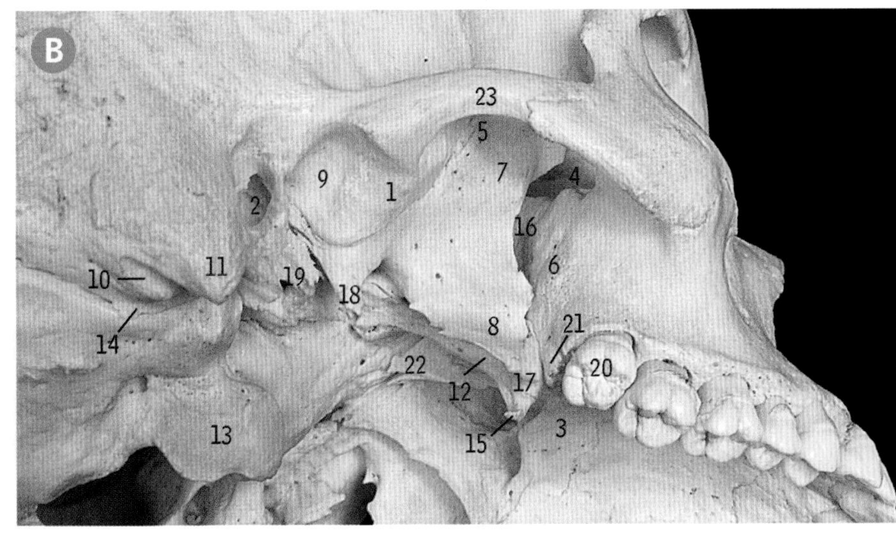

1 关节结节 Articular tubercle
2 外耳道 External acoustic meatus
3 腭骨水平板 Horizontal plate of palatine bone
4 眶下裂 Inferior orbital fissure
5 颞下嵴 Infratemporal crest
6 上颌骨的颞下(后)面 Infratemporal (posterior) surface of maxilla
7 蝶骨大翼颞下面 Infratemporal surface of greater wing of sphenoid bone
8 翼突外侧板 Lateral pterygoid plate
9 下颌窝 Mandibular fossa
10 乳突切迹 Mastoid notch
11 乳突 Mastoid process
12 翼突内侧板 Medial pterygoid plate
13 枕髁 Occipital condyle
14 枕沟 Occipital groove
15 翼钩 Pterygoid hamulus
16 翼上颌裂和翼腭窝 Pterygomaxillary fissure and pterygopalatine fossa
17 腭骨锥突 Pyramidal process of palatine bone
18 蝶骨棘 Spine of sphenoid bone
19 茎突和鞘 Styloid process and sheath
20 上颌第 3 磨牙 Third maxillary molar tooth
21 上颌骨结节 Tuberosity of maxilla
22 犁骨 Vomer
23 颧弓 Zygomatic arch

A 颅骨 颅骨上面观

B 颅骨 颅顶内面，中央部分

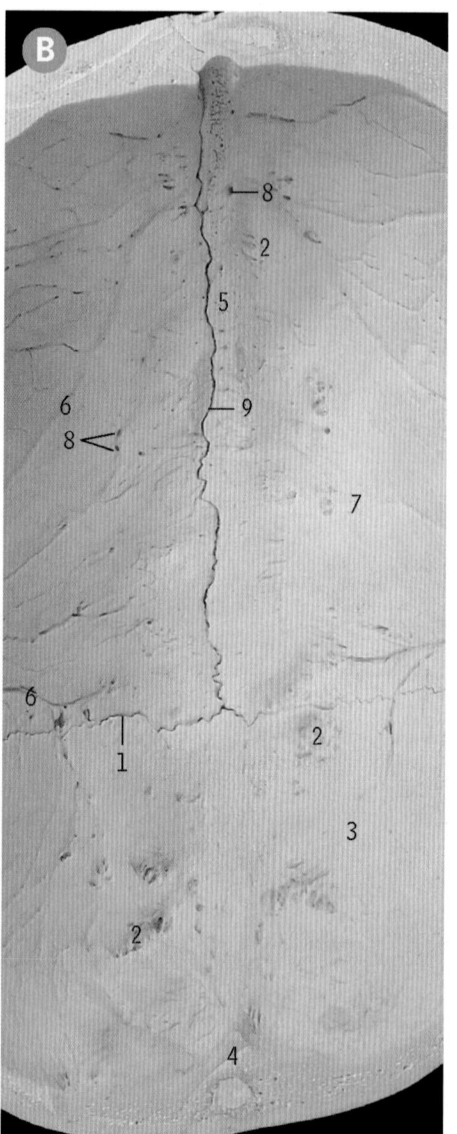

A

1 前囟 Bregma
2 冠状缝 Coronal suture
3 额骨 Frontal bone
4 人字缝尖 Lambda
5 人字缝 Lambdoid suture
6 枕骨 Occipital bone
7 顶骨 Parietal bone
8 顶结节 Parietal eminence
9 顶骨孔 Parietal foramen
10 矢状缝 Sagittal suture

在图中所示的标本中，顶骨(A7)明显突出。矢状缝(A10)与冠状缝(A2)交界处是前囟(A1)。出生时，额骨和顶骨未骨化部分于此处形成膜性前囟(第14页，D1)。

矢状缝(A10)与人字缝(A5)交汇处为人字缝尖(A4)。出生时，未骨化的顶骨和枕骨于此处形成膜性后囟(第14页，C13)。

额骨(A3)中央的表示胎儿头骨的额缝(第14页，A5)。成人时，该缝可出现于成人颅骨，有时称之为额缝。

脑脊液通过蛛网膜颗粒(第62页，B1)汇入上矢状窦，在覆盖矢状窦的额骨和顶骨骨面形成压迹(B2)。

B

1 冠状缝 Coronal suture
2 蛛网膜颗粒压迹 Depressions for arachnoid granulations
3 额骨 Frontal bone
4 额嵴 Frontal crest
5 上矢状窦沟 Groove for superior sagittal sinus
6 脑膜中动、静脉沟 Grooves for middle meningeal vessels
7 顶骨 Parietal bone
8 顶骨孔 Parietal foramina
9 矢状缝 Sagittal suture

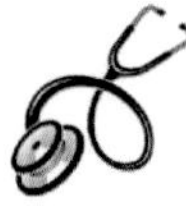

胡椒瓶颅骨见第80~82页。

颅骨 颅底外面观

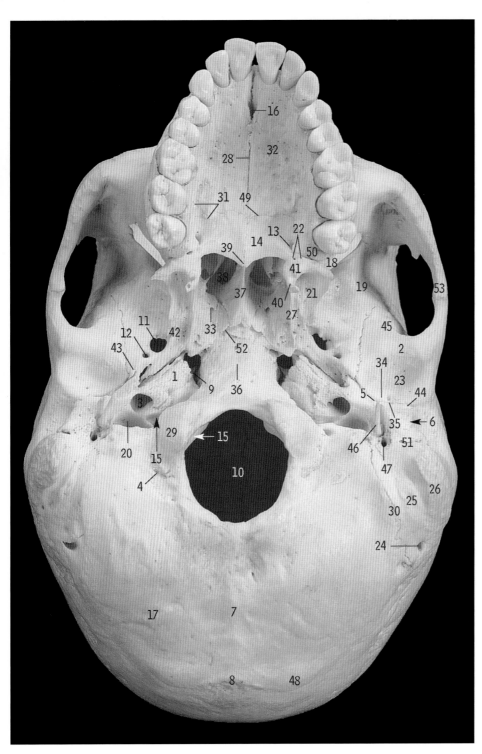

1 颞骨岩部的尖端 Apex of petrous part of temporal bone
2 关节结节 Articular tubercle
3 颈动脉管 Carotid canal
4 髁管(后) Condylar canal (posterior)
5 鼓室盖边缘 Edge of tegmen tympani
6 外耳道 External acoustic meatus
7 枕外嵴 External occipital crest
8 枕外隆凸 External occipital protuberance
9 破裂孔 Foramen lacerum
10 枕骨大孔 Foramen magnum
11 卵圆孔 Foramen ovale
12 棘孔 Foramen spinosum
13 腭大孔 Greater palatine foramen
14 腭骨水平板 Horizontal plate of palatine bone
15 舌下神经管 Hypoglossal canal
16 切牙孔 Incisive fossa
17 下项线 Inferior nuchal line
18 眶下裂 Inferior orbital fissure
19 蝶骨大翼的颞下嵴 Infratemporal crest of greater wing of sphenoid bone
20 颈静脉孔 Jugular foramen
21 翼突外侧板 Lateral pterygoid plate
22 腭小孔 Lesser palatine foramina
23 下颌窝 Mandibular fossa
24 乳突孔 Mastoid foramen
25 乳突切迹 Mastoid notch
26 乳突 Mastoid process
27 翼突内侧板 Medial pterygoid plate
28 腭正中(腭间)缝 Median palatine (intermaxillary) suture
29 枕髁 Occipital condyle
30 枕动脉沟 Occipital groove
31 腭沟和腭棘 Palatine grooves and spines
32 上颌骨腭突 Palatine process of maxilla
33 咽管 Pharyngeal canal
34 岩鳞裂 Petrosquamous fissure
35 岩鼓裂 Petrotympanic fissure
36 咽结节 Pharyngeal tubercle
37 犁骨后界 Posterior border of vomer
38 鼻后孔(后鼻孔) Posterior nasal aperture (choana)
39 鼻后棘 Posterior nasal spine
40 翼钩 Pterygoid hamulus
41 腭骨锥突 Pyramidal process of palatine bone
42 舟状窝 Scaphoid fossa
43 蝶骨棘 Spine of sphenoid bone
44 鳞鼓裂 Squamotympanic fissure
45 颞骨鳞部 Squamous part of temporal bone
46 茎突 Styloid process
47 茎乳孔 Stylomastoid foramen
48 上项线 Superior nuchal line
49 腭横缝 Transverse palatine (palatomaxillary) suture
50 上颌粗隆 Tuberosity of maxilla
51 颞骨鼓部 Tympanic part of temporal bone
52 犁鞘管 Vomerovaginal canal
53 颧弓 Zygomatic arch

上颌骨腭突(32)和腭骨水平板(14)共同组成硬腭(口腔的顶和鼻腔的底)。

颞骨岩部的粗糙面上可以辨认出圆形的颈动脉管，它不是直接向上通入颅腔的，而是在颞骨岩部内呈90°转向前内并通向破裂孔(9)的背面。

头皮感染的颅内扩散、颅骨骨折见第80~82页。

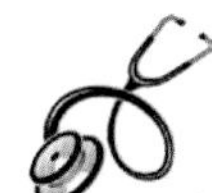

颅骨 肌肉附着点，颅底外面观

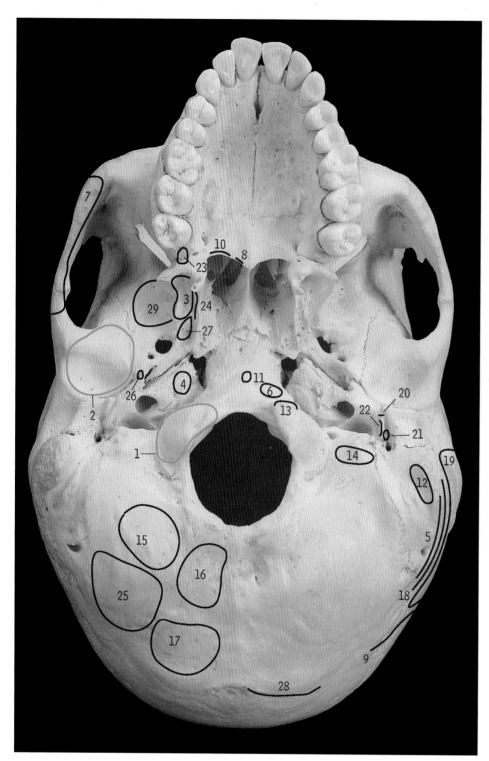

绿线为寰枕关节和颞下颌关节的关节囊的附着点。

1 寰枕关节囊附着点 Capsule attachment of atlanto-occipital joint
2 颞下颌关节囊附着点 Capsule attachment of temporo-mandibular joint
3 翼内肌深头 Deep head of medial pterygoid
4 腭帆提肌 Levator veli palatini
5 头最长肌 Longissimus capitis
6 头长肌 Longus capitis
7 咬肌 Masseter
8 腭垂肌 Musculus uvulae
9 枕额肌枕部 Occipital part of occipitofrontalis
10 腭咽肌 Palatopharyngeus
11 咽缝 Pharyngeal raphe
12 二腹肌后腹 Posterior belly of digastric
13 头前直肌 Rectus capitis anterior
14 头侧直肌 Rectus capitis lateralis
15 头后大直肌 Rectus capitis posterior major
16 头后小直肌 Rectus capitis posterior minor
17 头半棘肌 Semispinalis capitis
18 头夹肌 Splenius capitis
19 胸锁乳突肌 Sternocleidomastoid
20 茎突舌肌 Styloglossus
21 茎突舌骨肌 Stylohyoid
22 颈突咽肌 Stylopharyngeus
23 翼内肌浅头 Superficial head of medial pterygoid
24 咽上缩肌 Superior constrictor
25 上斜肌 Superior oblique
26 鼓膜张肌 Tensor tympani
27 腭帆张肌 Tensor veli palatini
28 斜方肌 Trapezius
29 翼外肌上头 Upper head of lateral pterygoid

翼肌不附着于翼突内侧板。翼突内侧板笔直向后，咽上缩肌(24)附着于它的下端。翼突外侧板的内侧面和外侧面上分别附着有翼内肌和翼外肌 (3 和 29)。由于这些肌肉向后下方附着于下颌骨外侧，因此不断牵拉翼突外侧板使之轻微向外扭转(第 18~19 页)。

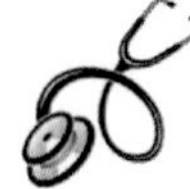

颅骨骨折见第 80~82 页。

颅骨 颅底(颅窝)内面观

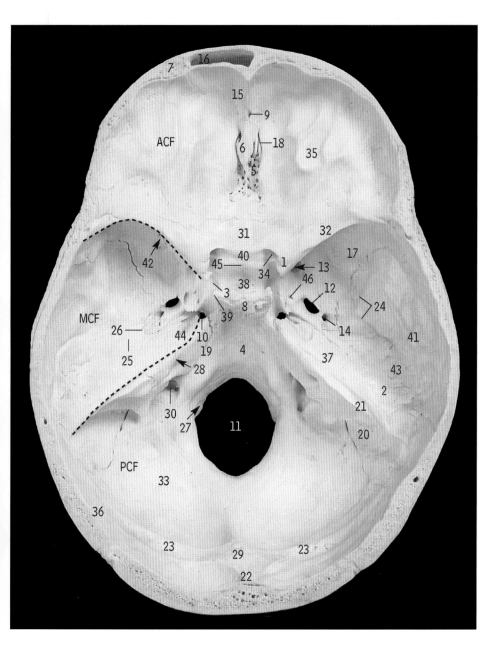

1 前床突 Anterior clinoid process
2 弓状隆起 Arcuate eminence
3 颈动脉沟 Carotid groove
4 斜坡 Clivus
5 筛骨的筛板 Cribriform plate of ethmoid bone
6 鸡冠 Crista galli
7 板障 Diploe
8 鞍背 Dorsum sellae
9 盲孔 Foramen caecum
10 破裂孔 Foramen lacerum
11 枕骨大孔 Foramen magnum
12 卵圆孔 Foramen ovale
13 圆孔 Foramen rotundum
14 棘孔 Foramen spinosum
15 额嵴 Frontal crest
16 额窦 Frontal sinus
17 蝶骨大翼 Greater wing of sphenoid bone
18 筛前神经血管沟 Groove for anterior ethmoidal nerve and vessels
19 岩下窦沟 Groove for inferior petrosal sinus
20 乙状窦沟 Groove for sigmoid sinus
21 岩上窦沟 Groove for superior petrosal sinus
22 上矢状窦沟 Groove for superior sagittal sinus
23 横窦沟 Groove for transverse sinus
24 脑膜中动、静脉沟 Grooves for middle meningeal vessels
25 岩大神经管裂孔和沟 Hiatus and groove for greater petrosal nerve
26 岩小神经管裂孔和沟 Hiatus and groove for lesser petrosal nerve
27 舌下神经管 Hypoglossal canal
28 内耳道 Internal acoustic meatus
29 枕内隆凸 Internal occipital protuberance
30 颈静脉孔 Jugular foramen
31 蝶骨轭 Jugum of sphenoid bone
32 蝶骨小翼 Lesser wing of sphenoid bone
33 枕骨(小脑窝) Occipital bone (cerebellar fossa)
34 视神经管 Optic canal
35 额骨眶部 Orbital part of frontal bone
36 顶骨(仅后下角) Parietal bone (postero-inferior angle only)
37 颞骨岩部 Petrous part of temporal bone
38 垂体窝(蝶鞍) Pituitary fossa (sella turcica)
39 后床突 Posterior clinoid process
40 视交叉前沟 Prechiasmatic groove
41 颞骨鳞部 Squamous part of temporal bone
42 眶上裂 Superior orbital fissure
43 鼓室盖 Tegmen tympani
44 三叉神经压迹 Trigeminal impression
45 鞍结节 Tuberculum sellae
46 静脉(导静脉)孔 Venous (emissary) foramen

颅前窝(ACF)的后界止于两侧蝶骨小翼(32)的游离缘及其前床突(1),中部止于视交叉前沟的前缘(40)。

颅中窝(MCF)呈蝴蝶形,包括一个中央区和左右两个外侧区。中央区包含位于蝶骨体表面的垂体窝(38)、前部的视交叉前沟(40)和鞍背(8),以及后部的后床突(39)。两个外侧区分别从蝶骨小翼(32)的后界延伸至颞骨岩部上缘的岩上窦沟(21)。

颅后窝(PCF)位于鞍背(8)和岩上窦沟(21)后方,其最明显的特征是枕骨大孔(11)。

硬脑膜的附着点和折返情况,见第 51~53 页和第 62 页。

嗅觉缺失症、颅底骨折见第 80~82 页。

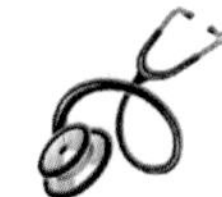

A 颅骨　左眼眶骨

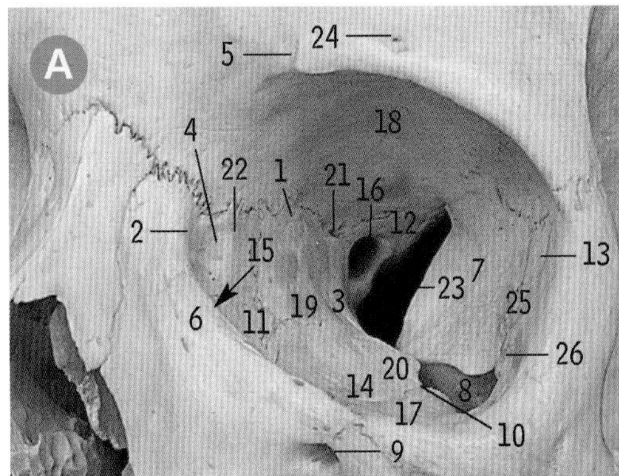

1 筛前孔
Anterior ethmoidal foramen
2 泪前嵴
Anterior lacrimal crest
3 蝶骨体,构成眼眶内侧壁
Body of sphenoid bone, forming me-dial wall
4 泪囊窝
Fossa for lacrimal sac
5 额切迹　Frontal notch
6 上颌骨额突,构成眼眶内侧壁
Frontal process of maxilla, forming medial wall
7 蝶骨大翼,构成眼眶外侧壁
Greater wing of sphenoid bone, forming lateral wall
8 眶下裂
Inferior orbital fissure
9 眶下孔
Infra-orbital foramen
10 眶下沟　Infra-orbital groove
11 泪骨,构成眼眶内侧壁
Lacrimal bone, forming me-dial wall
12 蝶骨小翼,构成眼眶上壁
Lesser wing of sphenoid bone, forming roof
13 缘结节　Marginal tubercle
14 上颌骨,构成眼眶下壁
Maxilla, forming floor
15 鼻泪管　Nasolacrimal canal
16 视神经管　Optic canal
17 颧骨眶缘,形成眼眶下壁
Orbital border of zygomatic bone, forming floor
18 额骨眶缘,形成眼眶上壁
Orbital part of frontal bone, forming roof
19 筛骨眶板,构成眼眶内侧壁
Orbital plate of ethmoid bone, forming medial wall
20 腭骨眶突,构成眼眶下壁
Orbital process of palatine bone, forming floor
21 筛后孔
Posterior ethmoidal foramen
22 泪后嵴
Posterior lacrimal crest
23 眶上裂
Superior orbital fissure
24 眶上孔
Supra-orbital foramen
25 颧骨,构成眶外侧壁
Zygomatic bone forming lat-eral wall
26 颧眶孔
Zygomatico-orbital foramen

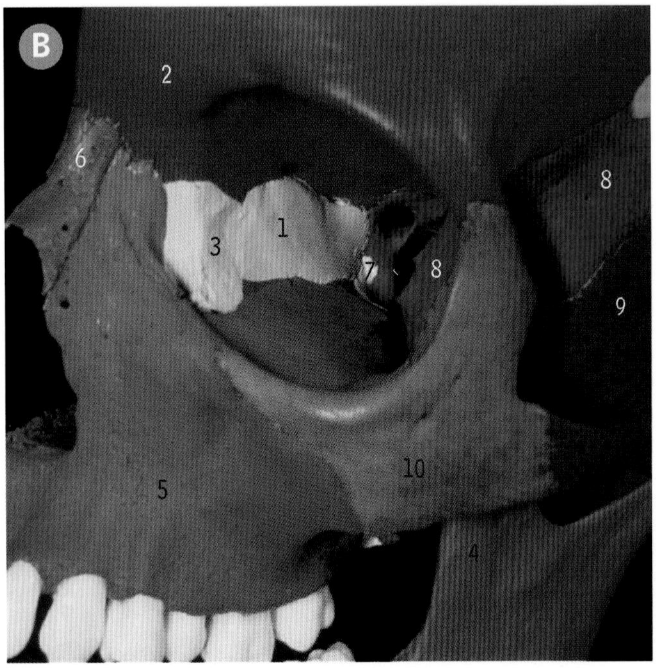

C 鼻腔　外侧壁

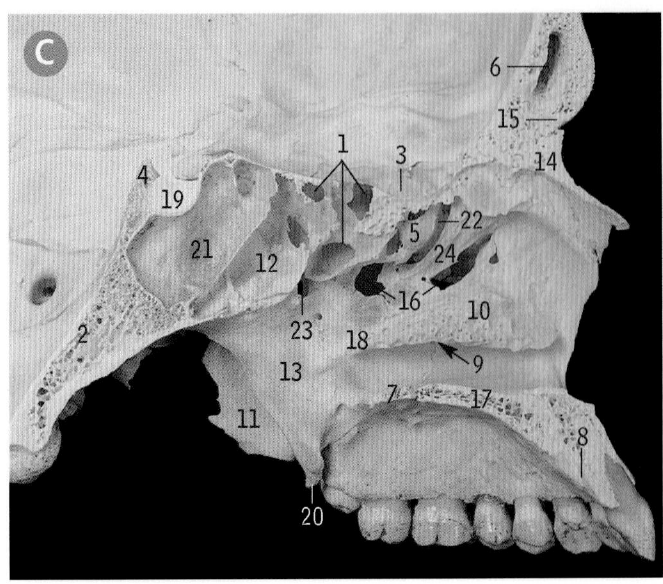

在去除鼻中隔的颅骨正中矢状切标本中,除去上鼻甲和中鼻甲可见到筛窦中的含气空腔,如筛泡(5)。

1 筛窦的含气空腔
Air cells of ethmoidal sinus
2 斜坡　Clivus
3 筛骨的筛板
Cribriform plate of ethmoid bone
4 鞍背　Dorsum sellae
5 筛泡　Ethmoidal bulla
6 额窦　Frontal sinus
7 腭骨水平板
Horizontal plate of palatine bone
8 切牙管　Incisive canal
9 下鼻道　Inferior meatus
10 下鼻甲
Inferior nasal concha
11 翼突外侧板
Lateral pterygoid plate
12 左蝶窦
Left sphenoidal sinus
13 翼突内侧板
Medial pterygoid plate
14 鼻骨　Nasal bone
15 额骨鼻棘
Nasal spine of frontal bone
16 上颌窦口
Opening of maxillary sinus
17 上颌骨腭突
Palatine process of maxilla
18 腭骨垂直板
Perpendicular plate of pala-tine bone
19 垂体窝(蝶鞍)
Pituitary fossa (sella turcica)
20 翼钩　Pterygoid hamulus
21 右蝶窦
Right sphenoidal sinus
22 半月裂孔　Semilunar hiatus
23 蝶腭孔
Sphenopalatine foramen
24 筛骨钩突
Uncinate process of ethmoid bone

鼻腔的顶主要包括筛骨的筛板(C3)及其后部含蝶窦(C21 和 12)的蝶骨体和前部的鼻骨(C14)及鼻棘(C15)组成。

鼻腔的底部由上颌骨腭突(C17)和腭骨水平板(C7)构成。内侧壁主要由筛骨和犁骨的垂直板以及鼻中隔软骨构成,共同形成鼻中隔。

外侧壁包括上颌骨内面及其上颌窦口(C16),向上与部分筛骨(C1, 5~24)和泪骨重叠,向后与腭骨垂直板(C18)重叠,向下与下鼻甲(C10)重叠。

B 颅骨　左眼眶,各骨解剖

1 筛骨　Ethmoid
2 额骨　Frontal
3 泪骨　Lacrimal
4 下颌骨　Mandible
5 上颌骨　Maxilla
6 鼻骨　Nasal
7 腭骨　Palatine
8 蝶骨　Sphenoid
9 颞骨　Temporal
10 颧骨　Zygomatic

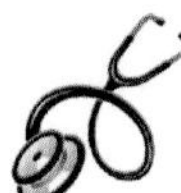

鼻窦病变见第 80~80 页。

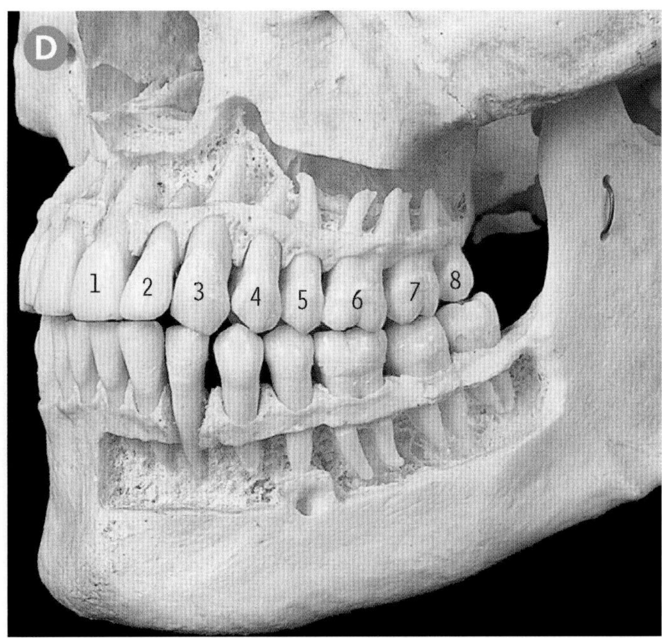

D 恒牙 左侧和前面观

1 第 **1** 中切牙 First (central) incisor
2 侧切牙 Second (lateral) incisor
3 尖牙 Canine
4 第 **1** 前磨牙 First premolar
5 第 **2** 前磨牙 Second premolar
6 第 **1** 磨牙 First molar
7 第 **2** 磨牙 Second molar
8 第 **3** 磨牙 Third molar

上、下颌相对应的牙有相似的命名。在临床牙医学中,牙齿通常用数字 1~8(如图所示)而非名字来表示。

第 3 磨牙有时被称为智齿。

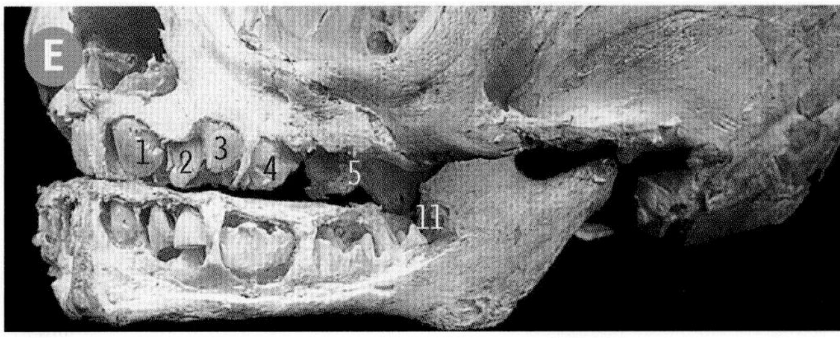

上颌与下颌 左侧和前面观

E 含未萌出的乳牙的新生儿标本

F 含已萌出乳牙和未萌出恒牙的 4 岁儿童标本

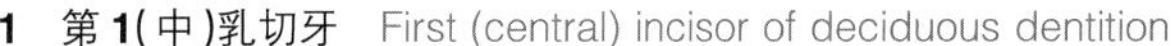

1 第 **1**(中)乳切牙 First (central) incisor of deciduous dentition
2 第 **2**(侧)乳切牙 Second (lateral) incisor of deciduous dentition
3 乳尖牙 Canine of deciduous dentition
4 第 **1** 乳磨牙 First molar of deciduous dentition
5 第 **2** 乳磨牙 Second molar of deciduous dentition
6 第 **1**(中)切牙 First (central) incisor of permanent dentition
7 第 **2**(侧)切牙 Second (lateral) incisor of permanent dentition
8 尖牙 Canine of permanent dentition
9 第 **1** 前磨牙 First premolar of permanent dentition
10 第 **2** 前磨牙 Second premolar of permanent dentition
11 第 **1** 磨牙 First molar of permanent dentition
12 第 **2** 磨牙 Second molar of permanent dentition

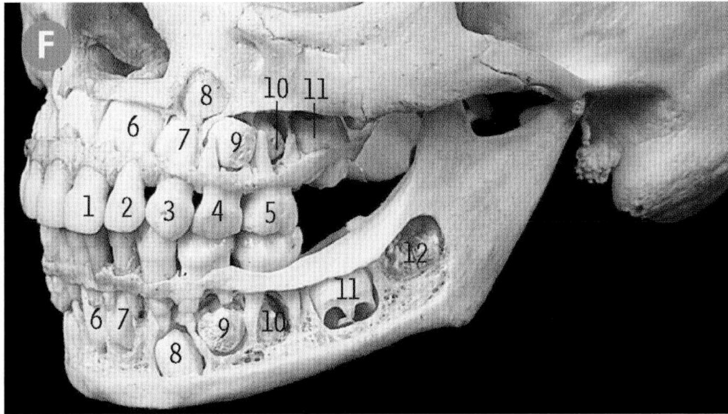

乳磨牙占据了恒牙前磨牙的位置。

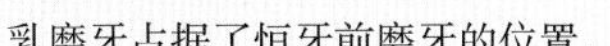

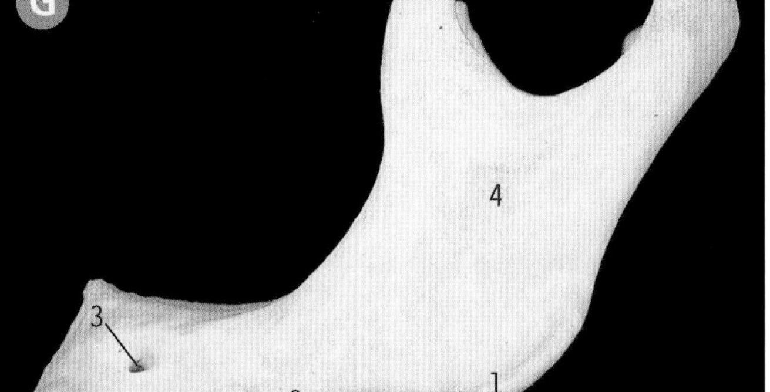

G 无牙列下颌 老年,左面观

1 下颌角 Angle
2 下颌体 Body
3 颏孔 Mental foramen
4 下颌支 Ramus

随着牙齿缺失和牙槽骨重吸收,导致颏孔(3)和下颌支(4)靠近下颌骨上缘。

下颌支(4)与下颌体(2)之间的下颌角(1)变得圆钝,接近新生儿下颌角的角度(如上图 E、F 所示)。

足月胎儿颅骨

A 前面观

B 左面观(微向上)

C 后面观

D 上面观

1 前囟 Anterior fontanelle
2 冠状缝 Coronal suture
3 下颌体上的乳牙膨隆 Elevations over deciduous teeth in body of mandible
4 外耳道 External acoustic meatus
5 额缝 Frontal suture
6 额结节 Frontal tuberosity
7 额骨的一半 Half of frontal bone
8 人字缝 Lambdoid suture
9 乳突囟 Mastoid fontanelle
10 上颌骨 Maxilla
11 枕骨 Occipital bone
12 顶结节 Parietal tuberosity
13 后囟 Posterior fontanelle
14 下颌支 Ramus of mandible
15 矢状缝 Sagittal suture
16 蝶鞍 Sella turcica
17 上半规管 Semicircular canals, superior
18 蝶囟 Sphenoidal fontanelle
19 茎乳孔 Stylomastoid foramen
20 下颌联合 Symphysis menti
21 鼓环 Tympanic ring

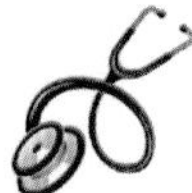

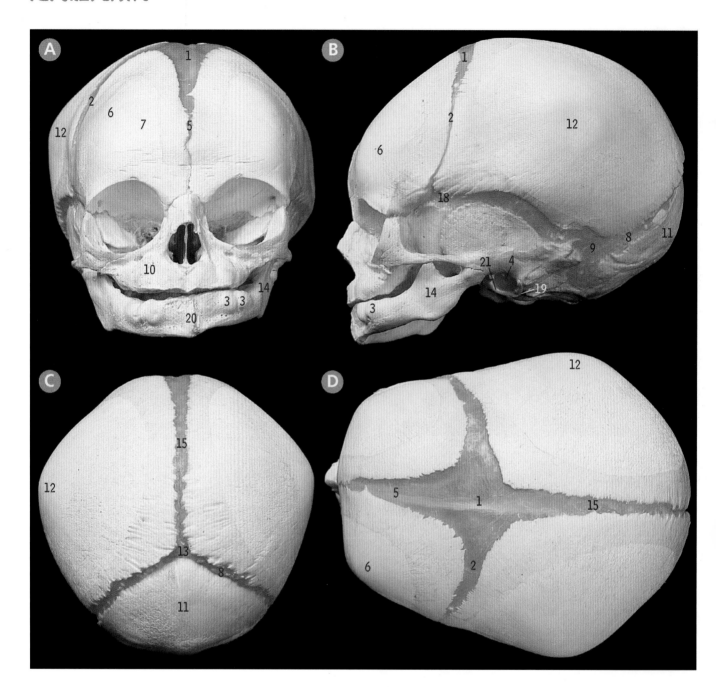

唇腭裂见第 80~82 页。

胎儿颅骨放射照片

E 前面照射 **F** 侧面照射

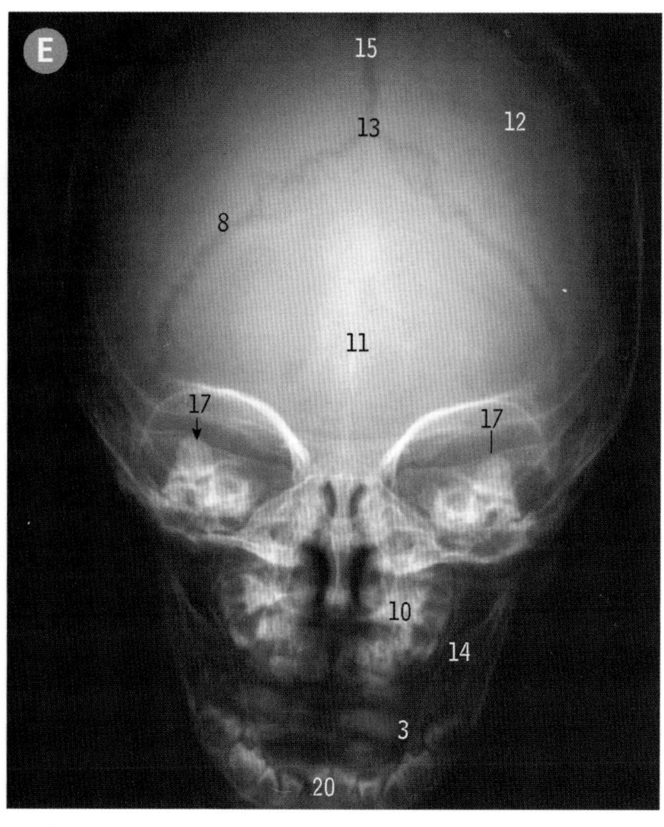

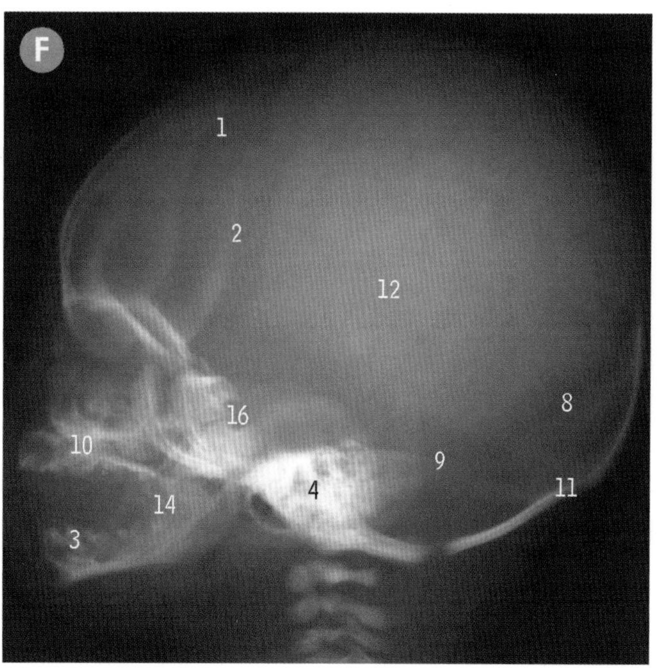

新生儿面部占据颅的比例远小于成人(前者 1/8,后者 1/2),原因在于新生儿的鼻腔和上颌窦体积较小,且无萌出的牙齿。

后囟(C13,E13)在出生两个月开始闭合,前囟(A1,D1,F1)则在 1 周岁后闭合。

由于没有乳突(1 周岁后,才开始生长),新生儿的茎乳孔(B19)和面部神经相对位置表浅,缺少保护。

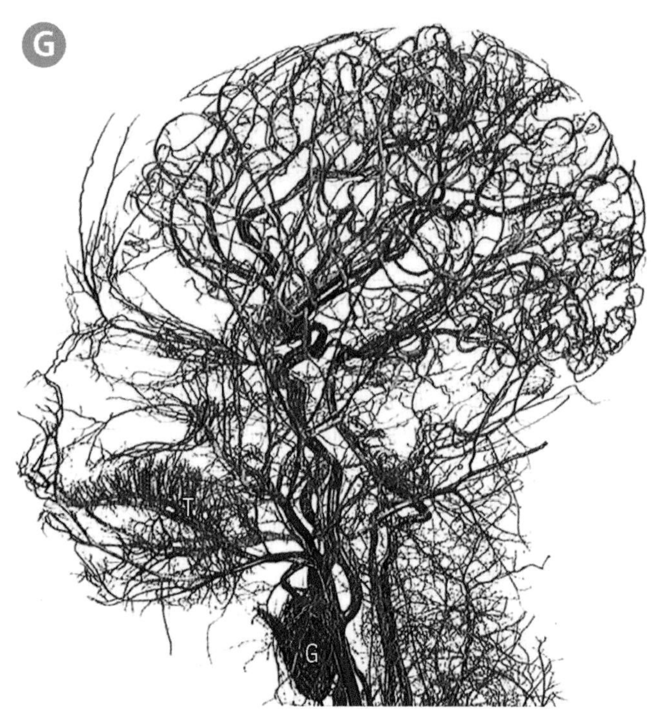

G 头颈部动脉的树脂铸型标本

足月胎儿,左面观

如图所示的胎儿动脉标本中，注意在颈前部具有丰富动脉的结构为甲状腺(G),其上前方的细小的血管勾勒出舌的形状(T)。

脑积水、头皮外伤见第 80~82 页。

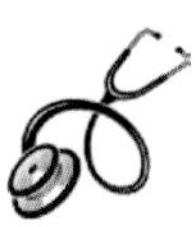

颅骨 A 颅骨左侧半矢状面彩图

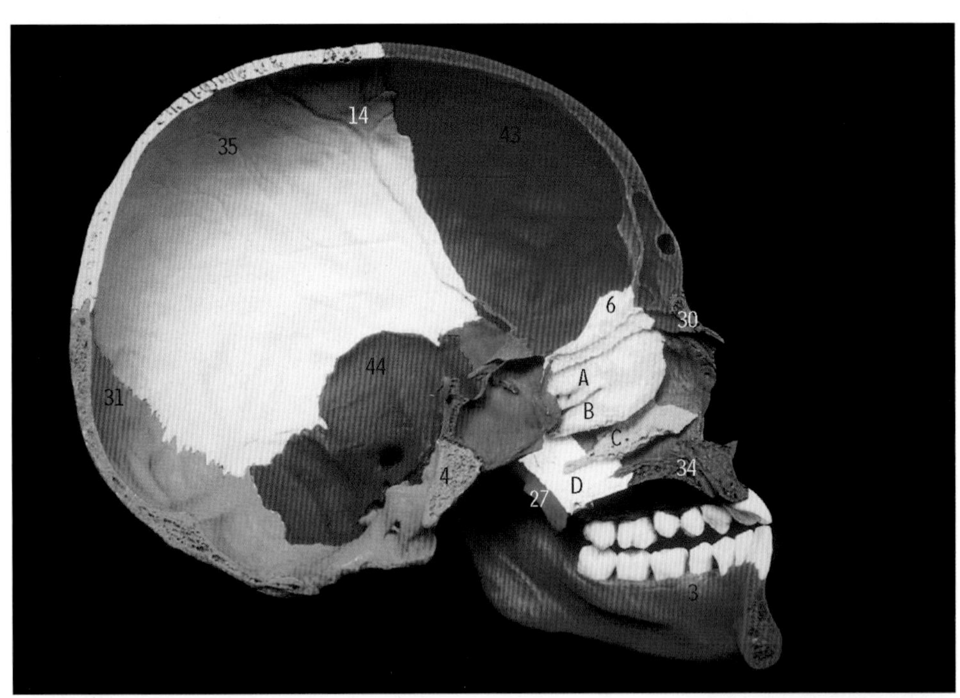

A 上鼻甲 Superior nasal concha
B 中鼻甲 Middle nasal concha
C 下鼻甲 Inferior nasal concha
D 腭骨 Palatine bone

其余标注数字见第 17 页。

注意:筛骨垂直板已经去除以显示鼻甲。

B 透明标本前面观,从后面照光

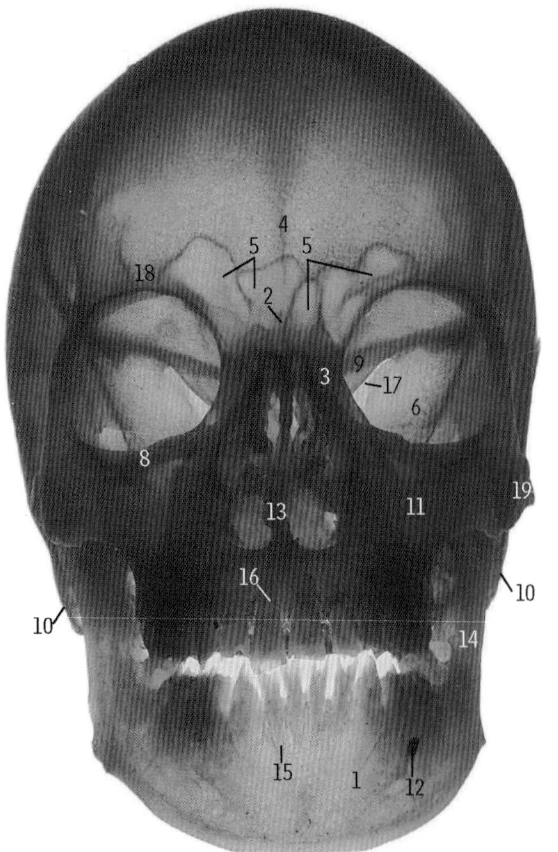

C 面部骨骼放射照片,枕额位

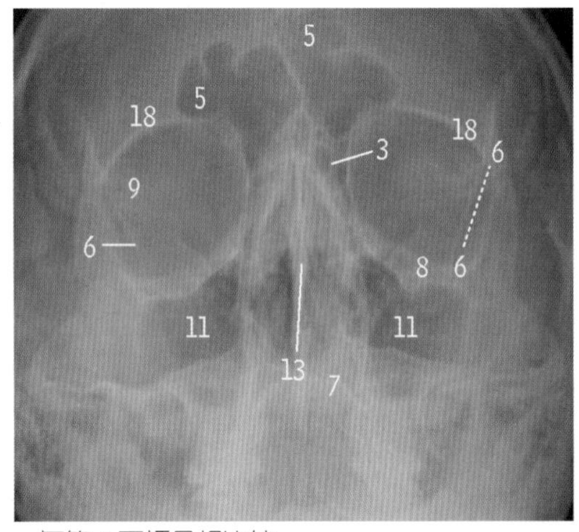

与第 1 页颅骨相比较。

1 下颌体 Body of mandible
2 鸡冠 Crista galli
3 含气筛房 Ethmoidal air cells
4 额嵴 Frontal crest
5 额窦 Frontal sinus
6 蝶骨大翼 Greater wing of sphenoid bone
7 下鼻甲 Inferior nasal concha
8 眶下缘 Infra-orbital margin
9 蝶骨小翼 Lesser wing of sphenoid bone
10 乳突 Mastoid process
11 上颌窦 Maxillary sinus
12 颏孔 Mental foramen
13 鼻中隔 Nasal septum
14 下颌支 Ramus of mandible
15 下颌侧切牙牙根 Root of lower lateral incisor
16 上颌中切牙牙根 Root of upper central incisor
17 眶上裂 Superior orbital fissure
18 眶上缘 Supra-orbital margin
19 颧弓 Zygomatic arch

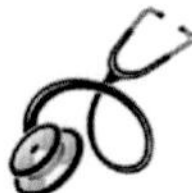

眼眶爆裂性骨折、乳突炎见第 80~82 页。

颅骨 左侧半颅骨矢状面

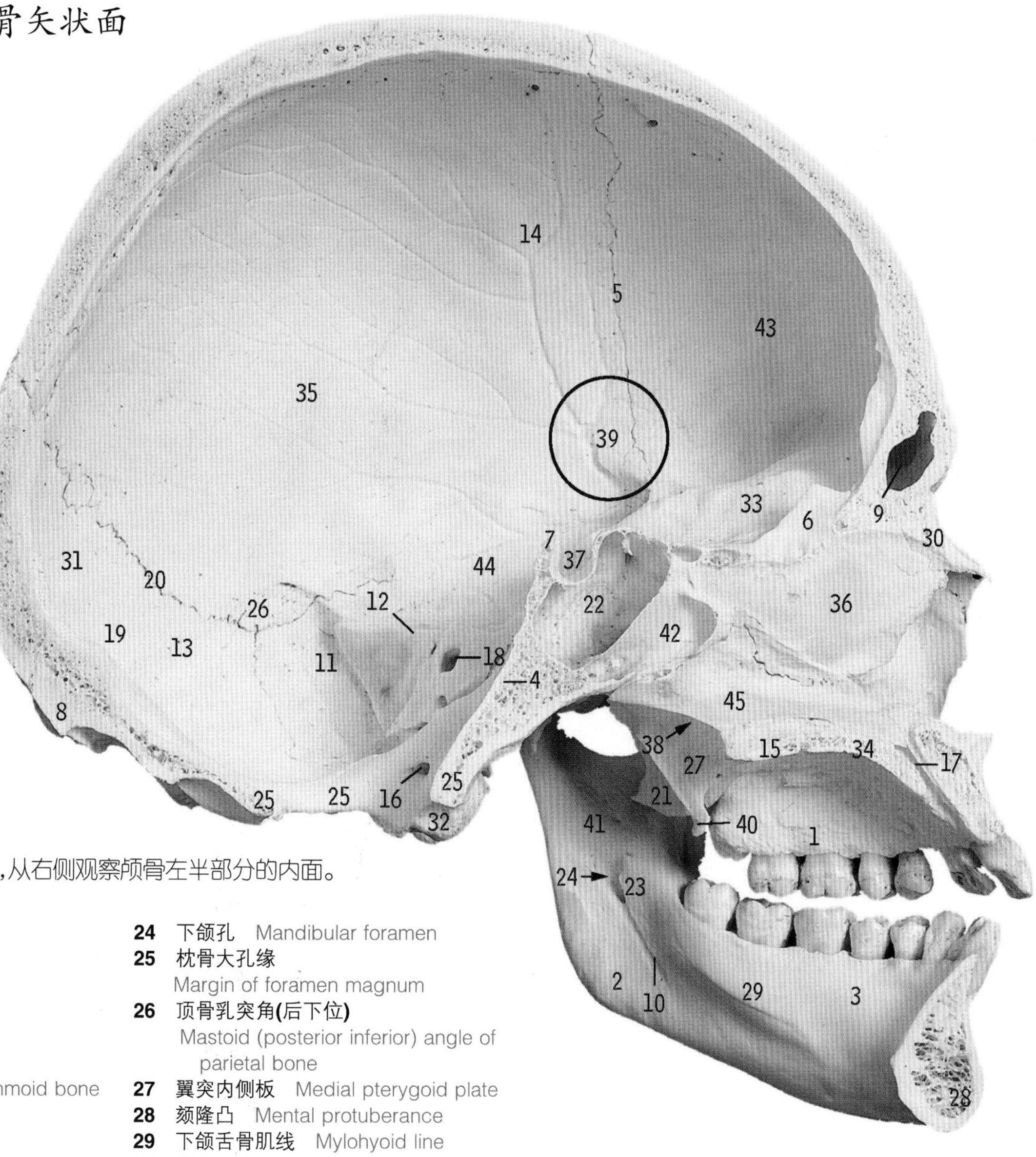

保留骨性鼻中隔(36 和 45),从右侧观察颅骨左半部分的内面。

1 上颌骨牙槽突 Alveolar process of maxilla
2 下颌角 Angle of mandible
3 下颌体 Body of mandible
4 斜坡 Clivus
5 冠状缝 Coronal suture
6 筛骨鸡冠 Crista galli of ethmoid bone
7 鞍背 Dorsum sellae
8 枕外隆凸 External occipital protuberance
9 额窦 Frontal sinus
10 下颌舌骨肌神经沟 Groove for mylohyoid nerve
11 乙状窦沟 Groove for sigmoid sinus
12 岩上窦沟 Groove for superior petrosal sinus
13 横窦沟 Groove for transverse sinus
14 脑膜中血管(前支)沟 Grooves for middle meningeal ves-sels (anterior division)
15 腭骨水平板 Horizontal plate of palatine bone
16 舌下神经管 Hypoglossal canal
17 切牙管 Incisive canal
18 颞骨岩部的内耳道 Internal acoustic meatus in petrous part of temporal bone
19 枕内隆凸 Internal occipital protuberance
20 人字缝 Lambdoid suture
21 翼突外侧板 Lateral pterygoid plate
22 左侧蝶窦 Left sphenoidal sinus
23 下颌小舌 Lingula
24 下颌孔 Mandibular foramen
25 枕骨大孔缘 Margin of foramen magnum
26 顶骨乳突角(后下位) Mastoid (posterior inferior) angle of parietal bone
27 翼突内侧板 Medial pterygoid plate
28 颏隆凸 Mental protuberance
29 下颌舌骨肌线 Mylohyoid line
30 鼻骨 Nasal bone
31 枕骨 Occipital bone
32 枕髁 Occipital condyle
33 额骨眶部 Orbital part of frontal bone
34 上颌骨腭突 Palatine process of maxilla
35 顶骨 Parietal bone
36 筛骨垂直版 Perpendicular plate of ethmoid bone
37 垂体窝(蝶鞍) Pituitary fossa (sella turcica)
38 鼻后孔 Posterior nasal aperture (choana)
39 翼点(圈内范围) Pterion (encircled)
40 翼突内侧板的翼钩 Pterygoid hamulus of medial ptery-goid plate
41 下颌支 Ramus of mandible
42 右侧蝶窦 Right sphenoidal sinus
43 额骨鳞部 Squamous part of frontal bone
44 颞骨鳞部 Squamous part of temporal bone
45 犁骨 Vomer

骨性鼻中隔由犁骨(45)和筛骨垂直板(36)构成。鼻中隔前部由鼻中隔软骨构成(第 58~59 页)。

标本中的蝶窦(42 和 22)较大,且右侧的蝶窦向左越过中线。垂体窝(37)向下突入左侧蝶窦(22)。

脑膜中动脉沟(14)向后上方延伸。圆圈内标记了翼点(39),与第 4 页中颅骨外面的位置相对应。

硬膜外出血、垂体瘤见第 80~82 页。

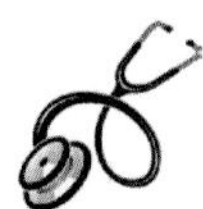

下颌骨

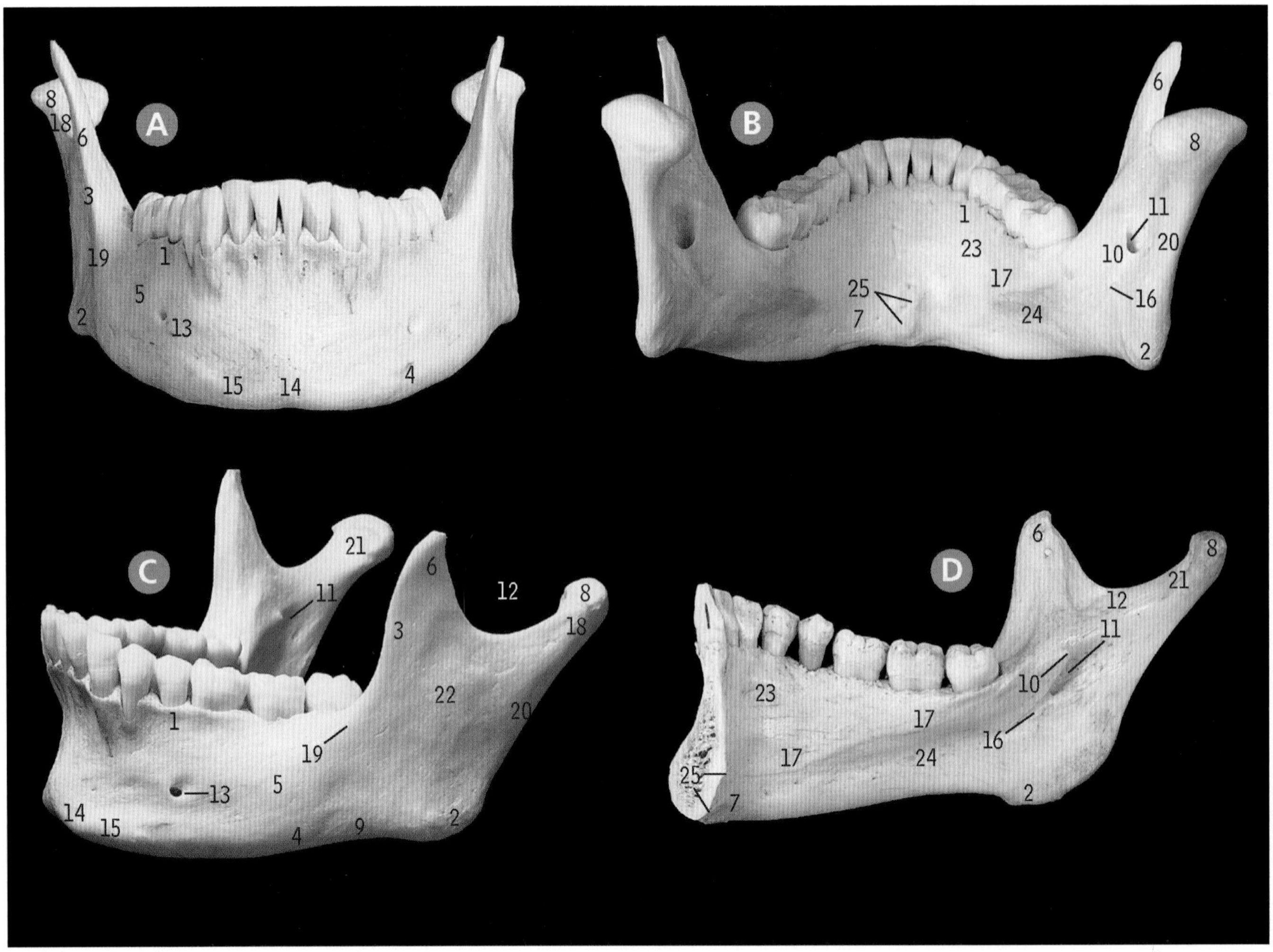

A 前面观

B 后面观

C 左前面观

D 左内侧面观

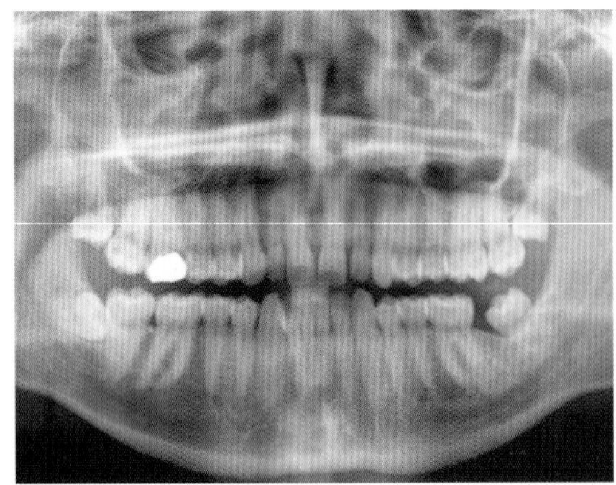

口腔正位 X 线片。

1 牙槽部 Alveolar part
2 下颌角 Angle
3 下颌支前缘 Anterior border of ramus
4 下颌底 Base
5 下颌体 Body
6 喙突 Coronoid process
7 二腹肌窝 Digastric fossa
8 下颌头 Head
9 下颌支下缘 Inferior border of ramus
10 下颌小舌 Lingula
11 下颌孔 Mandibular foramen
12 下颌切迹 Mandibular notch
13 颏孔 Mental foramen
14 颏隆凸 Mental protuberance
15 颏结节 Mental tubercle
16 下颌舌骨沟 Mylohyoid groove
17 下颌舌骨肌线 Mylohyoid line
18 下颌颈 Neck
19 斜线 Oblique line
20 下颌支后缘 Posterior border of ramus
21 翼肌凹 Pterygoid fovea
22 下颌支 Ramus
23 舌下腺凹 Sublingual fossa
24 下颌下腺凹 Submandibular fossa
25 上、下颏棘(颏结节) Superior and inferior mental spines (genial tubercles)

下颌头(8)与下颌颈(18)，包括翼肌凹(21)，共同组成下颌髁。

牙根嵌入牙槽部(1)中的牙槽。下颌底(4)是下颌体的下缘，与下颌支(22)的下缘连续。

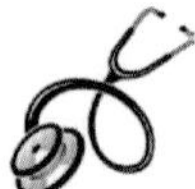

阻生智齿、乳突炎见第 80~82 页。

下颌骨 肌肉附着点

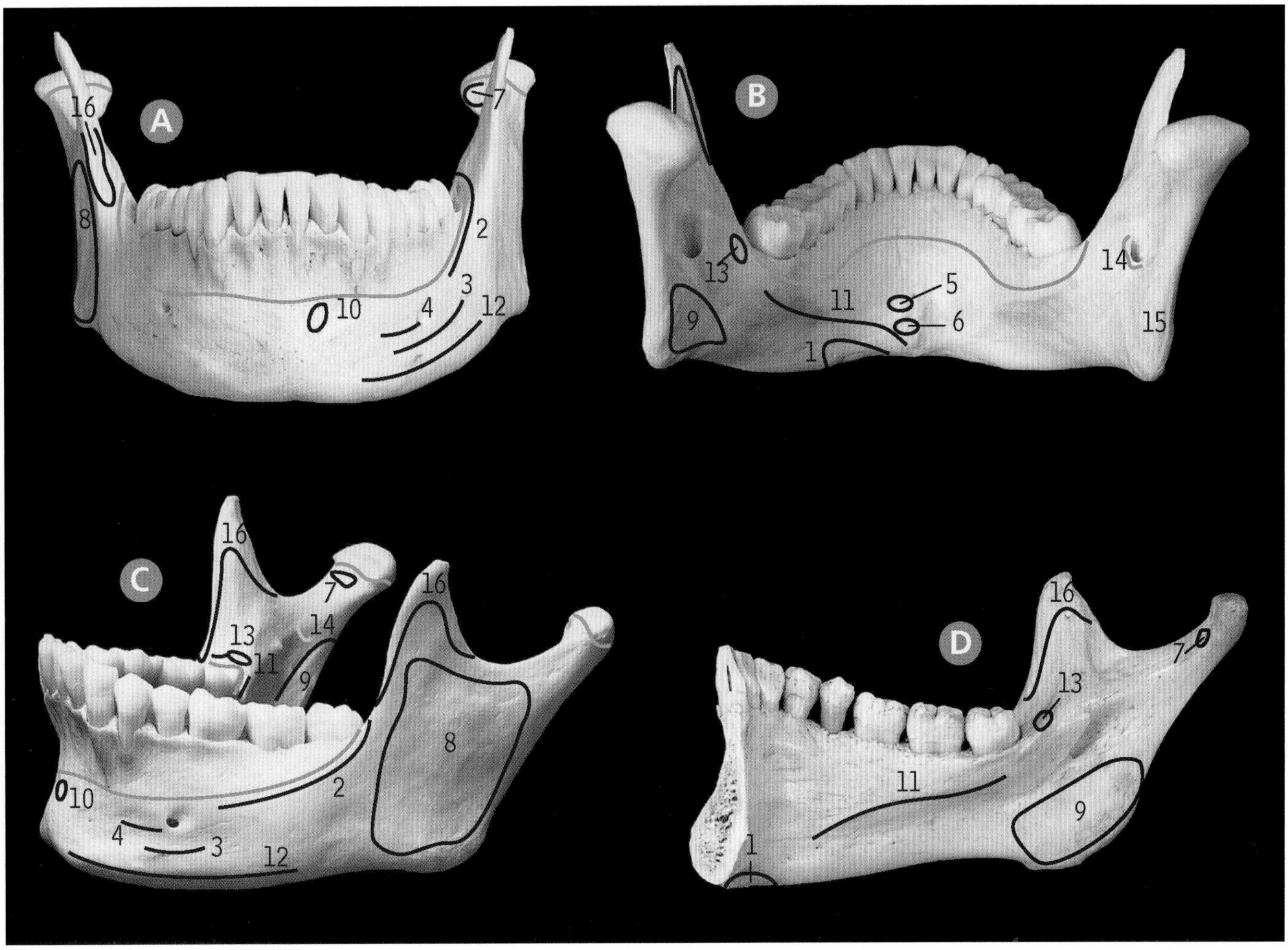

A 前面观

B 后面观

C 左前面观

D 左内面观

绿线=颞下颌关节囊附着点；蓝线=口腔黏膜的附着界线；浅绿色线=韧带附着点。

1 二腹肌前腹 Anterior belly of digastric
2 颊肌 Buccinator
3 降口角肌 Depressor anguli oris
4 降下唇肌 Depressor labii inferioris
5 颏舌肌 Genioglossus
6 颏舌骨肌 Geniohyoid
7 翼外肌 Lateral pterygoid
8 咬肌 Masseter
9 翼内肌 Medial pterygoid
10 颏肌 Mentalis
11 下颌舌骨肌 Mylohyoid
12 颈阔肌 Platysma
13 翼突下颌缝和咽上缩肌 Pterygomandibular raphe and superior constrictor
14 蝶下颌韧带 Sphenomandibular ligament
15 茎突下颌韧带 Stylomandibular ligament
16 颞肌 Temporalis

翼外肌(A7)附着于下颌颈上的翼肌窝(还附着于颞下颌关节囊和关节盘，见第 42 页，A27 和 A28)。

翼内肌(B9，C9)附着于下颌角内面，低于下颌舌骨肌神经沟。

咬肌(C8)附着于下颌支外面。

颞肌(C16)越过喙突向后延伸至下颌切迹最低处，然后向下越过下颌支前面水平第 3 磨牙的位置。

颊肌(C2)附着于第 3 磨牙相对的地方，其背面是翼突下颌缝和咽上缩肌的附着处。

颏舌肌(B5)附着于上颏棘，颏舌骨肌(B6)附着于下颏棘。

下颌舌骨肌(11)附着于下颌舌骨肌线。

图中未显示出附着于外侧下颌髁颈部的颞下颌关节韧带。

骨折的下颌骨见第 80~82 页。

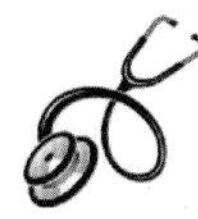

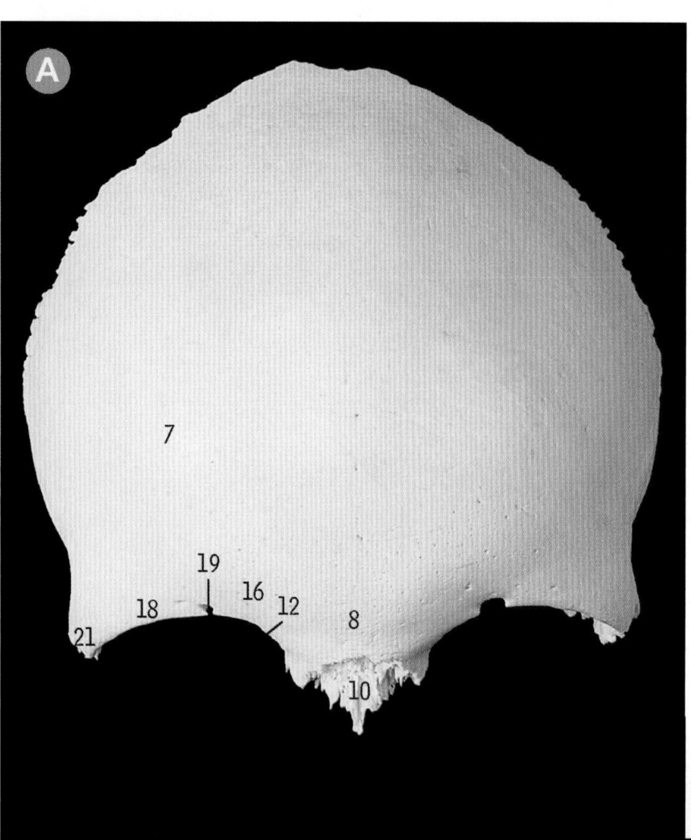

额骨

A 前面观

B 左侧面观

C 下面观

D 后上视角内面观（右半部分被移除，筛切迹在下面）

1 筛前管（沟槽处） Anterior ethmoidal canal (position of groove)
2 筛切迹 Ethmoidal notch
3 盲孔 Foramen caecum
4 泪腺窝 Fossa for lacrimal gland
5 额嵴 Frontal crest
6 额窦 Frontal sinus
7 额结节 Frontal tuberosity
8 眉间粗隆 Glabella
9 下颞线 Inferior temporal line
10 鼻棘 Nasal spine
11 眶部 Orbital part
12 额切迹和额孔的位置 Position of frontal notch or foramen
13 筛后管（沟槽处） Posterior ethmoidal canal (position of groove)
14 筛骨含气空腔顶部 Roof of ethmoidal air cells
15 矢状嵴 Sagittal crest
16 眉弓 Superciliary arch
17 上颞线 Superior temporal line
18 眶上缘 Supra-orbital margin
19 眶上切迹或眶上孔 Supra-orbital notch or foramen
20 滑车凹（或滑车结节） Trochlear fovea (or tubercle)
21 颧突 Zygomatic process

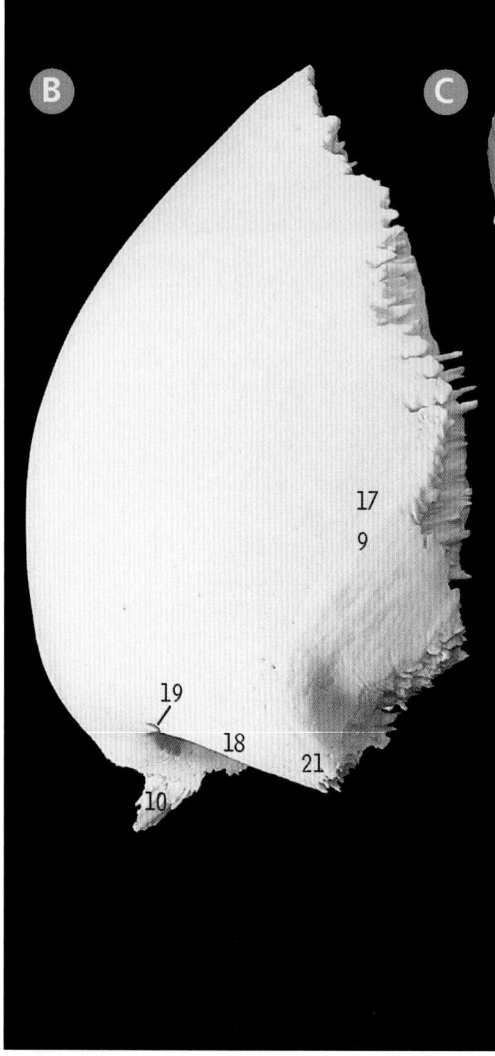

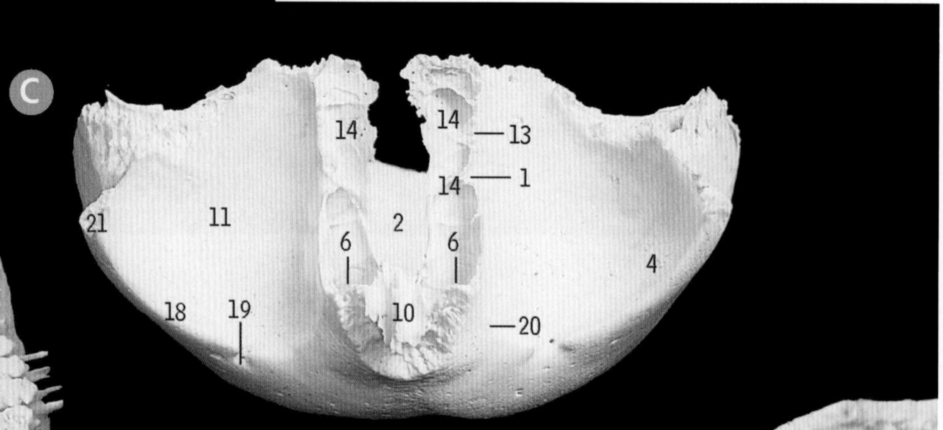

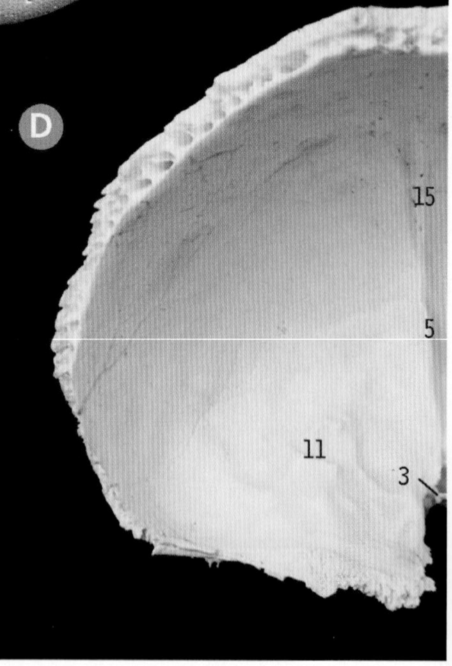

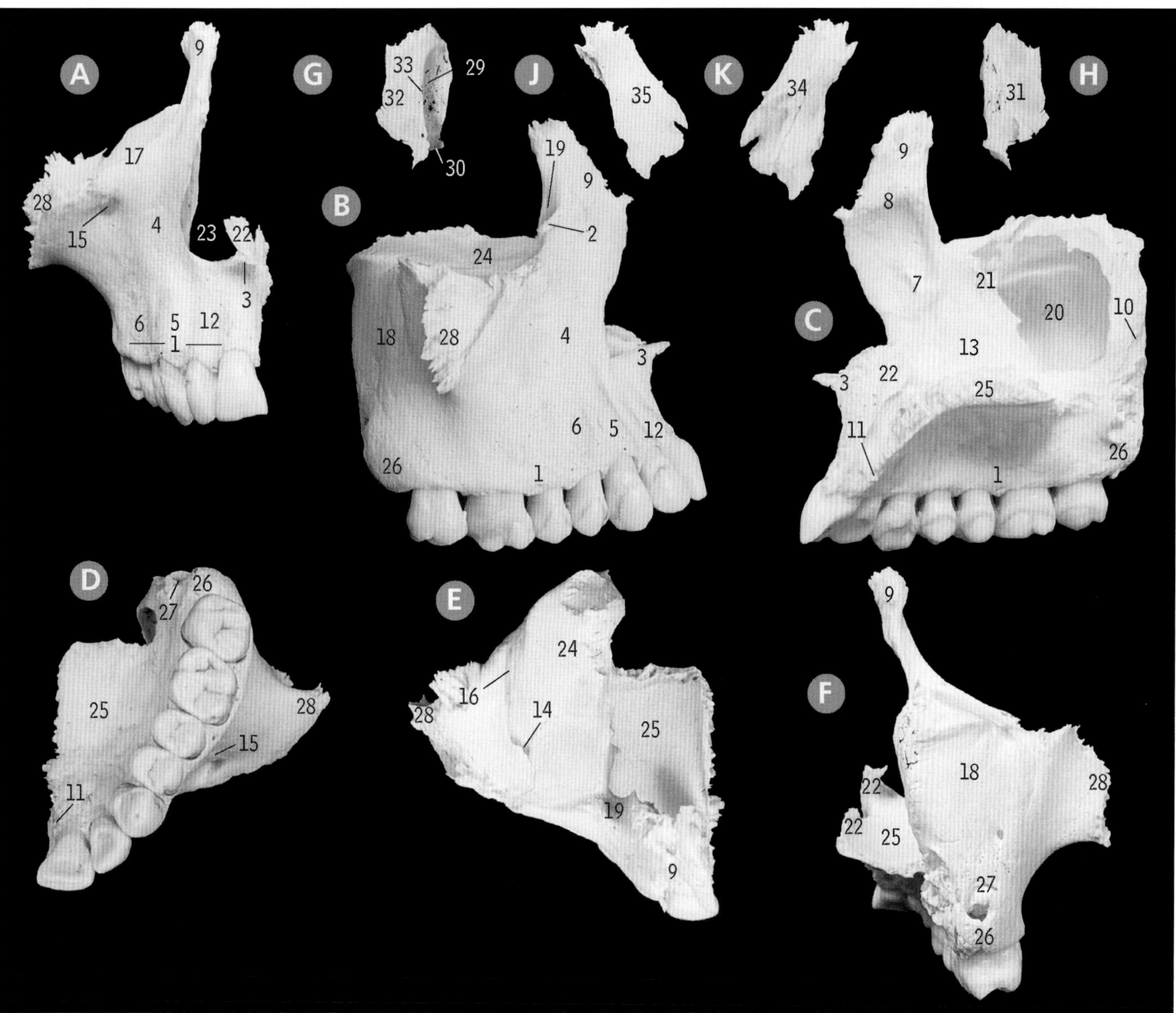

右侧上颌骨

A 前面观
B 外面观
C 内面观
D 下面观
E 上面观
F 后面观

1 牙槽突 Alveolar process
2 泪前嵴 Anterior lacrimal crest
3 鼻前棘 Anterior nasal spine
4 前面 Anterior surface
5 尖牙隆起 Canine eminence
6 尖牙窝 Canine fossa
7 鼻甲嵴 Conchal crest
8 筛棘 Ethmoidal crest
9 额突 Frontal process
10 腭大管(沟槽之处) Greater palatine canal (position of groove)
11 切牙管 Incisive canal
12 切牙窝 Incisive fossa
13 下鼻道 Inferior meatus
14 眶下管 Infra-orbital canal
15 眶下孔 Infra-orbital foramen
16 眶下沟 Infra-orbital groove
17 眶下缘 Infra-orbital margin
18 颞下面 Infratemporal surface
19 泪沟 Lacrimal groove
20 上颌窦裂孔及上颌窦 Maxillary hiatus and sinus
21 中鼻道 Middle meatus
22 鼻嵴 Nasal crest
23 鼻切迹 Nasal notch
24 眶面 Orbital surface
25 腭突 Palatine process
26 顶结节 Tuberosity
27 未萌出的第3磨牙 Unerupted third molar tooth
28 颧突 Zygomatic process

右侧泪骨

G 外(眶)面观
H 内(鼻侧)面观

29 泪沟 Lacrimal groove
30 泪钩 Lacrimal hamulus
31 鼻面 Nasal surfacc
32 眶面 Orbital surface
33 泪后嵴 Posterior lacrimal crest

右侧鼻骨

J 外面观
K 内面观

34 内侧面及筛前神经沟 Internal surface and groove for anterior ethmoidal nerve
35 外侧面 Lateral surface

右侧腭骨

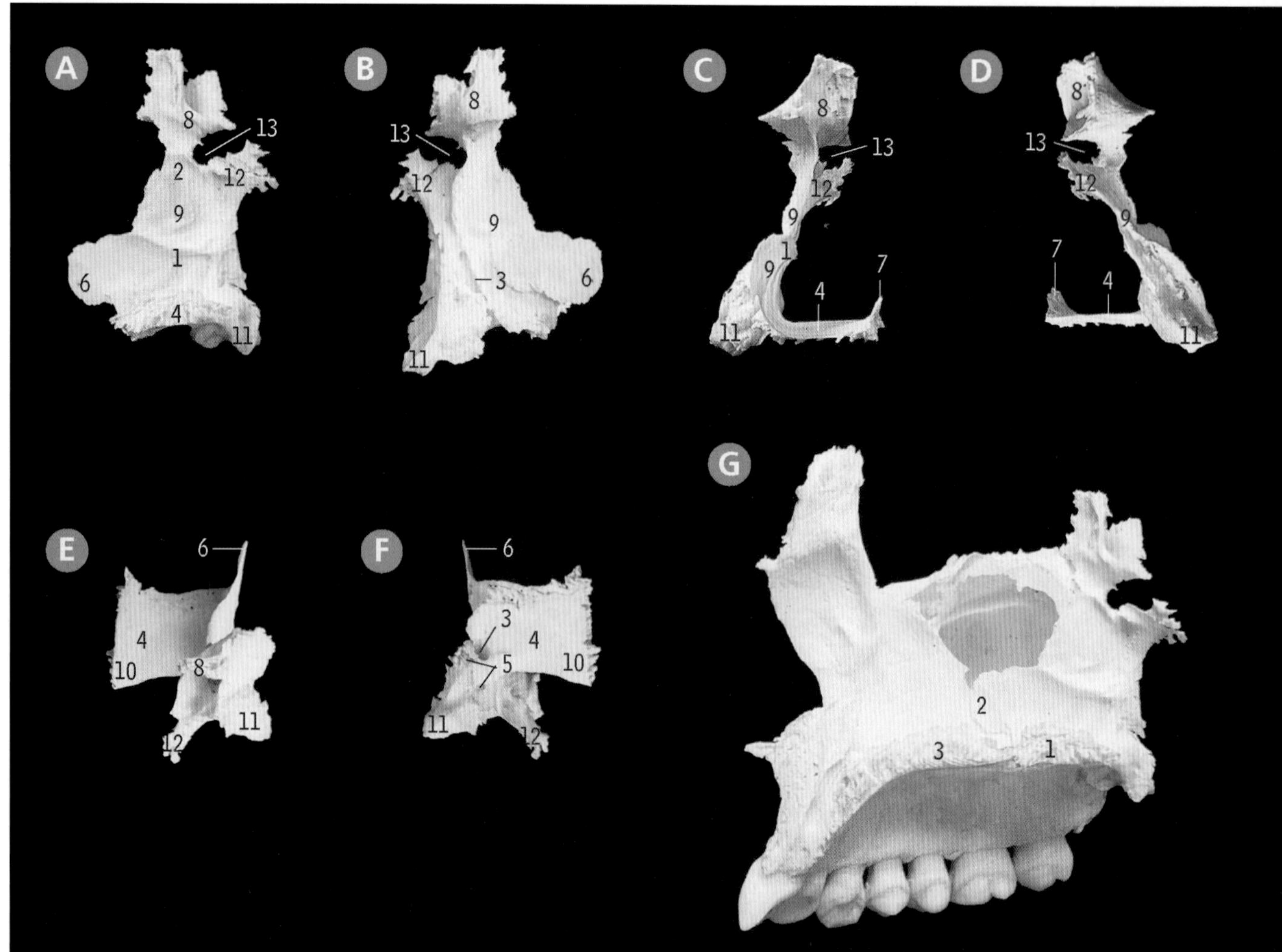

A 内侧面观

B 外侧面观

C 前面观

D 后面观

E 上面观

F 下面观

G 右侧上颌与腭骨关节，内侧面观

1 腭骨水平板 Horizontal plate of palatine
2 腭骨上颌突 Maxillary process of palatine
3 上颌骨腭突 Palatine process of maxilla

1 鼻甲嵴 Conchal crest
2 筛嵴 Ethmoidal crest
3 腭大沟 Greater palatine groove
4 水平板 Horizontal plate
5 腭小管 Lesser palatine canals
6 上颌突 Maxillary process
7 鼻嵴 Nasal crest
8 眶突 Orbital process
9 垂直板 Perpendicular plate
10 后鼻棘 Posterior nasal spine
11 锥突 Pyramidal process
12 蝶突 Sphenoidal process
13 蝶腭切迹 Sphenopalatine notch

右侧颞骨

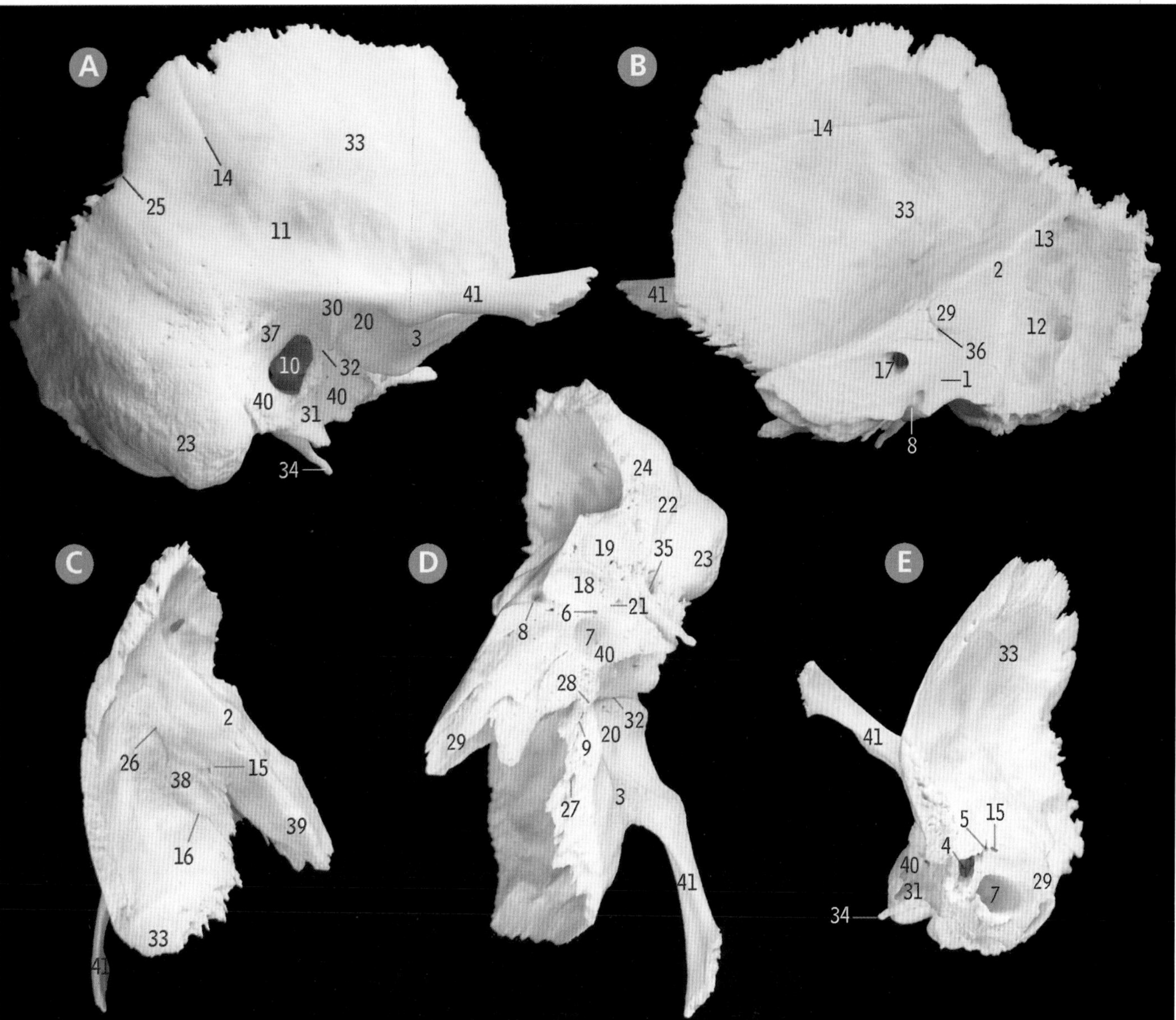

A 外侧面观

B 内侧面观

C 上面观

D 下面观

E 前面观

1 前庭水管 Aqueduct of vestibule
2 弓状隆起 Arcuate eminence
3 关节结节 Articular tubercle
4 咽鼓管 Auditory (eustachian) tube
5 鼓膜张肌管 Canal for tensor tympani
6 舌咽神经室支鼓管 Canaliculus for tympanic branch of glossopharyngeal nerve
7 颈动脉管 Carotid canal
8 耳蜗小管 Cochlear canaliculus
9 鼓室盖缘 Edge of tegmen tympani
10 外耳门 External acoustic meatus
11 颞中动脉沟 Groove for middle temporal artery
12 乙状窦沟 Groove for sigmoid sinus
13 岩上窦沟 Groove for superior petrosal sinus
14 脑膜中动脉沟 Grooves for branches of middle meningeal vessels
15 岩大神经管裂孔和沟 Hiatus and groove for greater petrosal nerve
16 岩小神经管裂孔和沟 Hiatus and groove for lesser petrosal nerve
17 内耳门 Internal acoustic meatus
18 颈静脉窝 Jugular fossa
19 颈静脉盖 Jugular surface
20 下颌窝 Mandibular fossa
21 有迷走神经耳支通过的乳突小管 Mastoid canaliculus for auricular branch of vagus nerve
22 乳突切迹 Mastoid notch
23 乳突 Mastoid process
24 枕动脉沟 Occipital groove
25 顶切迹 Parietal notch
26 岩鳞裂(上面观) Petrosquamous fissure (from above)
27 岩鳞裂(下面观) Petrosquamous fissure (from below)
28 岩鼓裂 Petrotympanic fissure
29 岩部 Petrous part
30 下颌窝后结节 Postglenoid tubercle
31 茎突鞘 Sheath of styloid process
32 鳞鼓裂 Squamotympanic fissure
33 鳞部 Squamous part
34 茎突 Styloid process
35 茎乳孔 Stylomastoid foramen
36 弓状下窝 Subarcuate fossa
37 道上三角 Suprameatal triangle
38 鼓室盖 Tegmen tympani
39 岩部尖三叉神经压迹 Trigeminal impression on apex of petrous part
40 鼓部 Tympanic part
41 颧突 Zygomatic process

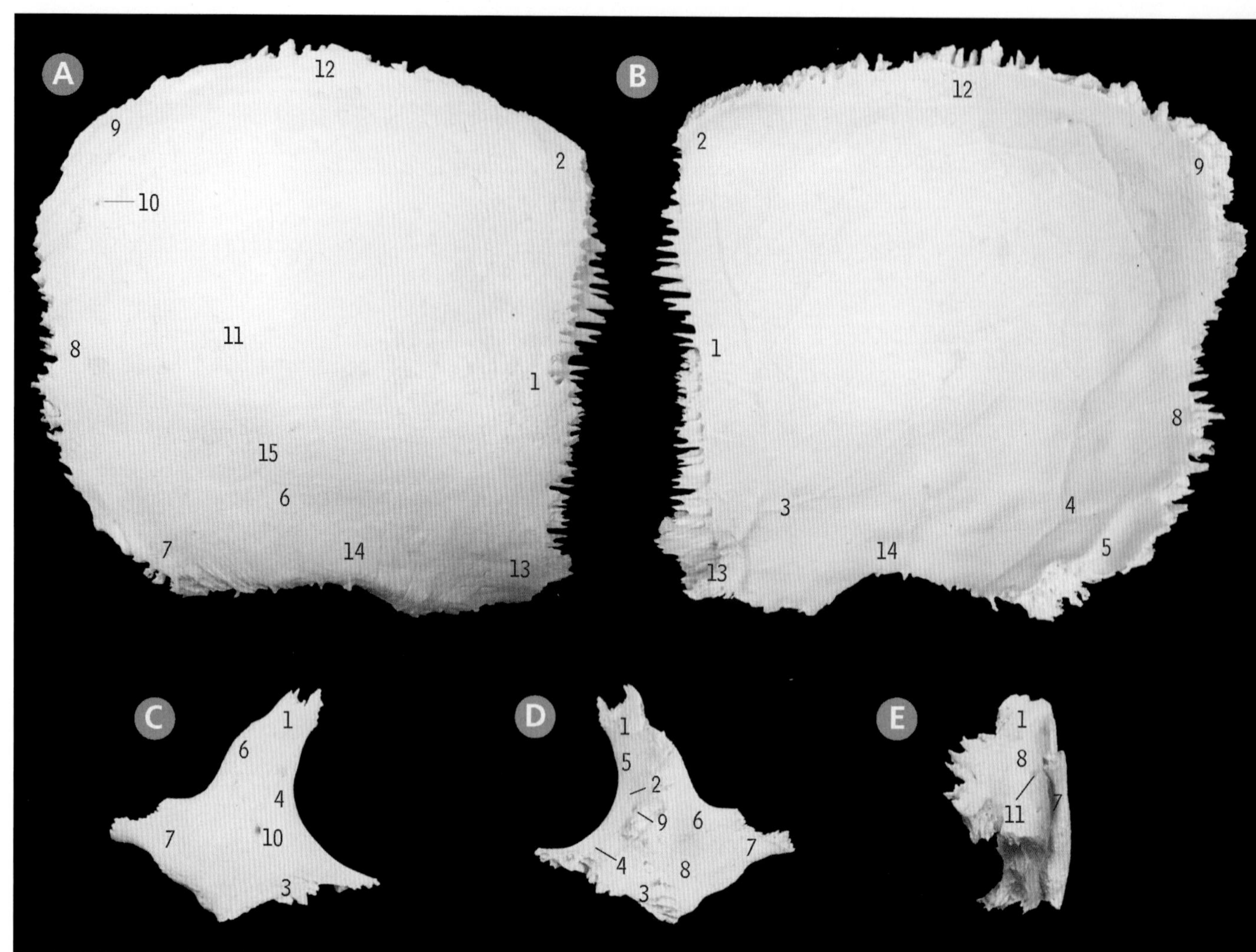

右侧顶骨

A 外侧面

B 内侧面

1 额骨前缘 Frontal (anterior) border
2 额骨(前上)角 Frontal (antero-superior) angle
3 脑膜中动、静脉额支沟(前支)
Furrows for frontal branch of middle meningeal vessels (anterior division)
4 脑膜中动、静脉顶骨支沟(后支)
Furrows for parietal branch of middle meningeal vessels (posterior division)
5 位于乳突三角的乙状窦沟
Groove for sigmoid sinus at mastoid angle
6 下颞线 Inferior temporal line
7 乳突角(后下角) Mastoid (postero-inferior) angle
8 枕骨后缘 Occipital (posterior) border
9 枕骨角(后上角) Occipital (postero-superior) angle
10 顶骨孔 Parietal foramen
11 顶骨结节 Parietal tuberosity
12 矢状缘(上) Sagittal (superior) border
13 蝶骨角(前下) Sphenoidal (antero-inferior) angle
14 鳞部下缘 Squamosal (inferior) border
15 上颞线 Superior temporal line

右侧颧骨

C 外侧面

D 内侧面

E 后面

1 额突 Frontal process
2 缘结节 Marginal tubercle
3 上颌骨缘 Maxillary border
4 眶上缘 Orbital border
5 眶面 Orbital surface
6 颞骨缘 Temporal border
7 颞突 Temporal process
8 颞骨面 Temporal surface
9 颧眶孔 Zygomatico-orbital foramen
10 颧面孔 Zygomaticofacial foramen
11 颧颞孔 Zygomaticotemporal foramen

颞骨颧突(第4页,37)和颧骨颞突(C7,D7)共同组成了颧弓(第4页,35)。

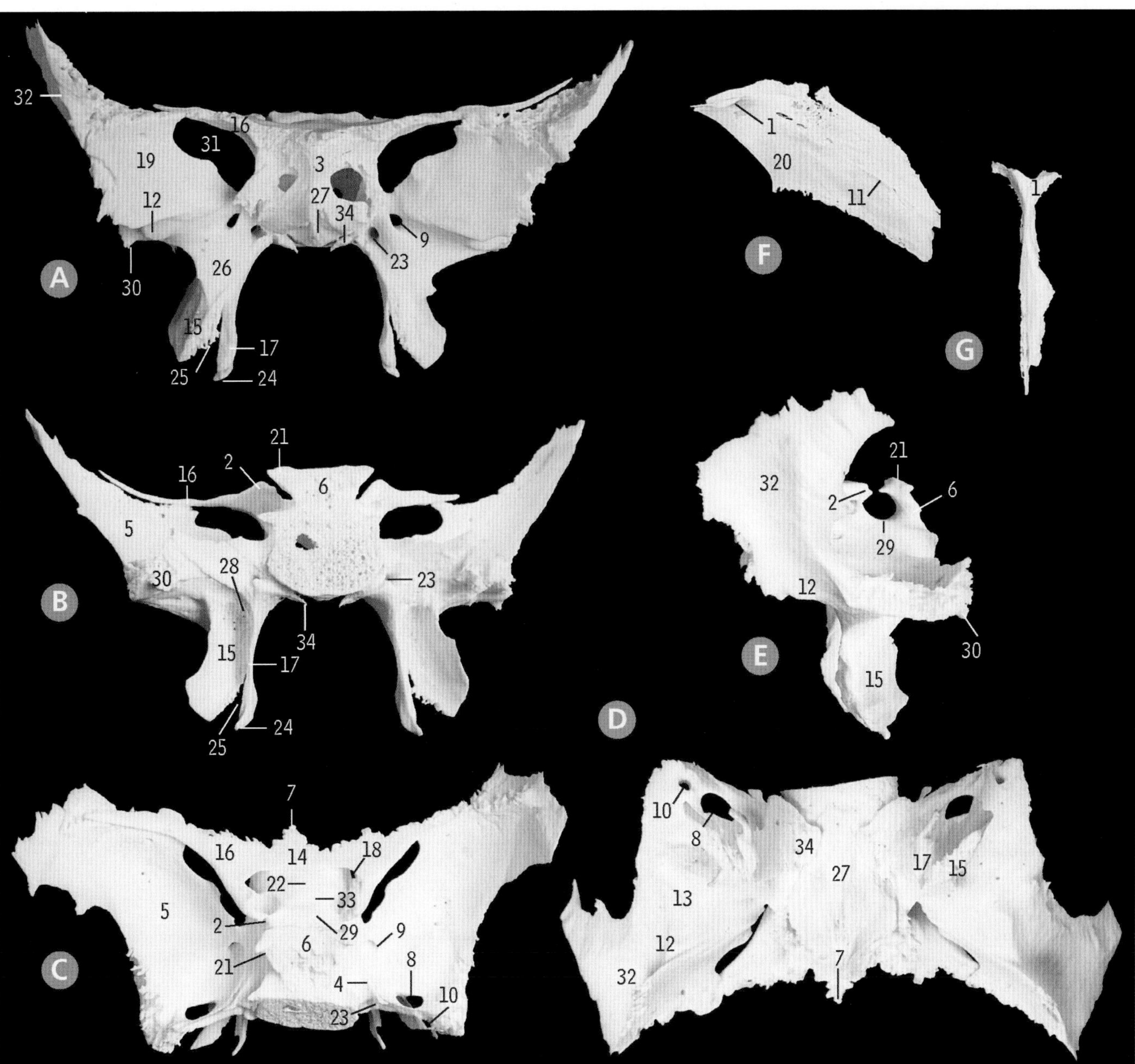

蝶骨

A 前面观

D 下面观

B 后面观

E 左侧观

C 上面观

犁骨

F 右侧观

G 后面观

1 犁骨翼 Ala of vomer
2 前床突 Anterior clinoid process
3 带蝶窦开口的蝶骨体 Body with openings of sphenoidal sinuses
4 颈动脉沟 Carotid groove
5 大翼大脑面 Cerebral surface of greater wing
6 鞍背 Dorsum sellae
7 筛骨棘 Ethmoidal spine
8 卵圆孔 Foramen ovale
9 圆孔 Foramen rotundum
10 棘孔 Foramen spinosum
11 鼻腭神经血管沟 Groove for nasopalatine nerve and vessels
12 大翼的颞下嵴 Infratemporal crest of greater wing
13 大翼的颞下面 Infratemporal surface of greater wing
14 轭 Jugum
15 翼突外侧板 Lateral pterygoid plate
16 小翼 Lesser wing
17 翼突内侧板 Medial pterygoid plate
18 视神经管 Optic canal
19 大翼眶面 Orbital surface of greater wing
20 犁骨后缘 Posterior border of vomer
21 后床突 Posterior clinoid process
22 前交叉沟 Prechiasmatic groove
23 翼管 Pterygoid canal
24 翼钩 Pterygoid hamulus
25 翼切迹 Pterygoid notch
26 翼突 Pterygoid process
27 蝶嘴 Rostrum
28 舟状窝 Scaphoid fossa
29 蝶鞍(垂体窝) Sella turcica (pituitary fossa)
30 蝶棘 Spine
31 眶上裂 Superior orbital fissure
32 大翼颞面 Temporal surface of greater wing
33 鞍结节 Tuberculum sellae
34 鞘突 Vaginal process

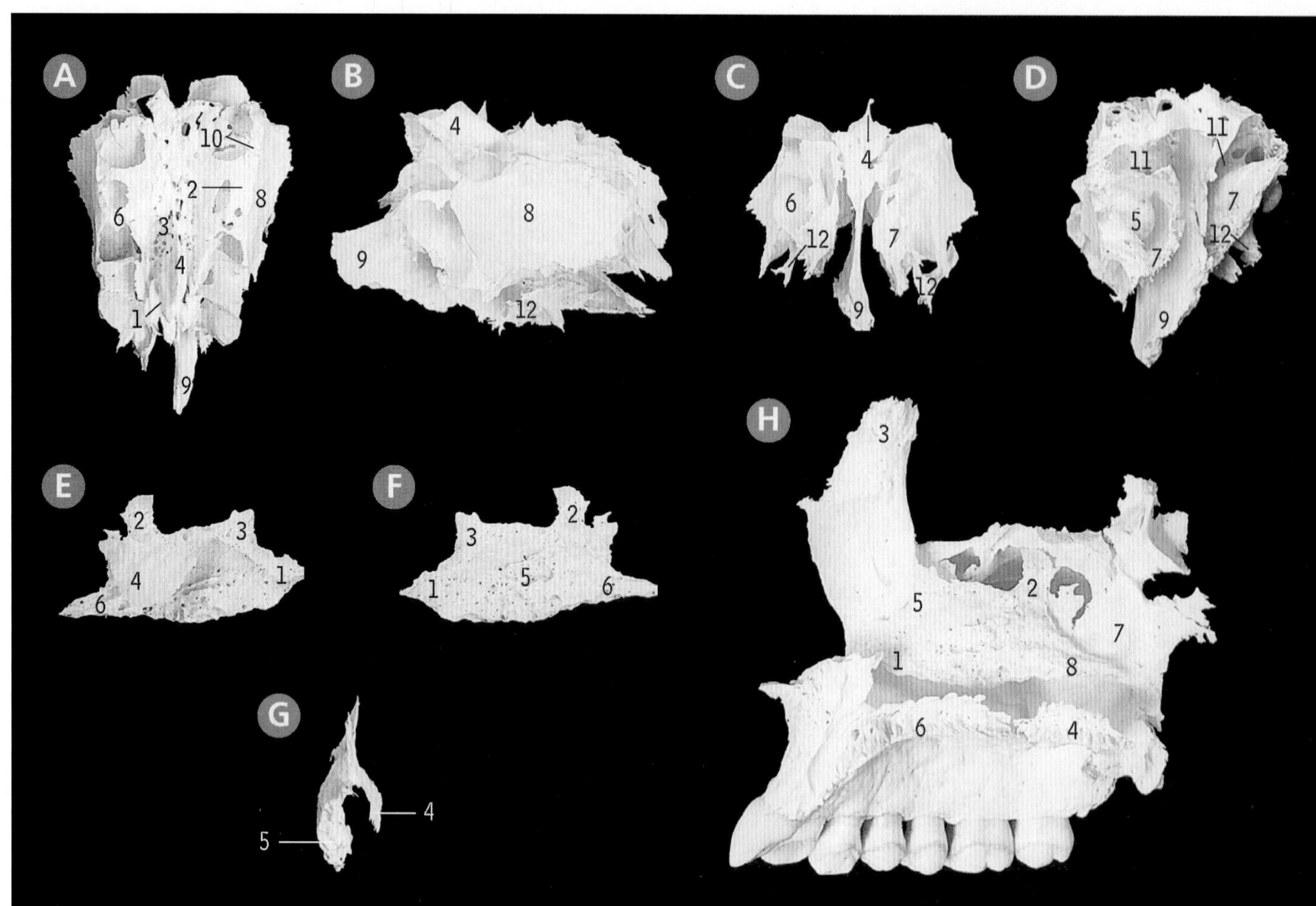

筛骨

A 上面观

B 左面观

C 前面观

D 左下后面观

1 鸡冠翼 Ala of crista galli
2 前筛沟 Anterior ethmoidal groove
3 筛板 Cribriform plate
4 鸡冠 Crista galli
5 筛骨泡 Ethmoidal bulla
6 筛骨迷路（含气小室）
Ethmoidal labyrinth (containing ethmoidal air cells)
7 中鼻甲 Middle nasal concha
8 眶板 Orbital plate
9 垂直板 Perpendicular plate
10 后筛沟 Posterior ethmoidal groove
11 上鼻甲 Superior nasal concha (meatus)
12 钩突 Uncinate process

右下鼻甲

E 外侧面观

F 内外侧观

G 后面观

1 前端 Anterior end
2 筛骨突 Ethmoidal process
3 泪突 Lacrimal process
4 上颌骨突 Maxillary process
5 内侧面 Medial surface
6 后端 Posterior end

上颌骨

H 右侧上颌骨、腭骨和下鼻甲组成的关节内侧面观

1 下鼻甲前端
Anterior end of inferior nasal concha
2 下鼻甲筛突
Ethmoidal process of inferior nasal concha
3 上颌骨额骨突 Frontal process of maxilla
4 额骨水平板 Horizontal plate of palatine
5 下鼻甲泪突
Lacrimal process of inferior nasal concha
6 上颌骨腭突 Palatine process of maxilla
7 腭骨垂直板
Perpendicular plate of palatine
8 下鼻甲后端
Posterior end of inferior nasal concha

枕骨

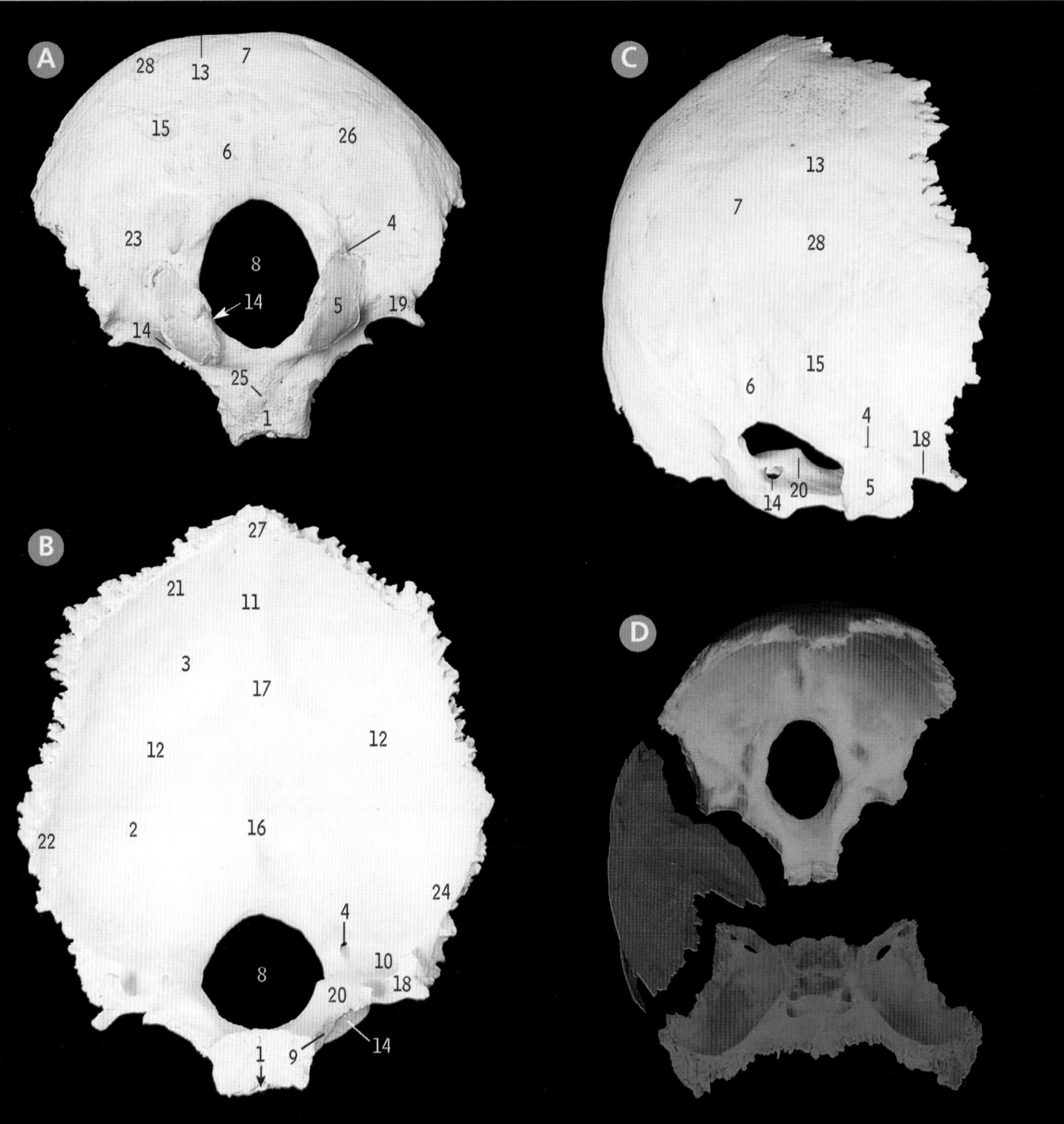

A 底部外侧面观

B 内面

C 右侧底部外面观

D 颅基底部的组成骨:橙色,枕骨;红色,颞骨;蓝色,蝶骨

1 基底部 Basilar part
2 小脑窝 Cerebellar fossa
3 大脑窝 Cerebral fossa
4 髁窝(以及B和C图中的髁管) Condylar fossa (and condylar canal in B and C)
5 枕髁 Condyle
6 枕外嵴 External occipital crest
7 枕外隆凸 External occipital protuberance
8 枕骨大孔 Foramen magnum
9 岩窦沟 Groove for inferior petrosal sinus
10 乙状窦沟 Groove for sigmoid sinus
11 上矢状窦沟 Groove for superior sagittal sinus
12 横窦沟 Groove for transverse sinus
13 最上项线 Highest nuchal line
14 舌下神经管 Hypoglossal canal
15 下项线 Inferior nuchal line
16 下枕嵴 Internal occipital crest
17 枕内隆凸 Internal occipital protuberance
18 颈静脉切迹 Jugular notch
19 颈静脉突 Jugular process
20 颈静脉结节 Jugular tubercle
21 人字缘 Lambdoid margin
22 侧角 Lateral angle
23 侧部 Lateral part
24 乳突缘 Mastoid margin
25 咽结节 Pharyngeal tubercle
26 鳞部 Squamous part
27 上角 Superior angle
28 上项线 Superior nuchal line

颈部 前面和右侧体表标志

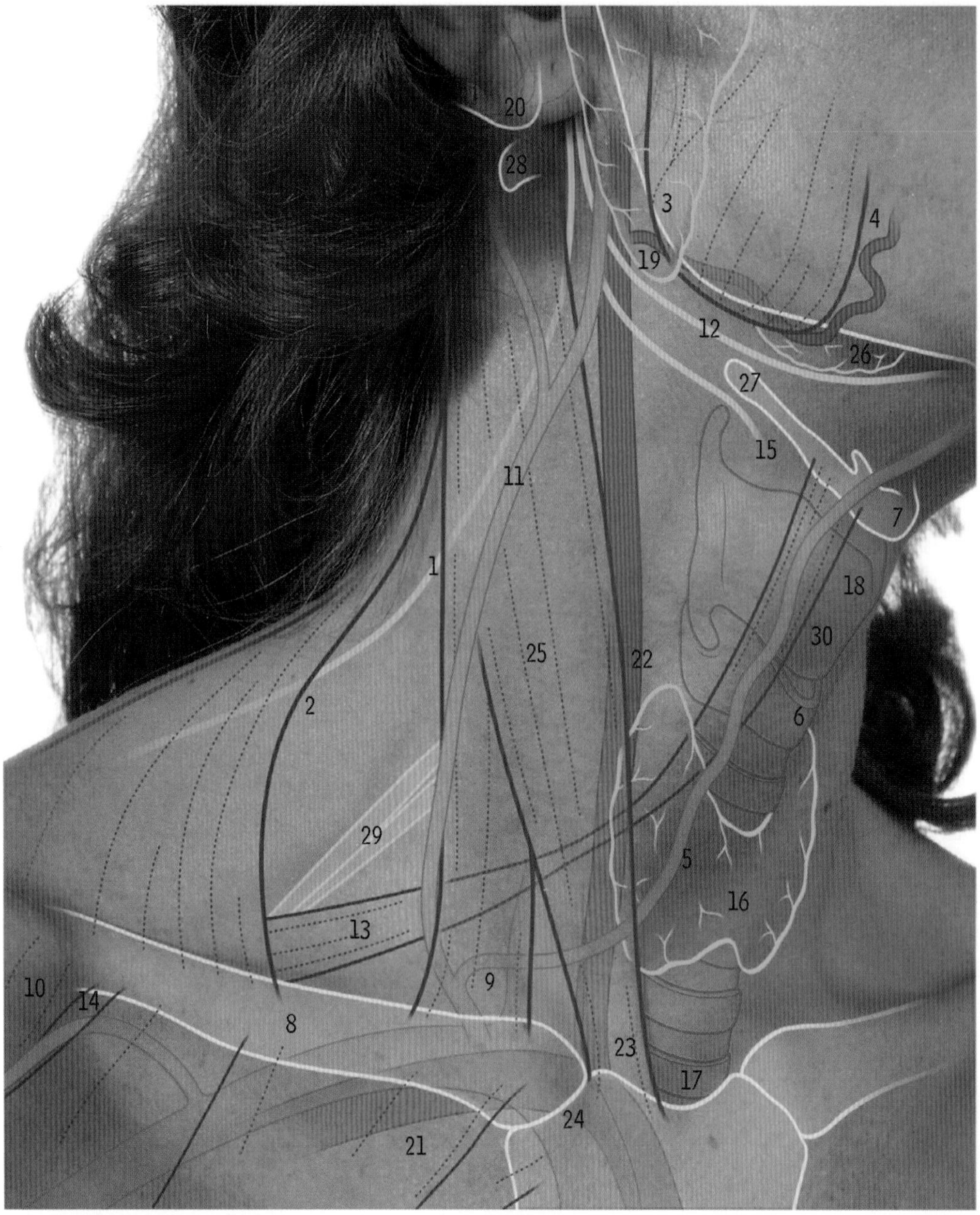

按压胸锁乳突肌前下缘与喉和气管之间的夹角可触及颈总动脉(22)的搏动。

环状软骨(6)在胸骨柄颈静脉切迹（17）上方约5cm处。

颈内静脉下段在胸锁乳突肌的胸骨端(23)和锁骨端(9)的后部(前面观)，并在此处汇入锁骨下静脉，由此组成头臂干。

臂丛干(29)可在枕后三角的下部感觉为绳索样结构。

1 从胸锁乳突肌穿出的副神经 Accessory nerve emerging from sternocleidomastoid
2 穿过斜方肌前缘的副神经 Accessory nerve passing under anterior border of trapezius
3 下颌角 Angle of mandible
4 咬肌和面动脉前缘 Anterior border of masseter and facial artery
5 颈前静脉 Anterior jugular vein
6 环状软骨弓 Arch of cricoid cartilage
7 舌骨体 Body of hyoid bone
8 锁骨 Clavicle
9 胸锁乳突肌锁骨头 Clavicular head of sternocleidomastoid
10 三角肌 Deltoid
11 颈外静脉 External jugular vein
12 舌下神经 Hypoglossal nerve
13 肩胛舌骨肌下腹 Inferior belly of omohyoid
14 锁骨下窝和头静脉 Infraclavicular fossa and cephalic vein
15 喉上神经内支 Internal laryngeal nerve
16 甲状腺峡 Isthmus of thyroid gland
17 颈静脉切迹和气管 Jugular notch and trachea
18 喉结(亚当的苹果) Laryngeal prominence (Adam's apple)
19 腮腺最低处 Lowest part of parotid gland
20 乳突 Mastoid process
21 胸大肌 Pectoralis major
22 颈总动脉触诊处 Site for palpation of common carotid artery
23 胸锁乳突肌胸骨头 Sternal head of sternocleidomastoid
24 胸锁关节和颈内静脉与锁骨下静脉组成头臂干的交点 Sternoclavicular joint and union of internal jugular and subclavian veins to form brachiocephalic vein
25 胸锁乳突肌 Sternocleidomastoid
26 下颌下腺 Submandibular gland
27 舌骨大角尖 Tip of greater horn of hyoid bone
28 第1颈椎横突尖 Tip of transverse process of atlas
29 臂丛干上端 Upper trunk of brachial plexus
30 声带位置 Vocal cord position

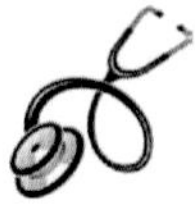

斜颈、水痘－带状疱疹病毒感染见第80~82页。

颈部侧面　右侧面，深部解剖

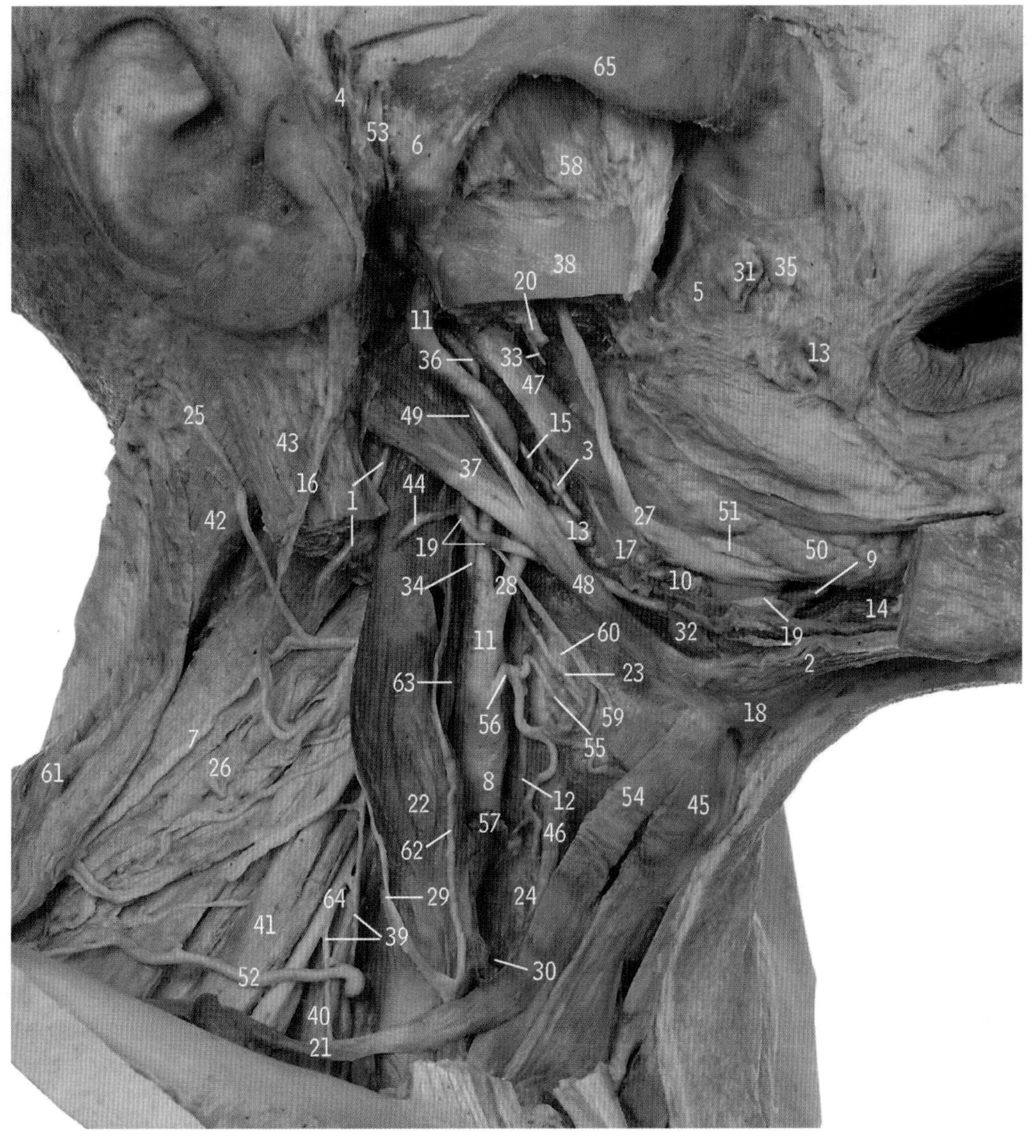

舌神经(27)位于舌骨舌肌(17)表面，在此水平神经为扁平状而非典型的圆柱状，且下颌下腺(10)位于神经深部。舌神经向下走行于下颌下腺管(51)深部，先横走行于管的外侧部，然后走行于其内侧部。甲状舌骨膜(60)被喉上神经（23）和喉上动脉(55)穿过。

除了分布至舌肌外，舌下神经(19)还发出分支，支配下颌舌骨肌(14)和甲状腺(59)，并组成颈袢上根(62)。以上三个分支组成了第 1 颈神经的纤维，第 1 颈神经已在颈部上端加入舌下神经，这些神经不由舌下神经核发出。颈袢上根中的 C1 神经纤维支配胸骨舌骨肌(45)和肩胛舌骨肌(21,54)。

1 副神经 Accessory nerve
2 二腹肌前腹和神经 Anterior belly of digastric and nerve
3 腭升动脉 Ascending palatine artery
4 耳颞神经 Auriculotemporal nerve
5 颊肌 Buccinator
6 颞下颌关节囊 Capsule of temporomandibular joint
7 分布至斜方肌的颈神经 Cervical nerves to trapezius
8 颈总动脉 Common carotid artery
9 舌动脉深支 Deep lingual artery
10 下颌下腺深部 Deep part of submandibular gland
11 颈外动脉 External arotid artery
12 喉外神经 External laryngeal nerve
13 面动脉 Facial artery
14 下颌舌骨肌 Geniohyoid
15 舌咽神经 Glossopharyngeal nerve
16 耳大神经 Great auricular nerve
17 舌骨舌肌 Hyoglossus
18 舌骨 Hyoid bone
19 舌下神经 Hypoglossal nerve
20 下牙槽神经 Inferior alveolar nerve
21 肩胛舌骨肌下腹 Inferior belly of omohyoid
22 颈内静脉 Internal jugular vein
23 喉上神经 Internal laryngeal nerve
24 甲状腺侧叶 Lateral lobe of thyroid gland
25 枕小神经 Lesser occipital nerve
26 肩胛提肌 Levator scapulae
27 舌神经 Lingual nerve
28 舌面神经干 Linguofacial trunk
29 颈袢下根 Lower root of ansa cervicalis
30 甲状腺中静脉 Middle thyroid vein
31 臼齿唾液腺 Molar salivary glands
32 下颌舌骨肌的神经 Mylohyoid and nerve
33 分布至下颌舌骨肌的神经 Nerve to mylohyoid
34 枕动脉 Occipital artery
35 腮腺导管 Parotid duct
36 耳后动脉 Posterior auricular artery
37 二腹肌后腹 Posterior belly of digastric
38 下颌支 Ramus of mandible
39 膈神经根 Roots of phrenic nerve
40 前斜角肌 Scalenus anterior
41 中斜角肌 Scalenus medius
42 头夹肌 Splenius capitis
43 胸锁乳突肌（切断） Sternocleidomastoid (cut)
44 枕动脉胸锁乳突肌支 Sternocleidomastoid branch of occipital artery
45 胸骨舌骨肌 Sternohyoid
46 胸骨甲状肌 Sternothyroid
47 茎突舌肌 Styloglossus
48 茎突舌骨 Stylohyoid
49 茎突舌骨韧带 Stylohyoid ligament
50 舌下腺 Sublingual gland
51 下颌下腺管 Submandibular duct
52 颈横动脉 Superficial (transverse) cervical artery
53 颞浅动脉 Superficial temporal artery
54 肩胛舌骨肌上腹 Superior belly of omohyoid
55 喉上动脉 Superior laryngeal artery
56 甲状腺上动脉 Superior thyroid artery
57 甲状腺上静脉 Superior thyroid vein
58 颞肌 Temporalis
59 甲状舌骨肌和神经 Thyrohyoid and nerve
60 甲状舌骨膜 Thyrohyoid membrane
61 斜方肌 Trapezius
62 颈袢上根 Upper root of ansa cervicalis
63 迷走神经 Vagus nerve
64 第 5 颈神经前支 Ventral ramus of fifth cervical nerve
65 颧弓 Zygomatic arch

颈部前面　更深层解剖

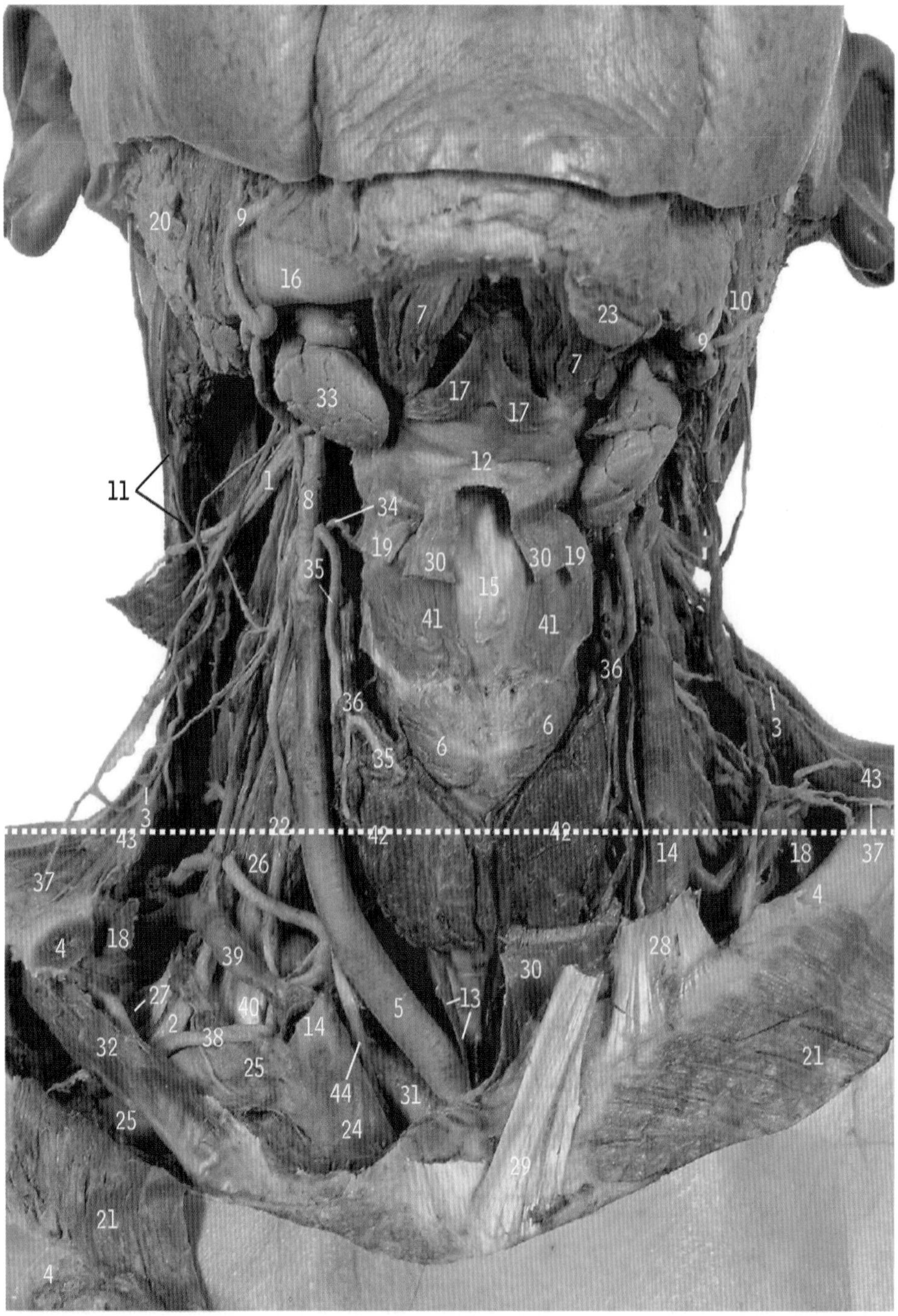

1 副神经 Accessory nerve
2 臂丛根 Brachial plexus (roots)
3 支配斜方肌的颈神经 Cervical nerves to trapezius
4 锁骨 Clavicle
5 颈总动脉 Common carotid artery
6 环甲软骨肌 Cricothyroid
7 二腹肌前腹 Digastric, anterior belly
8 颈外动脉 External carotid artery
9 面动脉 Facial artery
10 面静脉 Facial vein
11 耳大神经 Great auricular nerve
12 舌骨体 Hyoid bone, body
13 甲状腺下静脉 Inferior thyroid vein
14 颈内静脉 Internal jugular vein
15 喉结 Laryngeal prominence
16 下颌骨 Mandible
17 下颌舌骨肌，异常纤维 Mylohyoid, anomalous fibres
18 肩胛舌骨肌下腹 Omohyoid, inferior belly
19 肩胛舌骨肌上腹 Omohyoid, superior belly
20 腮腺 Parotid gland
21 胸大肌 Pectoralis major
22 膈神经 Phrenic nerve
23 颈阔肌 Platysma
24 右头臂静脉 Right brachiocephalic vein
25 右锁骨下静脉 Right subclavian vein
26 前斜角肌 Scalenus anterior
27 中斜角肌 Scalenus medius
28 胸锁乳突肌锁骨头 Sternocleidomastoid, clavicular head
29 胸锁乳突肌胸骨头 Sternocleidomastoid, sternal head
30 胸骨舌骨肌 Sternohyoid
31 锁骨下动脉 Subclavian artery
32 锁骨下肌 Subclavius
33 下颌下腺 Submandibular gland
34 喉上动脉 Superior laryngeal artery
35 甲状腺上动脉 Superior thyroid artery
36 甲状腺上静脉 Superior thyroid vein
37 锁骨上神经 Supraclavicular nerve
38 肩胛上动脉 Suprascapular artery
39 肩胛上静脉 Suprascapular vein
40 前斜角肌肌腱 Tendon of scalenus anterior
41 甲状舌骨肌 Thyrohyoid
42 甲状腺侧叶 Thyroid gland, lateral lobe
43 斜方肌 Trapezius
44 迷走神经 Vagus nerve

右侧锁骨(4)已经被剪除以显示下方的锁骨下肌(32)。虚线水平的轴向 CT 如右图所示)。

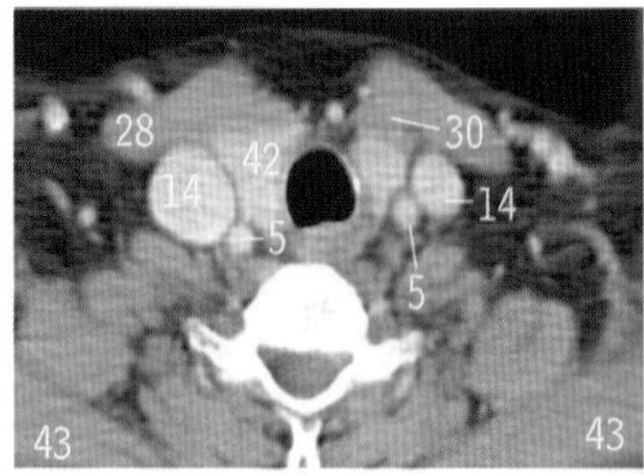

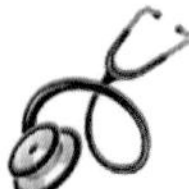

副神经麻痹、甲状腺肿、涎管扩张和下颌下肿瘤见第 80~82 页。

右侧颈部

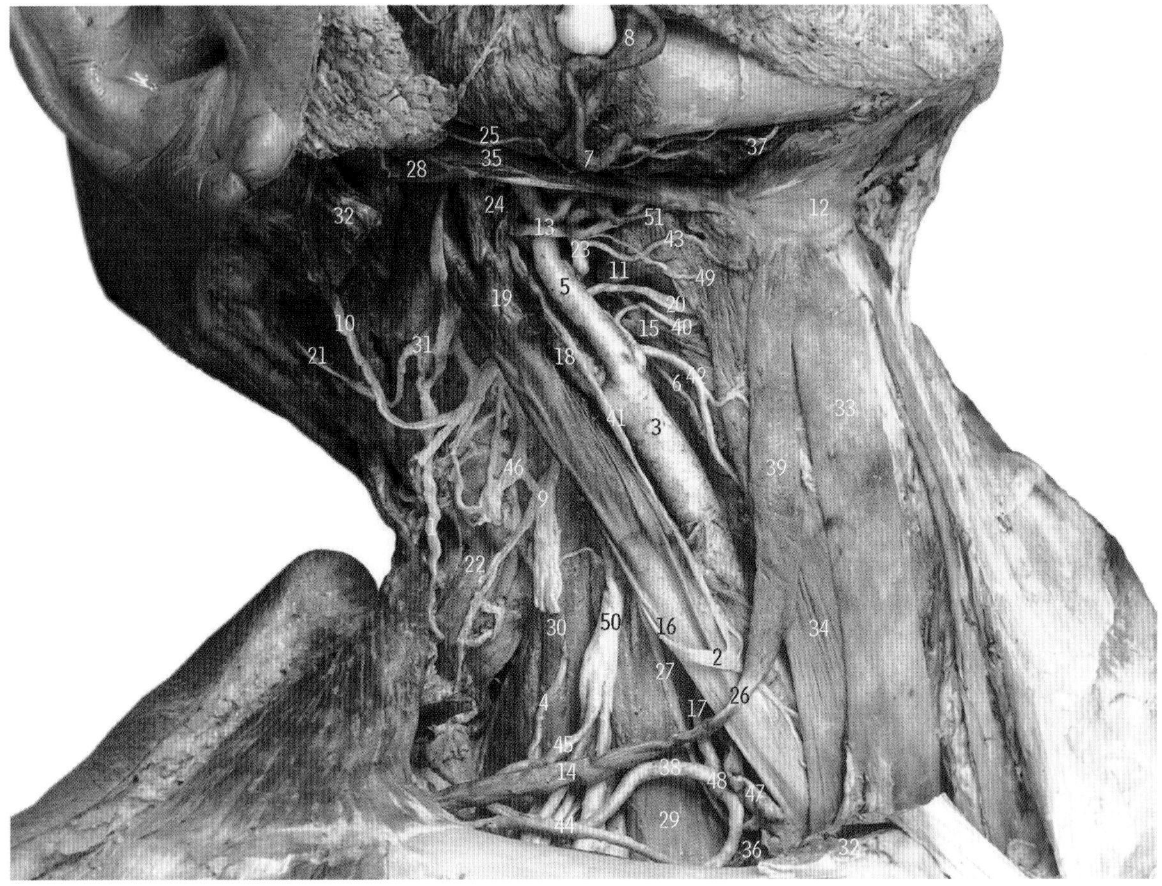

1 副神经 Accessory nerve
2 颈袢 Ansa cervicalis
3 颈总动脉 Common carotid artery
4 肩胛背神经 Dorsal scapular nerve
5 颈外动脉 External carotid artery
6 喉外神经 External laryngeal nerve
7 面动脉 Facial artery
8 面静脉 Facial vein
9 第四颈神经前支 Fourth cervical nerve ventral rami
10 耳大神经 Great auricular nerve
11 舌骨大角 Greater horn of hyoid bone
12 舌骨 Hyoid bone
13 舌下神经 Hypoglossal nerve
14 肩胛舌骨肌下腹 Inferior belly of omohyoid
15 咽下缩肌 Inferior constrictor of pharynx
16 颈袢下根 Inferior root of ansa cervicalis
17 甲状腺下动脉 Inferior thyroid artery
18 颈内动脉 Internal carotid artery
19 颈内静脉(上端成为两支) Internal jugular vein (double at upper end)
20 喉内神经穿过甲状舌骨膜 Internal laryngeal nerve pen-etrating thyrohyoid membrane
21 枕小神经 Lesser occipital nerve
22 肩胛提肌 Levator scapulae
23 舌动脉 Lingual artery
24 舌静脉 Lingual vein
25 面神经下颌缘支 Marginal mandibular branch of facial nerve
26 肩胛舌骨肌肌腱 Omohyoid tendon
27 膈神经 Phrenic nerve
28 二腹肌后腹 Posterior belly of digastric
29 前斜角肌 Scalenus anterior
30 中斜角肌 Scalenus medius
31 第 2 颈神经腹侧支 Second cervical nerve ventral rami
32 胸锁乳突肌(切断) Sternocleidomastoid (cut)
33 胸骨舌骨肌 Sternohyoid
34 胸骨甲状肌 Sternothyroid
35 茎突舌骨 Stylohyoid
36 锁骨下静脉 Subclavian vein
37 颏下动脉 Submental artery
38 颈横动脉(线部) Transverse cervical artery (superficial)
39 肩胛舌骨肌上腹 Superior belly of omohyoid
40 喉上神经 Superior laryngeal artery
41 颈袢上根 Superior root of ansa cervicalis
42 甲状腺上动脉 Superior thyroid artery
43 舌骨舌肌上的舌骨上动脉 Suprahyoid artery on hyoglossus
44 肩胛上动脉 Suprascapular artery
45 肩胛上神经 Suprascapular nerve
46 第 **3** 颈神经前支 Third cervical nerve ventral rami
47 右侧淋巴管终点 The right lymphatic duct termination
48 甲状颈干 Thyrocervical trunk
49 甲状舌骨肌和神经 Thyrohyoid muscle and nerve to thyrohyoid
50 臂丛上干 Upper trunk of brachial plexus
51 与舌下神经并行的静脉 Vena comitans of hypoglossal Nerve

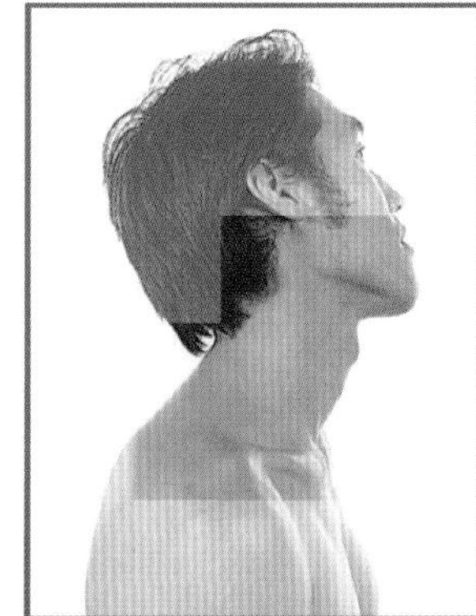

腮腺囊肿和颈动脉狭窄见第 80~82 页。

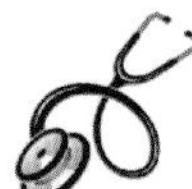

左侧颈部　左上观

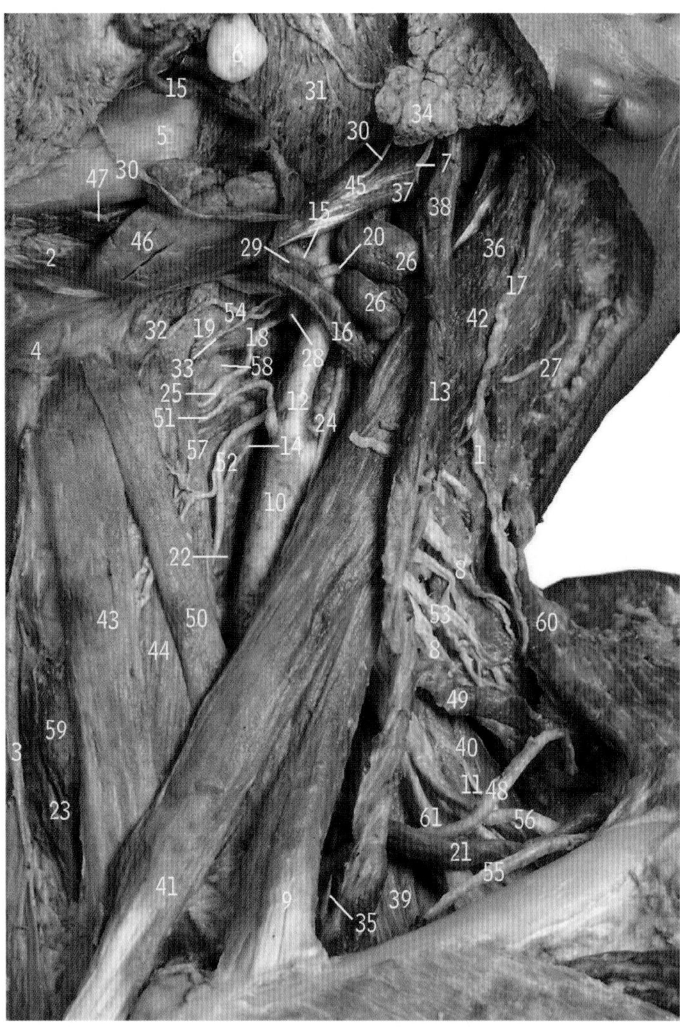

颈阔肌和颈深筋膜已经被去除。

> 20%的面部如本例标本所示，面神经下颌缘支(30)的一部分垂于面下部并且覆盖于下颌下腺(46)上。

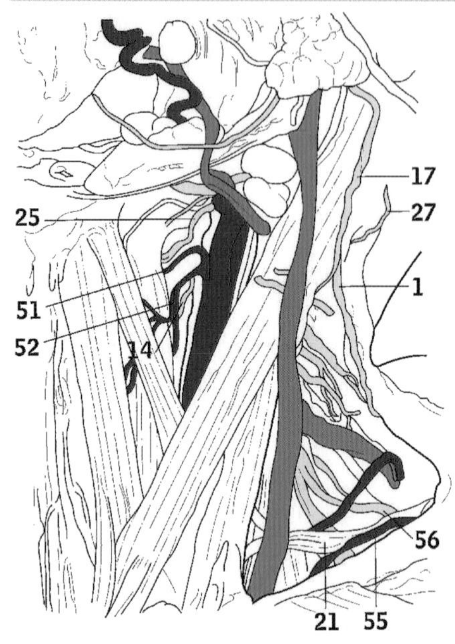

1 副神经 Accessory nerve
2 二腹肌前腹 Anterior belly of digastric
3 颈前静脉 Anterior jugular vein
4 舌骨体 Body of hyoid bone
5 下颌骨体 Body of mandible
6 颊脂垫 Buccal fat pad
7 面神经颈支 Cervical branch of facial nerve
8 颈神经斜方肌支 Cervical nerves to trapezius
9 胸锁乳突肌锁骨头 Clavicular head of sternocleidomastoid
10 颈总动脉 Common carotid artery
11 肩胛背神经 Dorsal scapular nerve
12 颈外动脉 External carotid artery
13 颈外静脉 External jugular vein
14 喉外神经 External laryngeal nerve
15 面动脉 Facial artery
16 面静脉 Facial vein
17 耳大神经 Great auricular nerve
18 舌骨体大角(下面是 25) Greater horn of hyoid bone (underlying 25)
19 舌骨舌肌 Hyoglossus
20 舌下神经 Hypoglossal nerve
21 肩胛舌骨肌下腹 Inferior belly of omohyoid
22 咽下缩肌 Inferior constrictor of pharynx
23 甲状腺下静脉 Inferior thyroid vein
24 颈内动脉和颈袢上根 Internal carotid artery and superior root of ansa cervicalis
25 喉内神经 Internal laryngeal nerve
26 颈内静脉二腹肌淋巴结 Jugulodigastric lymph nodes
27 枕小神经 Lesser occipital nerve
28 舌动脉 Lingual artery
29 舌静脉 Lingual vein
30 面神经下颌缘支 Marginal mandibular branch of facial nerve
31 咬肌 Masseter
32 下颌舌骨肌 Mylohyoid
33 分布至甲状舌骨肌的神经 Nerve to thyrohyoid
34 腮腺 Parotid gland
35 膈神经(在前斜角肌上) Phrenic nerve (on scalenus anterior)
36 耳后静脉 Posterior auricular vein
37 二腹肌后腹 Posterior belly of digastric
38 下颌后静脉后支 Posterior branch of retromandibular vein
39 前斜角肌 Scalenus anterior
40 中斜角肌 Scalenus medius
41 胸锁乳突肌胸骨头 Sternal head of sternocleidomastoid
42 胸锁乳突肌 Sternocleidomastoid
43 胸骨舌骨肌 Sternohyoid
44 胸骨甲状肌 Sternothyroid
45 茎突舌骨肌 Stylohyoid
46 下颌下腺 Submandibular gland
47 颏下动静脉 Submental artery and vein
48 颈横动脉 Superficial (transverse) cervical artery
49 颈横静脉 Superficial (transverse) cervical vein
50 肩胛舌骨肌上腹 Superior belly of omohyoid
51 喉上动脉 Superior laryngeal artery
52 甲状腺上动脉 Superior thyroid artery
53 锁骨上神经(切除上缘) Supraclavicular nerve (cut upper edge)
54 舌骨上动脉 Suprahyoid artery
55 肩胛上动脉 Suprascapular artery
56 肩胛上神经 Suprascapular nerve
57 甲状舌骨肌 Thyrohyoid
58 甲状舌骨膜 Thyrohyoid membrane
59 甲状腺(左叶) Thyroid gland (left lobe)
60 斜方肌 Trapezius
61 臂丛上干 Upper trunk of brachial Plexus

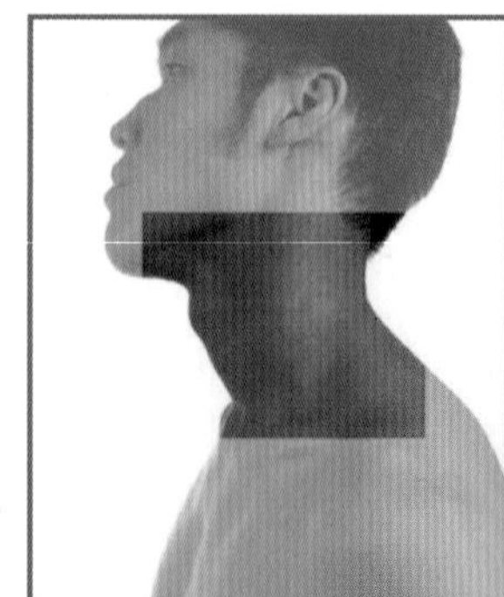

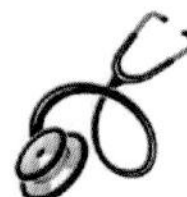

颈动脉杂音、颈动脉畸形和颈淋巴结膨大见第 80~82 页。

右下面部和颈上部

A 腮腺区和颈上区

B 下颌下区

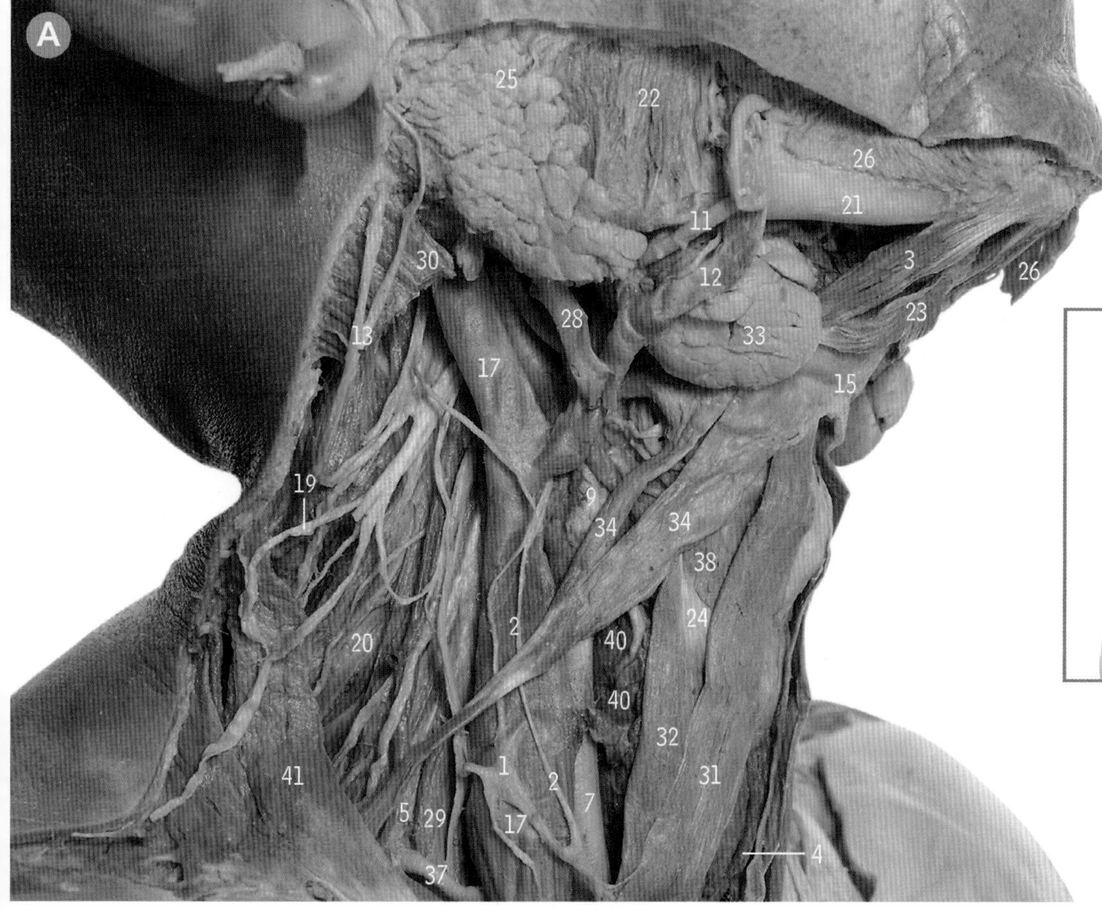

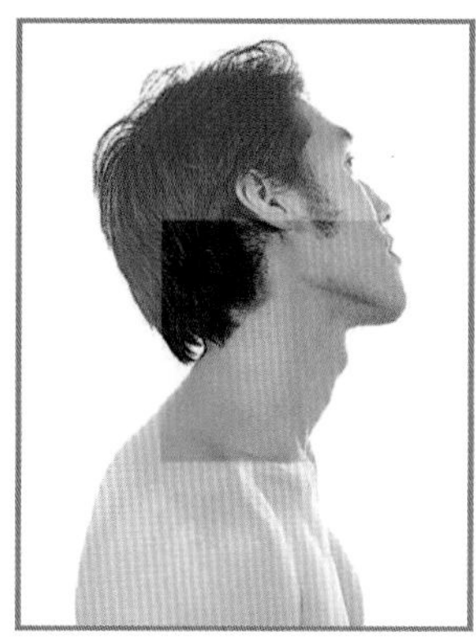

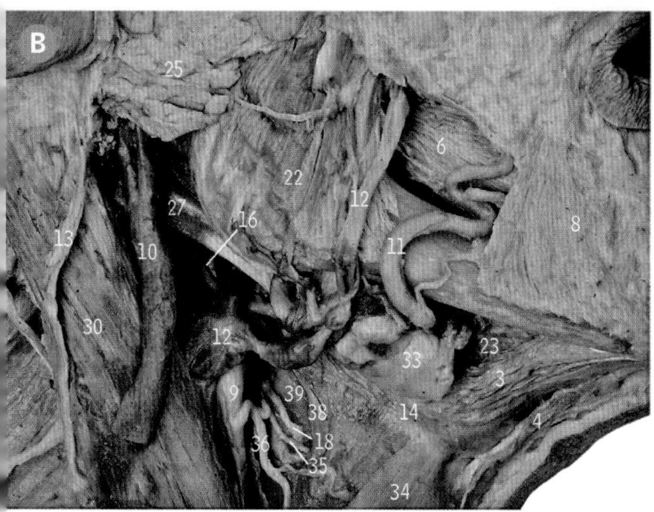

1 颈袢,下支
Ansa cervicalis,inferior branch

2 颈袢,上支
Ansa cervicalis, superior branch

3 二腹肌前腹
Anterior belly of digastric

4 颈前静脉
Anterior jugular vein

5 臂丛(根)
Brachial plexus (roots)

6 颊肌 Buccinator

7 颈总动脉
Common carotid artery

8 降口角肌
Depressor anguli oris

9 颈外动脉
External carotid artery

10 颈外静脉
External jugular vein

11 面动脉 Facial artery

12 面静脉 Facial vein

13 耳大神经
Great auricular nerve

14 舌骨体大角
Greater horn of hyoid bone

15 舌骨体 Hyoid bone

16 舌下神经
Hypoglossal nerve

17 颈内静脉
Internal jugular vein

18 喉内神经
Internal laryngeal nerve

19 枕小神经
Lesser occipital nerve

20 肩胛提肌
Levator scapulae

21 下颌骨 Mandible

22 咬肌 Masseter

23 下颌舌骨肌 Mylohyoid

24 甲状软骨斜线
Oblique line of the thy-roid cartilage

25 腮腺和面神经前缘支
Parotid gland and facial nerve branches at anterior border

26 颈阔肌 Platysma

27 二腹肌后腹
Posterior belly of digas-tric

28 下颌后静脉
Retromandibular vein

29 前斜角肌
Scalenus anterior

30 胸锁乳突肌
Sternocleidomastoid

31 胸骨舌骨肌
Sternohyoid

32 胸骨甲状肌
Sternothyroid

33 下颌下腺
Submandibular gland

34 肩胛舌骨肌上腹(分裂变异)
Superior belly of omo-hyoid (bifid-variation)

35 喉上动脉
Superior laryngeal artery

36 甲状腺上动脉
Superior thyroid artery

37 肩胛上动脉
Suprascapular artery

38 甲状舌骨肌 Thyrohyoid

39 甲状舌骨膜
Thyrohyoid membrane

40 甲状腺右叶
Thyroid gland (right lobe)

41 斜方肌 Trapezius

流行性腮腺炎、腮腺切除术(去除腮腺)和腮腺肿瘤见第 80~82 页。

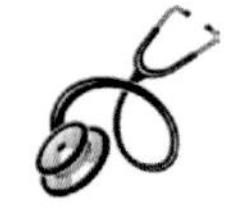

左下面部和颈上部

1 咽升动脉 Ascending pharyngeal artery
2 颈丛分支 Branches of cervical plexus
3 颈 **1**（舌下降支） C1 (descendens hypoglossi)
4 颈总动脉 Common carotid artery
5 环甲动脉 Cricothyroid artery
6 二腹肌(前腹) Digastric muscle (anterior belly)
7 颈外动脉 External carotid artery
8 面神经，缘支 Facial nerve, marginal branch
9 面动脉 Facial artery
10 舌骨大角 Greater horn of the hyoid bone
11 舌下神经 Hypoglossal nerve
12 颈内动脉 Internal carotid artery
13 喉内神经 Internal laryngeal nerve
14 舌动脉 Lingual artery
15 咬肌 Masseter muscle
16 下颌舌骨肌 Mylohyoid muscle
17 枕动脉 Occipital artery
18 肩胛舌骨肌（翻起） Omohyoid muscle (reflected)
19 腮腺（翻起） Parotid gland (reflected)
20 后斜角肌 Scalenus posterior muscle
21 中斜角肌 Scalenus medius muscle
22 支配颈动脉窦和颈动脉体的窦神经 Sinus nerve to carotid sinus and body
23 胸骨舌骨肌 Sternohyoid muscle
24 胸锁乳突肌（翻起） Sternocleidomastoid muscle (reflected)
25 胸骨甲状肌（切断） Sternothyroid muscle (cut)
26 茎突舌骨肌 Stylohyoid muscle
27 颏下动脉 Submental artery
28 喉上神经 Superior laryngeal artery
29 甲状腺上动脉 Superior thyroid artery
30 甲状腺（侧叶） Thyroid gland (lateral lobe)
31 斜方肌 Trapezius muscle
32 迷走神经 Vagus nerve

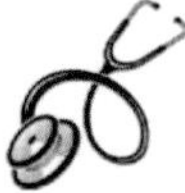

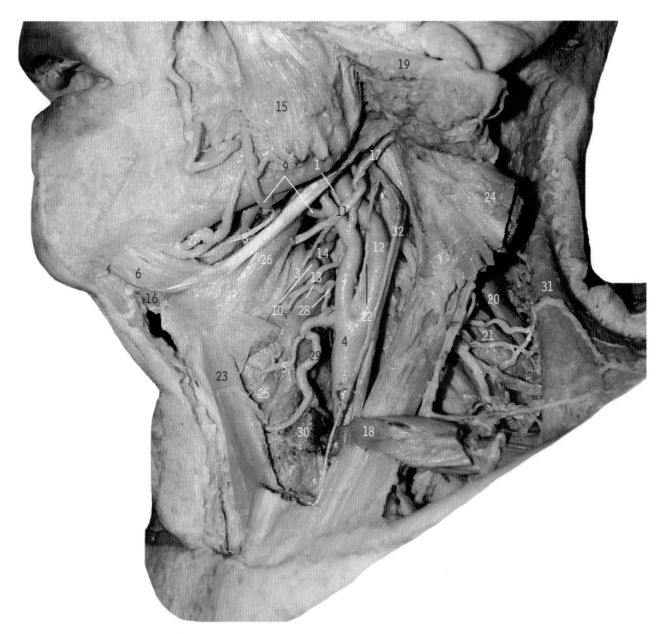
颈动脉内膜切除术见第 80~82 页。

右侧颈部 深层解剖

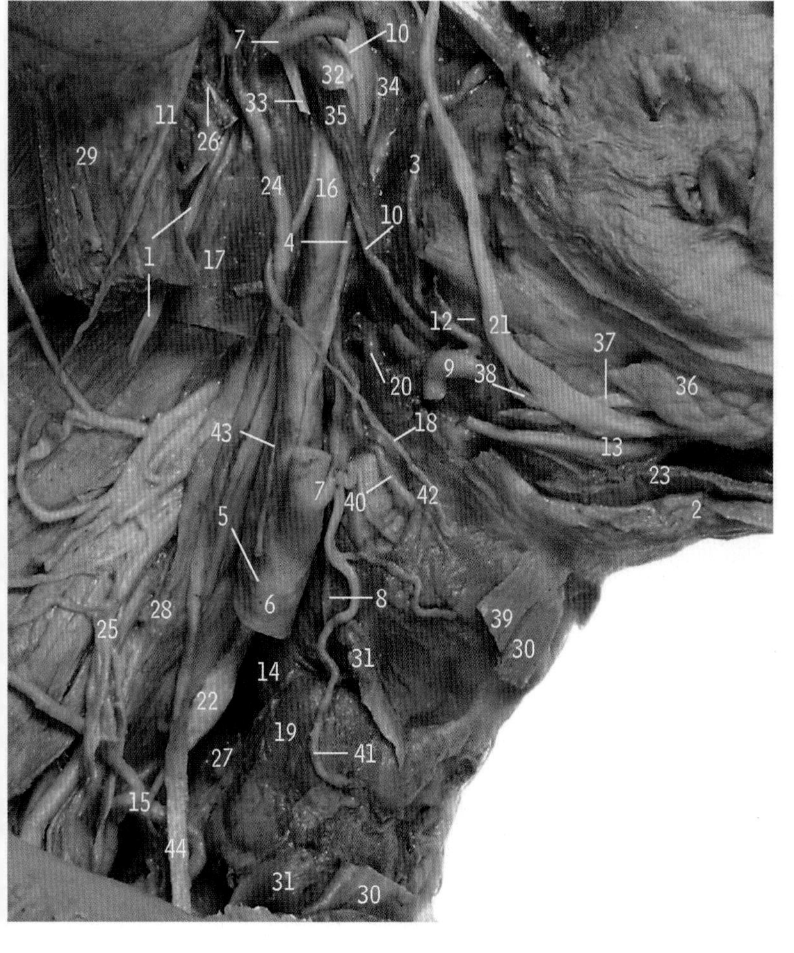

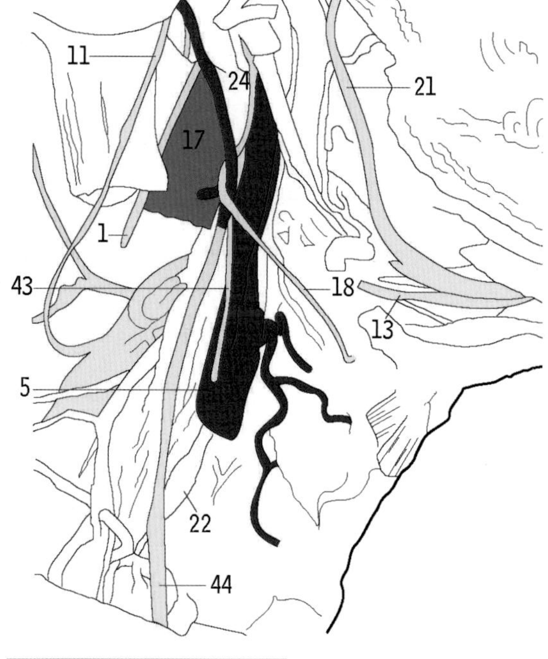

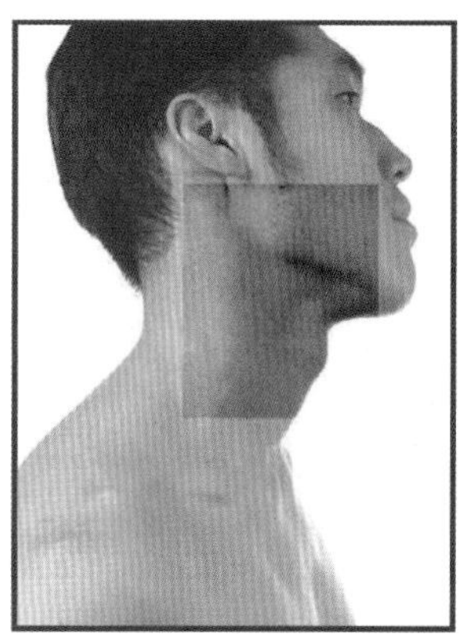

1 副神经(切断) Accessory nerve (cut)
2 二腹肌前腹 Anterior belly of digastric
3 腭升动脉 Ascending palatine artery
4 咽升动脉 Ascending pharyngeal artery
5 颈动脉窦 Carotid sinus
6 颈总动脉 Common carotid artery
7 颈外动脉 External carotid artery
8 喉外神经 External laryngeal nerve
9 面动脉 Facial artery
10 舌咽神经 Glossopharyngeal nerve
11 耳大神经 Great auricular nerve
12 舌骨舌肌 Hyoglossus
13 舌下神经(切除) Hypoglossal nerve (cut)
14 咽下缩肌 Inferior constrictor
15 甲状腺下动脉 Inferior thyroid artery
16 颈内动脉 Internal carotid artery
17 颈内静脉 Internal jugular vein
18 喉内神经 Internal laryngeal nerve
19 甲状腺侧叶 Lateral lobe of thyroid gland
20 舌动脉 Lingual artery
21 舌神经 Lingual nerve
22 颈中交感神经节 Middle cervical sympathetic ganglion
23 下颌舌骨肌 Mylohyoid
24 枕动脉 Occipital artery
25 膈神经 Phrenic nerve
26 二腹肌后腹(切断) Posterior belly of digastric (cut)
27 喉返神经 Recurrent laryngeal nerve
28 前斜角肌 Scalenus anterior
29 胸锁乳突肌 Sternocleidomastoid
30 胸骨舌骨肌 Sternohyoid
31 胸骨甲状肌 Sternothyroid
32 茎突舌肌 Styloglossus
33 茎突舌骨(切除末端向内侧移动) Stylohyoid (cut end displaced medially)
34 茎突舌骨韧带 Stylohyoid ligament
35 茎突咽肌 Stylopharyngeus
36 舌下腺 Sublingual gland
37 下颌下腺管 Submandibular duct
38 下颌下神经节 Submandibular ganglion
39 肩胛舌骨肌上腹 Superior belly of omohyoid
40 喉上动脉 Superior laryngeal artery
41 甲状腺上动脉 Superior thyroid artery
42 甲状舌骨肌和神经 Thyrohyoid and nerve
43 颈袢上根 Upper root of ansa cervicalis
44 迷走神经 Vagus nerve

舌下神经(13)向下延伸,在枕动脉(24)周围卷曲并伸展于颈外动脉(7)和舌动脉(20)表面。舌咽神经向下向前延伸,在茎突咽肌(35)旁卷曲。

除去部分的胸骨舌骨肌(30)、肩胛舌骨肌(39)和胸骨甲状肌(31)后,显示出甲状腺侧叶(19)。

标记甲状腺基部后的甲状腺下动脉(15),同喉返神经(27)经过环状血管(甲状腺下动脉)深部进入咽下缩肌(14)后的咽部。

椎前区

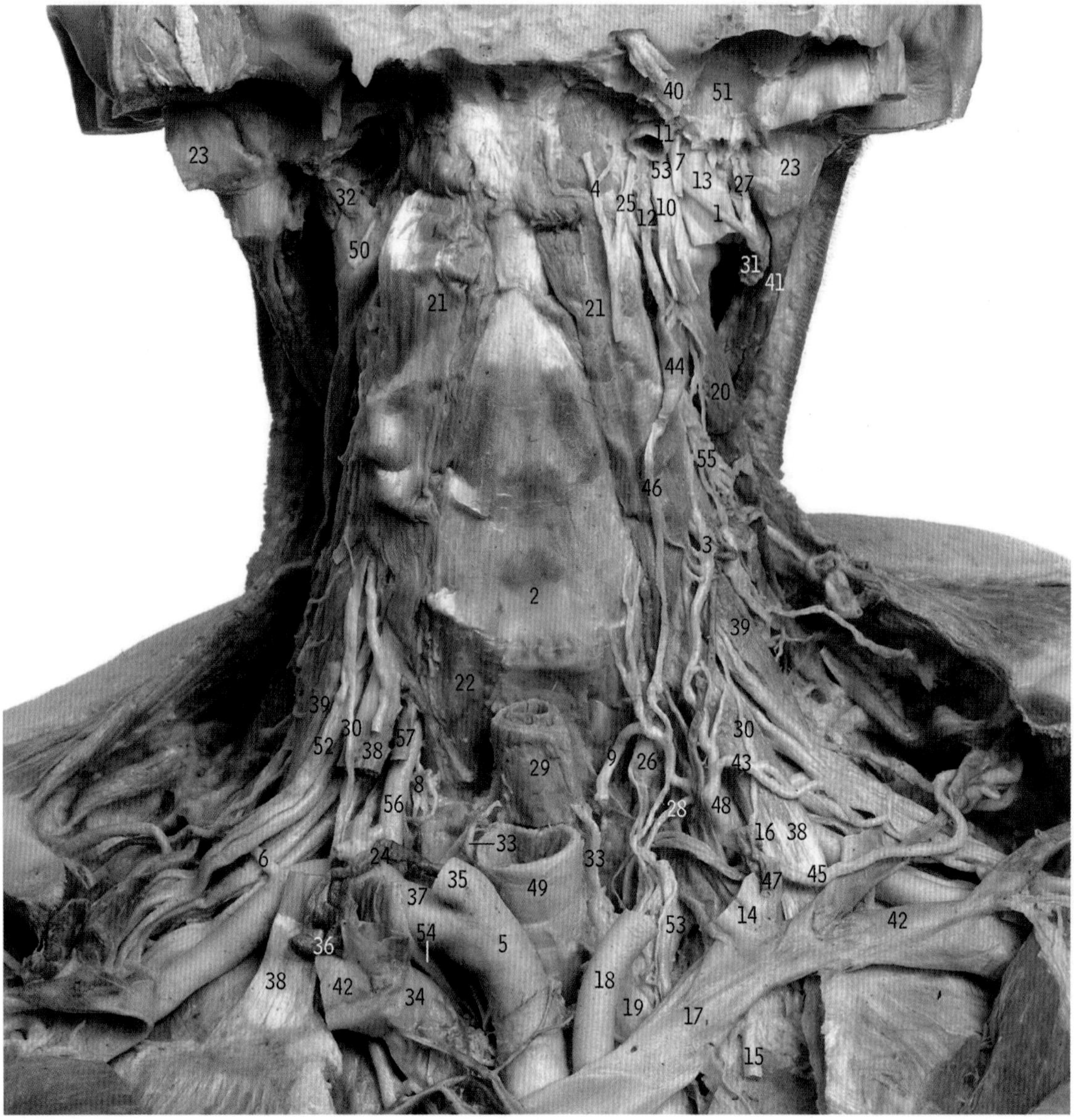

1 副神经(脊髓根) Accessory nerve (spinal root)
2 前纵韧带 Anterior longitudinal ligament
3 颈升动静脉 Ascending cervical artery and vein
4 咽升动脉 Ascending pharyngeal artery
5 头臂动脉 Brachiocephalic artery
6 肩胛背神经 Dorsal scapular artery
7 舌咽神经 Glossopharyngeal nerve
8 颈下神经节 Inferior cervical ganglion
9 甲状腺下动脉 Inferior thyroid artery
10 迷走神经下节 Inferior vagal ganglion
11 颈内动脉 Internal carotid artery
12 颈内神经 Internal carotid nerve
13 颈内静脉,上端 Internal jugular vein, upper end
14 颈内静脉,下端 Internal jugular vein, lower end
15 胸廓内动脉 Internal thoracic artery
16 颈干 Jugular lymphatic trunk
17 左头臂静脉 Left brachiocephalic vein
18 左颈总动脉 Left common carotid artery
19 左锁骨下动脉 Left subclavian artery
20 肩胛提肌 Levator scapulae
21 头长肌 Longus capitis
22 颈长肌 Longus colli
23 乳突 Mastoid process
24 纵隔淋巴干 Mediastinal lymphatic trunk
25 咽升动脉脑膜支 Meningeal branch of ascending pharyngeal artery
26 颈中神经节 Middle cervical ganglion
27 枕动脉 Occipital artery
28 甲状腺下动脉食管支 Oesophageal branch of inferior thyroid artery
29 食管 Oesophagus
30 膈神经 Phrenic nerve
31 二腹肌后腹 Posterior belly of digastric
32 头外侧直肌 Rectus capitis lateralis
33 喉返神经 Recurrent laryngeal nerve
34 右头臂静脉 Right brachiocephalic vein
35 右颈总动脉 Right common carotid artery
36 右淋巴导管 Right lymphatic duct
37 右锁骨下动脉 Right subclavian artery
38 前斜角肌 Scalenus anterior
39 中斜角肌 Scalenus medius
40 蝶骨棘 Spine of sphenoid bone
41 胸锁乳突肌 Sternocleidomastoid
42 锁骨下静脉 Subclavian vein
43 颈浅动脉 Superficial cervical artery
44 颈上神经节 Superior cervical ganglion
45 肩胛上动脉 Suprascapular artery
46 交感干 Sympathetic trunk
47 胸导管 Thoracic duct
48 甲状颈干 Thyrocervical trunk
49 气管 Trachea
50 寰椎横突 Transverse process of atlas
51 颞骨鼓室部 Tympanic part of temporal bone
52 臂丛上干 Upper trunk of brachial plexus
53 左侧迷走神经 Vagus nerve, on left
54 右侧迷走神经 Vagus nerve, on right
55 第3颈神经前支 Ventral ramus of third cervical nerve
56 椎动脉 Vertebral artery
57 椎静脉 Vertebral vein

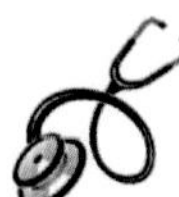

霍纳综合征见第80~82页。

颈根部

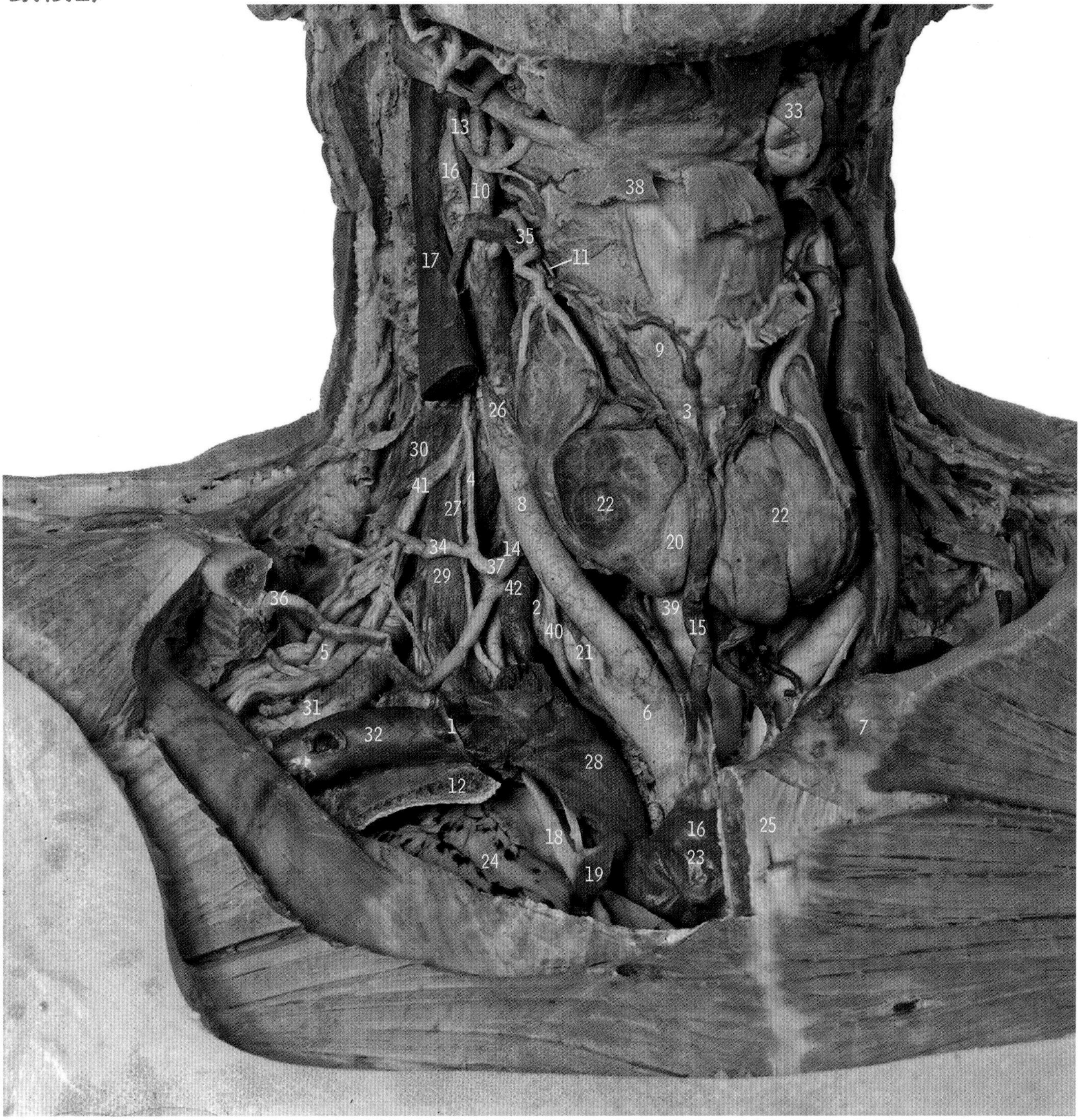

1 副膈神经 Accessory phrenic nerve
2 锁骨下袢 Ansa subclavia
3 环状软骨弓 Arch of cricoid cartilage
4 颈升动脉 Ascending cervical artery
5 臂丛 Brachial plexus
6 头臂动脉 Brachiocephalic artery
7 胸锁关节囊 Capsule of sternoclavicular joint
8 颈总动脉 Common carotid artery
9 环甲肌 Cricothyroid muscle
10 颈外动脉 External carotid artery
11 喉外神经 External laryngeal nerve
12 第 1 肋(截面) First rib (sectioned)
13 舌下神经 Hypoglossal nerve
14 甲状腺下动脉 Inferior thyroid artery
15 甲状腺下静脉 Inferior thyroid veins
16 颈内动脉 Internal carotid artery
17 颈内静脉 Internal jugular vein
18 胸廓内动脉 Internal thoracic artery
19 胸廓内静脉 Internal thoracic vein
20 甲状腺峡 Isthmus of thyroid gland
21 颈淋巴干 Jugular lymphatic trunk
22 甲状腺侧叶 Lateral lobe of thyroid gland
23 左头臂静脉 Left brachiocephalic vein
24 肺尖 Lung apex
25 胸骨柄 Manubrium of sternum
26 甲状腺中静脉 Middle thyroid vein
27 膈神经 Phrenic nerve
28 右头臂静脉 Right brachiocephalic vein
29 前斜角肌 Scalenus anterior
30 中斜角肌 Scalenus medius
31 锁骨下动脉 Subclavian artery
32 锁骨下静脉 Subclavian vein
33 下颌下腺 Submandibular gland
34 颈横动脉 Superficial (transverse) cervical artery
35 甲状腺上动静脉 Superior thyroid artery and vein
36 肩胛上动脉 Suprascapular artery
37 甲状颈干 Thyrocervical trunk
38 胸骨舌骨肌 Sternohyoid
39 气管 Trachea
40 迷走神经 Vagus nerve
41 第 5 颈神经前支 Ventral ramus of fifth cervical nerve
42 椎静脉 Vertebral vein

颈内静脉导管插入术和锁骨下静脉导管插入术见第 80~82 页。

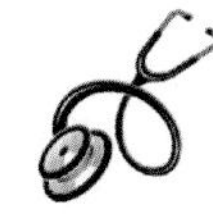

面部　前部和右侧面部的表面标志

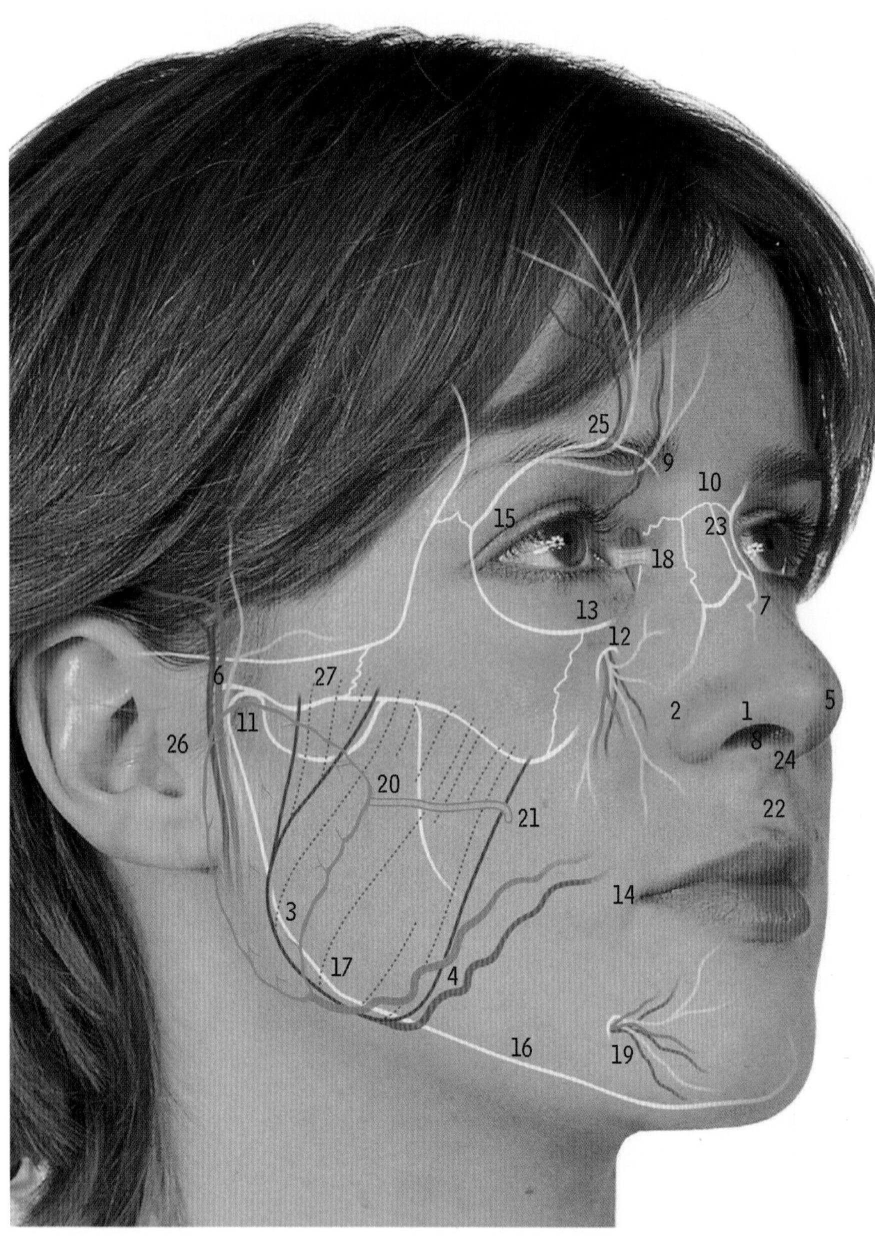

1 鼻翼 Ala
2 鼻翼沟(鼻唇沟) Alar groove (nasolabial groove)
3 下颌骨角 Angle of mandible
4 咬肌和面部血管的前界 Anterior border of masseter and facial vessels
5 外鼻尖 Apex of external nose
6 耳颞神经和颞浅血管 Auriculotemporal nerve and superficial temporal vessels
7 鼻背 Dorsum of nose
8 外孔(前鼻孔) External aperture (anterior naris)
9 额切迹和滑车上神经及血管 Frontal notch and supratrochlear nerve and vessels
10 鼻眉间 Glabella of nose
11 下颌骨头 Head of mandible
12 眶下孔,神经和血管 Infra-orbital foramen, nerve and vessels
13 眶下缘 Infra-orbital margin
14 嘴的外侧角 Lateral angle of mouth
15 眶下缘外侧 Lateral part of supra-orbital margin
16 下颌骨体下缘 Lower border of body of mandible
17 下颌支下缘 Lower border of ramus of mandible
18 泪囊前的内侧睑韧带 Medial palpebral ligament anterior to lacrimal sac
19 颏孔,神经和血管 Mental foramen, nerve and vessels
20 腮腺发出的腮腺导管 Parotid duct emerging from gland
21 咬肌前缘转向中间的腮腺导管 Parotid duct turning medially at anterior border of masseter
22 人中 Philtrum
23 鼻根 Root of nose
24 鼻中隔(鼻小柱) Septum of nose (nasal columella)
25 眶上切迹(或孔),神经和血管 Supra-orbital notch (or foramen), nerve and vessels
26 耳屏 Tragus
27 颧弓 Zygomatic arch

耳屏(26)前方可明显触及颞浅动脉(6)搏动。

腮腺导管(20 和 21)表面投影于耳屏(26)和人中(22)中点连线的中间三分之一。

约在下颌骨角(3)前方 2.5cm 处,血管在咬肌前缘越过下颌骨下缘,此处可明显触及面动脉(4)搏动。

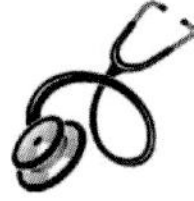

眼部带状疱疹见第 80~82 页。

面部　前部和右部面部的浅表解剖

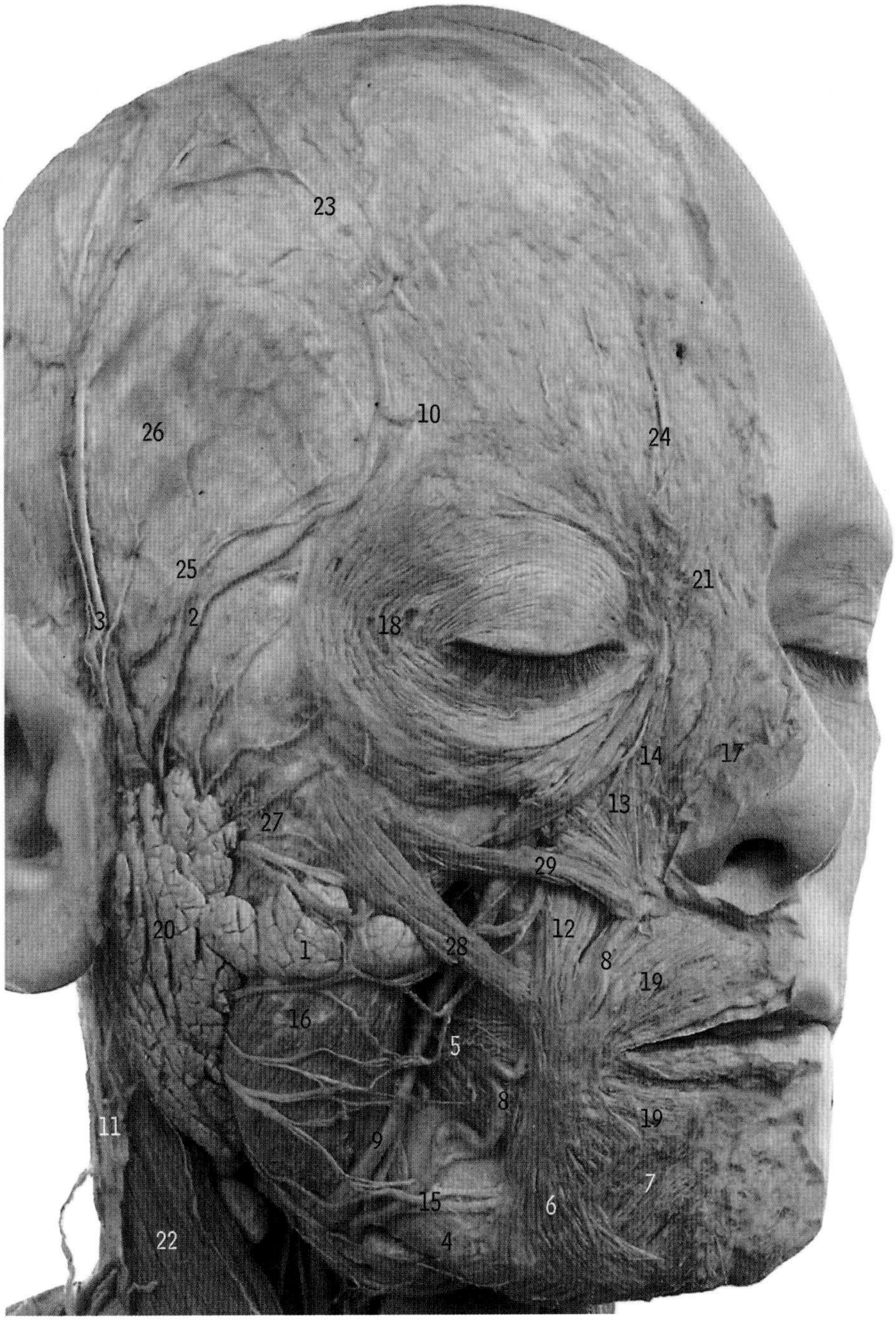

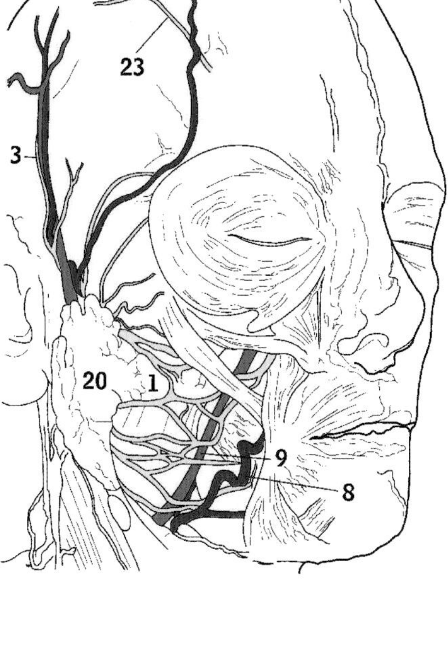

1 腮腺导管上覆盖的副腮腺 Accessory parotid gland overlying parotid duct
2 颞浅动脉前支 Anterior branch of superficial temporal artery
3 耳颞神经和颞浅血管 Auriculotemporal nerve and superficial temporal vessels
4 下颌骨体 Body of mandible
5 颊肌及面神经颊支 Buccinator and buccal branches of facial nerve
6 降口角肌 Depressor anguli oris
7 降下唇肌 Depressor labii inferioris
8 面动脉 Facial artery
9 面静脉 Facial vein
10 额腹枕额肌 Frontalis part of occip-itofrontalis
11 耳大神经 Great auricular nerve
12 口角提肌 Levator anguli oris
13 提上唇肌 Levator labii superioris
14 上唇鼻唇提肌 Levator labii superioris alaeque nasi
15 面神经下颌缘支 Marginal mandibular branch of facial nerve
16 咬肌 Masseter
17 鼻肌 Nasalis
18 眼轮匝肌 Orbicularis oculi
19 口轮匝肌 Orbicularis oris
20 腮腺 Parotid gland
21 降眉间肌 Procerus
22 胸锁乳突肌 Sternocleidomastoid
23 眶上神经 Supra-orbital nerve
24 滑车上神经 Supratrochlear nerve
25 面神经颞支 Temporal branch of facial nerve
26 颞筋膜深面的颞肌 Temporalis underlying temporal fascia
27 面神经颧支 Zygomatic branch of facial nerve
28 颧大肌 Zygomaticus major
29 颧小肌 Zygomaticus minor

面神经麻痹、颅内感染扩散和头皮的外科皮瓣见第 80~82 页。

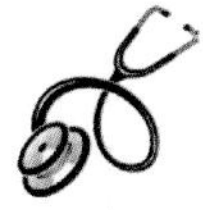

面部 右部浅表解剖

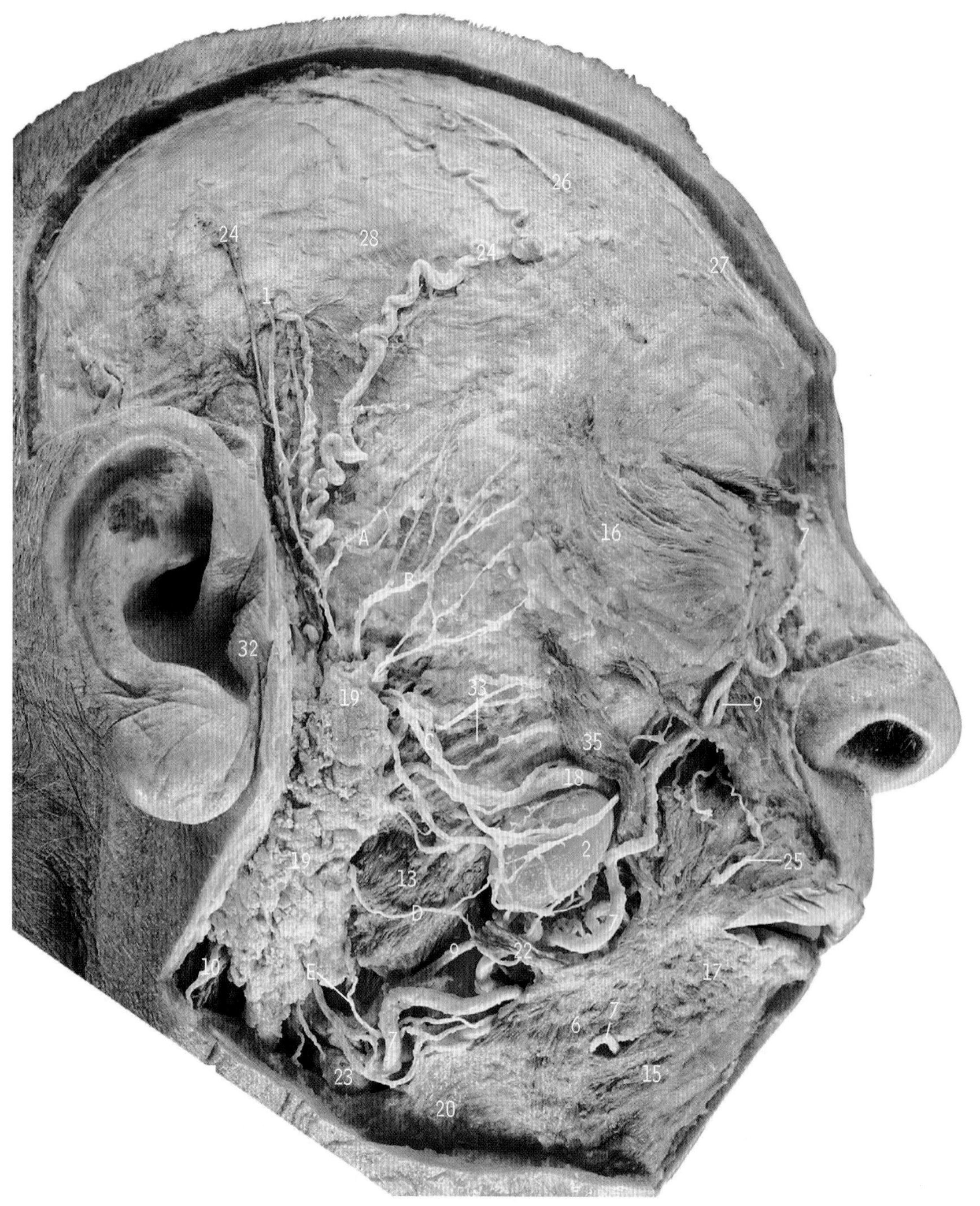

在去除皮肤和部分脂肪后(A,B,C,D,E= 分别为面神经颞支、颧支、颊支、下颌骨缘支和颈支)。

1 耳颞神经 Auriculotemporal nerve
2 颊脂垫 Buccal fat pad
3 颊神经 Buccal nerve(V3)
4 颊肌 Buccinator
5 颞下颌关节囊 Capsule of temporomandibular joint
6 降口角肌 Depressor anguli oris
7 面动脉 Facial artery
8 面神经(A,B,C,D,E 分支) Facial nerve (A,B,C,D,E branches)
9 面静脉 Facial vein
10 耳大神经 Great auricular nerve
11 眶下神经 Infra-orbital nerve
12 下颌骨体 Mandible, body
13 咬肌 Masseter
14 颏神经 Mental nerve
15 颏肌 Mentalis
16 眼轮匝肌 Orbicularis oculi
17 口轮匝肌 Orbicularis oris
18 腮腺导管 Parotid duct
19 腮腺 Parotid gland
20 颈阔肌 Platysma
21 下颌后静脉 Retromandibular vein
22 面动脉和面静脉上覆盖的笑肌 Risorius,overlying facial artery and vein
23 下颌下腺 Submandibular gland
24 颞浅血管 Superficial temporal vessels
25 上唇动脉 Superior labial artery
26 眶上神经 Supraorbital nerve
27 滑车上神经 Supratrochlear nerve
28 颞筋膜 Temporal fascia
29 下颞线 Temporal line,inferior
30 上颞线 Temporal line,superior
31 颞肌 Temporalis
32 耳屏 Tragus
33 面横动脉 Transverse facial artery
34 颧弓 Zygomatic arch
35 颧大肌 Zygomaticus major

右侧颞窝

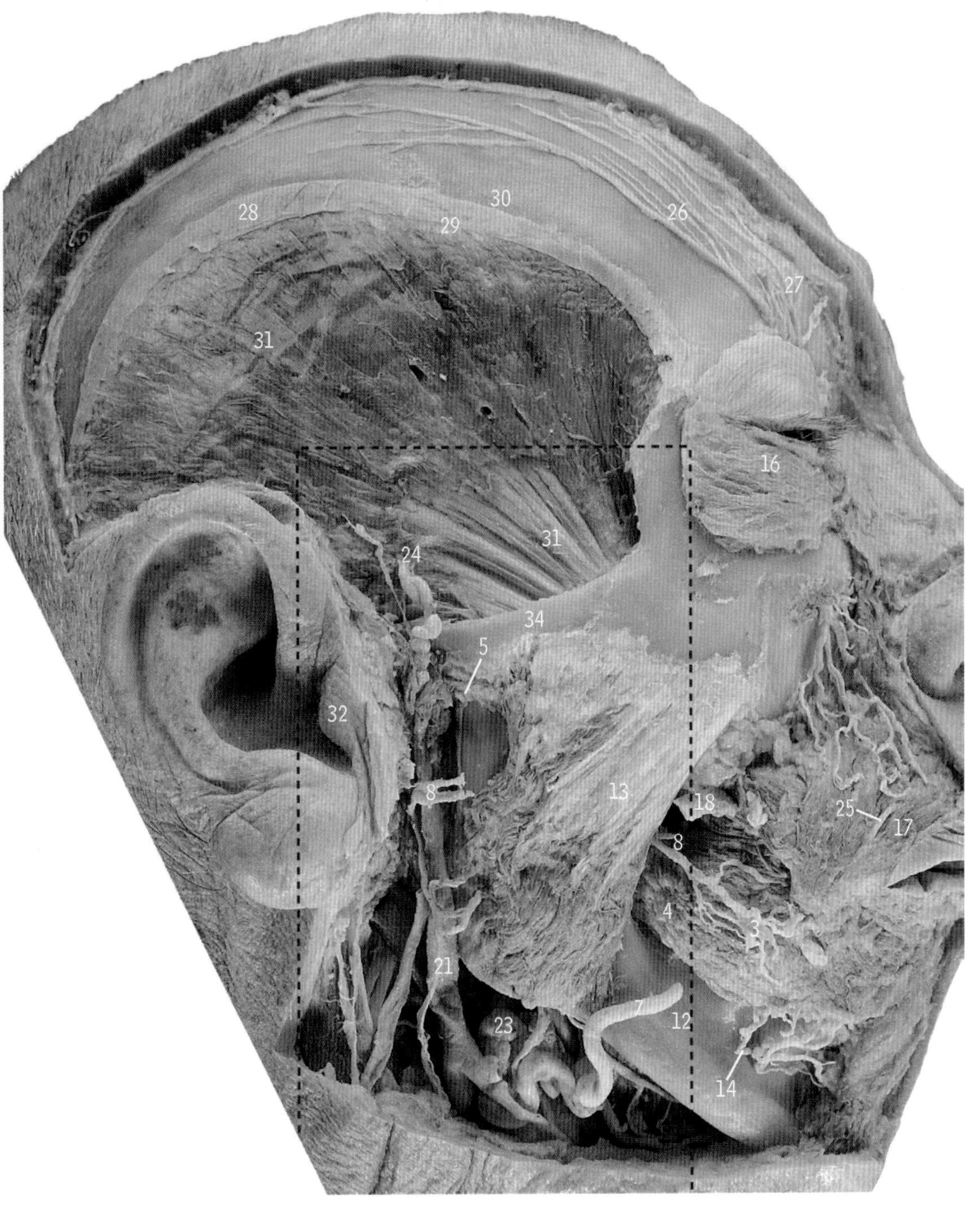

去除颞筋膜、腮腺和大部分面神经分支后，虚线框内显示的深层解剖见下页。

颞下窝 渐进性深层解剖

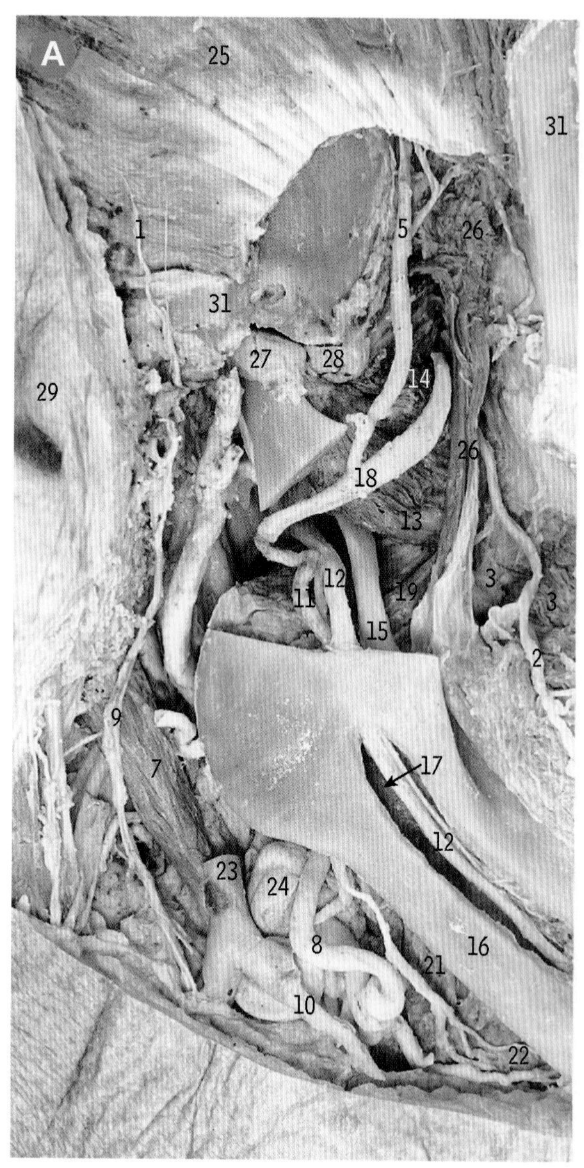

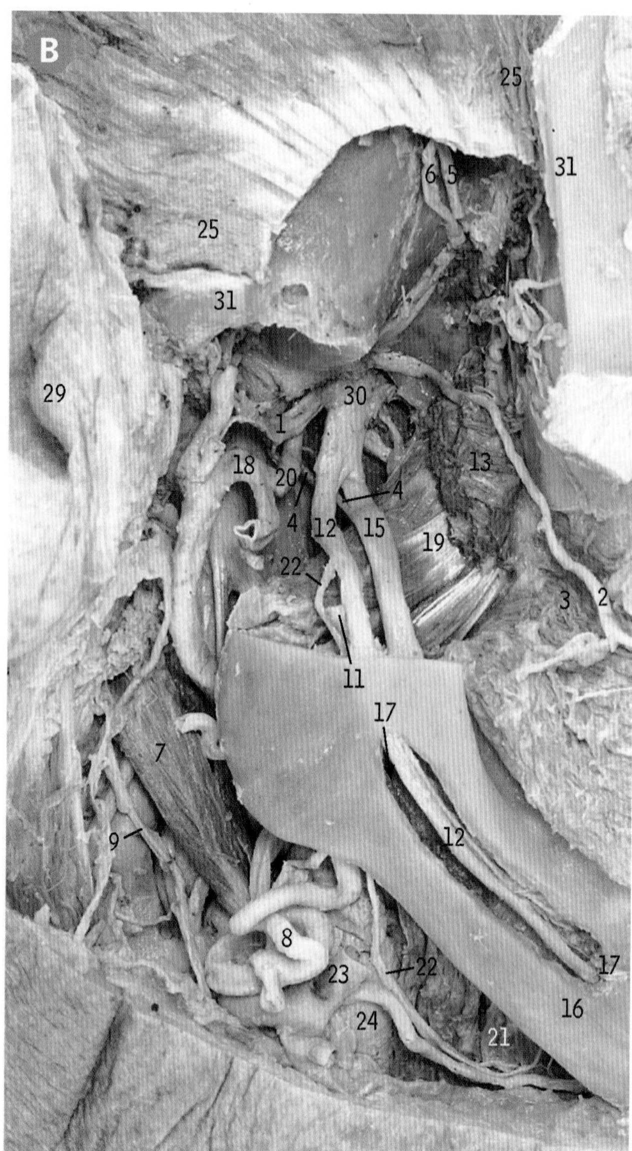

A 去除咬肌、部分颧弓、大部分浅表和深层颞肌、上半部下颌支(下颌颈及髁突)以及翼状静脉丛，暴露颞下窝的表浅结构

B 去除颞肌深头、翼外肌、下颌颈及齿突，以暴露最深层结构

1 耳颞神经 Auriculotemporal nerve
2 颊神经 (V3) Buccal nerve (V3)
3 颊肌 Buccinator
4 鼓索 Chorda tympani
5 颞深动脉 Deep temporal artery
6 颞深神经 Deep temporal nerve
7 二腹肌后腹 Digastric, posterior belly
8 面动脉 Facial artery
9 面神经颈支 Facial nerve, cervical branch
10 面静脉 Facial vein
11 下牙槽动脉 Inferior alveolar artery
12 下牙槽神经 Inferior alveolar nerve
13 翼外肌下头 Lateral pterygoid, inferior head
14 翼外肌上头 Lateral pterygoid, superior head
15 舌神经 Lingual nerve
16 下颌骨体 Mandible, body
17 下颌管(开放的) Mandibular canal (opened)
18 上颌动脉 Maxillary artery
19 翼内肌 Medial pterygoid
20 脑膜中动脉 Middle meningeal artery
21 下颌舌骨肌 Mylohyoid
22 分布至下颌舌骨肌的神经 Nerve to mylohyoid
23 下颌后静脉 Retromandibular vein
24 下颌下腺 Submandibular gland
25 颞肌 Temporalis
26 颞肌深头(蝶下颌肌) Temporalis, deep head (sphenomandibularis)
27 颞下颌关节囊 Temporomandibular joint, capsule
28 颞下颌关节盘 Temporomandibular joint, disc
29 耳屏 Tragus
30 三叉神经下颌支 (V3)Trigeminal nerve, mandibular division (V3)
31 颧弓 Zygomatic arch

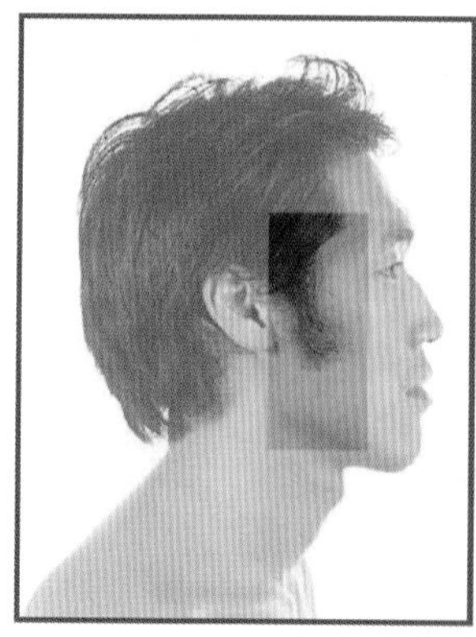

A 尸体面部冠状面 颞肌头

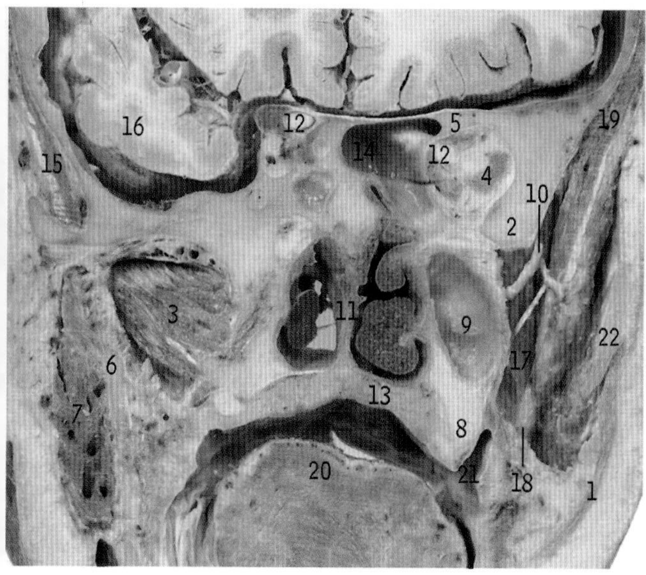

1 颊肌 Buccinator
2 蝶骨大翼 Greater wing of sphenoid
3 翼外肌 Lateral pterygoid
4 外直肌 Lateral rectus
5 蝶骨小翼 Lesser wing of sphenoid
6 下颌骨 Mandible
7 咬肌 Masseter
8 上颌骨 Maxilla
9 上颌(鼻旁)窦 Maxillary air (paranasal) sinus
10 上颌动脉肌支 Maxillary artery, muscular branches
11 鼻中隔 Nasal septum
12 视神经 Optic nerve
13 上颚 Palate
14 蝶窦 Sphenoidal sinus
15 颞骨 Temporal bone
16 脑颞叶 Temporal lobe, brain
17 颞肌深头(蝶下颌肌-Zenker 1955) Temporalis, deep head (sphenomandibularis-Zenker 1955)
18 颞肌,插入 Temporalis, insertion
19 颞肌浅头 Temporalis, superficial head
20 舌 Tongue
21 口腔前庭 Vestibule of oral cavity
22 颧骨 Zygoma

C 鼻中隔内镜检查(鼻后孔)

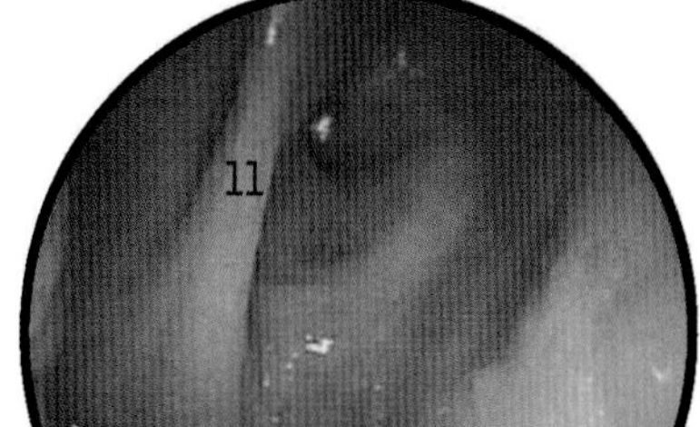

B 面部冠状核磁共振图像 咀嚼肌

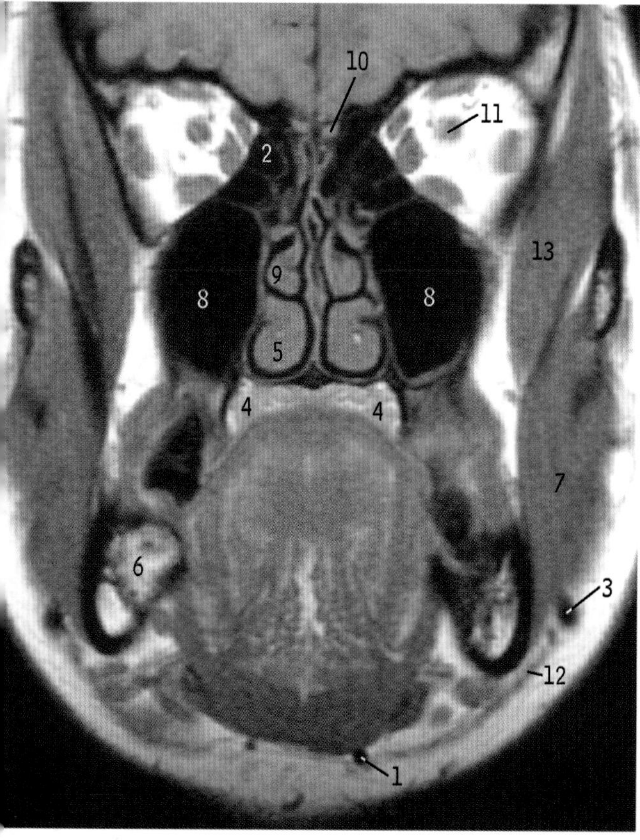

1 颈前静脉 Anterior jugular vein
2 筛骨气房 Ethmoid air cells
3 面动脉 Facial artery
4 硬腭 Hard palate
5 下鼻甲 Inferior concha
6 下颌骨 Mandible
7 咬肌 Masseter
8 上颌窦 Maxillary sinus
9 中鼻甲 Middle concha
10 嗅束 Olfactory tract
11 视神经 Optic nerve
12 颈阔肌 Platysma
13 颞肌 Temporalis

下牙槽神经阻滞见第 80~82 页。

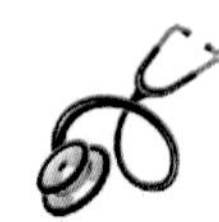

右侧三叉神经、面神经、岩大神经 以及相关神经节

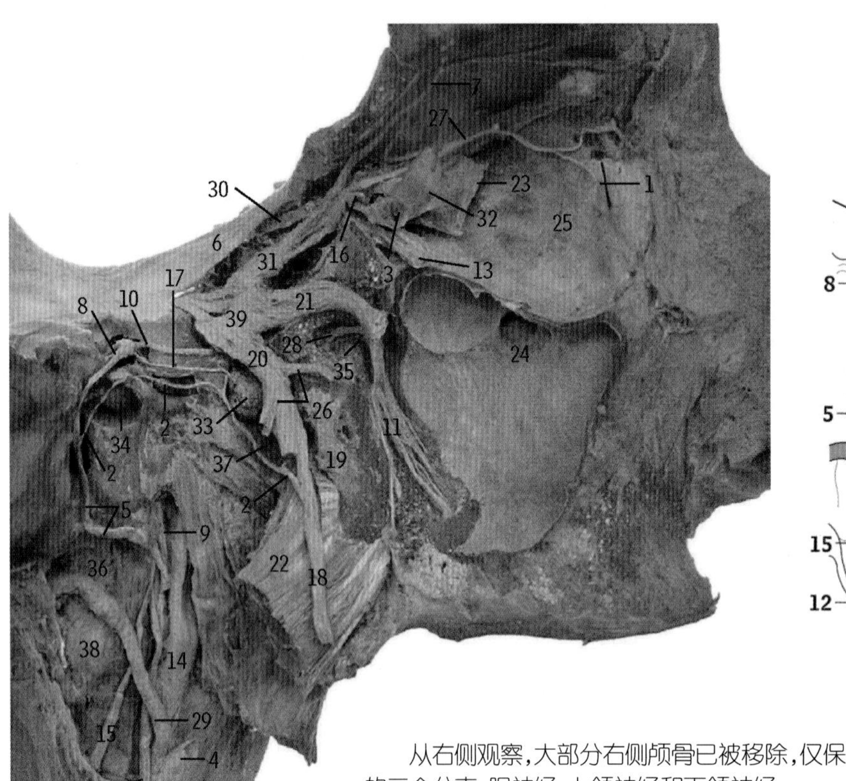

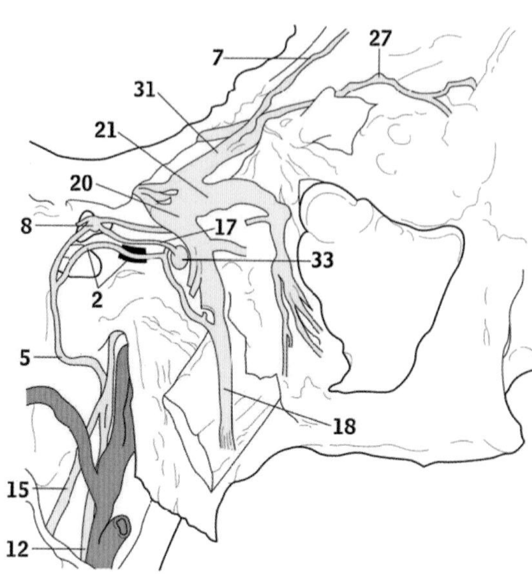

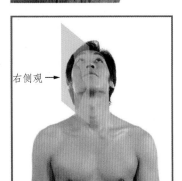

右侧观

从右侧观察，大部分右侧颅骨已被移除，仅保留右眶内侧部及上颌窦。上颌窦后部可见三叉神经的三个分支：眼神经、上颌神经和下颌神经。

1 泪小管 Bristle in lacrimal canaliculus
2 鼓索 Chorda tympani
3 睫状神经节 Ciliary ganglion
4 颈外动脉 External carotid artery
5 面神经 Facial nerve
6 小脑幕游离缘 Free margin of tentorium cerebelli
7 额神经 Frontal nerve
8 面神经的膝神经节 Geniculate ganglion of facial nerve
9 舌咽神经 Glossopharyngeal nerve
10 岩大神经 Greater petrosal nerve
11 腭大神经，腭小神经 Greater and lesser palatine nerves
12 舌下神经 Hypoglossal nerve
13 下直肌 Inferior rectus
14 颈内动脉 Internal carotid artery
15 颈内静脉和副神经 Internal jugular vein and accessory nerve
16 泪腺神经 Lacrimal nerve
17 岩小神经 Lesser petrosal nerve
18 舌神经 Lingual nerve
19 翼外肌下头和翼突外侧板 Lower head of lateral pterygoid and lateral pterygoid plate
20 下颌神经 Mandibular nerve
21 上颌神经 Maxillary nerve
22 翼内肌 Medial pterygoid
23 内直肌 Medial rectus
24 上颌窦内侧壁及窦口 Medial wall of maxillary sinus and ostium
25 眼眶内侧壁 Medial wall of orbit
26 下颌神经肌支 Muscular branches of mandibular nerve
27 鼻睫神经 Nasociliary nerve
28 翼管神经 Nerve of pterygoid canal
29 枕动脉 Occipital artery
30 动眼神经 Oculomotor nerve
31 眼神经 Ophthalmic nerve
32 视神经 Optic nerve
33 耳神经节 Otic ganglion
34 鼓膜位置 Position of tympanic membrane
35 翼腭神经节 Pterygopalatine ganglion
36 头外侧直肌 Rectus capitis lateralis
37 腭帆张肌 Tensor veli palatini
38 寰椎横突 Transverse process of atlas
39 三叉神经节 Trigeminal ganglion

岩大神经(10)是由面神经的膝神经节(8)发出的分支，可将其记忆为泪液分泌神经(虽然该神经也支配鼻黏膜腺体分泌)。岩大神经(第11页，25)携带发自脑桥上泌涎核的节前纤维，走行于颅中窝底部沟内，随后进入破裂孔，形成翼管神经(28)，然后进入翼腭神经节(35)。节后纤维自翼腭神经节发出后加入上颌神经，其颧支进入眼眶，和泪腺神经一起支配泪腺。

岩小神经(17)虽然与面神经有交通，却是舌咽神经的分支，由舌咽神经的鼓室支发出，与鼓室丛(第60页，C19)一起支配中耳黏膜。岩小神经(17；第11页，26)纤维由下泌涎核发出，离开中耳后走行于颅中窝底部沟内，之后神经通过卵圆孔到达耳神经节(33)。耳神经节发出支配腺体分泌的神经纤维加入下颌神经(20)，与耳颞神经分支一起分布至腮腺。

鼓索(2)神经为面神经(5，上部指示线)出茎乳孔前发出的分支。鼓索神经在黏膜下穿过鼓膜(34)上部，然后穿过颞骨，出岩鼓裂(第9页，35)加入舌神经(18)。鼓索神经携带节前纤维进入下颌下神经节(第59页，C35)，支配下颌下腺和舌下腺，并传递来自舌前三分之二的味觉。

附着于下颌神经(20)深层的耳神经节(33)从神经中被挑出，其后部放置一黑色标志。

咽　后表面，后面观

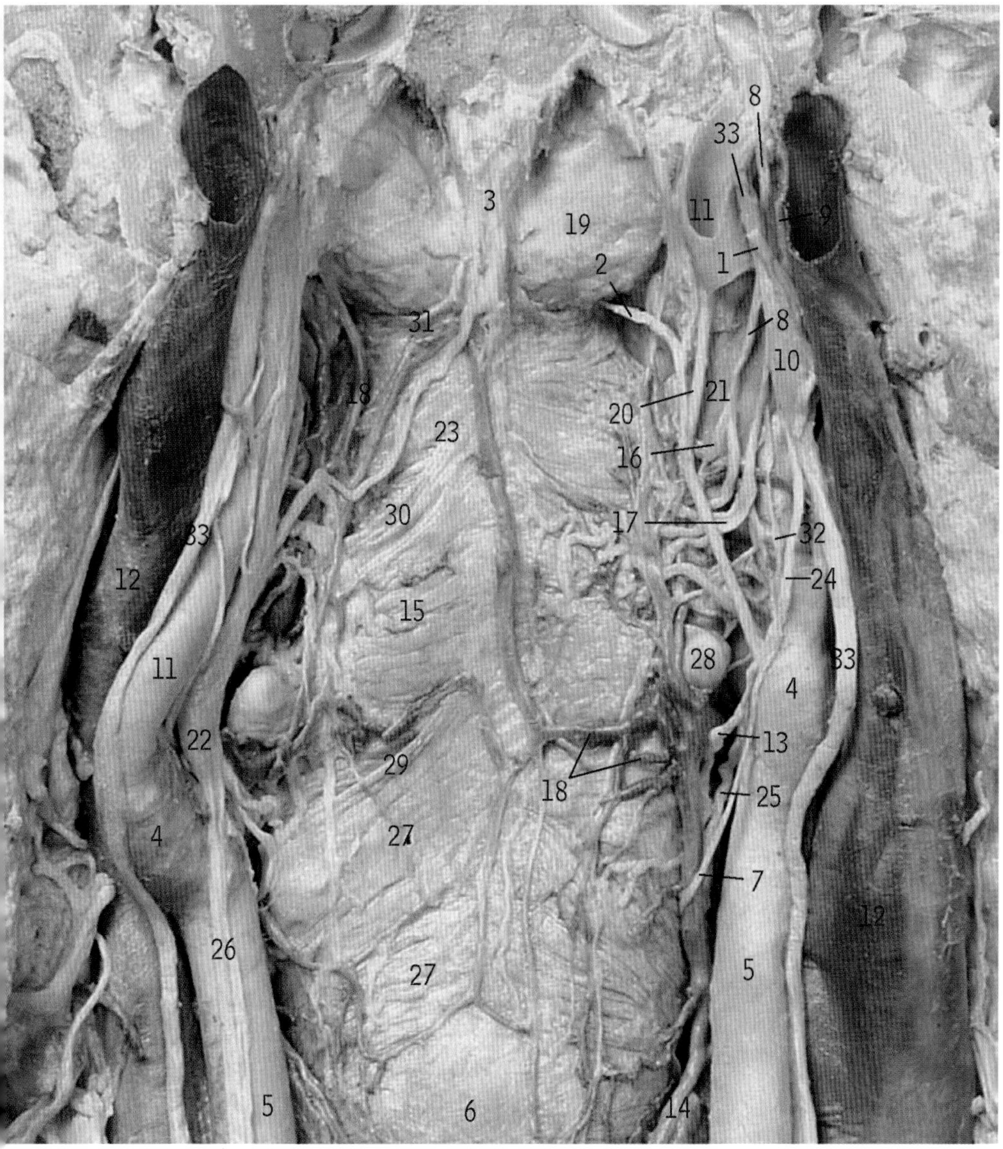

1 副神经 Accessory nerve
2 咽升动脉 Ascending pharyngeal artery
3 颅底部咽缝至咽结节的附着物 Attachment of pharyngeal raphe to pharyngeal tubercle of base of skull
4 颈动脉窦 Carotid sinus
5 颈总动脉 Common carotid artery
6 咽下缩肌的环咽部 Cricopharyngeal part of inferior constrictor
7 喉外神经 External laryngeal nerve
8 舌咽神经 Glossopharyngeal nerve
9 舌下神经 Hypoglossal nerve
10 迷走神经下神经节 Inferior ganglion of vagus nerve
11 颈内动脉 Internal carotid artery
12 颈内静脉 Internal jugular vein
13 喉内神经 Internal laryngeal nerve
14 甲状腺侧叶 Lateral lobe of thyroid gland
15 咽中缩肌 Middle constrictor
16 舌咽神经咽支 Pharyngeal branch of glossopharyngeal nerve
17 迷走神经咽支 Pharyngeal branch of vagus nerve
18 咽静脉 Pharyngeal veins
19 咽颅底筋膜 Pharyngobasilar fascia
20 脑膜后动脉 Posterior meningeal artery
21 茎突咽肌 Stylopharyngeus
22 颈上(交感)神经节 Superior cervical sympathetic ganglion
23 咽上缩肌 Superior constrictor
24 迷走神经喉上支 Superior laryngeal branch of vagus nerve
25 甲状腺上动脉 Superior thyroid artery
26 交感神经干 Sympathetic trunk
27 咽下缩肌的甲状咽部 Thyropharyngeal part of inferior constrictor
28 舌骨大角尖 Tip of greater horn of hyoid bone
29 咽下缩肌的上界 Upper border of inferior constrictor
30 咽中缩肌的上界 Upper border of middle constrictor
31 咽上缩肌的上界 Upper border of superior constrictor
32 支配颈动脉体的迷走神经 Vagal branch to carotid body
33 迷走神经 Vagus nerve

脊柱已移除以暴露颈动脉鞘及咽部缩肌。

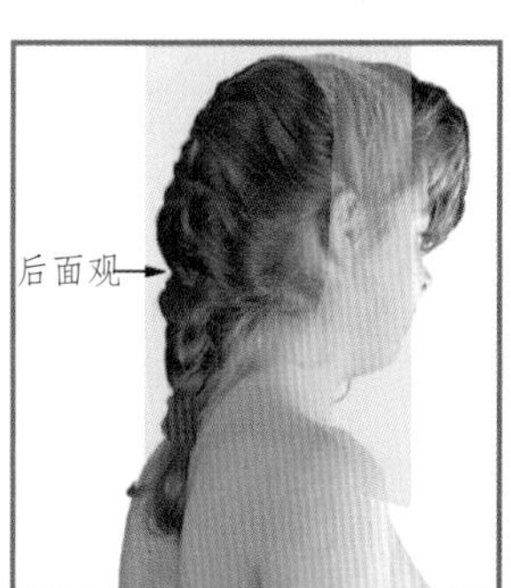

咽反射见第 80~82 页。

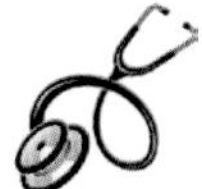

咽后壁 后面观

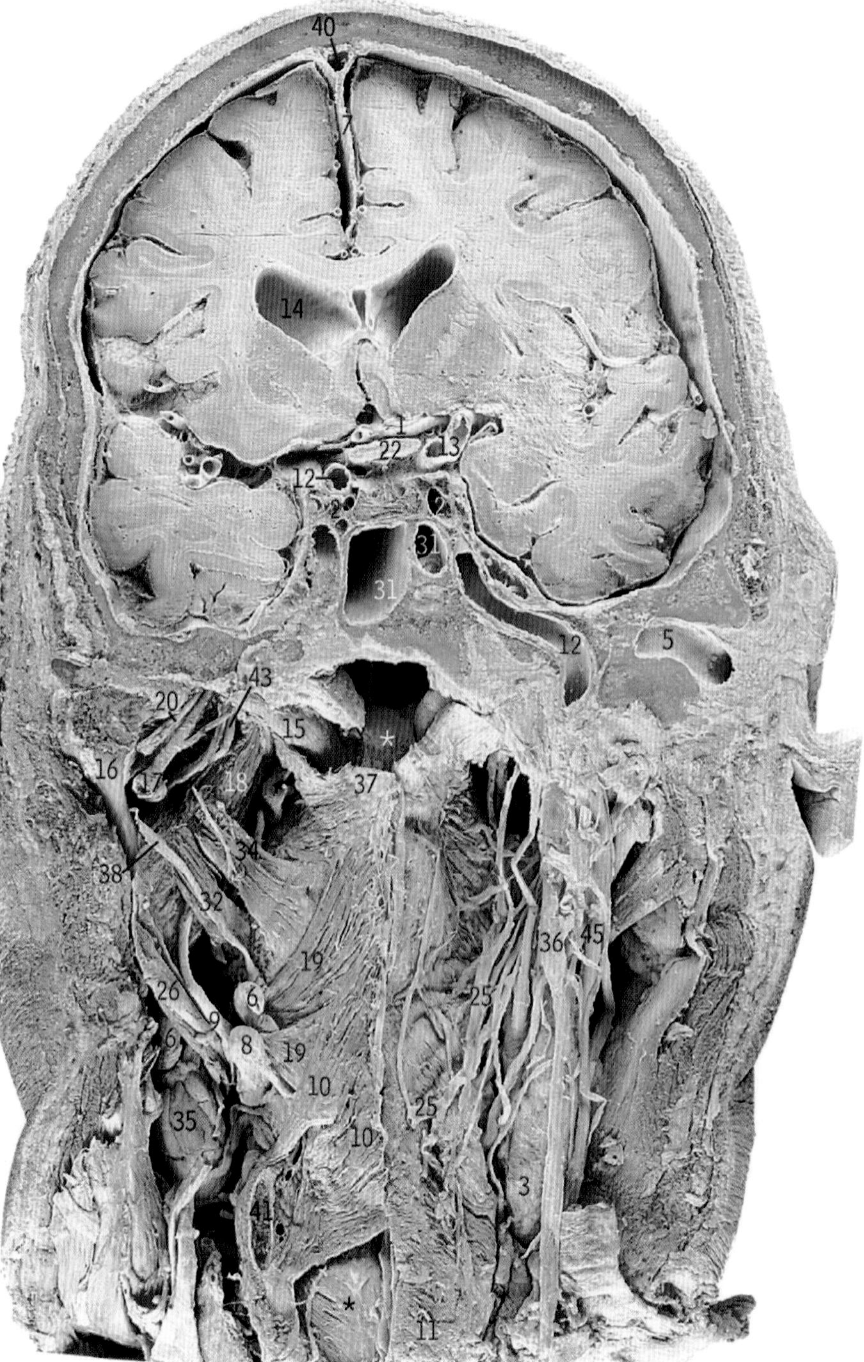

头和颈在咽后壁平面的轻微倾斜冠状切面，切面显示的右侧面观比左侧面稍偏后。

部分咽后壁已被移除（* 星号——其上部为咽颅底筋膜，下部为咽下缩肌下缘），以分别暴露鼻咽和喉咽。

图上标号所示见第 47 页。

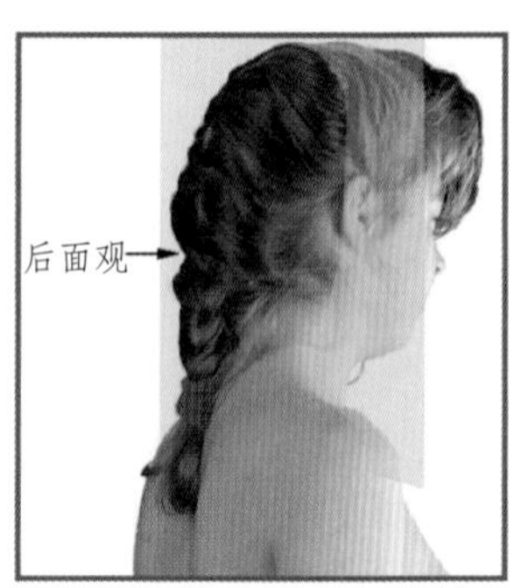

咽炎和扁桃体切除术见第 80~82 页。

A “打开的”咽 后面观

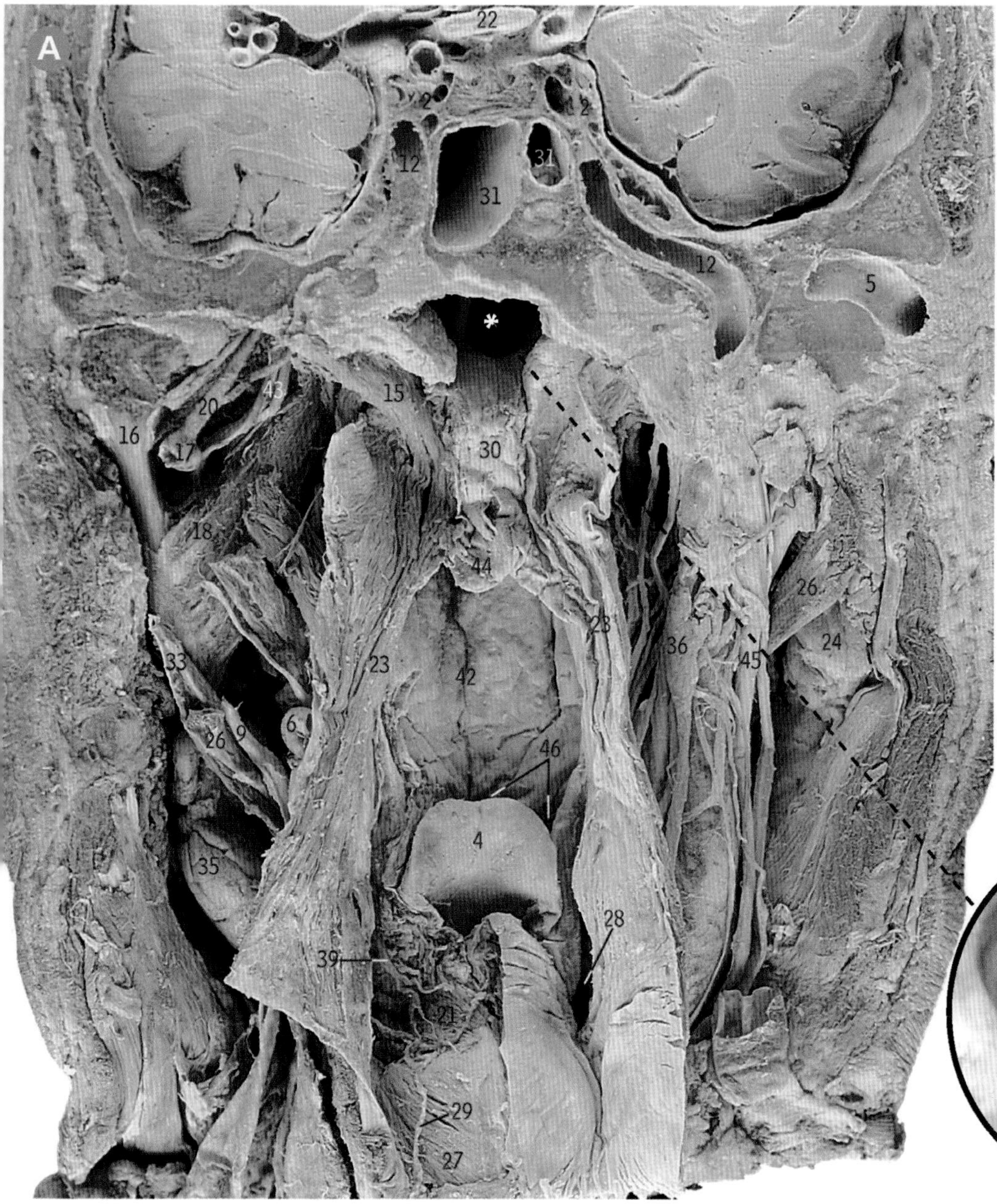

切开并翻起咽后壁，移除左咽壁黏膜，显示咽内部的结构。

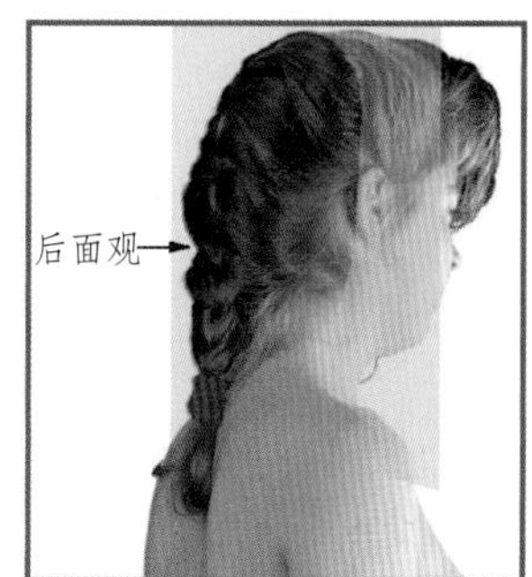

B 鼻后孔和后鼻中隔的内镜检查图像

NB:留置鼻胃管。

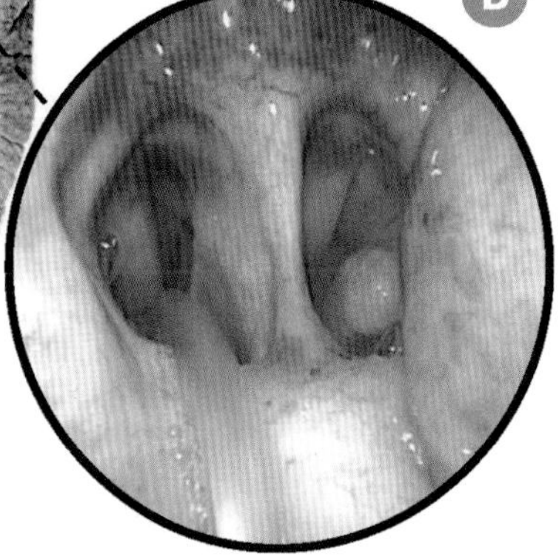

1 大脑前动脉 Anterior cerebral artery
2 海绵窦 Cavernous sinus
3 颈总动脉 Common carotid
4 会厌 Epiglottis
5 外耳道 External auditory canal
6 面动脉 Facial artery
7 大脑镰 Falx cerebri
8 舌骨大角 Hyoid-tip of greater horn
9 舌下神经 Hypoglossal nerve
10 咽下缩肌 Inferior constrictor
11 咽下缩肌－环咽肌部 Inferior constrictor- cricopharyngeus part
12 颈内动脉 Internal carotid
13 颈内动脉发出大脑中动脉分支 Internal carotid giving off middle cerebral
14 侧脑室 Lateral ventricle
15 腭帆提肌 Levator veli palatini
16 下颌颈 Mandible, neck
17 上颌动脉 Maxillary artery
18 翼内肌 Medial pterygoid
19 咽中缩肌 Middle constrictor
20 脑膜中动脉 Middle meningeal artery
21 杓斜肌 Oblique arytenoid
22 视交叉 Optic chiasm
23 腭咽肌 Palatopharyngeus
24 腮腺 Parotid gland
25 咽静脉丛 Pharyngeal plexus of veins
26 二腹肌后腹 Posterior belly of digastric
27 环杓后肌 Posterior crico-arytenoid
28 梨状隐窝 Piriform fossa (recess)
29 喉返神经 Recurrent laryngeal nerve
30 软腭，鼻面 Soft palate, nasal surface
31 蝶窦 Sphenoidal sinus
32 茎突舌肌 Styloglossus muscle
33 茎突舌骨肌 Stylohyoid muscle
34 舌咽神经支配的茎突咽肌 Stylopharyngeus,with glossopharyngeal nerve
35 下颌下腺 Submandibular gland
36 颈上神经节 Superior cervical ganglion
37 咽上缩肌 Superior constrictor
38 迷走神经的咽上支 Superior pharyngeal branch of vagus
39 喉上神经内支 Superior laryngeal nerve, internal branch
40 上矢状窦 Superior sagittal sinus
41 甲状软骨板，已切除 Thyroid cartilage lamina, cut
42 舌背，后三分之一 Tongue, dorsum, posterior third
43 三叉神经下颌神经支 Trigeminal nerve, mandibular division
44 悬雍垂 Uvula
45 迷走神经 Vagus
46 会厌谷 Vallecula

咽炎见第 80~82 页。

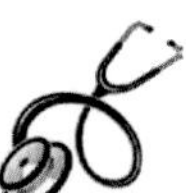

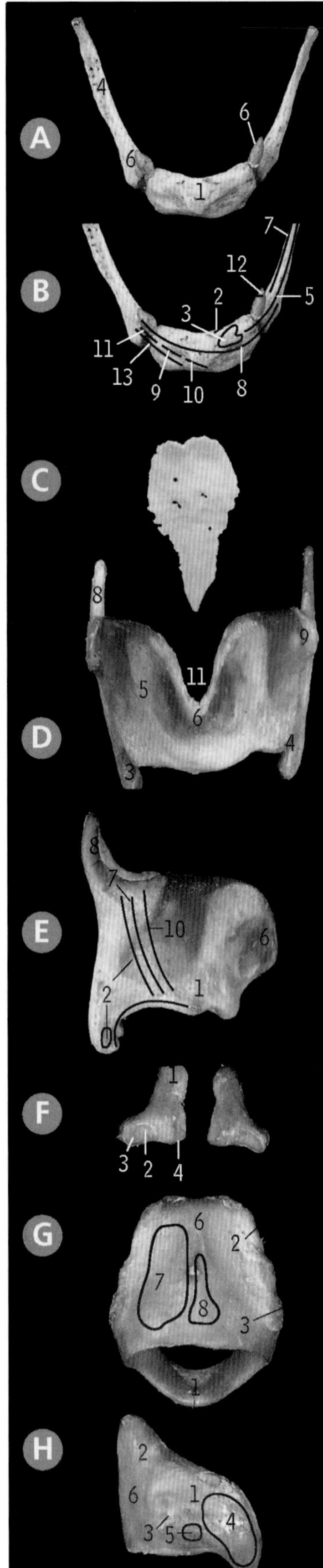

舌骨

A 上前面观

B 肌肉附着点

1 舌骨体 Body
2 颏舌肌 Genioglossus
3 颏舌骨肌 Geniohyoid
4 舌骨大角 Greater horn
5 舌骨舌肌 Hyoglossus
6 舌骨小角 Lesser horn
7 咽中缩肌 Middle constrictor
8 下颌舌骨肌 Mylohyoid
9 肩胛舌骨肌 Omohyoid
10 胸骨舌骨肌 Sternohyoid
11 茎突舌骨肌 Stylohyoid
12 茎突舌骨韧带 Stylohyoid ligament
13 甲状舌骨肌 Thyrohyoid

会厌软骨

C 软骨，前面观

甲状软骨

D 软骨，前面观

E 右侧面观，带肌肉附着点

1 环甲肌 Cricothyroid
2 咽下缩肌（附着处） Inferior constrictor
3 甲状软骨下角 Inferior horn
4 甲状软骨下结节 Inferior tubercle
5 甲状软骨板 Lamina
6 喉结（亚当的苹果） Laryngeal prominence (Adam's apple)
7 胸骨甲状肌 Sternothyroid
8 甲状软骨上角 Superior horn
9 甲状软骨上结节 Superior tubercle
10 甲状舌骨肌 Thyrohyoid
11 甲状（上）切迹 Thyroid notc

杓状软骨

F 后面观

1 杓状软骨顶点 Apex
2 环状软骨关节面 Articular surface for cricoid cartilage
3 杓状软骨肌突 Muscular process
4 杓状软骨声带突 Vocal process

环状软骨及其肌肉附着点

G 后面和下面观

H 右侧面观

1 环状软骨弓 Arch
2 杓状软骨关节面 Articular surface for arytenoid cartilage
3 甲状软骨下角关节面 Articular surface for inferior horn of thyroid cartilage
4 环甲肌 Cricothyroid
5 咽下缩肌 Inferior constrictor
6 环状软骨板 Lamina
7 环杓后肌 Posterior crico-arytenoid
8 食管腱 Tendon of oesophagus

喉 表面解剖

I 外侧面观

J 前面观

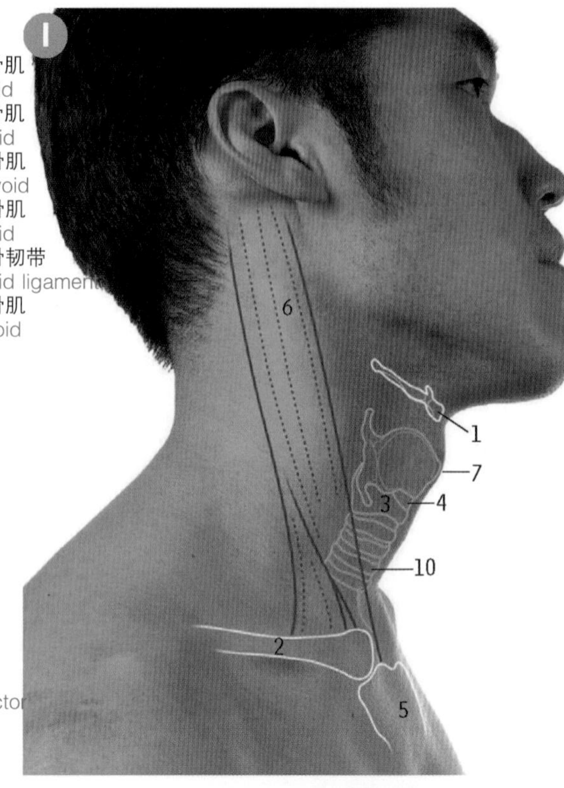

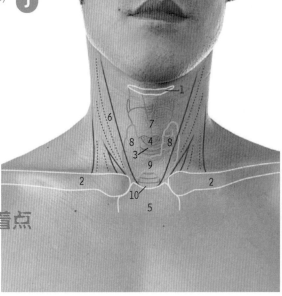

1 舌骨体 Body of hyoid bone
2 锁骨 Clavicle
3 环状软骨 Cricoid cartilage
4 环甲韧带膜 Cricothyroid ligament/ membrane
5 胸骨柄 Manubrium
6 胸锁乳突肌 Sternocleidomastoid muscle
7 甲状软骨（喉结） Thyroid cartilage, laryngeal prominence
8 甲状腺侧叶 Thyroid gland, lateral lobe
9 甲状腺峡部 Thyroid gland, isthmus
10 气管环 Tracheal ring

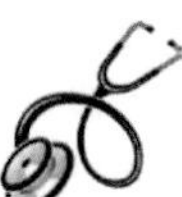

气管造口术见第 80~82 页。

A 舌及喉入口　上面观

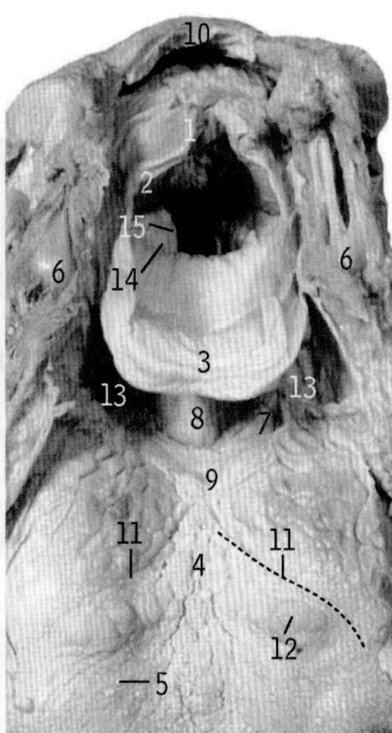

1 杓会厌襞中的小角软骨
Corniculate cartilage in aryepiglottic fold
2 杓会厌襞中的楔状软骨
Cuneiform cartilage in aryepiglottic fold
3 会厌　Epiglottis
4 舌盲孔　Foramen caecum
5 菌状乳头
Fungiform papilla
6 舌骨大角
Hyoid, greater horn
7 舌会厌外侧襞
Lateral glossoepiglottic fold
8 舌会厌正中襞
Median glossoepiglottic fold
9 舌背咽部
Pharyngeal part of dorsum of tongue
10 咽后壁
Posterior wall of pharynx
11 界沟(虚线所示)
Sulcus terminalis, unilaterally indicated by dashed line
12 轮廓乳头　Vallate papilla
13 会厌谷　Vallecula
14 前庭襞(假声带)
Vestibular fold (false vocal cord)
15 声襞(真声带)
Vocal fold (true vocal cord)

B 喉　后面观

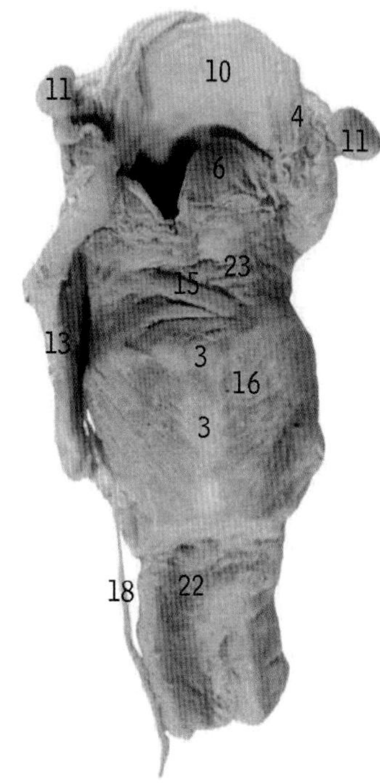

1 喉内神经和喉返神经吻合(盖伦吻合)
Anastomosis of internal and recurrent laryngeal nerves (galen's anastomosis)
2 环状软骨弓
Arch of cricoid cartilage
3 环状软骨板的食管附着处
Area on lamina of cricoid cartilage for attachment of oesophagus
4 杓会厌襞　Aryepiglottic fold
5 杓会厌肌　Aryepiglottic muscle
6 小角软骨　Corniculate cartilage
7 环甲关节　Cricothyroid joint
8 环甲肌(起自甲状软骨)
Cricothyroid muscle (origin from thyroid cartilage)
9 楔状软骨　Cuneiform cartilage
10 会厌　Epiglottis
11 舌骨大角
Greater horn of hyoid bone
12 喉内神经　Internal laryngeal nerve
13 甲状软骨板
Lamina of thyroid cartilage
14 环杓侧肌
Lateral crico-arytenoid muscle
15 斜的杓状软骨
Oblique arytenoid carti-lage
16 环杓后肌
Posterior crico-arytenoid muscle
17 方形韧带(方形膜)
Quadrangular ligament
18 喉返神经
Recurrent laryngeal nerve
19 甲杓肌
Thyro-arytenoid muscle
20 甲状会厌肌
Thyro-epiglottic muscle
21 甲状舌骨膜
Thyrohyoid membrane
22 气管　Trachea
23 杓横肌
Transverse arytenoid muscle

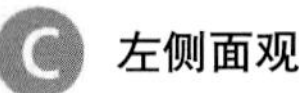

喉内在肌

C 左侧面观

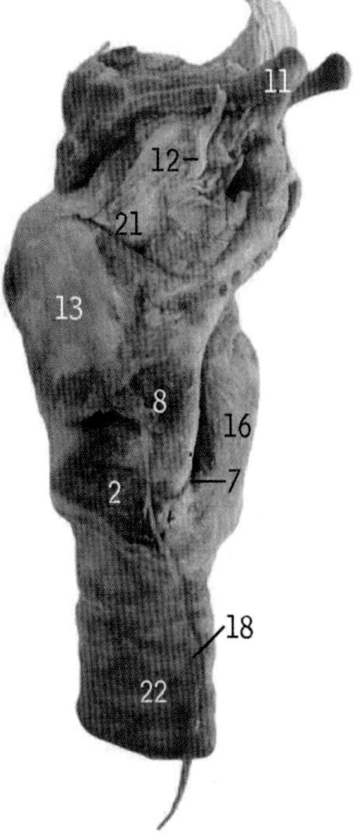

D 后斜面观

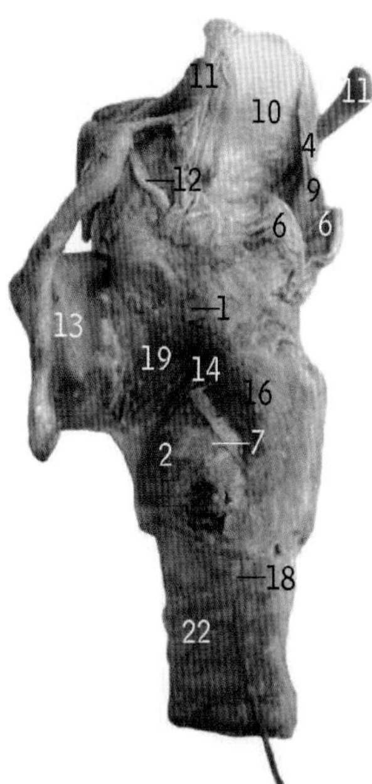

E 右侧面观

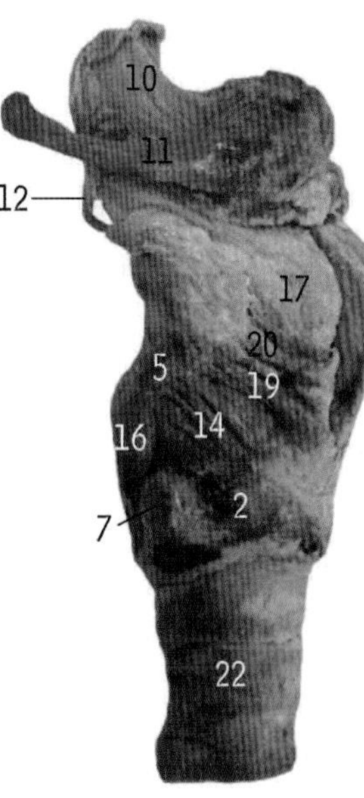

D 图中甲状软骨被牵拉向前，E 图中甲状软骨右侧板被移除。

气管插管和喉返神经麻痹见第 80~82 页。

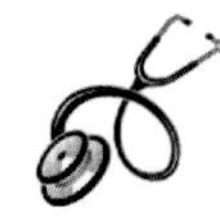

A 喉 矢状切面，右侧面观

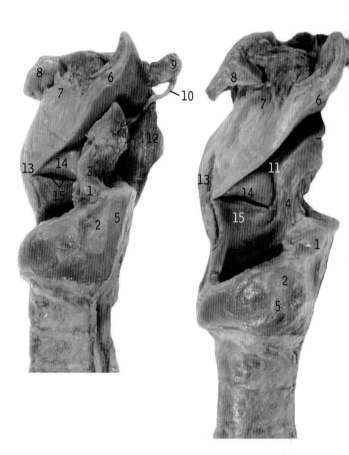

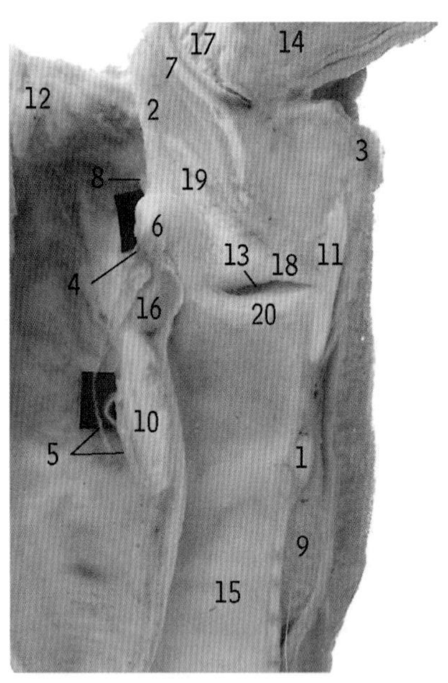

声襞(声带,20)位于前庭襞(假声带,18)下方。

1 环状软骨弓 Arch of cricoid cartilage
2 杓会厌襞和喉的入口 Aryepiglottic fold and inlet of larynx
3 舌骨体 Body of hyoid bone
4 喉内神经分支与喉返神经吻合 Branches of internal laryngeal nerve anastomosing with recurrent laryngeal nerve
5 喉返神经分支 Branches of recurrent laryngeal nerve
6 小角软骨和杓状软骨尖 Corniculate cartilage and apex of arytenoid cartilage
7 会厌 Epiglottis
8 进入梨状隐窝的喉上神经的喉内支 Internal laryngeal nerve entering piriform recess
9 甲状腺峡部 Isthmus of thyroid gland
10 环状软骨板 Lamina of cricoid cartilage
11 甲状软骨板 Lamina of thyroid cartilage
12 咽壁 Pharyngeal wall
13 喉室 Sinus of larynx (laryngeal ventricle)
14 舌 Tongue
15 气管 Trachea
16 杓横肌 Transverse arytenoid muscle
17 会厌谷 Vallecula
18 前庭襞 Vestibular fold
19 喉前庭 Vestibule of larynx
20 声襞 Vocal fold

前庭襞与声襞之间的区域是喉室(A13),喉室与喉小囊相通。喉小囊是一个类似小袋的结构,位于前庭襞和甲杓肌内表面,上下延伸约几毫米。

两个前庭襞(A18)之间的缝隙是前庭裂。两个声襞之间的缝隙是声门裂。前庭襞通常被称为假声带。

除环甲肌(第 49 页,C8)由喉外神经(第 29 页,12)支配外,其余喉肌均由喉返神经支配。

B 喉 内面观

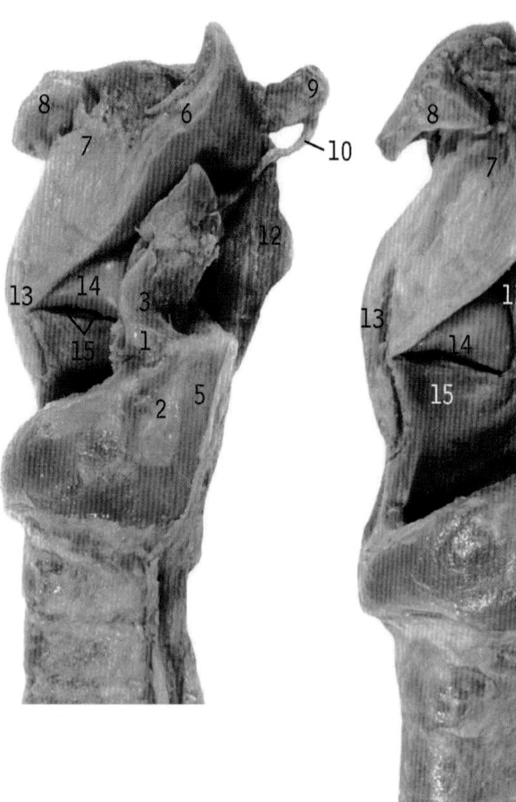

1 环状软骨的左杓状软骨关节面 Articular facet on cricoid for left arytenoid cartilage
2 甲状软骨和环状软骨关节处 Articular site of thyroid and cricoid cartilages
3 杓状软骨左侧面 Arytenoid cartilage, left, lateral surface
4 杓状软骨右侧内面 Arytenoid cartilage, right, medial surface
5 环状软骨板 Cricoid cartilage, lamina
6 会厌 Epiglottis
7 舌骨会厌韧带 Hyoepiglottic ligament
8 舌骨弓部横切面 Hyoid arch, cross-section
9 舌骨大角 Hyoid, greater horn
10 喉上神经的喉内支 Internal laryngeal nerve
11 方形膜 Quadrangular membrane
12 甲状舌骨膜 Thyrohyoid membrane
13 甲状软骨板横断面 Thyroid cartilage, lamina, cross-section
14 前庭襞(假声带) Vestibular fold (false vocal cord)
15 声襞(真声带) Vocal fold (true vocal cord)

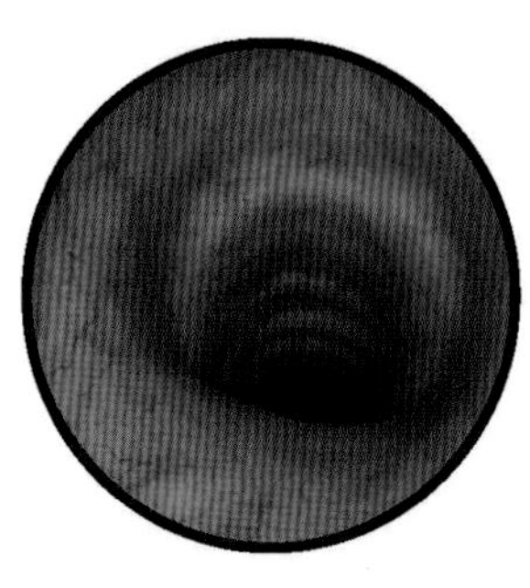

环状软骨和气管环的内镜图

颅窝

A 图中硬脑膜完整

B 图中部分硬脑膜被移除

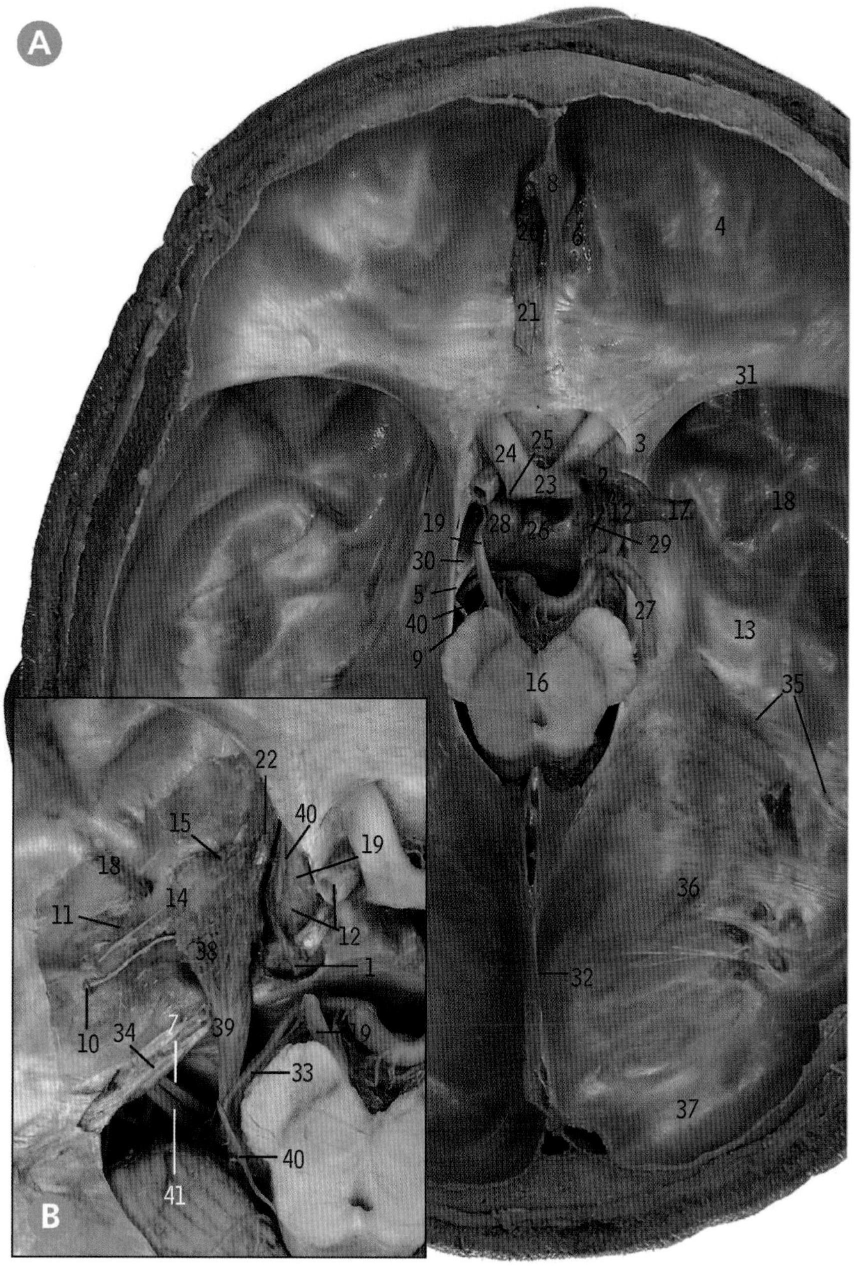

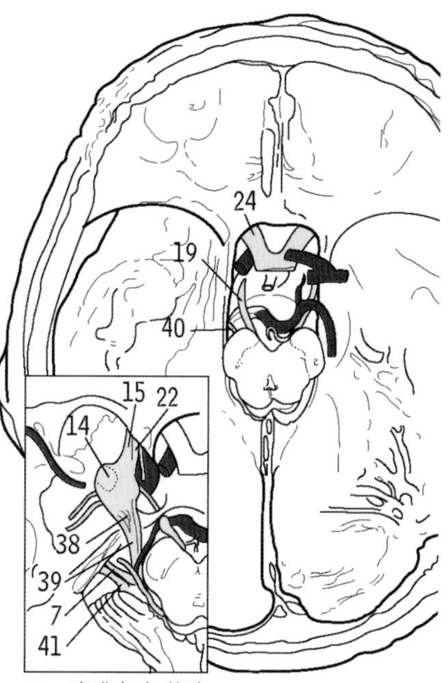

1 外展神经 Abducent nerve
2 大脑前动脉 Anterior cerebral artery
3 前床突 Anterior clinoid process
4 颅前窝 Anterior cranial fossa
5 小脑幕附着缘 Attached margin of tentorium cerebelli
6 筛骨筛板 Cribriform plate of ethmoid bone
7 面神经 Facial nerve
8 附着于鸡冠的大脑镰 Falx cerebri attached to crista galli
9 小脑幕的游离缘 Free margin of tentorium cerebelli
10 岩大神经裂孔 Hiatus for greater petrosal nerve
11 岩小神经裂孔 Hiatus for lesser petrosal nerve
12 颈内动脉 Internal carotid artery
13 颅中窝外侧部 Lateral part of middle cranial fossa
14 下颌神经 Mandibular nerve
15 上颌神经 Maxillary nerve
16 中脑(上丘平面) Midbrain (superior colliculus level)
17 大脑中动脉 Middle cerebral artery
18 脑膜中动、静脉 Middle meningeal vessels
19 动眼神经(已切断) Oculomotor nerve (cut)
20 嗅球 Olfactory bulb
21 嗅束 Olfactory tract
22 眼神经 Ophthalmic nerve
23 视交叉 Optic chiasma
24 视神经 Optic nerve
25 视束 Optic tract
26 垂体茎 Pituitary stalk
27 大脑后动脉 Posterior cerebral artery
28 后床突 Posterior clinoid process
29 后交通动脉 Posterior communicating artery
30 海绵窦根部 Roof of cavernous sinus
31 蝶顶窦(在蝶骨小翼后边缘) Sphenoparietal sinus (at posterior border of lesser wing of sphenoid bone)
32 直窦(处于小脑幕与大脑镰交界处) Straight sinus (at junction of falx cerebri and tentorium cerebelli)
33 小脑上动脉 Superior cerebellar artery
34 岩上窦 Superior petrosal sinus
35 岩上窦(小脑幕附着缘) Superior petrosal sinus (at attached margin of tentorium cerebelli)
36 小脑幕 Tentorium cerebelli
37 横窦(小脑幕附着缘) Transverse sinus (at attached margin of tentorium cerebelli)
38 三叉神经节 Trigeminal ganglion
39 三叉神经 Trigeminal nerve
40 滑车神经 Trochlear nerve
41 前庭蜗神经 Vestibulocochlear nerve

海绵窦血栓形成见第 80~82 页。

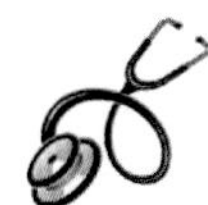

头部矢状面

A 右侧头部左侧观

B 鼻咽内镜图

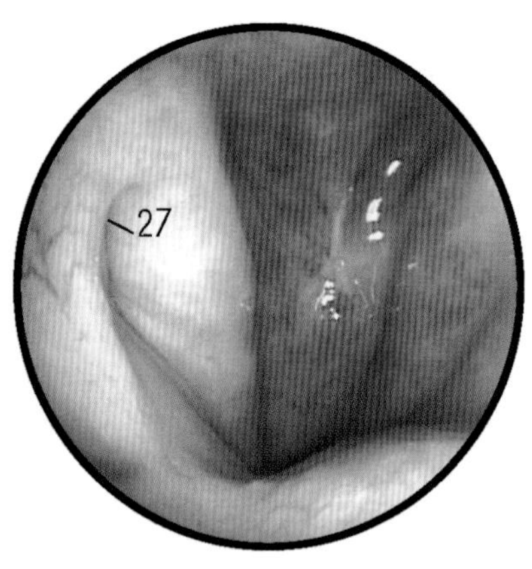

大脑镰(10)分隔两个大脑半球。小脑幕(39)将大脑半球后部与小脑(5)分隔开。

A

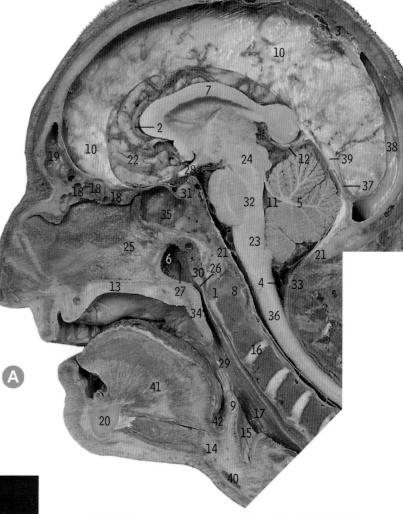

C 磁共振成像

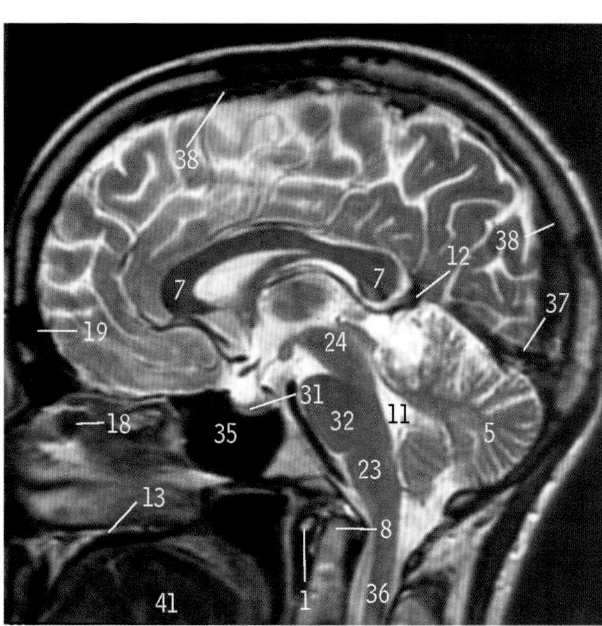

1 寰椎前弓 Anterior arch of atlas
2 大脑前动脉 Anterior cerebral artery
3 蛛网膜颗粒 Arachnoid granulations
4 小脑延髓池 Cerebellomedullary cistern (cisterna magna)
5 小脑 Cerebellum
6 鼻后孔 Choana (posterior nasal aperture)
7 胼胝体 Corpus callosum
8 枢椎齿突 Dens of axis
9 会厌 Epiglottis
10 大脑镰 Falx cerebri
11 第四脑室 Fourth ventricle
12 大脑大静脉(盖伦静脉) Great cerebral vein (of Galen)
13 硬腭 Hard palate
14 舌骨 Hyoid bone
15 喉的入口 Inlet of larynx
16 枢椎与第 3 颈椎之间的椎间盘 Intervertebral disc between axis and third cervical vertebra
17 喉咽 Laryngeal part of pharynx
18 左筛骨气房 Left ethmoidal air cells
19 左额窦 Left frontal sinus
20 下颌骨 Mandible
21 枕骨大孔的边缘 Margin of foramen magnum
22 右侧大脑半球的内面 Medial surface of right cerebral hemisphere
23 延髓 Medulla oblongata
24 中脑 Midbrain
25 鼻中隔(骨部) Nasal septum (bony part)
26 鼻咽 Nasopharynx
27 咽鼓管口 Opening of auditory tube
28 视交叉 Optic chiasma
29 咽的口部(口咽) Oral part of pharynx (oropharynx)
30 咽(鼻咽部的)扁桃体(扁桃体肥大) Pharyngeal (nasopharyngeal) tonsil (adenoids)
31 垂体 Pituitary gland
32 脑桥 Pons
33 寰椎后弓 Posterior arch of atlas
34 软腭 Soft palate
35 蝶窦 Sphenoidal sinus
36 脊髓 Spinal cord
37 直窦 Straight sinus
38 上矢状窦 Superior sagittal sinus
39 小脑幕 Tentorium cerebelli
40 甲状软骨 Thyroid cartilage
41 舌 Tongue
42 会厌谷 Vallecula

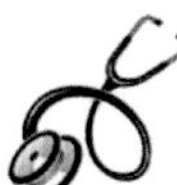

腺样体(咽扁桃体)增生和垂体出血见第 80~82 页。

A 硬脑膜和颅神经

1 外展神经 Abducent nerve
2 蛛网膜颗粒 Arachnoid granulations
3 小脑幕附着缘
Attached margin of tentorium cerebelli
4 鼻后孔
Choana (posterior nasal aperture)
5 斜坡 Clivus
6 枢椎齿突 Dens of axis
7 大脑镰 Falx cerebri
8 小脑幕的游离缘
Free margin of tentorium cerebelli
9 舌咽神经、迷走神经、副神经
Glossopharyngeal, vagus and accessory nerves
10 下矢状窦 Inferior sagittal sinus
11 颈内动脉 Internal carotid artery
12 枕骨大孔的边缘
Margin of foramen magnum
13 延髓 Medulla oblongata
14 面神经的运动根
Motor root of facial nerve
15 鼻中隔 Nasal septum
16 动眼神经 Oculomotor nerve
17 嗅束 Olfactory tract
18 视神经 Optic nerve
19 垂体 Pituitary gland
20 寰椎后弓 Posterior arch of atlas
21 舌下神经根丝
Rootlets of hypoglossal nerve
22 面神经的感觉根(中间神经)
Sensory root (nervus intermedius) of facial nerve
23 蝶窦 Sphenoidal sinus
24 蝶顶窦 Sphenoparietal sinus
25 脊髓 Spinal cord
26 副神经脊髓部
Spinal part of accessory nerve
27 直窦 Straight sinus
28 上矢状窦 Superior sagittal sinus
29 小脑幕 Tentorium cerebelli
30 横窦 Transverse sinus
31 三叉神经 Trigeminal nerve
32 滑车神经 Trochlear nerve
33 椎动脉 Vertebral artery
34 前庭蜗神经 Vestibulocochlear nerve

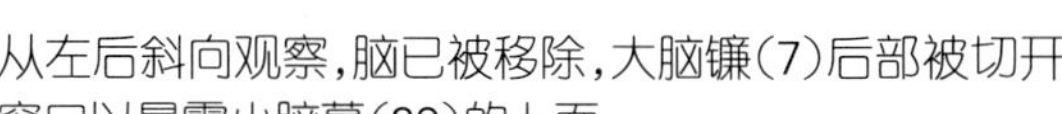
从左后斜向观察,脑已被移除,大脑镰(7)后部被切开一个窗口以暴露小脑幕(29)的上面。

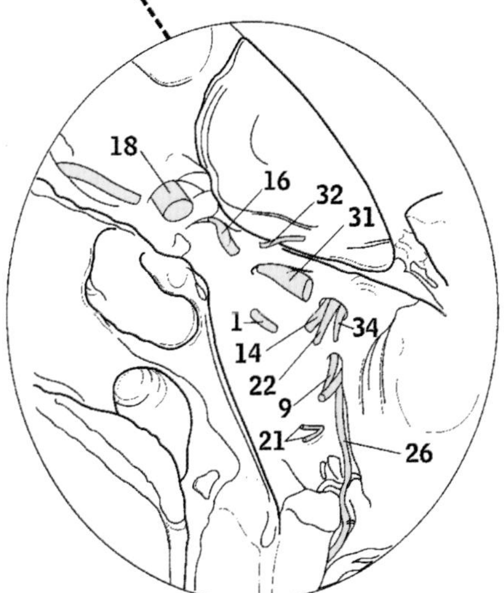

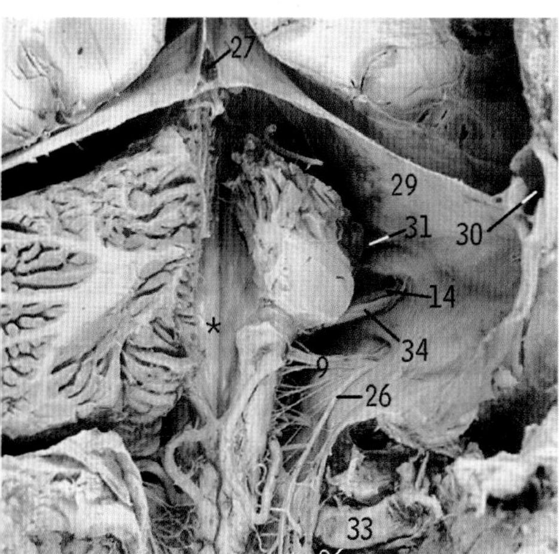

B 右后侧颅窝 后面观

移除后部颅骨、硬脑膜、上部颈椎,以及全部右侧及大部分左侧小脑半球,以暴露第四脑室底(*)。

颅骨切开术和硬膜下出血见第 80~82 页。

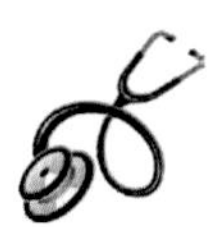

左眼

A 表面特征

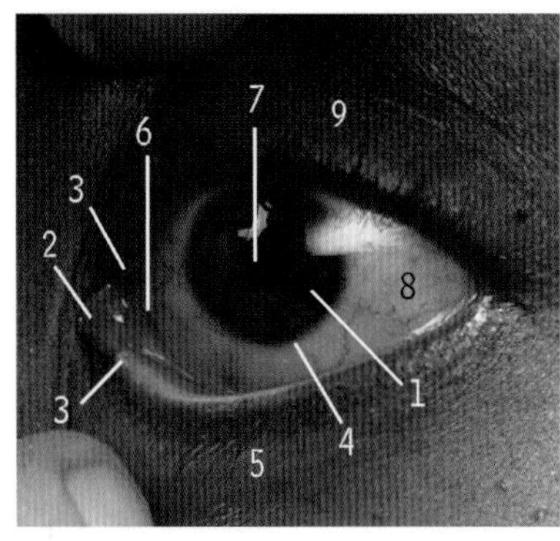

眼睑处于正常开放位，上眼睑(9)下缘几乎覆盖了虹膜(1)的上半部分；下眼睑(5)的边缘与虹膜(1)下缘位于同一水平。

1 角膜后的虹膜 Iris behind cornea
2 泪阜 Lacrimal caruncle
3 泪乳头 Lacrimal papilla
4 缘(角膜巩膜缘)
Limbus (corneoscleral junction)
5 下眼睑 Lower lid
6 半月襞 Plica semilunaris
7 角膜后的瞳孔 Pupil behind cornea
8 巩膜 Sclera
9 上眼睑 Upper lid

角膜是眼球外膜前部透明的部分，其边缘(4)与巩膜(8)相续。

瞳孔(7)是虹膜(1)中央的孔，虹膜位于晶状体前，是环形且有色素沉积的膈膜结构。

每个泪乳头(3)有一个泪点(顶部)，泪点是泪小管(B8)的微小开口，泪小管向内侧走行，开口于泪囊。泪囊位于睑内侧韧带(B10)的内侧，泪囊向下移行为鼻泪管(B12)。

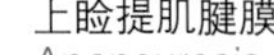

B 鼻泪管

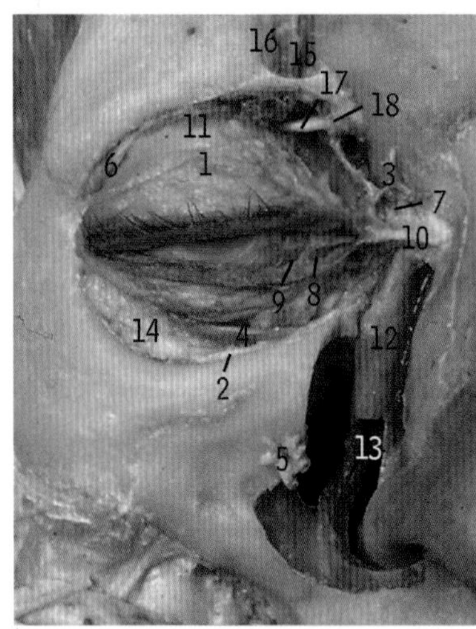

B 图中，面部肌肉和部分颅骨已被去除，以暴露出开口于下鼻道(13)的鼻泪管(12)。

1 上睑提肌腱膜
Aponeurosis of levator palpebrae superioris
2 眶隔和骨膜的切缘
Cut edge of orbital septum and periosteum
3 鼻背动脉 Dorsal nasal artery
4 下斜肌 Inferior oblique
5 眶下神经 Infra-orbital nerve
6 泪腺 Lacrimal gland
7 泪囊(上端) Lacrimal sac (upper extremity)
8 下泪小管 Lower lacrimal canaliculus
9 下泪乳头，泪点
Lower lacrimal papilla and punctum
10 睑内侧韧带 Medial palpebral ligament
11 上睑提肌的肌纤维
Muscle fibres of levator palpebrae superioris
12 鼻泪管 Nasolacrimal duct
13 鼻泪管(前壁已被移除)开口于下鼻道
Opening of nasolacrimal duct (anterior wall removed) in inferior meatus of nose
14 眶隔脂肪垫 Orbital fat pad
15 眶上动脉 Supra-orbital artery
16 眶上神经 Supra-orbital nerve
17 上斜肌肌腱 Tendon of superior oblique
18 滑车 Trochlea

C 大泪囊造影片

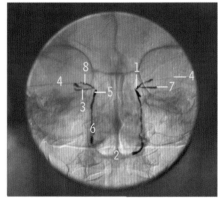

1 泪总管 Common canaliculus
2 硬腭 Hard palate
3 下泪管 Inferior canaliculus
4 泪导管 Lacrimal catheters
5 泪囊 Lacrimal sac
6 鼻泪管 Nasolacrimal duct
7 泪点所在处 Site of lacrimal punctum
8 上泪管 Superior canaliculus

D 眼眶 上面观

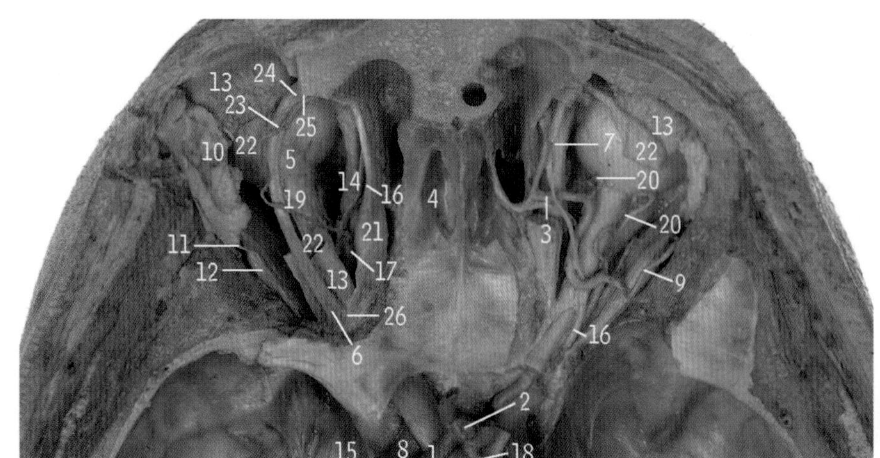

1 大脑前动脉 Anterior cerebral artery
2 前交通动脉
Anterior communicating artery
3 筛前动脉和神经
Anterior ethmoidal artery and nerve
4 筛骨的筛板
Cribriform plate of ethmoid bone
5 眼球 Eyeball
6 额神经 Frontal nerve
7 滑车下神经和眼动脉
Infratrochlear nerve and ophthalmic artery
8 颈内动脉 Internal carotid artery
9 泪腺动脉 Lacrimal artery
10 泪腺 Lacrimal gland
11 泪腺神经 Lacrimal nerve
12 外直肌 Lateral rectus
13 上睑提肌(已被切断)
Levator palpebrae superioris (cut)
14 内直肌 Medial rectus
15 大脑中动脉 Middle cerebral artery
16 鼻睫状神经 Nasociliary nerve
17 眼动脉 Ophthalmic artery
18 视交叉 Optic chiasma
19 视神经(左眼眶中视神经上有睫状短神经通过)
Optic nerve (with overlying short ciliary nerves in left orbit)
20 睫状后动脉 Posterior ciliary artery
21 上斜肌 Superior oblique
22 上直肌(已被切断) Superior rectus (cut)
23 眶上动脉 Supra-orbital artery
24 眶上神经 Supra-orbital nerve
25 滑车上神经 Supratrochlear nerve
26 滑车神经 Trochlear nerve

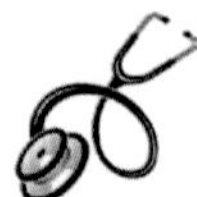

视网膜中央动脉阻塞、角膜弓、角膜反射、睑板腺囊肿(散粒肿)、视网膜检影法和瞳孔反射见第 80~82 页。

左眼眶内部观

A 内侧壁观

内侧

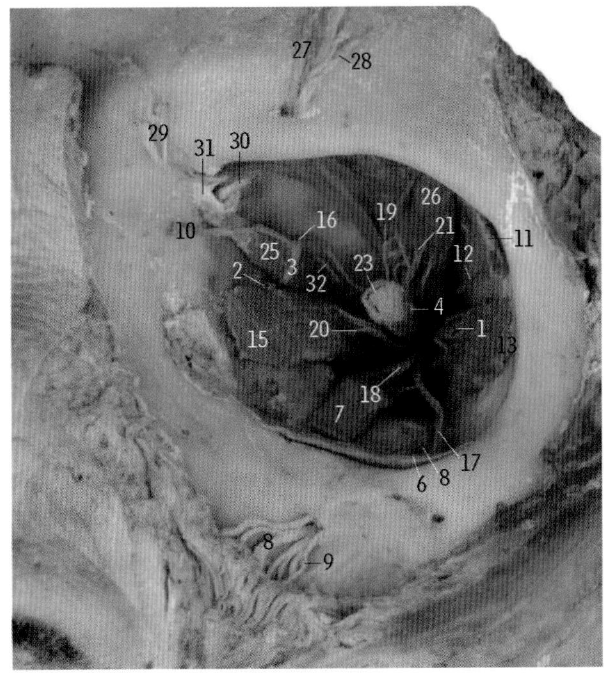

外侧

B 外侧壁观

内侧

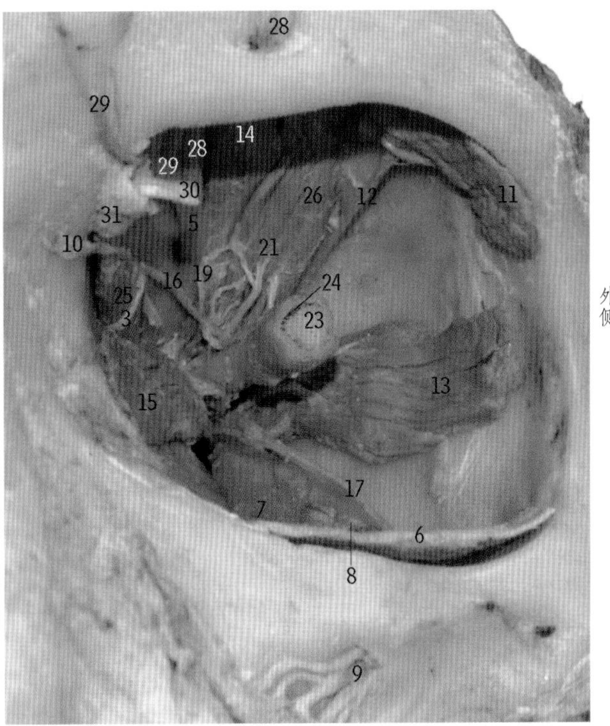

外侧

C 前面观

内侧

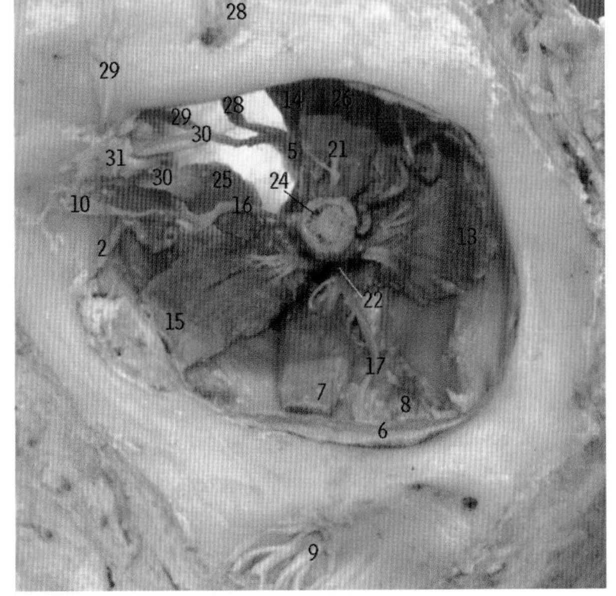

外侧

1 外展神经 Abducent nerve
2 筛前动脉 Anterior ethmoidal artery
3 筛前神经 Anterior ethmoidal nerve
4 视神经的硬膜鞘 Dural sheath of optic nerve
5 额神经 Frontal nerve
6 下斜肌 Inferior oblique
7 下直肌 Inferior rectus
8 眶下动脉 Infra-orbital artery
9 眶下神经 Infra-orbital nerve
10 滑车下神经 Infratrochlear nerve
11 泪腺 Lacrimal gland
12 泪腺神经 Lacrimal nerve
13 外直肌 Lateral rectus
14 上睑提肌 Levator palpebrae superioris
15 内直肌 Medial rectus
16 鼻睫状神经 Nasociliary nerve
17 支配下斜肌的神经 Nerve to inferior oblique
18 支配下直肌的神经 Nerve to inferior rectus
19 支配上睑提肌的神经 Nerve to levator palpebrae superioris
20 支配内直肌的神经 Nerve to medial rectus
21 支配上直肌的神经 Nerve to superior rectus
22 动眼神经 Oculomotor nerve
23 包绕视网膜中央动脉的视神经 Optic nerve surrounding central artery of retina
24 蛛网膜下隙 Subarachnoid space
25 上斜肌 Superior oblique
26 上直肌 Superior rectus
27 眶上动脉 Supra-orbital artery
28 眶上神经 Supra-orbital nerve
29 滑车上神经 Supratrochlear nerve
30 上斜肌肌腱 Tendon of superior oblique
31 滑车 Trochlea
32 滑车神经 Trochlear nerve

睑板腺囊肿(散粒肿)、眶周结膜下出血、硬膜下出血和青光眼见第 80~82 页。

右眼眶上面观

A 表面观

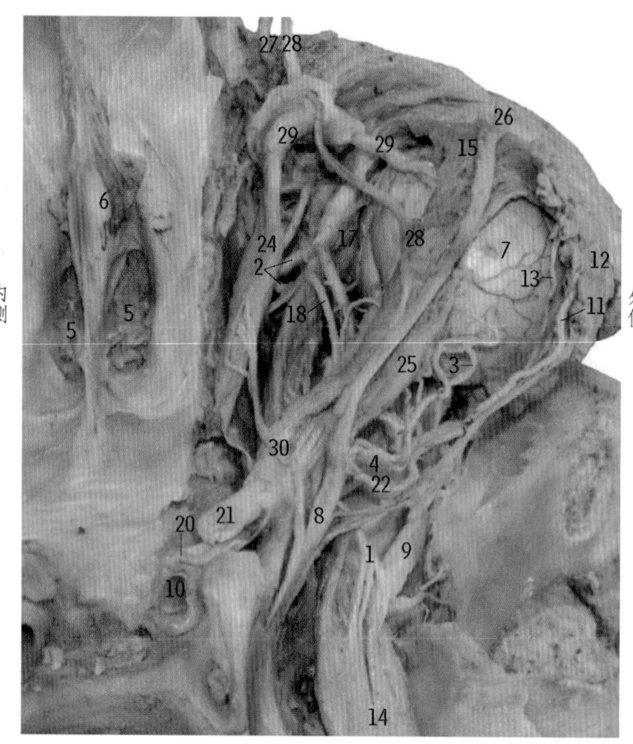

B 深面，肌肉被牵拉

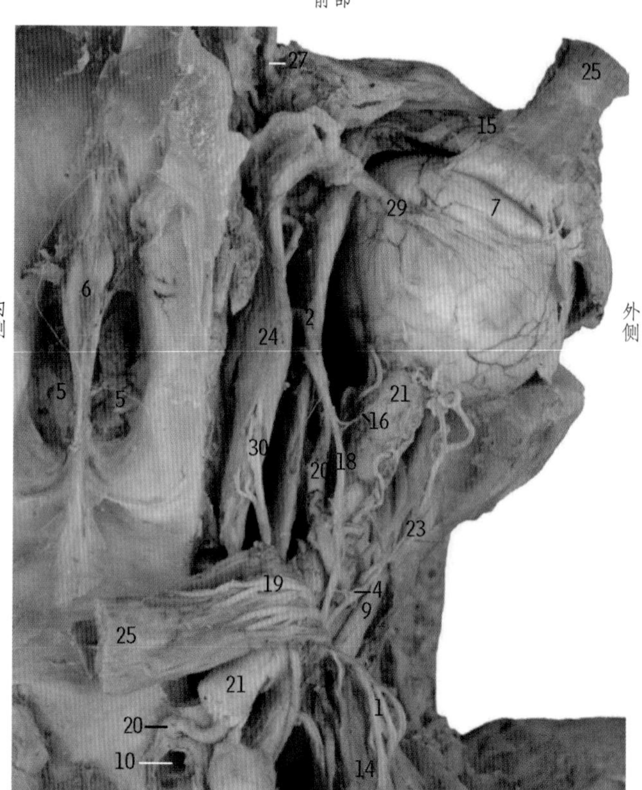

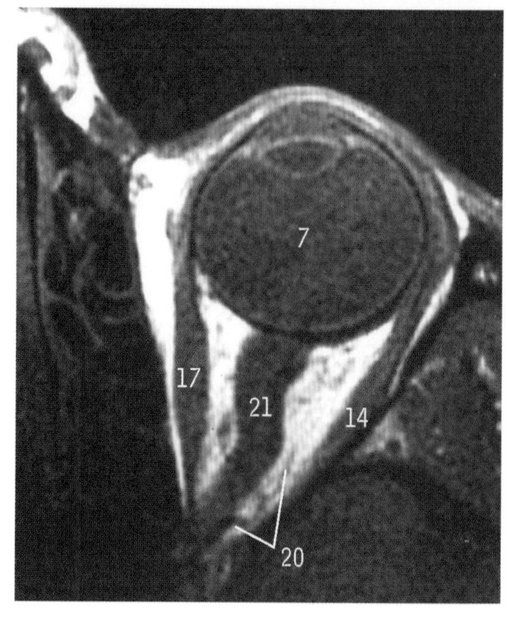

1 外展神经 Abducent nerve
2 筛前动脉和神经 Anterior ethmoidal artery and nerve
3 睫状动脉 Ciliary arteries
4 睫状神经节 Ciliary ganglion
5 筛骨筛板 Cribriform plate of ethmoid bone
6 鸡冠 Crista galli
7 眼球 Eyeball
8 额神经 Frontal nerve
9 眶下神经 Infra-orbital nerve
10 颈内动脉 Internal carotid artery
11 泪腺动脉 Lacrimal artery
12 泪腺 Lacrimal gland
13 泪腺神经 Lacrimal nerve
14 外直肌（被牵拉） Lateral rectus (reflected)
15 上睑提肌 Levator palpebrae superioris
16 睫状长神经 Long ciliary nerve
17 内直肌 Medial rectus
18 鼻睫状神经 Nasociliary nerve
19 支配上直肌的神经 Nerve to superior rectus
20 眼动脉 Ophthalmic artery
21 视神经 Optic nerve
22 睫状后动脉 Posterior ciliary artery
23 睫状短神经 Short ciliary nerves
24 上斜肌 Superior oblique
25 上直肌 Superior rectus
26 眶上神经 Supra-orbital nerve
27 滑车上动脉 Supratrochlear artery
28 滑车上神经 Supratrochlear nerve
29 上斜肌肌腱 Tendon of superior oblique
30 滑车神经 Trochlear nerve

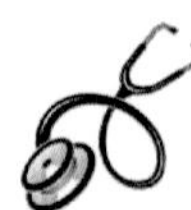

外展神经麻痹、动眼神经麻痹、眶蜂窝织炎和滑车神经麻痹见第 80~82 页。

右眼眶外侧面观

A 表面解剖　　**B** 深部解剖

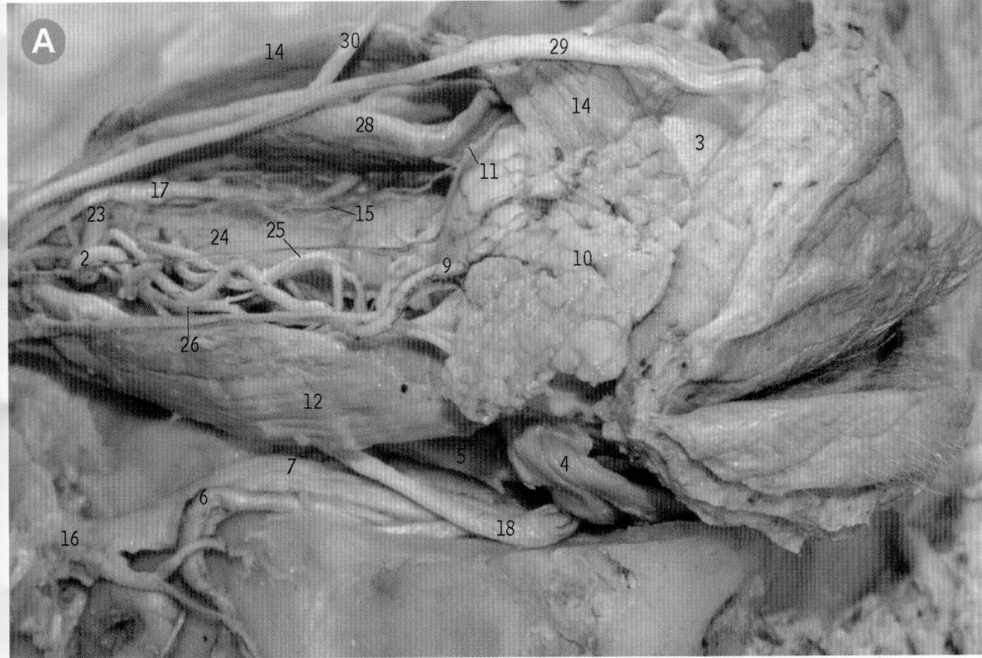

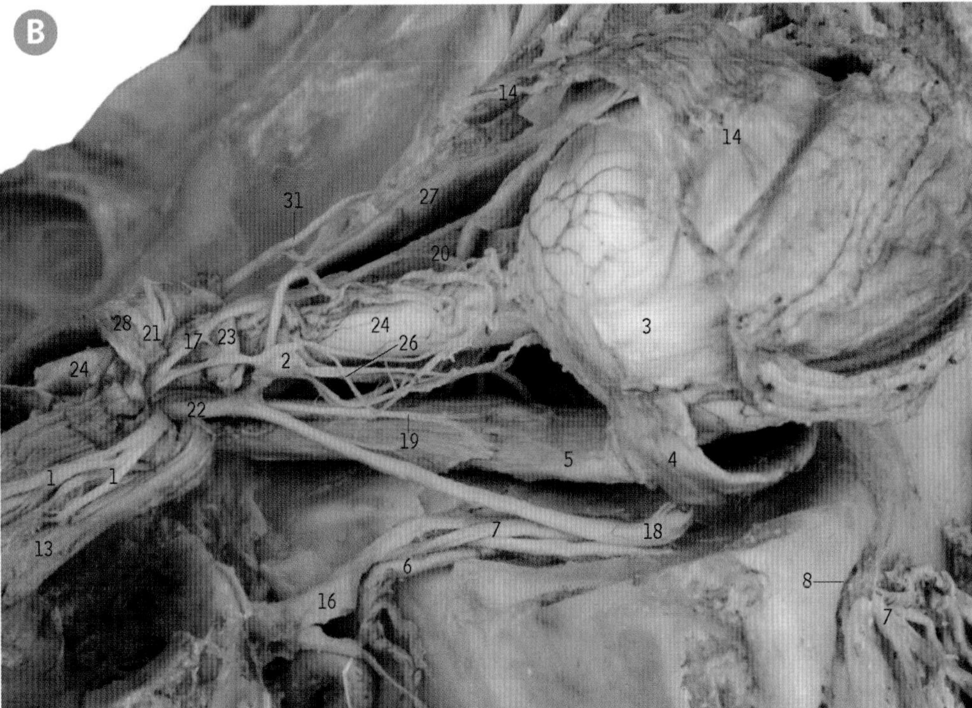

1 外展神经 Abducent nerve
2 睫状神经节 Ciliary ganglion
3 眼球 Eyeball
4 下斜肌 Inferior oblique
5 下直肌 Inferior rectus
6 眶下动脉 Infra-orbital artery
7 眶下神经 Infra-orbital nerve
8 眶下孔 Infra-orbital foramen
9 泪腺动脉 Lacrimal artery
10 泪腺 Lacrimal gland
11 泪腺神经 Lacrimal nerve
12 外直肌 Lateral rectus
13 外直肌(向后牵拉) Lateral rectus (reflected backwards)
14 上睑提肌 Levator palpebrae superioris
15 睫状长神经 Long ciliary nerve
16 三叉神经上颌支 Maxillary branch of trigeminal nerve
17 鼻睫状神经 Nasociliary nerve
18 支配下斜肌的神经 Nerve to inferior oblique
19 支配下直肌的神经 Nerve to inferior rectus
20 支配内直肌的神经 Nerve to medial rectus
21 支配上直肌的神经 Nerve to superior rectus
22 动眼神经，下支 Oculomotor nerve, inferior di-vision
23 眼动脉 Ophthalmic artery
24 视神经 Optic nerve
25 睫状短动脉 Short ciliary artery
26 睫状短神经 Short ciliary nerves
27 上斜肌 Superior oblique
28 上直肌 Superior rectus
29 眶上神经 Supra-orbital nerve
30 滑车上神经 Supratrochlear nerve
31 滑车神经 Trochlear nerve

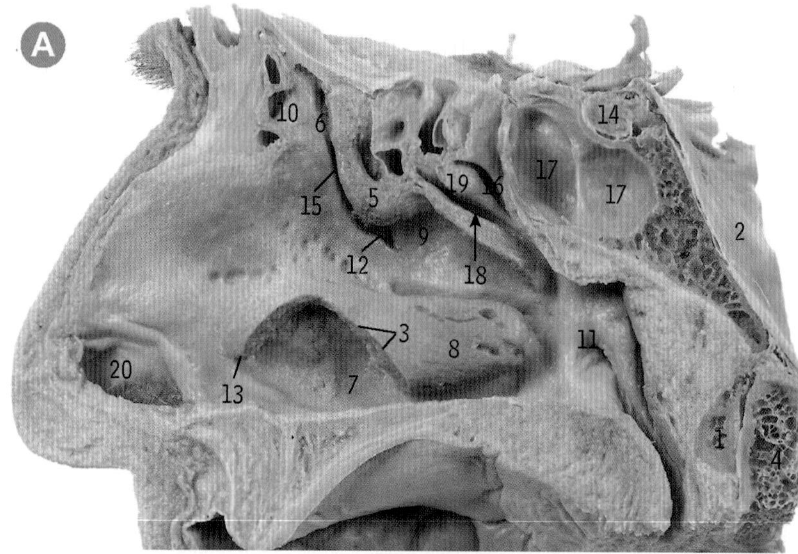

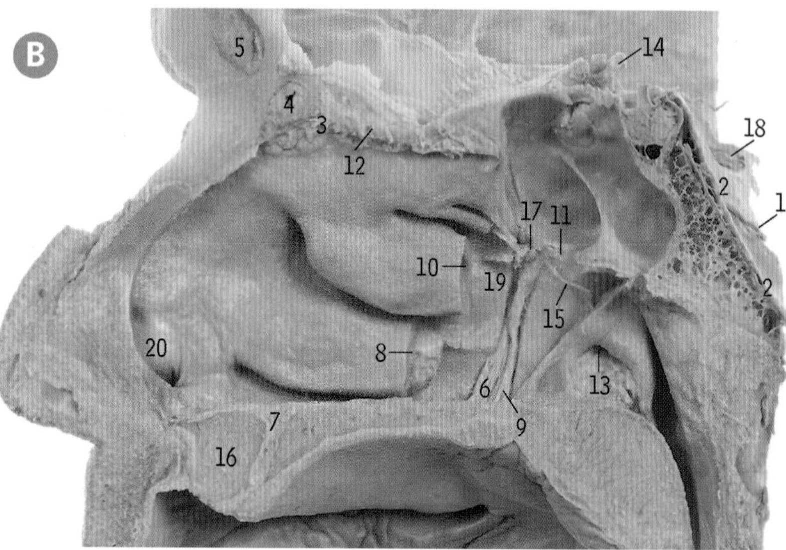

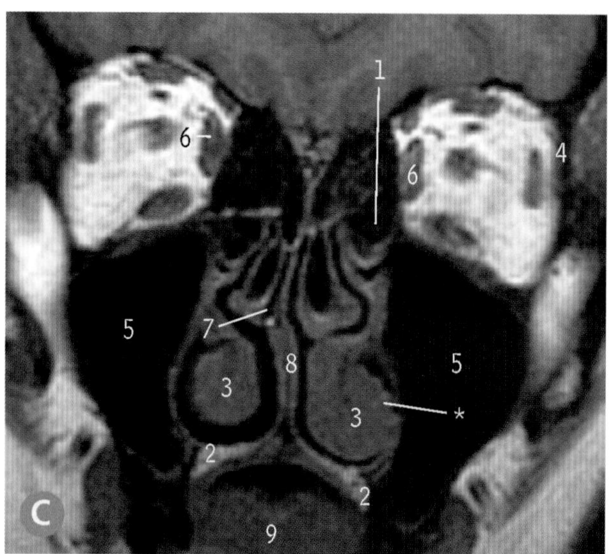

* 注意:这是一个变异的泡状鼻甲。

A 右侧鼻腔外侧壁

1 寰椎前弓 Anterior arch of atlas
2 斜坡 Clivus
3 下鼻甲切割边缘 Cut edge of inferior nasal concha
4 枢椎齿突 Dens of axis
5 筛骨泡 Ethmoidal bulla
6 筛漏斗 Ethmoidal infundibulum
7 下鼻道 Inferior meatus
8 下鼻甲 Inferior nasal concha
9 中鼻道 Middle meatus
10 筛前小房开口 Opening of anterior ethmoidal air cells
11 咽鼓管开口 Opening of auditory tube
12 上颌窦开口 Opening of maxillary sinus
13 鼻泪管开口 Opening of nasolacrimal duct
14 垂体 Pituitary gland
15 半月裂孔 Semilunar hiatus
16 蝶筛隐窝 Sphenoethmoidal recess
17 蝶窦 Sphenoidal sinus
18 上鼻道 Superior meatus
19 上鼻甲 Superior nasal concha
20 前庭 Vestibule

B 右鼻腔和翼腭神经节 从左面观

1 外展神经 Abducent nerve
2 斜坡 Clivus
3 筛骨筛板 Cribriform plate of ethmoid
4 筛骨小房(前部) Ethmoidal air cell (anterior)
5 额窦 Frontal sinus
6 腭大神经 Greater palatine nerve
7 切牙孔 Incisive foramen
8 下鼻甲,黏膜骨膜切割边缘 Inferior nasal concha, cut edge of mucoperiosteum
9 腭小神经 Lesser palatine nerves
10 中鼻甲,切口 Middle nasal concha, cut
11 翼管神经 Nerve of pterygoid canal
12 嗅神经纤维 Olfactory nerve fibres
13 咽鼓管开口 Opening of auditory tube
14 视神经 Optic nerve
15 翼腭神经节发出的咽支 Pharyngeal branch to ganglion
16 切牙骨 Premaxilla
17 翼腭神经节 Pterygopalatine ganglion
18 三叉神经 Trigeminal nerve
19 腭骨垂直板 Vertical plate of palatine bone
20 前庭 Vestibule

C 面部 冠状位磁共振成像

1 筛骨小房 Ethmoid air cells
2 硬腭 Hard palate
3 下鼻甲 Inferior concha
4 泪腺 Lacrimal gland
5 上颌窦 Maxillary sinus
6 内直肌 Medial rectus muscle
7 中鼻道 Middle meatus
8 鼻中隔 Nasal septum
9 舌 Tongue

中耳压力均衡、鼻息肉和鼻饲插管见第 80~82 页。

右三叉神经分支　正中观

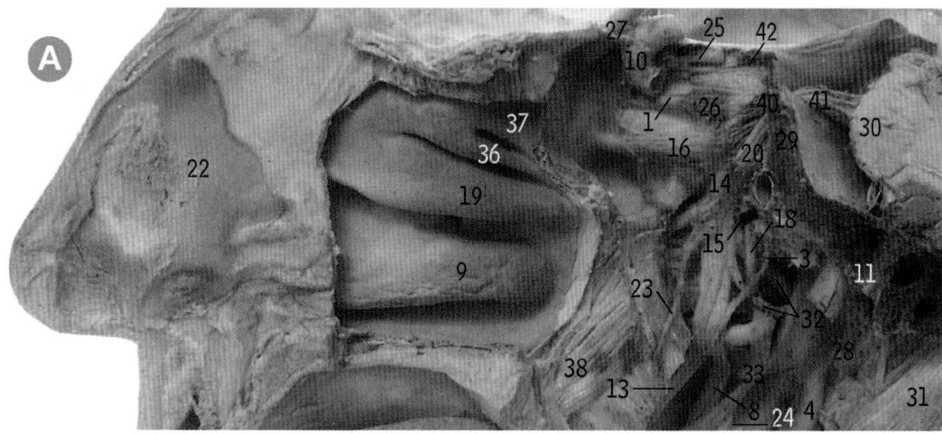

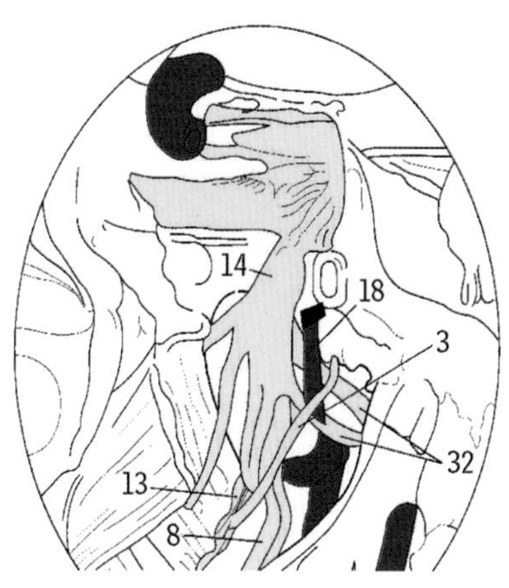

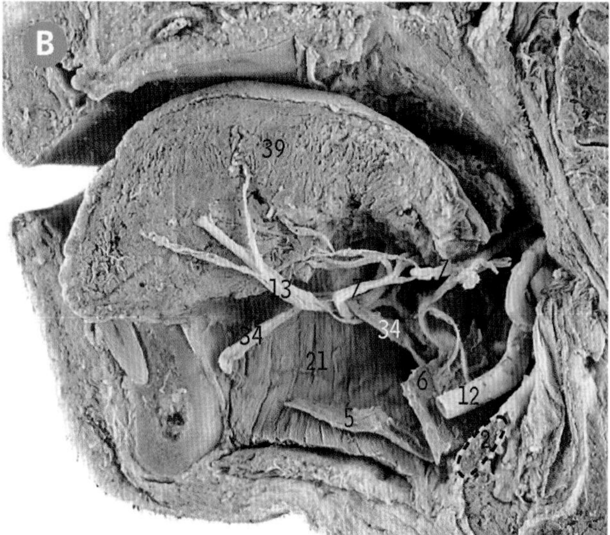

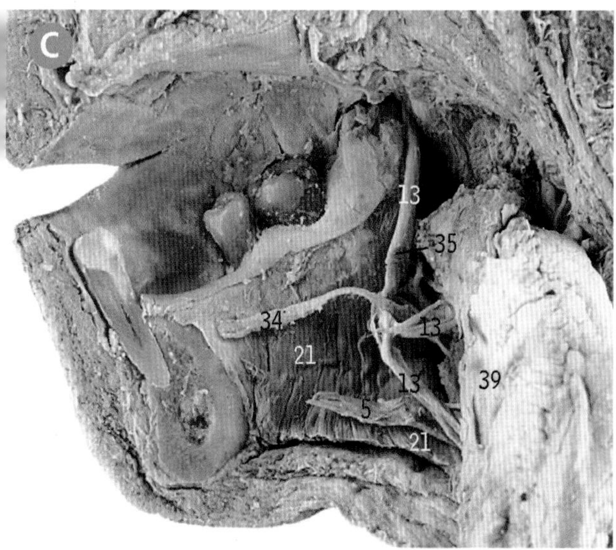

A 正中左侧矢状断面

B **C** 移除颏舌骨肌、舌下腺和口腔黏膜后，正中右侧的矢状断面。在 C 中牵拉舌向内侧

1 外展神经 Abducent nerve
2 舌骨体 Body of hyoid bone
3 鼓索 Chorda tympani
4 颈外动脉 External carotid artery
5 颏舌骨肌 Geniohyoid
6 舌骨舌肌 Hyoglossus
7 舌下神经 Hypoglossal nerve
8 下牙槽神经 Inferior alveolar nerve
9 下鼻甲 Inferior nasal concha
10 颈内动脉 Internal carotid artery
11 颈静脉球 Jugular bulb
12 舌动脉 Lingual artery
13 舌神经 Lingual nerve
14 三叉神经下颌支 Mandibular branch of trigeminal nerve
15 咽鼓管标志 Marker in auditory tube
16 三叉神经上颌支 Maxillary branch of trigeminal nerve
17 翼内肌 Medial pterygoid
18 硬脑膜中动脉 Middle meningeal artery
19 中鼻甲 Middle nasal concha
20 三叉神经运动根 Motor root of trigeminal nerve
21 下颌舌骨肌 Mylohyoid
22 鼻中隔(软骨部) Nasal septum (cartilaginous part)
23 支配翼内肌的神经 Nerve to medial pterygoid
24 支配下颌舌骨肌的神经 Nerve to mylohyoid
25 动眼神经 Oculomotor nerve
26 三叉神经眼支 Ophthalmic branch of trigeminal nerve
27 视神经 Optic nerve
28 腮腺 Parotid gland
29 颞骨岩部 Petrous part of temporal bone
30 脑桥 Pons
31 二腹肌后腹 Posterior belly of digastric
32 耳颞神经根 Roots of auriculotemporal nerve
33 蝶下颌韧带和上颌动脉 Sphenomandibular ligament and maxillary artery
34 下颌下腺管 Submandibular duct
35 下颌下神经节 Submandibular ganglion
36 上鼻甲 Superior nasal concha
37 最上鼻甲 Supreme nasal concha
38 腭帆张肌 Tensor veli palatini
39 舌 Tongue
40 三叉神经节 Trigeminal ganglion
41 三叉神经 Trigeminal nerve
42 滑车神经 Trochlear nerve

舌下神经麻痹、口腔病变和舌癌见第 80~82 页。

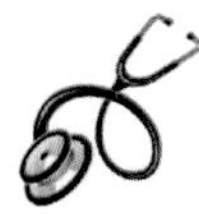

A 右侧外耳

1 对耳轮 Antihelix
2 对耳屏 Antitragus
3 耳郭结节 Auricular tubercle
4 耳轮脚 Crus of helix
5 外耳道 External acoustic meatus
6 耳轮 Helix
7 耳屏间切迹 Intertragic notch
8 耳垂 Lobule
9 对耳轮下脚 Lower crus of antihelix
10 外耳下部 Lower part of concha
11 乳突 Mastoid process
12 舟状窝 Scaphoid fossa
13 颞浅血管和耳颞神经 Superficial temporal vessels and auriculotemporal nerve
14 耳屏 Tragus
15 寰椎横突 Transverse process of atlas
16 三角窝 Triangular fossa
17 对耳轮上脚 Upper crus of antihelix
18 外耳上部 Upper part of concha

B 右侧鼓膜 用耳镜观察

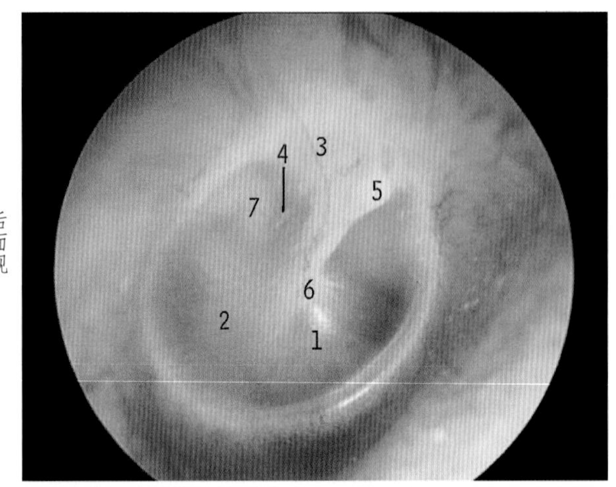

1 光锥 Cone of light (light reflex)
2 紧张部 Pars tensa
3 松弛部 Pars flaccida
4 鼓索 Chorda tympani
5 锤骨外侧突 Malleus, lateral process
6 鼓膜脐 Umbo
7 砧骨长突 Incus, long proce

C 右侧颞骨和耳

颞骨被一分为二像本书一样打开，去除了岩上部。截面显示鼓室（中耳）。图左可见从内侧观到带有鼓膜(26)的中耳侧壁，图右可见内侧壁的主要特征。

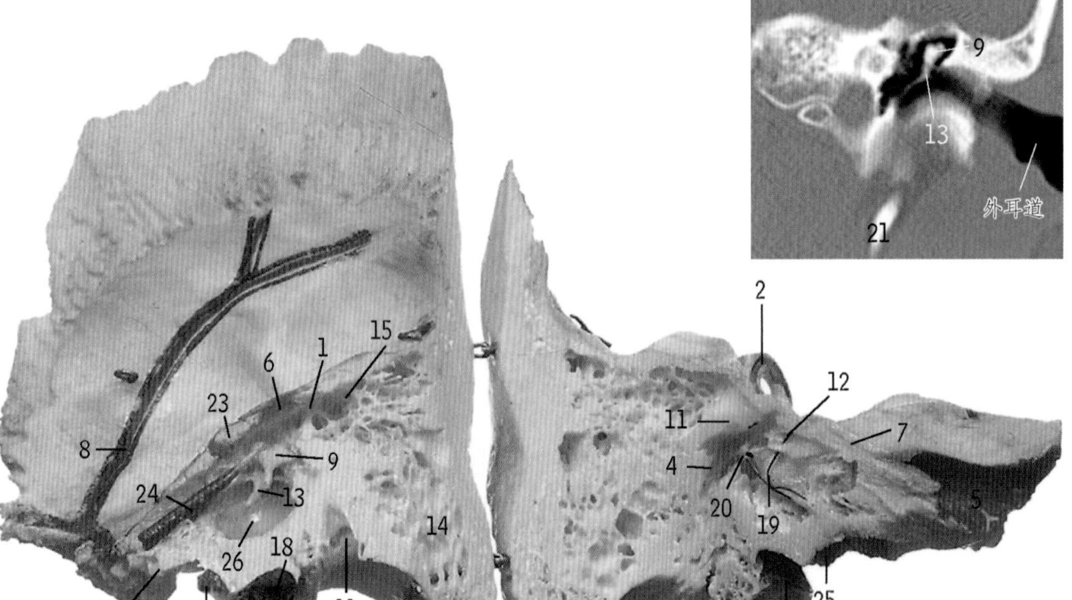

1 乳突窦口 Aditus to mastoid antrum
2 前(上)半规管 Anterior (superior) semicircular canal
3 咽鼓管骨部 Bony part of auditory tube
4 面神经管(黄色) Canal for facial nerve (yellow)
5 颈动脉管(红色) Carotid canal (red)
6 鼓室上隐窝 Epitympanic recess
7 岩大神经沟(黄色) Groove for greater petrosal nerve (yellow)
8 脑膜中血管沟 Groove for middle meningeal vessels
9 砧骨 incus
10 颈静脉球(蓝色) Jugular bulb (blue)
11 外半规管 Lateral semicircular canal
12 岩小神经 Lesser petrosal nerve
13 锤骨 malleus
14 乳突小房 Mastoid air cells
15 乳突窦 Mastoid antrum
16 乳突 Mastoid process
17 部分颈动脉管(红色) Part of carotid canal (red)
18 部分颈静脉球(蓝色) Part of jugular bulb (blue)
19 岬及覆盖其上的鼓室丛 Promontory with overlying tympanic plexus
20 卵圆窗内的镫骨和镫骨肌 Stapes in oval window and stapedius muscle
21 茎突 Styloid process
22 茎乳孔 Stylomastoid forame
23 鼓室盖 Tegmen tympani
24 鼓膜张肌管内的鼓膜张肌 Tensor tympani muscle in its canal
25 舌咽神经鼓室支进入鼓室的小 Tympanic branch of glossopharyngeal nerve entering its canaliculus
26 鼓膜 Tympanic membrane

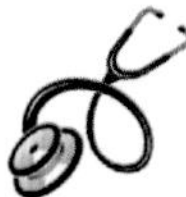

听觉过敏、鼓膜穿孔和耳痛(牵涉性痛)见第 80~82 页。

耳　右侧颞骨

A 中耳和面神经及其分支

B A 的放大图

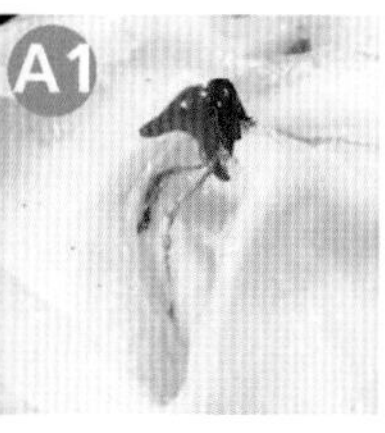

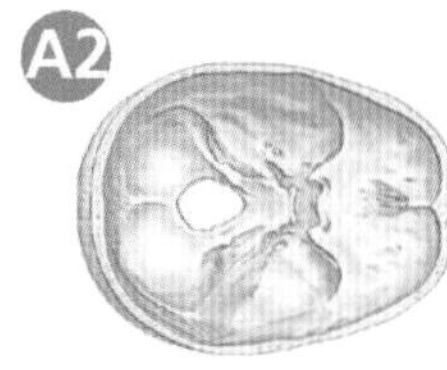

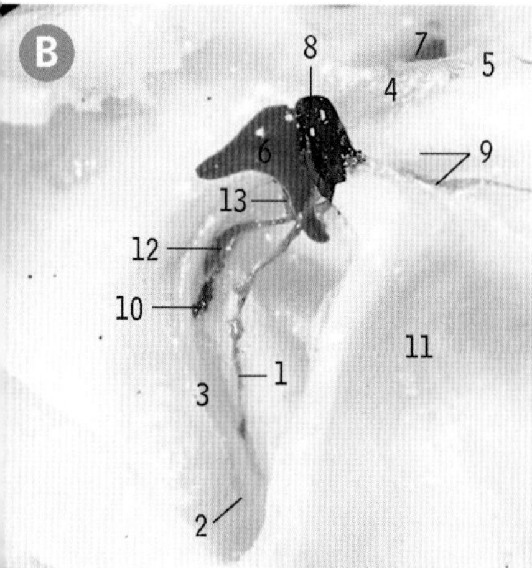

该标本从右上方向前内侧观察。骨被去余以暴露锤骨(8)和砧骨(6)的上部,正常情况下,这两个骨深入鼓室上隐窝。打开面神经管(2)上部以显示面神经发出的鼓索(1)支和镫骨肌神经(10)。可见面神经的膝状神经节(4)发出岩大神经(5)。

- 鼓索　Chorda tympani
- 面神经管通过茎乳孔　Facial canal leading to stylomastoid foramen
- 面神经　Facial nerve
- 面神经的膝状神经节　Geniculate ganglion of facial nerve
- 岩大神经　greater petrosal nerve
- 砧骨　incus
- 内耳道　Internal acoustic meatus
- 锤骨　malleus
- 咽鼓管的边缘　Margin of auditory tube
- 镫骨肌神经　Nerve to stapedius
- 覆盖鼓膜的石蜡(支持作用)　Paraffin wax (for support) overlying tympanic membrane
- 镫骨肌　Stapedius
- 镫骨　stapes

镫骨肌(12)肌腱以圆锥状止于鼓室锥体(此处被切除)后壁。

耳

C 右侧颞骨、中耳和内耳,放大图

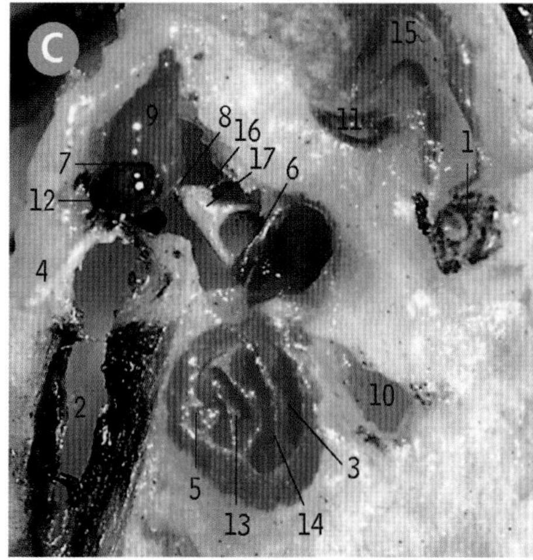

上面观,略向后外。中耳内有三块听小骨,锤骨(12)、砧骨(9)和镫骨(17)。鼓膜和外耳道位于标记7的下方,图中不可见。耳蜗被打开以显示其内部骨质结构(3、5、13和14)。

1. 前(上)半规管　Anterior (superior) semicircular canal
2. 咽鼓管　Auditory tube
3. 骨蜗螺旋管　Bony canal of cochlea
4. 鼓索　Chorda tympani
5. 蜗顶　Cupola of cochlea
6. 前庭卵圆窗中的镫骨底　Footplate of stapes in oval window of vestibule
7. 砧锤关节　Incudomalleolar joint
8. 砧镫关节　Incudostapedial joint
9. 砧骨　incus
10. 内耳道　Internal acoustic meatus
11. 外骨半规管　Lateral semicircular canal
12. 锤骨　malleus
13. 耳蜗轴　Modiolus of cochlea
14. 耳蜗骨螺旋板　Osseous spiral lamina of cochlea
15. 后半规管　Posterior semicircular canal
16. 镫骨肌腱　Stapedius tendon
17. 镫骨　stapes

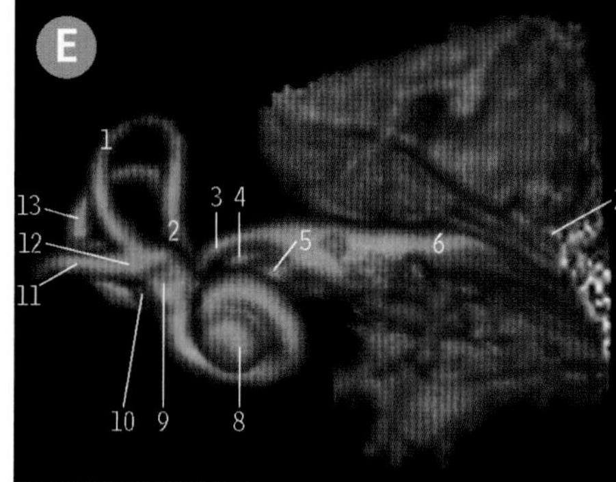

右耳

D 上面观,结构图

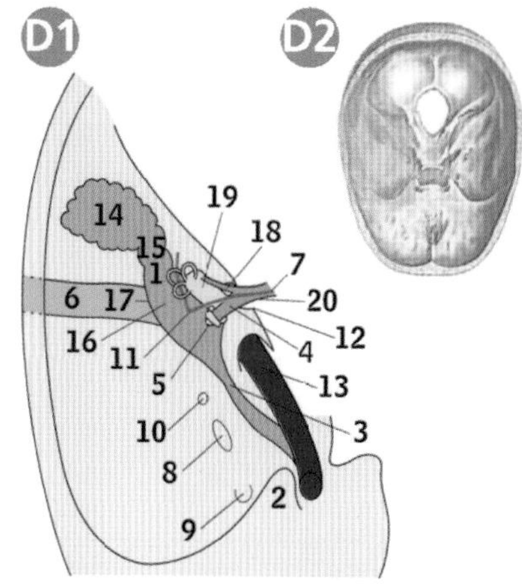

1. 乳突窦　Aditus to mastoid antrum
2. 前床突　Anterior clinoid process
3. 咽鼓管　Auditory tube
4. 耳蜗神经　Cochlear nerve
5. 内耳耳蜗部　Cochlear part of inner ear
6. 外耳道　External acoustic meatus
7. 面神经　Facial nerve
8. 卵圆孔　Foramen ovale
9. 圆孔　Foramen rotundum
10. 棘孔　Foramen spinosum
11. 面神经的膝状神经节　Geniculate ganglion of facial nerve
12. 内耳道　Internal acoustic meatus
13. 颈内动脉从破裂孔上方经过　Internal carotid artery emerging from foramen lacerum
14. 乳突小房　Mastoid air cells
15. 乳突窦　Mastoid antrum
16. 中耳　Middle ear
17. 鼓膜　Tympanic membrane
18. 前庭神经　Vestibular nerve
19. 内耳的前庭部分　Vestibular part of inner ear
20. 前庭蜗神经　Vestibulocochlear nerve

E 内耳的 CT 成像三维重建

1. 前(上)半规管　Anterior (superior) semicircular canals(SSC)
2. 总脚　Common crus
3. 面神经迷路段　Labyrinthine segment of facial nerve
4. 前庭上神经　Superior vestibular nerve
5. 耳蜗神经　Cochlear nerve
6. 前庭蜗神经　Vestibulocochlear nerve
7. 外展神经,第6颅神经　Abducent nerve CN VI
8. 耳蜗　cochlea
9. 前庭　vestibule
10. 卵圆窗　oval window
11. 外半规管　lateral SCC
12. 外半规管,壶腹　lateral SCC,ampulla
13. 后半规管　Posterior SCC

迷路炎见第 80~82 页。

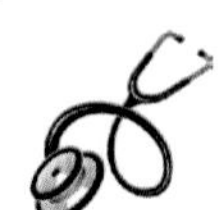

A 颅顶和大脑镰 下面观

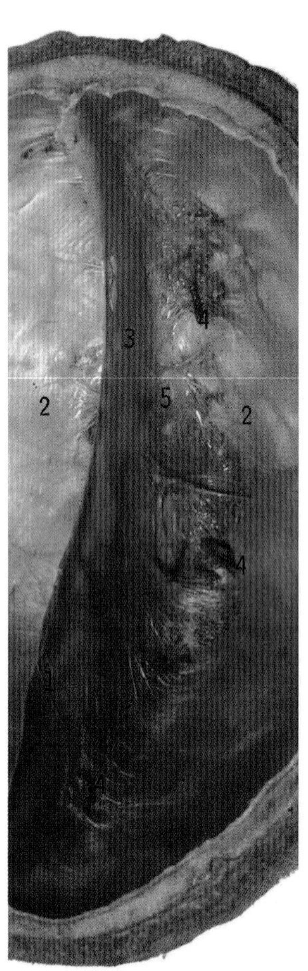

从下向上观察颅顶，可见大脑镰(3)与覆盖颅顶的硬脑膜(2)相延续，后部大脑镰切缘(1)于小脑幕处切断。

1 大脑镰切缘 Cut edge of falx cerebri
2 覆盖颅顶的硬脑膜 Dura mater over cranial vault
3 大脑镰 Falx cerebri
4 大脑上静脉 Superior cerebral veins
5 上矢状窦 Superior sagittal sinus

B 脑 上面观

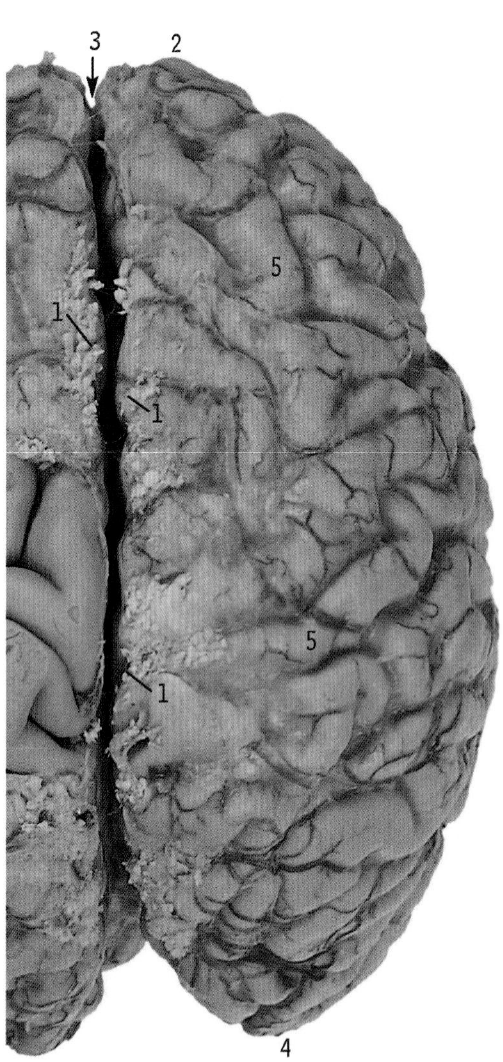

右侧大脑半球上覆盖有蛛网膜和邻近大脑纵裂(3)的蛛网膜颗粒(1)。在显示的左侧大脑半球上的蛛网膜被切开一个窗口，以暴露蛛网膜下隙。

1 蛛网膜颗粒 Arachnoid granulations
2 额极 Frontal pole
3 纵裂 Longitudinal fissure
4 枕极 Occipital pole
5 上外侧面 Superolateral surface

C 脑 右半球，上面观

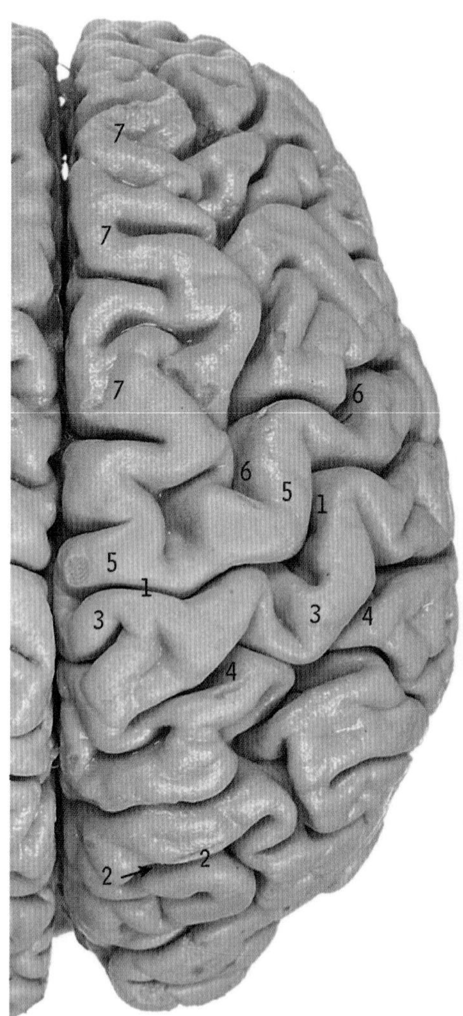

蛛网膜及其下部血管去除后，显示脑回和脑沟。此处仅给出少部分结构的命名；其中最重要的结构是中央沟(1)、中央前回和中央后回(5和3)。

1 中央沟 Central sulcus
2 顶枕沟 Parieto-occipital sulcus
3 中央后回 Postcentral gyrus
4 中央后沟 Postcentral sulcus
5 中央前回 Precentral gyrus
6 中央前沟 Precentral sulcus
7 额上回 Superior frontal gyrus

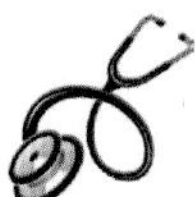

蛛网膜下隙出血见第 80~82 页。

大脑 A 右侧面观 B 右侧大脑半球，右侧面观

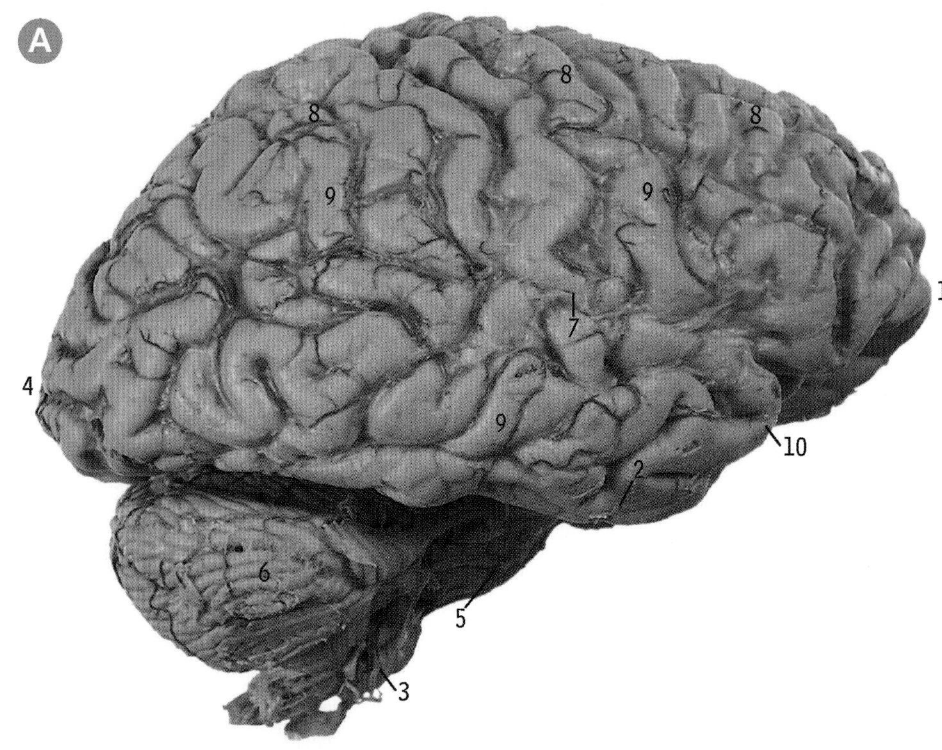

如图 B(第 62 页)所示，蛛网膜保留完整，可见其下部血管；较粗的血管是静脉(7)。

1 额极 Frontal pole
2 大脑下静脉 Inferior cerebral veins
3 延髓和椎动脉 Medulla oblongata and vertebral artery
4 枕极 Occipital pole
5 脑桥和基底动脉 Pons and basilar artery
6 右侧小脑半球 Right cerebellar hemisphere
7 外侧沟内的大脑中浅静脉 Superficial middle cerebral vein overlying lateral sulcus
8 大脑上静脉 Superior cerebral veins
9 右侧大脑半球的上外侧面 Superolateral surface of right cerebral hemisphere
10 颞极 Temporal pole

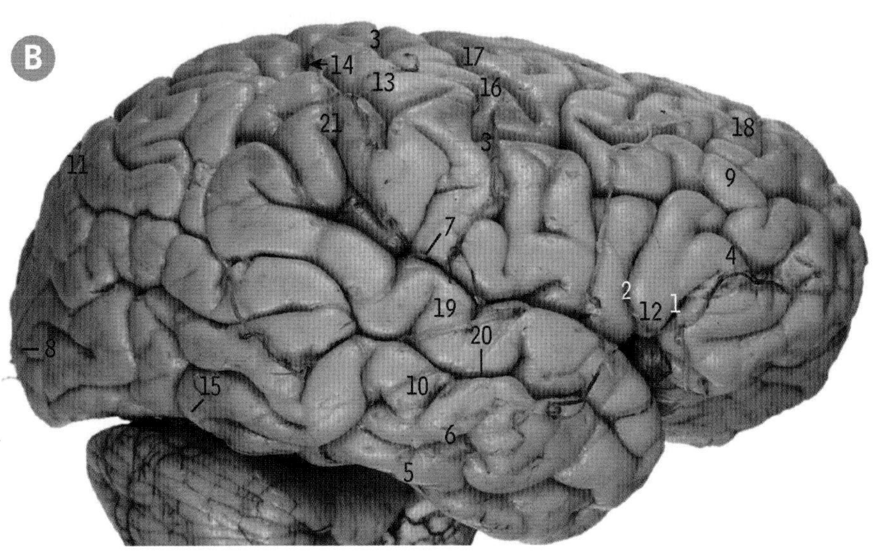

蛛网膜被移除后，留下大脑中动脉(未标记)在外侧沟(7)中的一些较大分支。此处仅标注了重要的脑回和脑沟：最重要的是中央前回和中央后回(16 和 13)以及中央沟和外侧沟(3 和 7)。

1 外侧沟前支 Anterior ramus of lateral sulcus
2 外侧沟升支 Ascending ramus of lateral sulcus
3 中央沟 Central sulcus
4 额下回 Inferior frontal gyrus
5 颞下回 Inferior temporal gyrus
6 颞下沟 Inferior temporal sulcus
7 外侧沟(后支) Lateral sulcus (posterior ramus)
8 月状沟 Lunate sulcus
9 额中回 Middle frontal gyrus
10 颞中回 Middle temporal gyrus
11 顶枕沟 Parieto-occipital sulcus
12 三角部 Pars triangularis
13 中央后回 Postcentral gyrus
14 中央后沟 Postcentral sulcus
15 枕前切迹 Pre-occipital notch
16 中央前回 Precentral gyrus
17 中央前沟 Precentral sulcus
18 额上回 Superior frontal gyrus
19 颞上回 Superior temporal gyrus
20 颞上沟 Superior temporal sulcus
21 缘上回 Supramarginal gyrus

中央沟〔C1、(第 62 页)和 B3，上图〕是额叶和顶叶的分界线。

一条 从枕前切迹(B15)到顶枕沟(B11)的假想连线标记出顶叶和枕叶之间的界限，此线前部的部分大脑半球与外侧沟(严格地说，是外侧沟的后支，B7)之下的部分大脑半球形成颞叶。

中央前回和中央后回(B16 和 B13)包含经典的初级"运动"和"感受"皮质。

运动语言(布洛卡)区(通常在左侧大脑半球)是位于外侧沟的升支和前支以及额下回三角部(B2、1 和 12)。

皮质听觉区可能包含部分颞上回(B19)，特别是外侧沟(B7)内颞上回上表面部分。

A 脑 下面观

这是未经解剖操作的典型的刚从颅骨内取出的脑的下表面结构。蛛网膜位于表面，多处蛛网膜被撕裂，其下面还残留血管。

1 外展神经 Abducent nerve
2 前穿质 Anterior perforated substance
3 乳头体上覆盖的蛛网膜 Arachnoid mater overlying mamillary bodies
4 基底动脉 Basilar artery
5 小脑半球 Cerebellar hemisphere
6 大脑脚底(中脑) Crus of cerebral peduncle (midbrain)
7 面神经 Facial nerve
8 额极 Frontal pole
9 直回 Gyrus rectus
10 额叶下表面 Inferior surface of frontal lobe
11 颞叶下表面 Inferior surface of temporal lobe
12 颈内动脉 Internal carotid artery
13 纵裂 Longitudinal fissure
14 延髓 Medulla oblongata
15 动眼神经 Oculomotor nerve
16 嗅球 Olfactory bulb
17 嗅束 Olfactory tract
18 视交叉 Optic chiasma
19 视神经 Optic nerve
20 垂体柄(漏斗) Pituitary stalk (infundibulum)
21 脑桥 Pons
22 后交通动脉 Posterior communicating artery
23 副神经的脊髓部 Spinal part of accessory nerve
24 颞极 Temporal pole
25 三叉神经 Trigeminal nerve
26 钩 Uncus
27 椎动脉 Vertebral artery
28 前庭蜗神经 Vestibulocochlear nerve

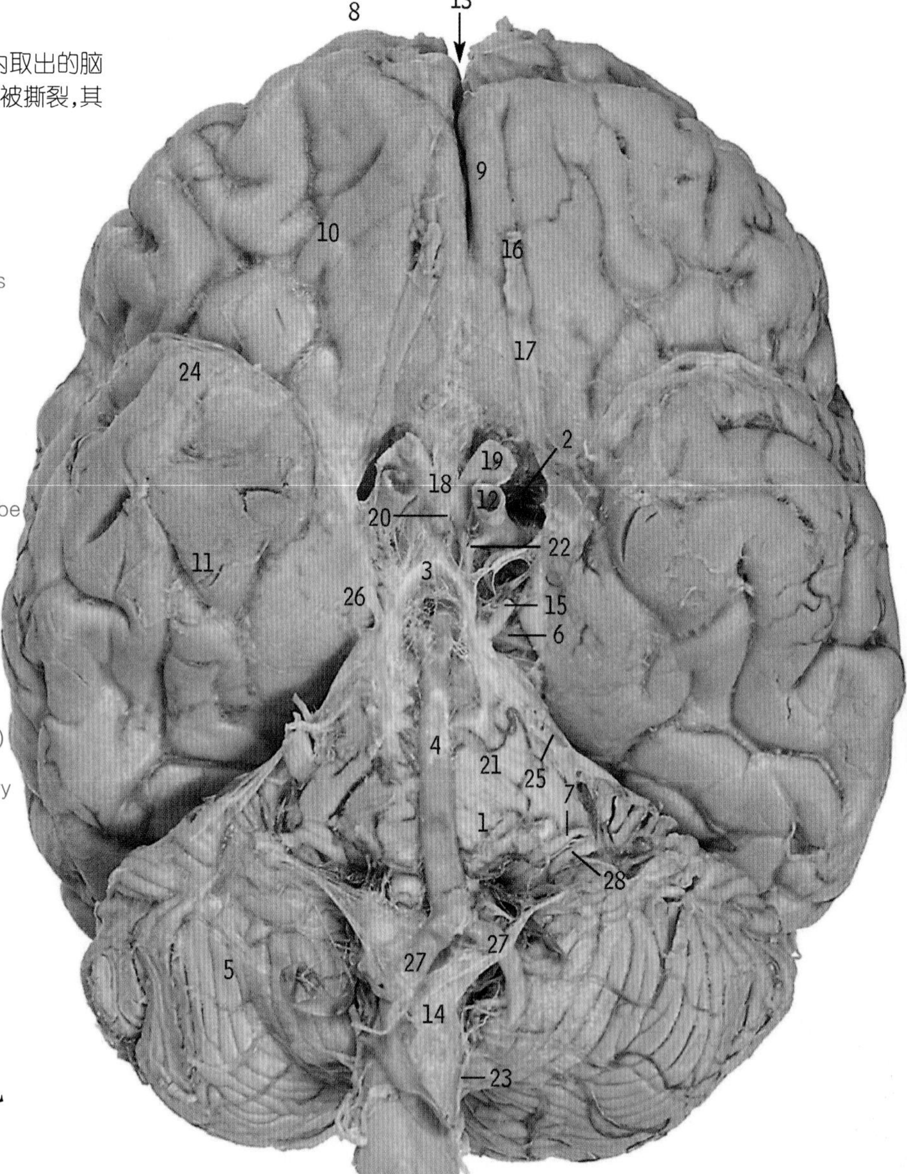

B 视束和膝状体 下面观

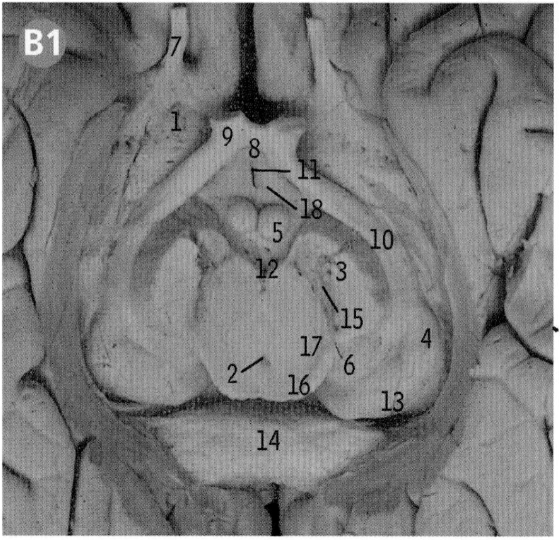

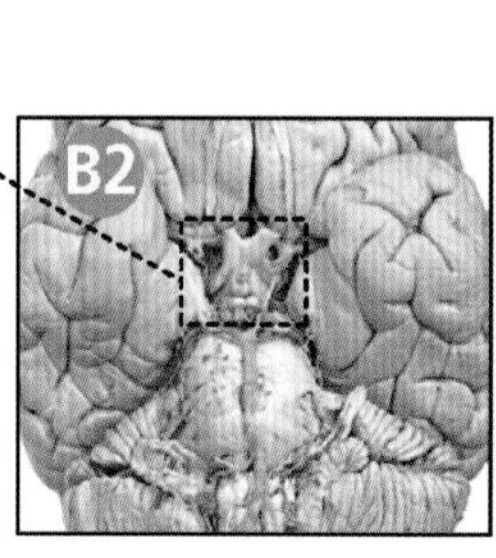

大部分脑干已经移除，仅保留中脑的上部。两个大脑半球的最内侧部分也被去除。寻找丘脑后结节(丘脑枕，13)下表面的膝状体(4 和 6)，辨认视交叉(8)，然后，观察经中脑脚(3)侧面向后绕行的视束(10)。

1 前穿质 Anterior perforated substance
2 中脑导水管 Aqueduct of midbrain
3 中脑脚 Crus of midbrain
4 外侧膝状体 Lateral geniculate body
5 乳头体 Mamillary body
6 内侧膝状体 Medial geniculate body
7 嗅束 Olfactory tract
8 视交叉 Optic chiasma
9 视神经 Optic nerve
10 视束 Optic tract
11 垂体柄(漏斗) Pituitary stalk(infundibulum)
12 后穿质 Posterior perforated substance
13 丘脑枕 Pulvinar of thalamus
14 胼胝体压部 Splenium of corpus callosum
15 中脑黑质 Substantia nigra of midbrain
16 中脑顶盖 Tectum of midbrain
17 中脑被盖 Tegmentum of midbrain
18 灰结节 Tuber cinereum

A 大脑 下面观

A1

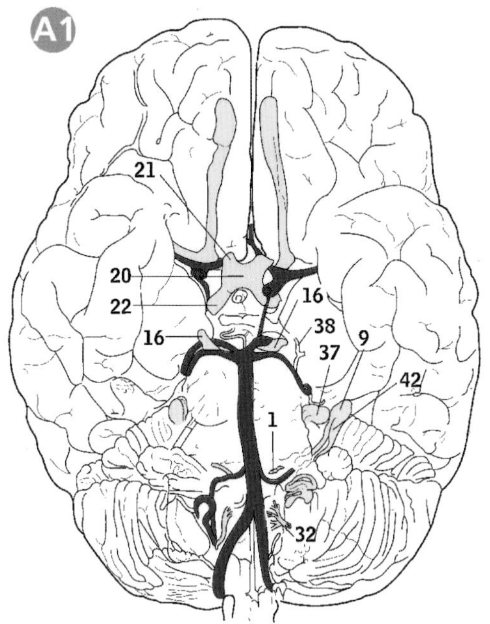

A2

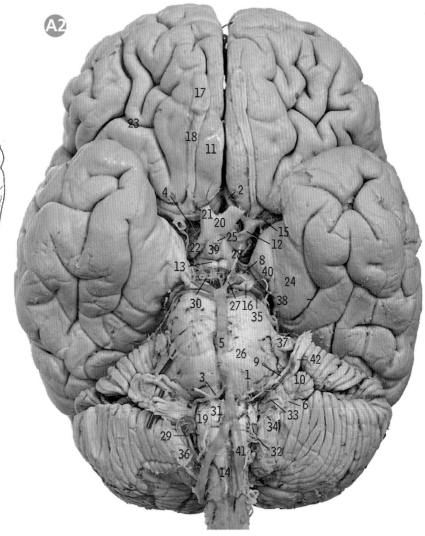

1 外展神经 Abducent nerve
2 大脑前动脉 Anterior cerebral artery
3 小脑下前动脉 Anterior inferior cerebellar artery
4 前穿质 Anterior perforated substance
5 基底动脉 Basilar artery
6 第四脑室外侧隐窝处的脉络丛 Choroid plexus from lateral recess of fourth ventricle
7 侧副沟 Collateral sulcus
8 大脑脚底 Crus of cerebral peduncle
9 面神经 Facial nerve
10 小脑绒球 Flocculus of cerebellum
11 直回 Gyrus rectus
12 颈内动脉 Internal carotid artery
13 乳头体 Mamillary body
14 延髓 Medulla oblongata
15 大脑中动脉 Middle cerebral artery
16 动眼神经 Oculomotor nerve
17 嗅球 Olfactory bulb
18 嗅束 Olfactory tract
19 延髓橄榄 Olive of medulla oblongata
20 视交叉 Optic chiasma
21 视神经 Optic nerve
22 视束 Optic tract
23 眶沟 Orbital sulcus
24 海马旁回 Parahippocampal gyrus
25 垂体柄(漏斗) Pituitary stalk (infundibulum)
26 脑桥 Pons
27 大脑后动脉 Posterior cerebral artery
28 后交通动脉 Posterior communicating artery
29 小脑下后动脉 Posterior inferior cerebellar artery
30 后穿质 Posterior perforated substance
31 延髓锥体 Pyramid of medulla oblongata
32 舌下神经支根(表面的标记) Rootlets of hypoglossal nerve (superficial to marker)
33 舌咽神经、迷走神经和副神经根 Roots of glossopharyngeal, vagus and accessory nerves
34 副神经脊髓部 Spinal part of accessory nerve
35 小脑上动脉 Superior cerebellar artery
36 小脑扁桃体 Tonsil of cerebellum
37 三叉神经 Trigeminal nerve
38 滑车神经 Trochlear nerve
39 灰结节和正中隆起 Tuber cinereum and median eminence
40 钩 Uncus
41 椎动脉 Vertebral artery
42 前庭蜗神经 Vestibulocochlear nerve

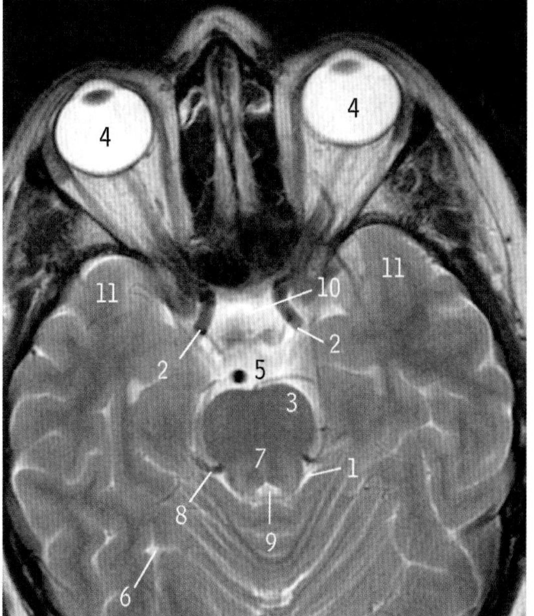

B 大脑 轴向磁共振成像显示脑池

1 环池 Ambient cistern
2 颈内动脉 Carotid artery, internal
3 大脑脚 Cerebral peduncle
4 眼球 Globe (eyeball)
5 脚间池 Interpeduncular cistern
6 侧脑室后角 Lateral ventricle, posterior horn
7 中脑 Midbrain
8 大脑后动脉 Posterior cerebral artery
9 四叠体池 Quadrigeminal cistern
10 视交叉池 Suprachiasmatic cistern
11 颞叶 Temporal lobe

A 脑的右侧半中线矢状面 左侧观

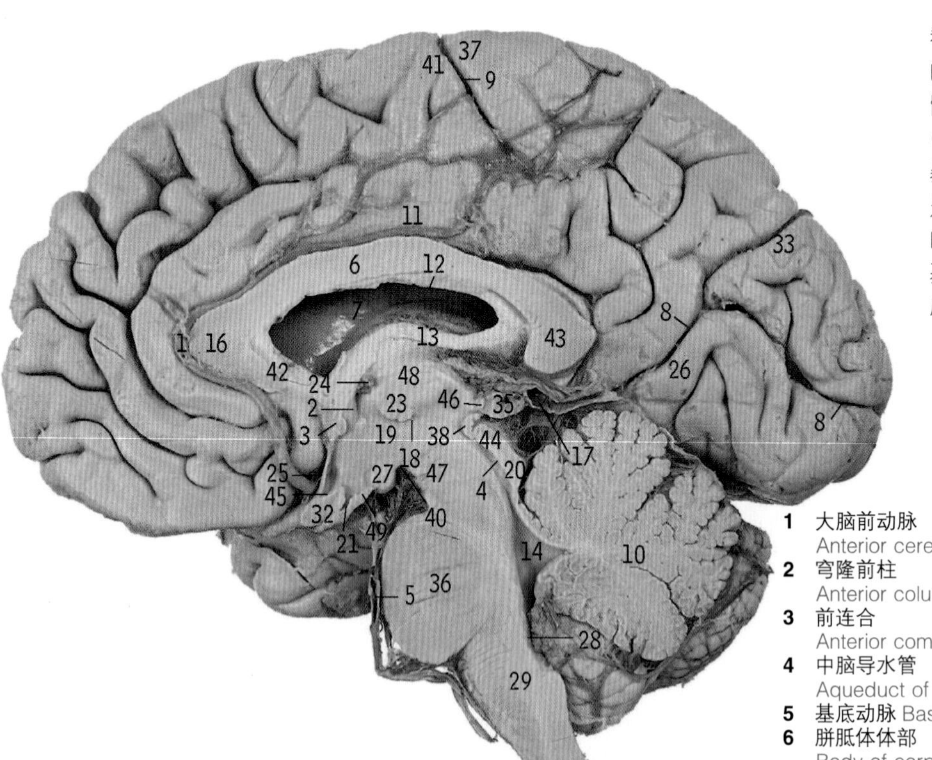

在此典型的大脑正中矢状切面上可看到右侧大脑半球的内侧面，以及被切开的脑干（中脑，4,20,44,47；脑桥，36；延髓，29）。透明隔位于中线，其切开边缘(12)位于胼胝体(6)下方，移除透明隔以暴露侧脑室(7)的内部。第三脑室外侧壁是背侧丘脑(48)和下丘脑(19)，第三脑室的底由前到后是视交叉(32)、脑垂体柄的基部(21)、正中隆起(49)、乳头体(27)和后穿质(40)。

B 颈总动脉造影

颈动脉造影的数字减影，外侧图像

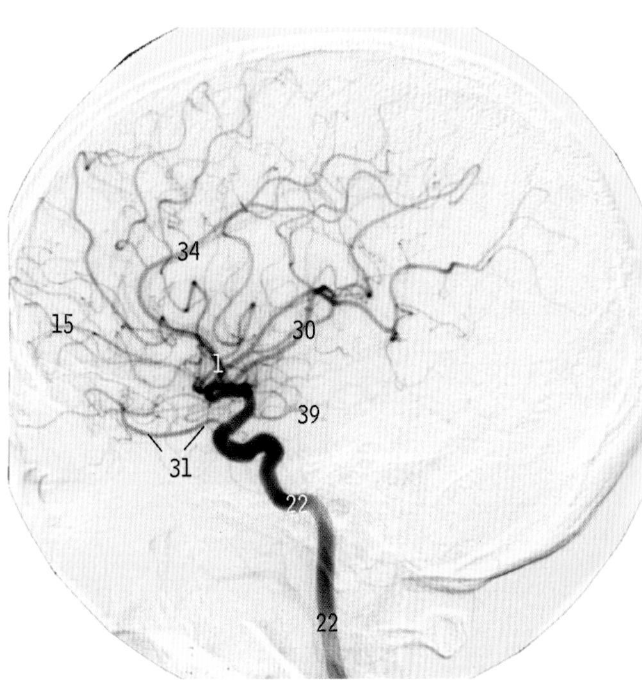

1 大脑前动脉 Anterior cerebral artery
2 穹隆前柱 Anterior column of fornix
3 前连合 Anterior commissure
4 中脑导水管 Aqueduct of midbrain
5 基底动脉 Basilar artery
6 胼胝体体部 Body of corpus callosum
7 侧脑室 Body of lateral ventricle
8 距状沟 Calcarine sulcus
9 中央沟 Central sulcus
10 小脑 Cerebellum
11 扣带回 Cingulate gyrus
12 透明隔(切缘) Cut edge of septum pellucidum
13 穹隆 Fornix
14 第四脑室 Fourth ventricle
15 额极动脉 Frontopolar artery
16 胼胝体膝部 Genu of corpus callosum
17 大脑大静脉 Great cerebral vein
18 下丘脑沟 Hypothalamic sulcus
19 下丘脑 Hypothalamus
20 中脑下丘 Inferior colliculus of midbrain
21 漏斗隐窝(脑垂体柄的基部) Infundibular recess (base of pituitary stalk)
22 颈内动脉 Internal carotid artery
23 丘脑间连合质 Interthalamic connexion
24 室间孔和脉络丛 Interventricular foramen and choroid plexus
25 终板 Lamina terminalis
26 舌回 Lingual gyrus
27 乳头体 Mamillary body
28 第四脑室的正中孔 Median aperture of fourth ventricle
29 延髓 Medulla oblongata
30 大脑中动脉 Middle cerebral artery
31 眼动脉 Ophthalmic artery
32 视交叉 Optic chiasma
33 顶枕沟 Parieto-occipital sulcus
34 胼胝体周围动脉 Pericallosal artery
35 松果体 Pineal body
36 脑桥 Pons
37 中央后回 Postcentral gyrus
38 后连合 Posterior commissure
39 后交通动脉 Posterior communicating artery
40 后穿质 Posterior perforated substance
41 中央前回 Precentral gyrus
42 胼胝体嘴(吻) Rostrum of corpus callosum
43 胼胝体压部 Splenium of corpus callosum
44 中脑上丘 Superior colliculus of midbrain
45 视上隐窝 Supra-optic recess
46 松果体上隐窝 Supra pineal recess
47 中脑被盖 Tegmentum of midbrain
48 背侧丘脑 Thalamus
49 灰结节和正中隆起 Tuber cinereum and median eminence

第三脑室呈扁窄间隙，丘脑(A48)和下丘脑(A19)构成其外侧壁。

第四脑室(A14)大部分位于脑桥(A36)和小脑(A10)之间，第四脑室下端位于延髓(A29)上部后面(见 53 页，B)。

中脑导水管(A4)连接第三脑室和第四脑室；正常状态下脑脊液通过中脑导水管从第三脑室流入第四脑室。

室间孔(A24)连接第三脑室和侧脑室，前方是穹隆前柱(A2)，后方是丘脑(A48)。

C 脑 正中切面造影磁共振成像

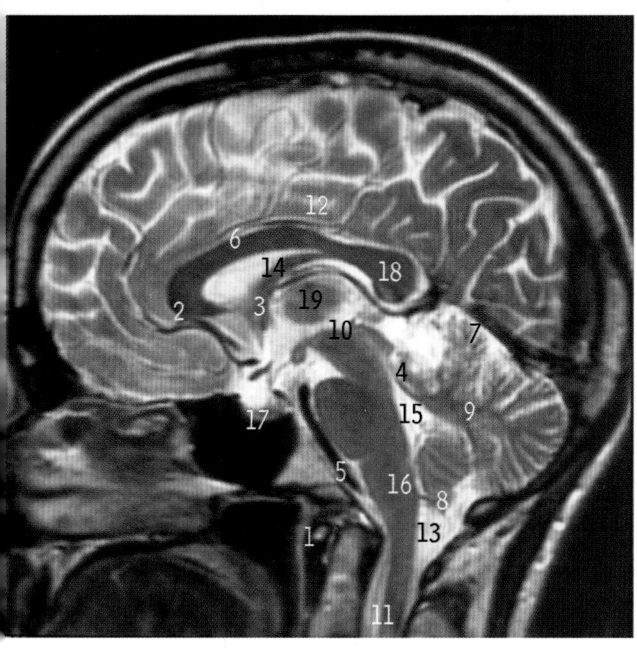

1 寰椎前弓 Anterior arch of atlas
2 大脑前动脉 Anterior cerebral artery
3 前连合 Anterior commissure
4 中脑导水管 Aqueduct of Sylvius
5 基底动脉 Basilar artery
6 胼胝体体部 Body of corpus callosum
7 小脑叶片 Cerebellar folia
8 小脑扁桃体 Cerebellar tonsil
9 小脑 Cerebellum
10 中脑的大脑脚 Cerebral peduncle of midbrain
11 脊髓颈段 Cervical spinal cord
12 扣带回 Cingulate gyrus
13 小脑延髓池 Cisterna magna
14 穹隆 Fornix
15 第四脑室 Fourth ventricle
16 延髓 Medulla oblongata
17 垂体 Pituitary gland
18 胼胝体压部 Splenium of corpus callosum
19 背侧丘脑在第三脑室的外侧壁 Thalamus in lateral wall third ventricle

D 颅神经

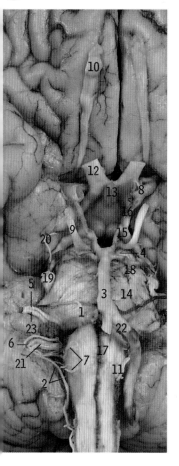

E 内镜检查——脑底

脑中央部腹面观，右侧椎动脉（位于图片左侧）在其与左侧椎动脉（22）的交汇点处被切除。观察不到第1颅神经（嗅神经）的纤维束进入嗅球（10），因为在移除脑时嗅神经被扯断了。构成舌咽神经、迷走神经和副神经（6，21和2）的神经根难以清晰辨别，但是副神经（2）的脊髓根可见于延髓旁向上加入其延髓根。

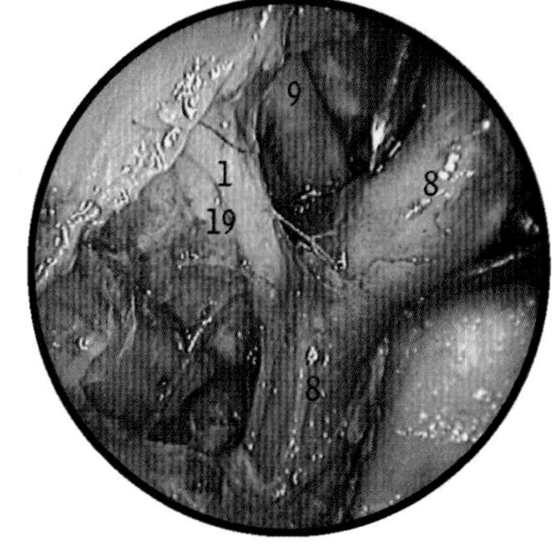

1 外展神经 Abducent nerve
2 副神经，脊髓根 Accessory nerve, spinal root
3 基底动脉 Basilar artery
4 大脑脚 Crus of cerebral peduncle
5 面神经 Facial nerve
6 舌咽神经 Glossopharyngeal nerve
7 舌下神经 Hypoglossal nerve
8 颈内动脉 Internal carotid artery
9 动眼神经 Oculomotor nerve
10 嗅球 Olfactory bulb
11 延髓橄榄 Olive of medulla oblongata
12 视神经 Optic nerve
13 垂体柄 Pituitary stalk
14 脑桥 Pons
15 大脑后动脉 Posterior cerebral artery
16 后交通动脉 Posterior communicating artery
17 延髓锥体 Pyramid of medulla oblongata
18 小脑上动脉 Superior cerebellar artery
19 三叉神经 Trigeminal nerve
20 滑车神经 Trochlear nerve
21 迷走神经 Vagus nerve
22 椎动脉 Vertebral artery
23 前庭蜗神经 Vestibulocochlear nerve

动眼神经（D9）从大脑脚（D4）间内侧部发出，而滑车神经（D20）从大脑脚外侧面绕出。以上两神经都从大脑后动脉和小脑上动脉（D15和18）之间穿过。

滑车神经（D20）是唯一一支从脑干背侧发出的颅神经并在发出后形成左右交叉。

三叉神经（D19）从脑桥（D14）外侧部发出。

外展神经（D1）从脑桥和延髓锥体（D14和17）之间发出。

面神经和前庭蜗神经（D5和23）从外侧延髓脑桥角发出。

舌咽神经和迷走神经（D6，21）以及副神经的颅根从延髓橄榄（D11）外侧发出。

舌下神经（D7）以两束根从锥体（D17）和橄榄（D11）之间的延髓发出。

副神经的脊髓根从脊髓颈段上5个或者上6个节段的外侧表面发出，位于齿状韧带背侧（69页，G5）。

脑基底部动脉

A 灌注动脉

B 脑动脉环(Willis)和基底动脉

C 脑动脉环(Willis)磁共振造影

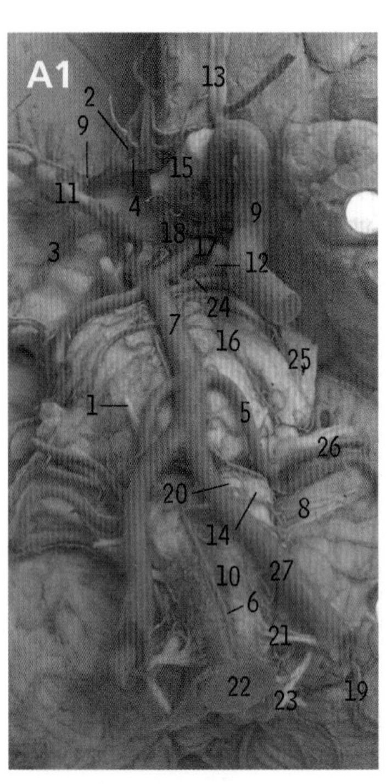

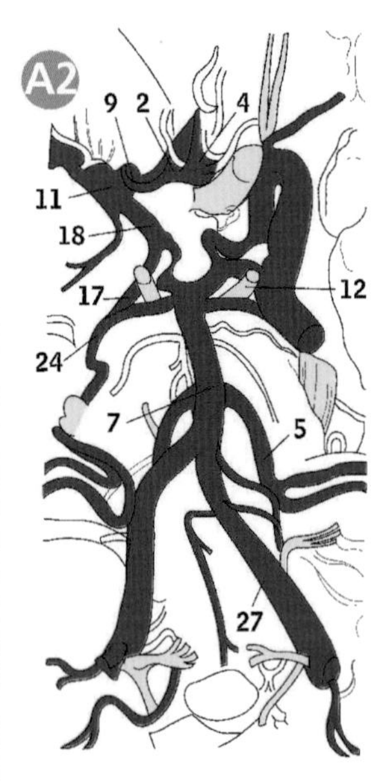

A1 部分右侧大脑半球(位于图片左侧)被移除以暴露右侧大脑中动脉(11)。

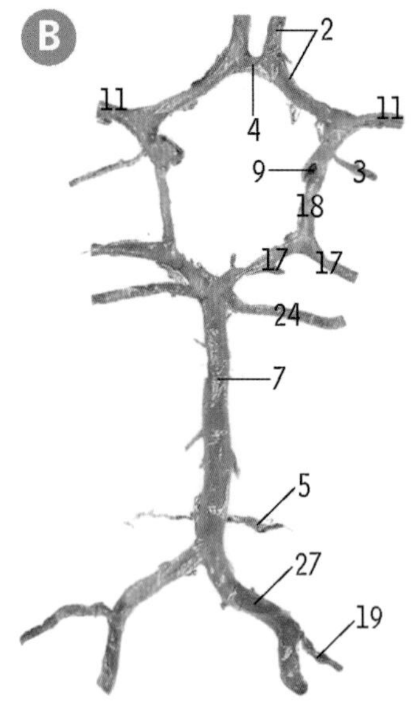

吻合的血管从脑基底部移除后按照原有位置展开。

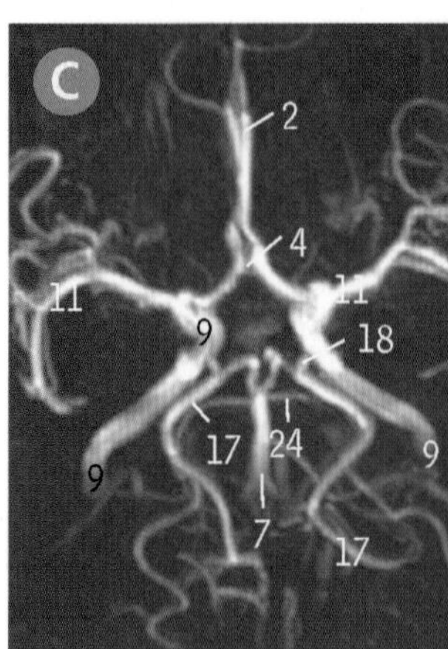

D 脑基底部的颅内镜检查

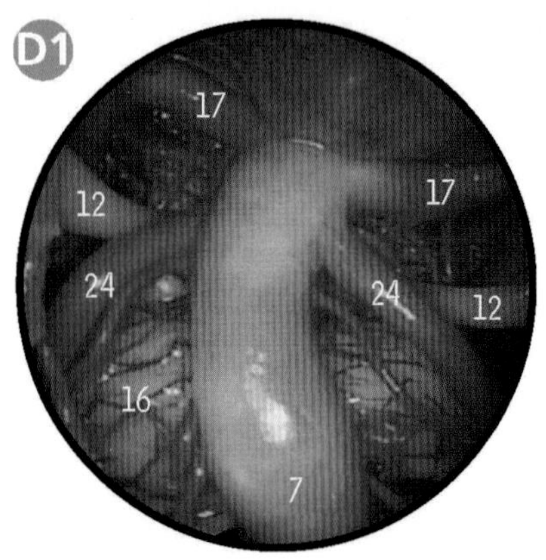

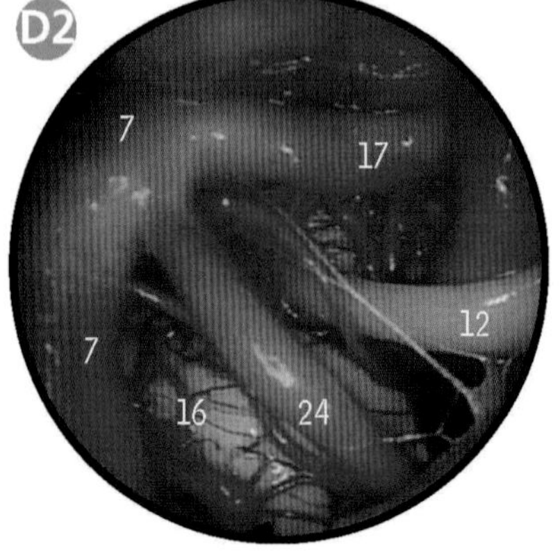

1 外展神经 Abducent nerve
2 大脑前动脉 Anterior cerebral artery
3 脉络丛前动脉 Anterior choroidal artery
4 前交通动脉 Anterior communicating artery
5 小脑前下动脉 Anterior inferior cerebellar artery
6 脊髓前动脉 Anterior spinal artery
7 基底动脉脑桥支 Basilar artery with pontine branches
8 舌咽神经、迷走神经、副神经根丝 Filaments of glossopharyngeal,vagus and accessory nerves
9 颈内动脉 Internal carotid artery
10 延髓 Medulla oblongata
11 大脑中动脉 Middle cerebral artery
12 动眼神经 Oculomotor nerve
13 嗅束 Olfactory tract
14 橄榄 Olive
15 视神经 Optic nerve
16 脑桥 Pons
17 大脑后动脉 Posterior cerebral artery
18 后交通动脉 Posterior communicating artery
19 小脑后下动脉 Posterior inferior cerebellar artery
20 锥体 Pyramid
21 第 1 颈神经根丝 Rootlets of first cervical nerve
22 脊髓 Spinal cord
23 副神经的脊髓支 Spinal part of accessory nerve
24 小脑上动脉 Superior cerebellar artery
25 三叉神经 Trigeminal nerve
26 覆盖于面神经和前庭蜗神经上的异常粗大的小脑前下动脉 Unusually large branch of 5 overlying facial and vestibulocochlear nerves
27 椎动脉 Vertebral artery

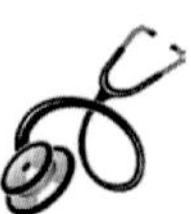

颅内小动脉瘤见第 80~82 页。

F 脑干和第四脑室底

本图显示脑干背侧表面,脑干在中脑上部水平的上丘(15)上部与脑其余部分断开。通过横断小脑上(14)、中(12)和下(6)脚移去小脑。

1 楔束结节 Cuneate tubercle
2 上髓帆切缘 Cut edge of superior medullary velum
3 面神经丘 Facial colliculus
4 薄束结节 Gracile tubercle
5 舌下神经三角 Hypoglossal triangle
6 小脑下脚 Inferior cerebellar peduncle
7 下丘 Inferior colliculus
8 外侧隐窝 Lateral recess
9 内侧隆起 Medial eminence
10 正中沟 Median sulcus
11 髓纹 Medullary striae
12 小脑中脚 Middle cerebellar peduncle
13 闩 Obex
14 小脑上脚 Superior cerebellar peduncle
15 上丘 Superior colliculus
16 滑车神经 Trochlear nerve
17 迷走神经三角 Vagal triangle
18 前庭区 Vestibular area

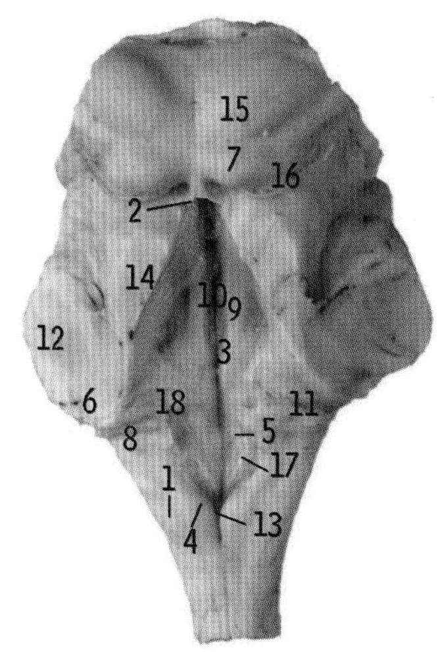

G 脑干和去掉椎骨的脊髓的上段 后面观

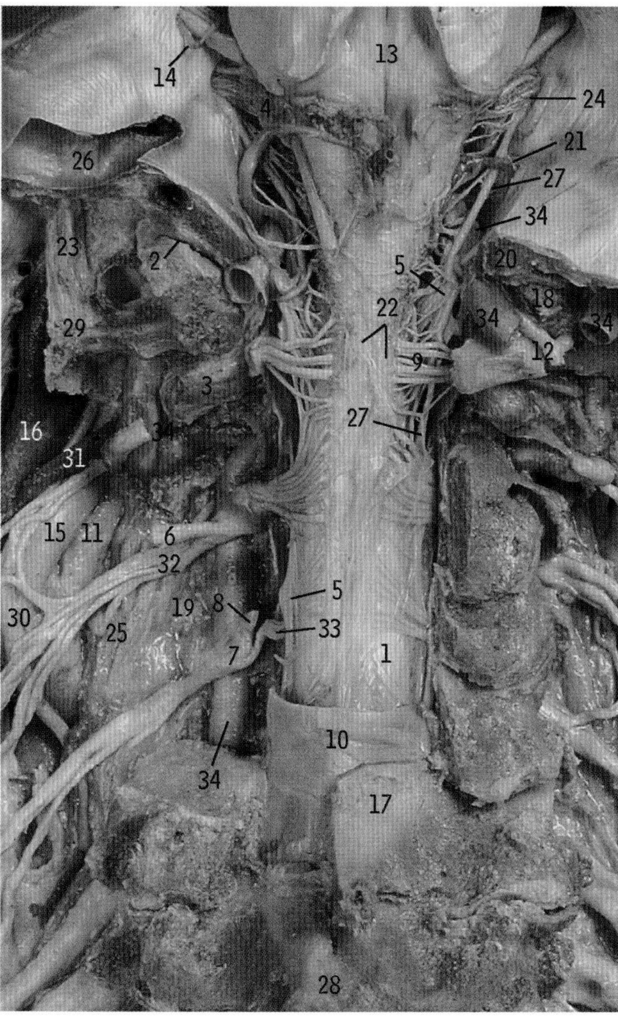

颅骨后部和上段脊柱被移除以显露脑干和脊髓的连续性,并可见神经背侧根丝(9)由脊髓发出。副神经脊支(27)向上通过枕骨大孔(20)在颈静脉孔(24)处加入副神经颅根。位于齿状韧带(5)腹侧的腹侧神经根丝相联合形成一个腹侧神经前根(33),加入神经背侧根(8,其神经根丝位于齿状韧带背侧,已被从脊髓处切除,以使腹侧根可见),然后立即在背根神经节(7)外形成一根脊神经。该神经随即分为前支和后支(32 和 6)。

1 蛛网膜 Arachnoid mater
2 寰枕关节 Atlanto-occipital joint
3 寰枢外侧关节关节囊 Capsule of lateral atlanto-axial joint
4 第四脑室外侧隐窝脉络丛 Choroid plexus emerging from lateral recess of fourth ventricle
5 齿状韧带 Denticulate ligament
6 第 3 颈神经后支 Dorsal ramus of third cervical nerve
7 第 4 颈神经背根神经节 Dorsal root ganglion of fourth cervical nerve
8 第 4 颈神经背侧根 Dorsal root of fourth cervical nerve
9 第 2 颈神经背侧根丝 Dorsal rootlets of second cervical nerve
10 硬脑膜 Dura mater
11 颈外动脉 External carotid artery
12 第 1 颈神经和寰椎后弓 First cervical nerve and posterior arch of atlas
13 第四脑室底 Floor of the fourth ventricle
14 内耳道及其面神经和前庭蜗神经和迷路动脉 Internal acoustic meatus with facial and vestibulo cochlear nerves and labyrinthine artery
15 颈内动脉 Internal carotid artery
16 颈内静脉 Internal jugular vein
17 第 6 颈椎的椎弓板 Lamina of sixth cervical vertebra
18 寰椎侧块 Lateral mass of atlas
19 头长肌 Longus capitis
20 枕骨大孔边缘 Margin of foramen magnum
21 小脑后下动脉 Posterior inferior cerebellar artery
22 脊髓后动脉 Posterior spinal arteries
23 头外侧直肌 Rectus capitis lateralis
24 舌咽神经根,迷走神经和副神经颅支和颈静脉孔 Roots of glossopharyngeal, vagus and cranial part of accessory nerves and jugular foramen
25 前斜角肌 Scalenus anterior
26 乙状窦 Sigmoid sinus
27 副神经脊支 Spinal part of accessory nerve
28 第 7 颈椎棘突 Spinous process of seventh cervical vertebra
29 寰椎横突 Transverse process of atlas
30 迷走神经 Vagus nerve
31 椎静脉丛发出的静脉 Vein from vertebral venous plexuses
32 第 3 颈神经前支 Ventral ramus of third cervical nerve
33 第 4 颈神经前根 Ventral rootlets of fourth cervical nerve
34 椎动脉 Vertebral artery

第四脑室底呈菱形,下部包含舌下神经三角和迷走神经三角(F5 和 F7),是延髓的一部分;第四脑室底的另外部分属于脑桥。

薄束结节和楔束结节(F4 和 1)因覆盖薄束核和楔束核而形成,此处薄束和楔束的纤维(白质后索)与神经核内的神经元形成突触联系。这些神经元发出的纤维形成从脑干到丘脑的内侧丘系。

面神经丘(F3)位于第四脑室底内侧隆起(F9)的下端,由覆盖外展神经核的面神经纤维形成,而并非由于覆盖面神经核形成,面神经核位于脑桥深部。

椎动脉(G34)从寰椎横突孔穿出,在寰椎(G18)后弓上方回绕寰椎侧块,然后向上通过枕骨大孔进入颅内。

大脑半球

A 水平切面　**B** 轴位磁共振成像

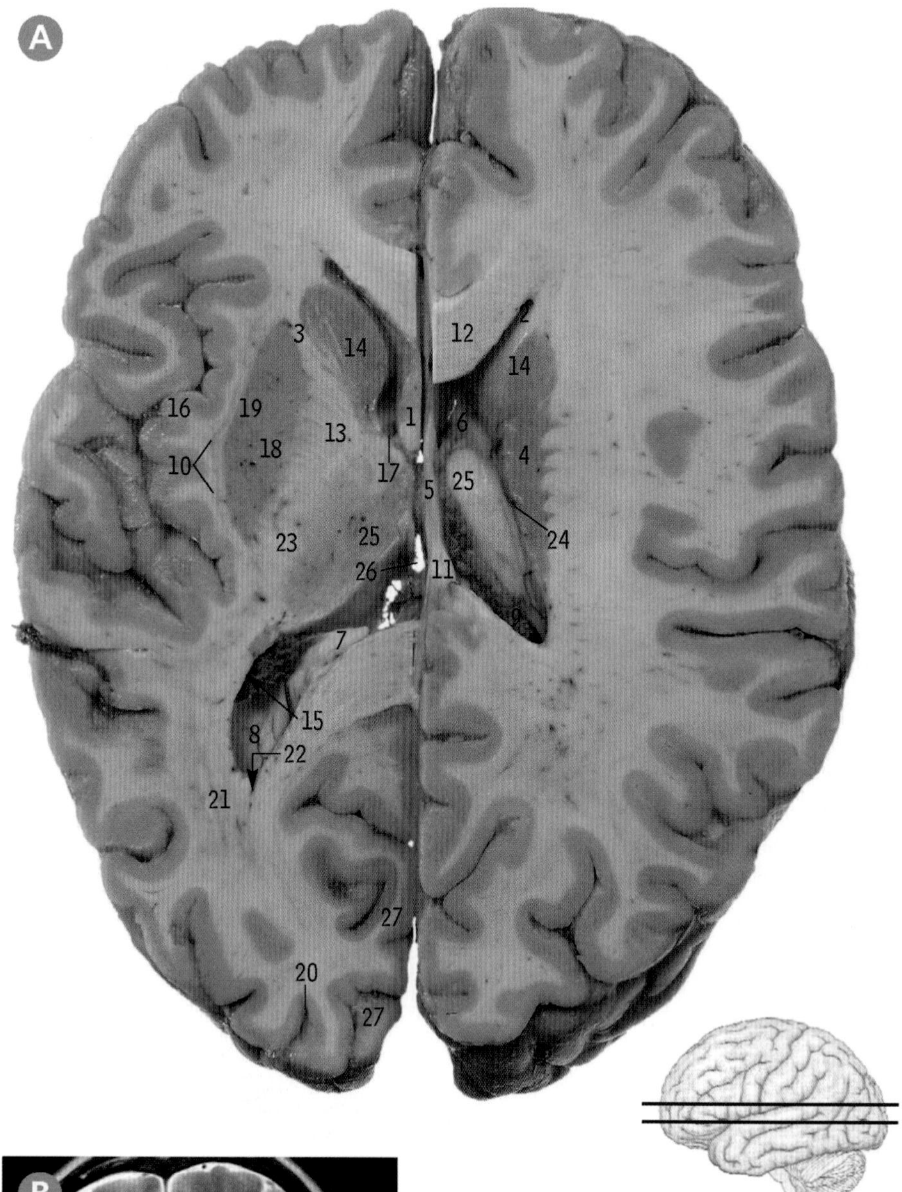

从上面观，左侧大脑半球被从室间孔(17)水平切开，右侧大脑半球切面比左侧高约 1.5cm。左侧大脑半球可见的最重要结构是内囊(3,13 和 23)，内囊位于尾状核(14)、豆状核(18 和 19)与丘脑(25)之间。在右侧，胼胝体(11)的大部分被移除，因此从上部打开了侧脑室(6)，并显示尾状核(14 和 4)弓形向后越过丘脑(25)，在尾状核和丘脑之间小沟内可见丘脑纹状静脉(24)和脉络丛(9)。

1 穹隆前柱 Anterior column of fornix
2 侧脑室前角 Anterior horn of lateral ventricle
3 内囊前肢 Anterior limb of internal capsule
4 尾状核体 Body of caudate nucleus
5 穹隆体 Body of fornix
6 侧脑室体 Body of lateral ventricle
7 后角球 Bulb
8 禽距 Calcar avis
9 脉络丛 Choroid plexus
10 屏状核 Claustrum
11 脑胼胝体 Corpus callosum
12 胼胝体小钳 Forceps minor (corpus callosum)
13 内囊膝 Genu of internal capsule
14 尾状核头 Head of caudate nucleus
15 侧脑室下角 Inferior horn of lateral ventricle
16 岛叶 Insula
17 室间孔 Interventricular foramen
18 豆状核：苍白球 Lentiform nucleus: globus pallidus
19 豆状核：壳 Lentiform nucleus: putamen
20 月状沟 Lunate sulcus
21 视辐射 Optic radiation
22 侧脑室后角 Posterior horn of lateral ventricle
23 内囊后肢 Posterior limb of internal capsule
24 丘脑纹状静脉 Thalamostriate vein
25 背侧丘脑 Thalamus
26 第三脑室 Third ventricle
27 视皮质区 Visual area of cortex

内囊前肢(3)内侧界是尾状核头(14)，外侧界是豆状核(壳核和苍白球，18 和 19)。

内囊膝(13)位于苍白球(18)最内缘。

内囊后肢(23)内侧界为丘脑(25)，外侧界为豆状核(18 和 19)。

皮质核纤维(从大脑皮质到颅神经运动核的运动纤维)通过内囊膝(13)。

皮质脊髓束(从大脑皮质到脊髓前角的运动纤维)通过内囊后肢(23)的前三分之二。

内囊膝和内囊后肢由大脑前动脉、大脑中动脉纹状体支和脉络膜前动脉供血，由于内囊膝和内囊后肢是临床脑出血或脑血栓(中风)的好发部位，因此，在临床上具有十分重要的意义。

冠状面 A 前面观

A

1 尾状核体部 Body of caudate nucleus
2 穹隆体 Body of fornix
3 侧脑室体 Body of lateral ventricle
4 侧脑室下角脉络丛 Choroid plexus of inferior horn of lateral ventricle
5 侧脑室脉络丛 Choroid plexus of lateral ventricle
6 第三脑室脉络丛 Choroid plexus of third ventricle
7 脉络膜裂 Choroidal fissure
8 胼胝体 Corpus callosum
9 海马 Hippocampus
10 岛叶 Insula
11 内囊 Internal capsule
12 脚间池 Interpeduncular cistern
13 豆状核：苍白球 Lentiform nucleus: globus pallidus
14 豆状核：壳 Lentiform nucleus:putamen
15 延髓橄榄 Olive of medulla oblongata
16 视束 Optic tract
17 脑桥 Pons
18 大脑后动脉 Posterior cerebral artery
19 延髓锥体 Pyramid of medulla oblongata
20 透明隔 Septum pellucidum
21 黑质 Substantia nigra
22 尾状核尾 Tail of caudate nucleus
23 丘脑纹状体静脉 Thalamostriate vein
24 背侧丘脑 Thalamus
25 第三脑室 Third ventricle

B 冠状面磁共振成像

该冠状面不完全垂直，而是稍向后倾斜，经过室间孔以后 0.5 cm 的水平，经过第三脑室（25）和侧脑室（3），向下通过脑桥（17）和延髓锥体（19）。此断面可展示皮质脊髓束（运动）纤维穿过内囊（11）和脑桥（17）形成延髓锥体（19）。和磁共振成像结构比较。

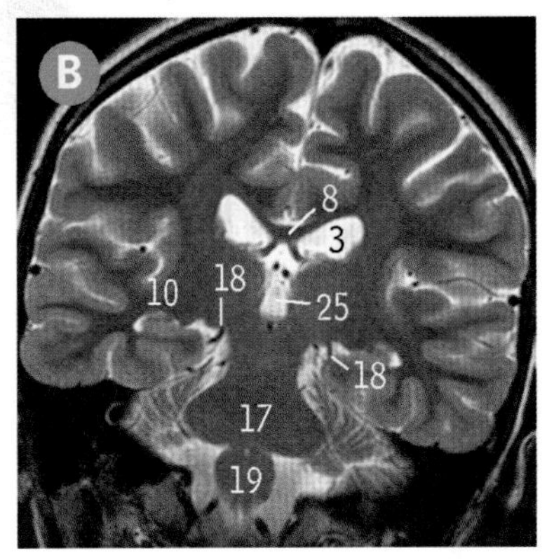

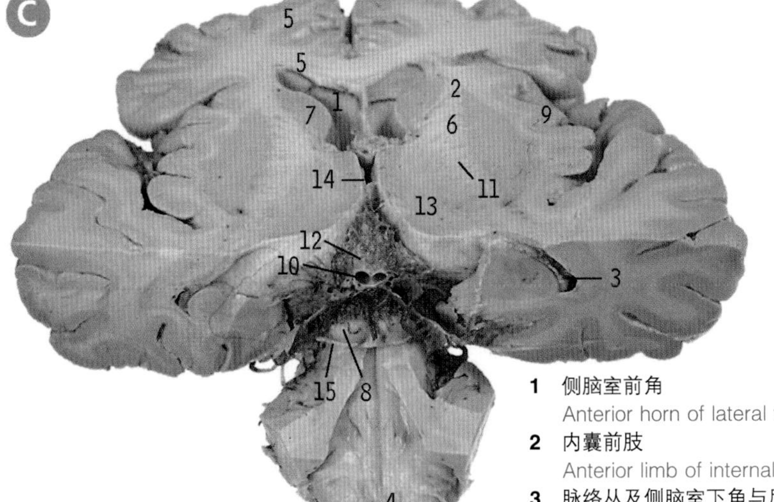

C 大脑半球和脑干切面

后上观

大脑半球沿室间孔正上方被水平切开，大脑半球的后部与整个小脑被移除，以暴露第三脑室顶后部的脉络组织（12）及覆盖在其上面的大脑内静脉（10）。

1 侧脑室前角 Anterior horn of lateral ventricle
2 内囊前肢 Anterior limb of internal capsule
3 脉络丛及侧脑室下角与后角的联结点 Choroid plexus and junction of inferior and posterior horn of lateral ventricle
4 第四脑室底 Floor of fourth ventricle
5 胼胝体小钳 Forceps minor
6 内囊膝 Genu of internal capsule
7 尾状核头 Head of caudate nucleus
8 下丘 Inferior colliculus
9 岛叶 Insula
10 大脑内静脉 Internal cerebral vein
11 内囊后肢 Posterior limb of internal capsule
12 第三脑室顶的脉络组织 Tela choroidea of roof of third ventricle
13 背侧丘脑 Thalamus
14 第三脑室 Third ventricle
15 滑车神经 Trochlear nerve

动静脉瘘见第 80~82 页。

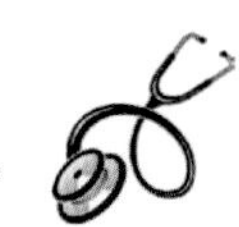

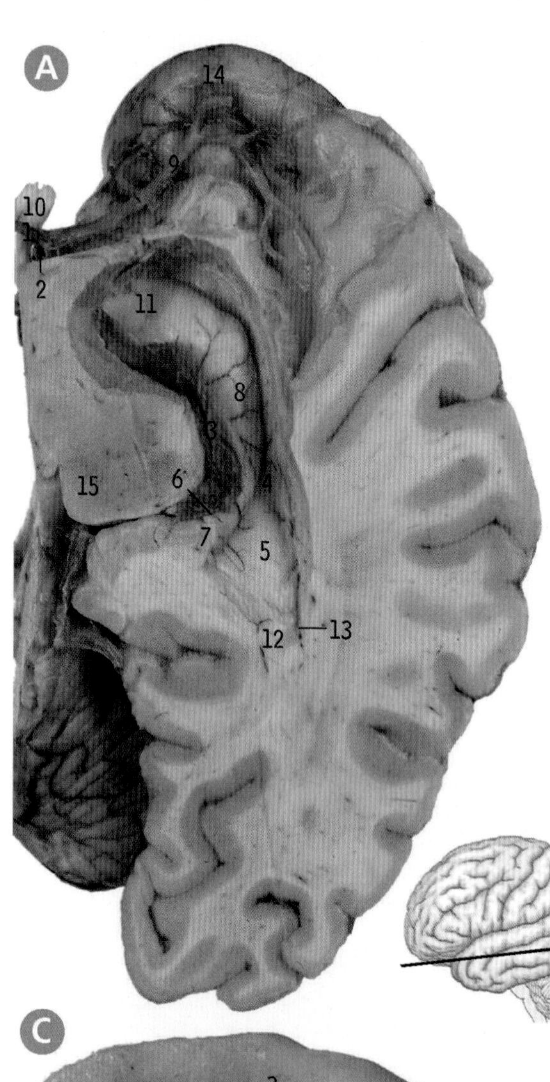

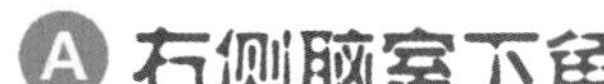

A 右侧脑室下角

外侧沟前部上部脑组织被移除，以暴露大脑中动脉(9)由外侧越过颞叶(14)前部的上面。从上面打开部分颞叶显示下角底部的海马（11 和 8)。

1 大脑前动脉 Anterior cerebral artery
2 脉络丛前动脉 Anterior choroidal artery
3 脉络丛 Choroid plexus
4 侧副隆起 Collateral eminence
5 侧副三角 Collateral trigone
6 海马伞 Fimbria
7 穹隆 Fornix
8 海马 Hippocampus
9 大脑中动脉 Middle cerebral artery
10 视神经 Optic nerve
11 海马足 Pes hippocampi
12 后角 Posterior horn
13 毯 Tapetum
14 颞叶的颞极 Temporal pole of temporal lobe
15 丘脑 Thalamus

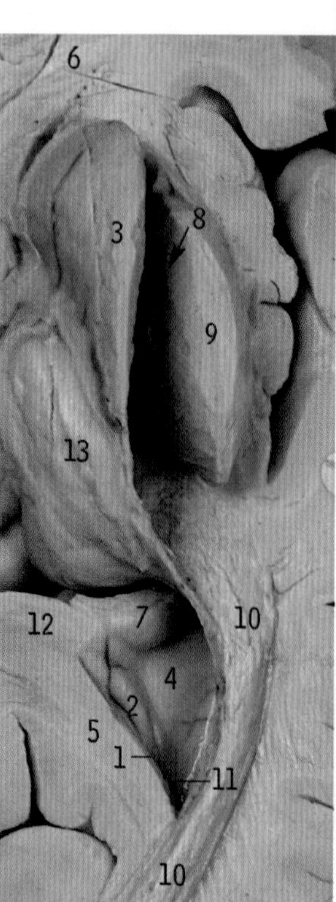

B 右侧大脑半球解剖 上面观

大部分脑组织移除以暴露尾状核(3)、丘脑(13)和豆状核(9)。中间地带是内囊(8)。视辐射(10)被移除；视辐射行至侧脑室后角后外侧。将此三维结构和 studuentconsult.com 上系统回顾中的脑结构相比较。

1 后角球 Bulb
2 禽距 Calcar avis
3 尾状核 Caudate nucleus
4 侧副三角 Collateral trigone
5 大钳 Forceps major
6 小钳 Forceps minor
7 穹窿 Fornix
8 内囊 Internal capsule
9 豆状核 Lentiform nucleus
10 视辐射 Optic radiation
11 侧脑室后角 Posterior horn of lateral ventricle
12 胼胝体膨大 Splenium of corpus callosum
13 丘脑 Thalamus

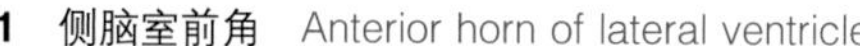

C 脑室铸型 左侧观

从这个视角看，左侧脑室大部分和右侧脑室重叠。

1 侧脑室前角 Anterior horn of lateral ventricle
2 中脑导水管 Aqueduct of midbrain
3 侧脑室 Body of lateral ventricle
4 第四脑室 Fourth ventricle
5 侧脑室下角 Inferior horn of lateral ventricle
6 第三脑室漏斗隐窝 Infundibular recess of third ventricle
7 室间孔 Interventricular foramen
8 侧隐窝 Lateral recess
9 侧脑室后角 Posterior horn of lateral ventricle
10 第三脑室视上隐窝 Supra-optic recess of third ventricle
11 第三脑室松果体上隐窝 Suprapineal recess of third ventricle
12 第三脑室（间隙为丘脑间黏合） Third ventricle (with gap for interthalamic connexion)

第三脑室(C12)通过室间孔(C7)与两个侧脑室的前上端相通。

侧脑室的主体是体部(C3)。室间孔(C7)前的部分是前角(C1)，延伸至大脑额叶。在侧脑室后部，侧脑室体分出后角(C9)，向后延伸到枕叶，侧脑室下角(C5)向下向前延伸至颞叶。

第三脑室(C12)下后部通过中脑导水管(C2)与第四脑室(C4)相交通。

侧脑室下角底的内侧部是海马(A11 和 8)，外侧部是侧副隆起(A4)。侧脑室下角与后角(A12 和 B11)的连接点隆起扩大形成侧副三角(A5，B4)。

侧副隆起(A4)由侧副沟向内陷入而形成。

在侧脑室后角内侧壁，后角球(B1)由胼胝体纤维形成，禽距(B2)由距状沟向内陷入而形成。

A 颅神经 第一对颅神经——嗅神经

A1

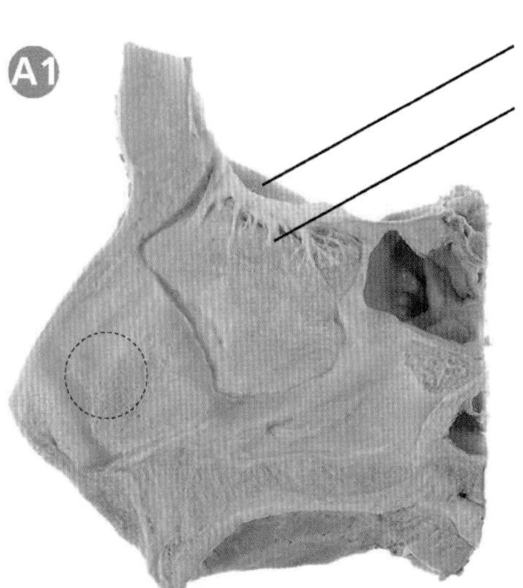

A2

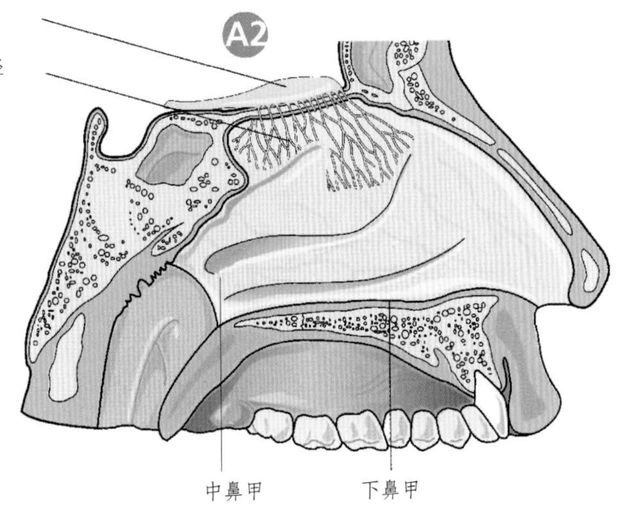

见第 58、64、65 页。

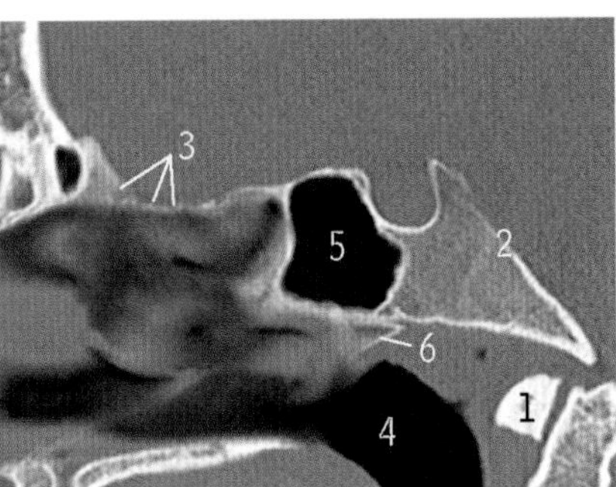

1 寰椎前弓 Anterior arch of C1
2 斜坡 Clivus
3 筛板 Cribriform plate
4 鼻咽 Nasopharynx
5 蝶窦 Sphenoidal air sinus
6 犁骨 Vomer

嗅黏膜的内镜检查

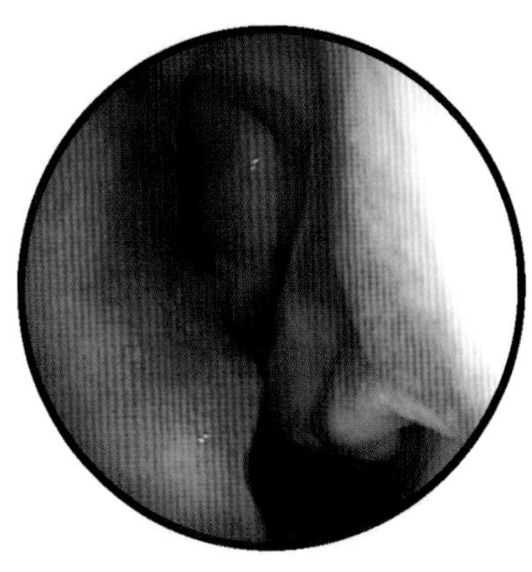

B 颅神经 第二对颅神经——视神经（上面观）

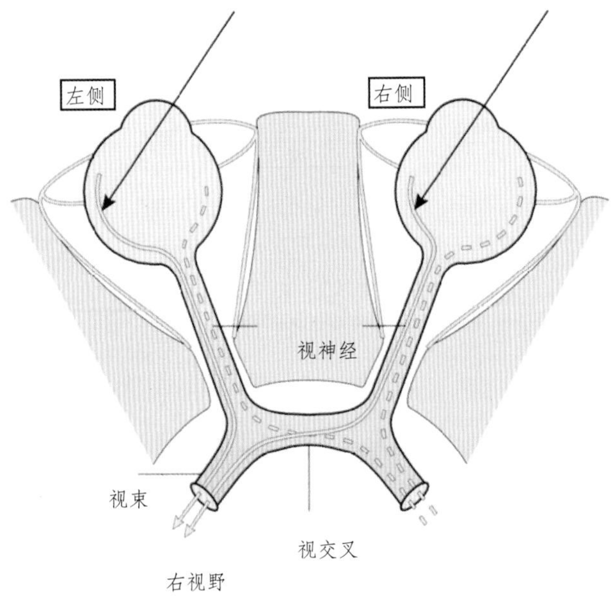

见第 53、57、58、65 页。

C 眼底

视网膜眼底照片

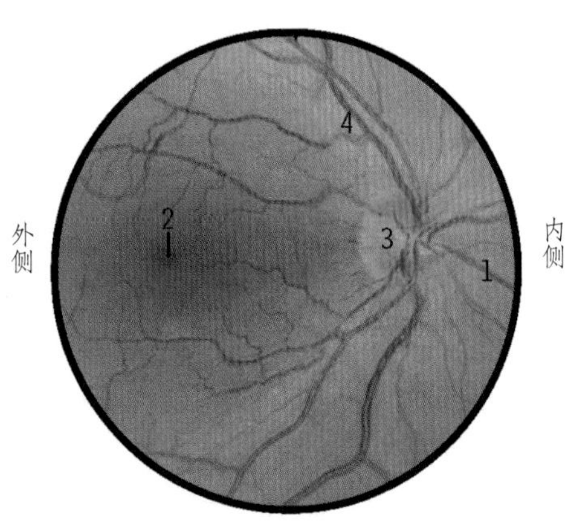

1 中央动静脉的下鼻支 Inferior nasal branches of central vein and artery
2 黄斑和中央凹 Macula with central fovea
3 视神经盘 Optic disc
4 中央动静脉的颞上支 Superior temporal branches of central vein and artery

嗅觉缺失症、鼻出血、视网膜检影法、眼底镜检查和扁桃体炎见第 80~82 页。

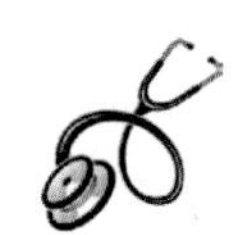

颅神经 第三对颅神经——动眼神经 第四对颅神经——滑车神经 第六对颅神经——外展神经

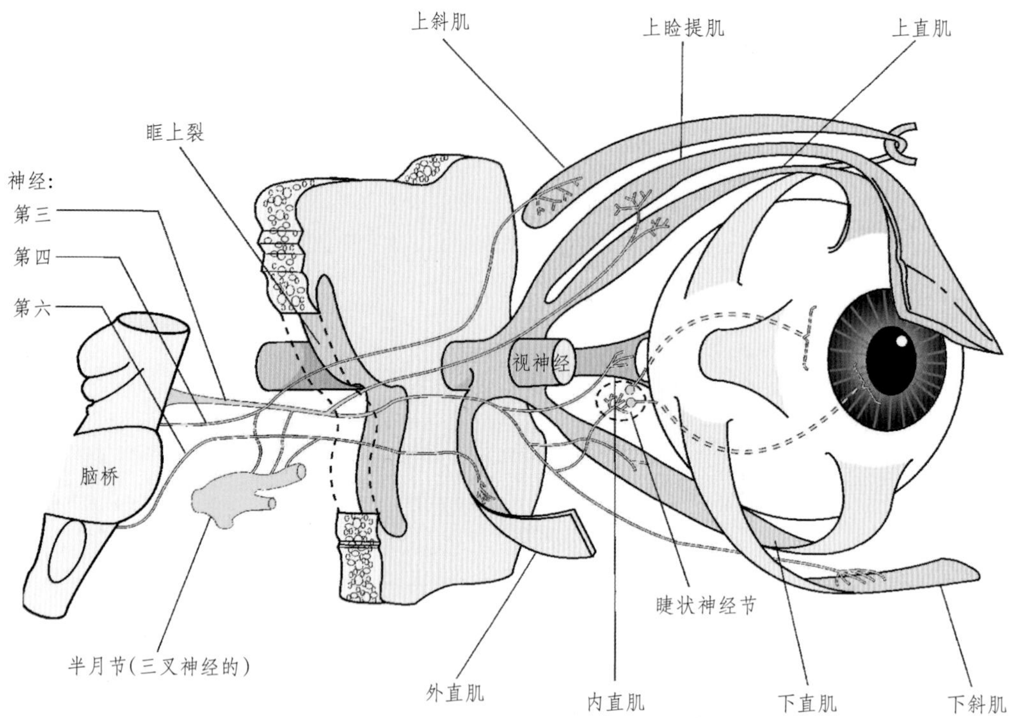

第三对颅神经见第 53、54~57、65 页。
第四对颅神经见第 54~57、65 页。
第六对颅神经见第 53、54~57、65 页。

睫状神经节

1 外展神经 Abducent nerve
2 睫状神经节 Ciliary ganglion
3 眼球 Eyeball
4 额神经 Frontal nerve
5 下斜肌 Inferior oblique
6 下直肌 Inferior rectus
7 眶下动脉 Infra-orbital artery
8 眶下神经 Infra-orbital nerve
9 泪腺动脉 Lacrimal artery
10 外直肌 Lateral rectus,reflected
11 上睑提肌 Levator palpebrae superioris
12 上颌动脉 Maxillary artery
13 三叉神经上颌支 Maxillary branch of trigeminal nerve
14 鼻睫状神经 Nasociliary nerve
15 下直肌神经 Nerve to imferior rectus
16 动眼神经 Oculomotor nerve
17 眼动脉 Ophthalmic artery
18 颅前窝的视神经 Optic nerve in anterior cranial fossa
19 眶内的视神经 Optic nerve in orbit
20 睫状神经节相连的感觉支 Sensory root to ciliary ganglion
21 睫状短动脉 Short ciliary arteries
22 睫状短神经 Short ciliary nerves

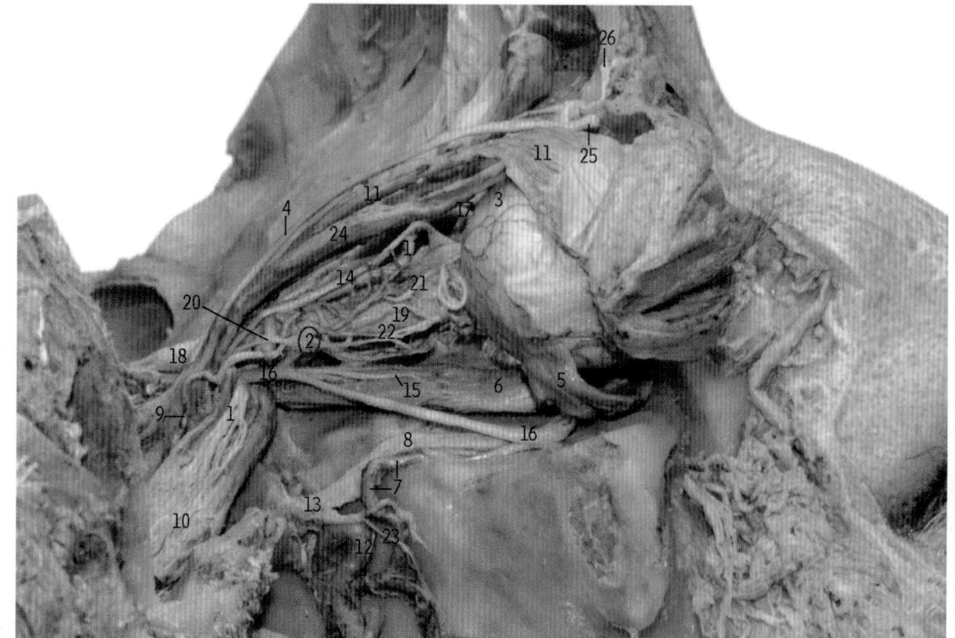

23 蝶腭神经 Sphenopalatine nerve
24 上直肌 Superior rectus
25 眶上神经 Supra-orbital nerve
26 滑车上神经 Supratrochlear nerve

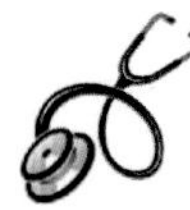

外展神经麻痹、视觉调节反射、动眼神经麻痹和滑车神经麻痹见第 80~82 页。

三叉神经(概观)

A 第五对颅神经

B 三叉神经眼支(三叉神经第一支)

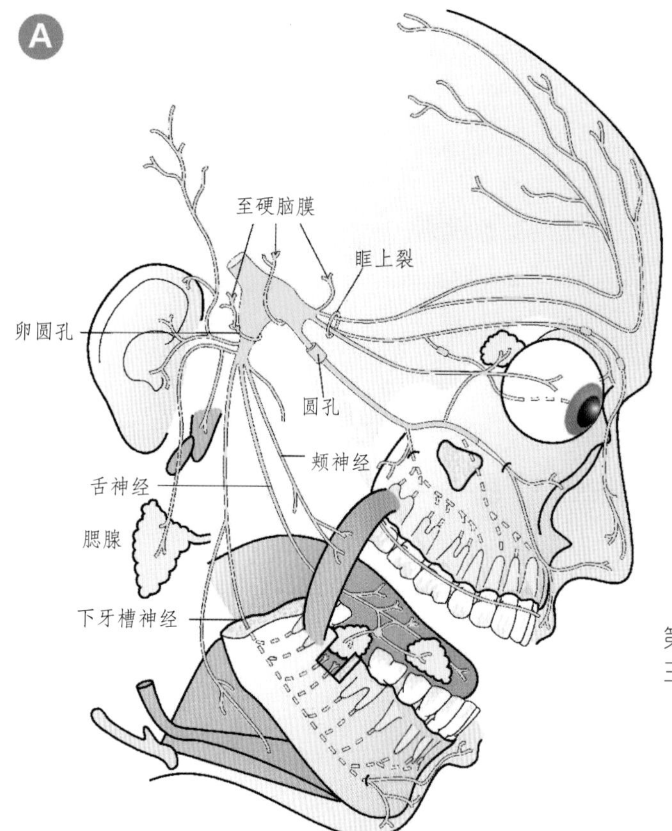

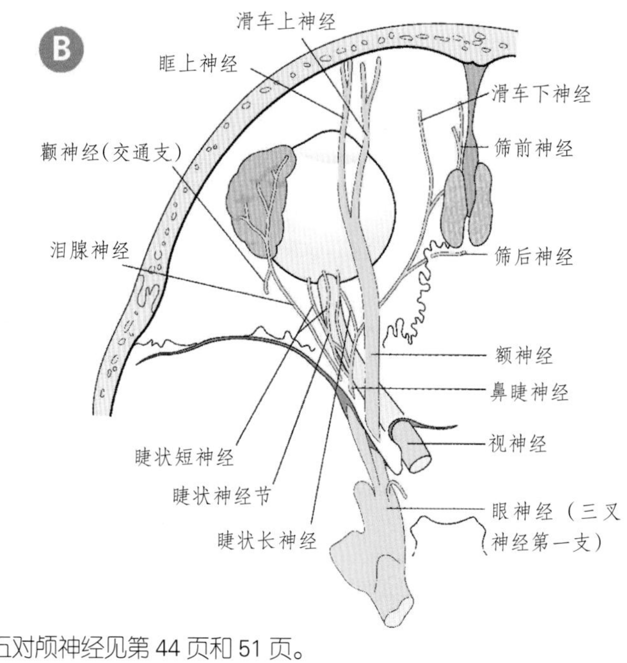

第五对颅神经见第 44 页和 51 页。
三叉神经第一支见第 44 页、51 页和 54 到 57 页。

C 三叉神经上颌支(三叉神经第二支)

D 三叉神经下颌支(三叉神经第三支)

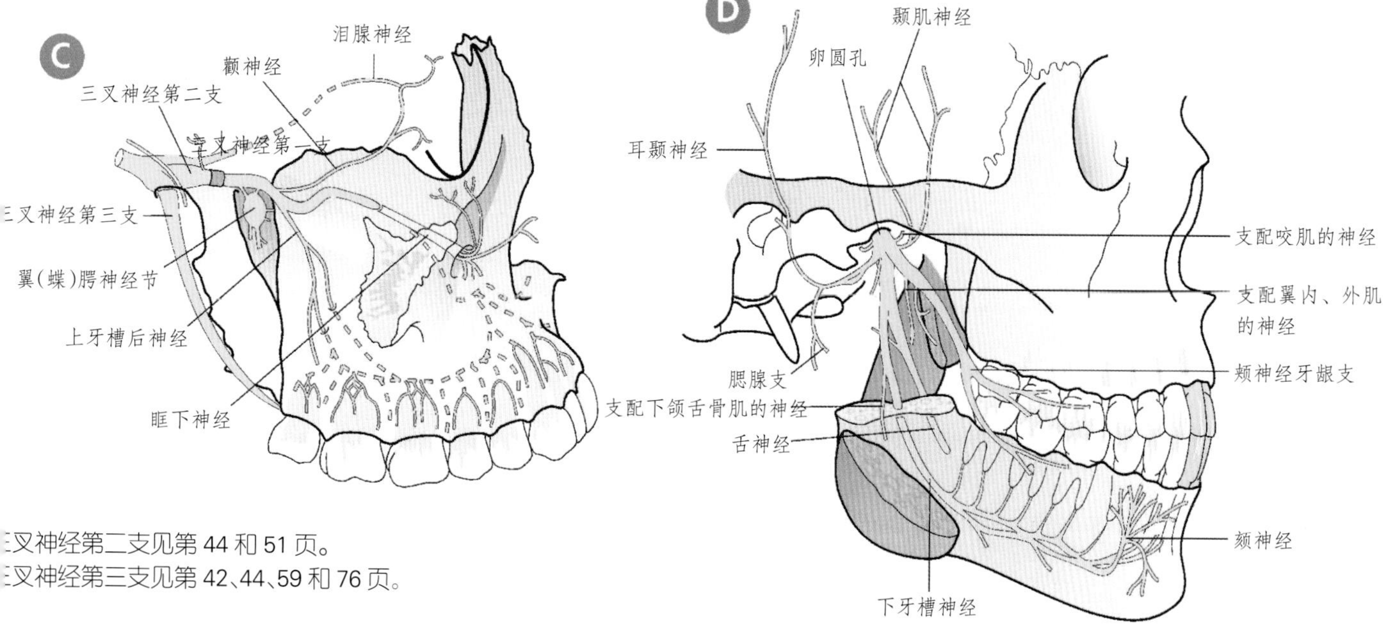

三叉神经第二支见第 44 和 51 页。
三叉神经第三支见第 42、44、59 和 76 页。

三叉神经 分支和相连的副交感神经节

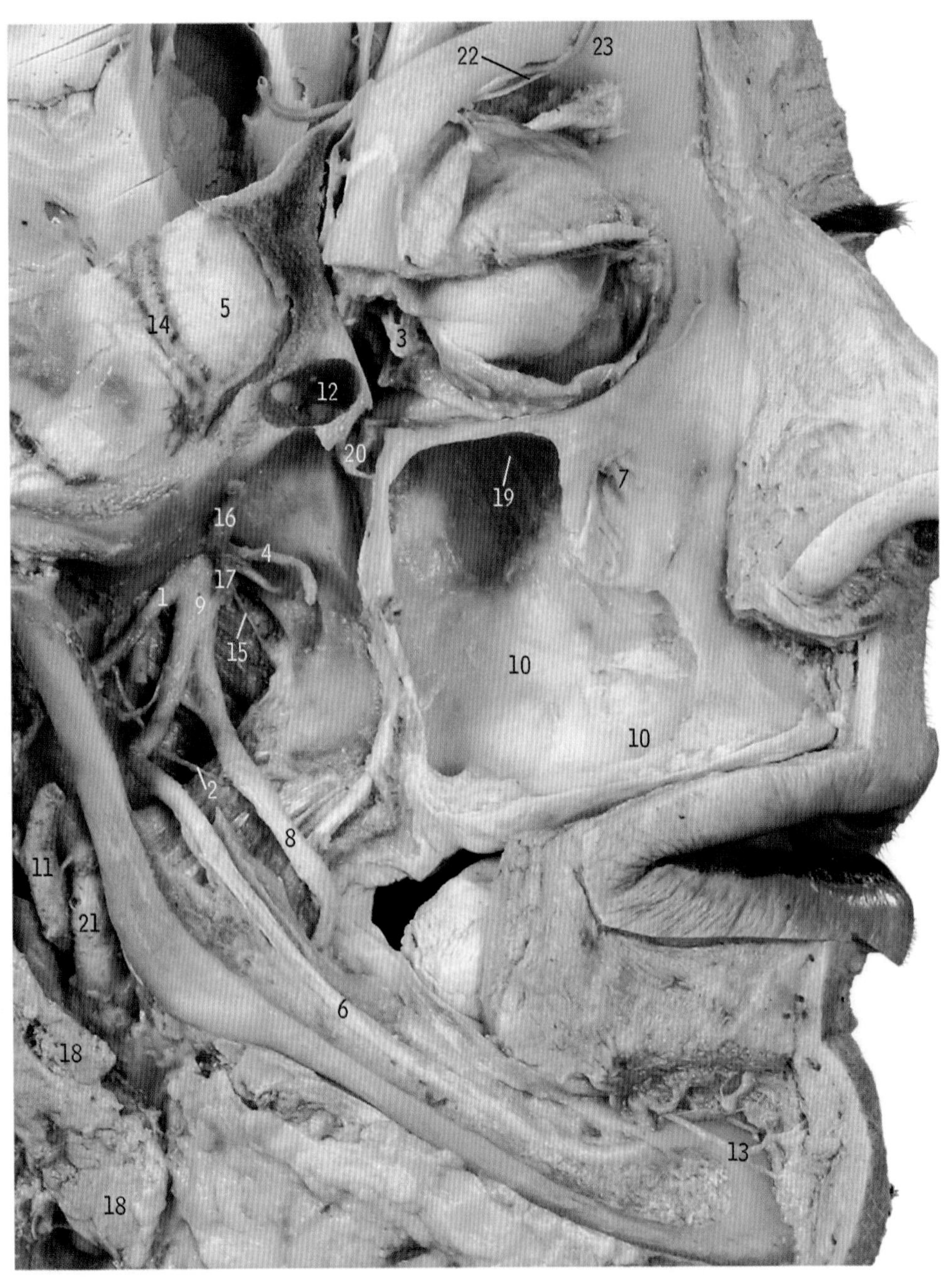

1 耳颞神经 Auriculotemporal nerve
2 鼓索 Chorda tympani
3 睫状神经节 Ciliary ganglion
4 颞深神经 Deep temporal nerve
5 硬脑膜 Dura mater
6 沟内的下牙槽神经 Inferior alveolar nerve within canal
7 眶下神经 Infra-orbital nerve
8 舌神经 Lingual nerve
9 下颌神经 Mandibular nerve
10 上颌窦(开放的) Maxillary air sinus (opened)
11 上颌动脉 Maxillary artery
12 上颌神经 Maxillary nerve
13 颏神经 Mental nerve
14 脑膜中动脉 Middle meningeal artery
15 翼外肌神经 Nerve to lateral pterygoid
16 咬肌神经 Nerve to masseter
17 耳神经节 Otic ganglion
18 腮腺 Parotid gland
19 后上牙槽神经 Posterior superior alveolar nerves
20 翼腭神经节 Pterygopalatine ganglion
21 下颌后静脉 Retromandibular vein
22 眶上神经 Supra-orbital nerve
23 滑车上神经 Supratrochlear nerve

A 颅神经　第七对颅神经——面神经

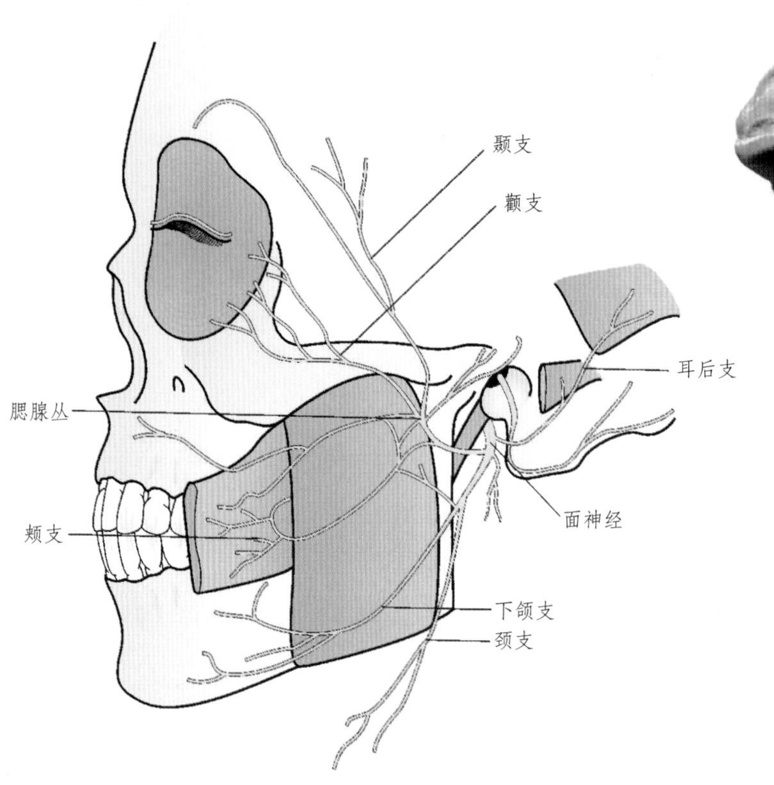

B 鼻软骨

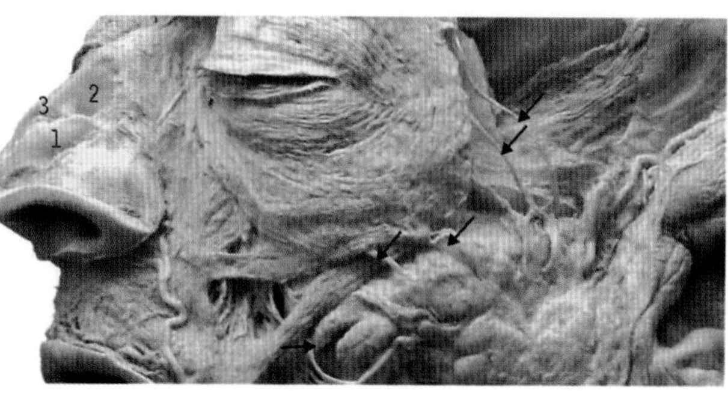

1 鼻翼软骨外侧脚　Lateral crus of alar cartilage
2 鼻外侧软骨　Lateral nasal cartilage
3 中隔角　Septal angle

注意：面神经分支出腮腺(箭头)。

见第 39~41、53、61 和 67 页。

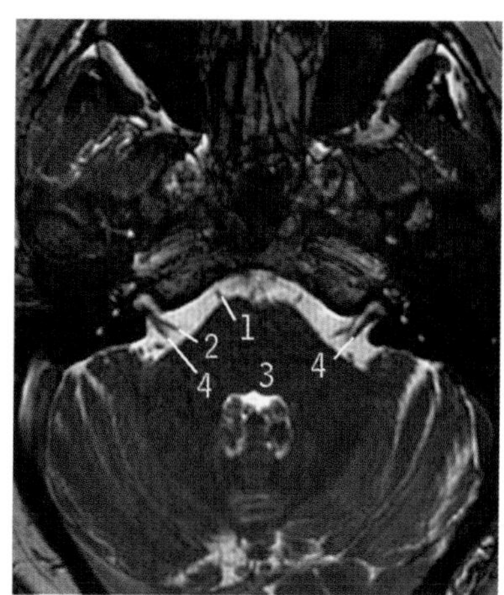

轴位磁共振成像，脑桥延髓结合处水平。

1 外展神经(颅神经 VI)
Abducent nerve (CN VI)
2 面神经(颅神经 VII)
Facial nerve (CN VII)
3 脑桥　Pons
4 前庭蜗神经(颅神经 VIII)
Vestibulocochlear nerve (CN VIII)

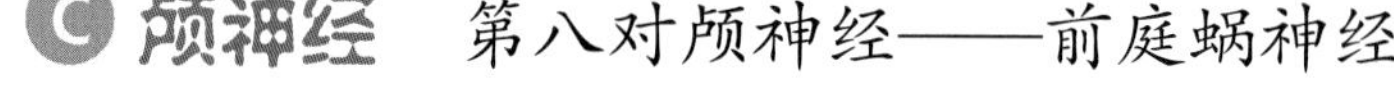

C 颅神经　第八对颅神经——前庭蜗神经

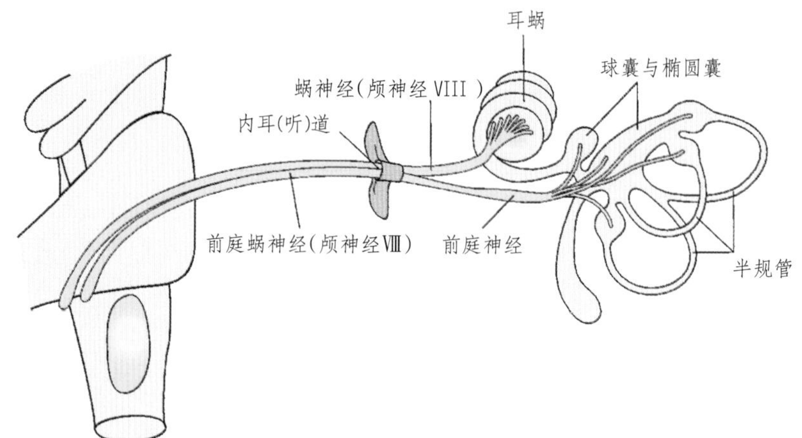

见第 51、53、61 和 67 页。

听神经瘤、面神经麻痹、听觉过敏和耳痛见第 80~82 页。

颅神经

A 第九对颅神经——舌咽神经 B 第十对颅神经——迷走神经

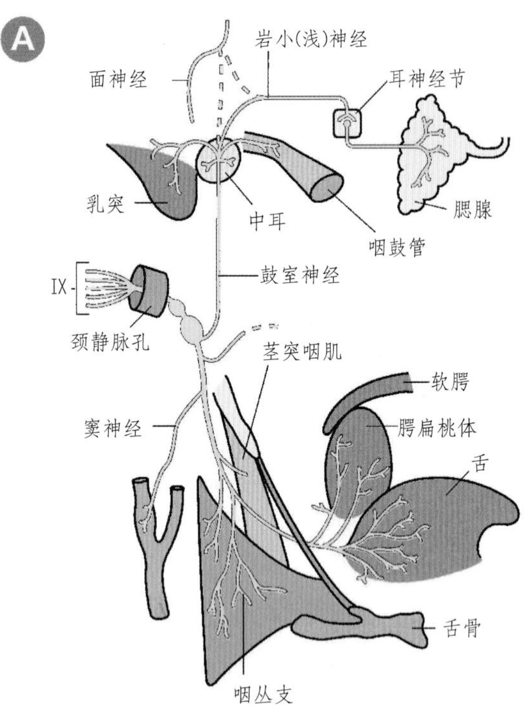

见第 44~47、53 和 67 页。

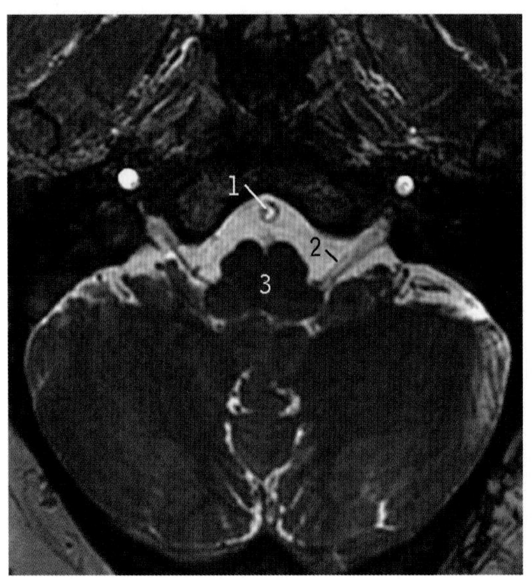

轴位磁共振成像，延髓上部。

1 基底动脉 Basilar artery
2 舌下神经根丝 Hypoglossal nerve rootlets
3 延髓 Medulla

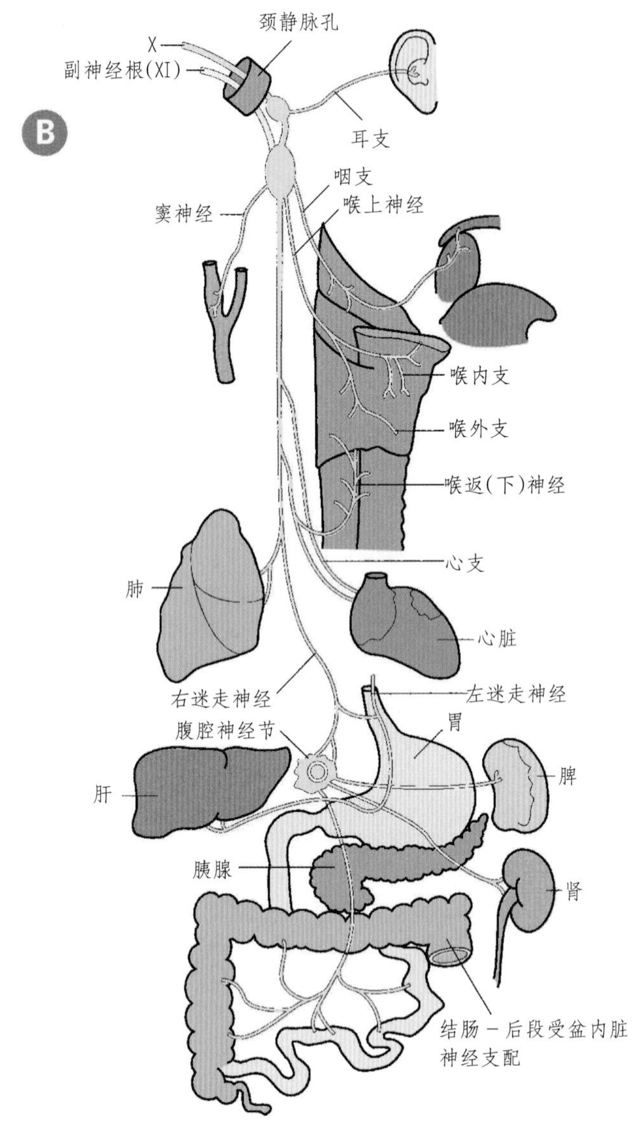

见第 44~47、53、67 和 69 页。

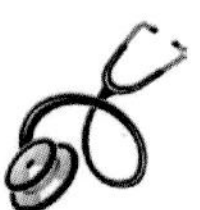

腮腺肿瘤、喉返神经麻痹见第 80~82 页。

颅神经 A 第十一对颅神经——副神经 B 第十二对颅神经——舌下神经

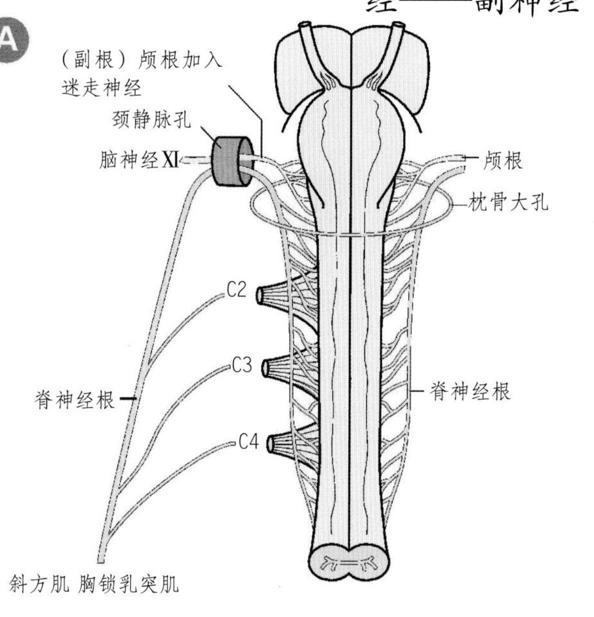

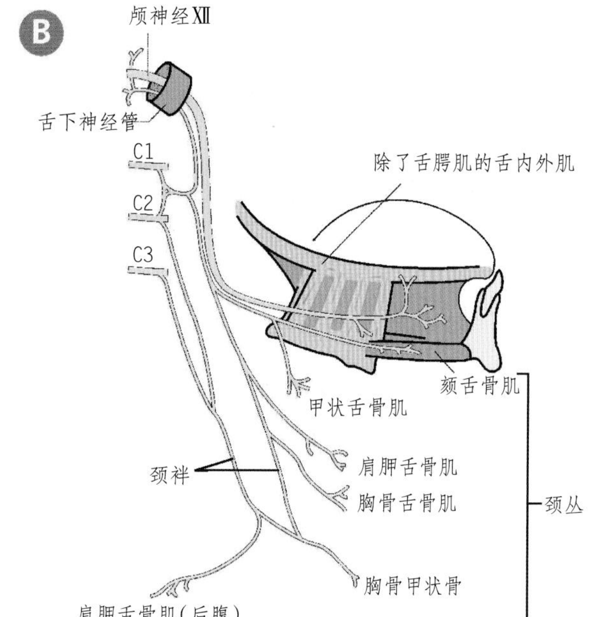

见第 53 和 67 页。

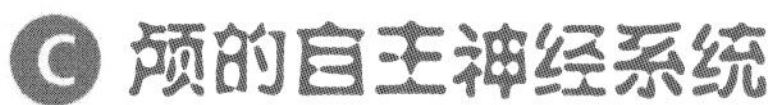
见第 47、59 和 67 页。

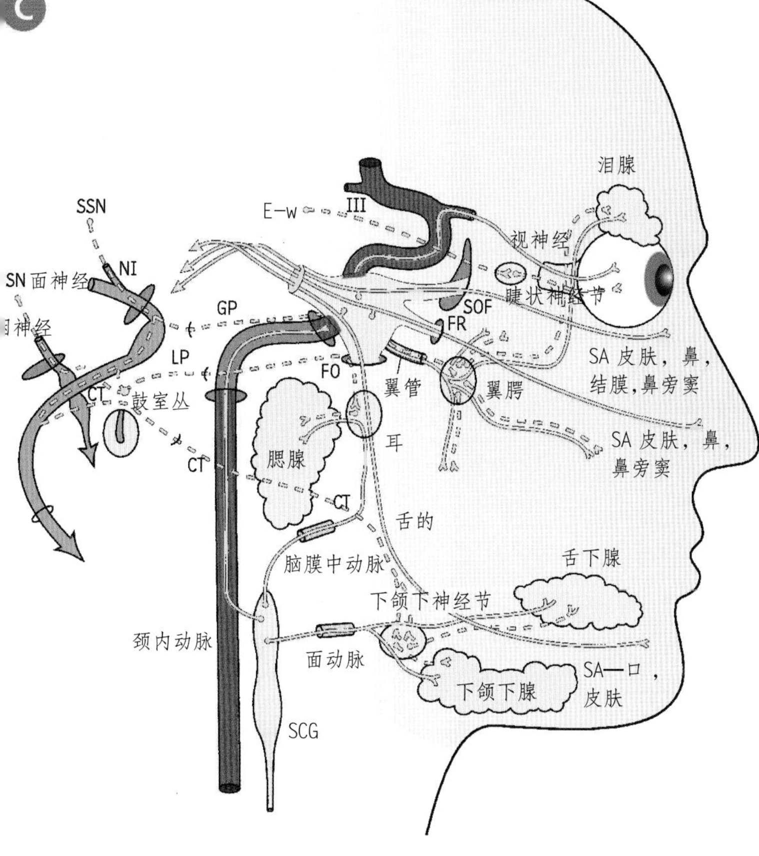

C 颅的自主神经系统

鼓索(CT) chorda tympani
动眼神经副交感核(E-W) Edinger-Westphal
卵圆孔(FO) foramen ovale
圆孔(FR) foramen rotundum
岩大神经(GP) greater petrosal
下泌涎核(ISN) inferior salivatory nucleus
岩小神经(LP) lesser petrosal
中间神经(NI) nervus intermedius
躯体传入(SA) somatic afferent
颈上神经节(SCG) superior cervical ganglion
眶上裂(SOF) superior orbital fissure
上泌涎核(SSN) superior salivatory nucleus

副神经麻痹、咽反射和舌下神经麻痹见第 80~82 页。

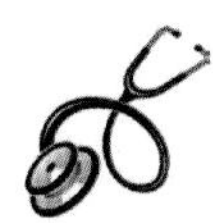

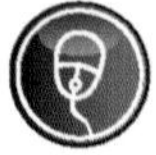

头部、颈部和脑

临床索引简图，上网查看详图和深层的临床图像并下载到你自己的笔记本里。

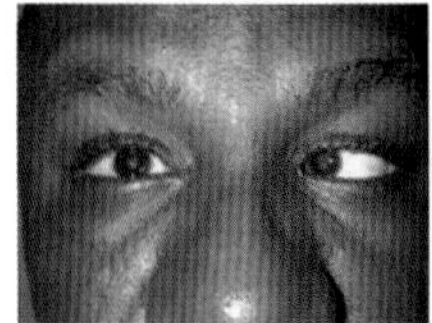
外展神经麻痹

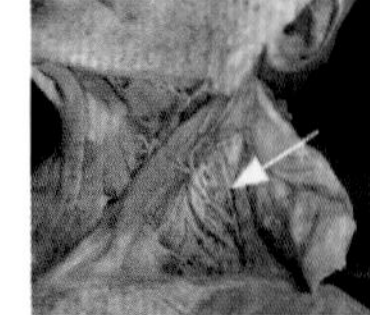
副神经麻痹

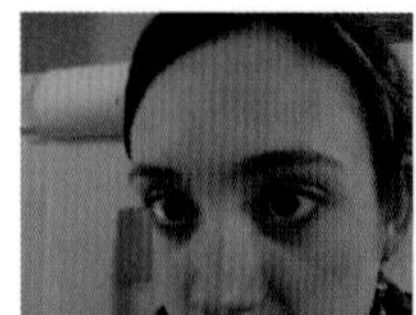
视觉调节反射

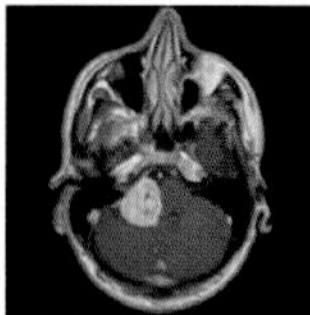
听神经瘤

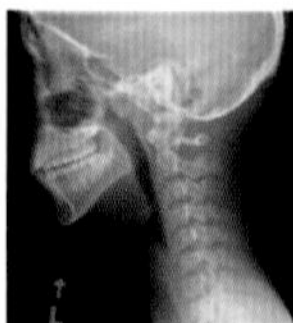
腮样体(咽扁桃体)增生

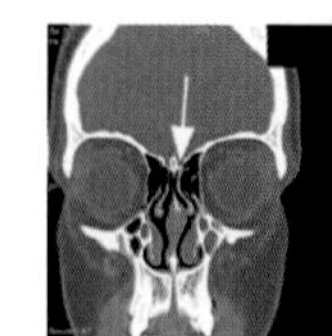
嗅觉缺失症

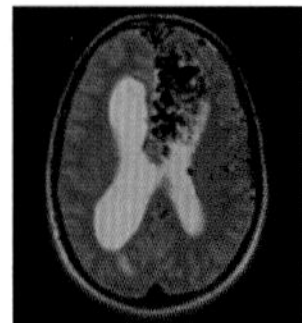
动静脉瘘

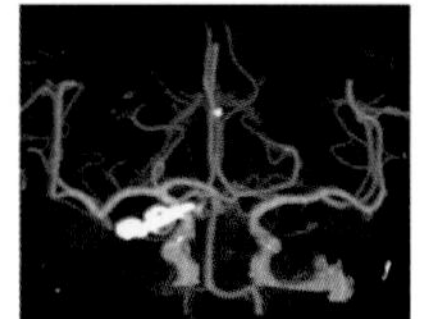
颅内小动脉瘤

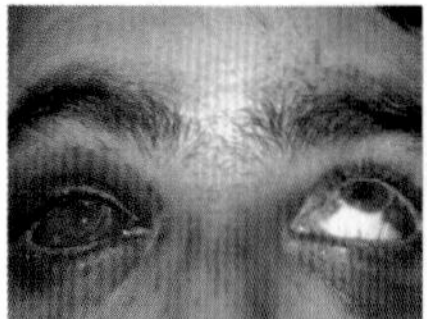
眼眶爆裂性骨折

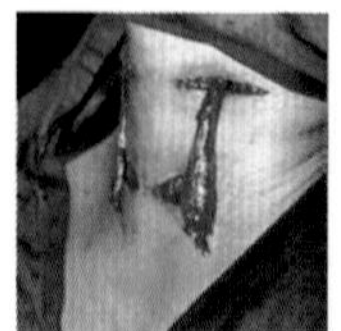
腮腺囊肿

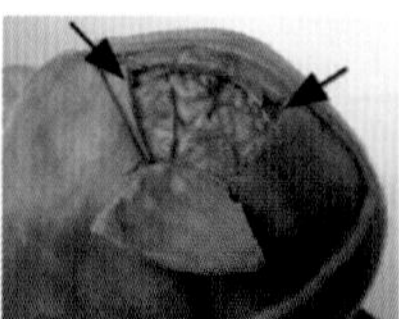
钻孔

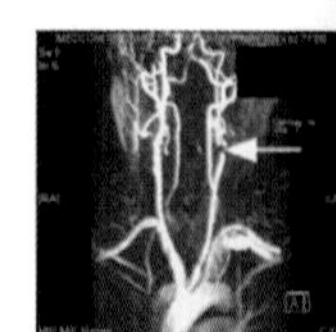
颈动脉杂音

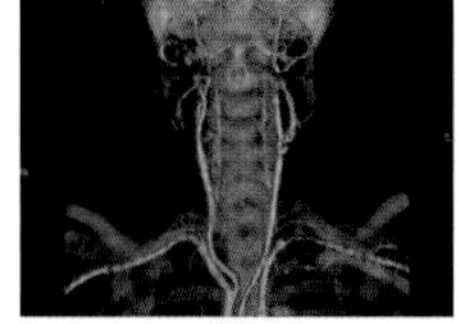
颈动脉狭窄

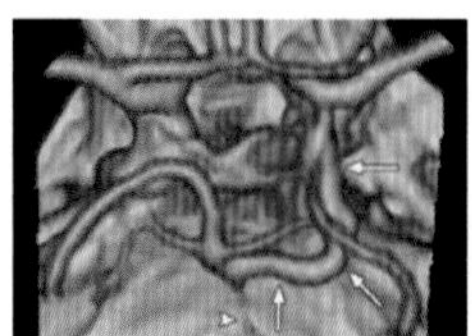
颈动脉畸型

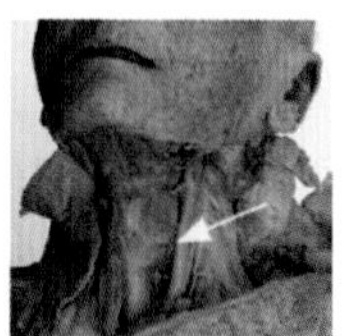
颈动脉内膜切除术

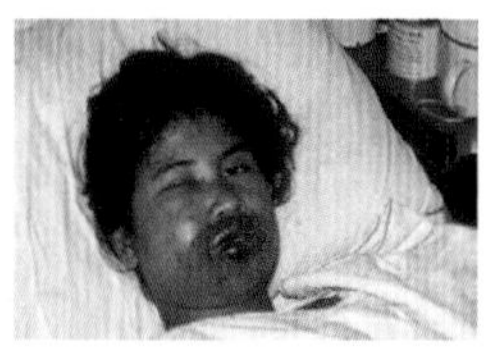
海绵窦血栓形成

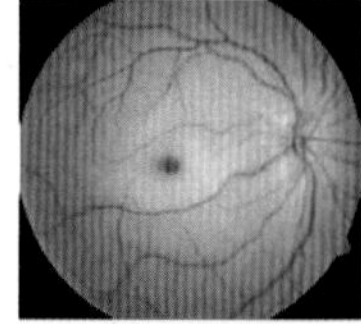
视网膜中央动脉阻塞

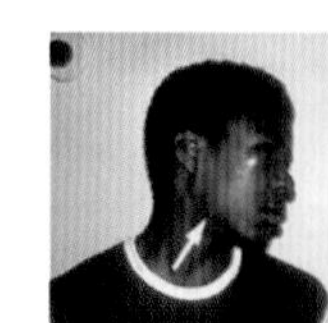
颈淋巴结膨大

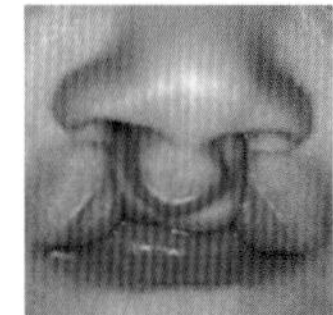
唇腭裂

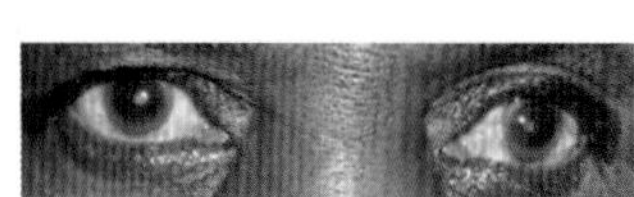
角膜弓

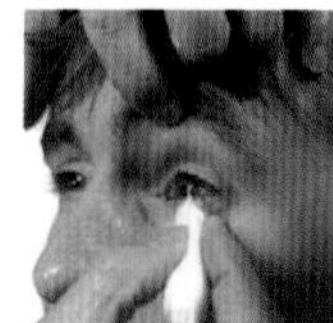
角膜反射

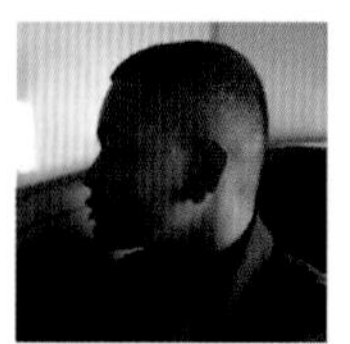
颅骨切开术

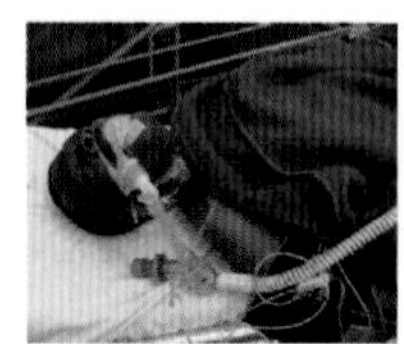
气管插管

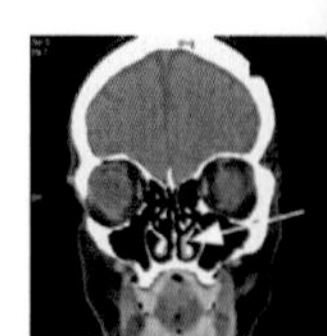
鼻出血

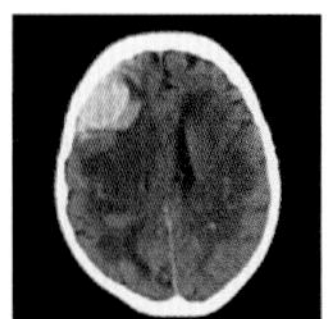
硬膜外出血

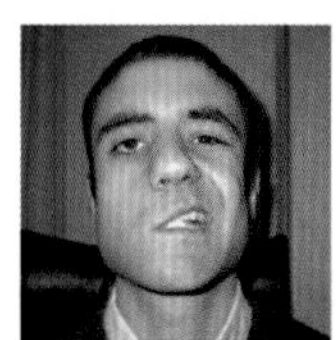
面神经麻痹(贝尔麻痹)

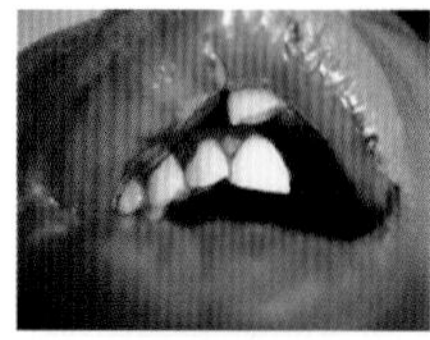
骨折的下颌骨

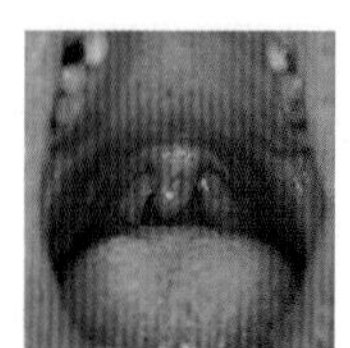
咽反射

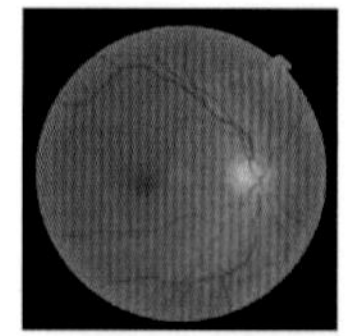
青光眼

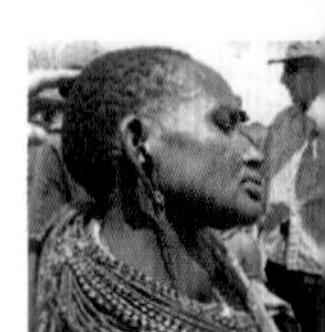
甲状腺肿

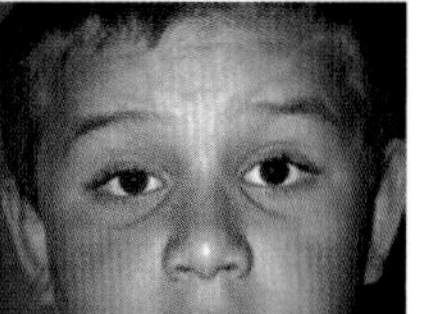
霍纳综合征

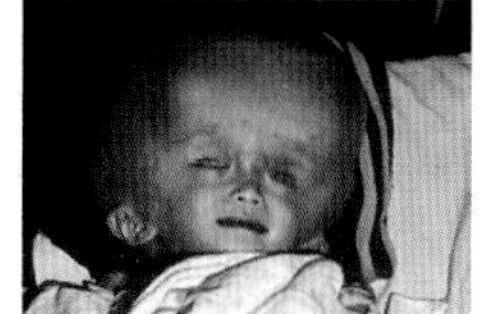
脑积水

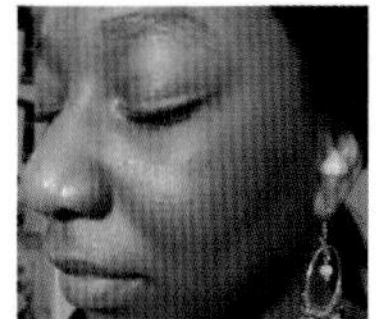
听觉过敏

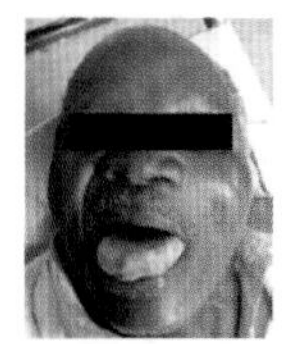
舌下神经麻痹

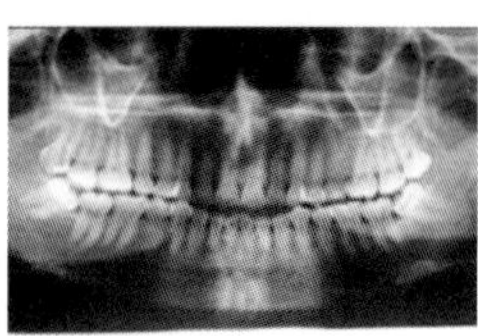
阻生智齿

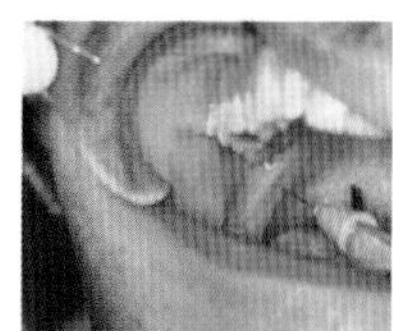
下牙槽神经阻滞

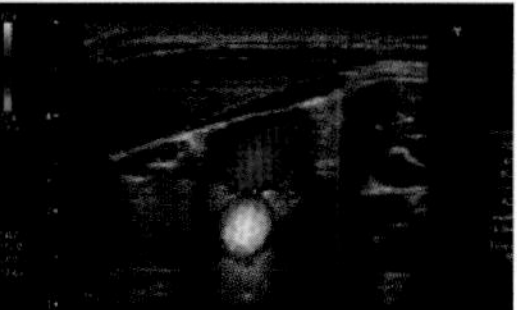
颈内静脉导管插入术

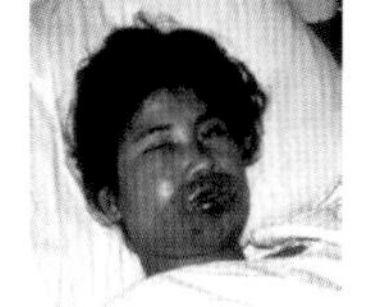
面部感染的颅内扩散

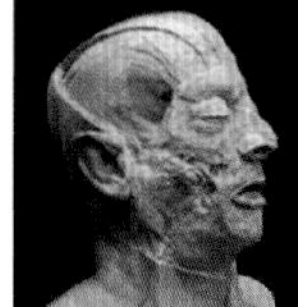
头皮感染的颅内扩散

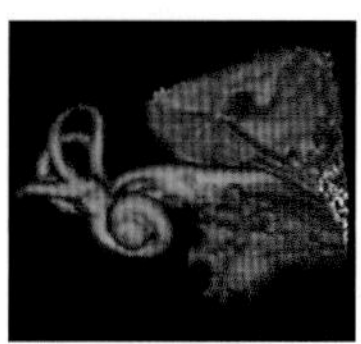
迷路炎

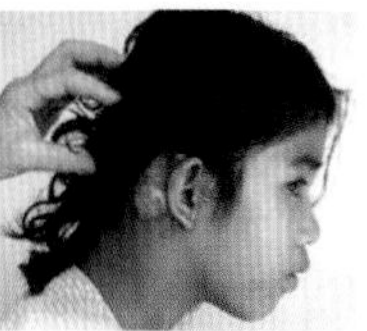
乳突炎

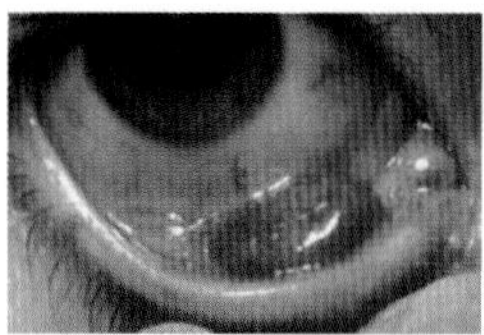
睑板腺囊肿(散粒肿)

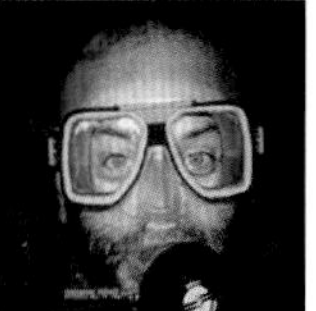
中耳压力平衡

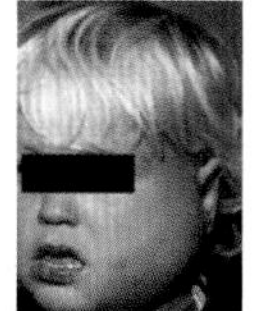
流行性腮腺炎

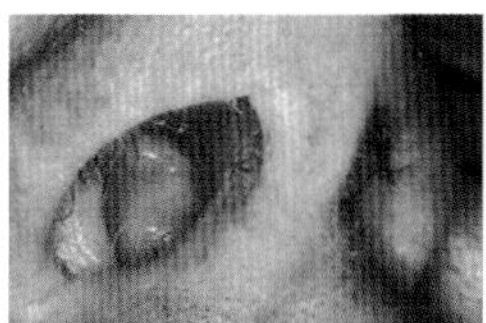
鼻息肉

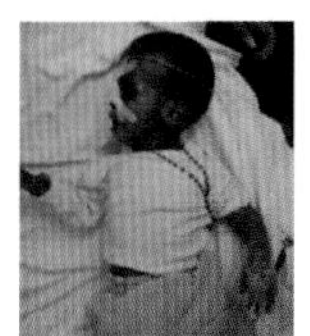
鼻饲插管

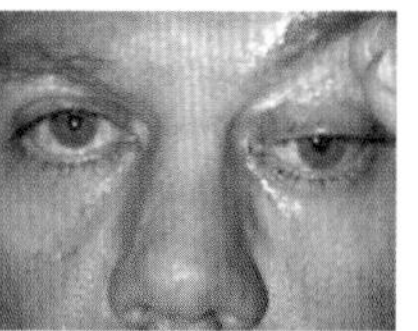
动眼神经麻痹

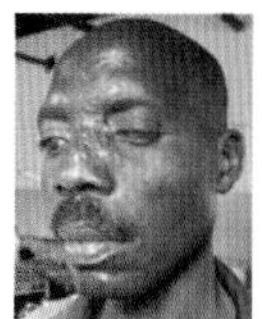
眼部带状疱疹

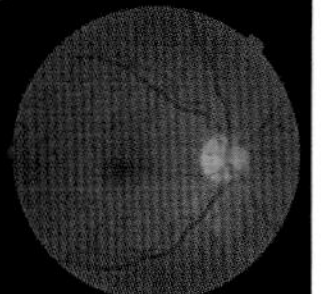
视网膜检影法

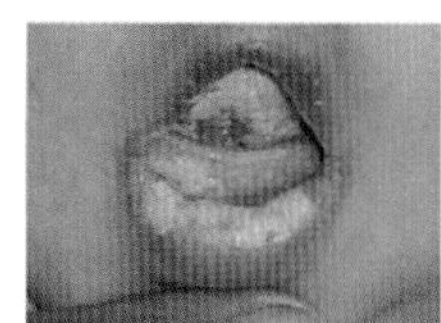
口腔病变

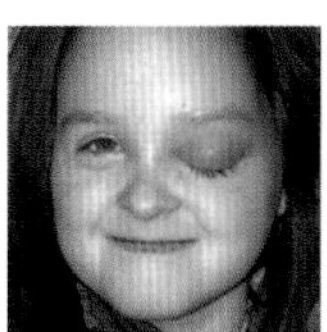
眶蜂窝织炎

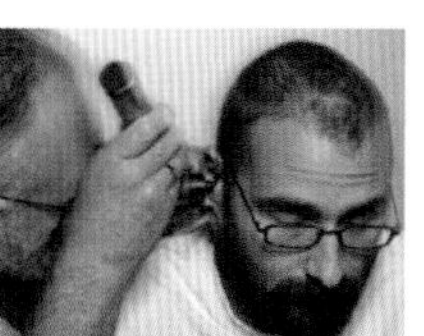
耳痛(牵涉性痛)

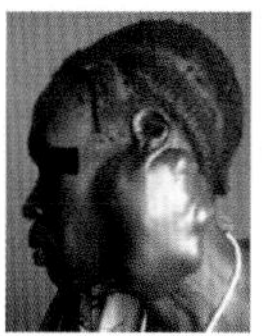
腮腺肿瘤

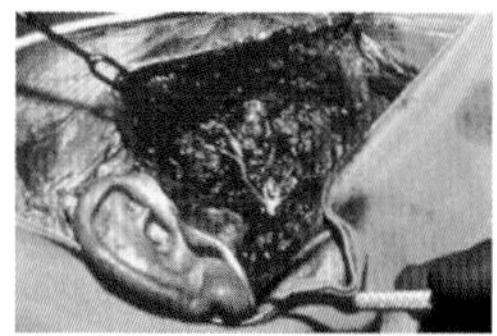
腮腺切除术

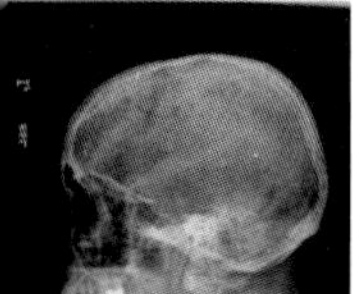
胡椒瓶颅骨

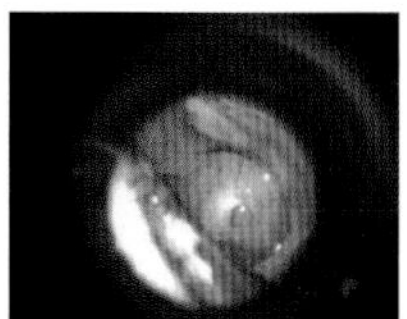
鼓膜穿孔

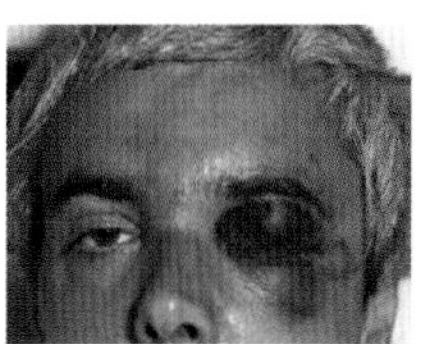
眶周结膜下出血

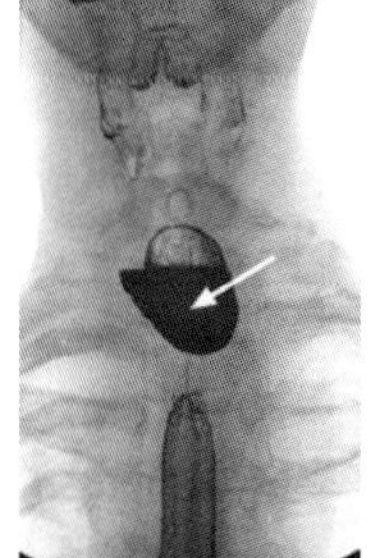
咽囊

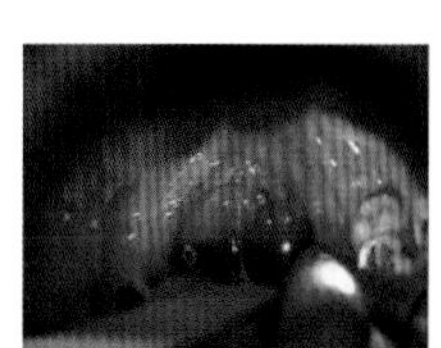
咽炎

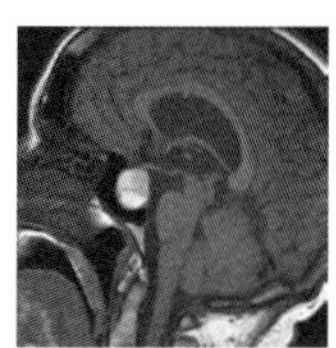
垂体卒中

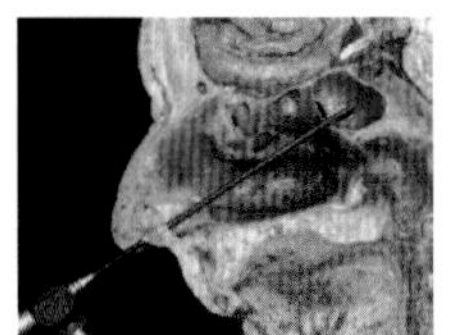
垂体瘤

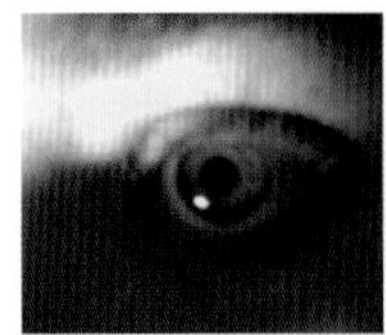
瞳孔反射

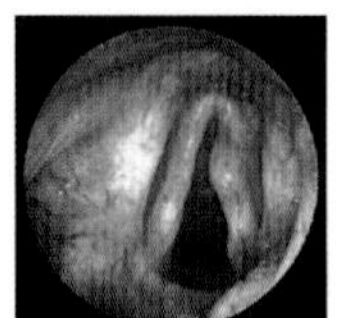
喉返神经麻痹

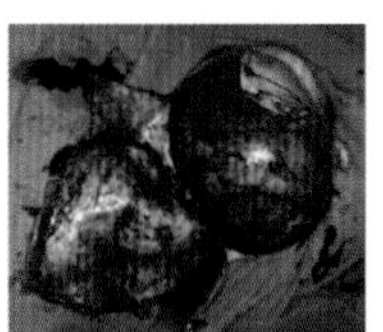
头皮外伤

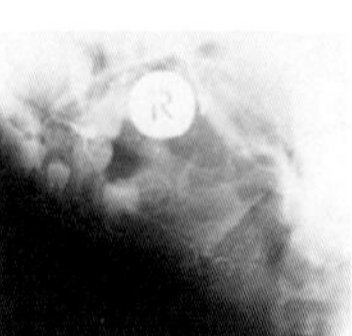
涎管扩张

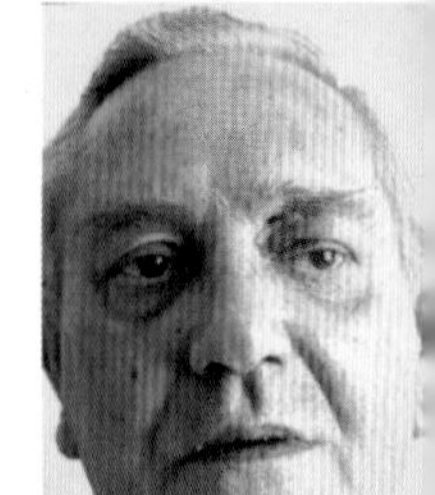
鼻窦病变

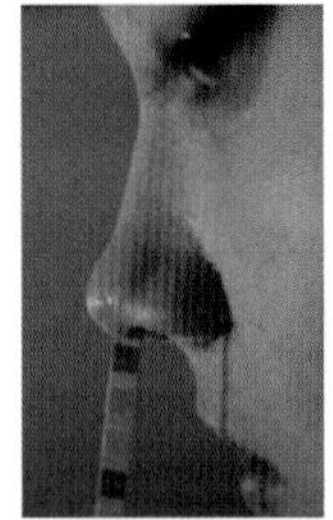
颅底骨折

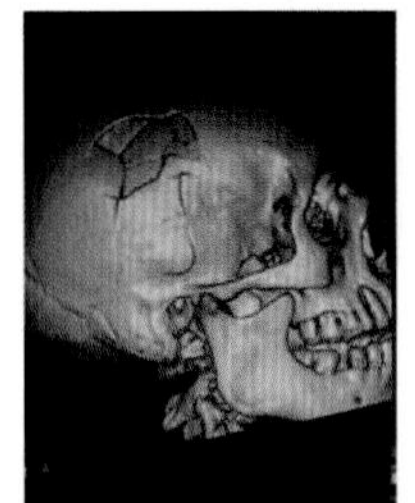
颅骨骨折

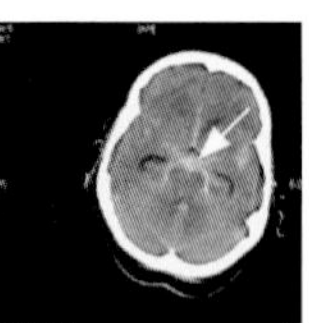
蛛网膜下隙出血

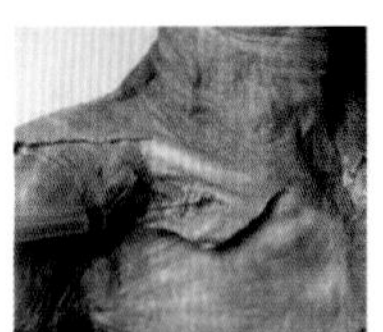
锁骨下静脉导管插入术

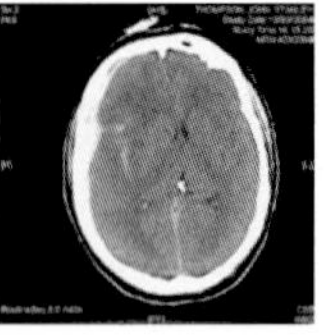
硬膜下出血

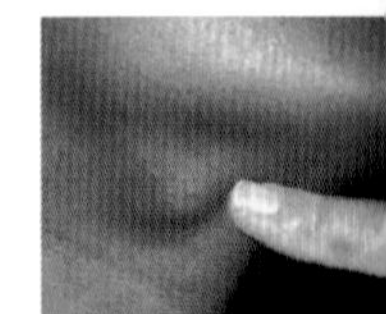
下颌下肿瘤

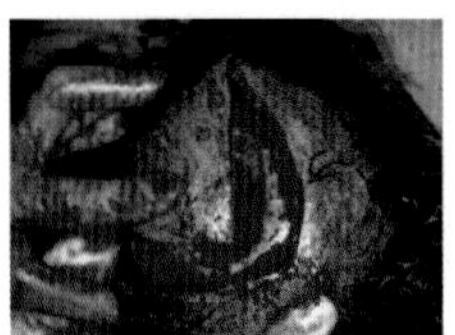
头皮的外科皮瓣

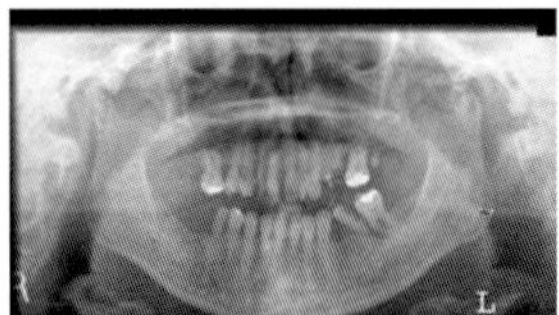
颞下颌关节脱位(TMJ)

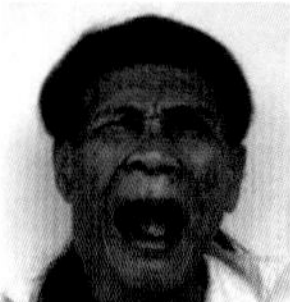
舌癌

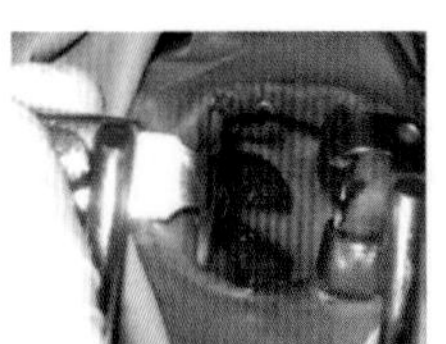
扁桃体切除术

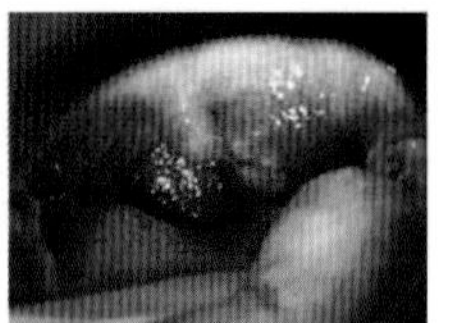
扁桃体炎

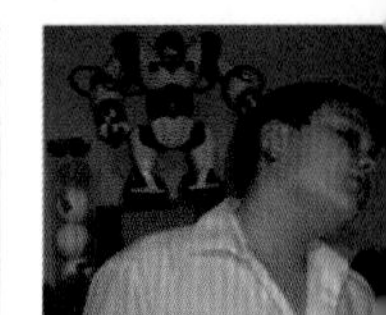
斜颈

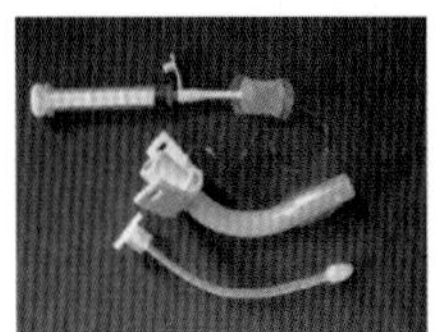
气管造口术

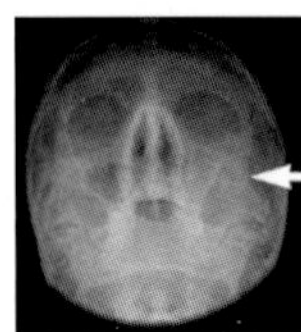
三角部骨折

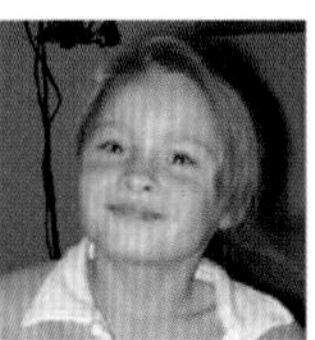
滑车神经麻痹

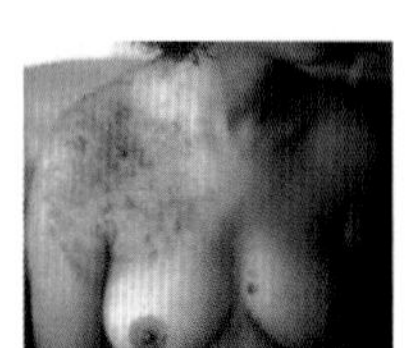
水痘 - 带状疱疹病毒感染——头部和颈部

脊柱和脊髓

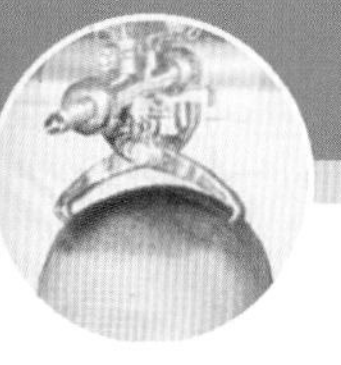
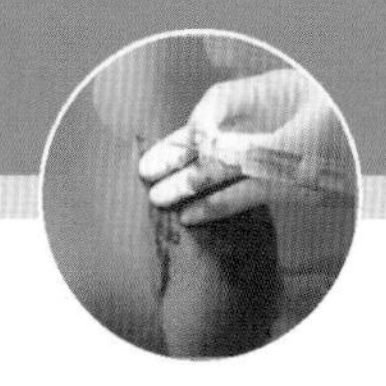
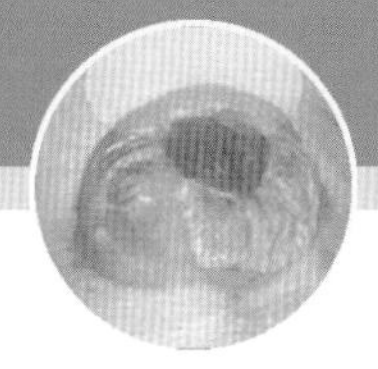
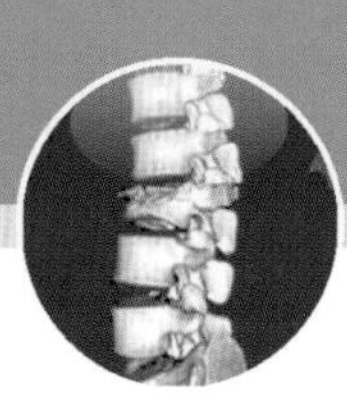

背部和脊柱

A 表面解剖　　B 中轴骨　　C 脊柱

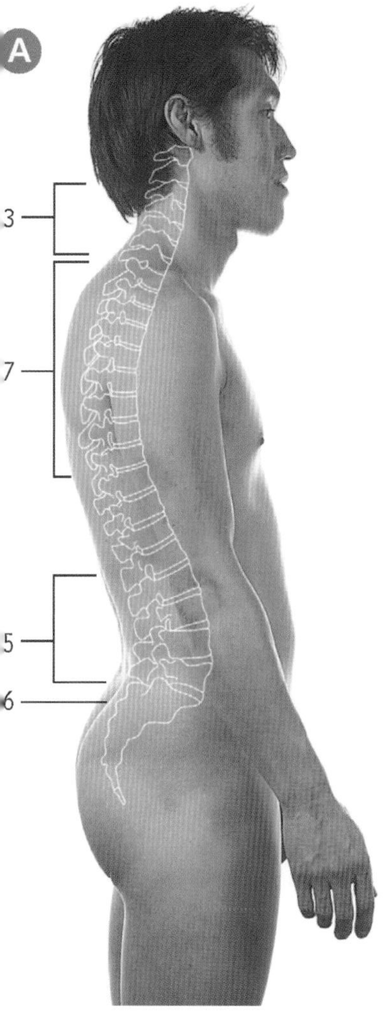

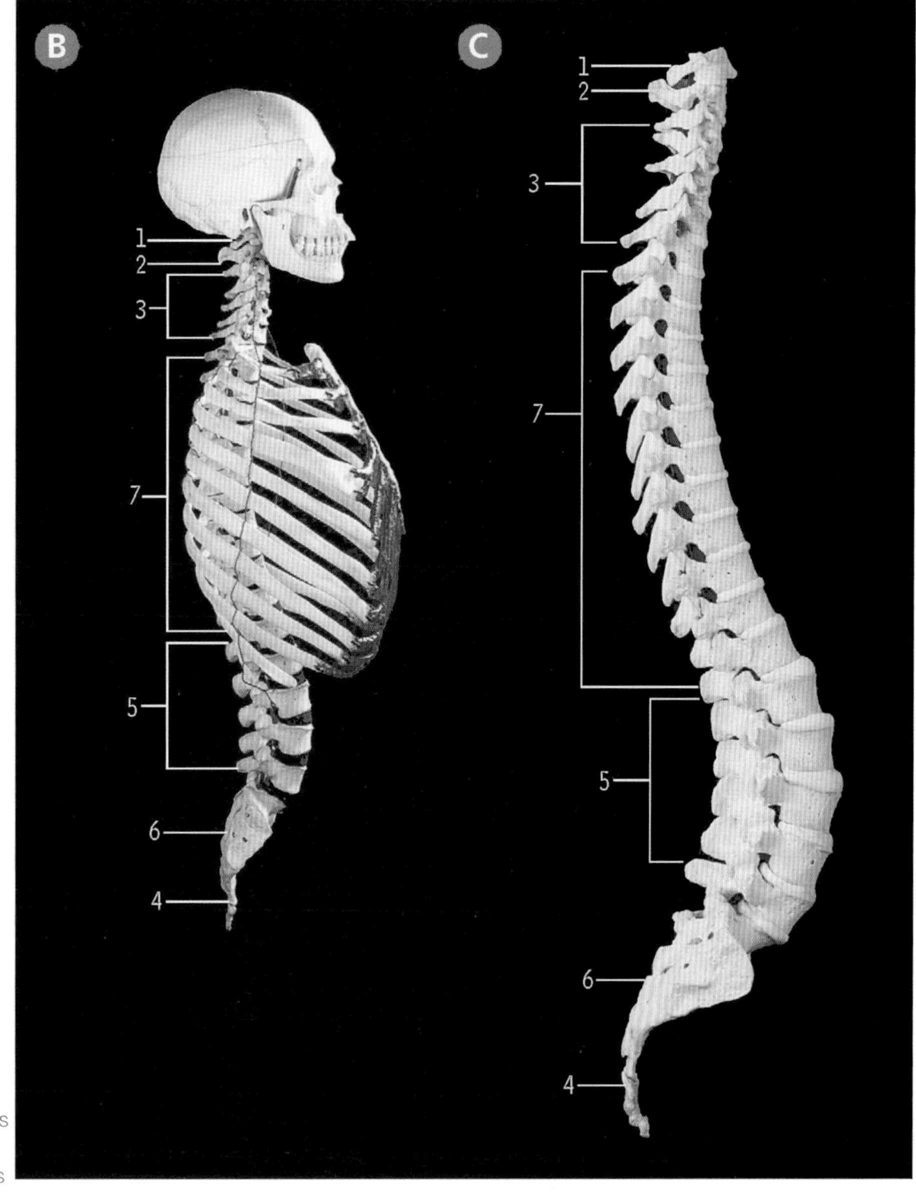

寰椎　Atlas vertebra
枢椎　Axis vertebra
颈椎　Cervical vertebrae, 脊柱前凸　lordosis
尾骨　Coccyx
腰椎　Lumbar vertebrae, 脊柱前凸　lordosis
骶骨　Sacrum
胸椎　Thoracic vertebrae, 脊柱后凸　kyphosis

背部与肩部

A 表面解剖

1 尾骨 Coccyx
2 三角肌 Deltoid
3 腹外斜肌 External oblique
4 臀大肌 Gluteus maximus
5 髂嵴 Iliac crest
6 背阔肌 Latissimus dorsi

B 肌肉

7 肩胛骨内侧缘（虚线标出）Medial border scapula (dotted)
8 大菱形肌 Rhomboid major
9 小菱形肌 Rhomboid minor
10 骶骨 Sacrum
11 斜方肌 Trapezius
12 胸腰筋膜 Thoracolumbar fascia

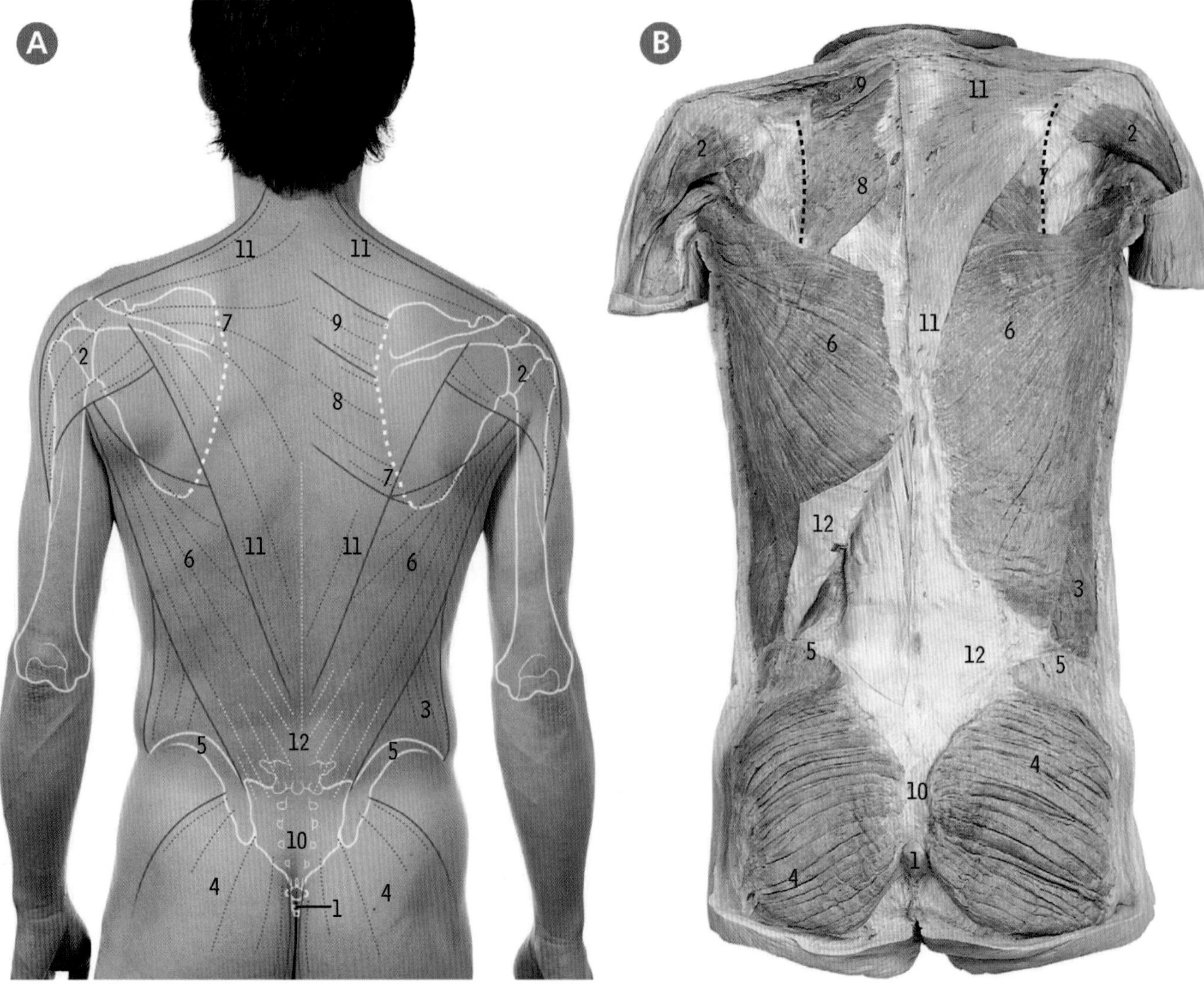

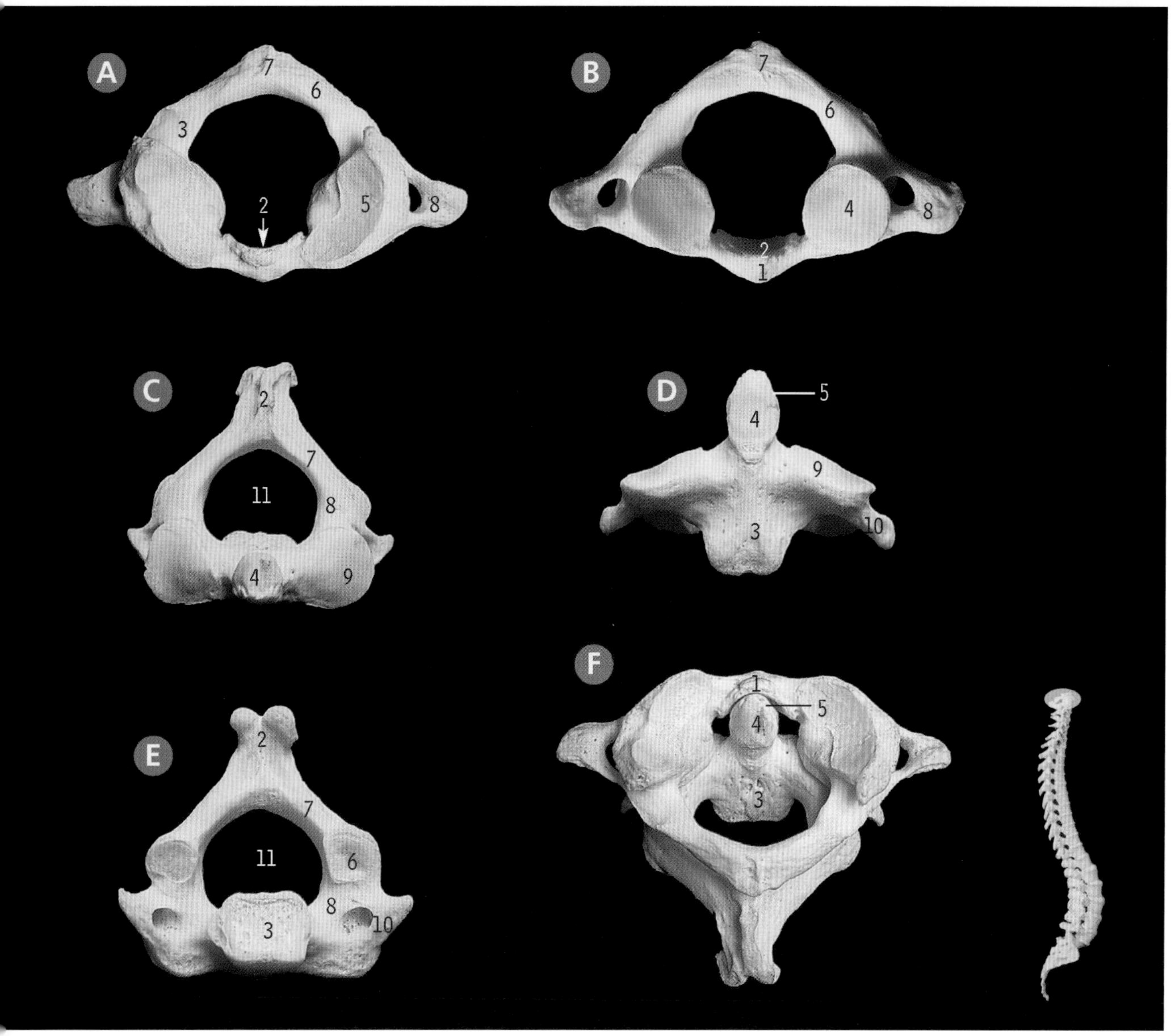

第 1 颈椎　寰椎

A 上面观

B 下面观

1 前弓和结节　Anterior arch and tubercle
2 齿突凹　Facet for dens of axis
3 椎动脉沟　Groove for vertebral artery
4 侧块下关节面　Lateral mass with inferior articular facet
5 侧块上关节面　Lateral mass with superior articular facet
6 后弓　Posterior arch
7 后结节　Posterior tubercle
8 横突和横突孔　Transverse process and foramen

> 上关节面(5)呈凹呈肾形。
> 下关节面(4)基本平坦呈圆形。
> 前弓(1)较后弓(6)直且短,前弓后面是容纳枢椎齿突(2)的凹。
> 椎骨中仅寰椎无椎体。

第 2 颈椎　枢椎

C 上面观

D 前面观

E 下面观

F 与寰椎形成关节, 上面观

1 寰椎前弓
Anterior arch of atlas
2 棘突(分叉)
Bifid spinous process
3 椎体　Body
4 齿突　(齿状凸起)
Dens(odontoid peg)
5 翼状韧带压迹
Impression for alar ligament
6 下关节面
Inferior articular facet
7 椎弓板　Lamina
8 椎弓根　Pedicle
9 上关节面
Superior articular surface
10 横突和横突孔
Transverse process and foramen
11 椎孔　Vertebral foramen

> 枢椎因为有齿突(4)而与众不同,齿突自椎体向上与寰椎相关节,取代寰椎椎体。

齿状突骨折见第 108 页。

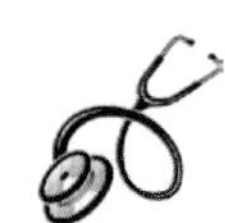

第 5 颈椎 典型的颈椎

A 上面观

B 前面观

C 左面观

1 横突前结节 Anterior tubercle of transverse process
2 棘突(分叉) Bifid spinous process
3 椎体 Body
4 横突孔 Foramen of transverse process
5 下关节突 Inferior articular process
6 结节间横突薄板 Intertubercular lamella of transverse process
7 椎弓板 Lamina
8 椎弓根 Pedicle
9 横突后结节 Posterior tubercle of transverse process
10 后外侧缘(椎体钩) Posterolateral lip(uncus)
11 上关节突 Superior articular process
12 椎孔 Vertebral foramen

第 7 颈椎 隆椎

D 上面观

1 横突前结节 Anterior tubercle of transverse process
2 椎体 Body
3 横突孔 Foramen of transverse process
4 结节间横突薄板 Intertubercular lamella of transverse process
5 椎弓板 Lamina
6 椎弓根 Pedicle
7 横突后结节 Posterior tubercle of transverse process
8 后外侧缘(椎体钩) Posterolateral lip(uncus)
9 结节状棘突 Spinous process with tubercle
10 上关节突 Superior articular process
11 椎孔 Vertebral foramen

所有颈椎(第 1 到第 7)横突上都有孔(A4)。

典型的颈椎(第 3 到第 6)都有朝后上方的上关节突(A11,C11)、椎体上表面的后外侧缘(A10)、一个三角形的椎孔(A12),以及一个分叉的棘突(A2)。

第 6 颈椎的横突前结节膨大,又称为颈动脉结节。

第 7 颈椎(隆椎)棘突末端为一结节(D9)。

颈椎的肋骨部包括横突前根、前结节、结节间横突薄板(含脊神经前支沟)以及后结节前部(见 D1、D4、D7 处)。

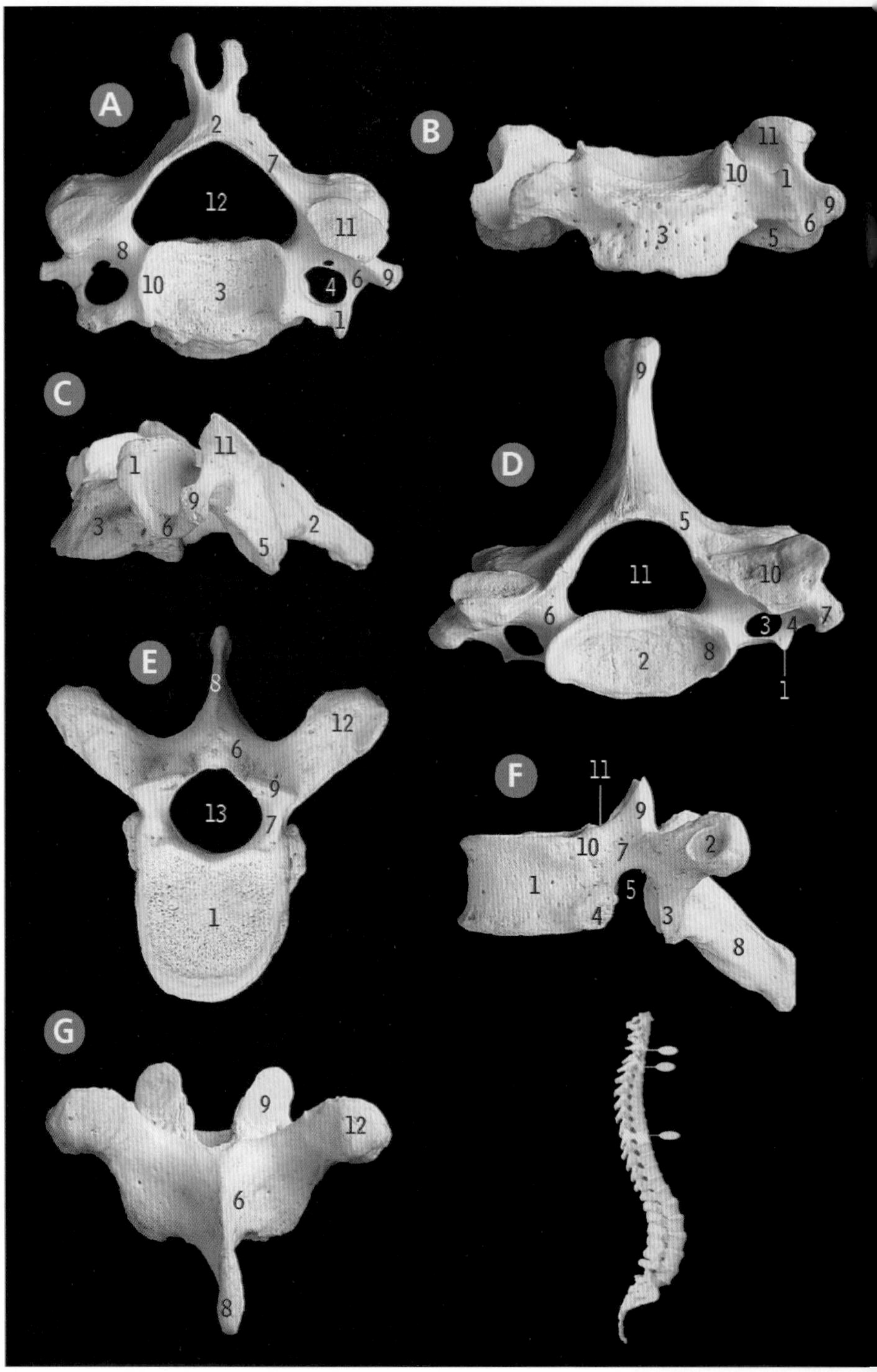

第 7 胸椎 典型

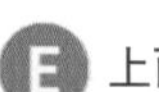
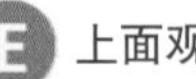
E 上面观

F 左面观

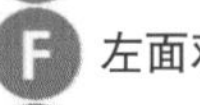
G 后面观

1 椎体 Body
2 横突肋凹 Costal facet of transverse process
3 下关节突 Inferior articular process
4 下肋凹 Inferior costal facet
5 椎下切迹 Inferior vertebral notch
6 椎弓板 Lamina
7 椎弓根 Pedicle
8 棘突 Spinous process
9 上关节突 Superior articular process
10 上肋凹 Superior costal facet
11 椎上切迹 Superior vertebral notch
12 横突 Transverse process
13 椎孔 Vertebral foramen

典型的胸椎(第 2 到第 9)都有如下特点:椎体上有肋凹(F10、4),横突上有肋凹(F2),椎孔呈圆形(E13),棘突指向后下方(F8、G8),上关节突垂直、扁平、朝向后外(E9、F9、G9)。

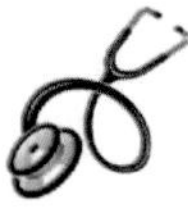
强直性脊柱炎见第 108 页。

第 1 胸椎

A 上面观

B 左前面观

1 椎体 Body
2 下关节突 Inferior articular process
3 下肋凹 Inferior costal facet
4 椎弓板 Lamina
5 椎弓根 Pedicle
6 后外侧缘（椎体钩）
Posterolateral lip（uncus）
7 棘突 Spinous process
8 上关节突 Superior articular process
9 上肋凹 Superior costal facet
10 横突（含肋凹）
Transverse process with costal facet
11 椎孔 Vertebral foramen

第 10 和第 11 胸椎

C 第 10 胸椎，左面观

D 第 11 胸椎，左面观

1 椎体 Body
2 肋凹 Costal facet
3 下关节突 Inferior articular process
4 椎下切迹 Inferior vertebral notch
5 椎弓根 Pedicle
6 棘突 Spinous process
7 上关节突 Superior articular process
8 横突 Transverse process

第 12 胸椎

E 左面观

F 上面观

G 下面观

1 椎体 Body
2 肋凹 Costal facet
3 下关节突 Inferior articular process
4 下结节 Inferior tubercle
5 外侧结节 Lateral tubercle
6 椎弓根 Pedicle
7 棘突 Spinous process
8 上关节突 Superior articular process
9 上结节 Superior tubercle

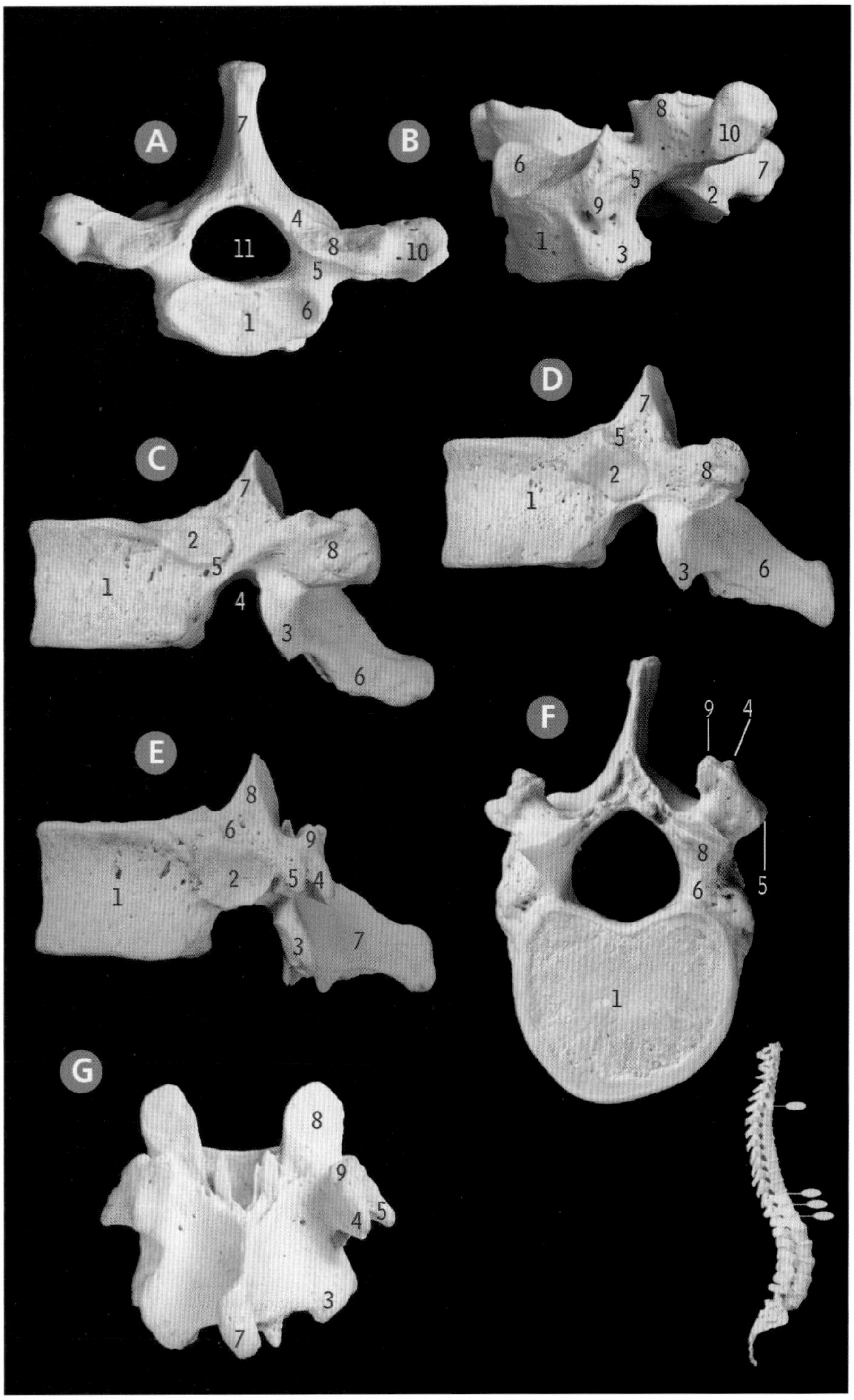

第 1、10、11、12 胸椎是不典型胸椎骨。

第 1 胸椎在椎体上表面的两侧都有后外侧缘（A6、B6），有一个三角形的椎孔（典型的颈椎特征），在椎体两侧都有完整（圆的）上肋凹（B9）。

第 10、11、12 胸椎的特点是：在椎体两侧有一个完整肋凹，并且在依次相接的椎骨上，肋凹（C2、D2 和 E2）距离椎体的上表面越来越远，逐步汇入椎弓根。横突上也没有肋凹。

脊椎前移见第 108 页。

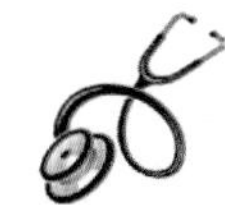

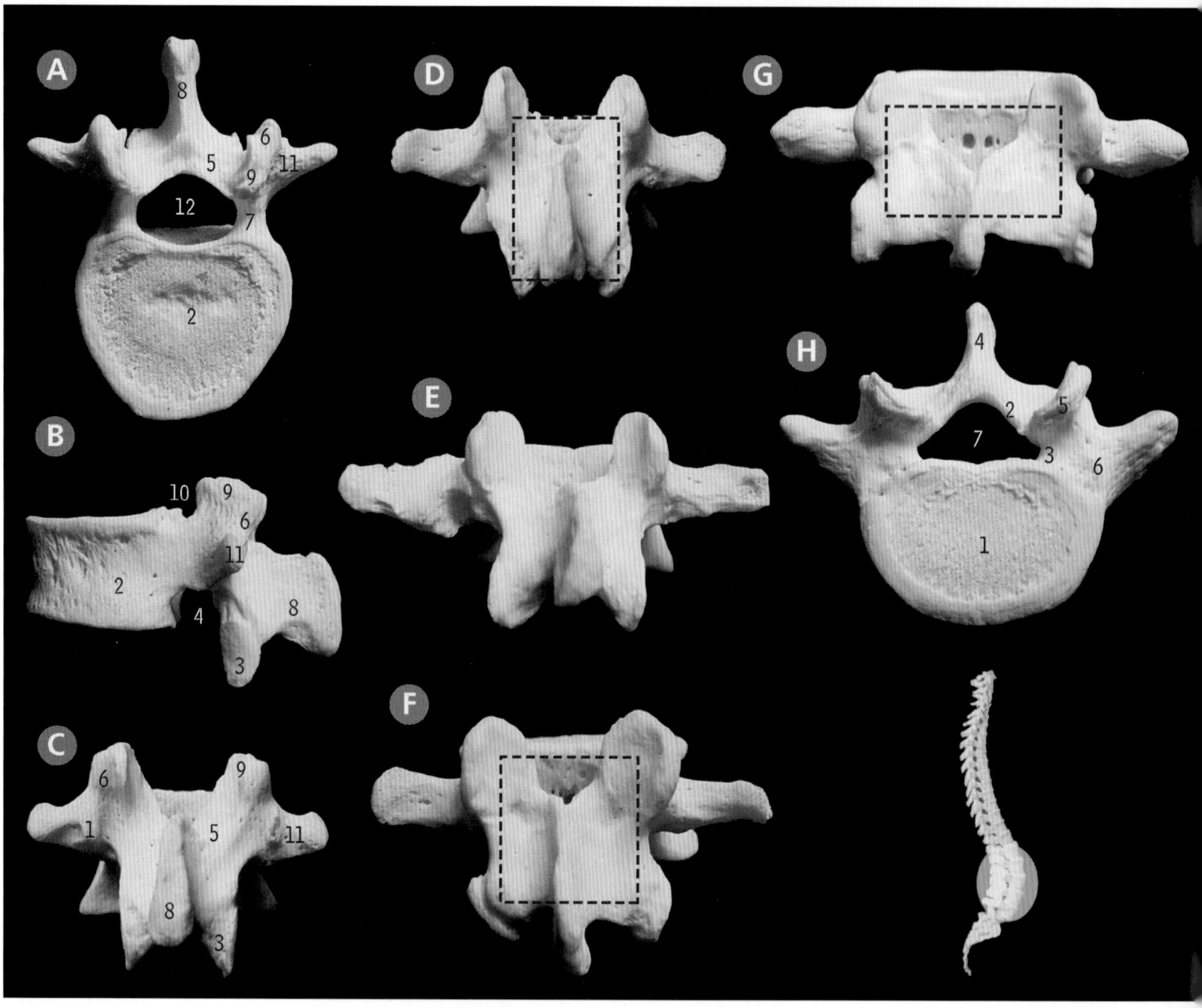

第 1 腰椎

A 上面观

B 左面观

C 后面观

1 副突 Accessory process
2 椎体 Body
3 下关节突 Inferior articular process
4 椎下切迹 Inferior vertebral notch
5 椎弓板 Lamina
6 乳突 Mammillary process
7 椎弓根 Pedicle
8 棘突 Spinous process
9 上关节突 Superior articular process
10 椎上切迹 Superior vertebral notch
11 横突 Transverse process
12 椎孔 Vertebral foramen

腰椎的特点是：椎体较大，椎体上没有肋凹和横突肋凹，椎孔呈三角形(A12)，棘突朝向后方，棘突呈四边形或斧形(B8)，上关节突垂直、弧状，朝向内后方(A9)，在后缘有一个乳突(A6)。

腰椎的肋骨部为横突。

胸椎与腰椎间的椎间关节结合面的相向发生变化的水平存在个体差异(A11)。

前面观

D 第 2 腰椎

E 第 3 腰椎

F 第 4 腰椎

G 第 5 腰椎

上面观

H 第 5 腰椎

1 椎体 Body
2 椎弓板 Lamina
3 椎弓根 Pedicle
4 棘突 Spinous process
5 上关节突 Superior articular process
6 横突(融合椎弓板和椎体) Transverse process fusing with pedicle and body
7 椎孔 Vertebral foramen

从后面看，第 1 和 2 腰椎的四个突起形成了一个竖直的矩形(虚线显示的位置)，第 3 和 4 椎体的四个关节突形成一个正方形，第 5 腰椎的 4 个突起形成一个水平的矩形。

第 5 腰椎具有如下特点：横突(H6)直接与椎体(H1)和椎弓根融合(H3)。

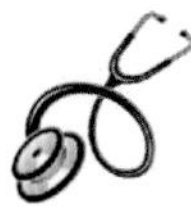

椎板切除术、腰椎管狭窄症、椎骨骨折和腰椎骨折见第 108 页。

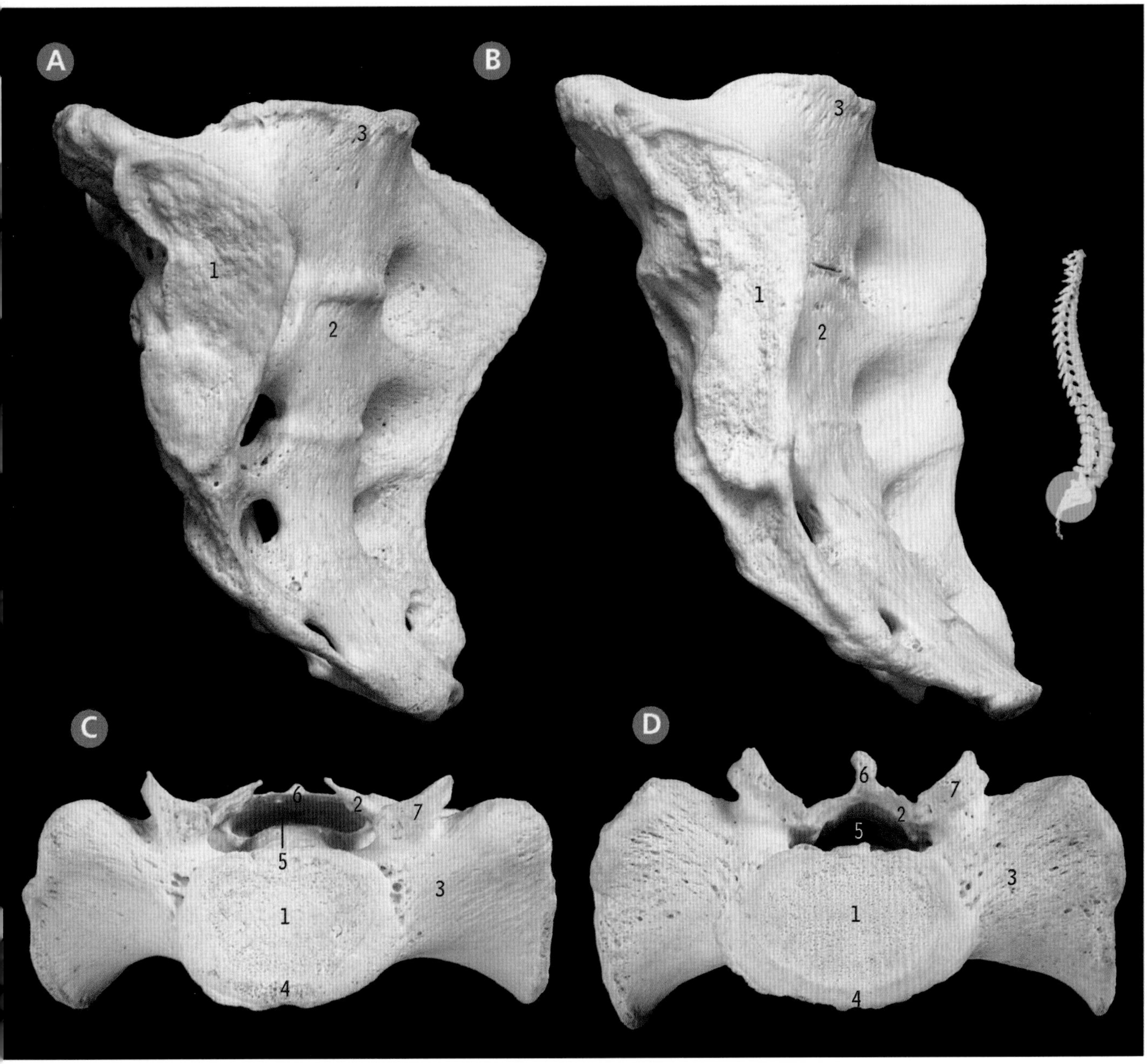

骶骨 前右侧观

A 女性骶骨

B 男性骶骨

1 耳状面 Auricular surface
2 盆面 Pelvic surface
3 岬 Promontory

女性骶骨的上 3 个骶椎部分的盆面相对垂直，下位骶椎弧度较大。男性骶骨的盆面呈较为均匀的弯曲。

骶髂关节的关节囊附着在耳状(关节)面的边缘上(A1,B1)。

骶骨的基部

上表面

C 女性

D 男性

1 第 **1** 骶椎的椎体 Body of first sacral vertebra
2 椎弓板 Lamina
3 侧部(翼) Lateral part (ala)
4 岬 Promontory
5 骶管 Sacral canal
6 骶中间嵴 Spinous tubercle of median sacral crest
7 上关节突 Superior articular process

男性第 1 骶椎体的椎形成的基部(由其横径判断)比女性要大(比较 D1 和 C1)。

在 C 图中有一定程度的脊柱裂（第 1 骶椎椎弓的椎弓板不完全融合,2)。

骶骨融合见第 108 页。

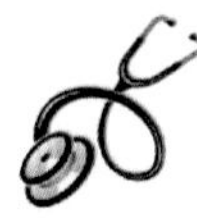

骶骨和尾骨

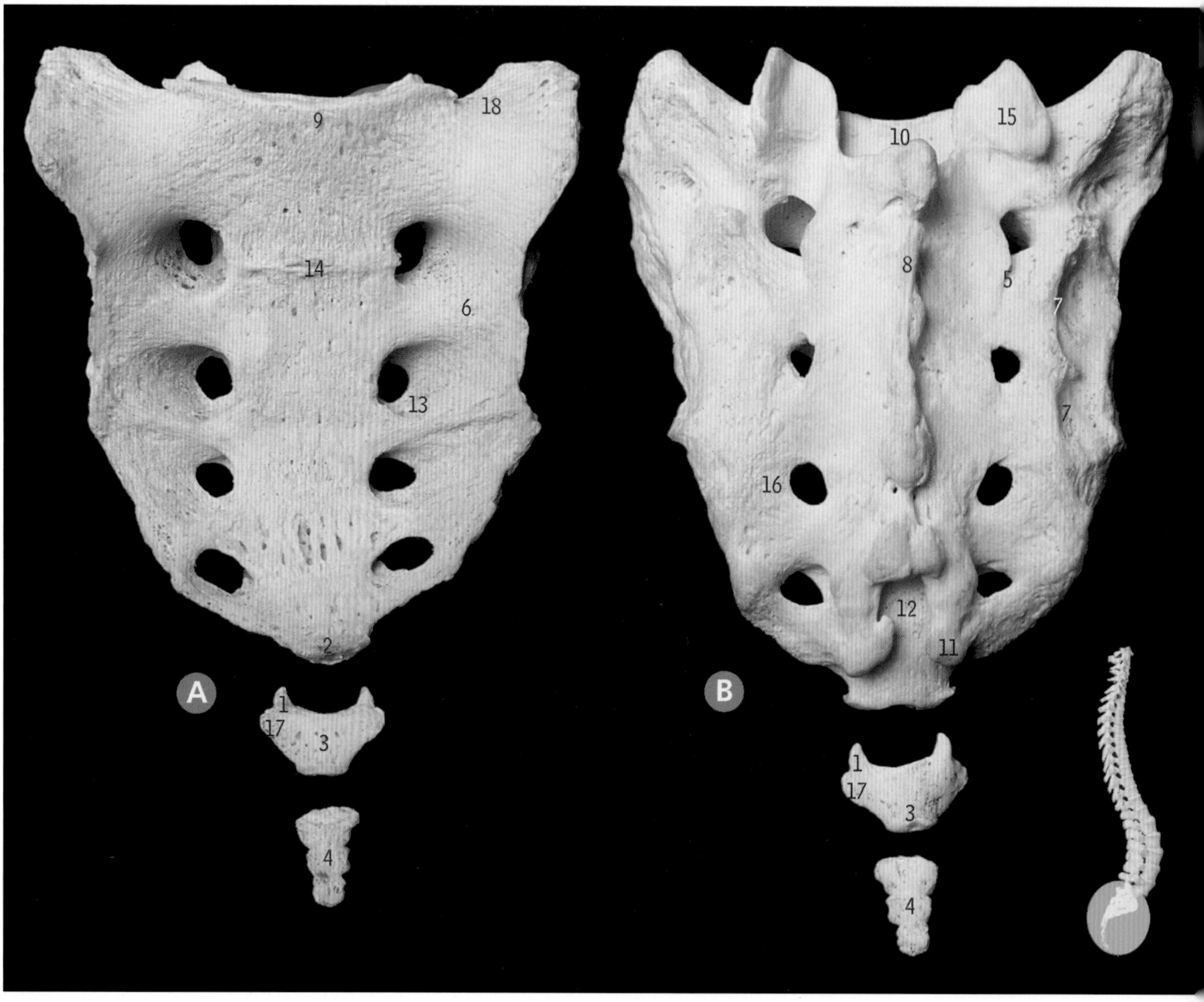

A 盆面

B 背面

1 尾骨角 Coccygeal cornu
2 尾骨凹 Facet for coccyx
3 第 1 尾椎 First coccygeal vertebra
4 第 2 尾椎到第 4 尾椎融合 Fused second to fourth vertebrae
5 骶中间嵴 Intermediate sacral crest
6 侧部 Lateral part
7 骶外侧嵴 Lateral sacral crest
8 骶正中嵴 Median sacral crest
9 岬 Promontory
10 骶管 Sacral canal
11 骶角 Sacral cornu
12 骶管裂孔 Sacral hiatus
13 第 2 骶孔 Second pelvic sacral foramen
14 第 1、2 骶椎融合部 Site of fusion of first and second sacral vertebrae
15 上关节突 Superior articular process
16 第 3 骶后孔 Third dorsal sacral foramen
17 横突 Transverse process
18 侧部(翼)上面 Upper surface of lateral part (ala)

骶骨由 5 个骶椎融合而成。骶正中嵴(B8)为融合的棘突,骶中间嵴(B5)为融合的关节突,骶外侧嵴(B7)为融合的横突。

骶管裂孔(B12)是骶管(B10)的下方开口。

尾骨通常是由 4 个椎骨融合而成，但是融合的椎骨可以是 1 到 5 个。本例标本中尾骨的第 1 尾椎(3)并未和其余尾椎融合(4)。

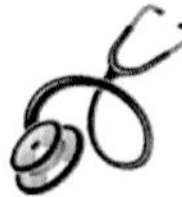

尾骨痛见第 108 页。

骶骨 与第 5 腰椎形成的腰骶融合

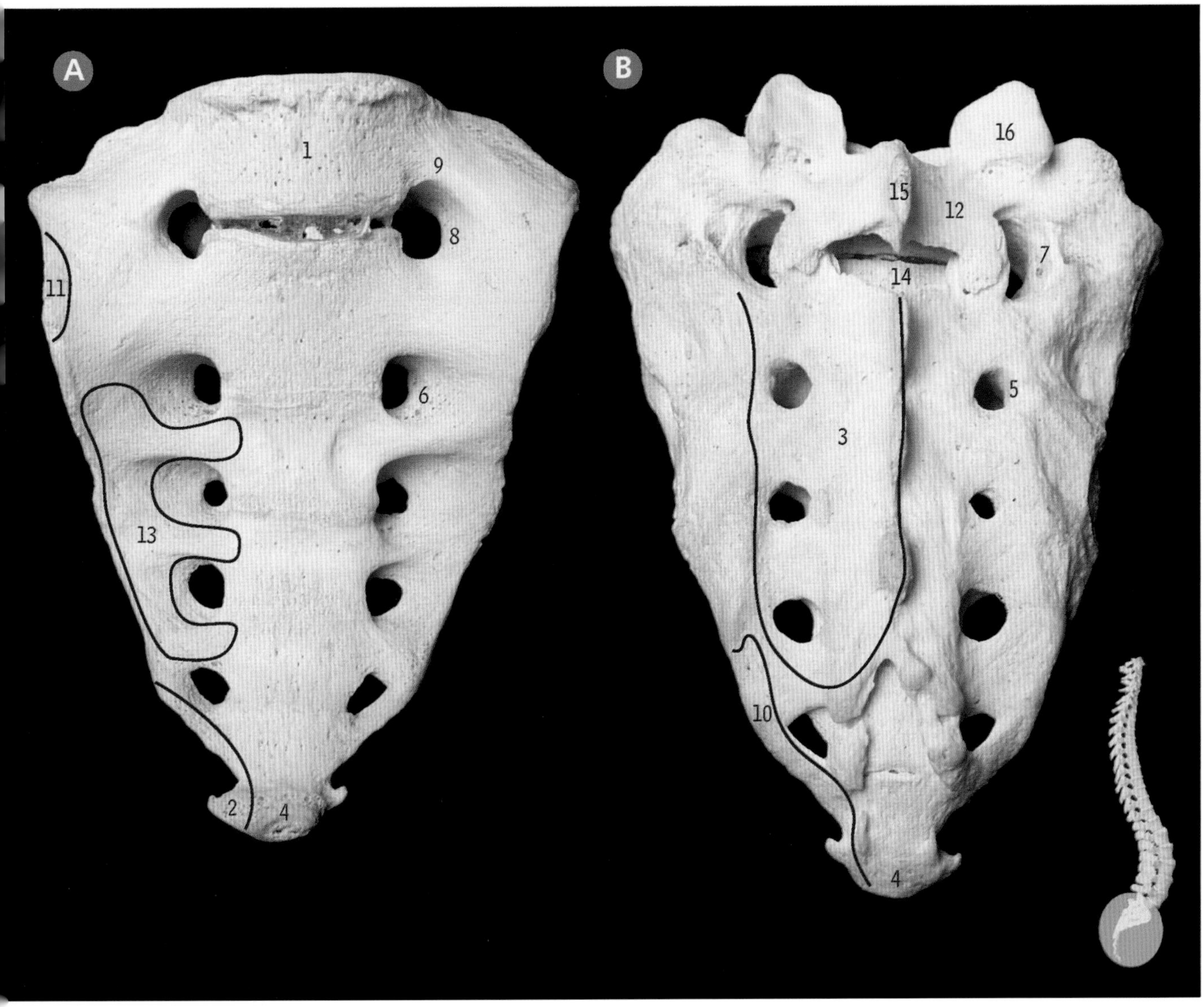

A 盆面

B 背面，以及肌肉附着点

1 第 5 腰椎椎体 Body of fifth lumbar vertebra
2 尾骨肌附着点 Coccygeus
3 竖脊肌附着点 Erector spinae
4 融于骶骨尖的第 1 尾椎
First coccygeal vertebra fused to apex of sacrum
5 第 1 骶后孔 First dorsal sacral foramen
6 第 1 骶前孔 First pelvic sacral foramen
7 第 5 腰神经后支穿出孔
Foramen for dorsal ramus of fifth lumbar nerve
8 第 5 腰神经前支穿出孔
Foramen for ventral ramus of fifth lumbar nerve
9 横突融合于骶骨侧部
Fusion of transverse process and lateral part of sacrum
10 臀大肌 Gluteus maximus
11 髂肌附着点 Iliacus
12 椎弓板 Lamina
13 梨状肌附着点 Piriformis
14 骶管 Sacral canal
15 第 5 腰椎棘突
Spinous process of fifth lumbar vertebra
16 第 5 腰椎上关节面
Superior articular process of fifth lumbar vertebra

骶骨化的第 5 腰椎(A1)和骶骨融合（通常并不完全融合)。在更加罕见的第 1 骶椎腰化（并未展示出)中，骶骨的第 1 尾椎和其余部分不完全融合。本例标本中，不但第 5 腰椎和骶骨尖融合，而且第 1 尾椎(4)椎体与骶骨尖融合。

骶管麻醉见第 108 页。

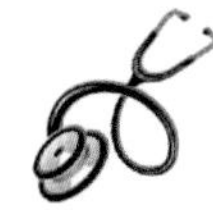

骨盆 前上面观

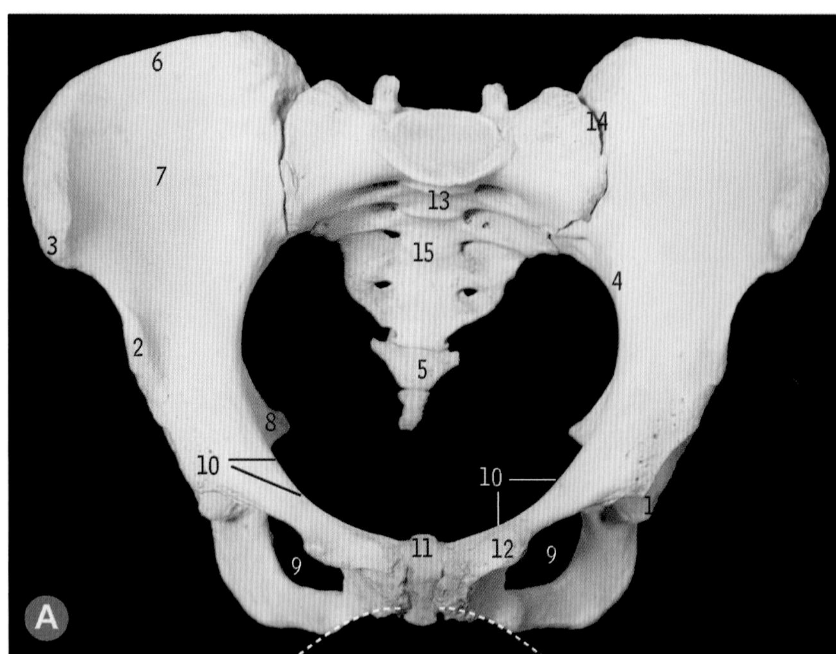

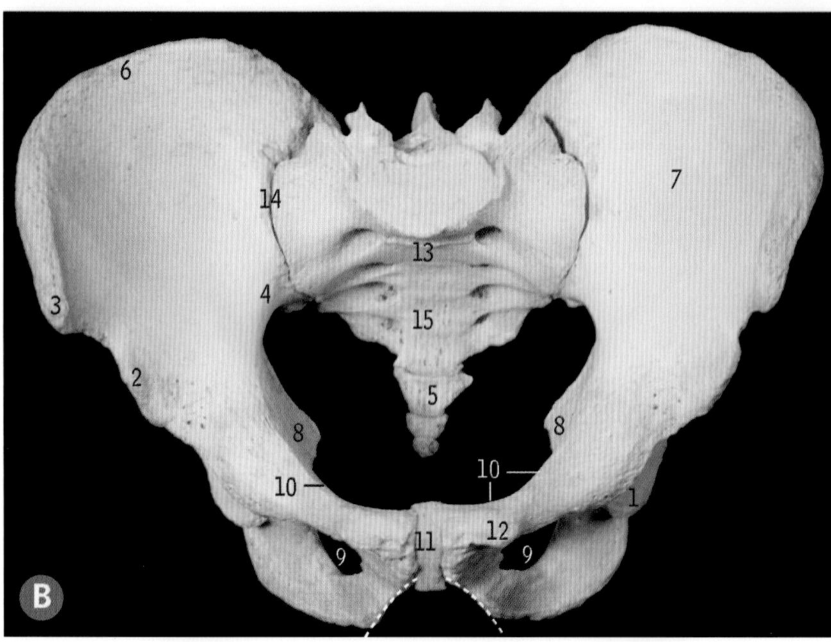

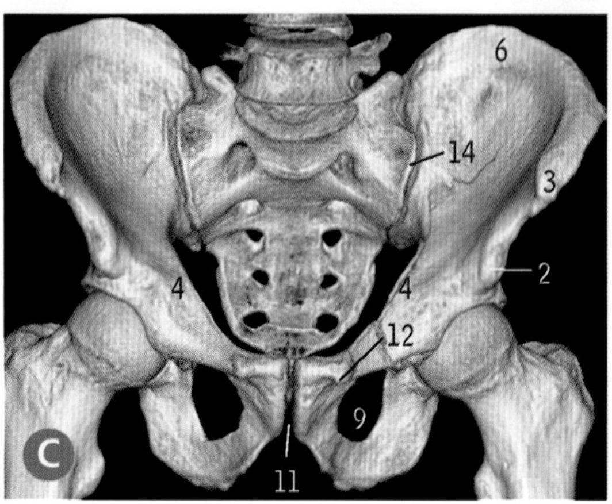

A 女性

B 男性

C 前面观

1 髋臼 Acetabulum
2 髂前下棘 Anterior inferior iliac spine
3 髂前上棘 Anterior superior iliac spine
4 弓状线 Arcuate line
5 尾骨 Coccyx
6 髂嵴 Iliac crest
7 髂窝 Iliac fossa
8 坐骨棘 Ischial spine
9 闭孔 Obturator foramen
10 耻骨梳 Pectineal line
11 耻骨联合 Pubic symphysis
12 耻骨结节 Pubic tubercle
13 骶岬 Sacral promontory
14 骶髂关节 Sacro-iliac joint
15 骶骨 Sacrum

骨盆的界线(边缘)由骶岬(13)、弓状线耻骨梳(4 和 10)、耻骨上缘和耻骨联合(11)前缘组成。

女性的骨盆上口更接近圆形，男性的骨盆界线更接近心形。

女性的骶骨(15)更加宽和短，并且弧度较小。

女性的坐骨棘(8)坐骨棘间径更大。

女性的耻骨下角（在 A 图中用虚线表示）宽(90°~120°)，男性的耻骨下角(在 B 图中用虚线表示)只有 60°~90°。

椎骨 肋骨和胸骨 骨化

A 6 个月胎儿的典型椎骨

B 4 岁时

C D 青春期

E 4 岁时的寰椎

F 枢椎，初级和次级骨化中心

G 典型的肋骨，次级骨化中心

H 出生时胸骨含初级骨化中心

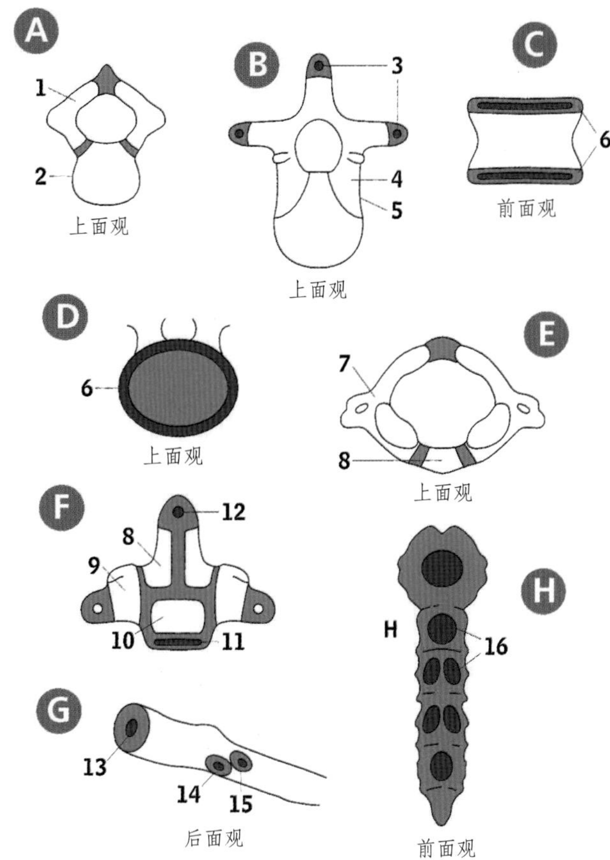

一个典型椎骨最初是软骨性质的，在胎儿期从 3 个初级骨化中心开始骨化——一个骨化中心发育成椎体(中心 A2)，另外，两侧各有一个骨化中心发育成半个椎弓(A1)。成年椎体上的椎弓根(B4)是椎弓骨化中心；发育中椎骨融合的位置是椎体与两侧块的结合处(B5)。两半椎弓融合与椎体和侧块融合发生于出生至 6 岁之间。骨化从椎弓延伸至横突和棘突，但次级骨化中心(B3)出现于横突和棘突尖部，在大约 25 岁时融合(腰椎乳突的次级骨化中心与之相类似)。在椎体(C6 和 D6)的上表面和下表面外围也有环状骺线。

寰椎每个侧块和后弓相邻部有一个初级骨化中心(E7)，另有一个骨化中心发育成前弓(E8)。融合完全约需 8 年。

枢椎有 5 个初级骨化中心，一个发育成椎体(F10)，两侧各有一个发育成侧块(F9)，另外两侧各有一个发育成半个齿突和邻近部分的椎体(F8)。这些骨化中心完全融合大约需要 3 年。齿突(F12，经过 2 年出现，在 12 岁融合)尖部和椎体(F11，青春期出现，25 岁时融合)的下表面有次级骨化中心。

骶骨由 5 个骶椎融合而成，有许多骨化中心，对应发育成椎体、半椎弓、椎骨的肋骨部、椎体和耳状面的环状骨骺。大多在 20 岁左右融合，但也有些人到中年或者中年后才融合。

典型的肋骨有一个发育成肋骨体的初级骨化中心和发育成肋头(G13)的次级骨化中心，以及形成肋结节关节部或者非关节部(G14、15)。骨化在青春期出现，20 岁左右融合。

胸骨有不同数目的初级骨化中心(H16)，胸骨柄上有一个或两个，胸骨体的四部分上各有一个或两个。骨化发生于青春期到 25 岁之间。胸骨融合不完全时，可能出现“弹孔”(胸骨孔)。

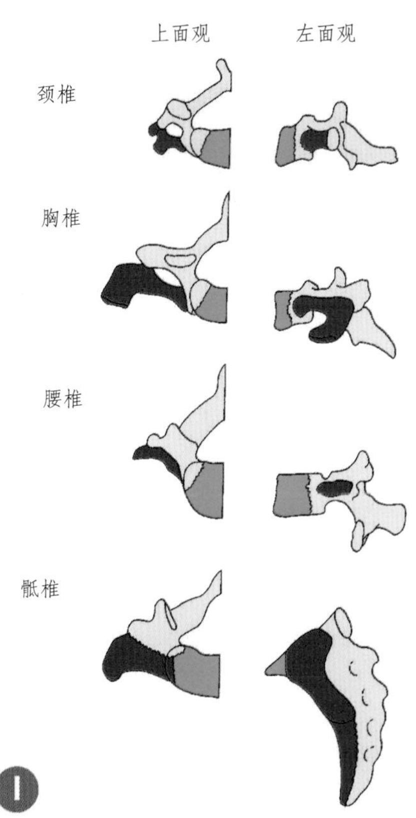

I 椎骨 发育起源

红色，肋骨部；绿色，椎体；黄色，椎弓。颈椎、腰椎、骶椎的一部分类似和胸椎相连接的肋骨。这些肋骨件被标记为红色。

颈椎：前节结和后结节以及结节间板。

胸椎：真肋与椎骨相连。

腰椎：横突前部。

骶椎：侧部，包括耳状面。

脊柱和脊髓

A 颈部，前面观

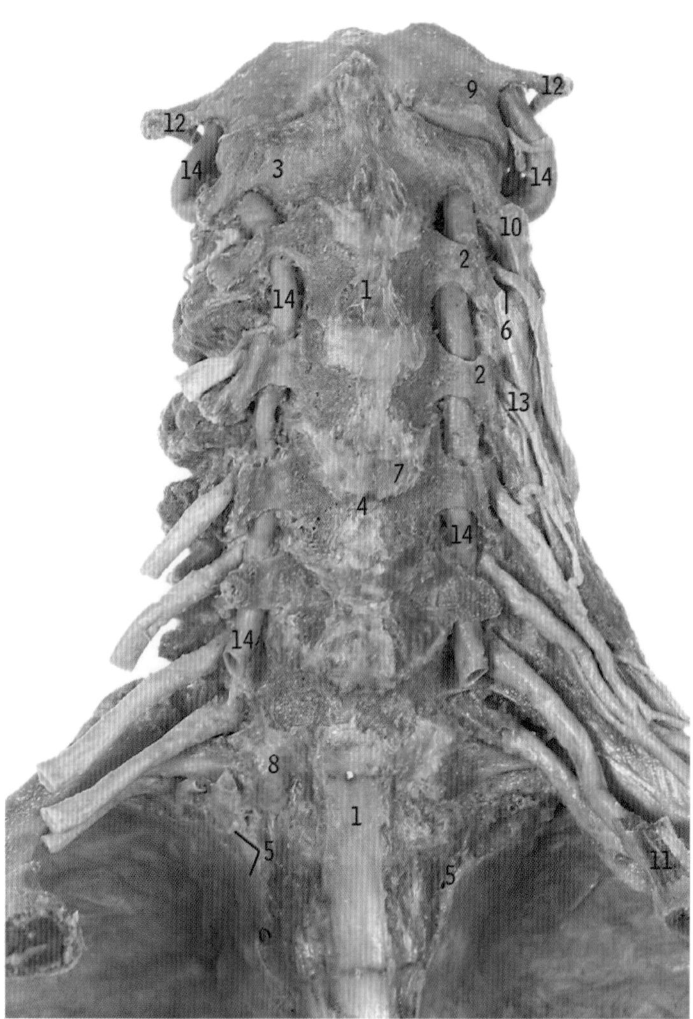

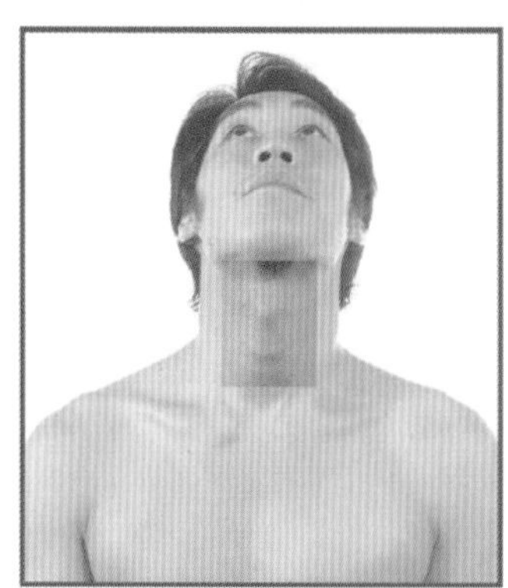

颈椎横突孔内可以观察到椎动脉(14)。

1 前纵韧带 Anterior longitudinal ligament
2 横突前结节 Anterior tubercle of transverse process
3 枢椎 Axis
4 第5颈椎椎体 Body of the fifth cervical vertebra
5 胸膜横断缘 Cut edge of the pleu-ra
6 横突结节间板 Intertubercular lamella of transverse process
7 椎间盘 Intervertebral disc
8 第1肋头关节 Joint of head of first rib
9 寰椎侧块 Lateral mass of atlas
10 横突后结节 Posterior tubercle of transverse process
11 前斜角肌 Scalenus anterior muscle
12 寰椎横突 Transverse process of atlas
13 第4颈神经前支 Ventral ramus of fourth cervical nerve
14 椎动脉 Vertebral artery

B 颈部 后面观

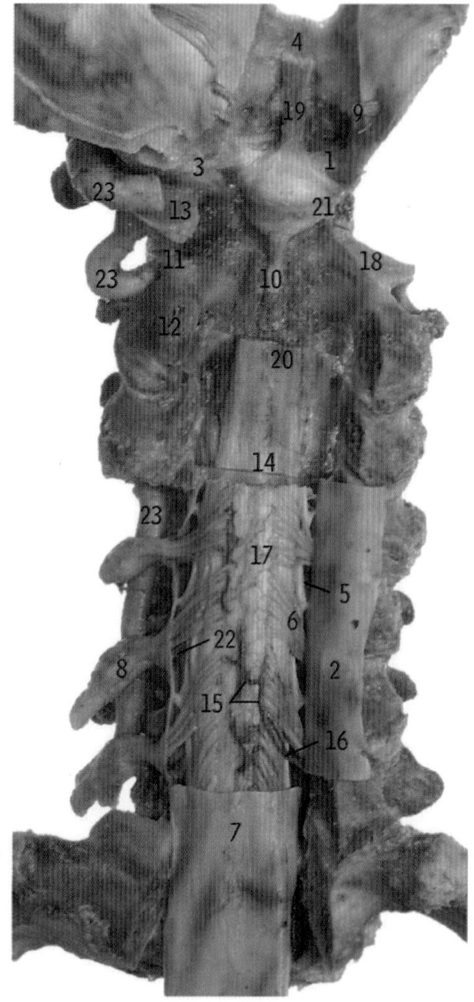

移除大部分颅骨、椎弓、脑干和脊髓上部，以显示十字韧带、横韧带、翼状韧带(19、10、21、1)。再向下，翻起蛛网膜和硬膜(2)来显示腹侧、背侧神经根(6、22)。

1 翼状韧带 Alar ligament
2 蛛网膜和硬膜(翻起) Arachnoid and dura mater (reflected)
3 寰枕关节 Atlanto-occipital joint
4 枕骨基底部和覆膜附着点 Basilar part of occipital bone and position of attachment of tectorial membrane
5 齿状韧带 Denticulate ligament
6 脊神经后根丝 Dorsal rootlets of spinal nerve
7 硬膜 Dura mater
8 背根神经节硬膜鞘 Dural sheath over dorsal root ganglion
9 舌下神经和舌下神经管 Hypoglossal nerve and canal
10 十字韧带下纵束 Inferior longitudinal band of cruciform ligamer
11 寰枢外侧关节 Lateral atlanto-axial joint
12 枢椎椎弓根 Pedicle of axis
13 寰椎后弓 Posterior arch of atlas
14 后纵韧带 Posterior longitudinal ligament
15 脊髓后动脉 Posterior spinal arteries
16 根动脉 Radicular artery
17 脊髓 Spinal cord
18 枢椎上关节面 Superior articular surface of axis
19 十字韧带上纵束 Superior longitudinal band of cruciform ligament
20 覆膜 Tectorial membrane
21 寰椎横韧带(十字韧带横部) Transverse ligament of atlas (transverse part of cruciform ligament)
22 脊神经腹侧根丝 Ventral rootlets of spinal nerve
23 椎动脉 Vertebral artery

脊柱和脊髓

C 颈部和上胸部，右面观

椎间孔(C7)内可见腹侧和背侧的脊神经支由此发出(C16、4)。

1 第5颈椎横突前结节 Anterior tubercle of transverse process of fifth cervical vertebra
2 第1胸椎椎体 Body of first thoracic vertebra
3 第7颈椎椎体 Body of seventh cervical vertebra
4 第1颈神经后支 Dorsal ramus of first cervical nerve
5 第1颈神经 First cervical nerve
6 第1肋 First rib
7 椎间孔 Intervertebral foramen
8 寰枢外侧关节 Lateral atlanto-axial joint
9 寰椎侧块 Lateral mass of atlas
10 寰椎后弓 Posterior arch of atlas
11 第8颈神经 Eighth cervical nerve
12 第2颈椎棘突 Spinous process of second cervical vertebra
13 第7颈椎棘突 Spinous process of seventh cervical vertebra
14 寰椎横突 Transverse process of atlas
15 第1肋结节 Tubercle of first rib
16 第6颈神经前支 Ventral ramus of sixth cervical nerve
17 椎动脉 Vertebral artery
18 关节突关节 Zygapophyseal joint

第1、第2脊神经分别走行于寰椎后弓的上方和下方。

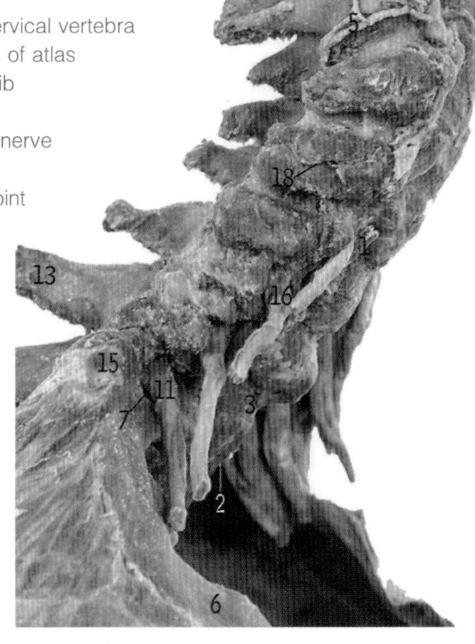

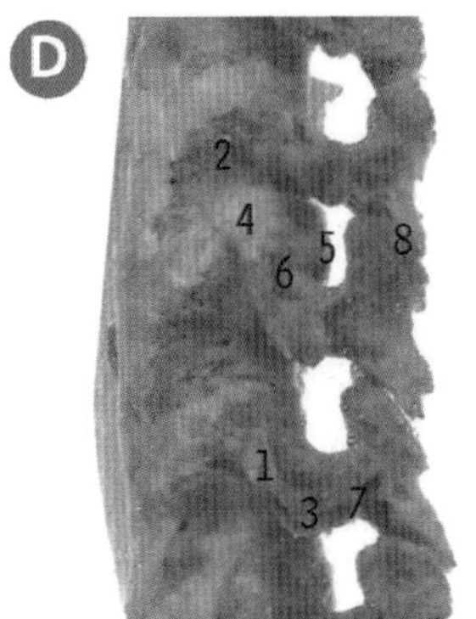

D 颈部，左面观

清除软组织以暴露椎间孔(D5)。与第98页A的清除干净的胸椎标本做比较。

1 第5颈椎横突前结节 Anterior tubercle of transverse process of fifth cervical vertebra
2 第3颈椎椎体 Body of third cervical vertebra
3 第5颈椎横突结节间板 Intertubercular lamella of transverse process of fifth cervical vertebra
4 椎间盘 Intervertebral disc
5 椎间孔 Intervertebral foramen
6 椎弓根 Pedicle
7 第5颈椎横突后结节 Posterior tubercle of transverse process of fifth cervical vertebra
8 关节突关节 Zygapophyseal joint

每一个椎间孔(如D5)前界为椎体和椎间盘(D2、4)，上界和下界为椎弓根(D6)，后界为关节突关节(D8)。在胸部和腰部，脊神经对数与椎骨的数目相同(12个胸椎，5个腰椎)，脊神经穿行于所对应序数的椎弓下方的椎间孔。在颈部，有7个颈椎和8对颈神经。第1颈神经在枕骨和寰椎之间发出，第8颈神经出于第7颈椎椎弓根下方。

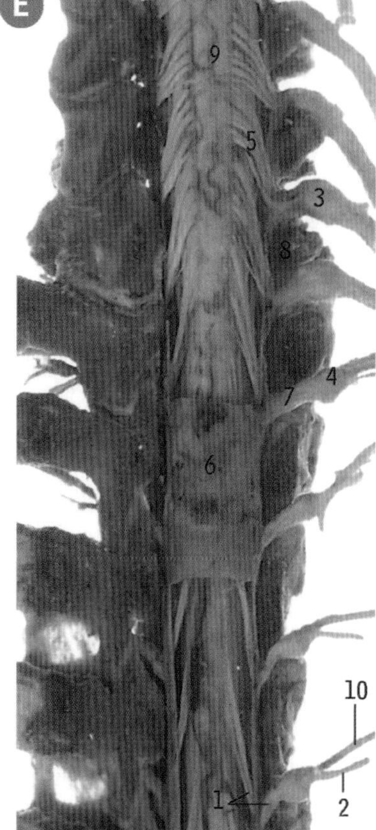

E 颈部和上胸部，后面观

清除椎弓和大部分硬脊膜与脊蛛网膜，以显示从脊髓发出的背神经后根丝，这些根丝汇合成一个脊神经后根，进入硬脊膜鞘(E7)。脊神经前根形成方式与后根相同，由于被后根遮挡，故本图未显示。

1 神经根进入硬膜鞘 Angulation of nerve roots entering dural sheath
2 第5神经后支 Dorsal ramus of fifth thoracic nerve
3 第8颈神经后根神经节 Dorsal root ganglion of eighth cervical nerve
4 第2胸神经后根神经节 Dorsal root ganglion of second thoracic nerve
5 第8颈神经后支根丝 Dorsal rootlets of eighth cervical nerve
6 硬膜 Dura mater
7 第2胸神经硬膜鞘 Dural sheath of second thoracic nerve
8 第1胸椎椎弓根 Pedicle of first thoracic vertebra
9 脊髓和脊髓后血管 Spinal cord and posterior spinal vessels
10 第5胸神经前支 Ventral ramus of fifth thoracic nerve

A 脊柱和脊髓

颈部和上胸部，左面观

1 蛛网膜 Arachnoid mater
2 第1胸椎椎体 Body of first thoracic vertebra
3 齿状韧带 Denticulate ligament
4 第5颈神经后支 Dorsal ramus of fifth cervical nerve
5 第8颈神经背根节 Dorsal root ganglion of eighth cervical nerve
6 第5颈神经背根节 Dorsal root ganglion of fifth cervical nerve
7 第5颈神经后根根丝 Dorsal rootlets of fifth cervical nerve
8 硬膜 Dura mater
9 枕骨大孔 Foramen magnum
10 延髓 Medulla oblongata
11 枕骨 Occipital bone
12 寰椎后弓 Posterior arch of atlas
13 脊髓 Spinal cord
14 副神经脊髓部 Spinal part of accessory nerve
15 枢椎棘突(异常膨大) Spinous process of axis (abnormally large)
16 第7颈椎棘突 Spinous process of seventh cervical vertebra
17 交感干 Sympathetic trunk
18 第5颈神经前支 Ventral ramus of fifth cervical nerve
19 第5颈神经前根根丝 Ventral rootlets of fifth cervical nerve

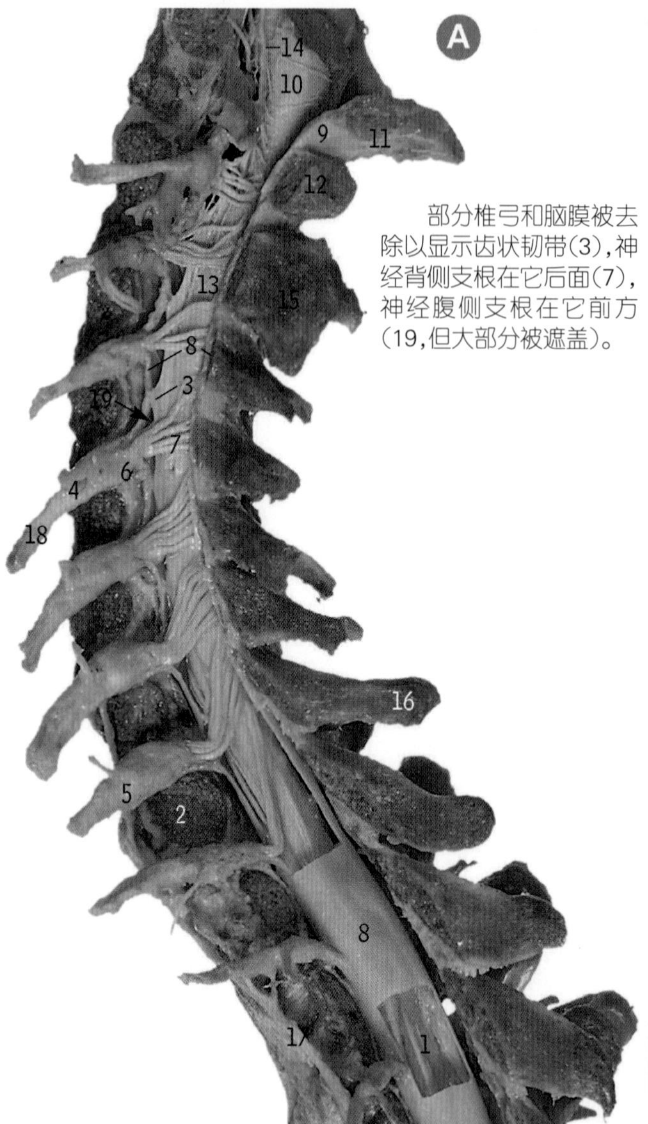

部分椎弓和脑膜被去除以显示齿状韧带(3)，神经背侧支根在它后面(7)，神经腹侧支根在它前方(19，但大部分被遮盖)。

每一条脊神经是由背侧和腹侧的神经根汇合而成，神经根是由若干条根丝汇合而成(A7)。腹侧和背侧的神经根在椎间孔内、背侧根神经节(A6)稍远端形成并发出脊神经，神经随即分成腹支和背支(正式名称是腹侧初级分支和背侧初级分支)(在A18和4)。脊神经干的长度只有1~2mm，脊神经是如此之短，以致于其侧支像是从背根节发出的分支。

最低的颈神经和较上方的胸神经根成锐角进入硬背膜鞘。

B 脊髓

颈部，前面观

纵向切开硬脊膜和脊蛛网膜并向旁边分离，观察上部脊髓腹侧，显示脊神经前根根丝和前根走行在齿状韧带(3)前方由外侧穿行，和背根(4)一起进入神经鞘，形成脊神经。在一些神经根上可见根血管(5)与脊髓前血管(1)相吻合。

1 脊髓前血管 Anterior spinal vessels
2 蛛网膜和硬膜 Arachnoid and dura mater
3 齿状韧带 Denticulate ligament
4 第6颈神经背根 Dorsal root of sixth cervical nerve
5 根血管 Radicular vessels
6 脊髓 Spinal cord
7 第7颈神经腹前根进入硬脊膜鞘 Ventral root of seventh cervical nerve entering dural sheath

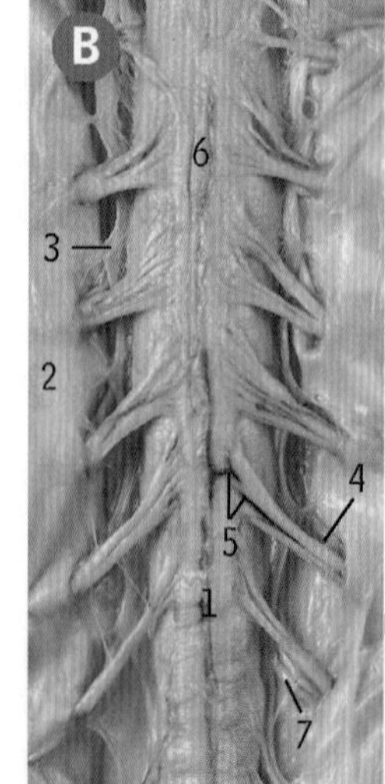

齿状韧带(B3)由软脊膜构成。脊神经前根和后根分别从齿状韧带的腹侧和背侧穿过，从脊髓外侧向两侧延伸，并通过齿状韧带(B3)的齿状尖端附着在脊神经硬膜鞘之间的脊蛛网膜和硬脊膜上。去除部分椎弓和脊膜以显示齿状韧带(3)，脊神经后根根丝走行于其后，前根根丝走行于其前(19，大部被遮住)。

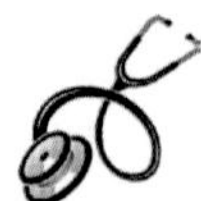

横贯性脊髓炎见第108页。

脊柱和脊髓

C 腰部和骶部，后面观

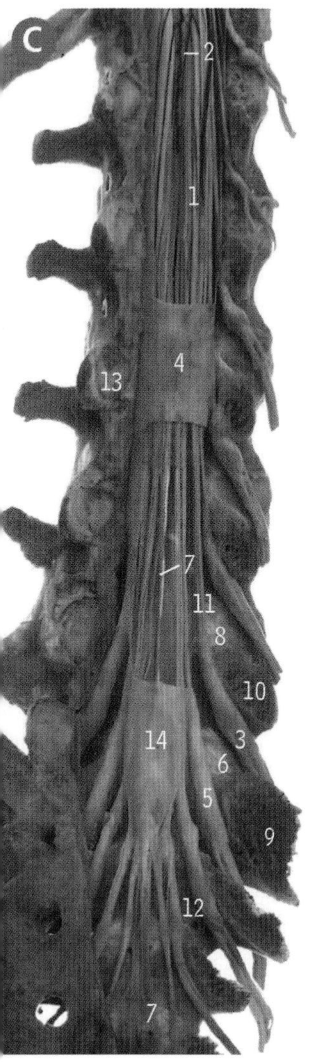

移除部分椎弓和脊膜暴露马尾(1)和进入硬膜鞘的神经根(11)，用背神经根鞘造影方法显示脊神经鞘的轮廓。

1 马尾 Cauda equina
2 脊髓圆锥 Conus medullaris of spinal cord
3 第5腰椎神经背根节 Dorsal root ganglion of fifth lumbar nerve
4 硬膜 Dura mater
5 第1骶神经硬膜鞘 Dural sheath of first sacral nerve roots
6 第5腰椎与腰骶间椎间盘 Fifth lumbar (lumbosacral) intervertebral disc
7 终丝 Filum terminale
8 第4腰椎椎间盘 Fourth lumbar intervertebral disc
9 骶骨侧部 Lateral part of sacrum
10 第5腰椎椎弓根 Pedicle of fifth lumbar vertebra
11 第5腰神经根 Roots of fifth lumbar nerve
12 第2骶椎 Second sacral vertebra
13 第3腰椎上关节突 Superior articular process of third lumbar vertebra
14 硬膜囊 Thecal sac

D 腰脊背神经根造影

见上方数字标注说明。

E 下胸部和上腰部

从左侧观察标本，将部分椎弓和脊膜移除以显示(前方的)椎体旁的部分交感干(13)和(后方的)棘韧带(7和11)。

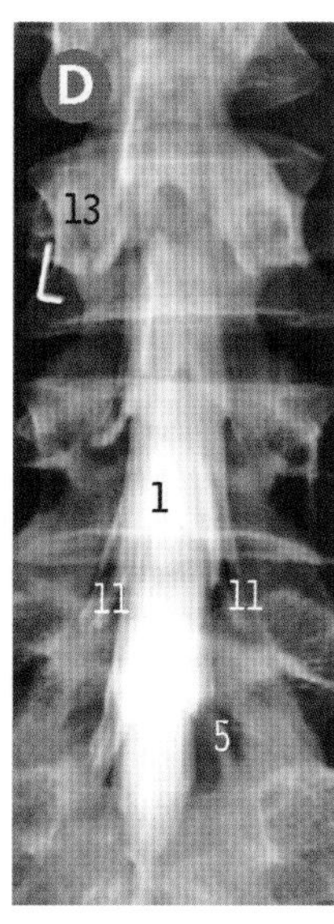

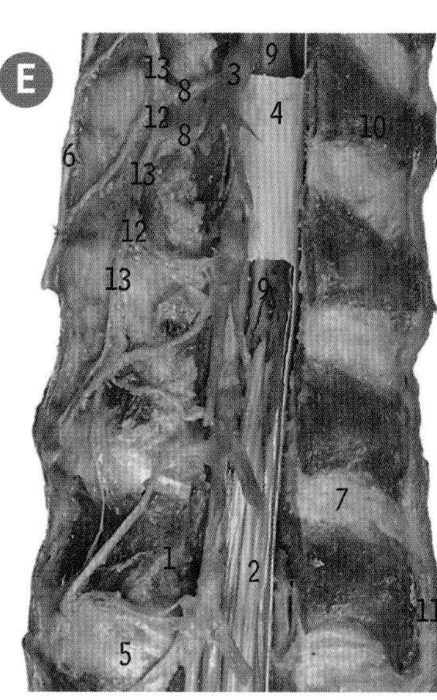

1 第1腰椎椎体 Body of first lumbar vertebra
2 马尾 Cauda equina
3 第10胸神经背根节 Dorsal root ganglion of tenth thoracic nerve
4 硬膜 Dura mater
5 第1腰椎椎间盘 First lumbar intervertebral disc
6 内脏大神经 Greater splanchnic nerve
7 棘间韧带 Interspinous ligament
8 交通支 Rami communicantes
9 脊髓 Spinal cord
10 第10胸椎棘突 Spinous process of tenth thoracic vertebra
11 棘上韧带 Supraspinous ligament
12 交感神经节 Sympathetic ganglion
13 交感干 Sympathetic trunk

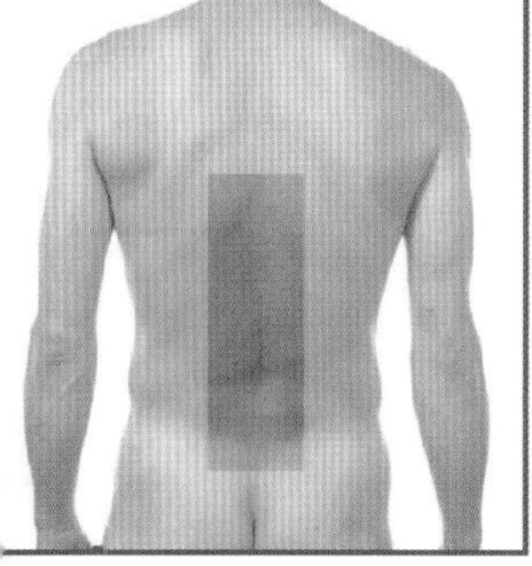

脊髓下端通常位于第1腰椎水平。蛛网膜下隙末端位于第2骶椎水平。脊髓下端位置变细呈圆锥状，称脊髓圆锥(C2)。马尾(C1)由腰神经、骶神经、尾神经的后根和前根组成。需要注意的是构成马尾的是神经根，而不是脊神经；后根和前根在背根节(C3)的远端才汇合成脊神经。

硬膜外麻醉和脊髓麻醉见第108页。

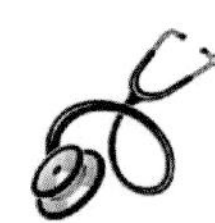

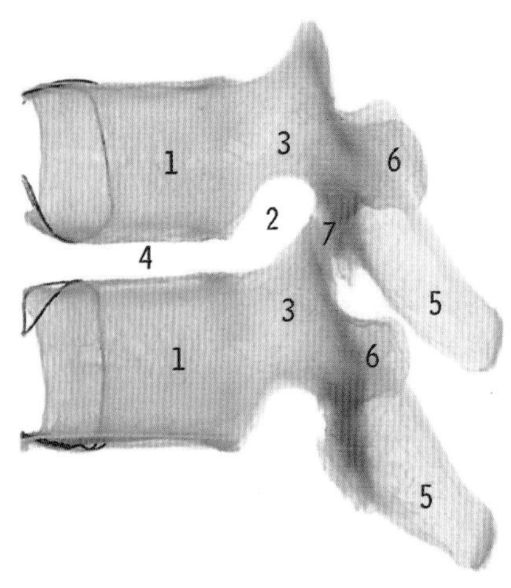

A 胸椎 透明标本

从侧面观察相邻两块椎骨，显示两椎骨间的关节以及椎间孔（2）边界。

1 椎体 Body
2 椎间孔 Intervertebral foramen
3 椎弓根 Pedicle
4 椎间盘所在处 Space for intervertebral disc
5 棘突 Spinous process
6 横突 Transverse process
7 关节突关节 Zygapophyseal joint

椎体(A1)的下部和椎间盘(A4)构成椎间孔(A2)的前界，椎弓根构成了椎间孔的上下界，关节突关节(A7)构成了椎间孔的后界。后纵韧带附着于椎间盘处宽阔并结合紧密，附着于椎体处狭窄且不太牢固，在此处形成血管孔以使椎体静脉由此穿出后汇入椎内静脉丛。前纵韧带(B1)宽度匀一并紧密附着于椎间盘和椎体。

B 脊柱

下腰部，前面观

图的顶部前纵韧带(1)后方有一标签，其下部被翻起以显示椎间盘(4)和椎体(2 和 3)。

1 前纵韧带 Anterior longitudinal ligament
2 第 5 腰椎椎体 Body of fifth lumbar vertebra
3 第 4 腰椎椎体 Body of fourth lumbar vertebra
4 第 4 腰椎椎间盘 Fourth lumbar intervertebral disc
5 骶骨侧部 Lateral part of sacrum
6 第 5 腰神经前支 Ventral ramus of fifth lumbar Nerve

C 脊柱

上腰部，右侧观

侧面观显示腰神经从椎间孔(5)发出。

1 前纵韧带 Anterior longitudinal ligament
2 第 1 腰神经后支 Dorsal ramus of first lumbar nerve
3 第 2 腰神经后支 Dorsal ramus of second lumbar nerve
4 第 1 腰椎椎间孔 First lumbar intervertebral disc
5 从椎间孔发出的第 1 腰神经 First lumbar nerve emerging from intervertebral foramen
6 第 1 腰椎 First lumbar vertebra
7 棘间韧带 Interspinous ligament
8 交通支 Rami communicantes
9 第 2 腰椎棘突 Spinous process of second lumbar vertebra
10 棘上韧带 Supraspinous ligament
11 交感干神经节 Sympathetic trunk ganglion
12 第 12 肋 Twelfth rib
13 第 1 腰神经前支 Ventral ramus of first lumbar nerve
14 第 2 腰神经前支 Ventral ramus of second lumbar nerve
15 关节突关节 Zygapophyseal joint

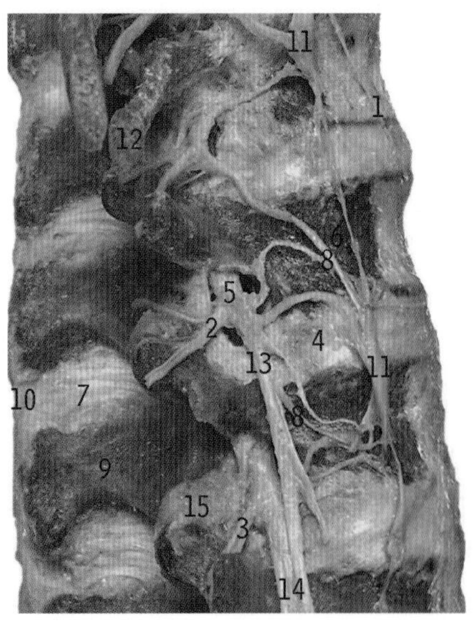

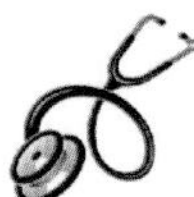

脊神经受压及椎静脉丛见第 108 页。

A 脊柱

腰部，右后侧观

部分腰椎右侧的后侧面观可见黄韧带(4)连接于相邻腰椎椎弓板(2、3 处)之间。

1 棘间韧带 Interspinous ligament
2 第 2 腰椎椎弓板 Lamina of second lumbar vertebra
3 第 3 腰椎椎弓板 Lamina of third lumbar vertebra
4 黄韧带 Ligamentum flavum
5 第 2 腰椎棘突 Spinous process of second lumbar vertebra
6 棘上韧带 Supraspinous ligament
7 第 3 腰椎横突 Transverse process of third lumbar vertebra
8 关节突关节 Zygapophyseal joint

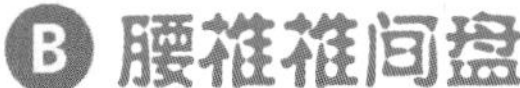

B 腰椎椎间盘

上面观，原位

1 纤维环 Annulus fibrosus
2 主动脉 Aorta
3 腹膜外脂肪 Extraperitoneal fat
4 下腔静脉 Inferior vena cava
5 纤维环薄板 Laminations of annulus
6 髓核 Nucleus pulposus
7 性腺动脉 Gonadal artery
8 性腺静脉 Gonadal vein
9 腹膜，腹后壁 Peritoneum, posterior abdominal wall
10 腰大肌 Psoas major muscle
11 胸腰筋膜，前层 Thoracolumbar fascia, anterior layer
12 输尿管 Ureter

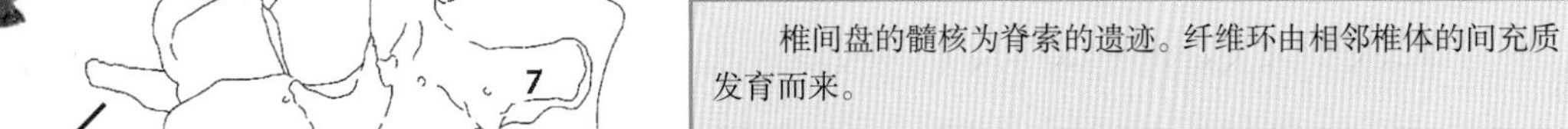

椎间盘的髓核为脊索的遗迹。纤维环由相邻椎体的间充质发育而来。

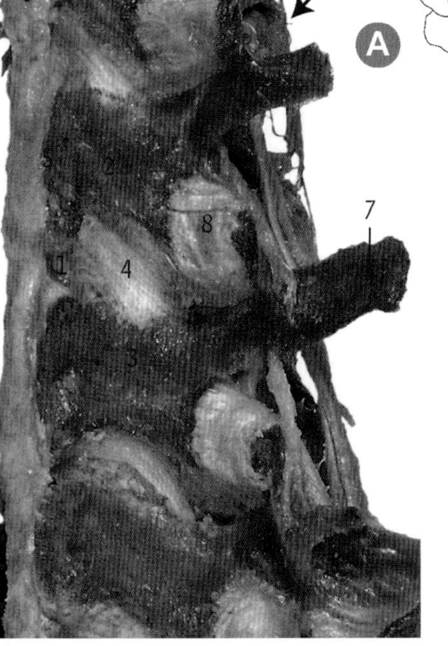

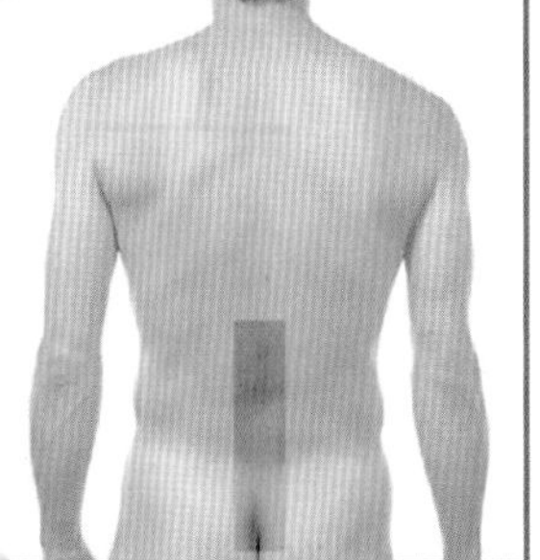

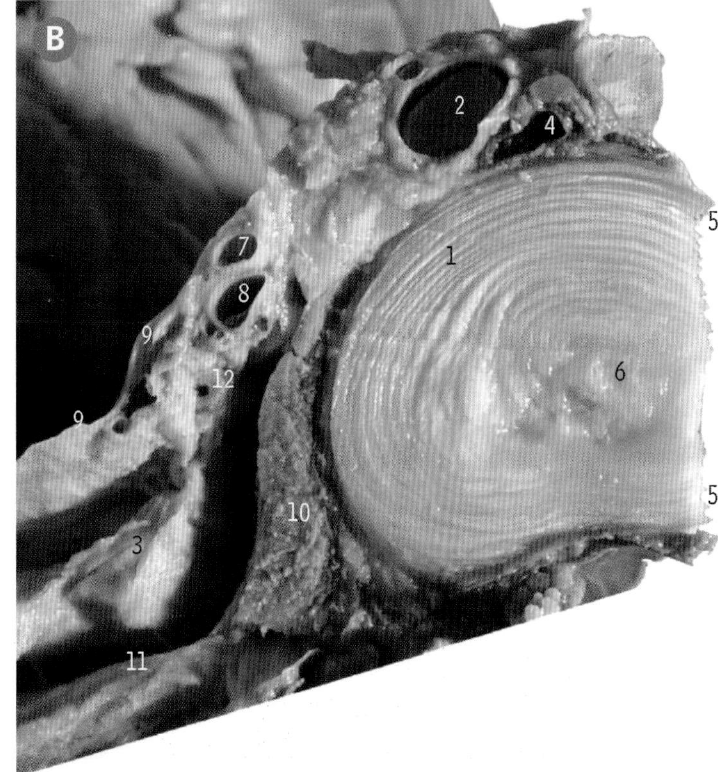

腰椎穿刺术和脊髓畸形(脑脊膜膨出)见第 108 页。

背部 表面解剖

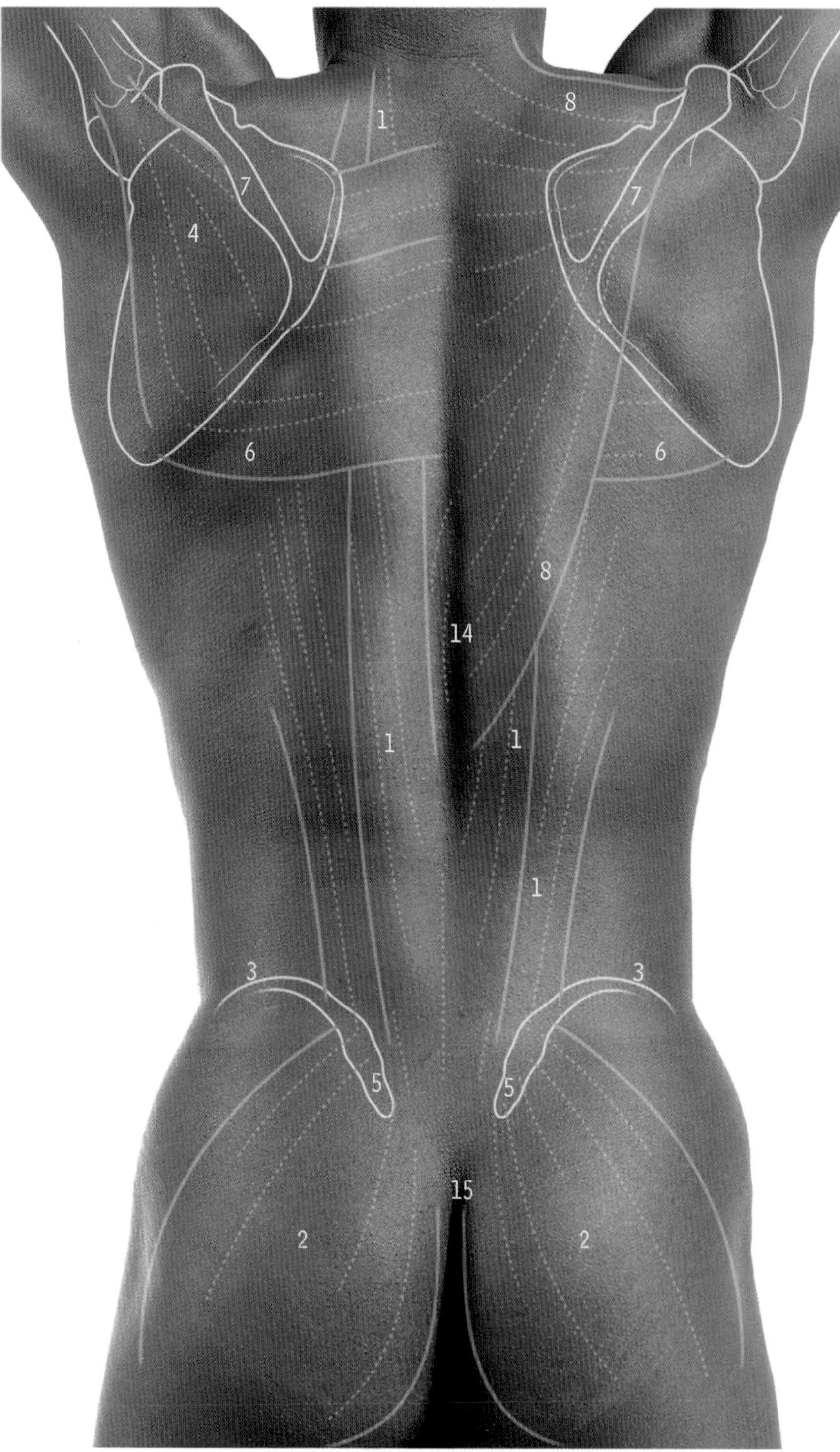

1 竖脊肌 Erector spinae
2 臀大肌 Gluteus maximus
3 髂嵴 Iliac crest
4 冈下肌 Infraspinatus
5 髂后上棘 Posterior superior iliac spine
6 菱形肌 Rhomboids
7 肩胛冈 Spine of scapula
8 斜方肌 Trapezius

背部

左侧浅层肌肉、右侧深层肌肉解剖

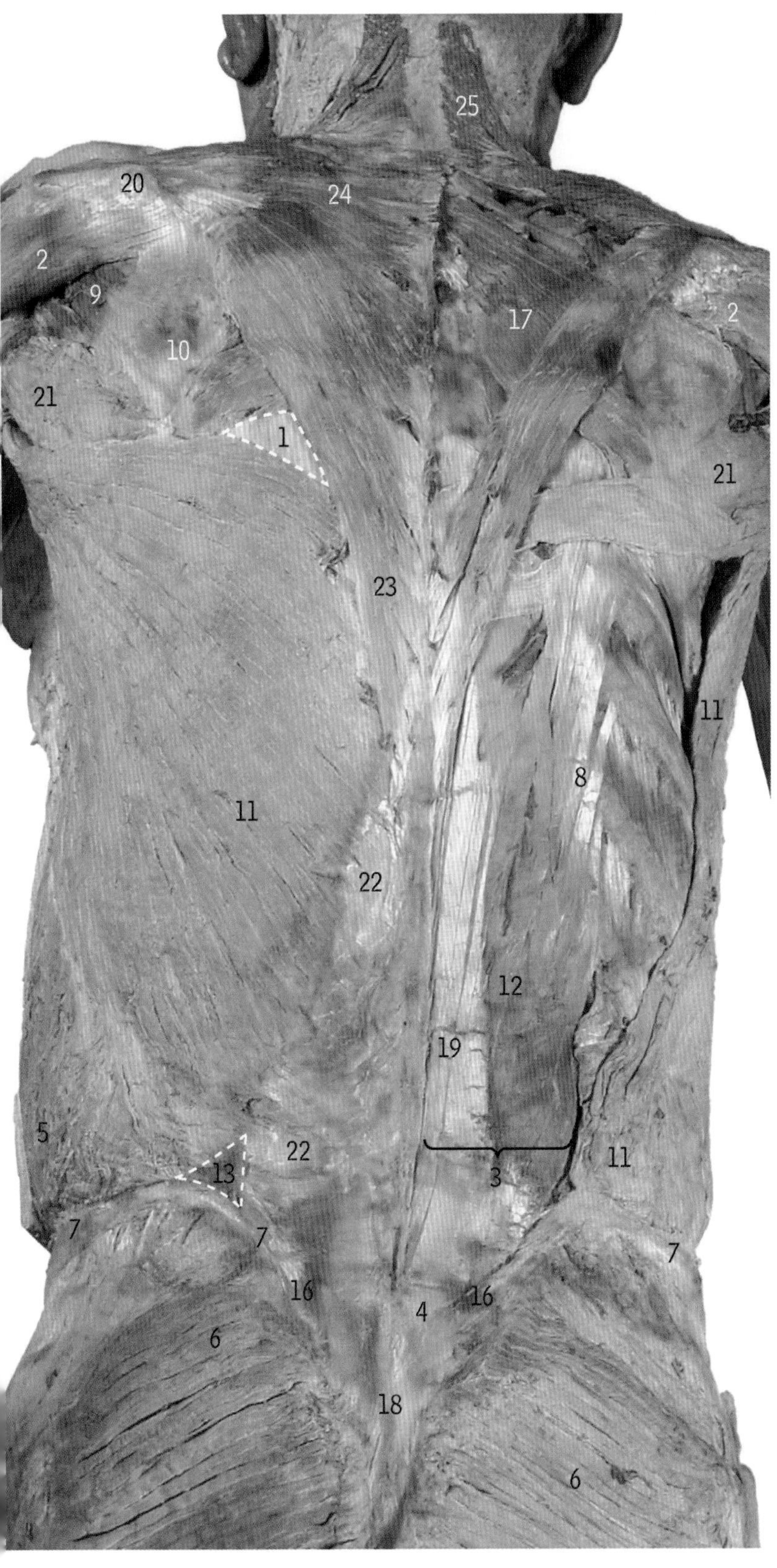

1 听诊三角 Auscultation triangle
2 三角肌 Deltoid
3 竖脊肌 Erector spinae
4 竖脊肌,肌腱 Erector spinae,tendon
5 腹外斜肌 External oblique muscle of the the abdomen
6 臀大肌 Gluteus maximus
7 髂嵴 Iliac crest
8 髂肋肌 Iliocostalis
9 冈下肌 Infraspinatus
10 冈下肌筋膜 Infraspinatus fascia
11 背阔肌 Latissimus dorsi
12 最长肌 Longissimus
13 腰三角(Petit 三角) Lumbar triangle(of Petit)
14 中沟-见体表标志 Median furrow-see surface
15 臀沟-见体表标志 Natal cleft-see surface
16 髂后上棘 Posterior superior iliac spine
17 大菱形肌 Rhomboid major
18 骶骨 Sacrum
19 棘肌 Spinalis
20 肩胛冈 Spine of scapula
21 大圆肌 Teres major
22 胸腰筋膜 Thoracolumbar fascia
23 斜方肌,下束 Trapezius,lower fibres
24 斜方肌,中束 Trapezius,middle fibres
25 斜方肌,上束 Trapezius,upper fibres

背部

A 近左侧

B 近右侧

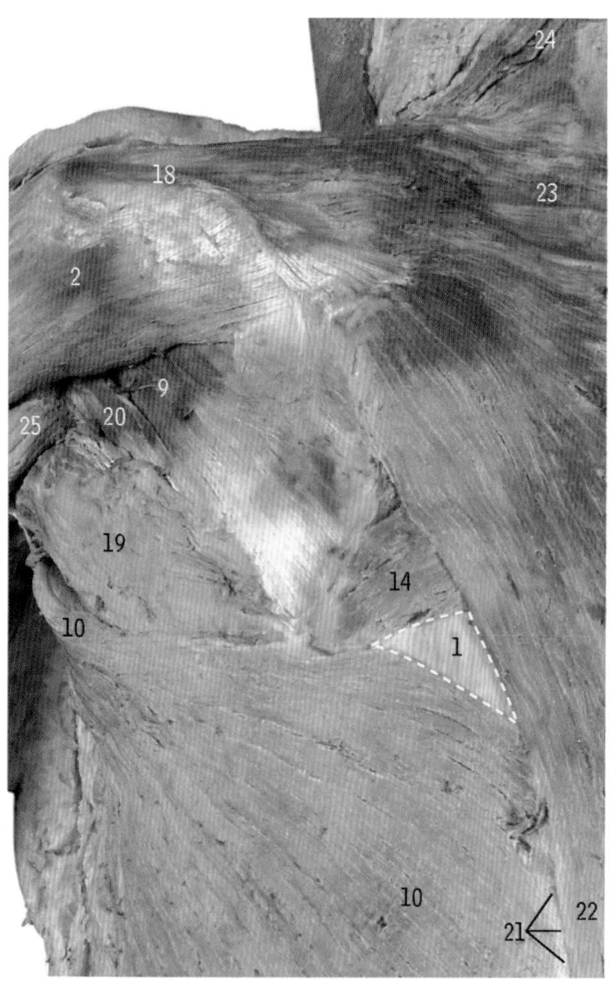

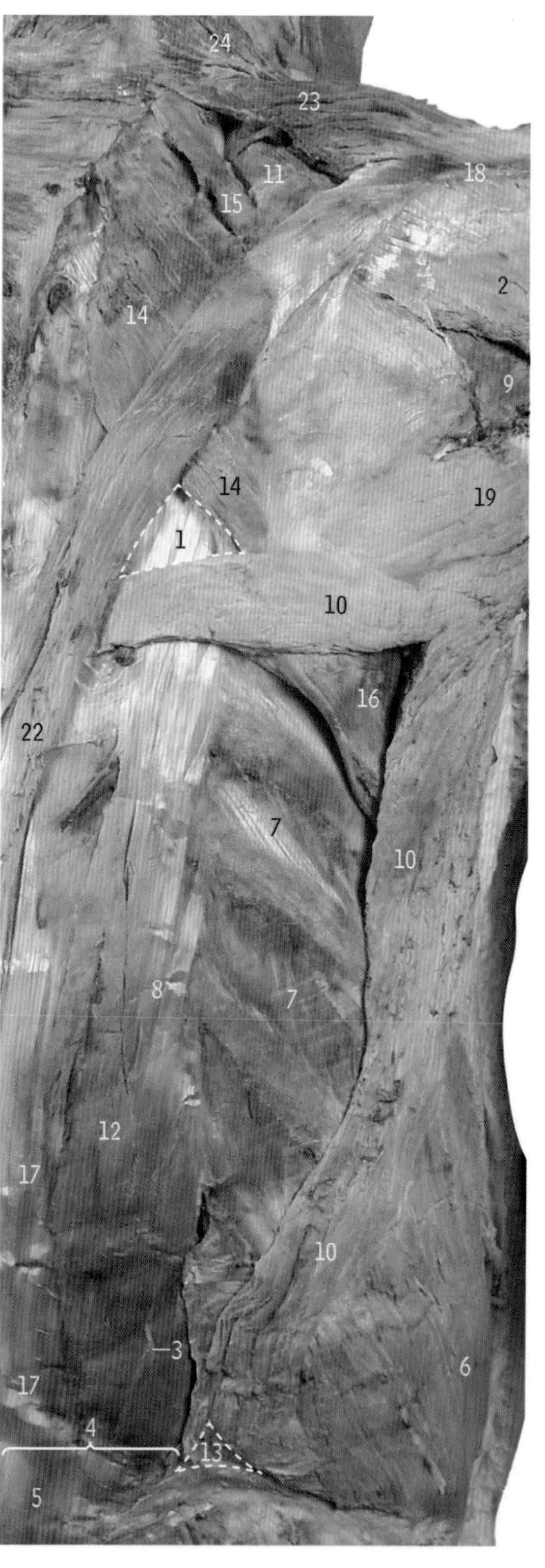

切除背阔肌和斜方肌以显示背部深层肌。

1 听诊三角 Auscultation triangle
2 三角肌 Deltoid
3 腰神经后支 Dorsal ramus, lumbar spinal nerve
4 竖脊肌 Erector spinae
5 竖脊肌，肌腱 Erector spinae, tendon
6 腹外斜肌 External oblique muscle of the abdomen
7 肋间外肌 External intercostal
8 髂肋肌 Iliocostalis
9 冈下肌 Infraspinatus
10 背阔肌 Latissimus dorsi
11 肩胛提肌 Levator scapulae
12 最长肌 Longissimus
13 腰三角 Lumbar triangle
14 大菱形肌 Rhomboid major
15 小菱形肌 Rhomboid minor
16 前锯肌 Serratus anterior
17 棘肌 Spinalis
18 肩胛冈 Spine of scapula
19 大圆肌 Teres major
20 小圆肌 Teres minor
21 胸腰筋膜 Thoracolumbar fascia
22 斜方肌，下束 Trapezius, lower fibres
23 斜方肌，中束 Trapezius, middle fibres
24 斜方肌，上束 Trapezius, upper fibres
25 肱三头肌，长头 Triceps, long head

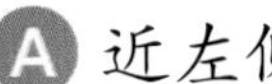

背部

A 近左侧

注:图中已切除背阔肌和斜方肌。

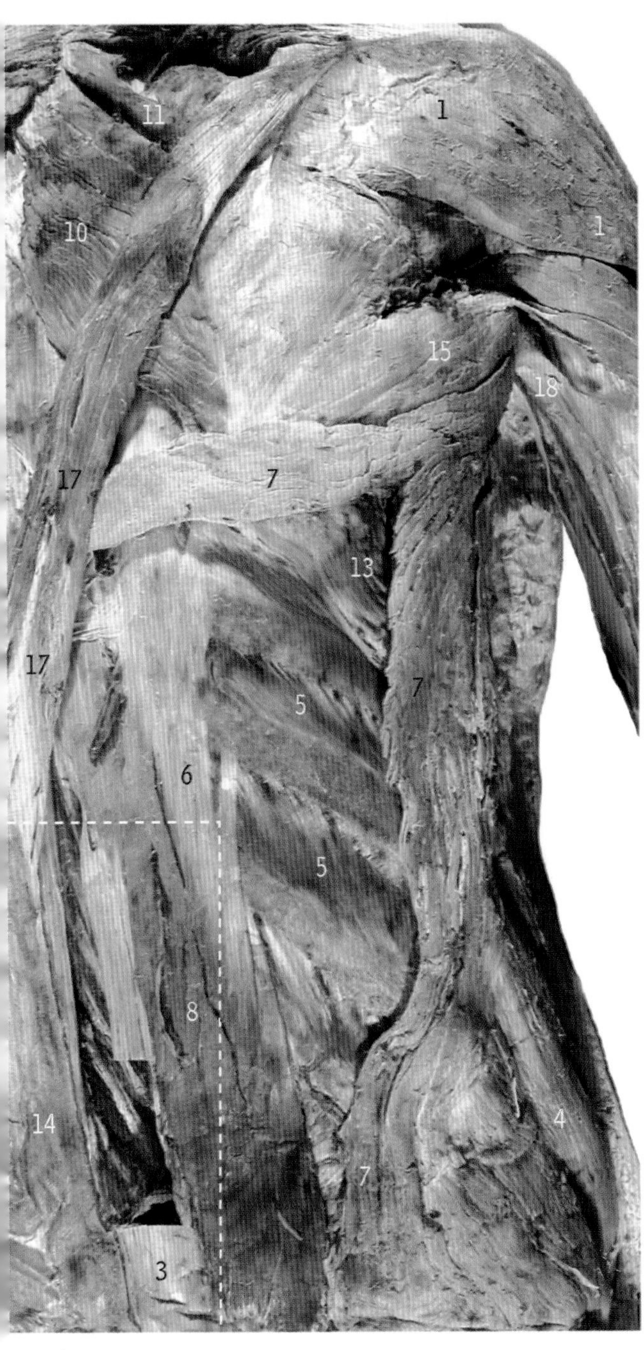

B 近右侧

注:切除上腰段和下胸段棘肌以及部分最长肌,以显示竖脊肌最深层的横突肌群。

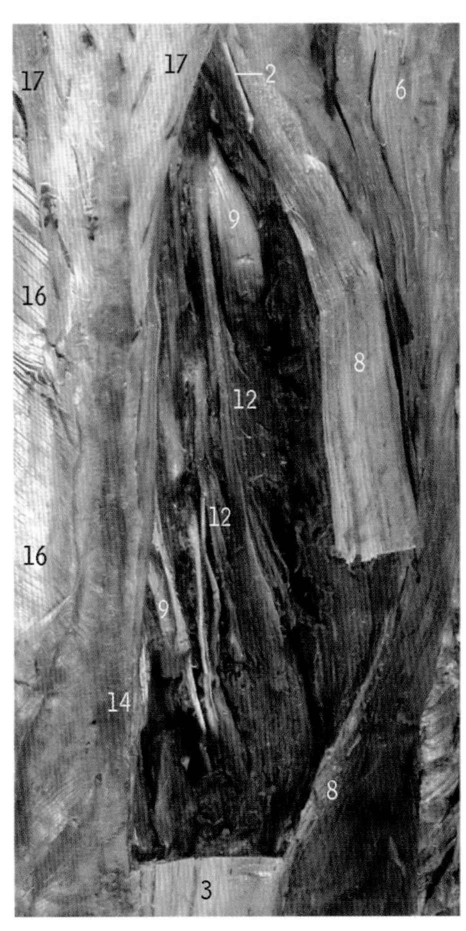

1 三角肌 Deltoid
2 胸神经后支 Dorsal ramus, thoracic spinal nerve
3 竖脊肌,肌腱 Erector spinae, tendon
4 腹外斜肌 External oblique muscle of the abdomen
5 肋间外肌 External intercostal
6 髂肋肌 Iliocostalis
7 背阔肌 Latissimus dorsi
8 最长肌 Longissimus
9 多裂肌 Multifidus
10 大菱形肌 Rhomboid major
11 小菱形肌 Rhomboid minor
12 半棘肌 Semispinalis
13 前锯肌 Serratus anterior
14 棘肌 Spinalis
15 大圆肌 Teres major
16 胸腰筋膜 Thoracolumbar fascia
17 斜方肌,下束 Trapezius, lower fibres
18 肱三头肌,长头 Triceps, long head

枕下三角 浅层解剖

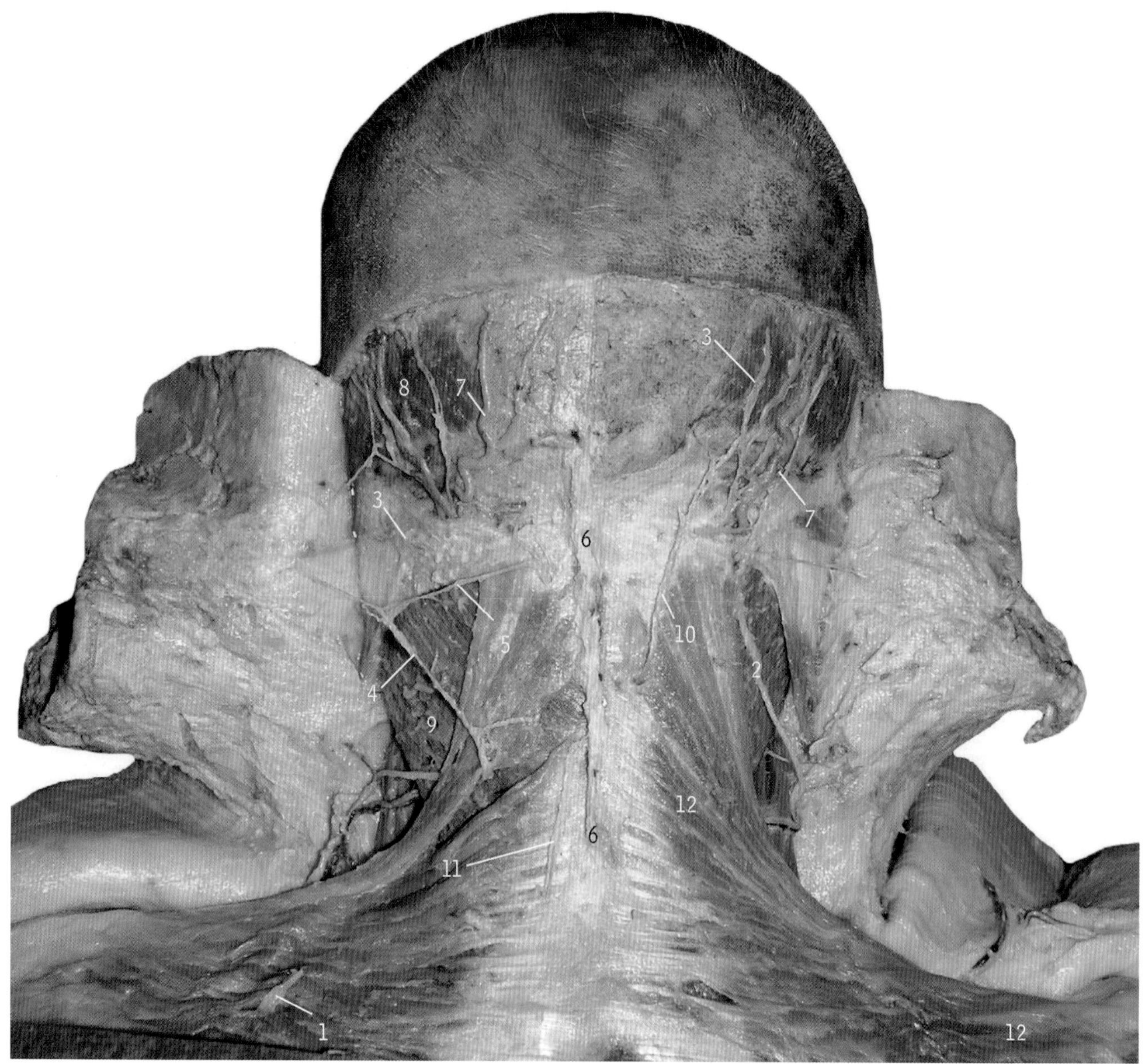

1 脊神经后皮支 Dorsal cutaneous branch, spinal nerve
2 耳大神经 Great auricular nerve
3 枕大神经 Greater occipital nerve
4 枕小神经 Lesser occipital nerve
5 枕小神经与第 3 枕神经吻合处
Lesser occipital nerve anastomosis with third occipital nerve
6 项韧带 Ligamentum nuchae
7 枕动脉 Occipital artery
8 枕额肌枕腹
Occipital belly (occipitalis) of occipitofrontalis muscle
9 头夹肌 Splenius capitis muscle
10 第 3 枕神经 Third occipital nerve
11 第 3 枕神经显示投影部位 Third occipital nerve reflected
12 斜方肌 Trapezius muscle

枕下三角　深层解剖

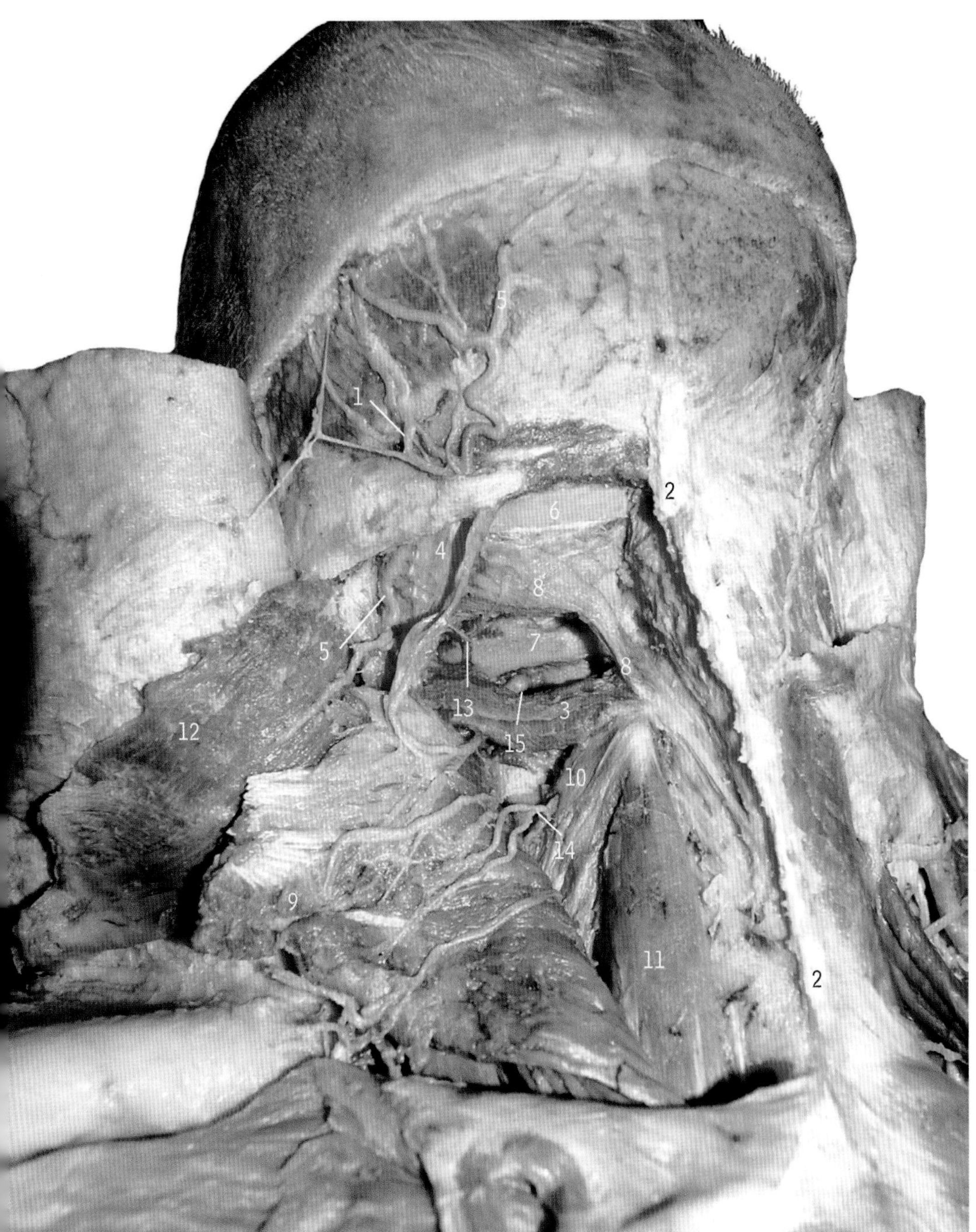

1 枕大神经 Greater occipital nerve
2 项韧带 Ligamentum nuchae
3 头下斜肌 Obliquus capitis inferior muscle
4 头上斜肌 Obliquus capitis superior muscle
5 枕动脉 Occipital artery
6 枕骨 Occipital bone
7 第 1 颈椎后弓 Posterior arch of C1 vertebra
8 头后大直肌 Rectus capitis posterior major muscle
9 被翻起的头半棘肌 Semispinalis capitis muscle reflected
10 颈半棘肌 Semispinalis cervicis muscle
11 颈棘肌 Spinalis cervicis muscle
12 被翻起的头夹肌 Splenius capitis muscle reflected
13 枕下神经 Suboccipital nerve
14 第 3 枕神经 Third occipital nerve
15 椎动脉 Vertebral artery

上颈段 口内观

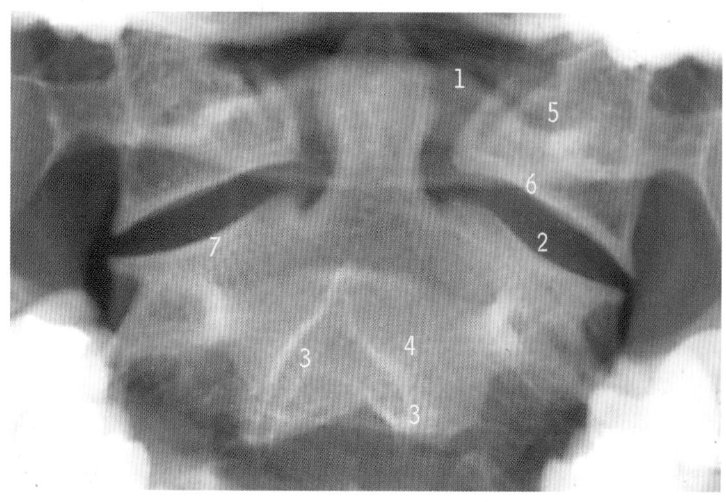

这是一张枢椎及其齿状突的标准的 X 线位。为选择正确的角度，必须张开口以避免牙齿和颌产生的重叠阴影。寰枢关节的侧表面未显示是因为覆盖骨表面的透明软骨是不透 X 线的（这点适用于所有的滑膜关节）。于枢椎齿突和枢椎侧块的阴影之间隐约可见寰椎弓的轮廓。

1 寰椎弓 Arch of atlas
2 寰枢关节 Atlanto-axial joint
3 棘突分叉 Bifid spinous process
4 枢椎椎体 Body of axis
5 寰椎侧块 Lateral mass of atlas
6 寰椎下关节突 Inferior articular process of atlas
7 枢椎上关节突 Superior articular process of axis

下颈段和上胸椎

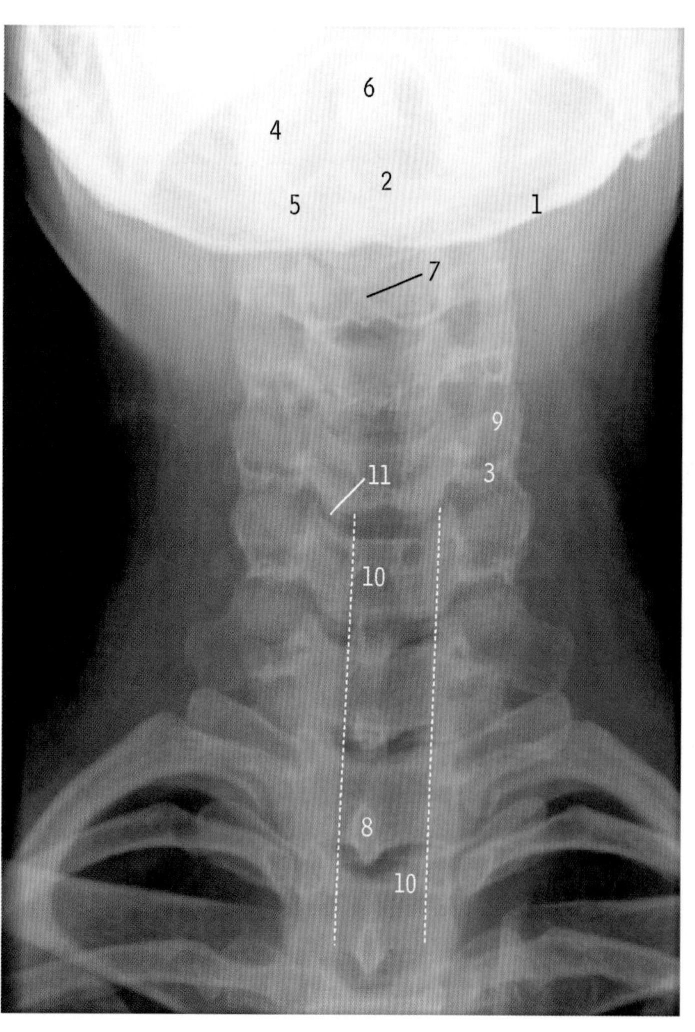

注：由于气管包含气体的半透明性所产生的气管阴影。

1 枕骨底 Basi-occiput
2 枢椎椎体 Body of axis
3 下关节突 Inferior articular process
4 寰椎侧块 Lateral mass of atlas
5 枢椎侧块 Lateral mass of axis
6 齿突 Odontoid peg (dens)
7 第 3 颈椎棘突 Spinous process of third cervical vertebra
8 第 1 胸椎棘突 Spinous process of first thoracic vertebra
9 上关节突 Superior articular process
10 气管 Trachea
11 钩椎关节 Uncovertebral joint

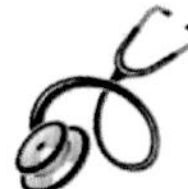

寰枢关节不稳和颈椎固定见第 108 页。

脊椎

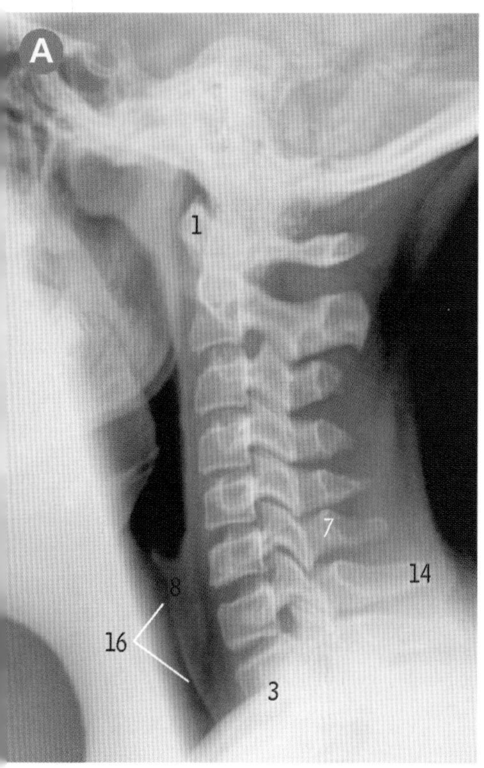

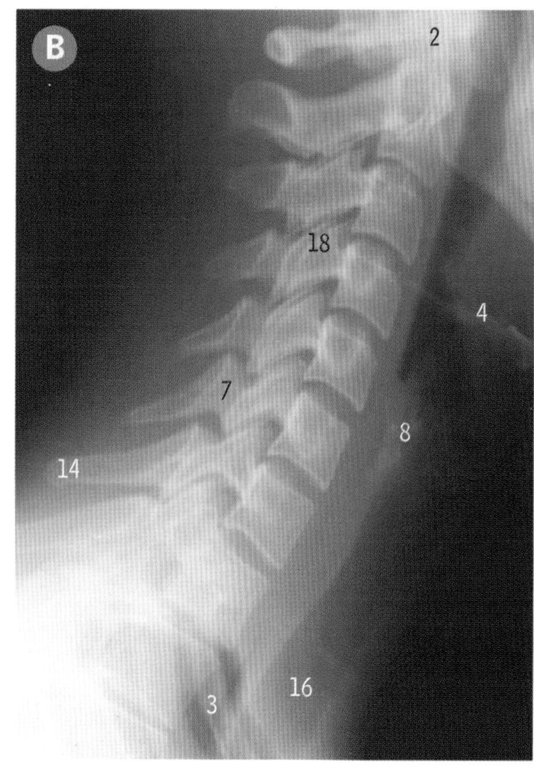

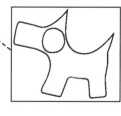

1 枢椎前弓 Anterior arch of axis
2 枢椎齿状突 Dens of axis
3 第 1 肋 First rib
4 舌骨 Hyoid bone
5 第 1 腰椎下关节突 Inferior articular process of first lumbar vertebra
6 第 2 腰椎和第 3 腰椎之间的椎间盘位置 Intervertebral disc space L2/3 level
7 第 6 颈椎椎弓板 Lamina of sixth cervical vertebra
8 喉 Larynx
9 外侧寰枢关节 Lateral atlanto-axial joint
10 寰椎侧块 Lateral mass of atlas
11 第 2 腰椎峡部 Pars interarticularis of second lumbar vertebra
12 第 3 腰椎椎弓根 Pedicle of third lumbar vertebra
13 第 2 腰椎棘突 Spinous process of second lumbar vertebra
14 第 7 颈椎棘突 Spinous process of seventh cervical vertebra
15 第 2 腰椎上关节突 Superior articular process of second lumbar vertebra
16 气管 Trachea
17 第 3 腰椎横突 Transverse process of third lumbar vertebra
18 关节突关节 Zygapophyseal joint

A 颈椎，侧投照

B 颈椎，侧投照

C 腰椎，中投照

D 腰椎，斜投照

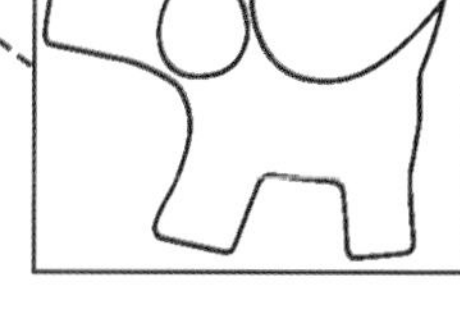

在腰椎的斜位 X 线片上能看见“苏格兰狗”。狗的鼻子是横突(17)，耳朵是上关节突(15)，眼是椎弓根(12)，颈部是峡部(11)，在椎骨脱离位时，该图像可不完整。

椎骨骨折见第 108 页。

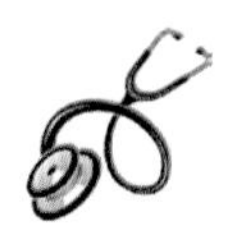

脊柱和脊髓

临床缩略图，能在网页上查看细节并有更多的临床图片可供下载。

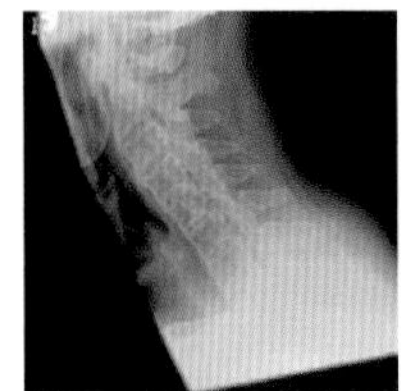
强直性脊柱炎

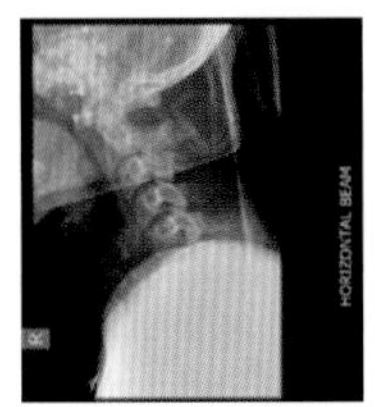
寰枢关节不稳

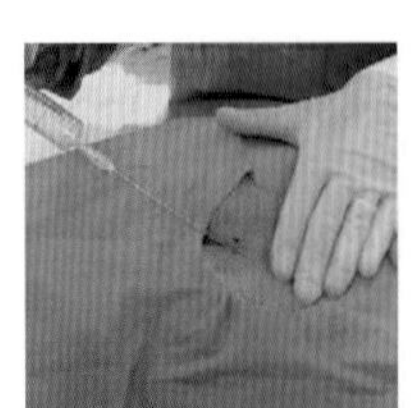
骶管麻醉

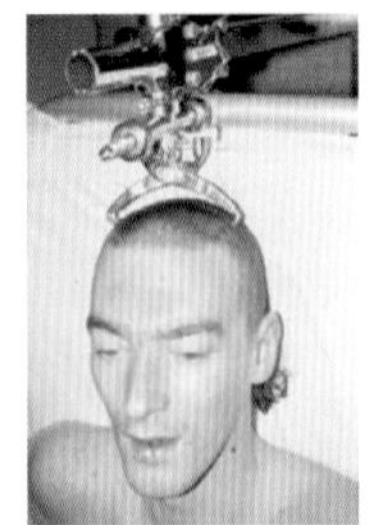
颈椎固定

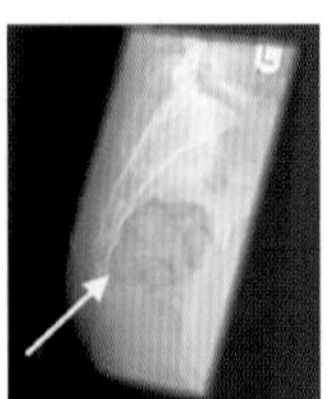
尾骨痛

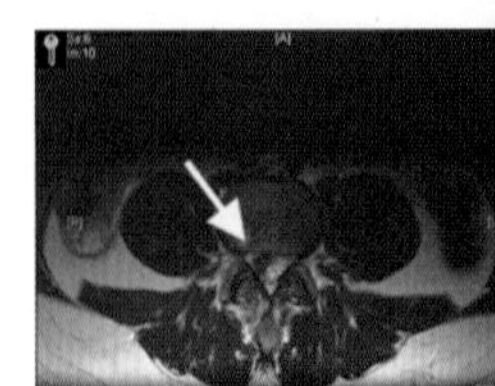
脊神经受压

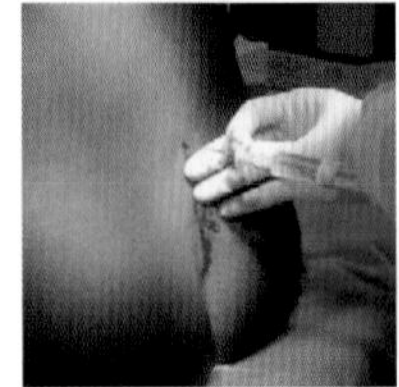
硬膜外麻醉

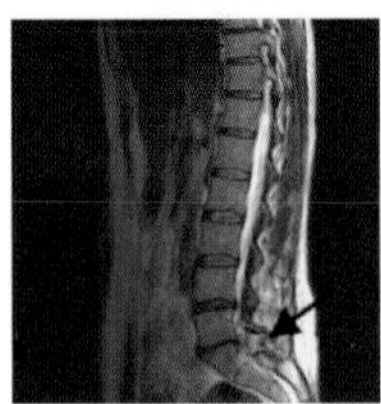
椎板切除术

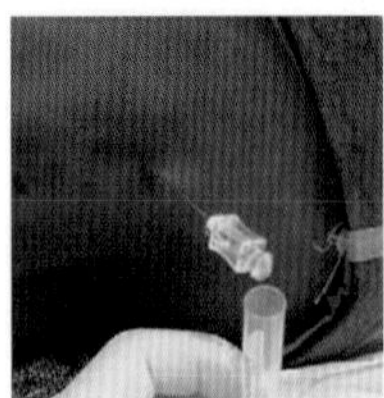
腰椎穿刺术

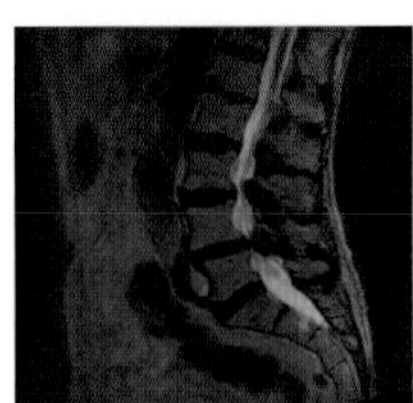
腰椎管狭窄症

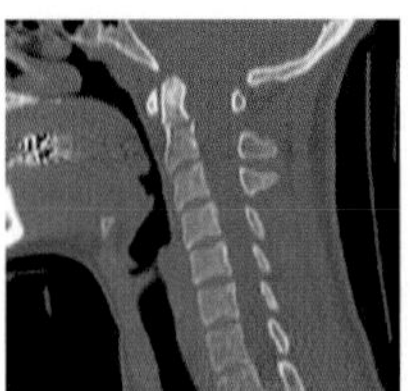
齿状突骨折

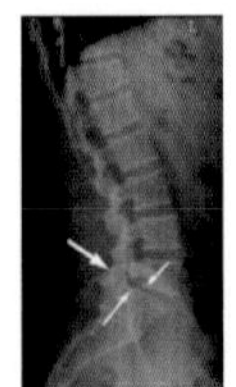
骶骨融合

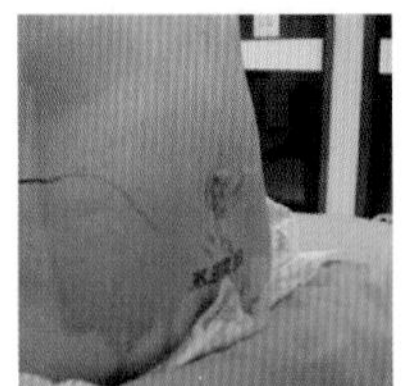
脊髓麻醉

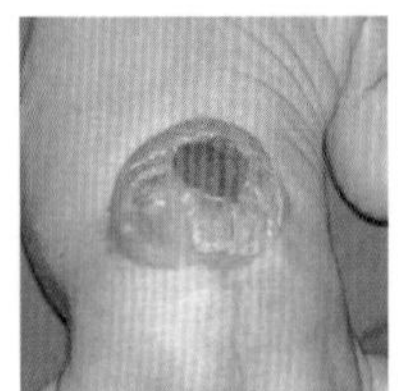
脊髓畸形
（脑脊膜膨出）

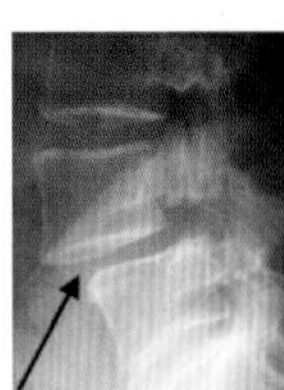
脊椎前移

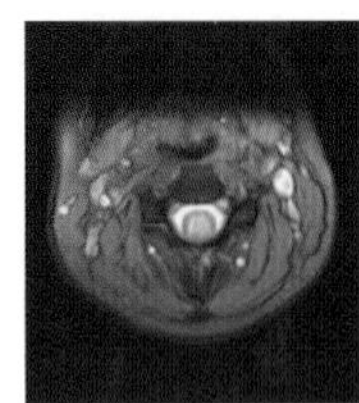
横贯性脊髓炎

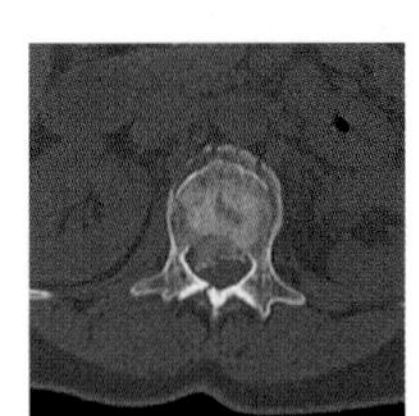
椎骨骨折

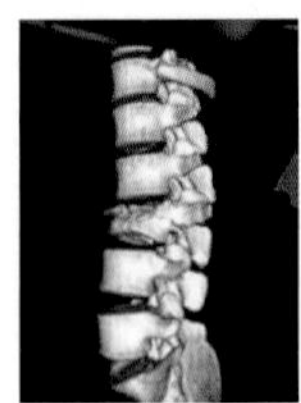
腰椎骨折

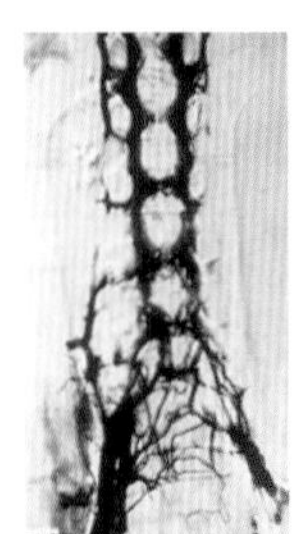
椎静脉丛

上肢

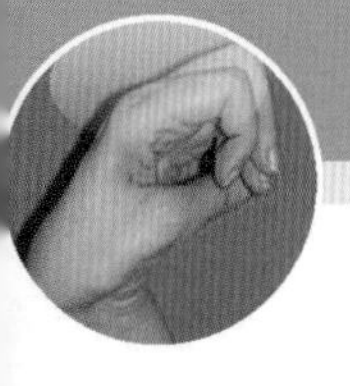
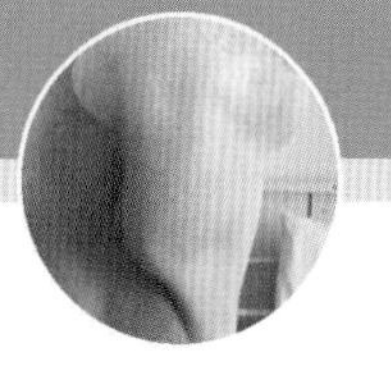
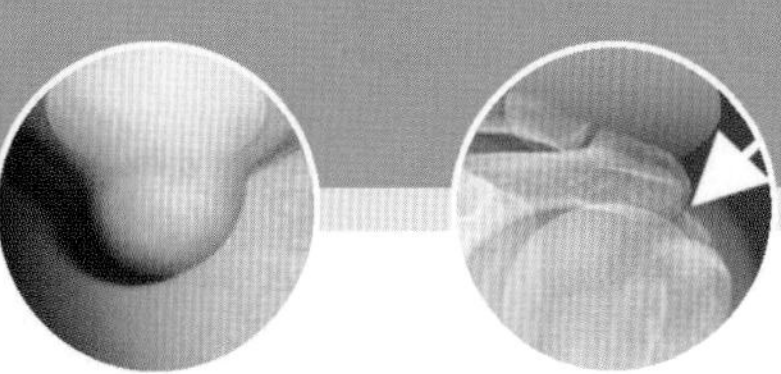

上肢

A 表面解剖　　**B** 肌　　**C** 骨

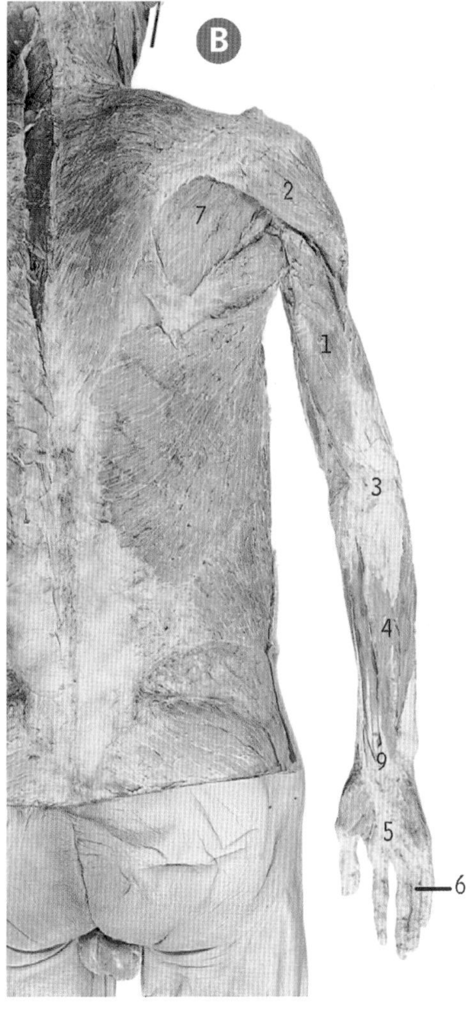

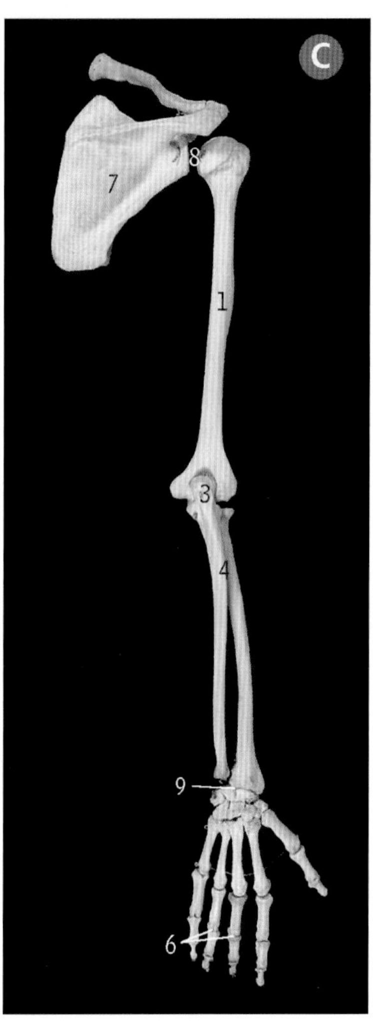

1 臂 Arm
2 三角肌 Deltoid
3 肘关节 Elbow joint
4 前臂 Forearm
5 手 Hand
6 指间关节 Interphalangeal joint
7 肩胛骨 Scapula
8 肩关节 Shoulder joint
9 桡腕关节 Wrist joint

附肢骨见第 170~172 页。

左侧肩胛骨

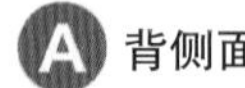

A 背侧面

B 肋面

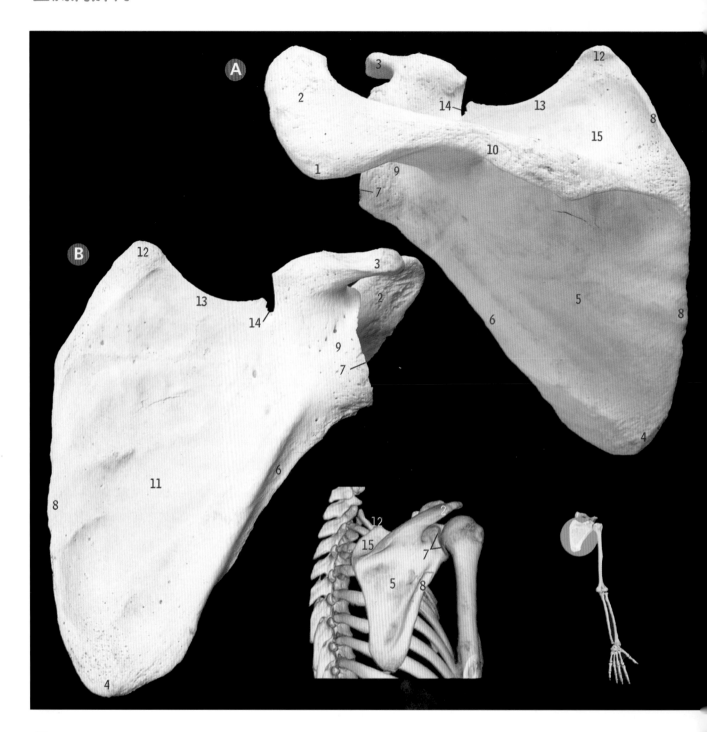

1 肩峰角 Acromial angle
2 肩峰 Acromion
3 喙突 Coracoid process
4 下角 Inferior angle
5 冈下窝 Infraspinous fossa
6 外侧缘 Lateral border
7 关节盂边缘 Margin of glenoid cavity
8 内侧缘 Medial border
9 肩胛颈(和背侧面的冈盂切迹) Neck (and spinoglenoid notch on dorsal surface)
10 肩胛冈 Spine
11 肩胛下窝 Subscapular fossa
12 上角 Superior angle
13 上缘 Superior border
14 肩胛切迹 Suprascapular notch
15 冈上窝 Supraspinous fossa

肩胛冈(A10)是肩胛骨背面的隆起,肩峰(A2)位于肩胛冈的外侧终端。

左侧肩胛骨 附着部

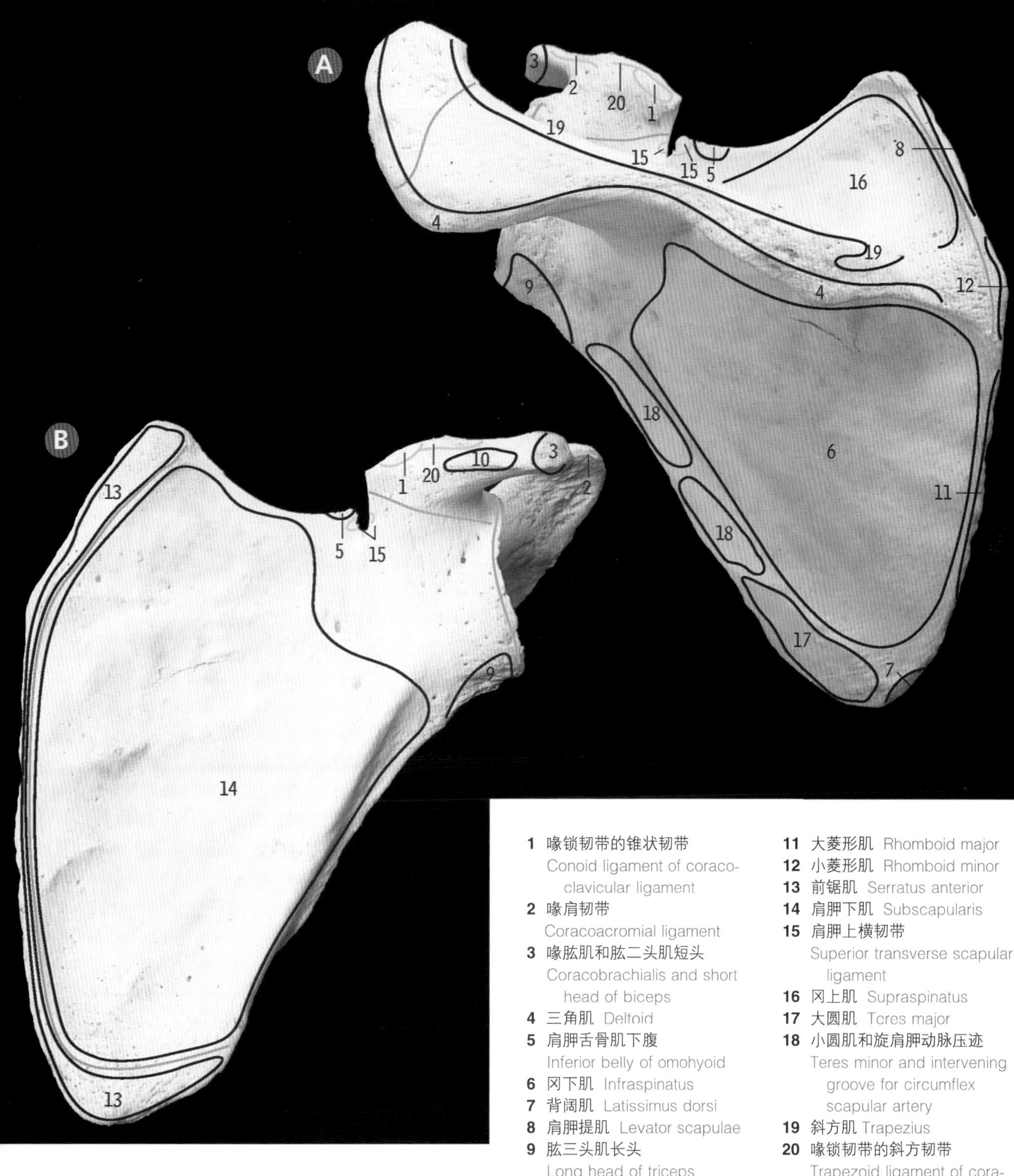

1 喙锁韧带的锥状韧带 Conoid ligament of coracoclavicular ligament
2 喙肩韧带 Coracoacromial ligament
3 喙肱肌和肱二头肌短头 Coracobrachialis and short head of biceps
4 三角肌 Deltoid
5 肩胛舌骨肌下腹 Inferior belly of omohyoid
6 冈下肌 Infraspinatus
7 背阔肌 Latissimus dorsi
8 肩胛提肌 Levator scapulae
9 肱三头肌长头 Long head of triceps
10 胸小肌 Pectoralis minor
11 大菱形肌 Rhomboid major
12 小菱形肌 Rhomboid minor
13 前锯肌 Serratus anterior
14 肩胛下肌 Subscapularis
15 肩胛上横韧带 Superior transverse scapular ligament
16 冈上肌 Supraspinatus
17 大圆肌 Teres major
18 小圆肌和旋肩胛动脉压迹 Teres minor and intervening groove for circumflex scapular artery
19 斜方肌 Trapezius
20 喙锁韧带的斜方韧带 Trapezoid ligament of coracoclavicular ligament

A 背侧面　**B** 肋面

蓝线，骺线；绿线，肩关节关节囊附着部；浅绿线，韧带附着部。

跨过肩胛上横韧带（15）横跨肩胛切迹上。

锥状韧带（1）和斜的方韧带（20）都来自于喙肩韧带，喙锁韧带连于喙突和锁骨末端侧面的下表面。

喙肩韧带（2）走行于喙突和肩峰之间，与这些骨性突起在肩关节之上形成弓形隆起。

A 左侧肩胛骨 侧面观

1 肩峰 Acromion
2 喙突 Coracoid process
3 关节盂 Glenoid cavity
4 下角 Inferior angle
5 盂下结节 Infraglenoid tubercle
6 冈下窝 Infraspinous fossa
7 外侧缘 Lateral border
8 肩胛冈 Spine
9 盂上结节 Supraglenoid tubercle
10 冈上窝 Supraspinous fossa

B 左侧肩胛骨和锁骨 关节上面观

1 锁骨肩峰端 Acromial end of clavicle
2 肩锁关节 Acromioclavicular joint
3 肩峰 Acromion
4 喙突 Coracoid process
5 锁骨体 Shaft of clavicle
6 肩胛冈 Spine of scapula
7 锁骨胸骨端 Sternal end of clavicle
8 冈上窝 Supraspinous fossa

C 左侧锁骨

下面观

1 肩峰关节面 Acromial end with articular surface (arrow)
2 锥状结节 Conoid tubercle
3 锁骨下肌沟 Groove for subclavius muscle
4 肋锁韧带压迹 Impression for costoclavicular ligament
5 胸骨关节面 Sternal end with articular surface (arrow)
6 斜方线 Trapezoid line

锁骨的胸骨端关节面为球状(B7,C5);肩峰端关节面为平面关节。锁骨的内侧2/3前凸,锁骨下肌沟在其下表面。

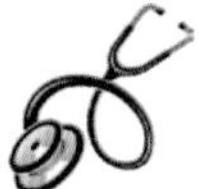

肩峰锁骨分离见第170~172页。

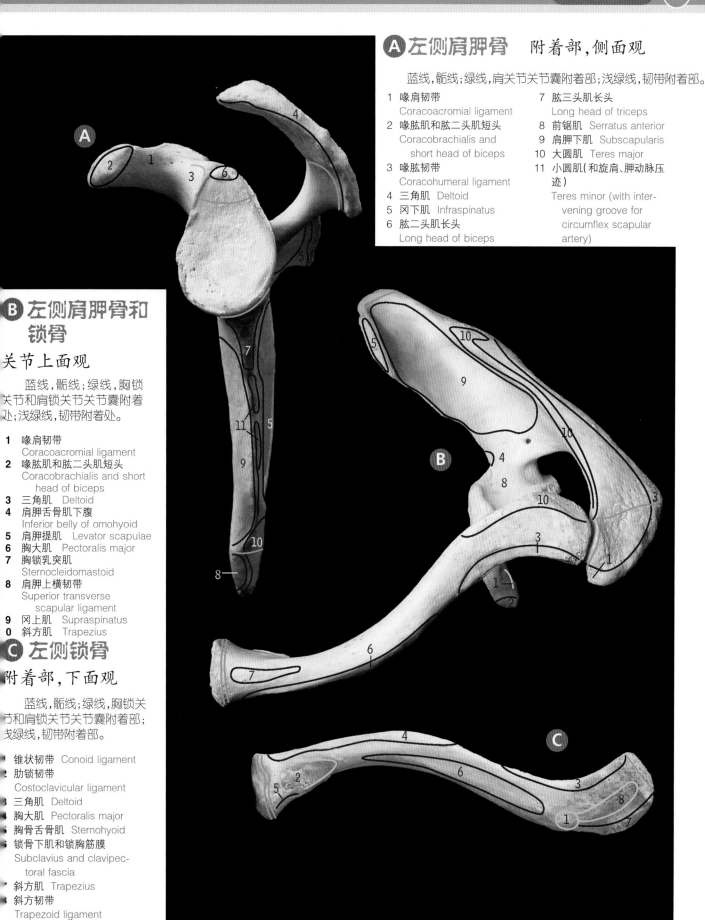

A 左侧肩胛骨 附着部，侧面观

蓝线，骺线；绿线，肩关节关节囊附着部；浅绿线，韧带附着部。

1 喙肩韧带 Coracoacromial ligament
2 喙肱肌和肱二头肌短头 Coracobrachialis and short head of biceps
3 喙肱韧带 Coracohumeral ligament
4 三角肌 Deltoid
5 冈下肌 Infraspinatus
6 肱二头肌长头 Long head of biceps
7 肱三头肌长头 Long head of triceps
8 前锯肌 Serratus anterior
9 肩胛下肌 Subscapularis
10 大圆肌 Teres major
11 小圆肌（和旋肩、胛动脉压迹） Teres minor (with intervening groove for circumflex scapular artery)

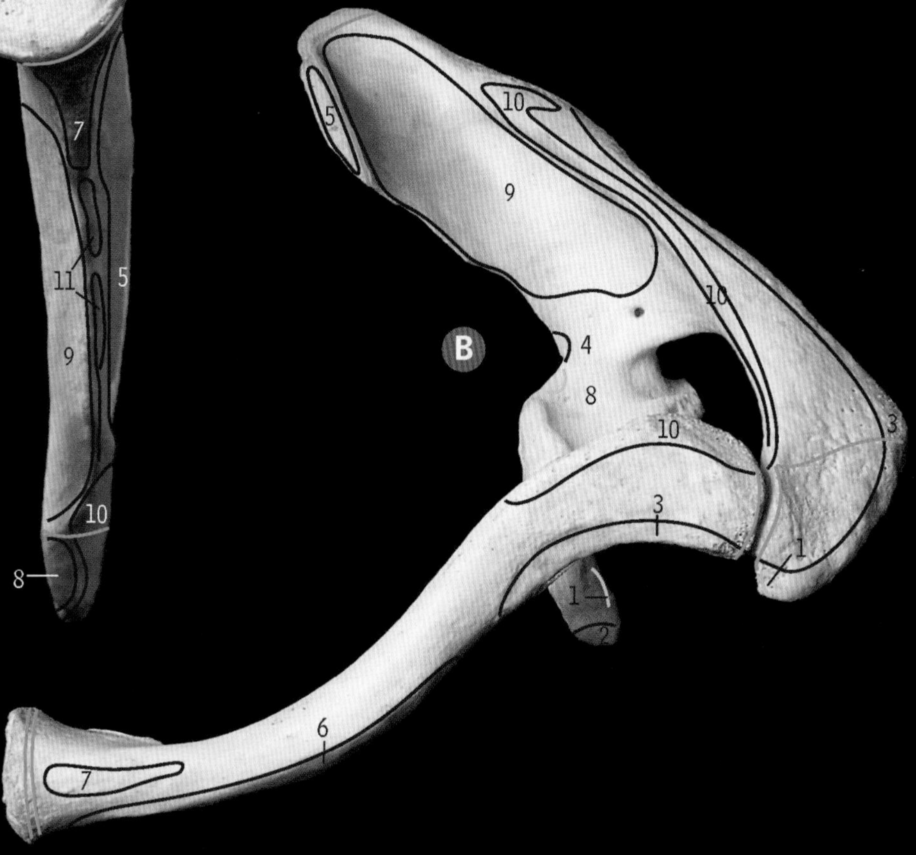

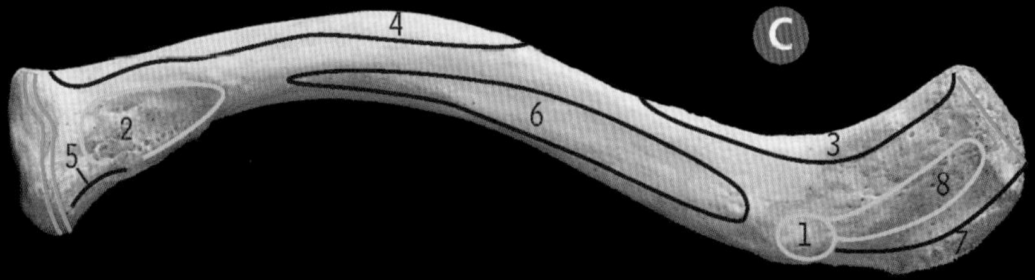

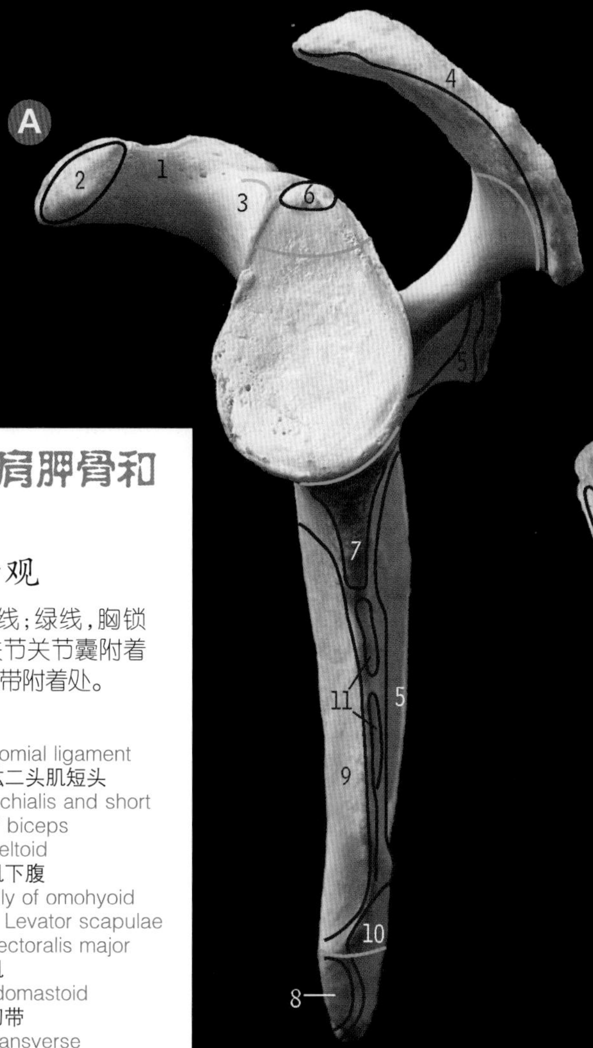

B 左侧肩胛骨和锁骨

关节上面观

蓝线，骺线；绿线，胸锁关节和肩锁关节关节囊附着处；浅绿线，韧带附着处。

1 喙肩韧带 Coracoacromial ligament
2 喙肱肌和肱二头肌短头 Coracobrachialis and short head of biceps
3 三角肌 Deltoid
4 肩胛舌骨肌下腹 Inferior belly of omohyoid
5 肩胛提肌 Levator scapulae
6 胸大肌 Pectoralis major
7 胸锁乳突肌 Sternocleidomastoid
8 肩胛上横韧带 Superior transverse scapular ligament
9 冈上肌 Supraspinatus
10 斜方肌 Trapezius

C 左侧锁骨

附着部，下面观

蓝线，骺线；绿线，胸锁关节和肩锁关节关节囊附着部；浅绿线，韧带附着部。

1 锥状韧带 Conoid ligament
2 肋锁韧带 Costoclavicular ligament
3 三角肌 Deltoid
4 胸大肌 Pectoralis major
5 胸骨舌骨肌 Sternohyoid
6 锁骨下肌和锁胸筋膜 Subclavius and clavipectoral fascia
7 斜方肌 Trapezius
8 斜方韧带 Trapezoid ligament

锁骨骨折和肩胛骨骨折见第 170~172 页。

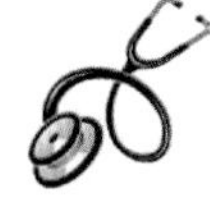

右侧肱骨 上端

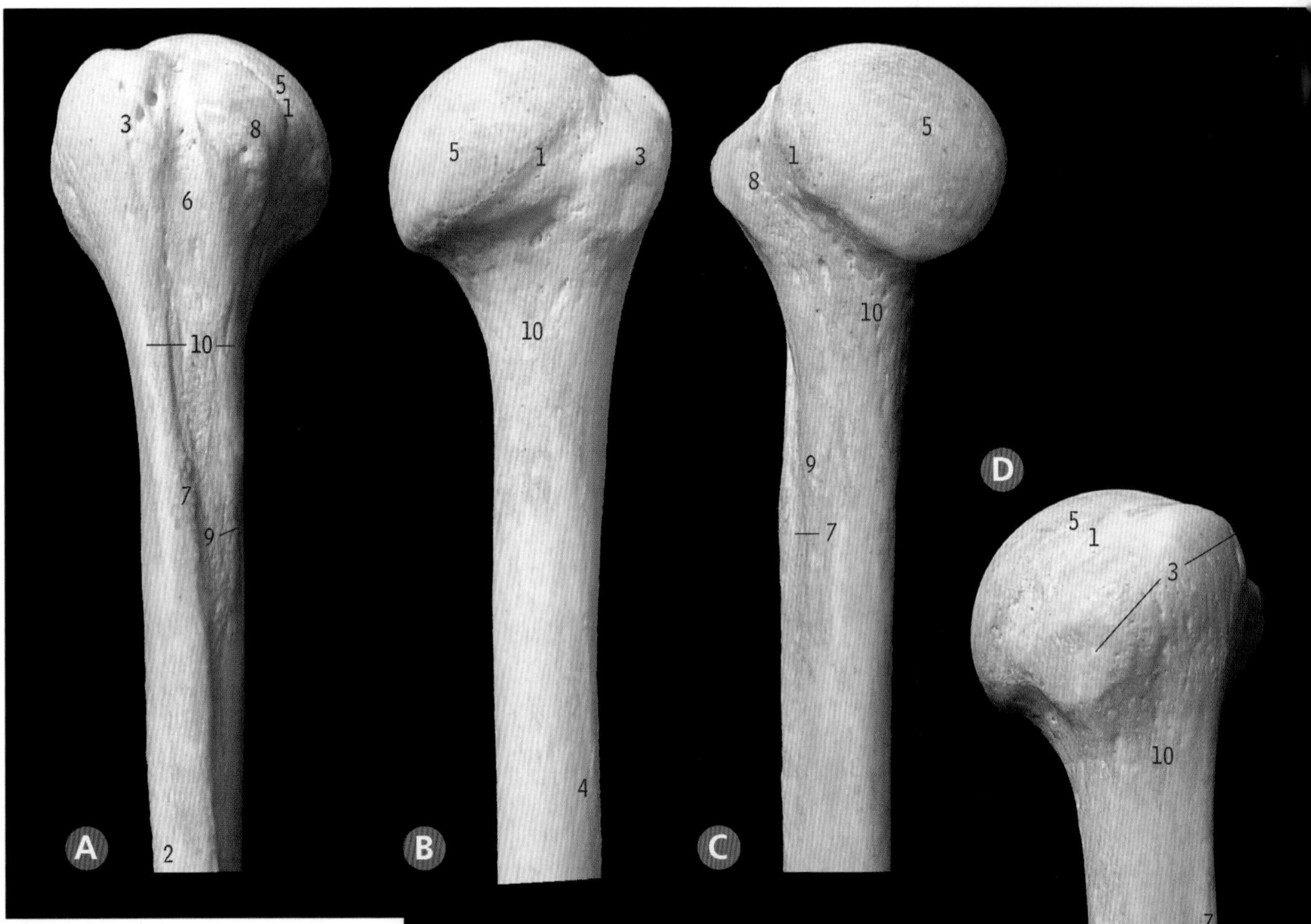

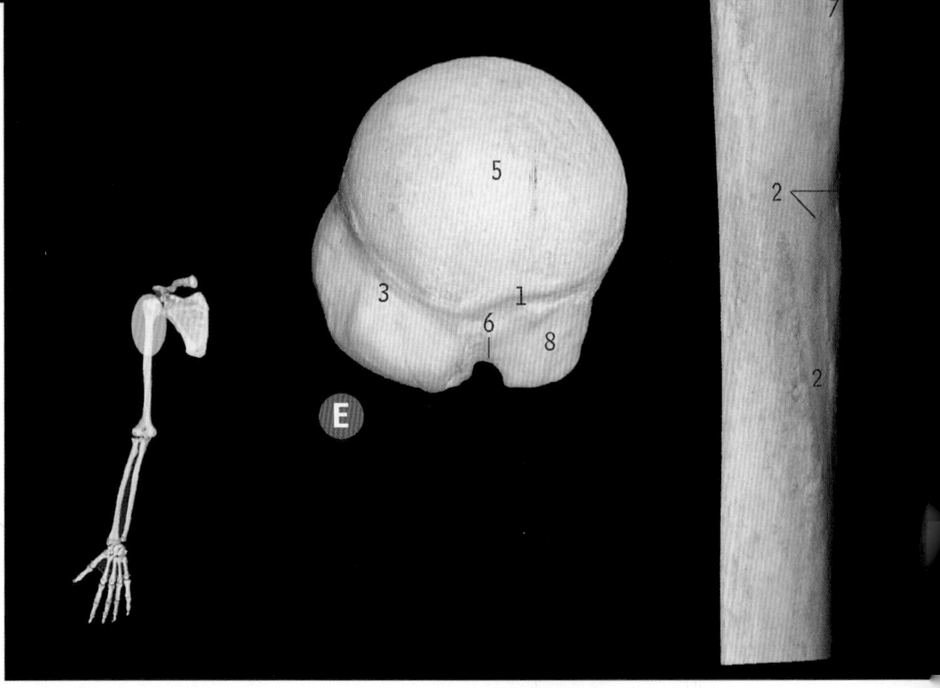

A 前面观

B 后面观

C 内侧观

D 外侧观

E 上面观

1 解剖颈 Anatomical neck
2 三角肌粗隆 Deltoid tuberosity
3 大结节 Greater tubercle
4 桡神经沟 Groove for radial nerve
5 肱骨头 Head
6 结节间沟 Intertubercular groove
7 结节间沟外侧唇 Lateral lip of intertubercular groove
8 小结节 Lesser tubercle
9 结节间沟内侧唇 Medial lip of intertubercular groove
10 外科颈 Surgical neck

结节间沟(A6)位于肱骨上端的前面，内穿行有肱二头肌肌腱长头(附着部见 115 页)。

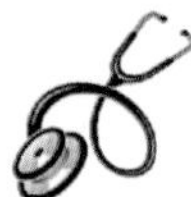

肱骨脱位见第 170~172 页。

右侧肱骨 附着部，上端

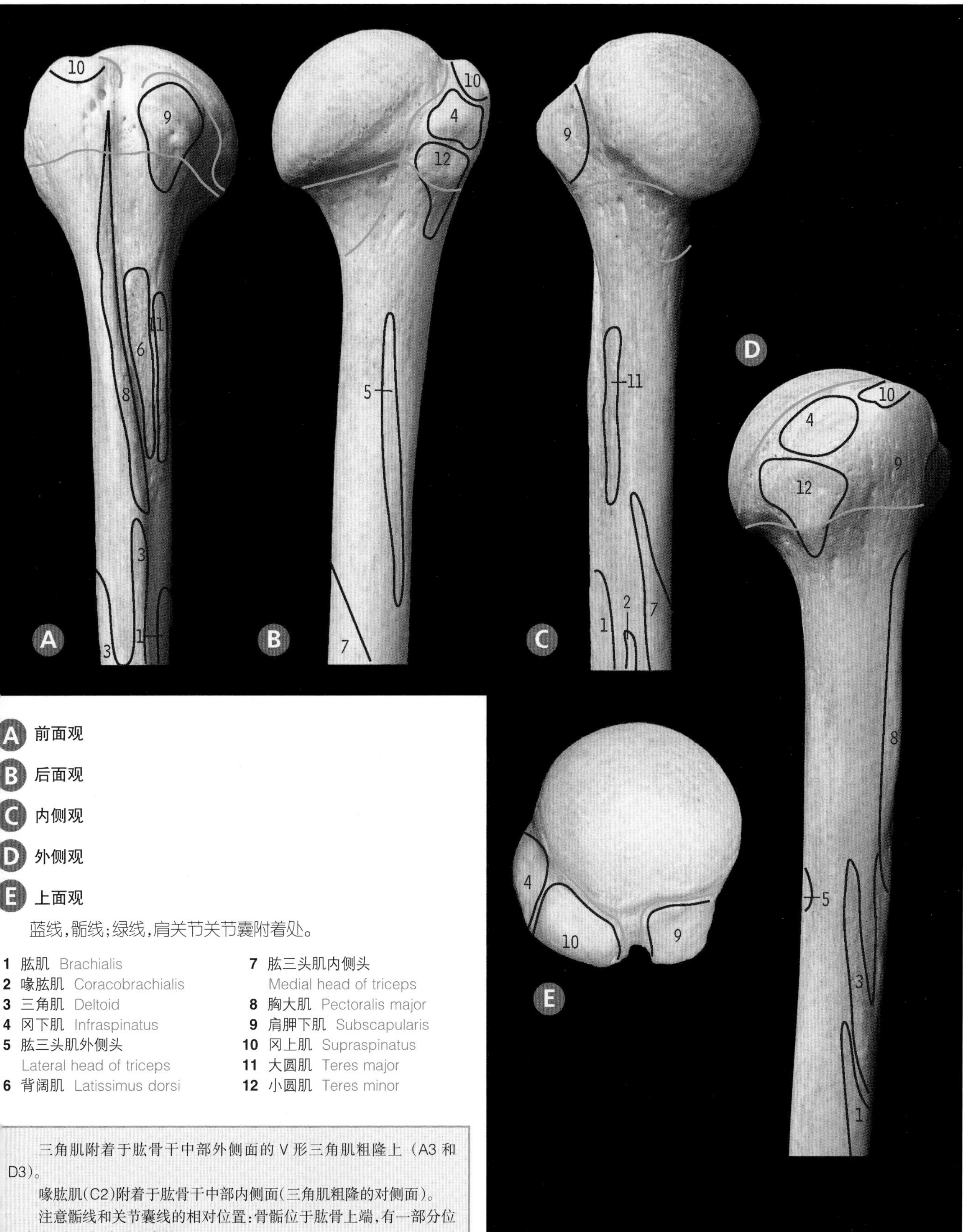

A 前面观
B 后面观
C 内侧观
D 外侧观
E 上面观

蓝线，骺线；绿线，肩关节关节囊附着处。

1 肱肌 Brachialis
2 喙肱肌 Coracobrachialis
3 三角肌 Deltoid
4 冈下肌 Infraspinatus
5 肱三头肌外侧头 Lateral head of triceps
6 背阔肌 Latissimus dorsi
7 肱三头肌内侧头 Medial head of triceps
8 胸大肌 Pectoralis major
9 肩胛下肌 Subscapularis
10 冈上肌 Supraspinatus
11 大圆肌 Teres major
12 小圆肌 Teres minor

三角肌附着于肱骨干中部外侧面的V形三角肌粗隆上（A3和D3）。

喙肱肌(C2)附着于肱骨干中部内侧面(三角肌粗隆的对侧面)。

注意骺线和关节囊线的相对位置：骨骺位于肱骨上端，有一部分位于囊内，有一部分露在囊外。

右侧肱骨 附着部，下端

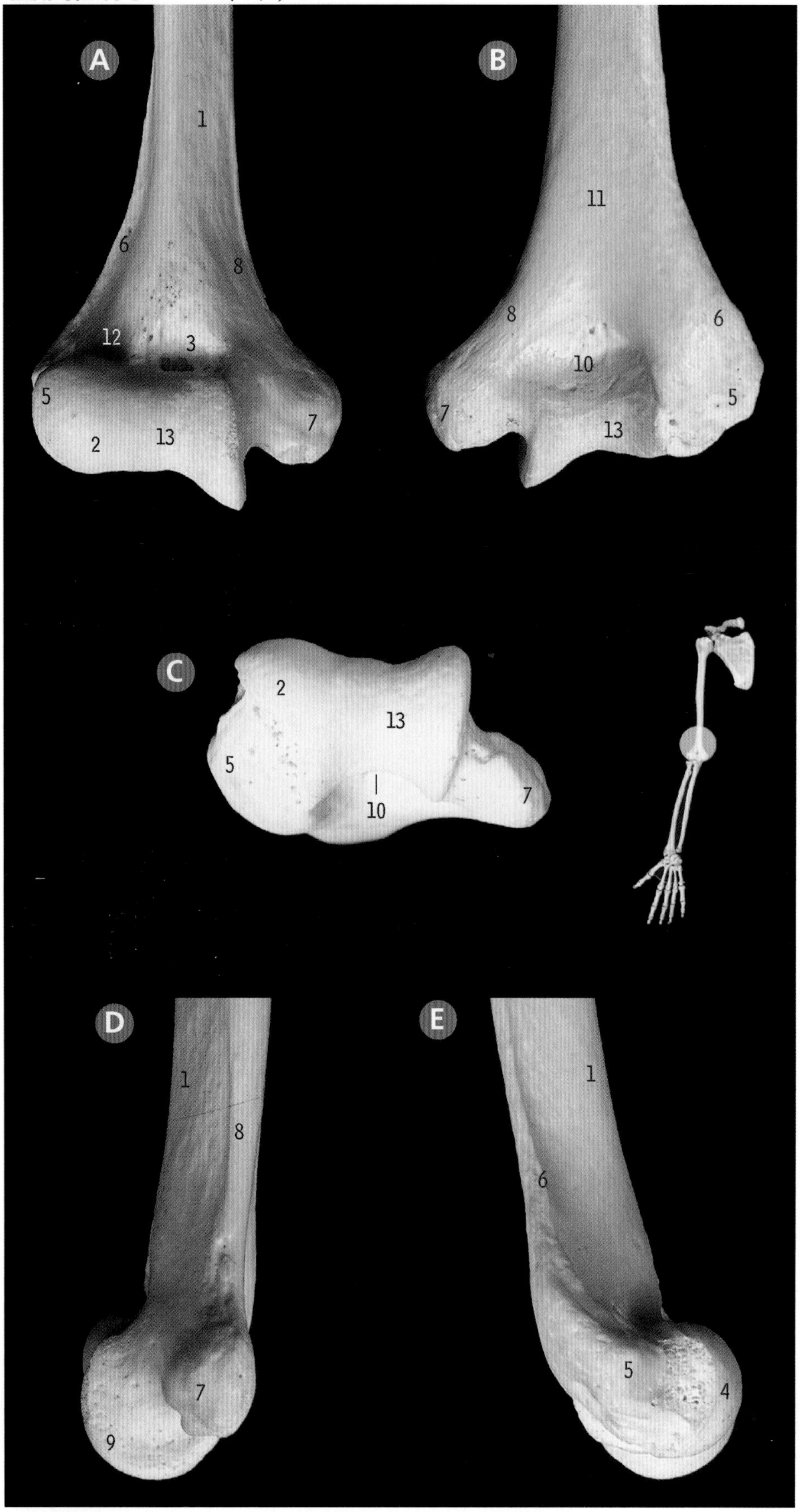

A 前面观
B 后面观
C 内侧观
D 外侧观
E 上面观

1 前面 Anterior surface
2 肱骨小头 Capitulum
3 冠突窝 Coronoid fossa
4 肱骨小头侧缘 Lateral edge of capitulum
5 外上髁 Lateral epicondyle
6 外侧髁上嵴 Lateral supracondylar ridge
7 内上髁 Medial epicondyle
8 内侧髁上嵴 Medial supracondylar ridge
9 肱骨滑车内侧面 Medial surface of trochlea
10 鹰嘴窝 Olecranon fossa
11 后表面 Posterior surface
12 桡窝 Radial fossa
13 肱骨滑车 Trochlea

内上髁(C7)较外上髁(5)更加突出。

肱骨滑车(13)内侧部较外侧部更加突出。

肱骨后面的鹰嘴窝(10)较前面的桡窝(12)和冠突窝(3)更深。

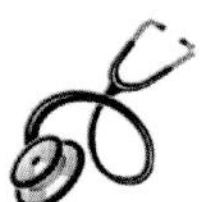

内上髁撕脱性骨折和髁上刺见第 170~172 页。

右侧肱骨 附着部，下端

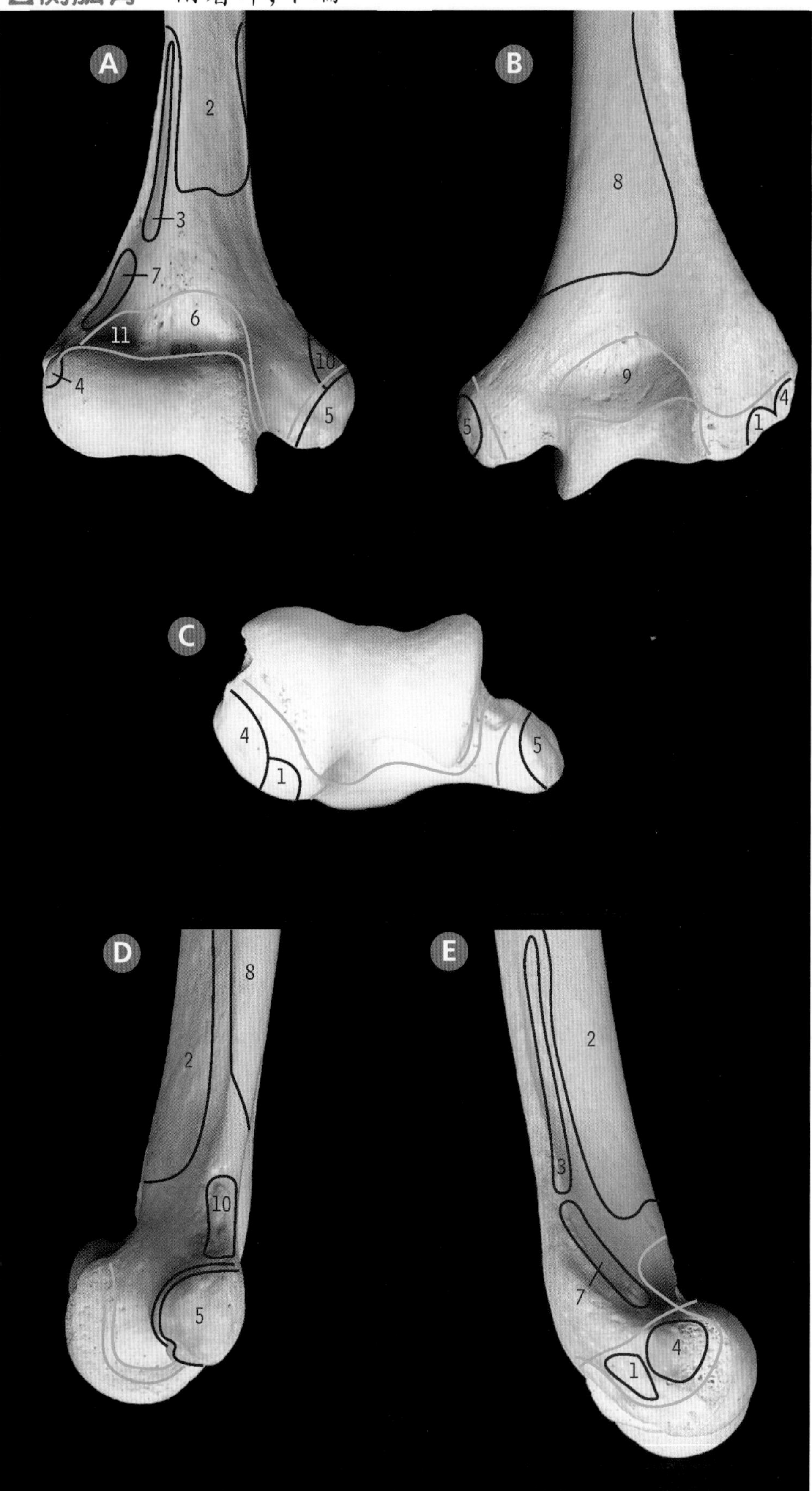

A 前面观

B 后面观

C 底面观

D 内侧观

E 外侧观

蓝线，骺线；绿线，肘关节囊附着部。

1 肘肌 Anconeus
2 肱肌 Brachialis
3 肱桡肌 Brachioradialis
4 伸肌共同起点 Common extensor origin
5 屈肌共同起点 Common flexor origin
6 冠突窝 Coronoid fossa
7 桡侧腕长屈肌 Extensor carpi radialis longus
8 肱三头肌内侧头 Medial head of triceps
9 鹰嘴窝 Olecranon fossa
10 旋前圆肌肱骨头 Pronator teres, humeral head
11 桡窝 Radial fossa

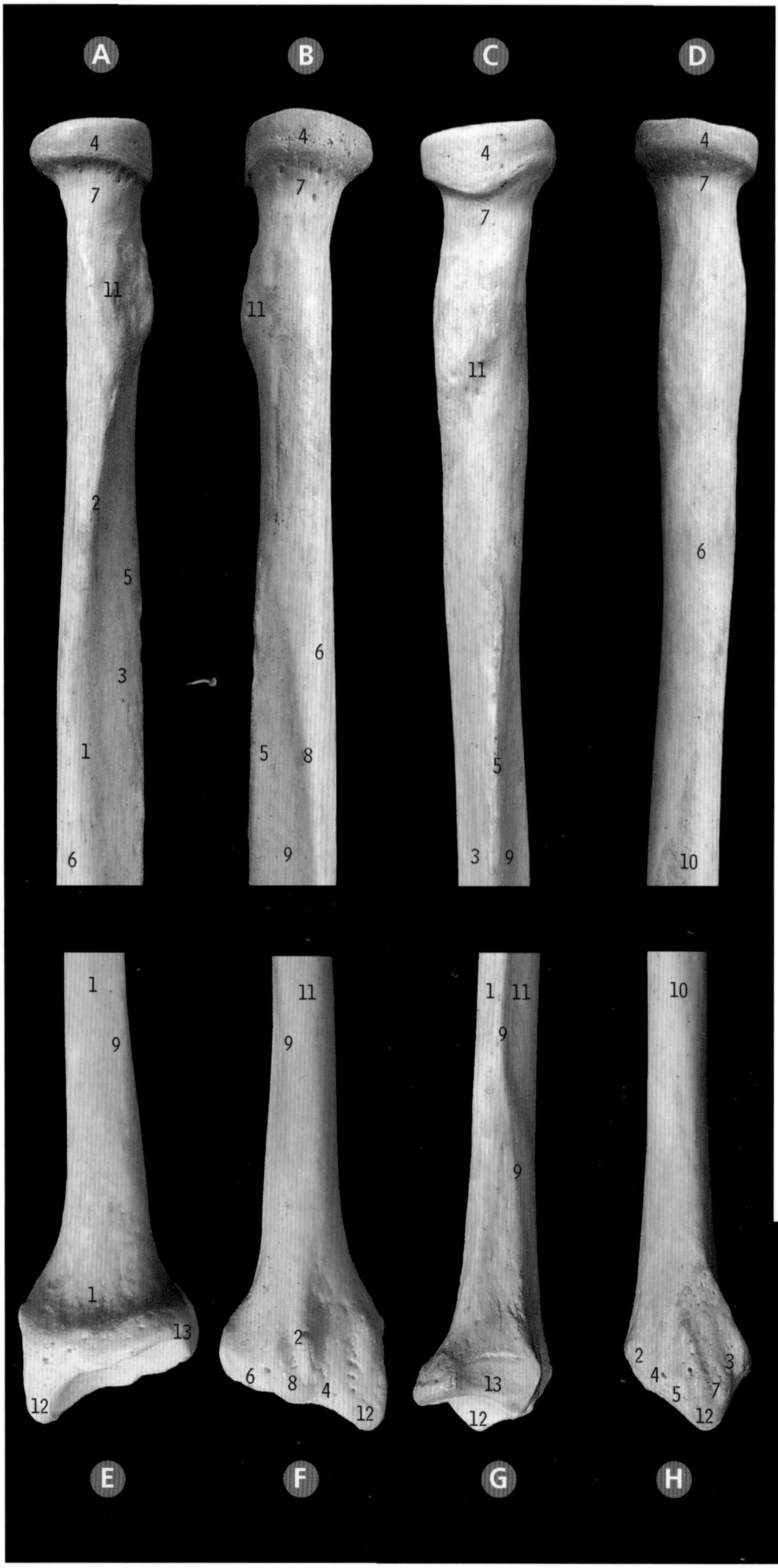

A B C D

4 7 11 2 5 3 1 6

4 7 11 5 6 8 9

4 7 11 5 3 9

4 7 6 10

1 9 1 13 12

11 9 2 6 8 4 12

1 11 9 9 13 12

10 2 4 5 3 7 12

E F G H

右侧桡骨 上端

A 前面观

B 后面观

C 内侧观

D 外侧观

1 前缘 Anterior border
2 前斜线 Anterior oblique line
3 前面 Anterior surface
4 桡骨头 Head
5 骨间缘 Interosseous border
6 外侧面 Lateral surface
7 桡骨颈 Neck
8 后缘 Posterior border
9 后面 Posterior surface
10 旋前圆肌粗隆 Rough area for pronator teres
11 桡骨粗隆 Tuberosity

右侧桡骨 下端

E 前面观

F 后面观

G 内侧观

H 外侧观

1 前面 Anterior surface
2 桡骨背侧结节 Dorsal tubercle
3 拇长展肌沟 Groove for abductor pollicis longus
4 桡侧腕短伸肌沟 Groove for extensor carpi radialis brevis
5 桡侧腕长伸肌沟 Groove for extensor carpi radialis longus
6 指伸肌和示指伸肌沟 Groove for extensor digitorum and extensor indicis
7 拇短伸肌沟 Groove for extensor pollicis brevis
8 拇长伸肌沟 Groove for extensor pollicis longus
9 骨间缘 Interosseous border
10 外侧面 Lateral surface
11 后面 Posterior surface
12 桡骨茎突 Styloid process
13 尺骨切迹 Ulnar notch

桡骨下端的前面有一凹陷（E图下面的1），中间是尺骨切迹（G13），后面是桡骨背侧结节(F2)。

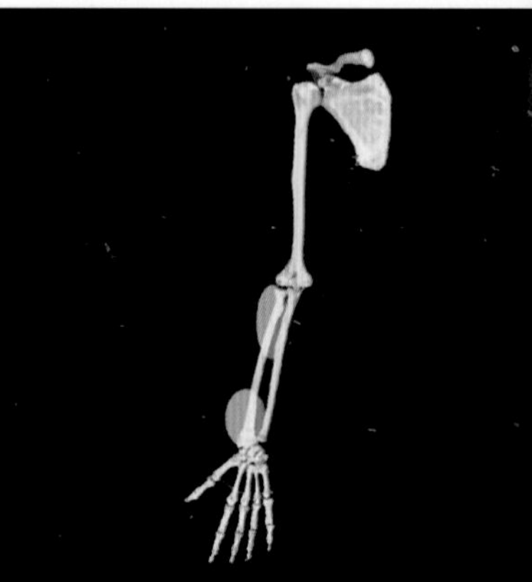

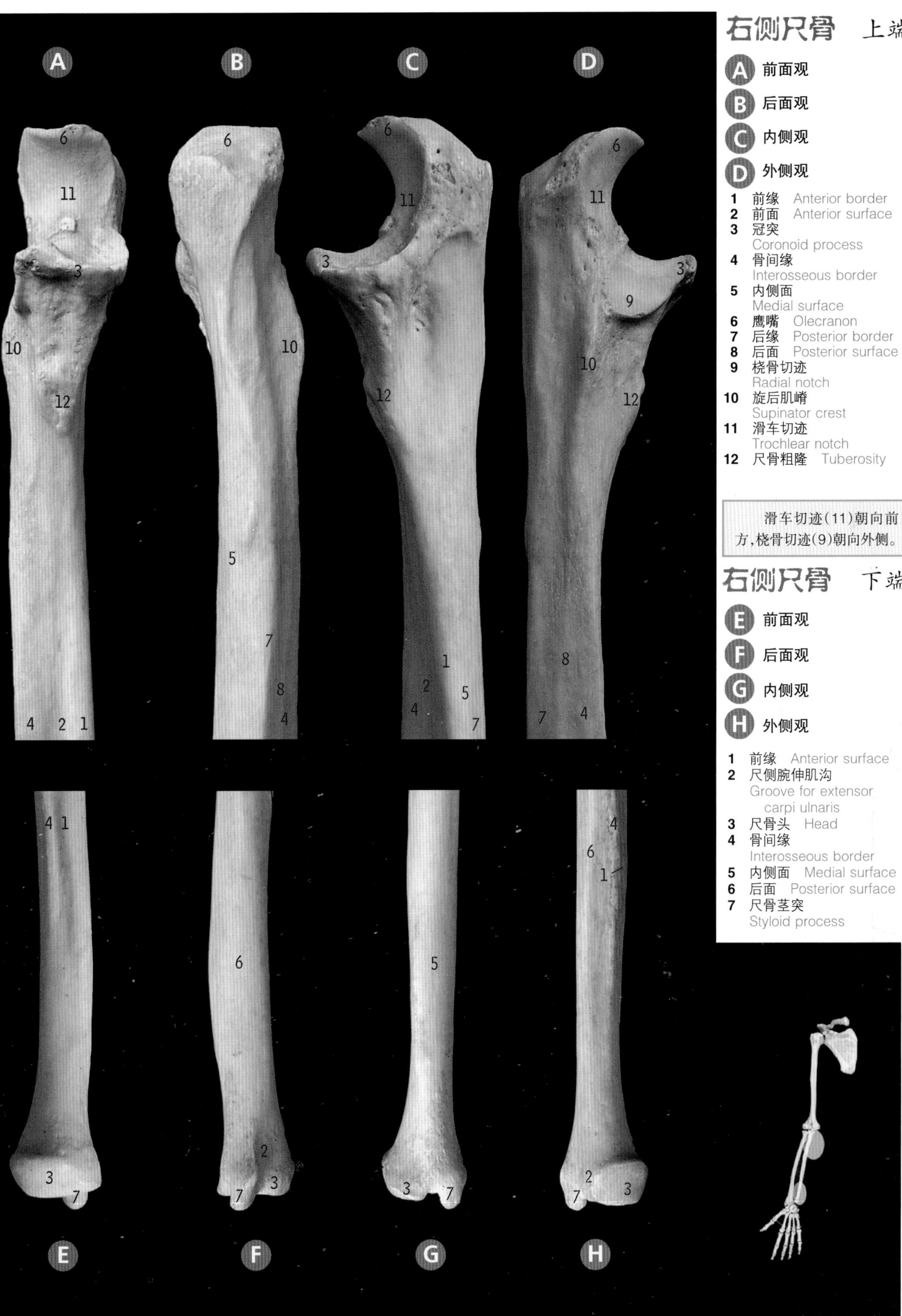

右侧尺骨 上端

A 前面观

B 后面观

C 内侧观

D 外侧观

1 前缘 Anterior border
2 前面 Anterior surface
3 冠突 Coronoid process
4 骨间缘 Interosseous border
5 内侧面 Medial surface
6 鹰嘴 Olecranon
7 后缘 Posterior border
8 后面 Posterior surface
9 桡骨切迹 Radial notch
10 旋后肌嵴 Supinator crest
11 滑车切迹 Trochlear notch
12 尺骨粗隆 Tuberosity

滑车切迹(11)朝向前方,桡骨切迹(9)朝向外侧。

右侧尺骨 下端

E 前面观

F 后面观

G 内侧观

H 外侧观

1 前缘 Anterior surface
2 尺侧腕伸肌沟 Groove for extensor carpi ulnaris
3 尺骨头 Head
4 骨间缘 Interosseous border
5 内侧面 Medial surface
6 后面 Posterior surface
7 尺骨茎突 Styloid process

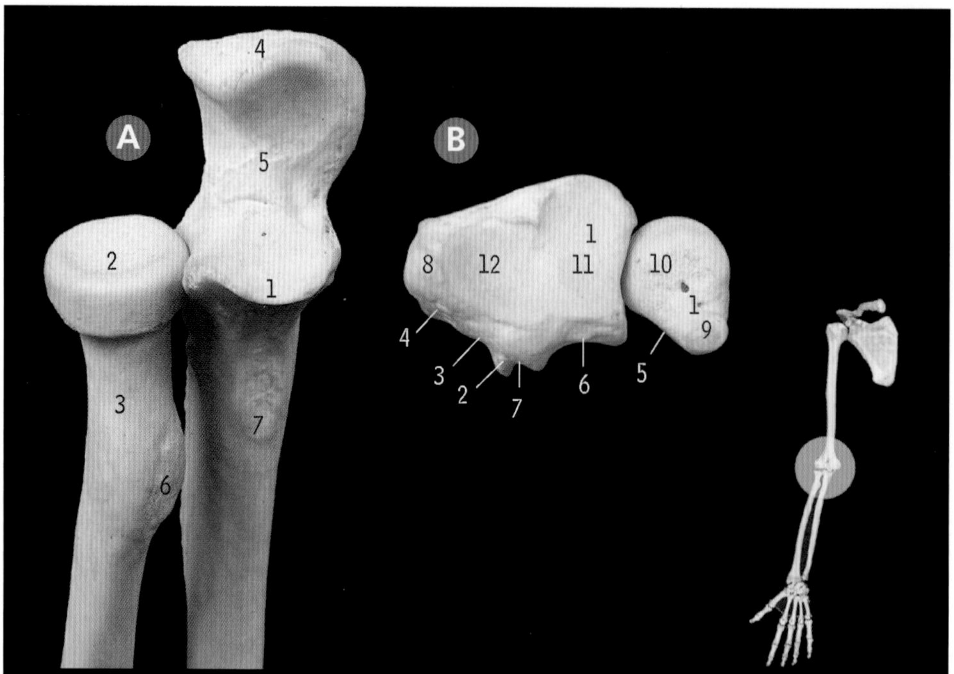

A 右侧尺骨和桡骨

上端，前面观

1 尺骨冠突 Coronoid process of ulna
2 桡骨头 Head of radius
3 桡骨颈 Neck of radius
4 尺骨鹰嘴 Olecranon of ulna
5 尺骨滑车切迹 Trochlear notch of ulna
6 桡骨粗隆 Tuberosity of radius
7 尺骨粗隆 Tuberosity of ulna

B 右侧尺骨和桡骨

下端，下面观

1 关节盘附着处 Attachment of articular disc
2 桡骨背侧结节 Dorsal tubercle
3 桡侧腕短伸肌沟 Groove for extensor carpi radialis brevis
4 桡侧腕长伸肌沟 Groove for extensor carpi radialis longus
5 尺侧腕伸肌沟 Groove for extensor carpi ulnaris
6 拇伸肌与示指伸肌沟 Groove for extensor digitorum and extensor indicis
7 拇长伸肌沟 Groove for extensor pollicis longus
8 桡骨茎突 Styloid process of radius
9 尺骨茎突 Styloid process of ulna
10 关节盘关节面 Surface for disc
11 月骨关节面 Surface for lunate
12 舟骨关节面 Surface for scaphoid

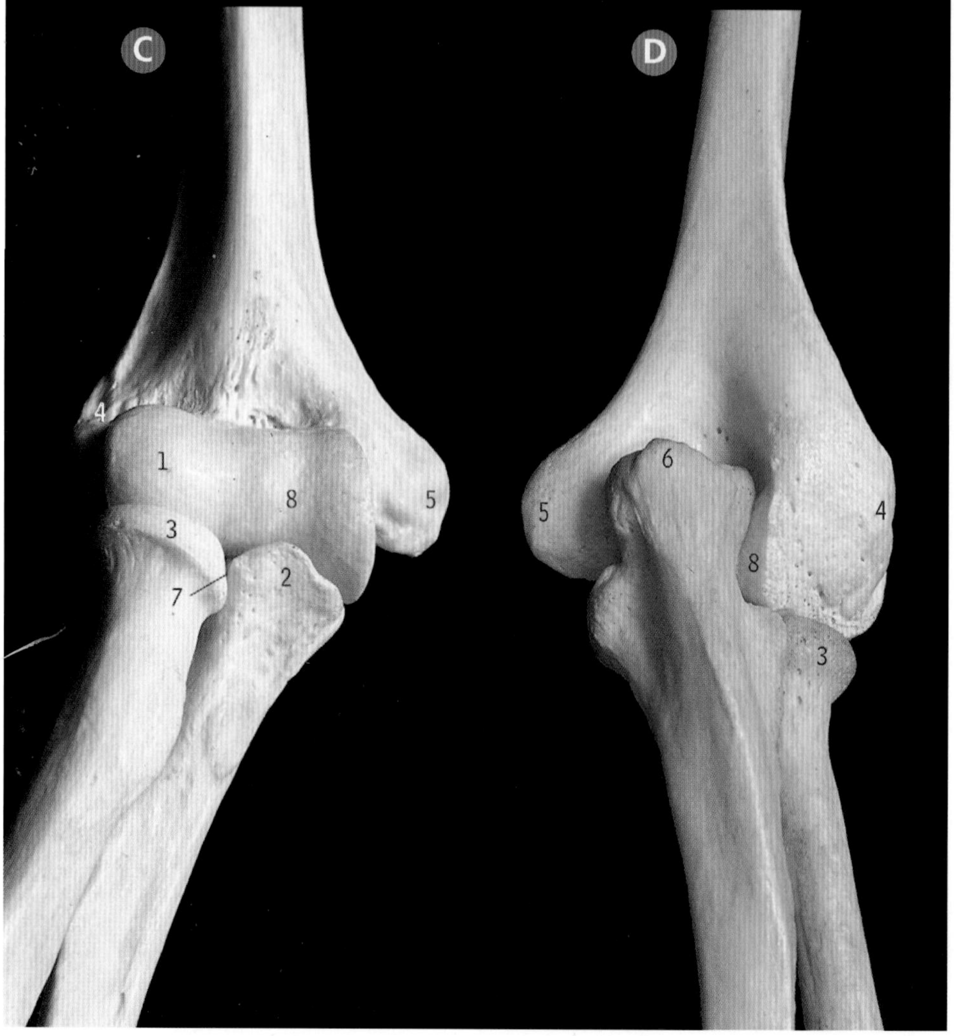

右侧肱骨、尺骨和桡骨

关节

C 前面观

D 后面观

1 肱骨小头 Capitulum of humerus
2 尺骨冠突 Coronoid process of ulna
3 桡骨头 Head of radius
4 肱骨外上髁 Lateral epicondyle of humerus
5 肱骨内上髁 Medial epicondyle of humerus
6 尺骨鹰嘴 Olecranon of ulna
7 尺骨桡切迹 Radial notch of ulna
8 肱骨滑车 Trochlea of humerus

肘关节和近侧桡尺关节共用一个关节囊。

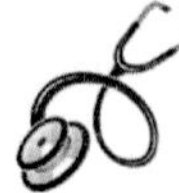

肘脱臼和肱骨髁上骨折见第 170~172 页。

右侧尺骨和桡骨　附着部

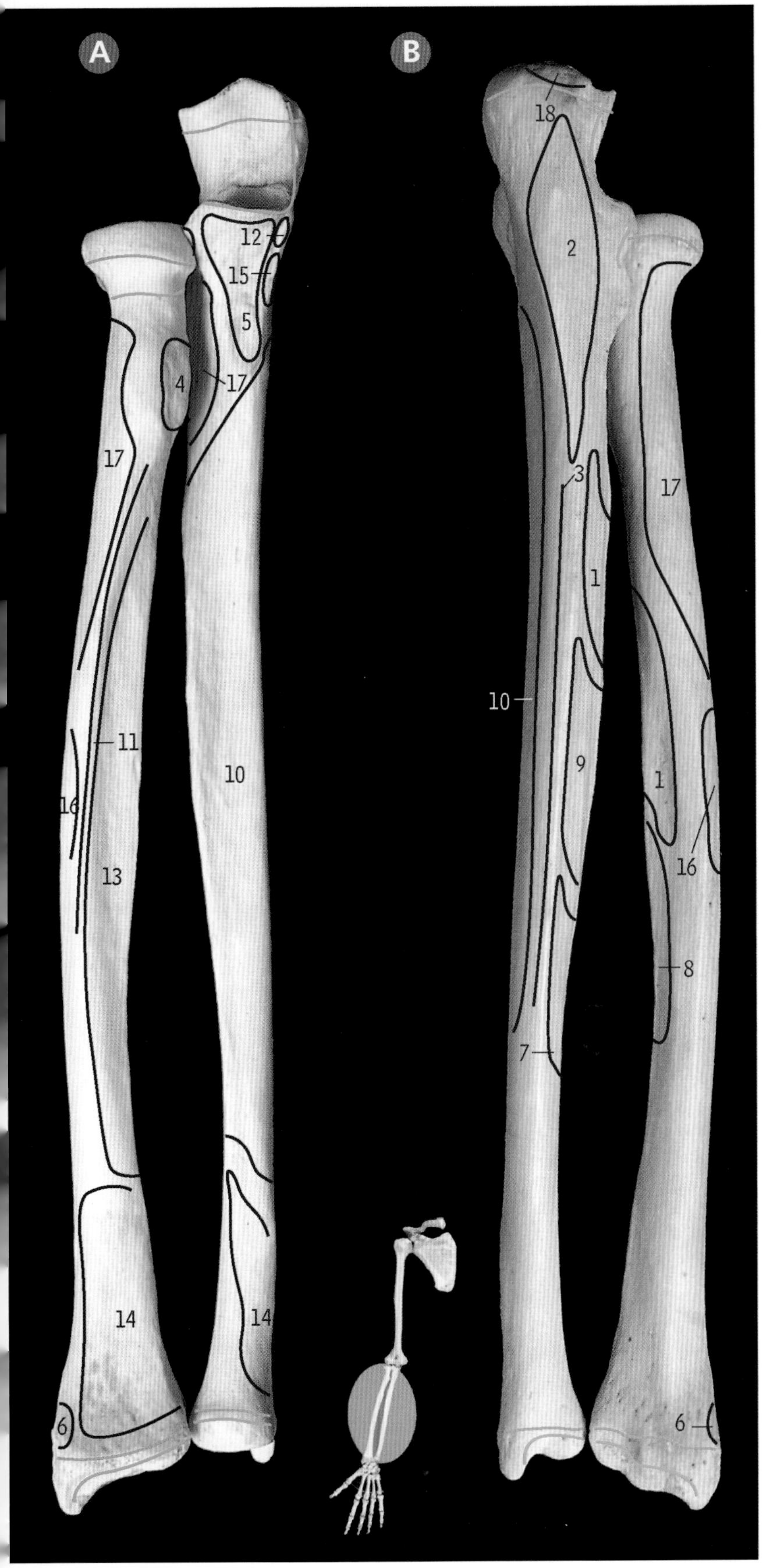

A 前面观

B 后面观

蓝色线是骺线，绿色线是肘关节和腕关节囊附着点。

1　拇长展肌　Abductor pollicis longus
2　肘肌　Anconeus
3　指深屈肌、尺侧腕屈肌和尺侧腕伸肌腱膜
　Aponeurotic attachment of flexor digitorum profundus, flexor carpi ulnaris and extensor carpi ulnaris
4　肱二头肌　Biceps
5　肱肌　Brachialis
6　肱桡肌　Brachioradialis
7　示指伸肌　Extensor indicis
8　拇短伸肌　Extensor pollicis brevis
9　拇长伸肌　Extensor pollicis longus
10　指深屈肌　Flexor digitorum profundus
11　指浅屈肌，桡侧头
　Flexor digitorum superficialis, radial head
12　指浅屈肌，尺侧头
　Flexor digitorum superficialis, ulnar head
13　拇长屈肌　Flexor pollicis longus
14　旋前方肌　Pronator quadratus
15　旋前圆肌，尺侧头　Pronator teres, ulnar head
16　旋前圆肌　Pronator teres
17　旋后肌　Supinator
18　肱三头肌　Triceps

拇长展肌(1)和拇短伸肌(8)是仅有的两块起于桡骨后面的肌肉(两者都延伸到前臂骨间膜并且拇长展肌在尺骨后面也有一个起点)。这两块肌肉共同位于桡骨外侧，形成了鼻烟窝的径向边界。

青少年的桡骨的下骺线部位会因为手腕的受伤而骨折。对成年人而言，“柯莱斯骨折”是指距桡骨下端 2.5 cm 以内的桡骨横裂。尺骨茎突也是骨折的好发部位。

前臂骨折牵引见第 170~172 页。

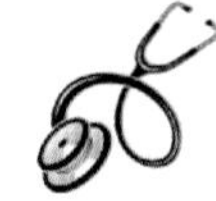

右手骨

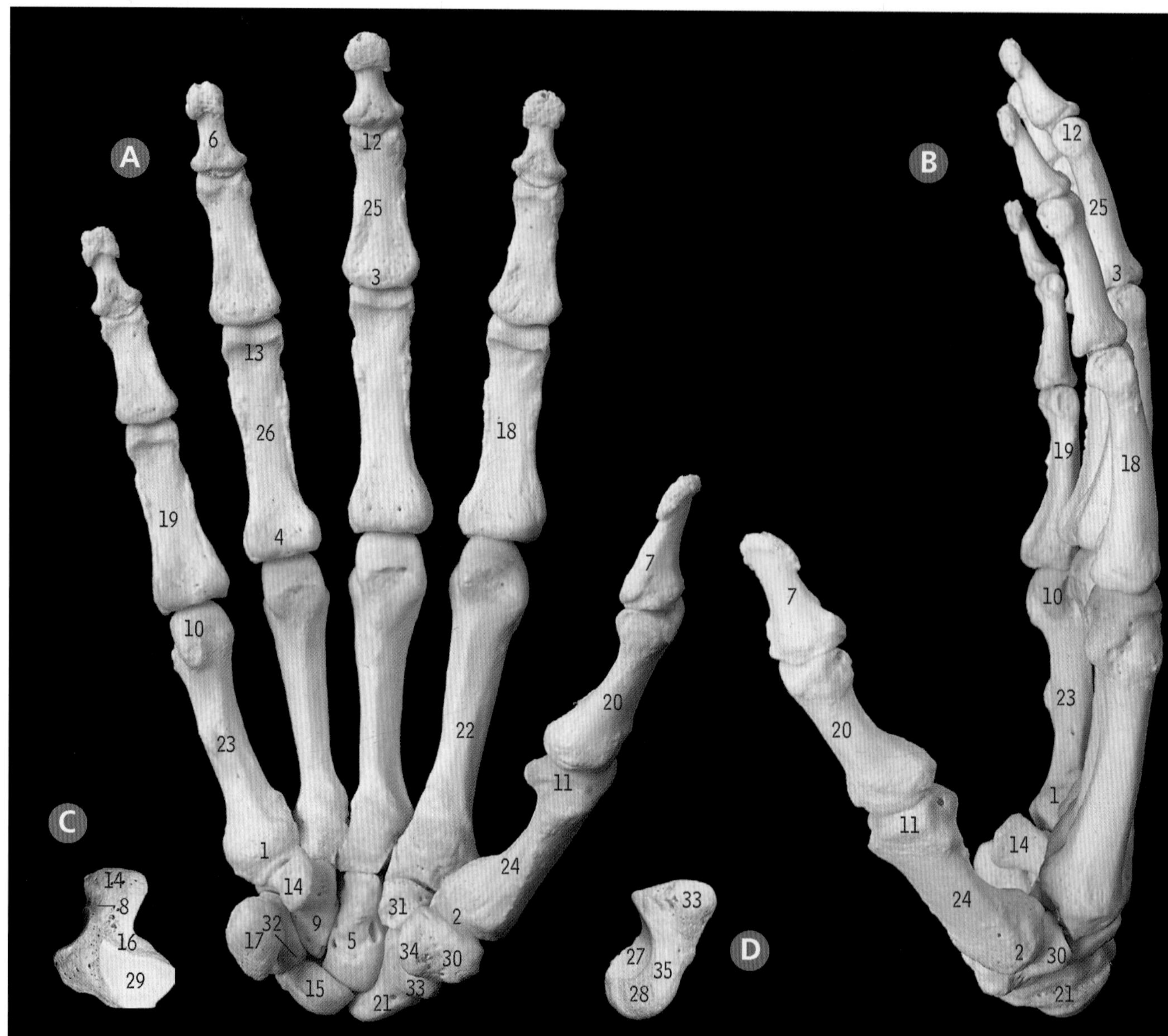

A 手掌面

B 外侧面

C 钩骨内侧面

D 手舟骨手掌面

手舟骨、月骨、三角骨和豌豆骨构成了腕骨的近侧列。

大多角骨、小多角骨、头状骨和钩骨构成了腕骨的远侧列。

手舟骨的结节(33)和腰部(35)是非关节部位,因此含有滋养孔。腰部的骨折可能会影响近节指骨的血液供应,从而导致缺血性坏死(见 167 页)。手舟骨腰部位于鼻烟窝桡侧,可触及手舟骨结节。

1 第 5 掌骨底 Base of fifth metacarpal
2 第 1 掌骨底 Base of first metacarpal
3 中指中节指骨底 Base of middle phalanx of middle finger
4 环指近节指骨底 Base of proximal phalanx of ring finger
5 头状骨 Capitate
6 环指远节指骨 Distal phalanx of ring finger
7 拇指远节指骨 Distal phalanx of thumb
8 尺神经深支沟 Groove for deep branch of ulnar nerve
9 钩骨 Hamate
10 第 5 掌骨头 Head of fifth metacarpal
11 第 1 掌骨头 Head of first metacarpal
12 中指中节指骨头 Head of middle phalanx of middle finger
13 环指近节指骨头 Head of proximal phalanx of ring finger
14 钩骨钩 Hook of hamate
15 月骨 Lunate
16 钩骨手掌面 Palmar surface, hamate
17 豌豆骨 Pisiform
18 示指近节指骨 Proximal phalanx of index finger
19 小指近节指骨 Proximal phalanx of little finger
20 拇指近节指骨 Proximal phalanx of thumb
21 手舟骨 Scaphoid
22 第 2 掌骨体 Shaft of second metacarpal
23 第 5 掌骨体 Shaft of fifth metacarpal
24 第 1 掌骨体 Shaft of first metacarpal
25 中指中节指骨 Shaft of middle phalanx of middle finger
26 环指近节指骨体 Shaft of proximal phalanx of ring finger
27 头状骨面 Surface for capitate
28 月骨面 Surface for lunate
29 三角骨面 Surface for triquetral
30 大多角骨 Trapezium
31 小多角骨 Trapezoid
32 三角骨 Triquetral
33 手舟骨结节 Tubercle of scaphoid
34 大多角骨结节 Tubercle of trapezium
35 手舟骨腰部 Waist of scaphoid

右手骨 背面

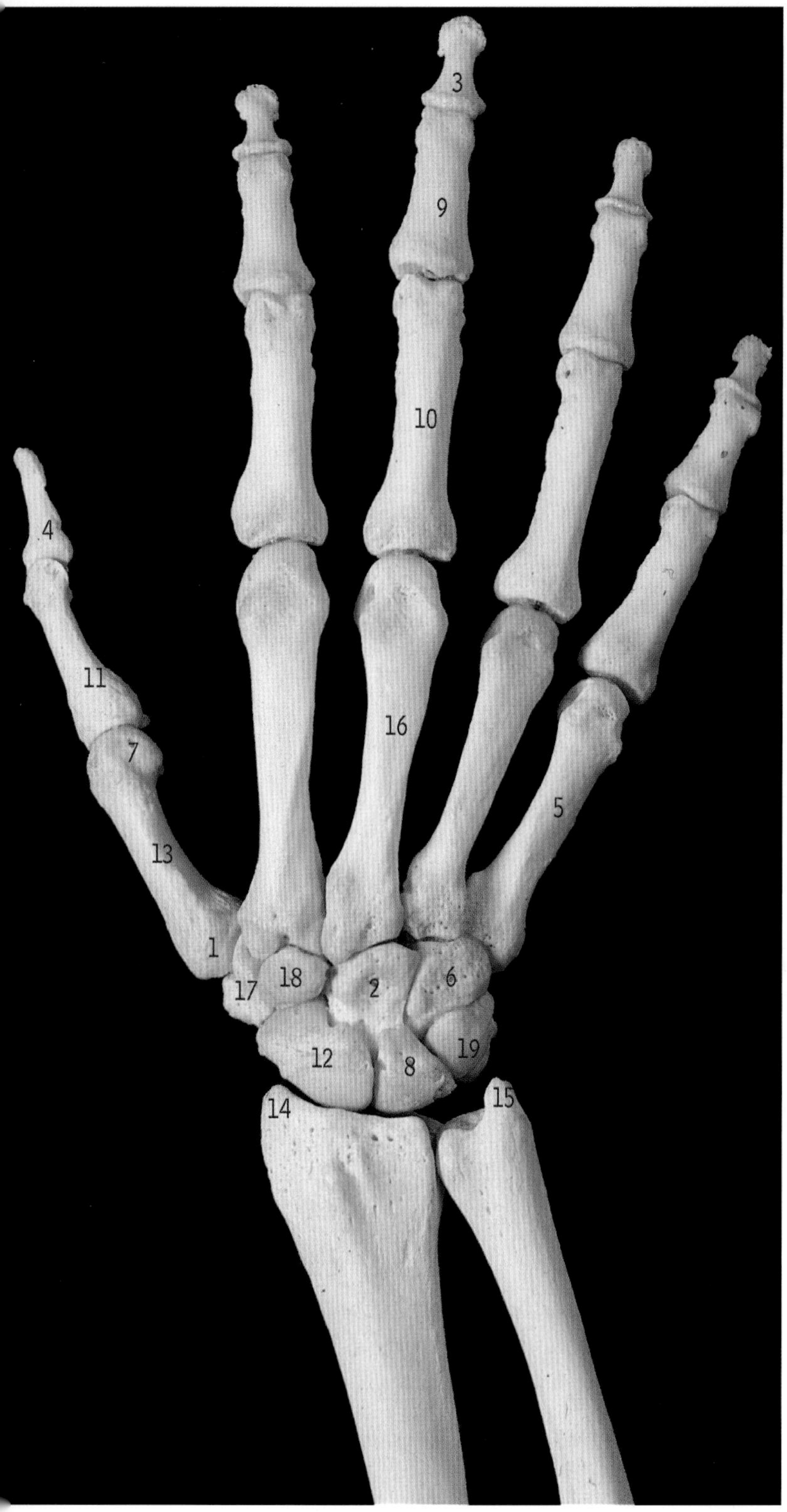

1 第 1 掌骨底 Base of first metacarpal
2 头状骨 Capitate
3 中指远节指骨 Distal phalanx of middle finger
4 拇指远节指骨 Distal phalanx of thumb
5 第 5 掌骨 Fifth metacarpal
6 钩骨 Hamate
7 第 1 掌骨头 Head of first metacarpal
8 月骨 Lunate
9 中指中节指骨 Middle phalanx of middle finger
10 中指近节指骨 Proximal phalanx of middle finger
11 拇指近节指骨 Proximal phalanx of thumb
12 手舟骨 Scaphoid
13 第 1 掌骨体 Shaft of first metacarpal
14 桡骨茎突 Styloid process of radius
15 尺骨茎突 Styloid process of ulna
16 第 3 掌骨体 Third metacarpal
17 大多角骨 Trapezium
18 小多角骨 Trapezoid
19 三角骨 Triquetral

腕关节(确切地说是桡腕关节),位于桡骨(远)下端,是尺骨和桡骨下端的间关节盘、(远端)手舟骨、月骨和三角骨之间的关节。

腕骨间关节是近侧列和远侧列腕骨之间的关节(第 163 和 168 页)。

大拇指的拇指腕掌关节是大多角骨与第 1 掌骨基底形成的关节。

Bar room 骨折、colles'骨折、指骨脱臼和史密斯骨折见第 170~172 页。

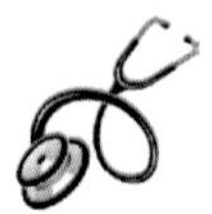

右手骨 肌肉附着点

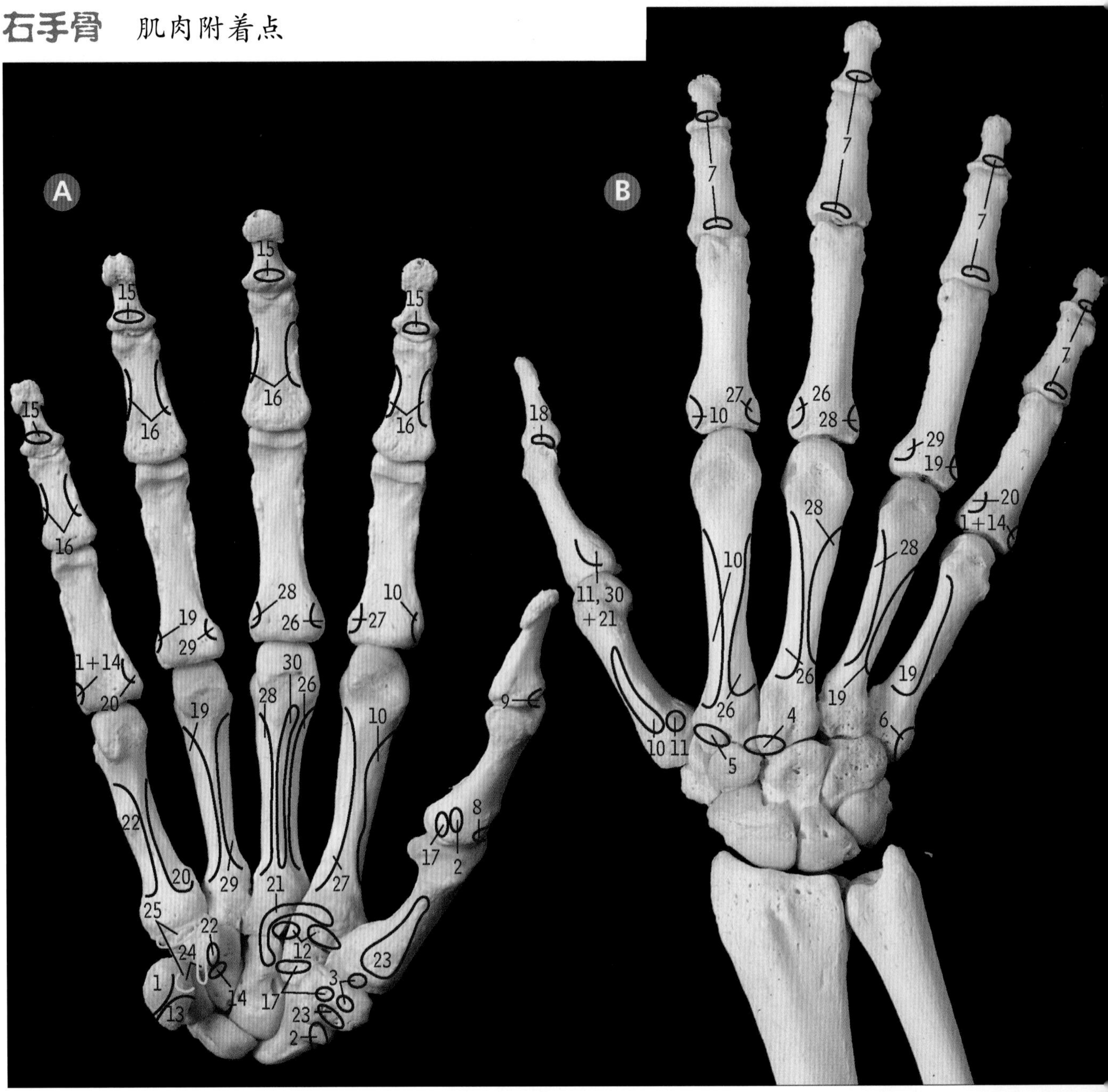

A 手掌面　　**B** 手背面

浅绿色线是韧带附着点。

1 小指展肌 Abductor digiti minimi
2 拇短展肌 Abductor pollicis brevis
3 拇长展肌 Abductor pollicis longus
4 桡侧腕短伸肌 Extensor carpi radialis brevis
5 桡侧腕长伸肌 Extensor carpi radialis longus
6 尺侧腕伸肌 Extensor carpi ulnaris
7 指背腱膜 Extensor expansion
8 拇短伸肌 Extensor pollicis brevis
9 拇长伸肌 Extensor pollicis longus
10 第 1 骨间背侧肌 First dorsal interosseous
11 第 1 骨间掌侧肌 First palmar interosseous
12 桡侧腕屈肌 Flexor carpi radialis
13 尺侧腕屈肌 Flexor carpi ulnaris
14 小指短屈肌 Flexor digiti minimi brevis
15 指深屈肌 Flexor digitorum profundus
16 指浅屈肌 Flexor digitorum superficialis
17 拇短屈肌 Flexor pollicis brevis
18 拇长屈肌 Flexor pollicis longus
19 第 4 骨间背侧肌 Fourth dorsal interosseous
20 第 4 骨间掌侧肌 Fourth palmar interosseous
21 拇内收肌斜头 Oblique head of adductor pollicis
22 小指对掌肌 Opponens digiti minimi
23 拇指对掌肌 Opponens pollicis
24 豆钩韧带 Pisohamate ligament
25 豆掌韧带 Pisometacarpal ligament
26 第 2 骨间背侧肌 Second dorsal interosseous
27 第 2 骨间掌侧肌 Second palmar interosseous
28 第 3 骨间背侧肌 Third dorsal interosseous
29 第 3 骨间掌侧肌 Third palmar interosseous
30 拇内收肌横头 Transverse head of adductor pollicis

掌指关节是掌骨和近节指骨底构成的关节。

指骨间关节是指骨的滑车和相邻指骨底构成的关节。

豌豆骨是尺侧腕屈肌腱的籽骨，两侧被豆钩韧带(24)和豆掌韧带(25)固定。

骨间背侧肌起于两块相邻掌骨的边缘(比如 26，是从第 3 和第 3 掌骨之间起源的)，骨间掌侧肌起自第 2 掌骨内侧面和第 4，5 掌骨外侧面。与第 166 页的 B 的解剖结构图相比，从手掌侧看时，不但可以看到部分骨间背侧肌，还可以看到骨间掌侧肌。但从手背面看时(第 166 页)，只能看到骨间背侧肌。

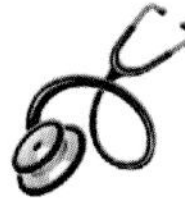

指部发育异常和钩骨骨折见第 170~172 页。

右侧上肢骨　次级骨化中心

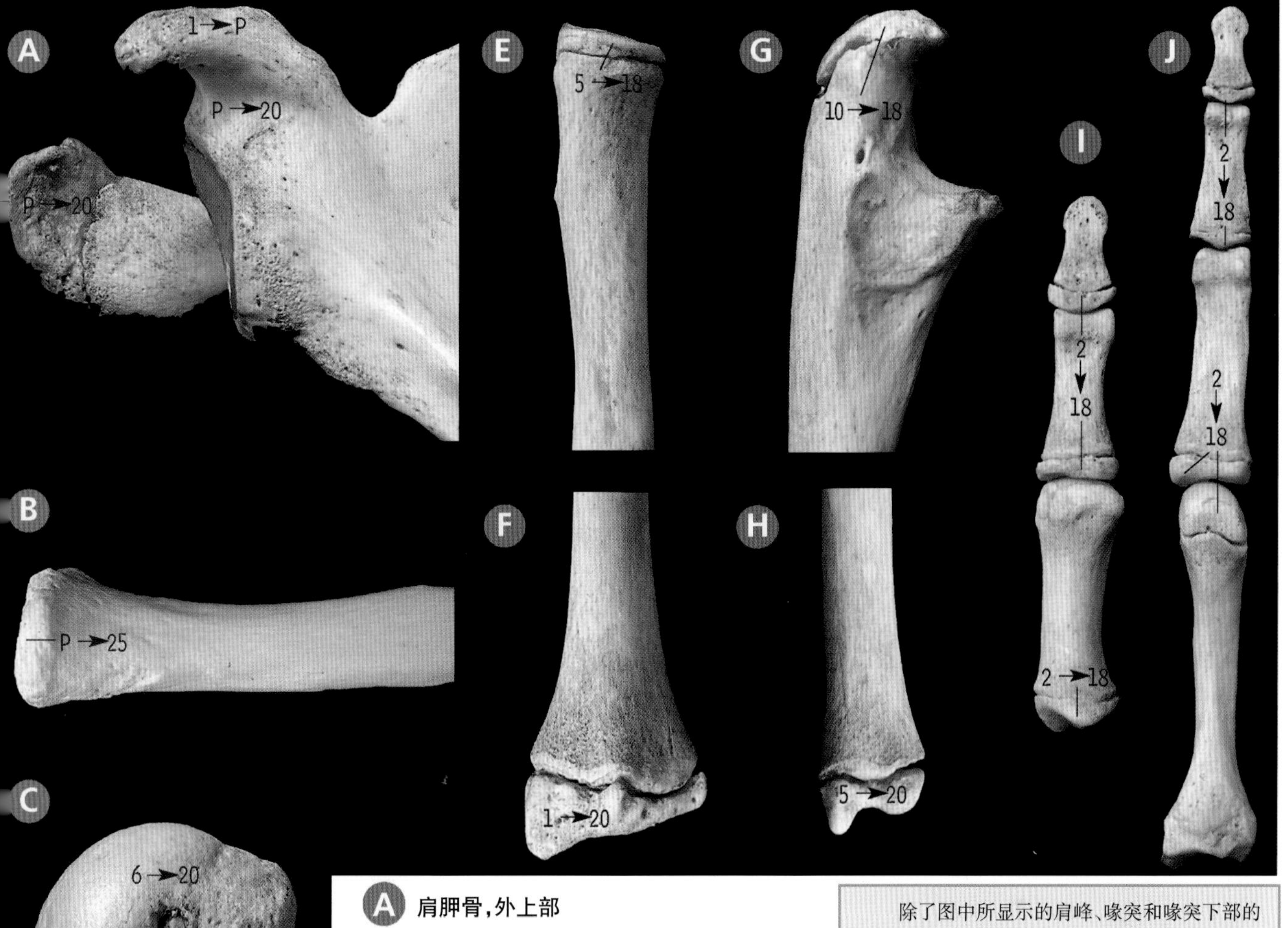

A 肩胛骨，外上部

B 锁骨，胸骨端

C **D** 肱骨，上、下端

E **F** 桡骨，上、下端

G **H** 尺骨，上、下端

I 拇指第 1 掌骨和指骨

J 示指第 2 掌骨和指骨

出生后的若干年内，指骨完成骨化→愈合（图中 P 指青春期）。

第一张图显示次级骨化中心开始骨化的大致时间，第二张图（箭头另一边）显示次级骨化中心与骨的其他部分相愈合的时间。平均时间已标出（上、下肢骨的中心见 314、315 页）。虽然个体差异较大，但骨的"生长端"是不断生长的（在最后的愈合之前）。相对于男性而言，女性的愈合时间通常提前一年或以上。

除了图中所显示的肩峰、喙突和喙突下部的骨化中心，肩胛骨的下角、内侧缘和关节盂通常还有次级骨化中心（全部都是从青春期到 20 岁，见 137、169 页）。

锁骨是全身第一个开始骨化的骨（妊娠期的第五周）。它在膜内骨化，但它的末端有软骨骨化相，在胸骨端(B)出现一个次级骨化中心，在 25 岁时和胸骨体融合。

图中显示的肱骨上端（C）的中心是肱骨头（1 岁）、大结节（3 岁）、小结节（5 岁），是从 6 岁起联合形成的结果。

在肱骨下端（D），肱骨小头、肱骨滑车和外上髁的骨化中心在与肱骨体融合之前就已经融为一体。

所有的指骨(J 图中)和第 1 掌骨(I)都在近侧端有次级骨化中心，其他掌骨(J 图中)在远侧端有一个次级骨化中心。

所有的腕骨在出生时都是软骨，没有次级骨化中心。最大的头状骨是第一个开始骨化的（出生后两个月），一个月左右是钩骨，3 岁时是三角骨，4 岁时是月骨，5 岁时是手舟骨、大多角骨和小多角骨，最后是豌豆骨。在 9 岁或之后。这些骨通常会形成成年后形状。

右侧肩

表面印痕，前面观

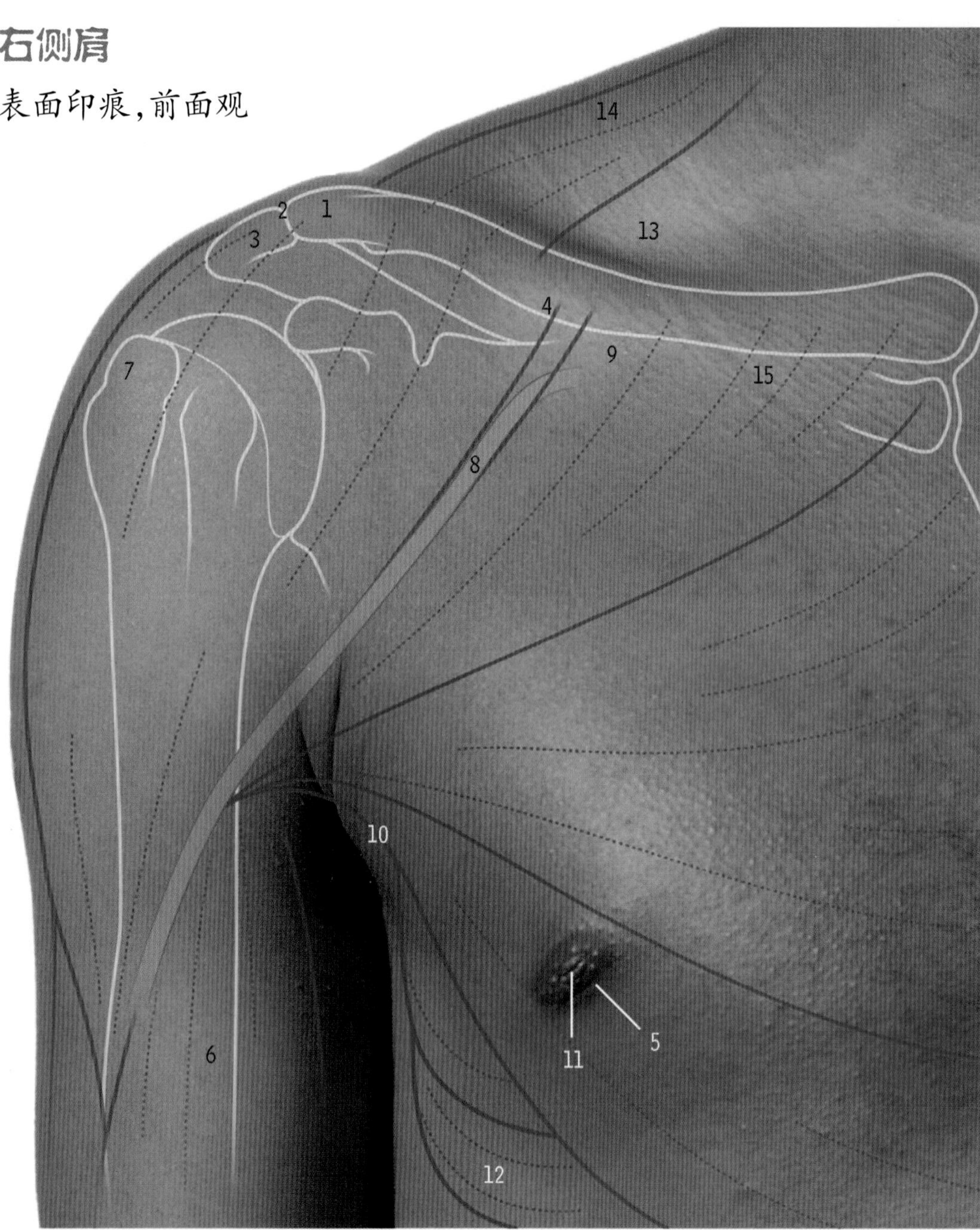

1 锁骨肩峰端 Acromial end of clavicle
2 肩锁关节 Acromioclavicular joint
3 肩峰 Acromion
4 三角肌前缘 Anterior margin of delto
5 乳晕 Areola
6 肱三头肌 Biceps
7 三角肌上覆肱骨大结节 Deltoid overlying greate tubercle of humerus
8 三角胸肌间沟和头静脉 Deltopectoral groove ar cephalic vein
9 锁骨下窝 Infraclavicular fossa
10 胸大肌下缘 Lower margin of pectoralis major
11 乳头 Nipple
12 前锯肌 Serratus anteri
13 锁骨上窝 Supraclavicular fossa
14 斜方肌 Trapezius
15 胸大肌上缘 Upper margin of pectoralis major

男性乳头(11)通常位于第 4 肋间隙水平。

胸大肌下缘(10)构成了腋前襞。

注意，局部最外侧的骨性标志是大结节(7)。

锁骨全长均位于皮下。其肩锁关节(2)的肩峰端(1)要比肩胛骨的肩峰(3)略高一点。在肩部最外侧，三角肌覆盖着肱骨，肩胛骨的肩峰并没有向外侧突出的。请比较本页的体态标志和下一页的解剖结构。

肱骨脱位和胸锁关节脱位见第 170~172 页。

右肩 浅层解剖

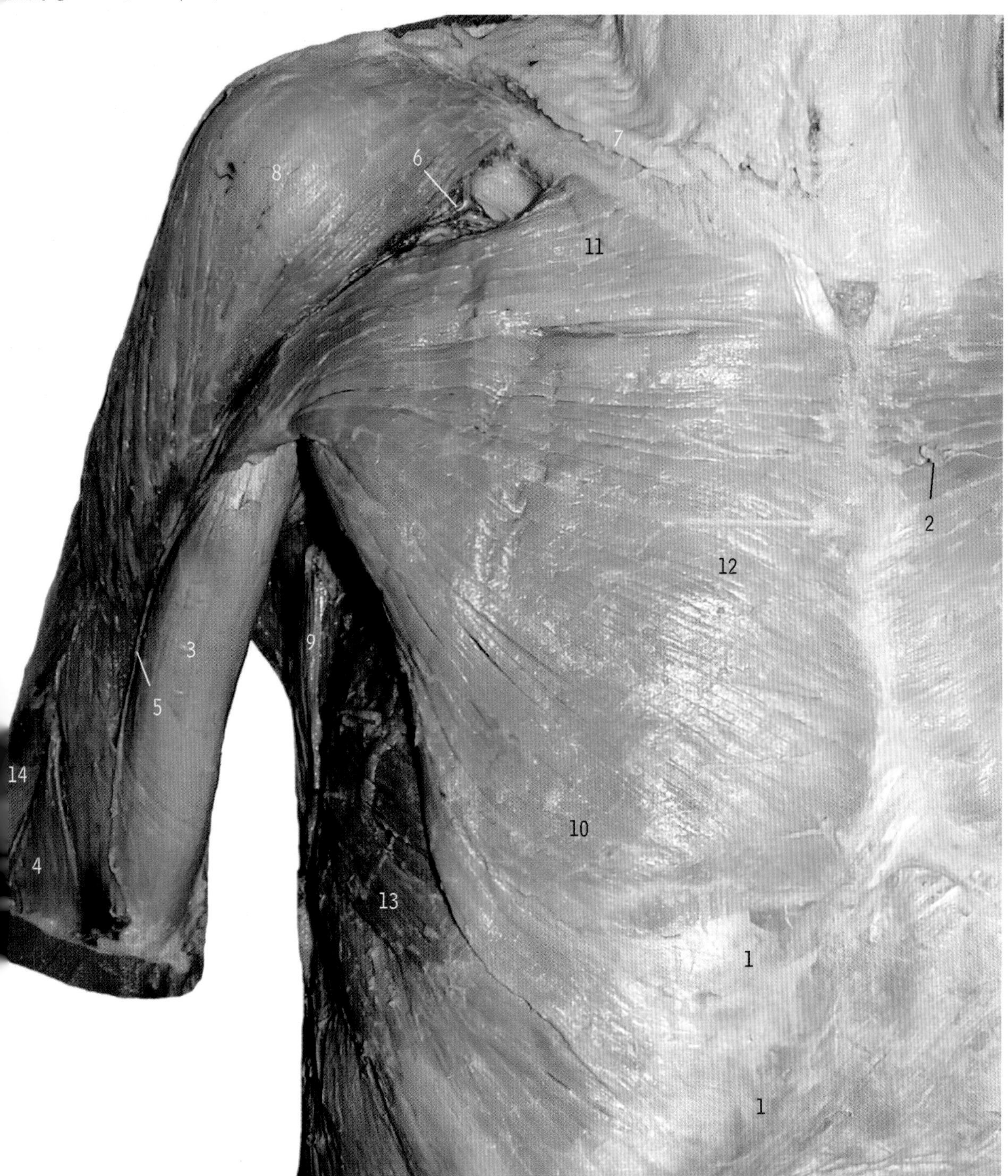

去除皮肤和筋膜，以显示肩部和胸壁前面的肌肉组织。

1 腹直肌鞘前层 Anterior layer of rectus sheath
2 肋间神经血管束前穿支 Anterior perforating branches of intercostal neurovascular bundle
3 肱二头肌(长头肌腱) Biceps brachii muscle (long head)
4 肱桡肌 Brachioradialis muscle
5 头静脉 Cephalic vein
6 三角胸肌间沟中的头静脉 Cephalic vein in deltopectoral groove
7 锁骨 Clavicle
8 三角肌 Deltoid muscle
9 背阔肌 Latissimus dorsi muscle
10 胸大肌，腹侧头 Pectoralis major muscle, abdominal head
11 胸大肌，锁骨头 Pectoralis major muscle, clavicular head
12 胸大肌，胸骨头 Pectoralis major muscle, sternal head
13 前锯肌 Serratus anterior muscle
14 肱三头肌(外侧头) Triceps brachii muscle (lateral head)

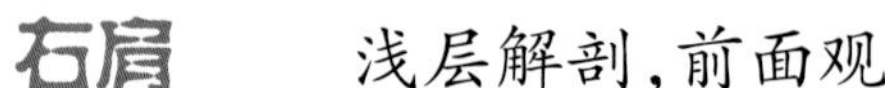

右肩 浅层解剖，前面观

去除皮肤和筋膜，以显示锁骨上神经(6)跨越锁骨(9)的分支，以及位于三角肌(13)和胸大肌(11)之间的三角胸肌间沟中的头静脉(7)。

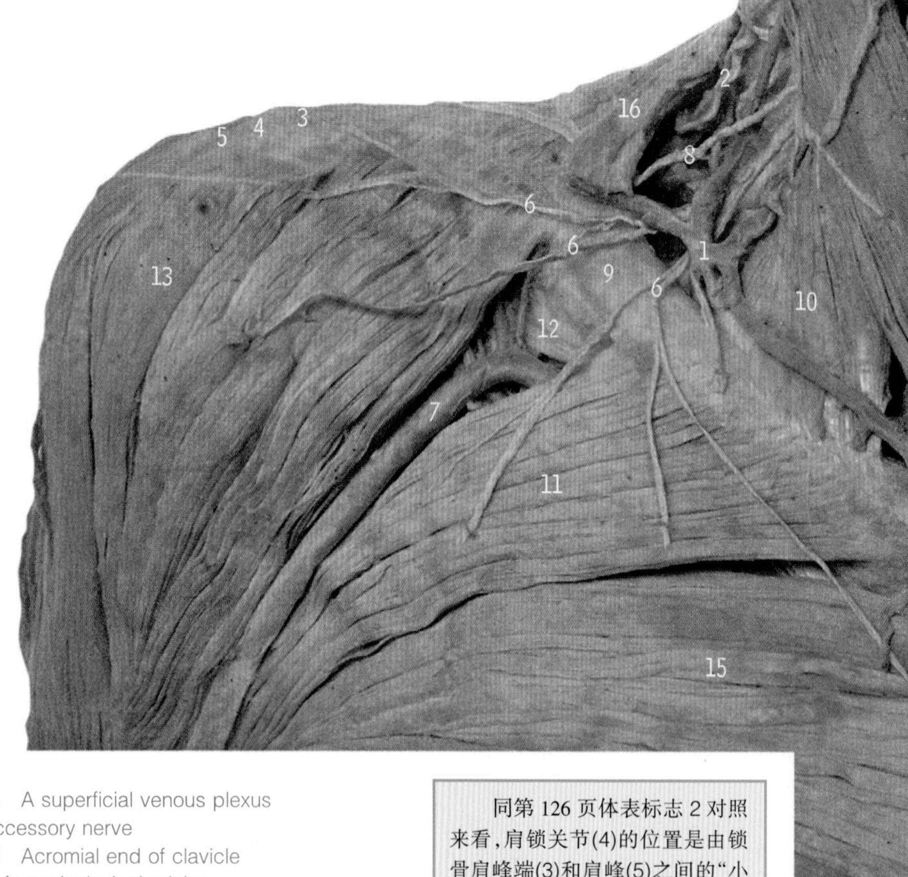

1 浅表静脉丛 A superficial venous plexus
2 副神经 Accessory nerve
3 锁骨肩峰端 Acromial end of clavicle
4 肩锁关节 Acromioclavicular joint
5 肩胛骨肩峰 Acromion of scapula
6 锁骨上神经分支 Branches of supraclavicular nerves
7 头静脉 Cephalic vein
8 支配斜方肌的颈神经 Cervical nerve to trapezius
9 锁骨 Clavicle
10 胸锁乳突肌锁骨头 Clavicular head of sternocleidomastoid
11 胸大肌锁骨部 Clavicular part of pectoralis major
12 锁胸筋膜 Clavipectoral fascia
13 三角肌 Deltoid
14 胸锁乳突肌胸骨头 Sternal head of sternocleidomastoid
15 胸大肌胸肋部 Sternocostal part of pectoralis major
16 斜方肌 Trapezius

同第 126 页体表标志 2 对照来看，肩锁关节(4)的位置是由锁骨肩峰端(3)和肩峰(5)之间的“小凹陷”来显示的。正常情况如上图。当该关节脱位，肩峰受力后在锁骨下方时，该“凹陷”会变大。

头静脉 (7) 穿过位于三角肌(13)和胸大肌(11)间的三角胸肌间沟，再穿过锁胸筋膜(12)，汇入腋静脉。

右肩　深层解剖，前面观

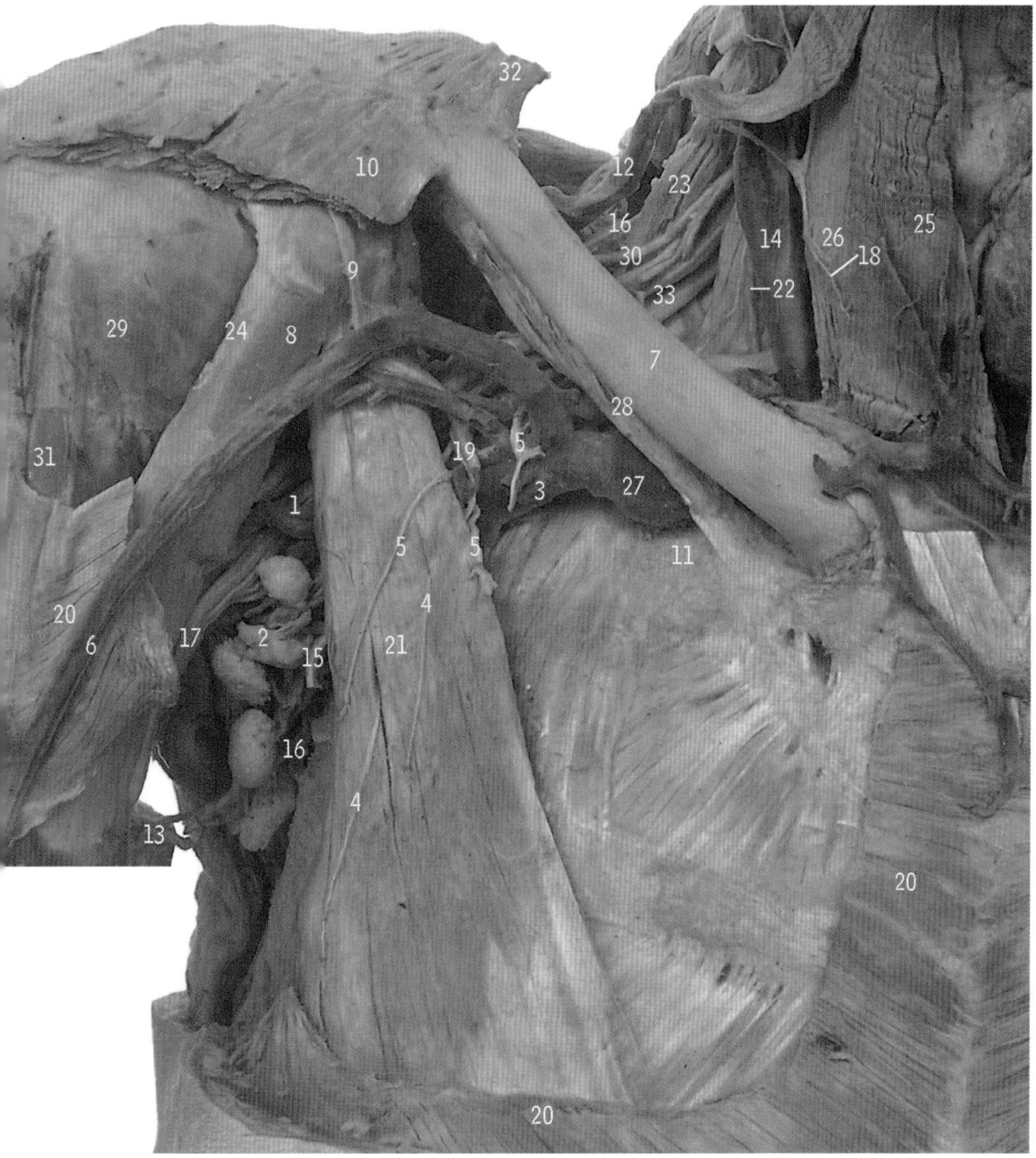

1 旋肱前动脉和肌皮神经 Anterior circumflex humeral artery and musculocutaneous nerve
2 腋淋巴结（增大的） Axillary lymph nodes (enlarged)
3 腋静脉 Axillary vein
4 胸内侧神经分支 Branches of medial pectoral nerve
5 胸外侧神经分支 Branches of lateral pectoral nerve
6 头静脉 Cephalic vein
7 锁骨 Clavicle
8 喙肱肌 Coracobrachialis
9 胸肩峰动脉的喙突和肩峰分支 Coracoid process and acromial branch of thoracoacromial artery
10 三角肌 Deltoid
11 第 1 肋骨 First rib
12 肩胛舌骨肌下腹（向上翻起） Inferior belly of omohyoid (displaced upwards)
13 肋间臂神经 Intercostobrachial nerve
14 颈内静脉 Internal jugular vein
15 胸外侧动脉 Lateral thoracic artery
16 胸长神经（到前锯肌） Long thoracic nerve (to serratus anterior)
17 正中神经 Median nerve
18 支配胸骨甲状肌的神经 Nerve to sternothyroid
19 胸肩峰动脉胸肌支 Pectoral branch of thoracoacromial artery
20 胸大肌 Pectoralis major
21 胸小肌 Pectoralis minor
22 前斜角肌上方的膈神经 Phrenic nerve overlying scalenus anterior
23 中斜角肌 Scalenus medius
24 肱二头肌短头 Short head of biceps
25 胸骨舌骨肌 Sternohyoid
26 胸骨甲状肌 Sternothyroid
27 锁骨下静脉 Subclavian vein
28 锁骨下肌 Subclavius
29 肩胛下肌 Subscapularis
30 锁骨上神经 Suprascapular nerv
31 肱二头肌长头肌腱 Tendon of long head of biceps
32 斜方肌 Trapezius
33 臂丛 Trunks of brachial plexus

切除大部分三角肌(10)和胸大肌(20)，以便显示其下方的胸小肌(21)其相关的血管和神经。切除锁骨(7)和胸小肌(21)内上缘的锁胸筋膜，以便显示汇入腋静脉(3)的头静脉(6)。在跨越第 1 肋骨(11)时，腋静脉延续为锁骨下静脉(27)。

肩关节镜

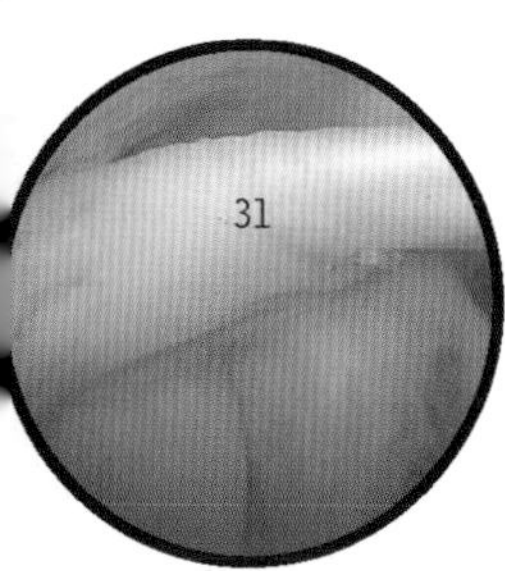

此图显示右肩关节镜图。冈上肌腱和肱二头肌长肌头位于原位。盂唇前缘有些磨损。

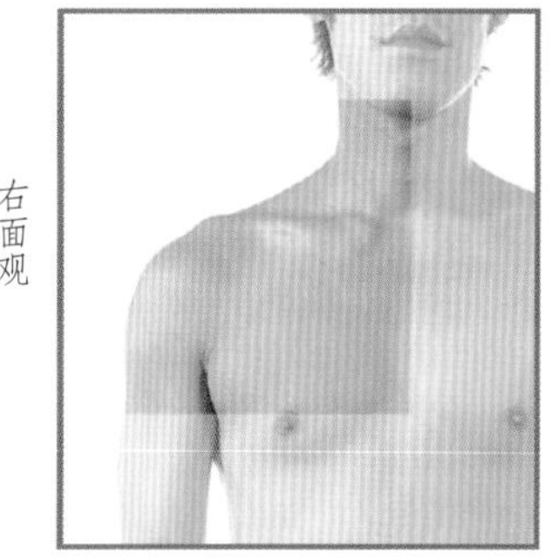

右面观

臂丛下干麻痹见第 170~172 页。

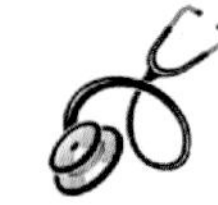

右肩 体表标志，后面观

臂部轻微外展，对抗阻力屈肩以便肩胛骨下角(5)向背部突出。请与解剖的相应结构进行比较。

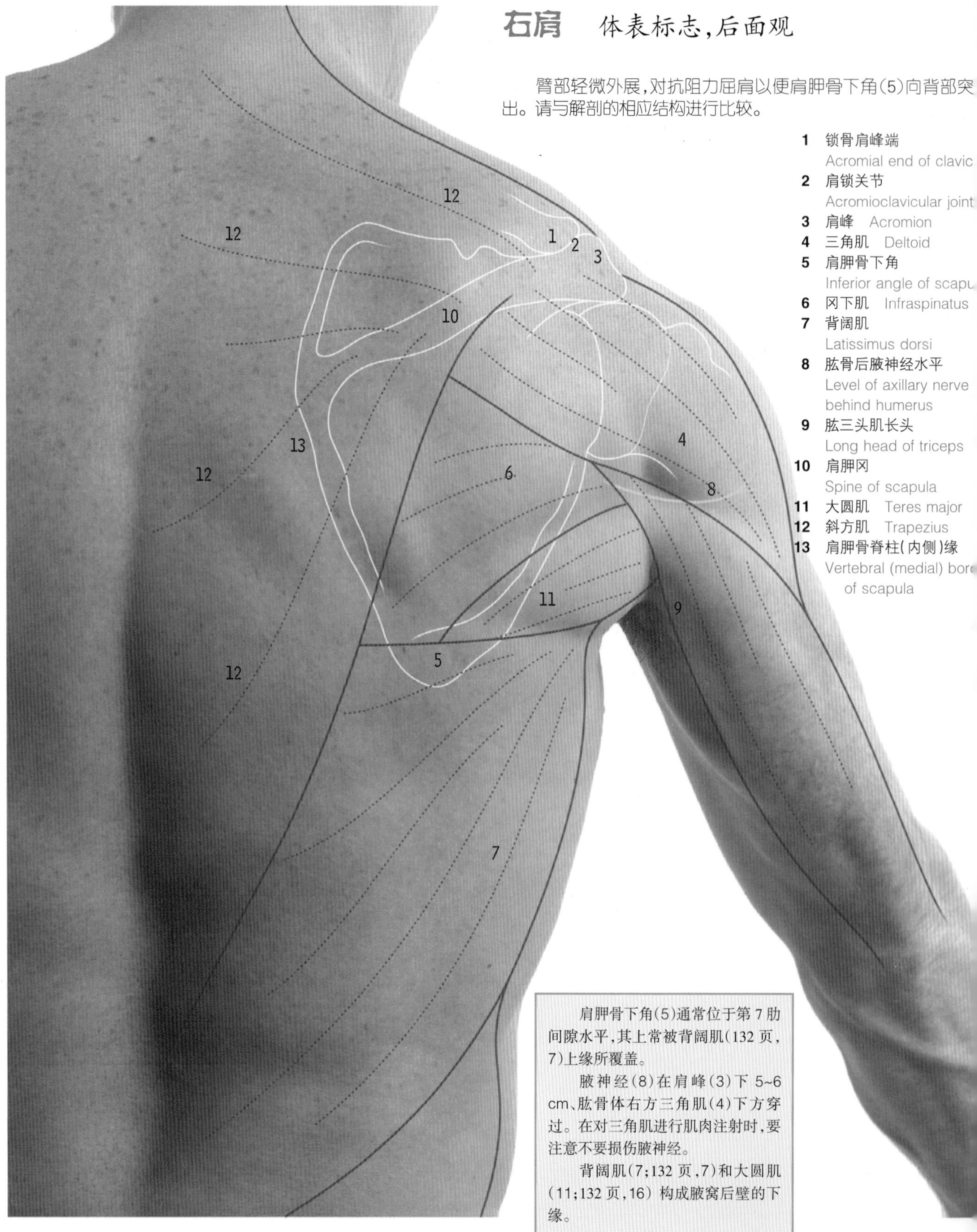

1 锁骨肩峰端 Acromial end of clavic
2 肩锁关节 Acromioclavicular joint
3 肩峰 Acromion
4 三角肌 Deltoid
5 肩胛骨下角 Inferior angle of scapu
6 冈下肌 Infraspinatus
7 背阔肌 Latissimus dorsi
8 肱骨后腋神经水平 Level of axillary nerve behind humerus
9 肱三头肌长头 Long head of triceps
10 肩胛冈 Spine of scapula
11 大圆肌 Teres major
12 斜方肌 Trapezius
13 肩胛骨脊柱(内侧)缘 Vertebral (medial) bor of scapula

肩胛骨下角(5)通常位于第7肋间隙水平，其上常被背阔肌(132页，7)上缘所覆盖。

腋神经(8)在肩峰(3)下5~6 cm、肱骨体右方三角肌(4)下方穿过。在对三角肌进行肌肉注射时，要注意不要损伤腋神经。

背阔肌(7;132页,7)和大圆肌(11;132页,16)构成腋窝后壁的下缘。

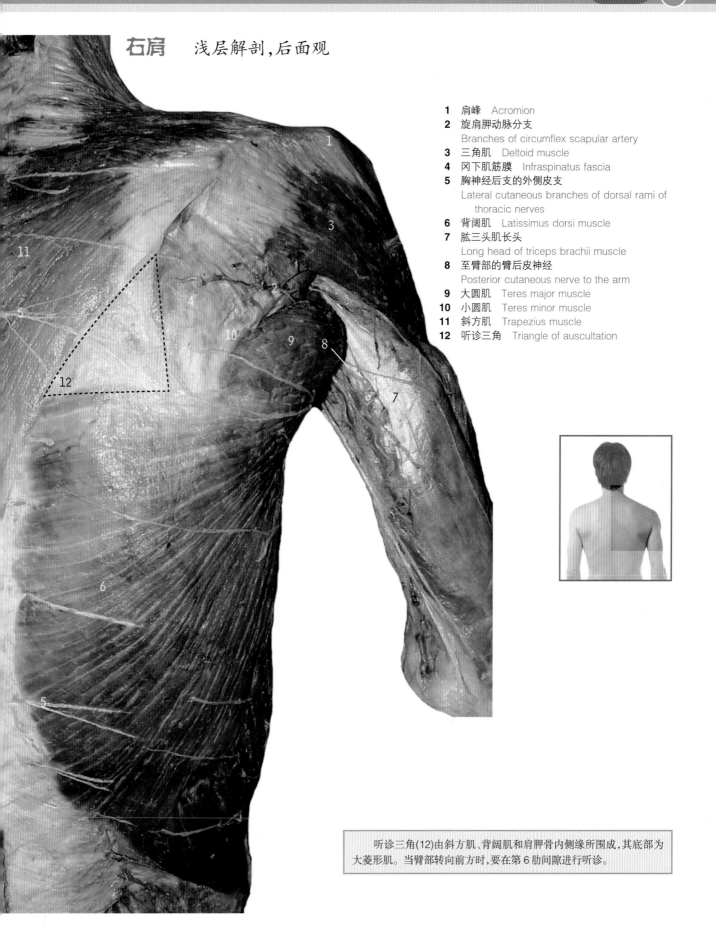

右肩 浅层解剖，后面观

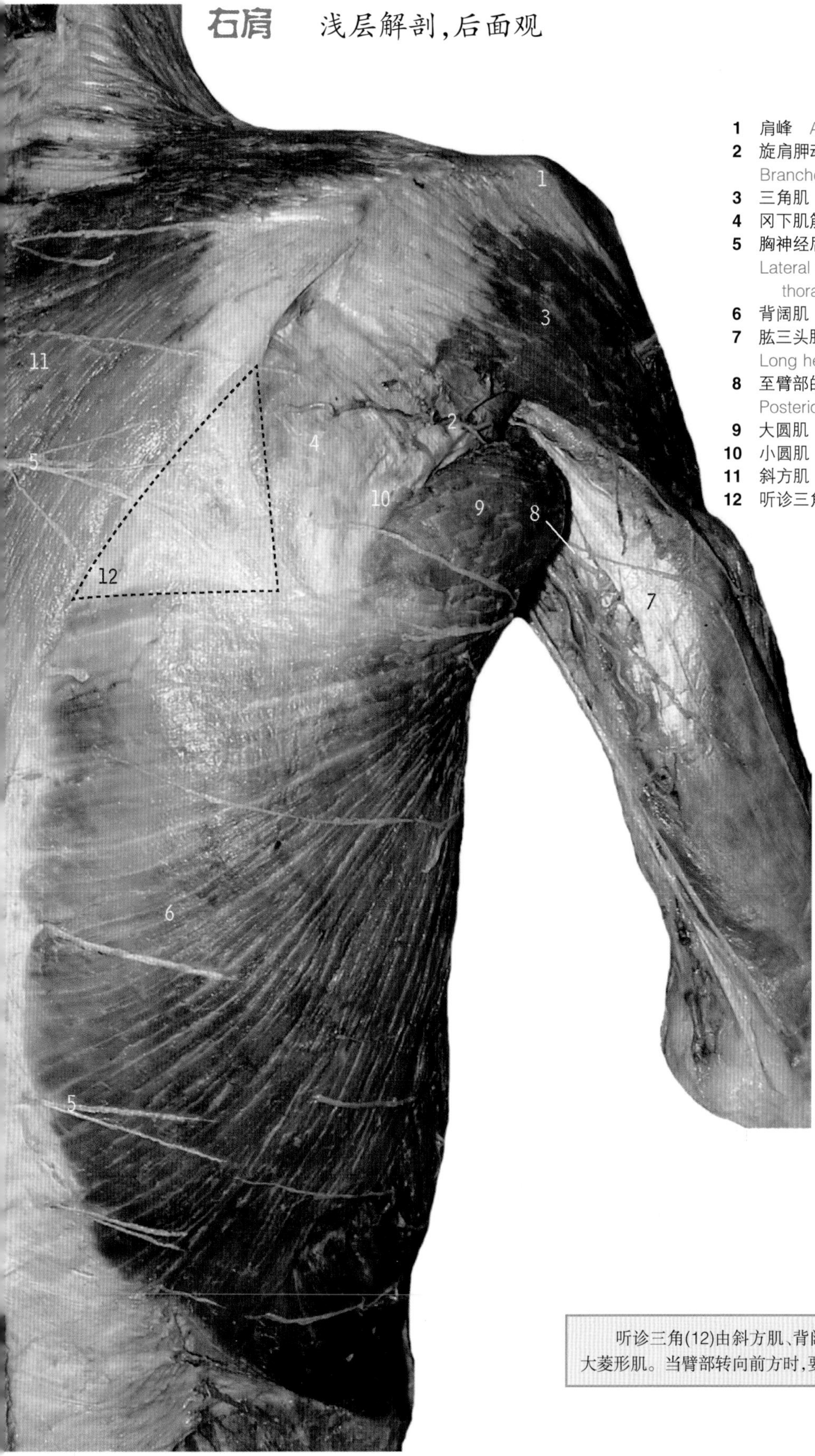

1 肩峰 Acromion
2 旋肩胛动脉分支
Branches of circumflex scapular artery
3 三角肌 Deltoid muscle
4 冈下肌筋膜 Infraspinatus fascia
5 胸神经后支的外侧皮支
Lateral cutaneous branches of dorsal rami of thoracic nerves
6 背阔肌 Latissimus dorsi muscle
7 肱三头肌长头
Long head of triceps brachii muscle
8 至臂部的臂后皮神经
Posterior cutaneous nerve to the arm
9 大圆肌 Teres major muscle
10 小圆肌 Teres minor muscle
11 斜方肌 Trapezius muscle
12 听诊三角 Triangle of auscultation

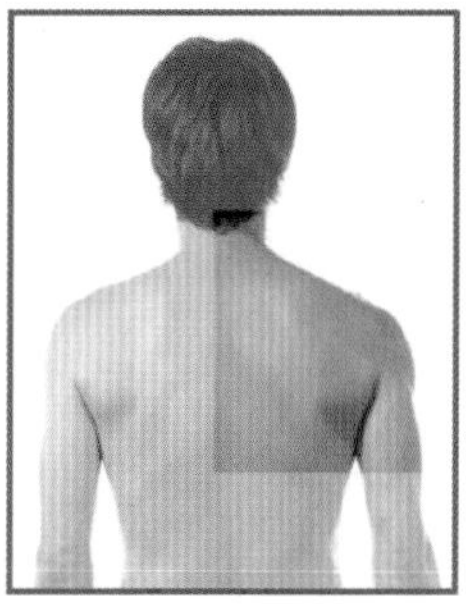

听诊三角(12)由斜方肌、背阔肌和肩胛骨内侧缘所围成，其底部为大菱形肌。当臂部转向前方时，要在第6肋间隙进行听诊。

三角肌肌肉注射见第 170~172 页。

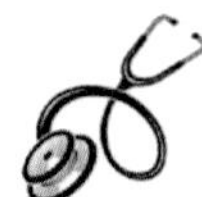

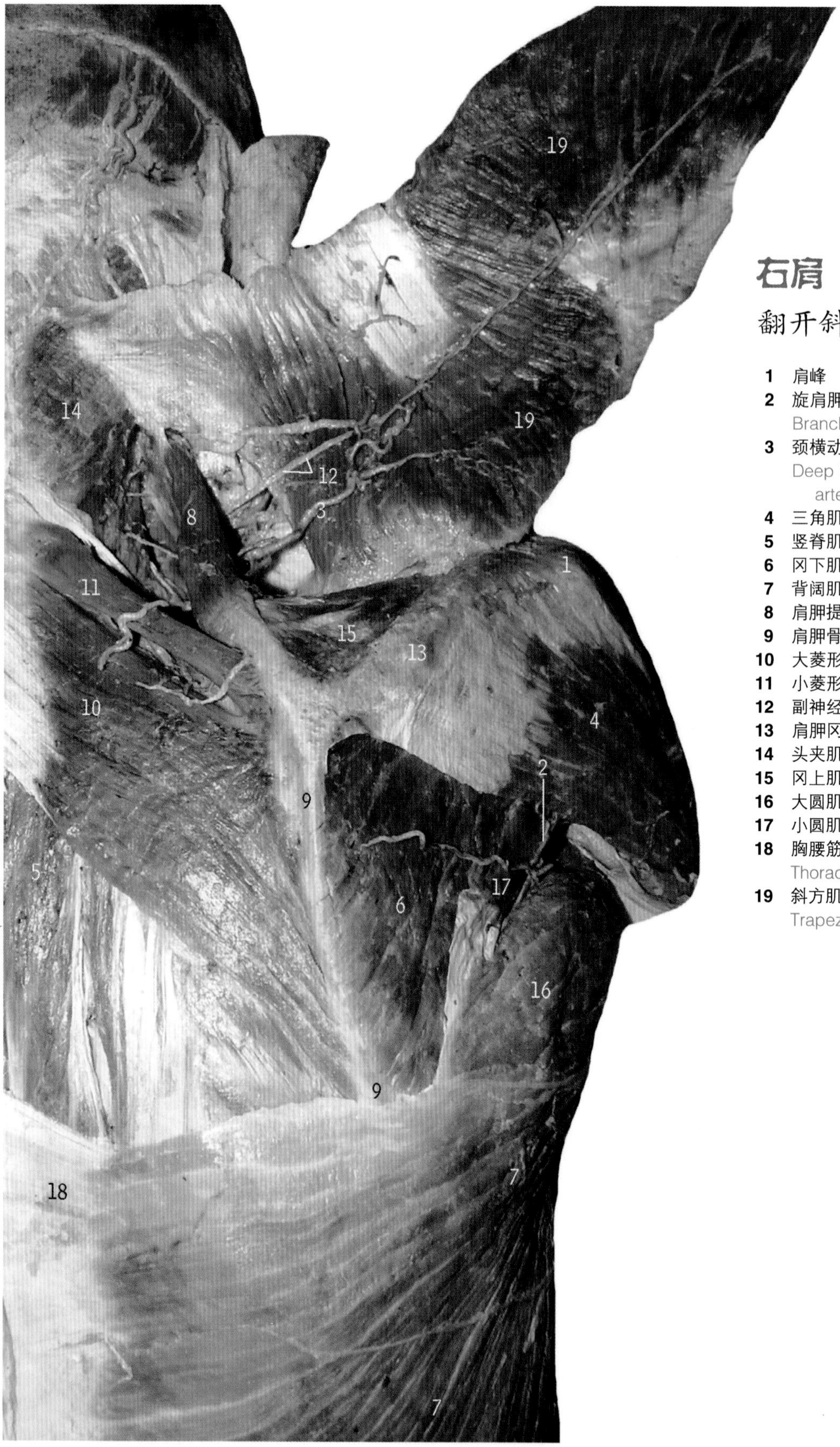

右肩

翻开斜方肌，后面观

1 肩峰 Acromion
2 旋肩胛动脉分支
Branches of circumflex scapular artery
3 颈横动脉深支
Deep branch of transverse cervical artery
4 三角肌 Deltoid muscle
5 竖脊肌 Erector spinae muscle
6 冈下肌 Infraspinatus muscle
7 背阔肌 Latissimus dorsi muscle
8 肩胛提肌 Levator scapulae muscle
9 肩胛骨内侧缘 Medial border of scapula
10 大菱形肌 Rhomboid major muscle
11 小菱形肌 Rhomboid minor muscle
12 副神经脊髓部 Spinal accessory nerve
13 肩胛冈 Spine of scapula
14 头夹肌 Splenius capitis muscle
15 冈上肌 Supraspinatus muscle
16 大圆肌 Teres major muscle
17 小圆肌 Teres minor muscle
18 胸腰筋膜胸部
Thoracic part of thoracolumbar fascia
19 斜方肌(已切断并翻起)
Trapezius muscle (cut and reflected)

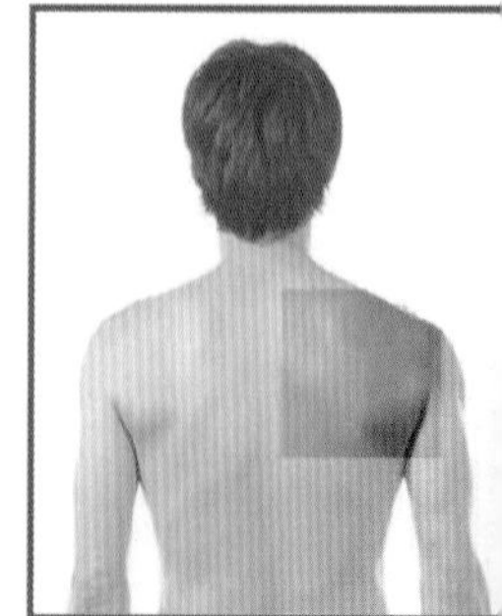

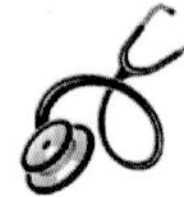

肩关节注射见第 170~172 页。

A 右肩 后上面观

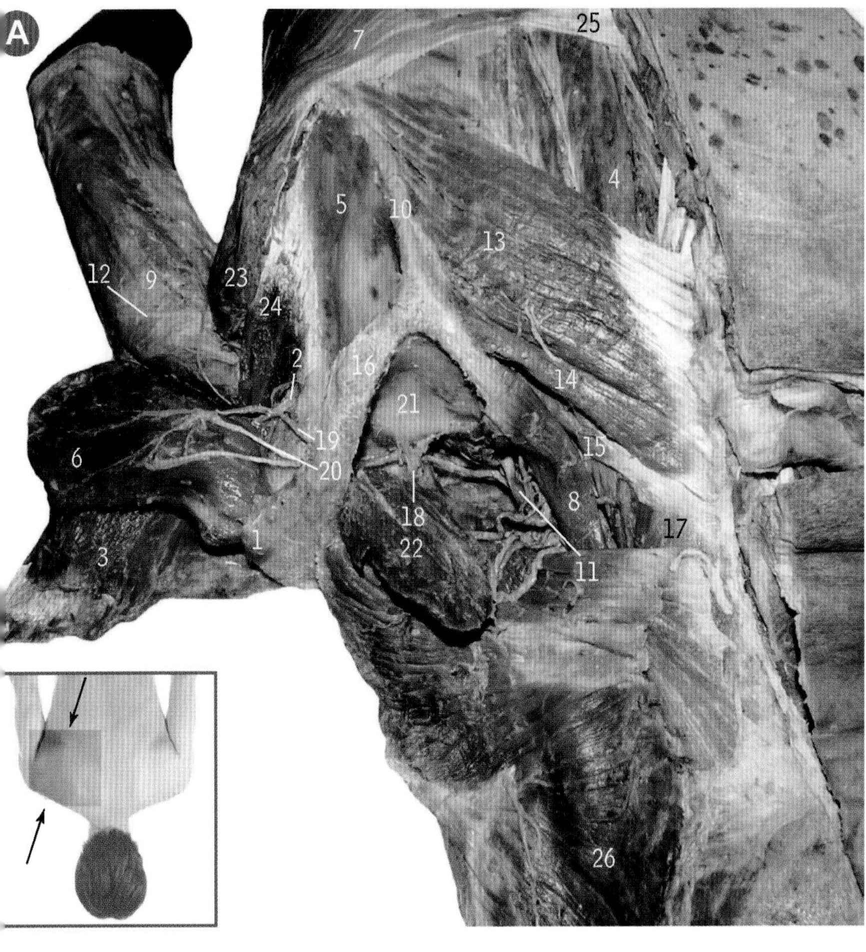

1 肩峰 Acromion
2 旋肩胛动脉分支与肩胛上动脉吻合 Branches of circumflex scapular artery anastomosing with suprascapular artery
3 三角肌(已切断并翻起) Deltoid muscle (cut and reflected)
4 竖脊肌 Erector spinae muscle
5 冈下窝 Infraspinous fossa
6 冈下肌(已切断并翻起) Infraspinatus muscle (cut and reflected)
7 背阔肌 Latissimus dorsi muscle
8 肩胛提肌 Levator scapulae muscle
9 肱三头肌长头 Long head of triceps brachii muscle
10 肩胛骨内侧缘 Medial border of scapula
11 肩胛舌骨肌 Omohyoid muscle
12 臂后皮神经 Posterior cutaneous nerve to the arm
13 大菱形肌 Rhomboid major muscle
14 小菱形肌 Rhomboid minor muscle
15 上后锯肌 Serratus posterior superior muscle
16 肩胛冈 Spine of the scapula
17 头夹肌 Splenius capitis muscle
18 肩胛上横韧带 Superior transverse scapular ligament
19 肩胛上动脉 Suprascapular artery
20 肩胛上神经 Suprascapular nerve
21 冈上窝 Supraspinous fossa
22 冈上肌(已切断并翻起) Supraspinatus muscle (cut and reflected)
23 大圆肌 Teres major muscle
24 小圆肌 Teres minor muscle
25 胸背筋膜胸部 Thoracic part of thoracolumbar fascia
26 斜方肌(已切断并翻起) Trapezius muscle (cut and reflected)

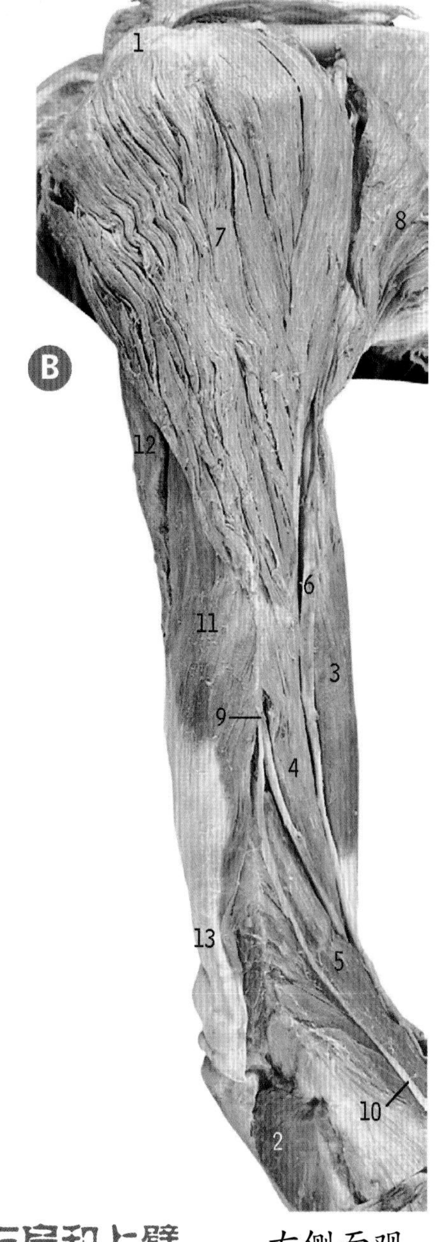

B 右肩和上臂 右侧面观

三角肌(7)从肩部的尖端延伸至其附着处,途中跨越肱骨体的外侧面。三角肌(7)从肩的尖部越过到肌肉附着点,半途中向下延伸到肱骨体的外侧缘。肱二头肌(3)位于胸大肌(8)下方臂前部,肱三头肌(11 和 12)位于臂后部。

1 肩峰 Acromion
2 肘肌 Anconeus
3 肱二头肌 Biceps brachii
4 肱肌 Brachialis
5 肱桡肌 Brachioradialis
6 头静脉 Cephalic vein
7 三角肌 Deltoid
8 胸大肌 Pectoralis major
9 桡神经 Radial nerve
10 桡神经,前臂后皮神经 Radial nerve, posterior cutaneous branch to the forearm
11 肱三头肌外侧头 Triceps, lateral head
12 肱三头肌长头 Triceps, long head
13 肱三头肌肌腱 Triceps, tendon

肩关节后脱位见第 170~172 页。

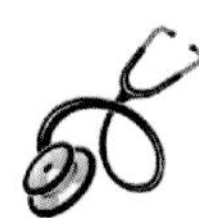

右肩　肩胛区深层解剖

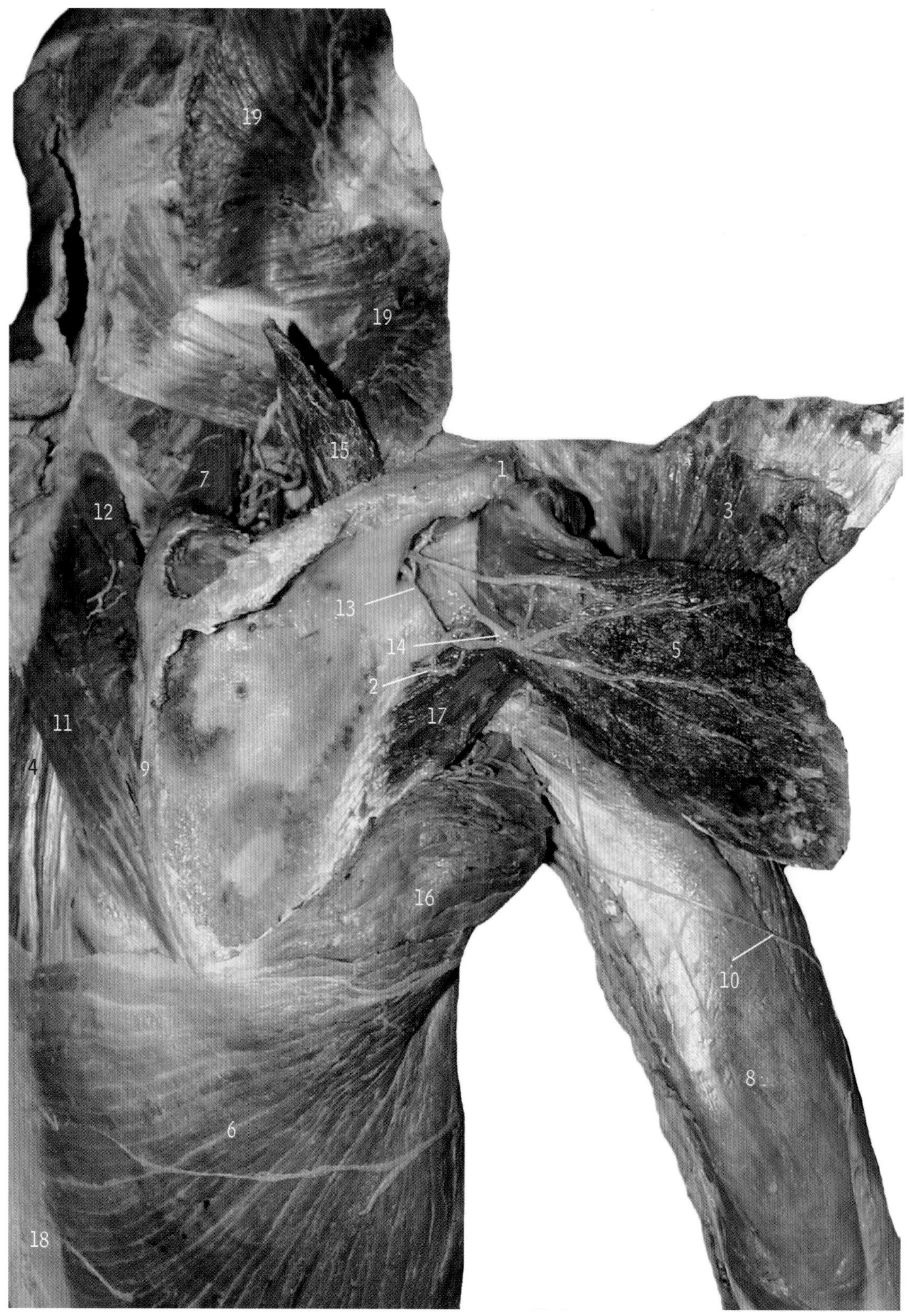

1 肩峰 Acromion
2 旋肩胛动脉支 Branches of circumflex scapular artery
3 三角肌(已切断并翻起) Deltoid muscle (cut and reflected)
4 竖脊肌 Erector spinae muscle
5 冈下肌(已切断并翻起) Infraspinatus muscle (cut and reflected)
6 背阔肌 Latissimus dorsi muscle
7 肩胛提肌 Levator scapulae muscle
8 肱三头肌长头 Long head of triceps brachii muscle
9 肩胛骨内侧缘 Medial border of scapula
10 臂后皮神经 Posterior cutaneous nerve to the arm
11 大菱形肌 Rhomboid major muscle
12 小菱形肌 Rhomboid minor muscle
13 肩胛上动脉 Suprascapular artery
14 肩胛上神经 Suprascapular nerve
15 冈上肌(已切断并翻起) Supraspinatus muscle (cut and reflected)
16 大圆肌 Teres major muscle
17 小圆肌 Teres minor muscle
18 胸腰筋膜胸部 Thoracic part of thoracolumbar fascia
19 斜方肌(已切断并翻起) Trapezius muscle (cut and reflected)

右肩　肩胛区深层解剖，后上面观

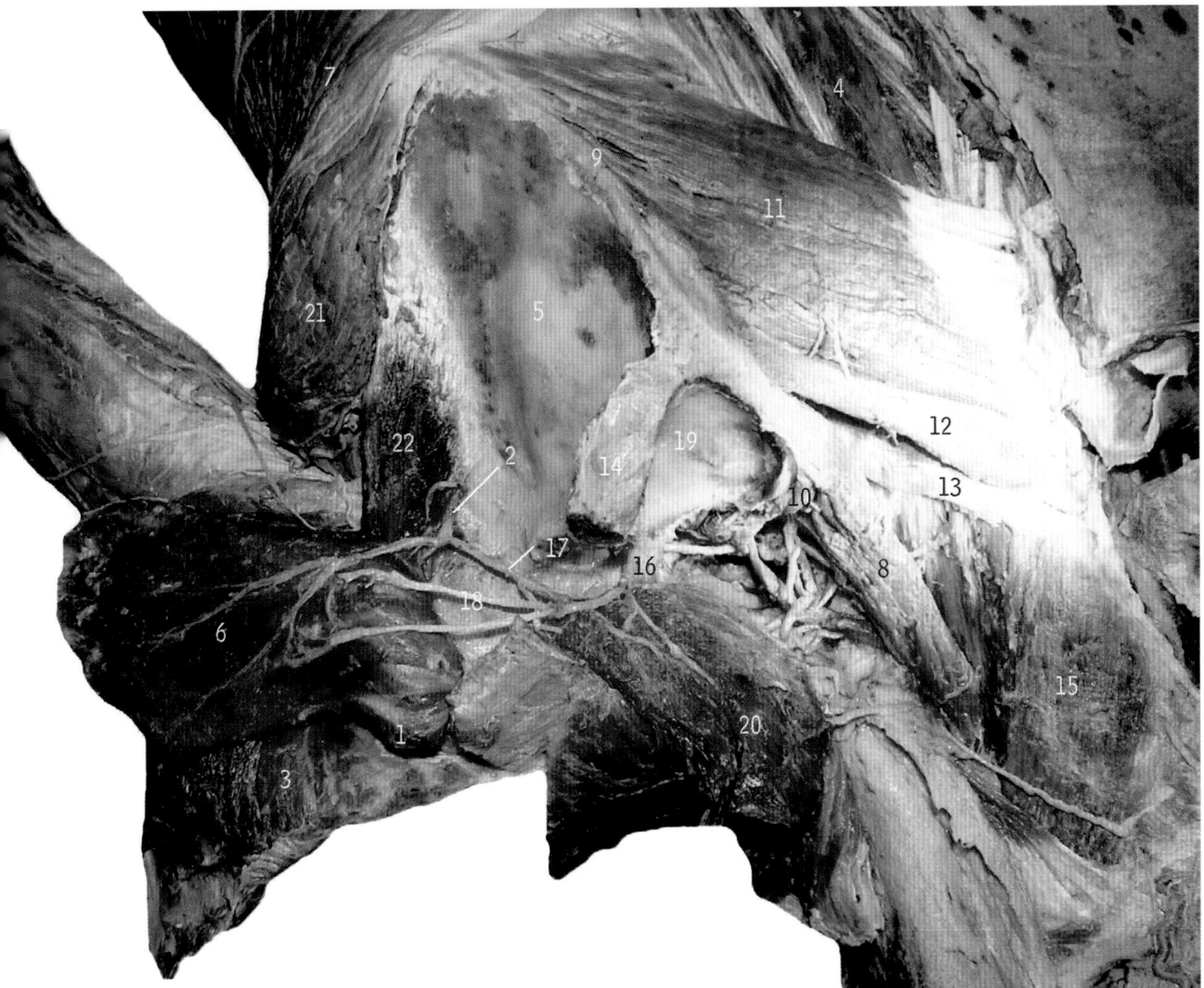

1 肩峰 Acromion
2 旋肩胛动脉的分支与肩胛上动脉相吻合 Branches of circumflex scapular artery anastomosing with suprascapular artery
3 三角肌（已切断并翻起） Deltoid muscle (cut and reflected)
4 竖脊肌 Erector spinae muscle
5 冈下窝 Infraspinous fossa
6 冈下肌（已切断并翻起） Infraspinatus muscle (cut and reflected)
7 背阔肌 Latissimus dorsi muscle
8 肩胛提肌 Levator scapulae muscle
9 肩胛骨内侧缘 Medial border of scapula
10 肩胛舌骨肌 Omohyoid muscle
11 大菱形肌 Rhomboid major muscle
12 小菱形肌 Rhomboid minor muscle
13 上后锯肌 Serratus posterior superior muscle
14 肩胛冈 Spine of the scapula
15 头夹肌 Splenius capitis muscle
16 肩胛上横韧带 Superior transverse scapular ligament
17 肩胛上动脉 Suprascapular artery
18 肩胛上神经 Suprascapular nerve
19 冈上窝 Supraspinous fossa
20 冈上肌（已切断并翻起） Supraspinatus muscle (cut and reflected)
21 大圆肌 Teres major muscle
22 小圆肌 Teres minor muscle
23 斜方肌（已切断并翻起） Trapezius muscle (cut and reflected)

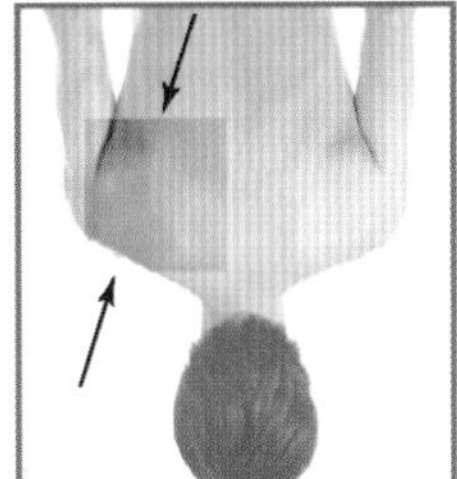

肩胛动脉吻合见第 170~172 页。

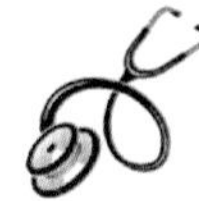

右肩关节

A 横断面

B 轴位磁共振影像

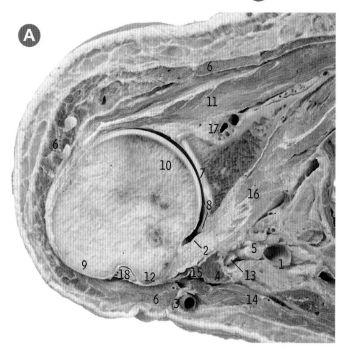

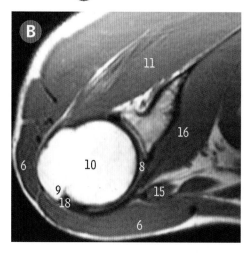

从下面看，该标本切面展示了肱骨头(10)同肩胛骨关节盂(7)形成的关节。肱二头肌长头肌腱(18)位于肱骨大、小结节之间的结节间沟。肩胛下肌(16)从该关节前方穿过，而冈下肌(11)位于该关节后方。请对比观察B中的磁共振图像与A中的结构。

1 腋动脉 Axillary artery
2 关节囊 Capsule
3 头静脉 Cephalic vein
4 喙肱肌 Coracobrachialis
5 臂丛束 Cords of brachial plexus
6 三角肌 Deltoid
7 关节盂 Glenoid cavity
8 盂唇 Glenoid labrum
9 大结节 Greater tubercle
10 肱骨头 Head of humerus
11 冈下肌 Infraspinatus
12 小结节 Lesser tubercle
13 肌皮神经 Musculocutaneous nerve
14 胸大肌 Pectoralis major
15 肱二头肌短头 Short head of biceps
16 肩胛下肌 Subscapularis
17 肩胛上神经血管 Suprascapular nerve and vessels
18 结节间沟中的肱二头肌长头肌腱 Tendon of long head of biceps in intertubercular groove

C 右肩关节 前面观

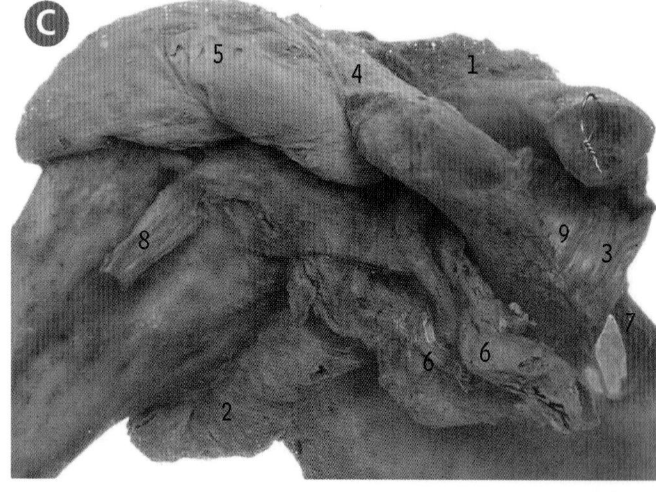

关节腔位于关节囊(2)内部。肩峰下囊(5)内注入绿色树脂。

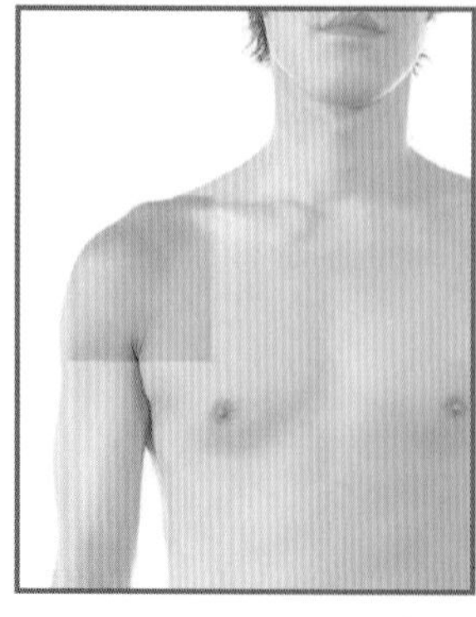

1 肩锁关节 Acromioclavicular joint
2 肩关节囊 Capsule of shoulder joint
3 锥状韧带 Conoid ligament
4 喙肩韧带 Coracoacromial ligament
5 肩峰下囊 Subacromial bursa
6 肩胛下囊 Subscapularis bursa
7 肩胛上横韧带 Superior transverse scapular (suprascapular) ligament
8 肱二头肌长头腱 Tendon of long head of biceps
9 斜方韧带 Trapezoid ligament

D 肩部 斜冠状位磁共振关节造影图像

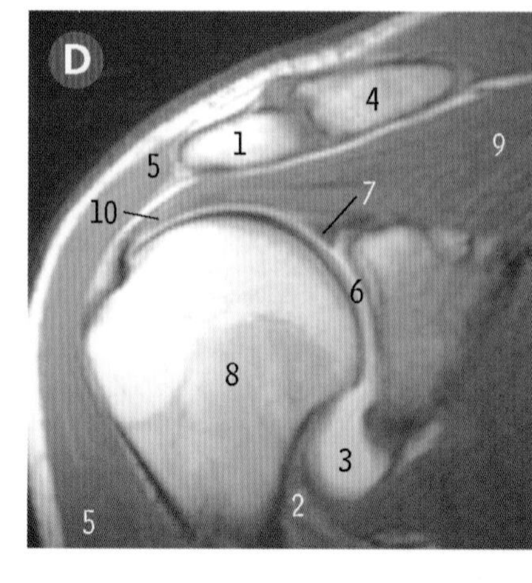

1 肩峰 Acromion
2 腋神经和旋肱动静脉 Axillary nerve and c cumflex humeral vessels
3 肩关节腋陷窝 Axillary recess of shoulder joint
4 锁骨 Clavicle
5 三角肌 Deltoid
6 关节盂 Glenoid ca
7 盂唇 Glenoid labru
8 肱骨 Humerus
9 冈上肌 Supraspinatus mus
10 冈上肌腱 Supraspinatus tend

E 右肩 断层，冠状切面

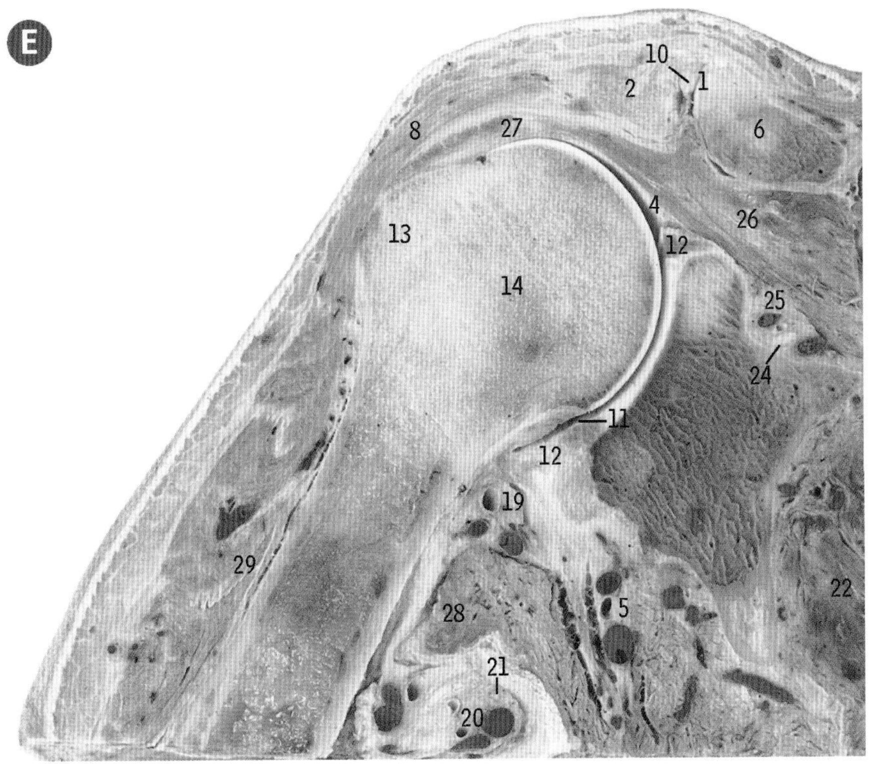

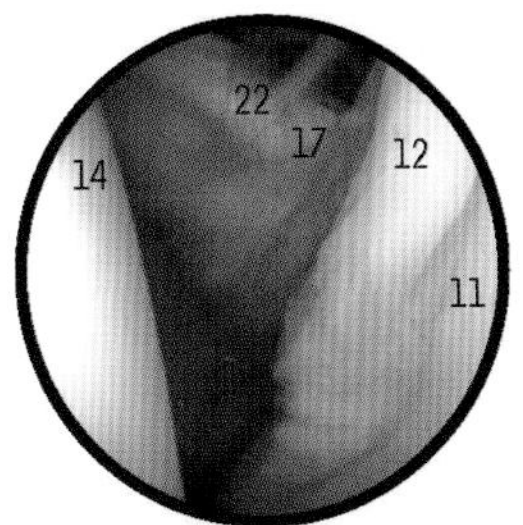

这是通过关节镜从关节后方进入时最先看到的影像。肱骨头在左侧，肩胛下肌腱在中间，关节盂及其周边的关节唇在右侧。借助牵拉和关节中的液体可以将关节轻微分开进行关节镜检查。

G 从后侧打开右肩关节

在该幅图中，去除所有关节囊后部结构后，可见关节囊(4)前部的内表面以及其增强韧带盂肱韧带(15、17 和 23)。

F 右肩 放射影像

(9 岁儿童的前后位投影)

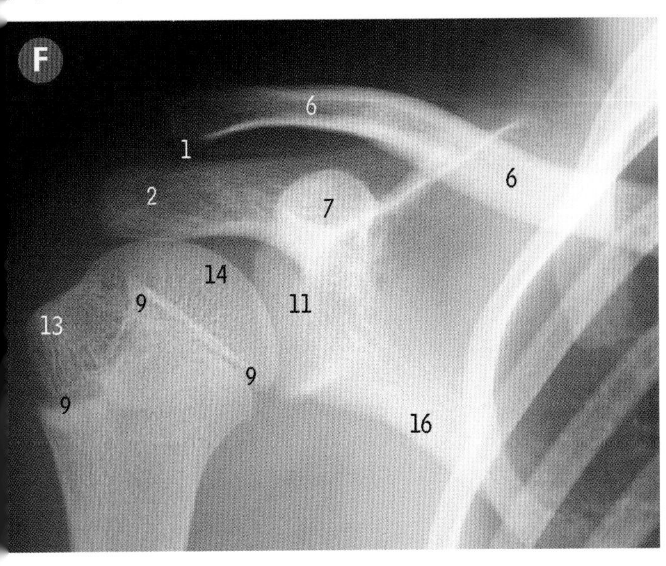

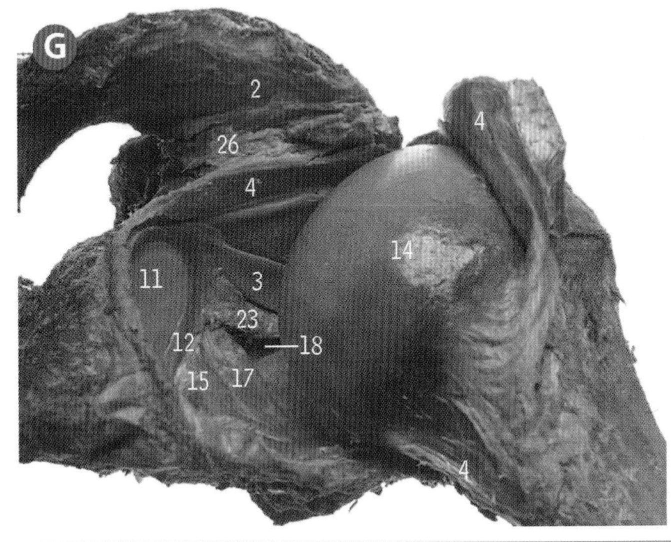

关节腔和肩胛下囊通过盂肱韧带上中部的一个开口相互交通。肱二头肌长头肌腱和盂唇相连续。

1 肩锁关节 Acromioclavicular joint
2 肩峰 Acromion
3 肱二头肌长头 Biceps, long head
4 关节囊 Capsule
5 旋肩胛动静脉 Circumflex scapular vessels
6 锁骨 Clavicle
7 喙突 Coracoid process
8 三角肌 Deltoid
9 骺线 Epiphysial line
10 纤维软骨盘 Fibrocartilaginous disc
11 关节盂 Glenoid cavity
12 盂唇 Glenoid labrum
13 大结节 Greater tubercle
14 肱骨头 Head of humerus
15 下盂肱韧带 Inferior glenohumeral ligament
16 肩胛骨外侧面 Lateral border of scapula
17 盂肱韧带中部 Middle glenohumeral ligament
18 肩胛下囊开口 Opening into subscapularis bursa
19 旋肱后动、静脉 Posterior circumflex humeral vessels
20 脑深动静脉 Profunda brachii vessels
21 桡神经 Radial nerve
22 肩胛下肌 Subscapularis
23 上盂肱韧带 Superior glenohumeral ligament
24 肩胛上神经 Suprascapular nerve
25 肩胛上动静脉 Suprascapular vessels
26 冈上肌 Supraspinatus
27 冈上肌腱 Supraspinatus tendon
28 大圆肌 Teres major
29 肱三头肌外侧头 Triceps, lateral head

肱二头肌腱炎和撕裂、钙化性肌腱炎、疼痛弧综合征 / 肩袖撕裂见第 170~172 页。

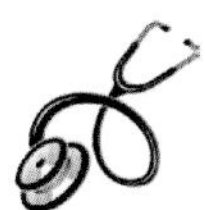

右腋区 前胸壁

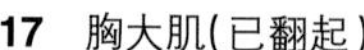

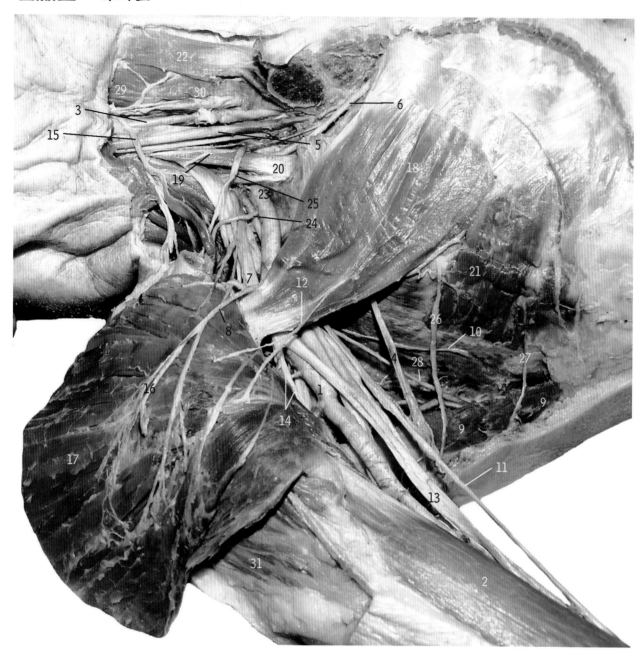

1 腋动脉 Axillary artery
2 肱二头肌 Biceps brachii muscle
3 颈总动脉 Common carotid artery
4 肋间臂神经 Intercostobrachial nerve
5 颈内静脉 Internal jugular vein
6 胸廓内动脉 Internal thoracic artery
7 臂丛外侧束 Lateral cord of brachial plexus
8 胸外侧神经 Lateral pectoral nerve
9 背阔肌 Latissimus dorsi muscle
10 胸长神经 Long thoracic nerve
11 前臂内侧皮神经 Medial cutaneous nerve to the forearm
12 胸内侧神经 Medial pectoral nerve
13 正中神经 Median nerve
14 肌皮神经 Musculocutaneous nerve
15 肩胛舌骨肌腱 Omohyoid tendon
16 胸肩峰动脉胸肌支 Pectoral branch of thoracoacromial trunk
17 胸大肌(已翻起) Pectoralis major muscle (reflected)
18 胸小肌 Pectoralis minor muscle
19 膈神经 Phrenic nerve
20 前斜角肌 Scalenus anterior muscle
21 前锯肌 Serratus anterior muscle
22 胸骨舌骨肌 Sternohyoid muscle
23 锁骨下动脉 Subclavian artery
24 肩胛上动脉 Suprascapular artery
25 肩胛上神经 Suprascapular nerve
26 T3 脊神经 T3 spinal nerve
27 T4 脊神经 spinal nerve
28 胸背神经 Thoracodorsal nerve
29 甲状舌骨肌 Thyrohyoid muscle
30 甲状腺 Thyroid gland
31 肱三头肌 Triceps brachii muscle

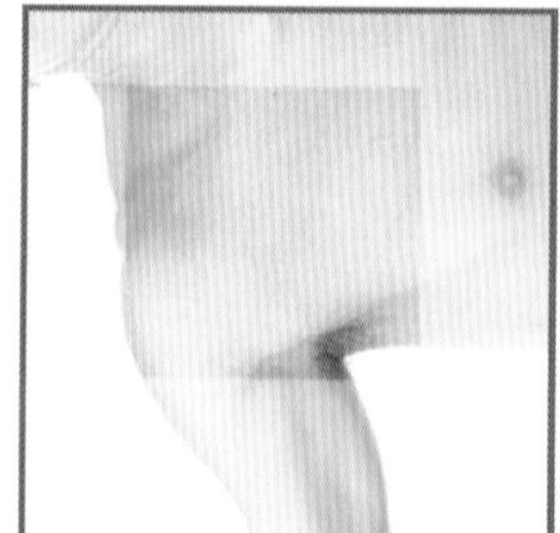

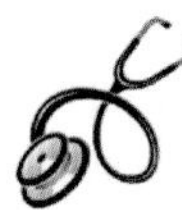

腋-锁骨下静脉血栓和颈肋见第 170~172 页。

右腋和臂丛 前面观

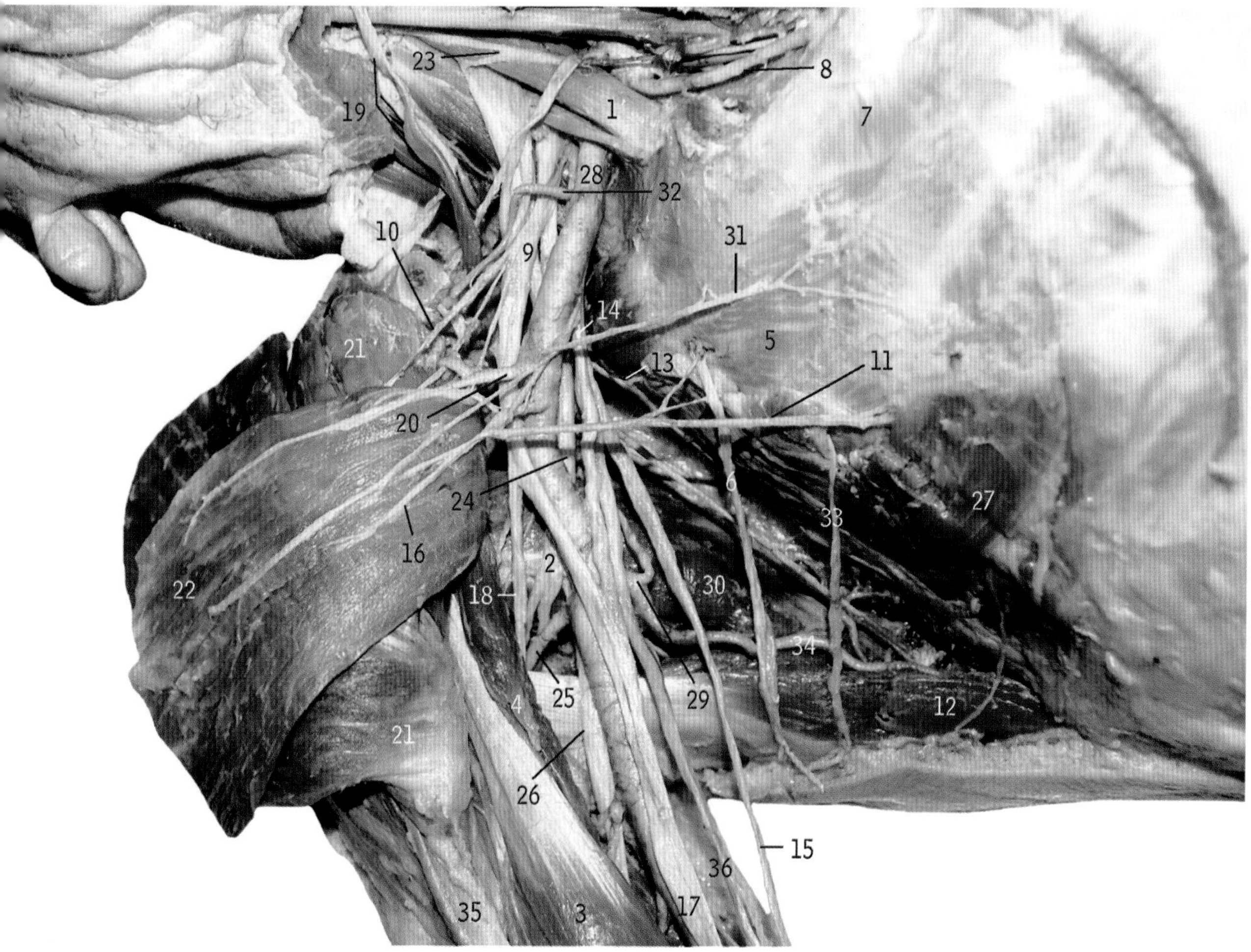

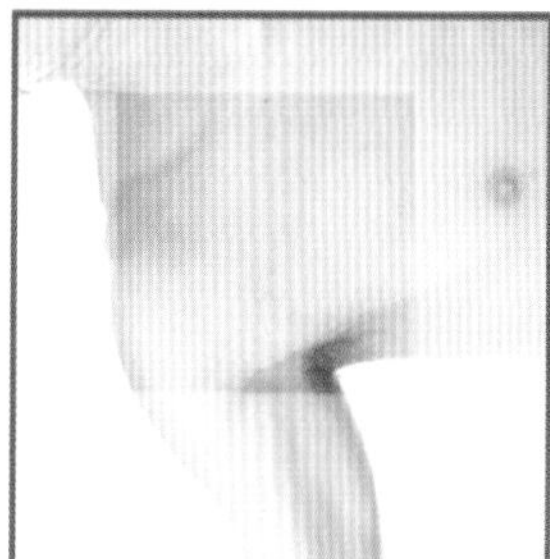

1 前斜角肌 Anterior scalene muscle
2 腋神经 Axillary nerve
3 肱二头肌 Biceps brachii muscle
4 喙肱肌 Coracobrachialis
5 肋间外肌 External intercostal muscle
6 肋间臂神经 Intercostobrachial nerve
7 肋间内肌 Internal intercostal muscle
8 胸内动脉 Internal thoracic artery
9 臂丛外侧束 Lateral cord of brachial plexus
10 胸外侧神经 Lateral pectoral nerve
11 胸外侧动脉 Lateral thoracic artery
12 背阔肌 Latissimus dorsi muscle
13 胸长神经 Long thoracic nerve
14 臂丛内侧束 Medial cord of brachial plexus
15 前臂内侧皮神经 Medial cutaneous nerve to the forearm
16 胸内侧神经 Medial pectoral nerve
17 正中神经 Median nerve
18 肌皮神经 Musculocutaneous nerve
19 肩胛舌骨肌 Omohyoid muscle
20 胸肩峰动脉胸肌支 Pectoral branch of thoracoacromial trunk
21 胸大肌（已翻起） Pectoralis major muscle (reflected)
22 胸小肌（已翻起） Pectoralis minor muscle (reflected)
23 膈神经 Phrenic nerve
24 臂丛后束 Posterior cord of brachial plexus
25 旋肱后动脉 Posterior circumflex humeral artery
26 桡神经 Radial nerve
27 前锯肌 Serratus anterior muscle
28 锁骨下动脉 Subclavian artery
29 肩胛下动脉干 Subscapular trunk
30 肩胛下肌 Subscapularis muscle
31 胸上动脉 Superior thoracic artery
32 肩胛上动脉 Suprascapular artery
33 T3 脊神经 T3 spinal nerve
34 胸背动脉 Thoracodorsal artery
35 肱三头肌 Triceps brachii muscle
36 尺神经 Ulnar nerve

Erb 麻痹和翼状肩胛见第 170~172 页。

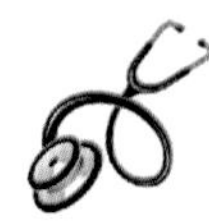

右臂丛 已翻起以显示动脉分支

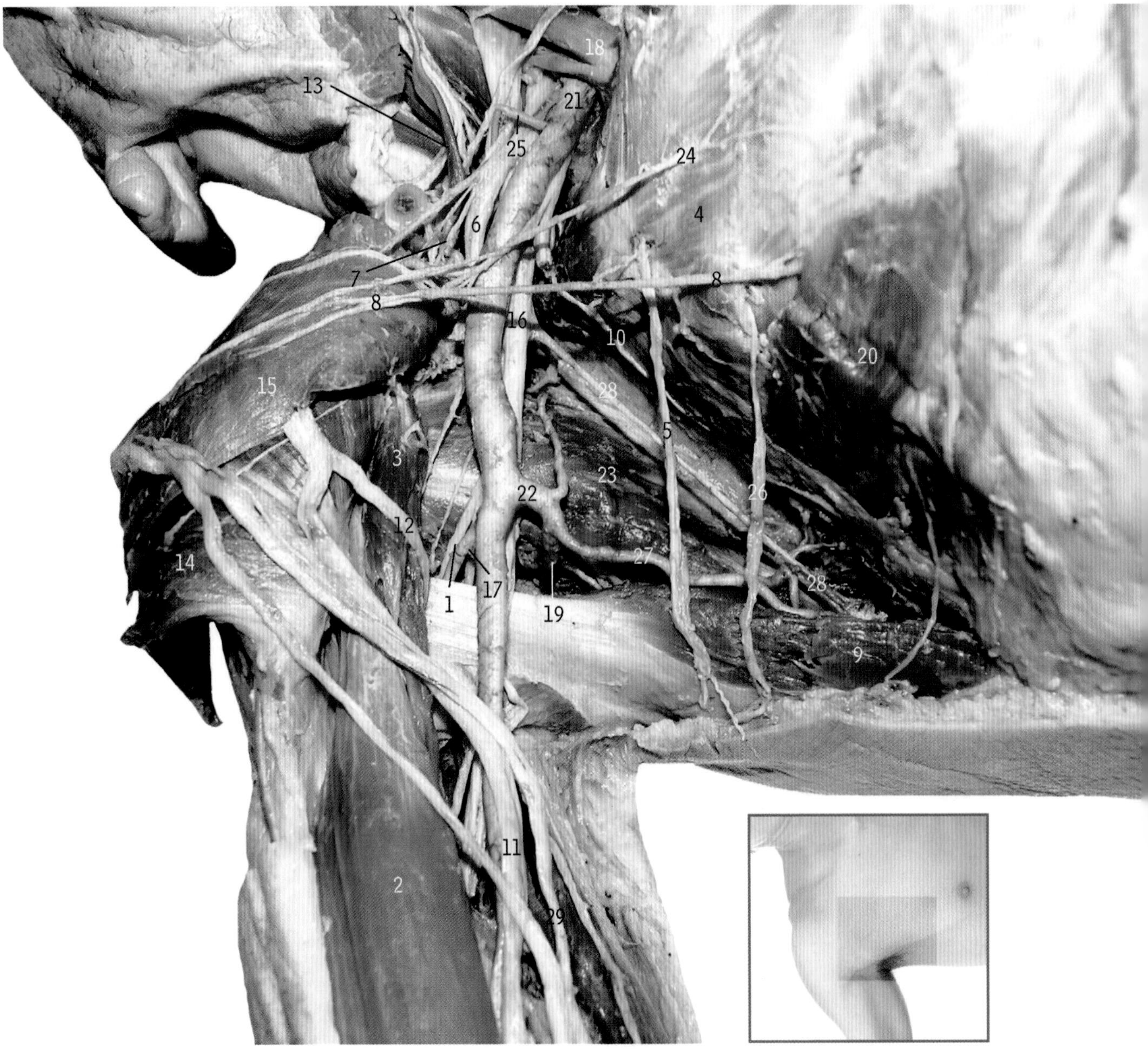

1 腋神经 Axillary nerve
2 肱二头肌 Biceps brachii muscle
3 喙肱肌 Coracobrachialis muscle
4 肋间外肌 External intercostal muscle
5 肋间臂神经 Intercostobrachial nerve
6 臂丛外侧束 Lateral cord of brachial plexus
7 胸外侧神经 Lateral pectoral nerve
8 胸外侧动脉 Lateral thoracic artery
9 背阔肌 Latissimus dorsi muscle
10 胸长神经 Long thoracic nerve
11 正中神经 Median nerve
12 肌皮神经 Musculocutaneous nerve
13 肩胛舌骨肌 Omohyoid muscle
14 胸大肌(已翻起) Pectoralis major muscle(reflected)
15 胸小肌( ) Pectoralis minor muscle(reflected)
16 臂丛后束 Posterior cord of brachial plexus
17 旋肱后动脉 Posterior circumflex humeral artery
18 前斜角肌 Scalenus anterior muscle
19 旋肩胛动脉 Scapular circumflex artery
20 前锯肌 Serratus anterior muscle
21 锁骨下动脉 Subclavian artery
22 肩胛下动脉干 Subscapular trunk
23 肩胛下肌 Subscapularis muscle
24 胸上动脉 Superior thoracic artery
25 肩胛上动脉 Suprascapular artery
26 胸 T3 脊神经 T3 spinal nerve
27 胸背动脉 Thoracodorsal artery
28 胸背神经 Thoracodorsal nerve
29 尺神经 Ulnar nerve

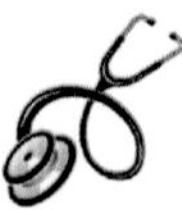

腋动脉瘤、血管畸形和翼状肩胛见第 170~172 页。

左臂丛及分支 前面观

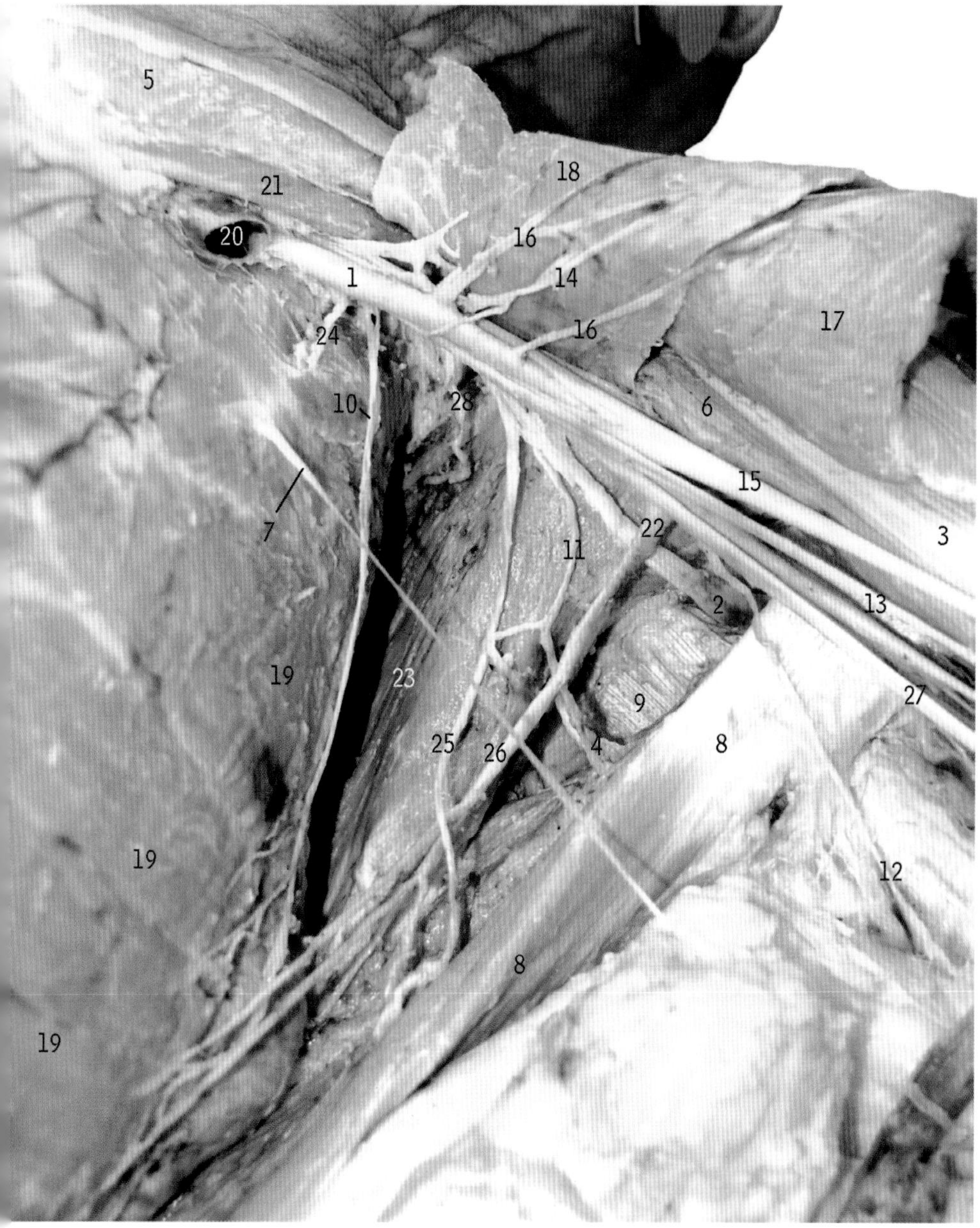

1 腋动脉 Axillary artery
2 腋神经(穿四边孔) Axillary nerve (passing through the quadrangular space)
3 肱二头肌 Biceps brachii muscle
4 旋肩胛动脉 Circumflex scapular artery
5 锁骨 Clavicle
6 喙肱肌 Coracobrachialis muscle
7 肋间臂神经 Intercostobrachial nerve
8 背阔肌 Latissimus dorsi muscle
9 肱三头肌长头 Long head of triceps brachii muscle
10 胸长神经 Long thoracic nerve
11 肩胛下神经的下支 Lower subscapular nerve
12 臂内侧皮神经 Medial cutaneous nerve to the arm
13 前臂内侧皮神经 Medial cutaneous nerve to the forearm
14 胸内侧神经 Medial pectoral nerve
15 正中神经 Median nerve
16 胸部的动脉 Pectoral arteries
17 胸大肌(已翻起) Pectoralis major muscle (reflected)
18 胸小肌(已翻起) Pectoralis minor muscle (reflected)
19 前锯肌 Serratus anterior muscle
20 锁骨下静脉(已切断) Subclavian vein (cut)
21 锁骨下肌 Subclavius muscle
22 肩胛下动脉干 Subscapular trunk
23 肩胛下肌 Subscapularis muscle
24 胸上动脉 Superior thoracic artery
25 胸背神经(肩胛下中部) Thoracodorsal (middle subscapular) nerve
26 胸背动脉 Thoracodorsal artery
27 尺神经 Ulnar nerve
28 肩胛下神经的上支 Upper subscapular nerve

臂丛神经阻滞见第 170~172 页。

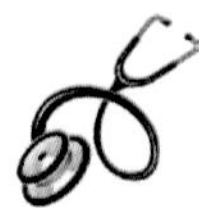

右臂丛及分支

在神经丛的前面观中，移除所有血管以更清楚显示神经丛的各束及其分支。注意“M”样的神经分布是由肌皮神经(18)、正中神经外侧根(8)、正中神经(17)、正中神经内侧根(16)，以及尺神经(26)构成的。在这个标本中，背阔肌(9)腱格外宽阔，与肱三头肌长头(10)混合在一起。

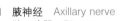

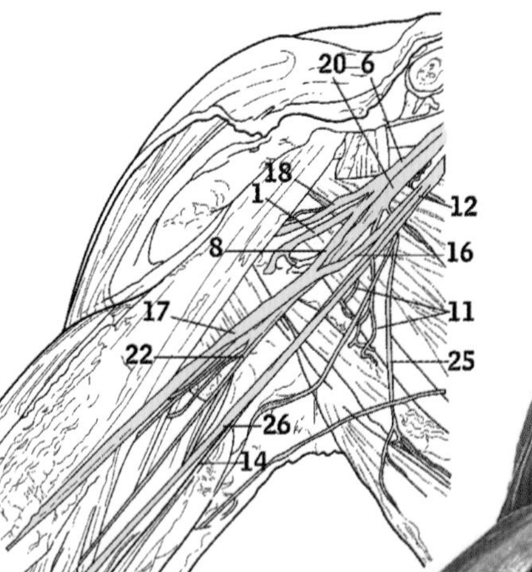

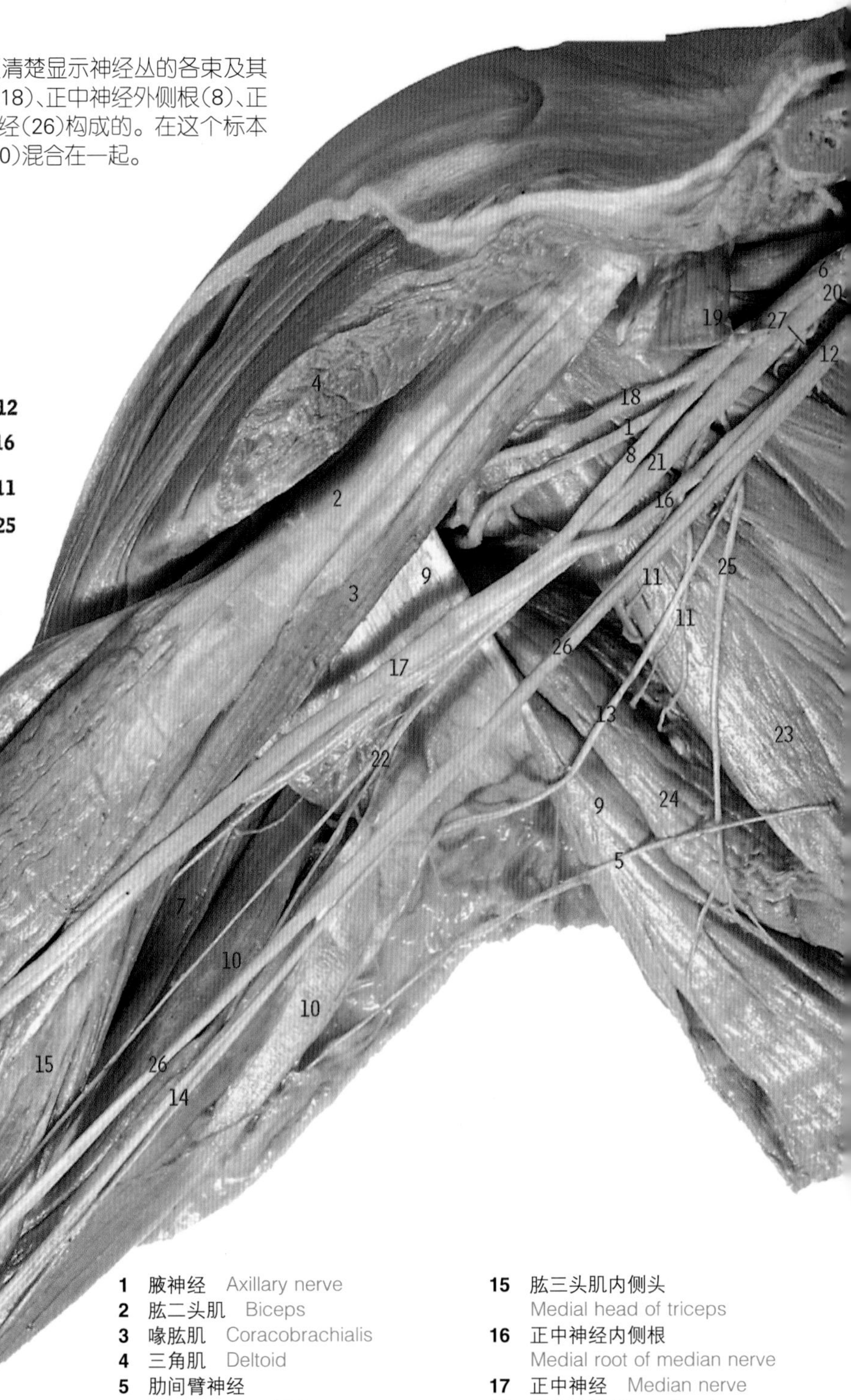

1 腋神经 Axillary nerve
2 肱二头肌 Biceps
3 喙肱肌 Coracobrachialis
4 三角肌 Deltoid
5 肋间臂神经 Intercostobrachial nerve
6 外侧束 Lateral cord
7 肱三头肌外侧头 Lateral head of triceps
8 正中神经外侧根 Lateral root of median nerve
9 背阔肌 Latissimus dorsi
10 肱三头肌长头 Long head of triceps
11 肩胛下神经的下支 Lower subscapular nerves
12 内侧束 Medial cord
13 臂内侧皮神经 Medial cutaneous nerve of arm
14 前臂内侧皮神经 Medial cutaneous nerve of forearm
15 肱三头肌内侧头 Medial head of triceps
16 正中神经内侧根 Medial root of median nerve
17 正中神经 Median nerve
18 肌皮神经 Musculocutaneous nerve
19 胸小神经和胸外侧神经 Pectoralis minor and lateral pectoral nerve
20 后束 Posterior cord
21 桡神经 Radial nerve
22 支配肱三头肌的桡神经分支 Radial nerve branches to triceps
23 肩胛下肌 Subscapularis
24 大圆肌 Teres major
25 胸背神经 Thoracodorsal nerve
26 尺神经 Ulnar nerve
27 肩胛下神经的上支 Upper subscapular nerves

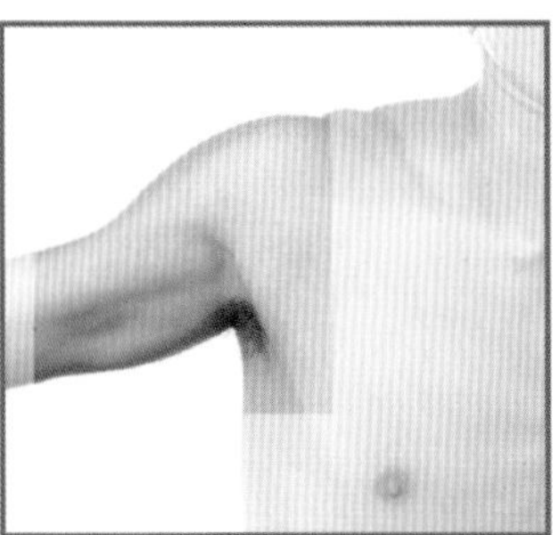

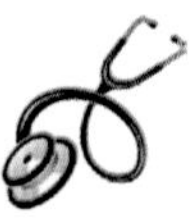

肩关节脱位见第 170~172 页。

A 右臂　血管和神经，前面观

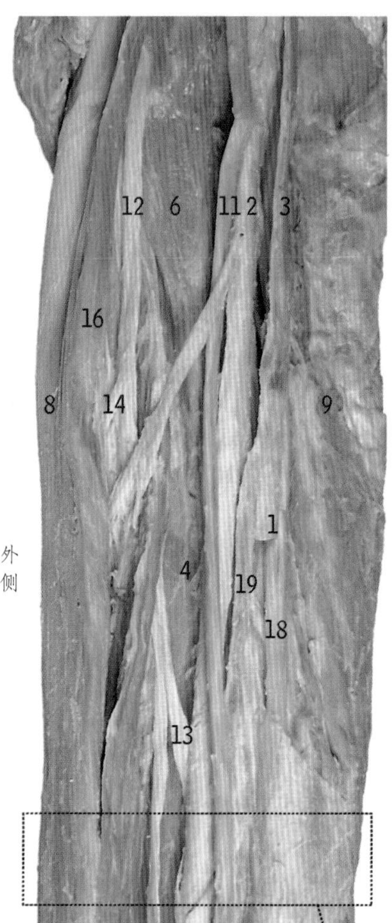

将肱二头肌（16 和 8）向外侧翻起，以便显示肌皮神经（12），肌皮神经（12）从喙肱肌（6）穿出，发出分支至肱二头肌和肱肌（14 和 13），在肱二头肌腱（17）外侧移行为前臂外侧皮神经（7）。

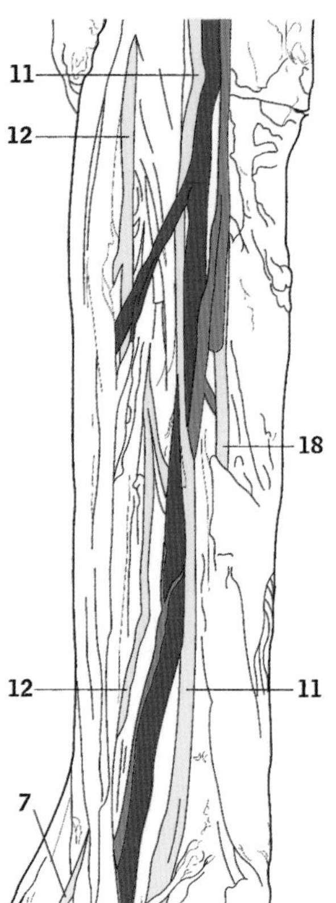

正中神经（11）从肱动脉（2）前方斜行跨过，逐渐从其外侧走行至内侧。尺神经（18）行于内侧肌间隔（10）后部，贵要静脉的末端（1）汇入与肱动脉伴行静脉（19）从而形成肱静脉（3）。

1 贵要静脉（末端切断） Basilic vein (cut end)
2 肱动脉 Brachial artery
3 肱静脉 Brachial vein
4 肱肌 Brachialis
5 肱桡肌 Brachioradialis
6 喙肱肌 Coracobrachialis
7 前臂外侧皮神经 Lateral cutaneous nerve of forearm
8 肱二头肌长头 Long head of biceps
9 肱三头肌长头 Long head of triceps
10 内侧肌间隔 Medial intermuscular septum
11 正中神经 Median nerve
12 肌皮神经 Musculocutaneous nerve
13 肌皮神经肱肌支 Nerve to brachialis
14 肌皮神经肱二头肌短头支 Nerve to short head of biceps
15 旋前圆肌 Pronator teres
16 肱二头肌短头 Short head of biceps
17 肱二头肌腱 Tendon of biceps
18 尺神经 Ulnar nerve
19 肱静脉与肱动脉相伴行 Vena comitans of brachial artery

肌皮神经(A12)支配喙肱肌(A6)、肱二头肌(A16 和 8)和肱肌(A4)。在肱二头肌腱(A17)出现处，肌皮神经穿出深筋膜，移行为前臂外侧皮神经(A7)。正中神经在臂部没有肌支发出。尺神经(A18) 穿内侧肌间隔(A10)离开前臂筋膜间隙，在臂部亦不断发出肌支。

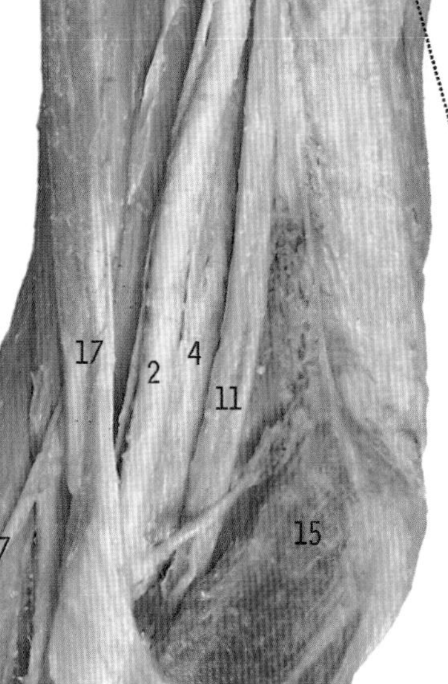

B 右臂　横断面，从下面看

从肘向肩看，该横断面位于臂中部。肌皮神经(9)位于肱肌(4)和肱二头肌(2)之间。正中神经(8)位于有很多伴行静脉（未标注）的肱动脉(3)的内侧。尺神经(13)与尺侧上副动脉(11)伴行，并位于正中神经(8)与贵要静脉(1)背侧。桡神经与肱深动静脉(10)位于肱骨(6)外侧后筋膜间隙。

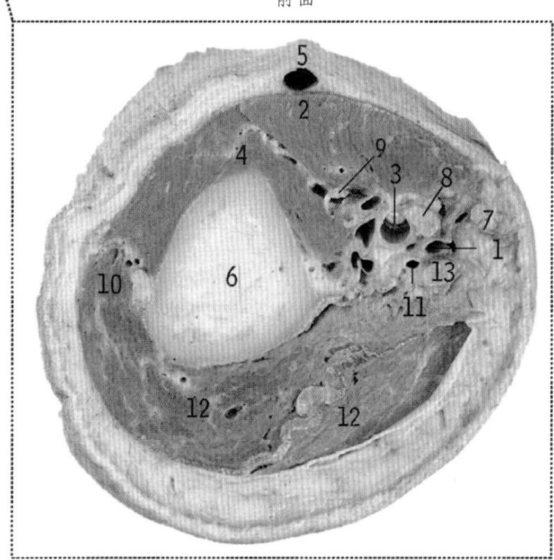

1 贵要静脉 Basilic vein
2 肱二头肌 Biceps
3 肱动脉 Brachial artery
4 肱肌 Brachialis
5 头静脉 Cephalic vein
6 肱骨 Humerus
7 前臂内侧皮神经 Medial cutaneous nerve of forearm
8 正中神经 Median nerve
9 肌皮神经 Musculocutaneous nerve
10 桡神经与肱深动静脉 Radial nerve and profunda brachii vessels
11 尺侧上副动脉 Superior ulnar collateral artery
12 肱三头肌 Triceps
13 尺神经 Ulnar nerve

Volkman 缺血性挛缩见第 170~172 页。

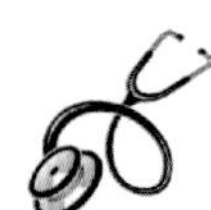

右臂 后面观

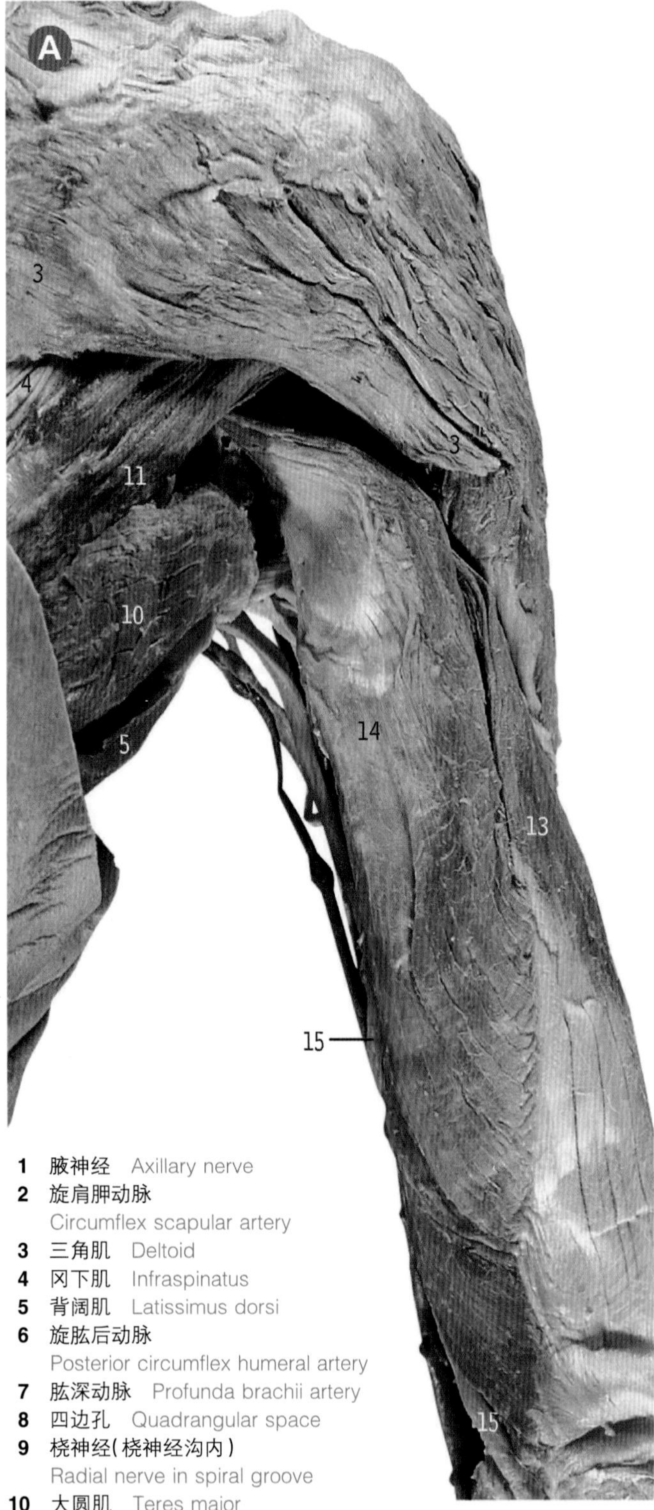

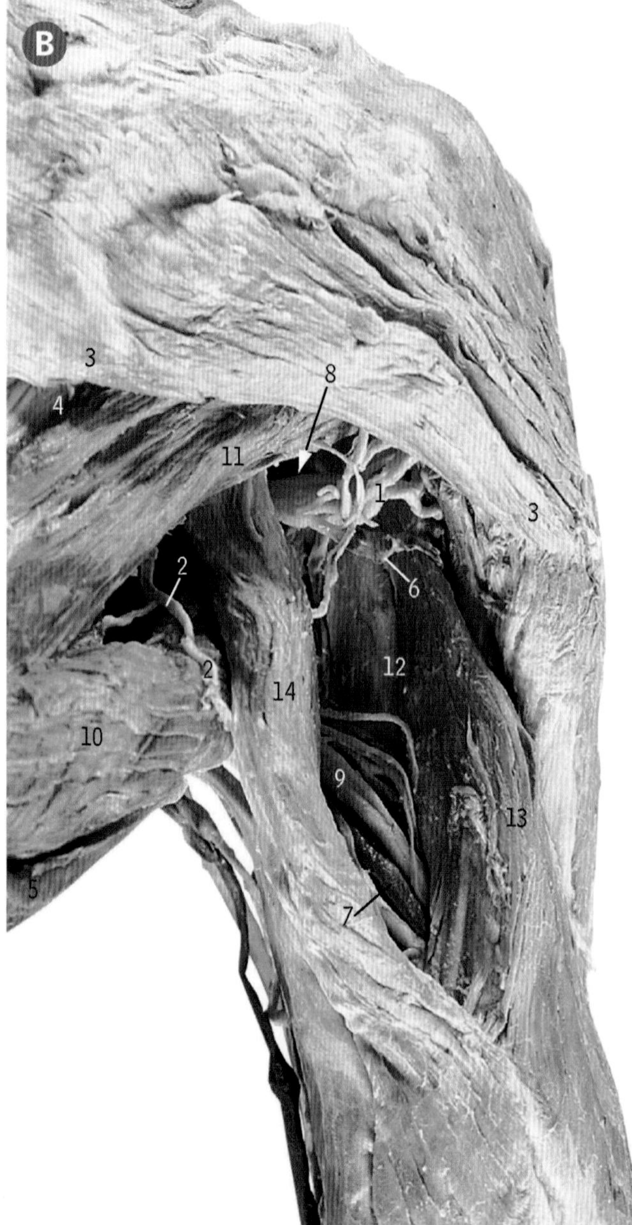

1 腋神经 Axillary nerve
2 旋肩胛动脉 Circumflex scapular artery
3 三角肌 Deltoid
4 冈下肌 Infraspinatus
5 背阔肌 Latissimus dorsi
6 旋肱后动脉 Posterior circumflex humeral artery
7 肱深动脉 Profunda brachii artery
8 四边孔 Quadrangular space
9 桡神经(桡神经沟内) Radial nerve in spiral groove
10 大圆肌 Teres major
11 小圆肌 Teres minor
12 肱三头肌间隙 Triceps, space (lateral)
13 肱三头肌外侧头 Triceps, lateral head
14 肱三头肌长头 Triceps, long head
15 尺神经 Ulnar nerve

A 已去除皮肤与皮下脂肪

B 分离肌肉以显示神经血管束和间隙

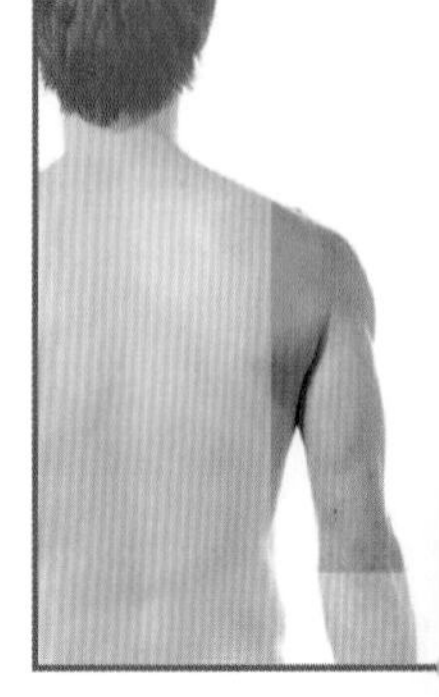

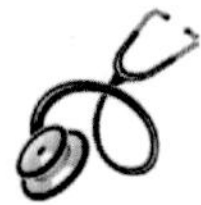

桡神经麻痹见第 170~172 页。

C 左肘　体表标志，背面观

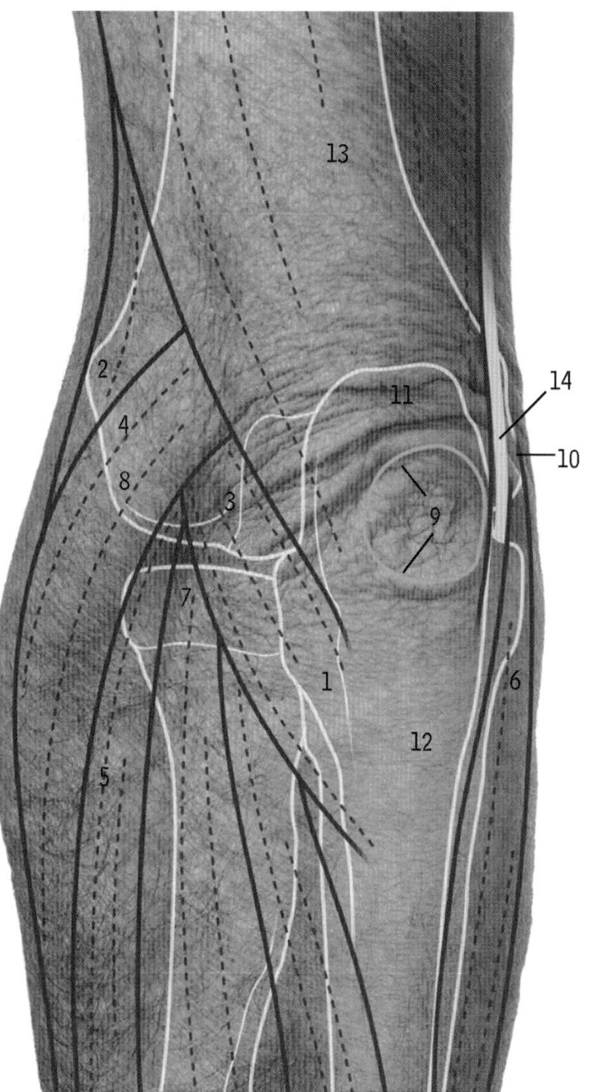

当肘部完全伸直时，伸肌(5,4)在外侧形成凸起。在相邻的凹陷处可以触摸到桡骨头(7)和肱骨小头(3)，表明肘关节中的肱桡关节。在两侧可扪及肱骨内上髁和外上髁(8 和 10)。尺骨鹰嘴(11)背侧皮肤皱褶标出了鹰嘴囊的边界。该部位最重要的结构是尺神经(14)，可在肱骨内上髁(10)右面触摸到其位于肱骨表面。尺骨后缘(12)全长位于皮下。

1 肘部 Anconeus
2 肱桡肌 Brachioradialis
3 肱骨小头 Capitulum of humerus
4 桡侧腕长伸肌腱 Extensor carpi radialis longus
5 伸肌 Extensor muscles
6 尺侧腕屈肌 Flexor carpi ulnaris
7 桡骨头 Head of radius
8 肱骨外上髁 Lateral epicondyle of humerus
9 鹰嘴囊界 Margin of olecranon bursa
10 肱骨内上髁 Medial epicondyle of humerus
11 鹰嘴 Olecranon of ulna
12 尺骨后缘 Posterior border of ulna
13 肱三头肌 Triceps
14 尺神经 Ulnar nerve

D 右肘　背面正中观

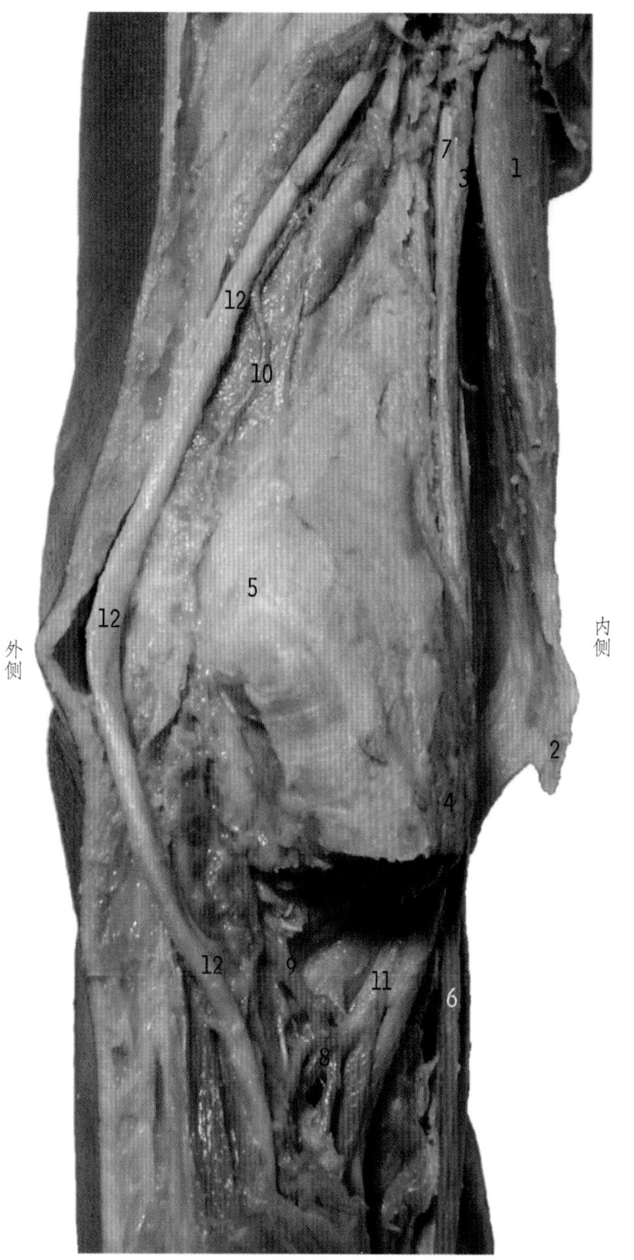

1 肱二头肌 Biceps muscle
2 肱二头肌腱膜 Bicipital aponeurosis
3 肱动脉 Brachial artery
4 屈肌总起点 Common flexor origin
5 内上髁 Medial epicondyle
6 正中动脉 Median artery
7 正中神经 Median nerve
8 供应前臂屈肌的动脉分支 Muscular arterial branches to flexors of forearm
9 尺侧返动脉 Posterior ulnar recurrent artery
10 尺侧上副动脉 Superior ulnar collateral artery
11 尺动脉 Ulnar artery
12 尺神经 Ulnar nerve

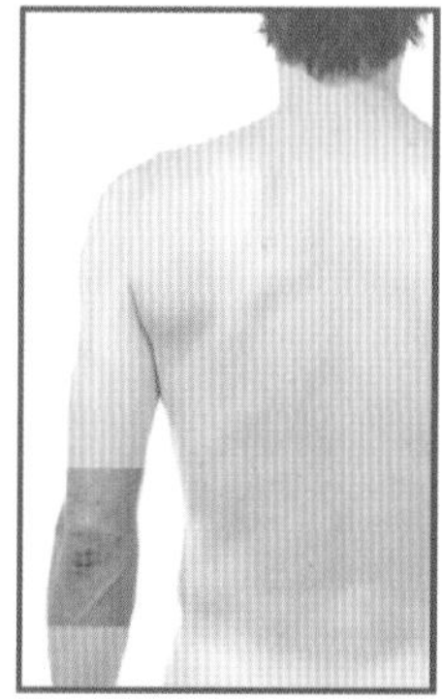

注意：从高位分出并向下延续的正中动脉。

鹰嘴囊炎、肱二头肌腱反射和尺神经麻痹见第 170~172 页。

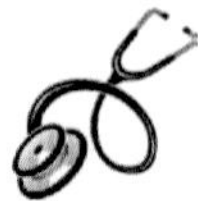

左肘和桡尺关节

A 内侧面观

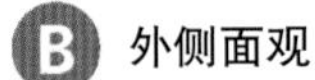

B 外侧面观

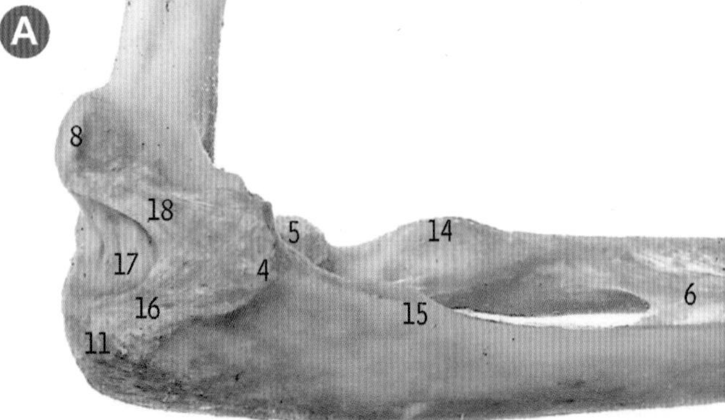

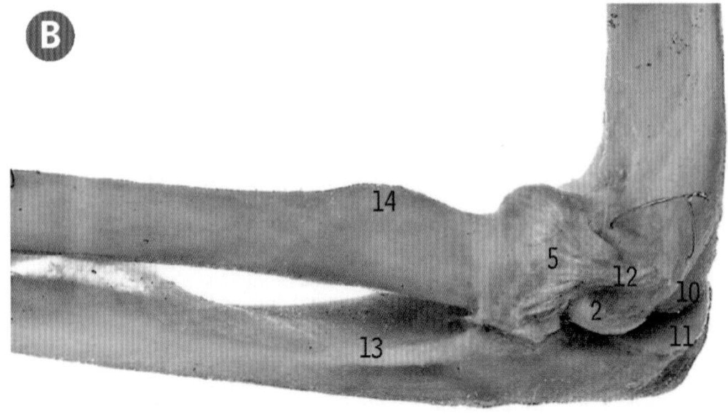

右肘和桡尺关节

D 内侧面观

E 外侧面观

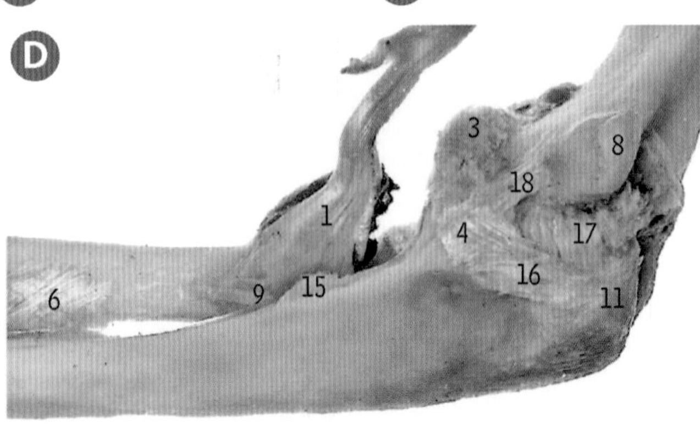

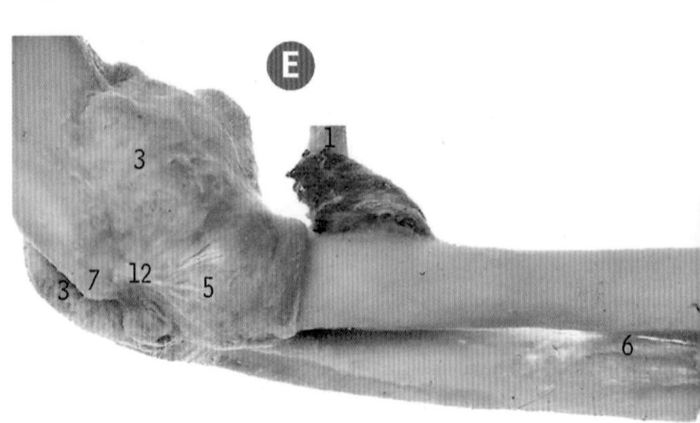

在A图和B图中，前臂弯曲为直角。在D图和E图中，前臂稍弯曲，关节囊(3)中的滑液腔和肱二头肌腱下的滑液囊(1)内灌注了绿色的树脂。

1 肱二头肌腱及其下的滑液囊
Biceps tendon and underlying bursa
2 肱骨小头 Capitulum
3 关节囊(扩张状态)
Capsule (distended)
4 尺骨冠突
Coronoid process of ulna
5 被环状韧带包裹的桡骨头和颈
Head and neck of radius covered by annular ligament
6 骨间膜
Interosseous membrane
7 外上髁 Lateral epicondyle
8 内上髁 Medial epicondyle
9 斜索 Oblique cord
10 鹰嘴窝 Olecranon fossa
11 尺骨鹰嘴
Olecranon process of ulna
12 桡侧副韧带
Radial collateral ligament
13 尺骨旋后肌嵴
Supinator crest of ulna
14 桡骨粗隆
Tuberosity of radius
15 尺骨粗隆 Tuberosity of ulna
16 尺侧副韧带斜带
Ulnar collateral ligament: oblique band
17 尺侧副韧带后带
Ulnar collateral ligament: posterior band
18 尺侧副韧带上带
Ulnar collateral ligament: upper band

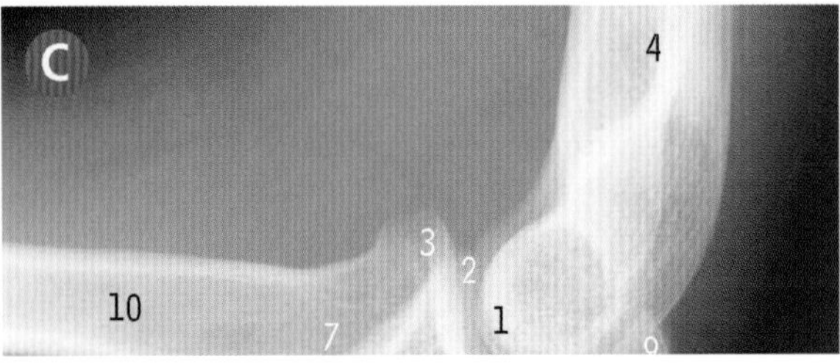

肘部 X线片

C 侧位投影

F 前后位投影

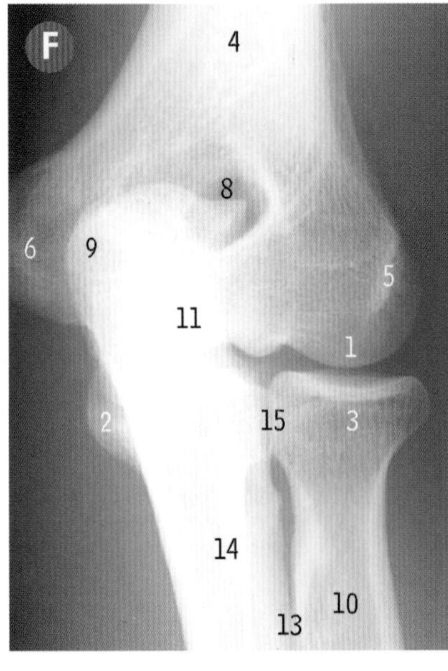

1 肱骨小头
Capitulum of humer
2 尺骨冠突
Coronoid process of ulna
3 桡骨头
Head of radius
4 肱骨 Humerus
5 肱骨外上髁
Lateral epicondyle c humerus
6 肱骨内上髁
Medial epicondyle c humerus
7 桡骨颈
Neck of radius
8 肱骨鹰嘴窝
Olecranon fossa of humerus
9 尺骨鹰嘴
Olecranon process ulna
10 桡骨 Radius
11 肱骨滑车
Trochlea of humeru
12 尺骨半月切迹
Trochlear notch of u
13 桡骨粗隆
Tuberosity of radius
14 尺骨 Ulna
15 桡尺关节
Radioulnar joint

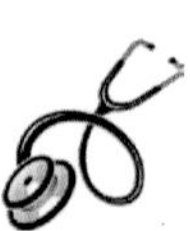

桡骨头脱臼见第170~172页。

左侧肘关节

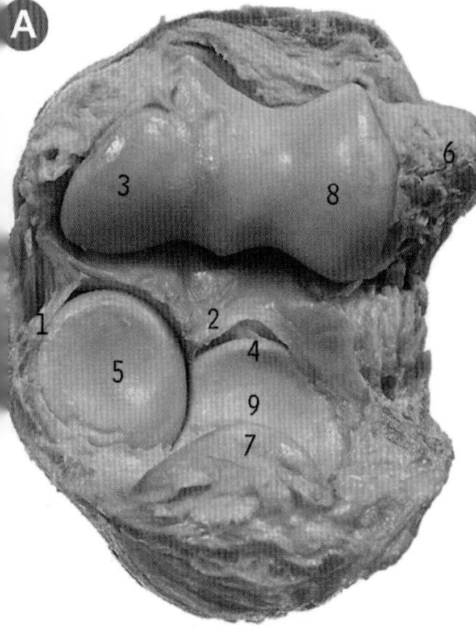

A 从后方打开

从后方"剖开"关节，迫使关节处于屈曲位，可从下方观察到肱骨下端的肱骨小头(3)和肱骨滑车(8)，可从上方观察到桡骨和尺骨(5 和 9)的上端。

1 环状韧带 Annular ligament
2 关节囊前部 Anterior part of capsule
3 肱骨小头 Capitulum of humerus
4 尺骨冠突 Coronoid process of ulna
5 桡骨头 Head of radius
6 肱骨内上髁 Medial epicondyle of humerus
7 尺骨鹰嘴 Olecranon process of ulna
8 肱骨滑车 Trochlea of humerus
9 尺骨半月切迹 Trochlear notch of ulna

左肘

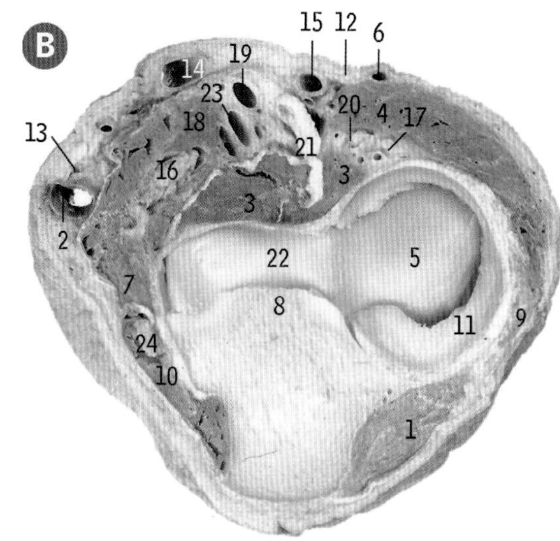

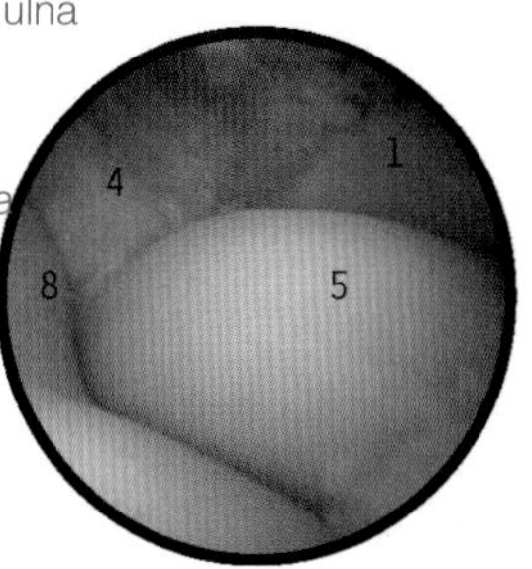

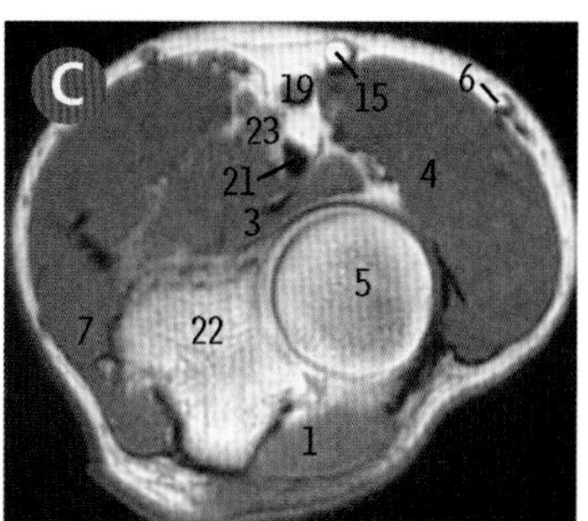

这是通过关节镜观察到的肘关节，从上方展示了肱桡关节的方位和构成。桡骨头远端是环状韧带的近端边缘，可见桡骨头和尺骨冠突形成关节。

B 横断面

C 轴向核磁共振成像

该断面为看向肩部的下面观，恰好位于肱动脉分支为桡动脉和尺动脉(19 和 23)的下方。断面在肱骨滑车(22)和肱骨小头(5)的下方经过，并穿过了尺骨冠突(8)。桡神经(20)和其分支骨间后神经(17)位于肱桡肌(4)和肱肌(3)之间。正中神经(16)位于旋前圆肌(18)主体的下方，尺神经(24)在尺侧腕屈肌(10)的下方进行。

1 肘肌 Anconeus
2 贵要静脉 Basilic vein
3 肱肌 Brachialis
4 肱桡肌 Brachioradialis
5 肱骨小头 Capitulum of humerus
6 头静脉 Cephalic vein
7 屈肌总起点 Common flexor origin
8 尺骨冠突 Coronoid process of ulna
9 桡侧腕长伸肌和腕短伸肌 Extensor carpi radialis longus and brevis
10 尺侧腕屈肌 Flexor carpi ulnaris
11 滑膜边缘 Fringe of synovial membrane
12 前臂外侧皮神经 Lateral cutaneous nerve of forearm
13 前臂内侧皮神经 Medial cutaneous nerve of forearm
14 贵要正中静脉 Median basilic vein
15 头正中静脉 Median cephalic vein
16 正中神经 Median nerve
17 骨间后神经 Posterior interosseous nerve
18 旋前圆肌 Pronator teres
19 桡动脉 Radial artery
20 桡神经 Radial nerve
21 肱二头肌腱 Tendon of biceps brachii
22 肱骨滑车 Trochlea of humerus
23 尺动脉 Ulnar artery
24 尺神经 Ulnar nerve

D 右肘 冠状切面

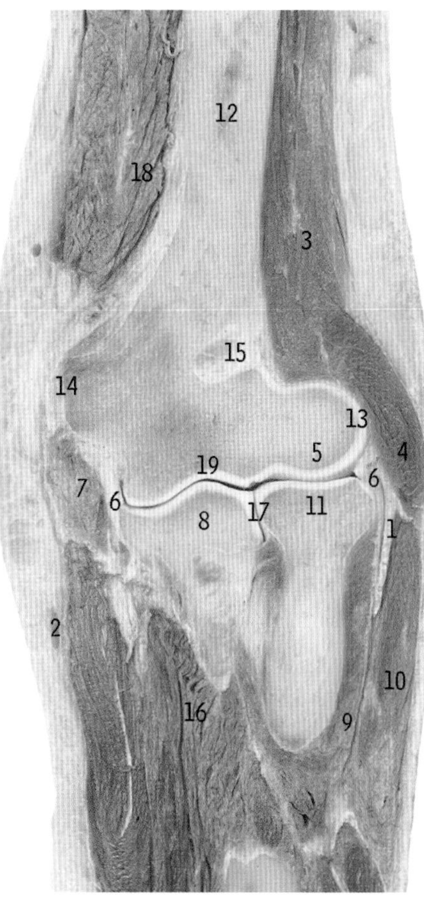

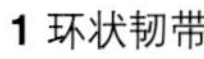

1 环状韧带 Annular ligament
2 贵要静脉 Basilic vein
3 肱肌 Brachialis
4 肱桡肌 Brachioradialis
5 肱骨小头 Capitulum of humerus
6 关节囊 Capsule
7 屈肌总起点 Common flexor origin
8 尺骨喙突 Coronoid process of ulna
9 桡侧腕短伸肌 Extensor carpi radialis brevis
10 桡侧腕长伸肌 Extensor carpi radialis longus
11 桡骨头 Head of radius
12 肱骨 Humerus
13 外上髁 Lateral epicondyle
14 内上髁 Medial epicondyle
15 鹰嘴窝 Olecranon fossa
16 旋前圆肌 Pronator teres
17 桡尺近侧关节 Radio-ulnar joint, proximal
18 三头肌内侧头 Triceps, medial head
19 肱骨滑车 Trochlea of humerus

肘关节镜检查和腕关节镜检查见第 170~172 页。

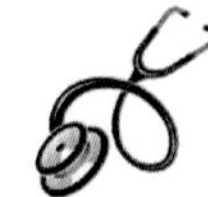

左肘窝

A 体表标志　B 浅静脉

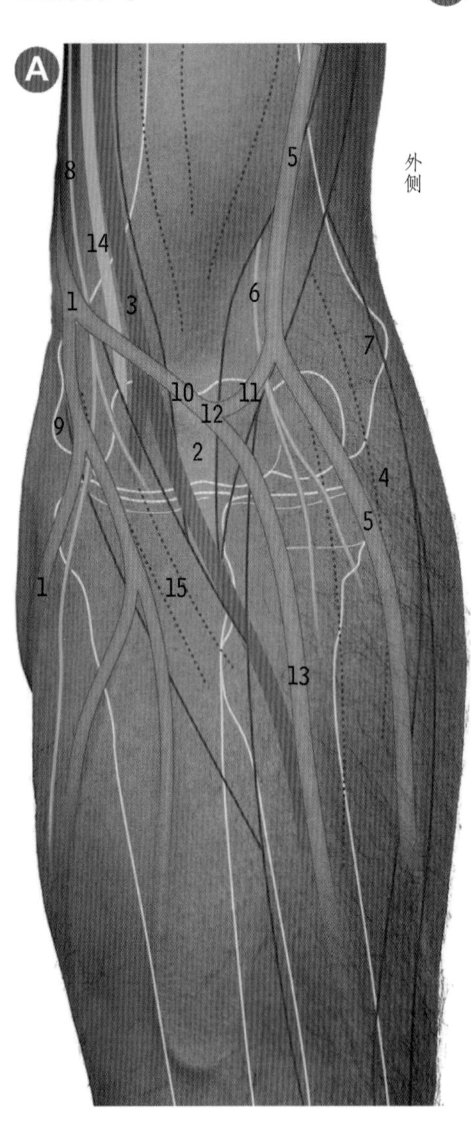

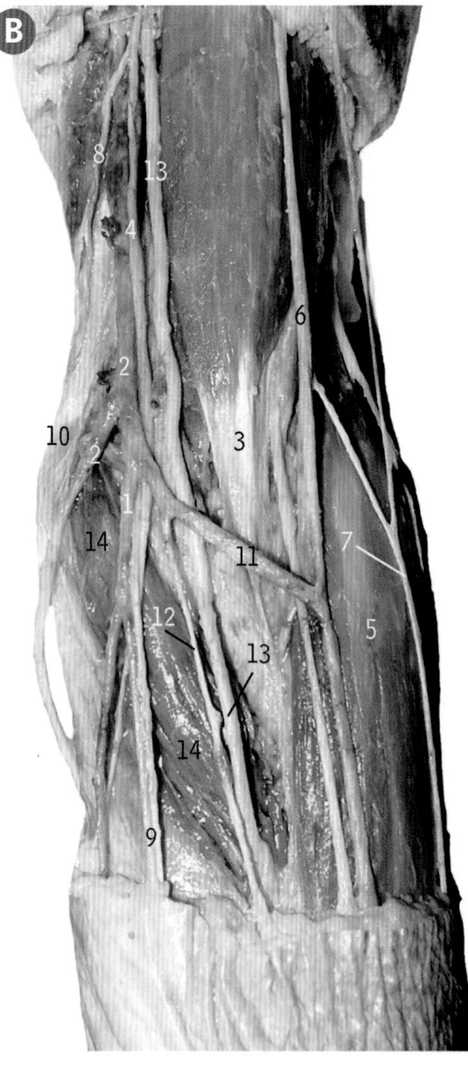

肘前部的浅静脉，如头静脉(A5)和贵要静脉(A1)，以及和它们交通的分支，是静脉内注射和静脉采血的常用部位。静脉分布典型模式是M形(如A中所示)或H形(如B中所示)，但有许多变异类型，故常常没有必要给每一条静脉都命名。

肘窝内的结构，从外侧到内侧依次是：肱二头肌腱(A2)、肱动脉(A3)和正中神经(A14)。

A

1 贵要静脉 Basilic vein
2 肱二头肌腱 Biceps tendon
3 肱动脉 Brachial artery
4 肱桡肌 Brachioradialis
5 头静脉 Cephalic vein
6 前臂外侧皮神经 Lateral cutaneous nerve of forearm
7 外上髁 Lateral epicondyle
8 前臂内侧皮神经 Medial cutaneous nerve of forearm
9 内上髁 Medial epicondyle
10 贵要正中静脉 Median basilic vein
11 头正中静脉 Median cephalic vein
12 肘正中静脉 Median cubital vein
13 前臂正中静脉 Median forearm vein
14 正中神经 Median nerve
15 旋前圆肌 Pronator teres

B

1 副贵要静脉 Accessory basilic vein
2 贵要静脉 Basilic vein
3 肱二头肌腱 Biceps brachii tendon
4 肱动脉 Brachial artery
5 肱桡肌 Brachioradialis muscle
6 头静脉 Cephalic vein
7 前臂外侧皮神经 Lateral cutaneous nerve of forearm
8 臂内侧皮神经 Medial cutaneous nerve of arm
9 前臂内侧皮神经 Medial cutaneous nerve of forearm
10 内上髁 Medial epicondyle
11 肘正中静脉 Median cubital vein
12 前臂正中静脉 Median forearm vein
13 正中神经 Median nerve
14 旋前圆肌 Pronator teres muscle

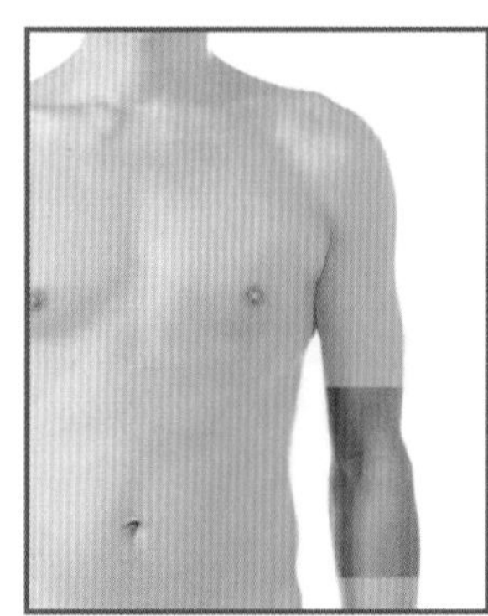

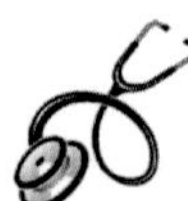

肱动脉脉搏听诊、肱二头肌腱反射、高尔夫肘和网球肘见第170~172页。

左肘和前臂上部

C 深层解剖　　D 神经和动脉的深层解剖

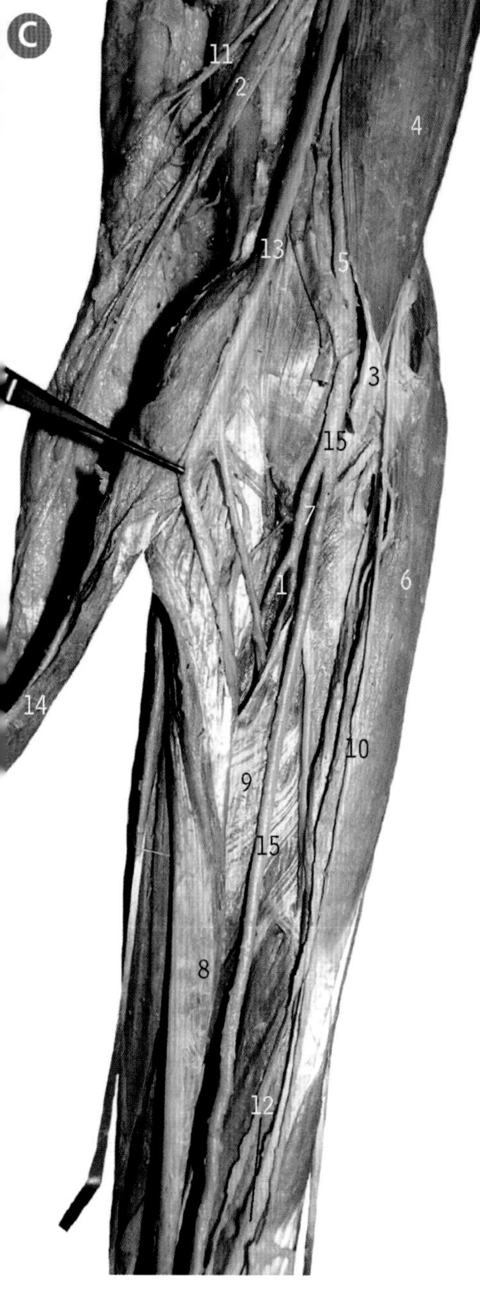

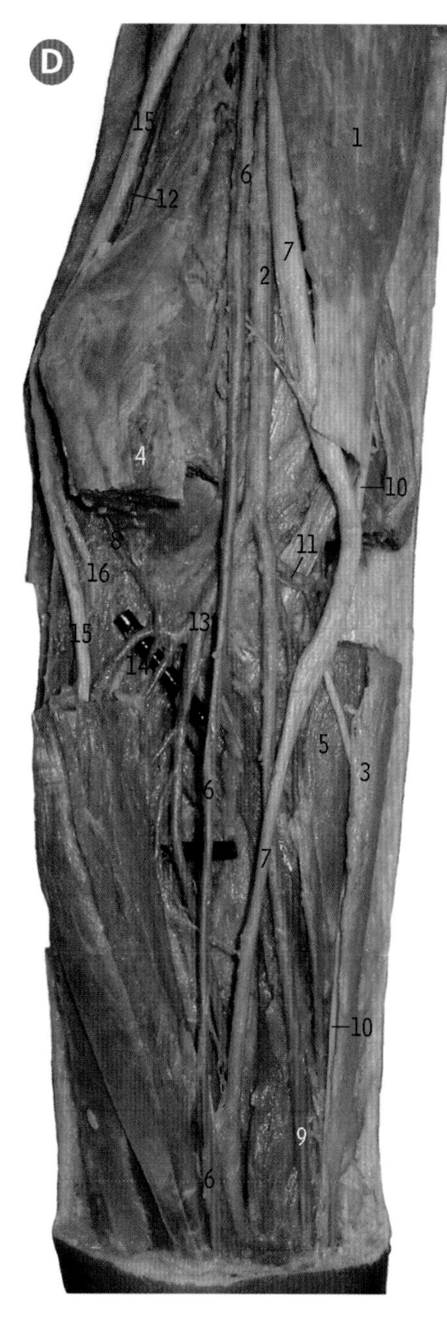

外侧

1 骨间前动脉 Anterior interosseous artery
2 贵要静脉 Basilic vein
3 肱二头肌腱膜(已翻起) Biceps brachii aponeurosis,reflected
4 肱二头肌 Biceps brachii muscle
5 肱动脉 Brachial artery
6 肱桡肌 Brachioradialis muscle
7 骨间总动脉 Common interosseous artery
8 尺侧腕屈肌 Flexor carpi ulnaris muscle
9 指深屈肌 Flexor digitorum profundus muscle
10 前臂外侧皮神经 Lateral cutaneous nerve of forearm
11 臂内侧皮神经 Medial cutaneous nerve of arm
12 正中神经 Median nerve
13 正中神经(向内侧翻起) Median nerve, reflected medially
14 旋前圆肌(已翻起) Pronator teres muscle, reflected
15 尺动脉 Ulnar artery

1 肱二头肌 Biceps
2 肱动脉 Brachial artery
3 肱桡肌 Brachioradialis
4 屈肌总起点 Common flexor origin
5 桡侧腕长伸肌 Extensor carpi radialis longus
6 正中动脉 Median artery
7 正中神经(牵向外侧) Median nerve, pulled laterally
8 尺侧返动脉后支 Posterior ulnar recurrent artery
9 桡动脉 Radial artery
10 桡神经浅支 Radial nerve, superficial branch
11 桡侧返动脉 Radial recurrent artery
12 尺侧上副动脉 Superior ulnar collateral artery
13 尺动脉 Ulnar artery
14 供应前臂屈肌的尺动脉分支 Ulnar artery, branches to forearm flexors
15 尺神经 Ulnar nerve
16 支配尺侧腕屈肌的尺神经分支 Ulnar nerve, branch to flexor carpi ulnaris

注意:高位分出并向下延续。

骨间前神经卡压和肘部动脉穿刺见第 170~172 页。

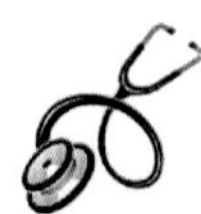

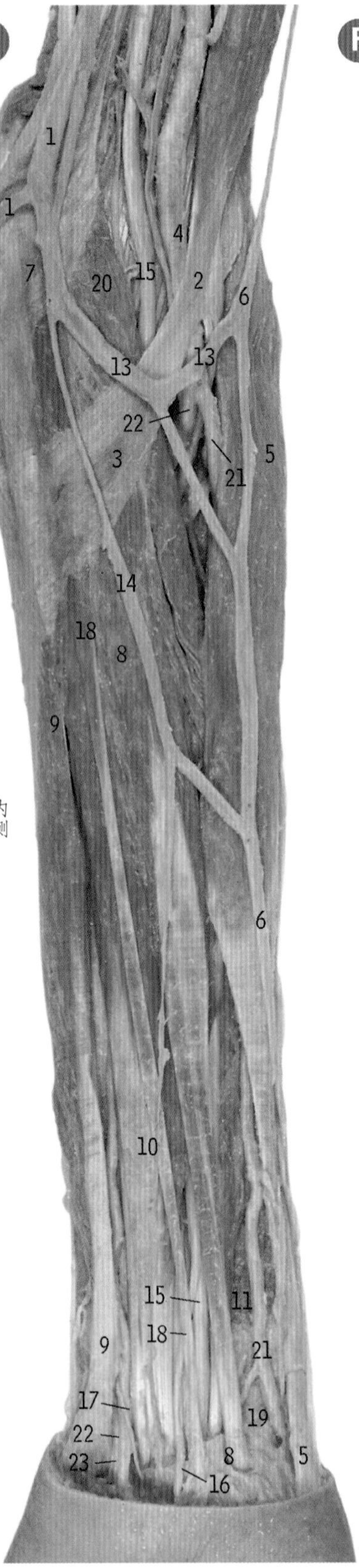

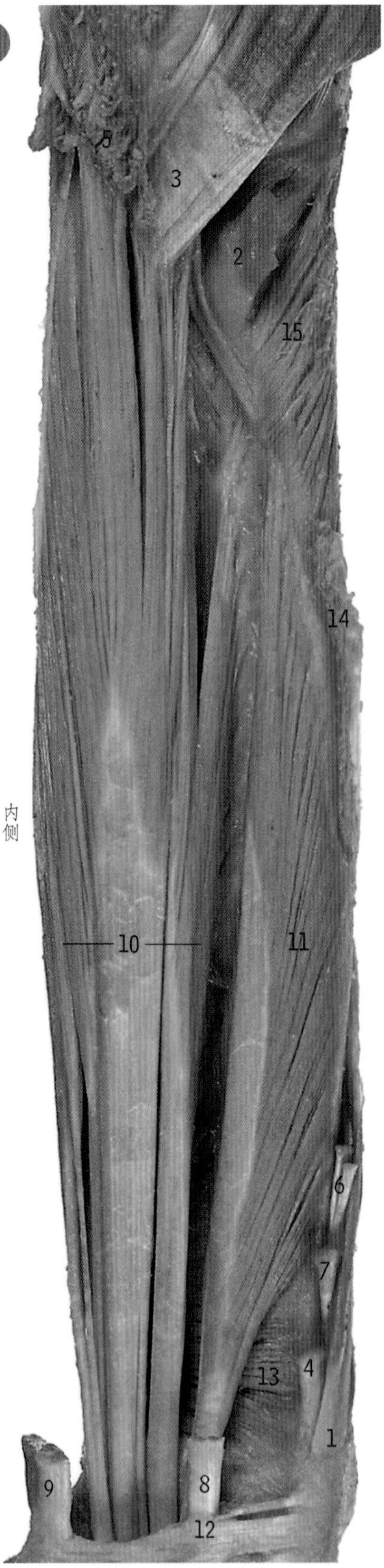

E 左前臂

浅表肌肉，前面观

已去除皮肤和筋膜，但保留较大的浅静ⅰ(1、6 和 13)，在侧面，桡动脉(21)大部分被肱柞肌(5)覆盖。在腕部，桡侧腕屈肌(8)肌腱外侧为桡动脉(21)；内侧为正中神经(15)。掌长肌腱(18)内侧稍微覆盖正中神经（如果存在掌长肌腱，13%人群中掌长肌腱缺如）。

1 贵要静脉 Basilic vein
2 肱二头肌腱 Biceps tendon
3 肱二头肌腱膜 Bicipital aponeurosis
4 肱动脉 Brachial artery
5 肱桡肌 Brachioradialis
6 头静脉 Cephalic vein
7 屈肌总起点 Common flexor origin
8 桡侧腕屈肌 Flexor carpi radialis
9 尺侧腕屈肌 Flexor carpi ulnaris
10 指浅屈肌 Flexor digitorum superficialis
11 拇长屈肌 Flexor pollicis longus
12 内上髁 Medial epicondyle
13 肘正中静脉 Median cubital vein
14 前臂正中静脉 Median forearm vein
15 正中神经 Median nerve
16 正中神经掌支 Palmar branch of median nerve
17 尺神经掌支 Palmar branch of ulnar nerve
18 掌长肌 Palmaris longus
19 旋前方肌 Pronator quadratus
20 旋前圆肌 Pronator teres
21 桡动脉 Radial artery
22 尺动脉 Ulnar artery
23 尺神经 Ulnar nerve

F 左前臂

深部肌肉，前面观

已去除所有的血管神经以及浅层肌肉，以显示深部屈肌群——指深屈肌(10)、拇长屈肌(11)和旋前方肌(13)。

1 拇长展肌 Abductor pollicis longus
2 肱二头肌 Biceps
3 肱肌 Brachialis
4 肱桡肌 Brachioradialis
5 屈肌总起点 Common flexor origin
6 桡侧腕短伸肌 Extensor carpi radialis brevis
7 桡侧腕长伸肌 Extensor carpi radialis longus
8 桡侧腕屈肌 Flexor carpi radialis
9 尺侧腕屈肌 Flexor carpi ulnaris
10 指深屈肌 Flexor digitorum profundus
11 拇长屈肌 Flexor pollicis longus
12 屈肌支持带 Flexor retinaculum
13 旋前方肌 Pronator quadratus
14 旋前圆肌 Pronator teres
15 旋后肌 Supinator

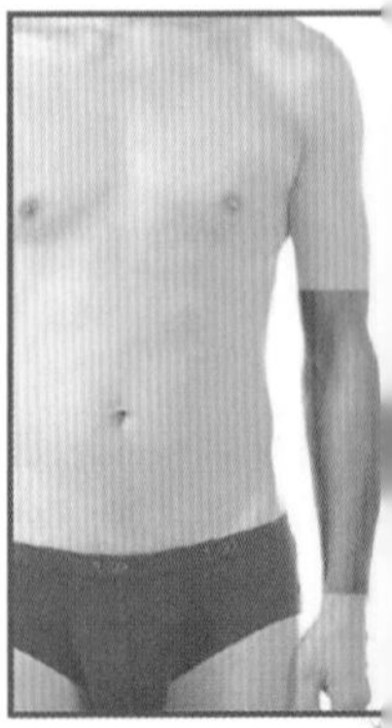

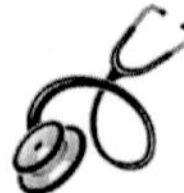

上肢静脉穿刺和静脉切开术见第 170~172 页。

A 右肘窝和前臂 动脉

在动脉充盈并且去除大多数表层肌肉情况下，可见肱动脉分为桡动脉(18)和尺动脉(20)。桡动脉发出桡侧返动脉(19)。其在旋后肌前方向上走行发出分支供应桡侧腕伸肌(10 和 9)。尺动脉发出前、后尺侧返动脉(2 和 15)，尺动脉的分支骨间总动脉(8)发出骨间前动脉(1)，骨间前动脉经拇长屈肌(13)和指深屈肌(12)之间下行。

1 位于骨间膜前方的骨间前动脉 Anterior interosseous artery overlying interosseous membrane
2 尺侧返动脉前支 Anterior ulnar recurrent artery
3 二头肌腱 Biceps tendon
4 肱动脉 Brachial artery
5 肱肌 Brachialis
6 肱桡肌 Brachioradialis
7 屈肌端 Common flexor origin
8 骨间总动脉 Common interosseous artery
9 桡侧腕短伸肌 Extensor carpi radialis brevis
10 桡侧腕长伸肌 Extensor carpi radialis longus
11 尺侧腕屈肌 Flexor carpi ulnaris
12 指深屈肌 Flexor digitorum profundus
13 拇长屈肌 Flexor pollicis longus
14 肱骨内上髁 Medial epicondyle of humerus
15 尺侧返动脉后支 Posterior ulnar recurrent artery
16 旋前方肌 Pronator quadratus
17 旋前圆肌 Pronator teres
18 桡动脉 Radial artery
19 位于旋后肌前方的桡侧返动脉 Radial recurrent artery overlying supinator
20 尺动脉 Ulnar artery

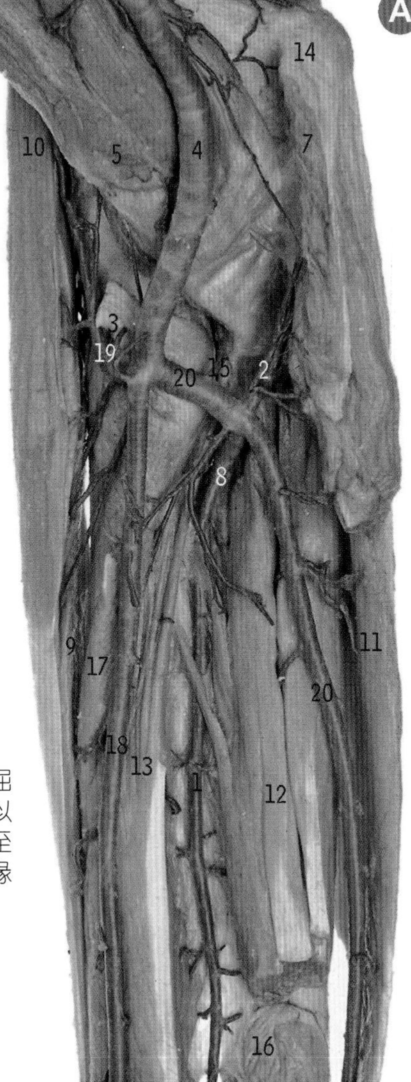

内侧

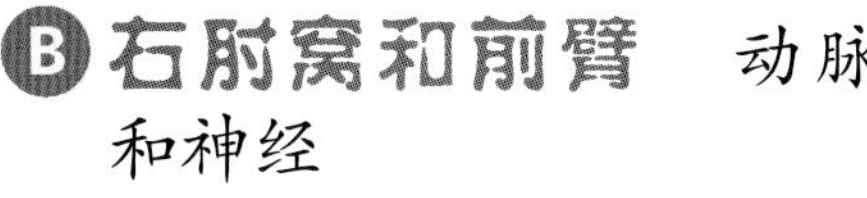

B 右肘窝和前臂 动脉和神经

去除旋前圆肌和桡侧腕屈肌(均起自于屈肌总起点，9 和 7)位于肱骨上的大部分起点以及掌长肌，以显示正中神经(12)从浅层延伸至旋前圆肌深头，之后位于指浅屈肌桡侧头上缘深面。

内侧

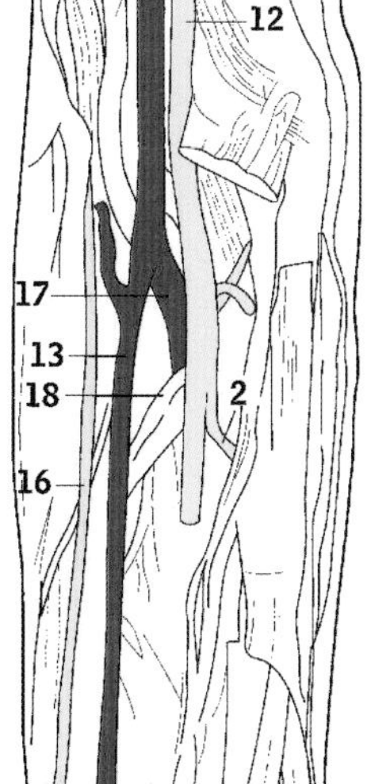

1 正中神经肌支 A muscular branch of median nerve
2 骨间前神经 Anterior interosseous nerve
3 肱二头肌 Biceps
4 肱动脉 Brachial artery
5 肱肌 Brachialis
6 肱桡肌(向外侧翻起) Brachioradialis (displaced laterally)
7 屈肌总起点 Common flexor origin
8 尺侧腕屈肌(向内侧翻起) Flexor carpi ulnaris(displaced medially)
9 旋前圆肌肱骨头 Humeral head of pronator teres
10 指浅屈肌肱尺头 Humero-ulnar head of flexor digitorum superficialis
11 前臂外侧皮神经 Lateral cutaneous nerve of forearm
12 正中神经 Median nerve
13 桡动脉 Radial artery
14 指浅屈肌桡骨头 Radial head of flexor digitorum superficialis
15 桡侧返动脉 Radial recurrent artery
16 走行于桡侧腕长伸肌前方的桡神经浅层终支 Superficial terminal branch of radial nerve overlying extensor carpi radialis longus
17 尺动脉 Ulnar artery
18 旋前圆肌尺骨头 Ulnar head of pronator teres
19 尺神经和尺动脉 Ulnar nerve and artery

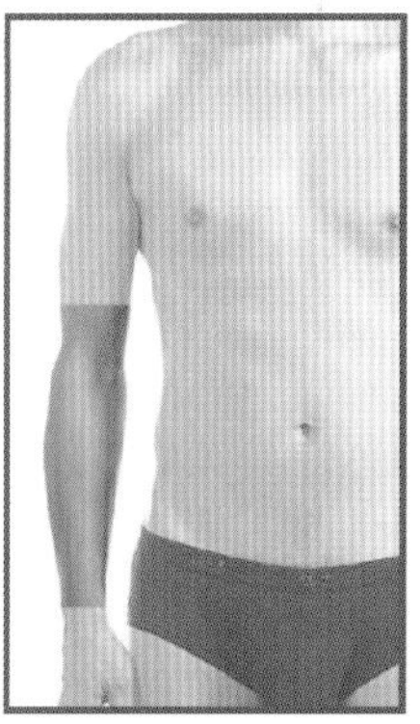

骨间前神经卡压和 Volkman 缺血性挛缩见第 170~172 页。

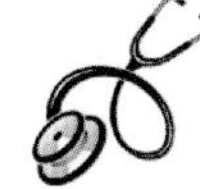

A 左肘 侧面观

前臂位于旋前位时，从外侧观察，桡骨(7)位于尺骨前方。除旋后肌(8)外，去除所有肌肉以显示其在肱骨和尺骨上的起点(见注)。

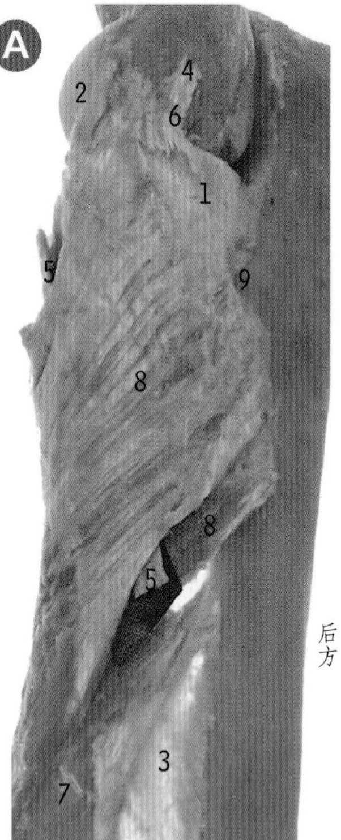
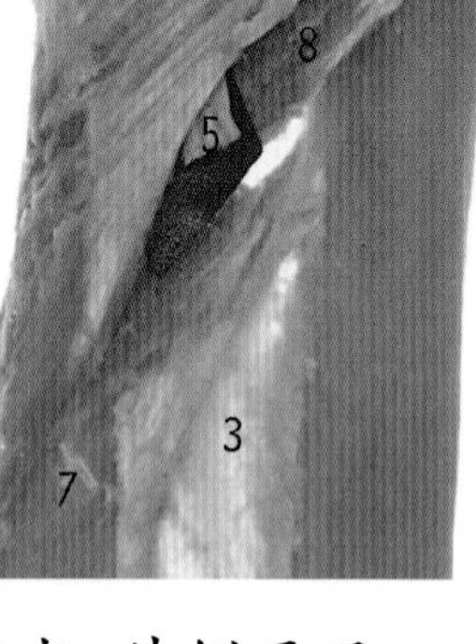
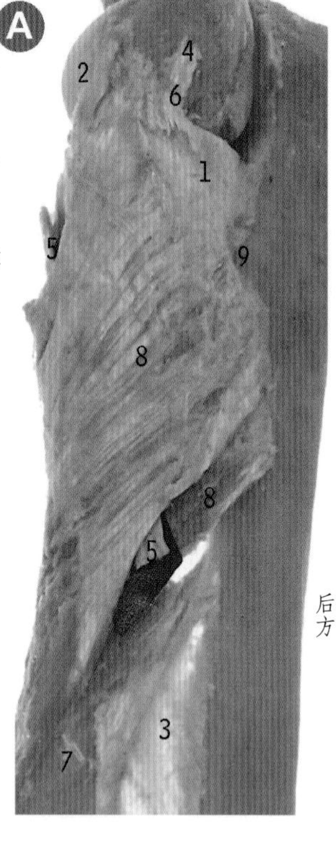

1 环状韧带 Annular ligament
2 肱骨小头 Capitulum of humerus
3 骨间膜 Interosseous membrane
4 外上髁 Lateral epicondyle
5 骨间后神经 Posterior interosseous nerve
6 桡侧副韧带 Radial collateral ligament
7 桡骨 Radius
8 旋后肌 Supinator
9 尺骨旋后肌嵴 Supinator crest of ulna

B 左前臂 深层肌肉，外侧面观

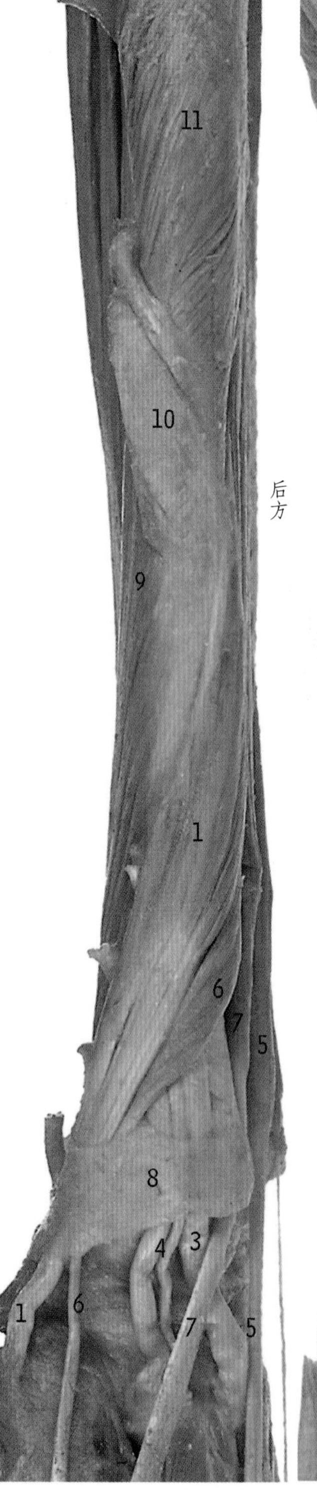

1 拇长展肌 Abductor pollicis longus
2 肱二头肌 Biceps brachii
3 桡侧腕短伸肌 Extensor carpi radialis brevis
4 桡侧腕长伸肌(双) Extensor carpi radialis longus (double)
5 示指伸肌 Extensor indicis
6 拇短伸肌 Extensor pollicis brevis
7 拇长伸肌 Extensor pollicis longus
8 伸肌支持带 Extensor retinaculum
9 拇长屈肌 Flexor pollicis longus
10 旋前圆肌 Pronator teres
11 旋后肌 Supinator

C 左前臂

骨间后神经，后面观

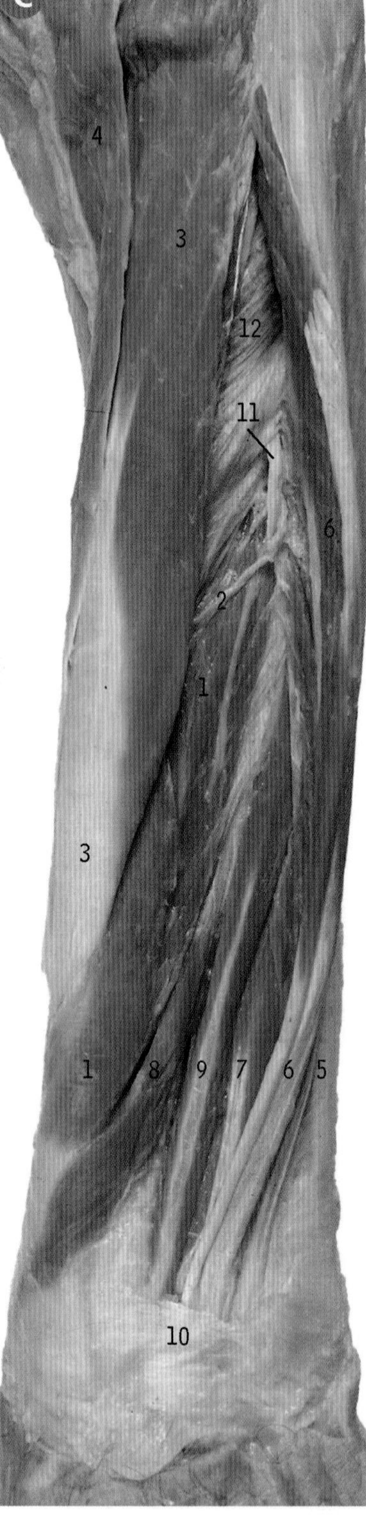

1 拇长展肌 Abductor pollicis longus
2 骨间后动脉分支 Branch of posterior interosseous artery
3 桡侧腕短伸肌 Extensor carpi radialis brevis
4 桡侧腕长伸肌 Extensor carpi radialis longus
5 尺侧腕伸肌 Extensor carpi ulnaris
6 指伸肌 Extensor digitorum
7 示指伸肌 Extensor indicis
8 拇短伸肌 Extensor pollicis brevis
9 拇长伸肌 Extensor pollicis longus
10 伸肌支持带 Extensor retinaculum
11 骨间后神经 Posterior interosseous nerve
12 旋后肌 Supinator

骨间膜(A3)的纤维从桡骨(A7)斜向下行至尺骨，从而将重量从手和桡骨传递至尺骨。旋后肌(A8)起自肱骨外上髁(A4)、桡侧副韧带(A6)、环状韧带(A1)、尺骨旋后肌嵴(A9)和嵴上的骨部(119 页，D10)，以及覆于该肌上的腱膜。

从这些起点开始，骨间膜纤维围绕桡骨上端旋前圆肌附着点的上部，然后附着于桡骨外侧面，并向前和向后延伸至桡骨粗隆。

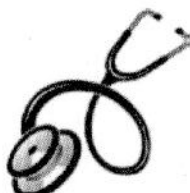

骨间后神经卡压见第 170~172 页。

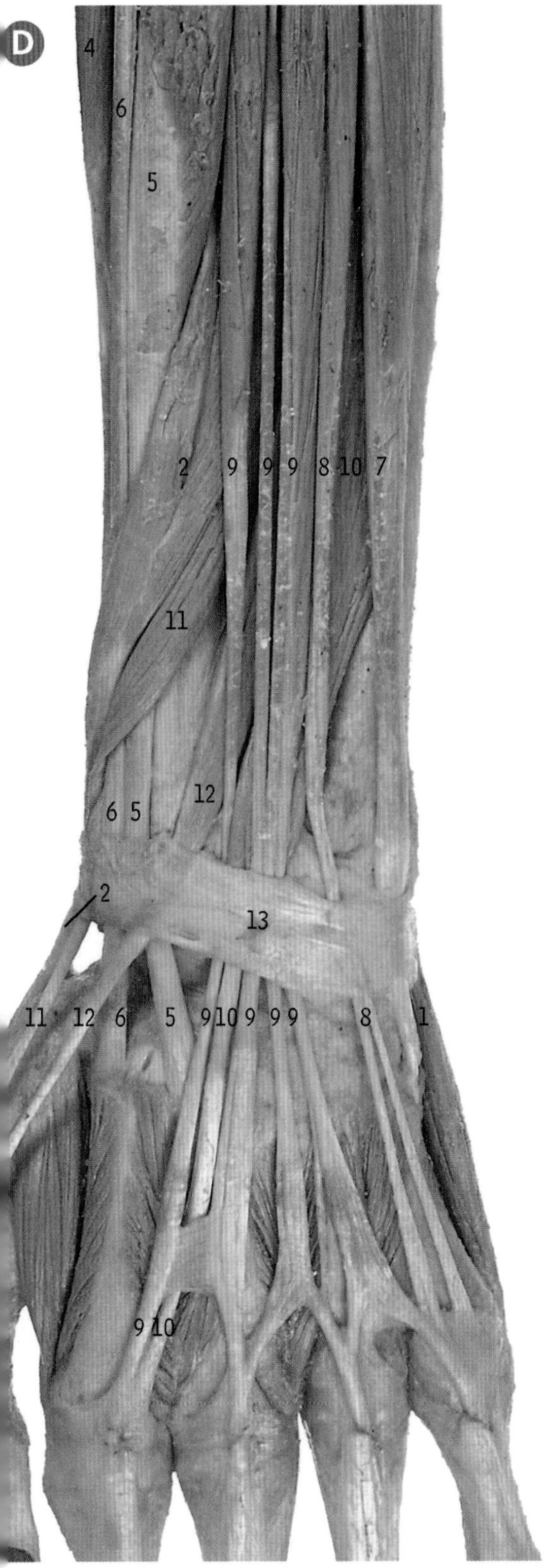

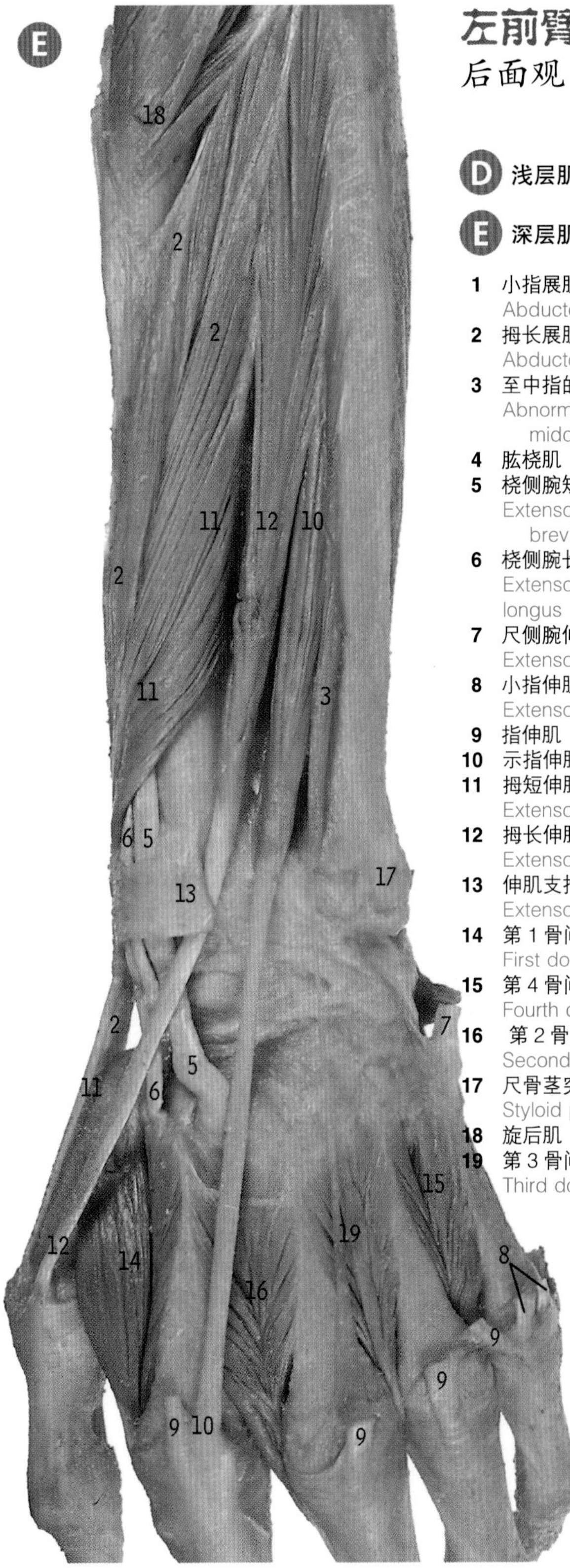

左前臂和手
后面观

D 浅层肌肉

E 深层肌肉

1 小指展肌 Abductor digiti minimi
2 拇长展肌 Abductor pollicis longus
3 至中指的示指伸肌异常滑动 Abnormal slip of 10 to middle finger
4 肱桡肌 Brachioradialis
5 桡侧腕短伸肌 Extensor carpi radialis brevis
6 桡侧腕长伸肌 Extensor carpi radialis longus
7 尺侧腕伸肌 Extensor carpi ulnaris
8 小指伸肌 Extensor digiti minimi
9 指伸肌 Extensor digitorum
10 示指伸肌 Extensor indicis
11 拇短伸肌 Extensor pollicis brevis
12 拇长伸肌 Extensor pollicis longus
13 伸肌支持带 Extensor retinaculum
14 第 1 骨间背侧肌 First dorsal interosseous
15 第 4 骨间背侧肌 Fourth dorsal interosseous
16 第 2 骨间背侧肌 Second dorsal interosseous
17 尺骨茎突 Styloid process of ulna
18 旋后肌 Supinator
19 第 3 骨间背侧肌 Third dorsal interosseous

有关手背部肌腱情况见第 165 页。

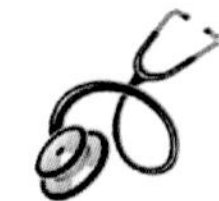

A 左手掌

1 小指展肌 Abductor digiti minimi
2 拇短展肌 Abductor pollicis brevis
3 拇收肌 Adductor pollicis
4 远侧横皮褶 Distal transverse crease
5 远侧腕皮褶 Distal wrist crease
6 桡侧腕屈肌 Flexor carpi radialis
7 尺侧腕屈肌 Flexor carpi ulnaris
8 小指短屈肌 Flexor digiti minimi brevis
9 拇短屈肌 Flexor pollicis brevis
10 掌骨头 Head of metacarpal
11 钩骨 Hook of hamate
12 掌深弓水平 Level of deep palmar arch
13 掌浅弓水平 Level of superficial palmar arch
14 纵向皮褶 Longitudinal crease
15 正中神经 Median nerve
16 中部腕皮褶 Middle wrist crease
17 掌短肌 Palmaris brevis
18 掌长肌 Palmaris longus
19 豌豆骨 Pisiform
20 近侧横皮褶 Proximal transverse crease
21 近侧腕皮褶 Proximal wrist crease
22 桡动脉 Radial artery
23 鱼际隆起 Thenar eminence
24 尺动脉和尺神经 Ulnar artery and nerve

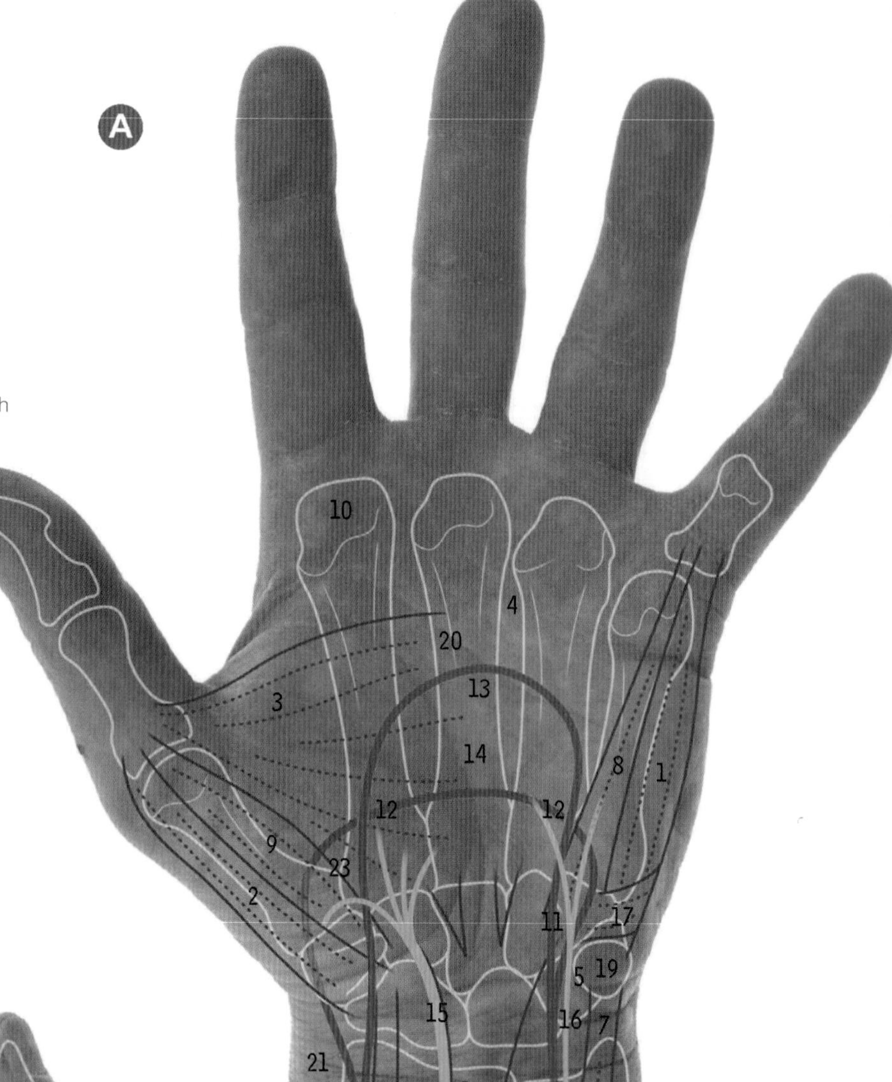

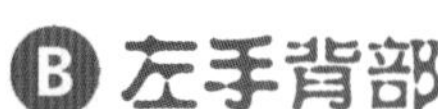

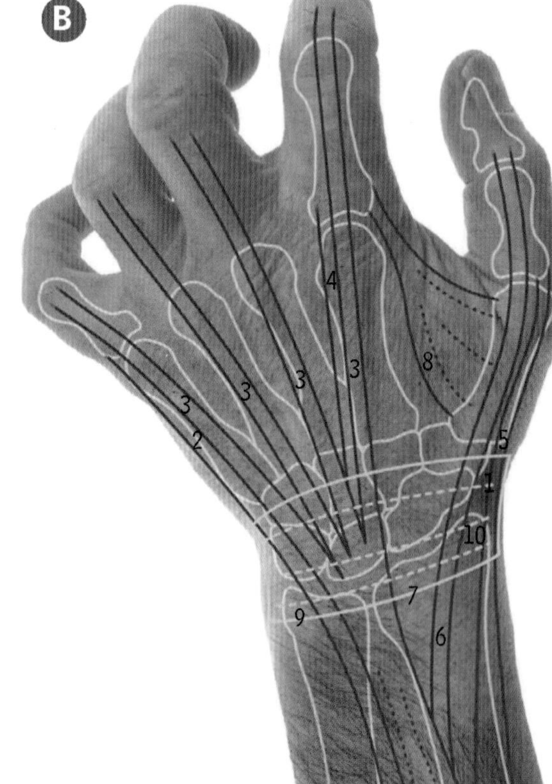

B 左手背部

手指掌指关节伸直，指间关节部分屈曲，以便突出伸肌腱(2、3 和 4)，拇指腕掌关节伸直，掌指关节、指间关节部分屈曲。手指基底部近端的线条标志着掌骨头的末端以及掌指关节位置。解剖学鼻烟窝(1)是位于拇长展肌、拇短伸肌(外侧界)和拇长伸肌(内侧界)之间的凹陷。

1 解剖学的鼻烟窝 Anatomical snuffbox
2 小指伸肌 Extensor digiti minimi
3 指伸肌 Extensor digitorum
4 示指伸肌 Extensor indicis
5 拇短伸肌和拇长展肌 Extensor pollicis brevis and abductor pollicis longus
6 拇长伸肌 Extensor pollicis longus
7 伸肌支持带 Extensor retinaculum
8 第 1 骨间背侧肌 First dorsal interosseous
9 尺骨头 Head of ulna
10 桡骨茎突 Styloid process of radius

手指 运动

A 屈掌指关节和指间关节

B 伸掌指关节、屈指间关节

C 伸掌指关节和指间关节

握拳时，所有手指关节屈曲(A)，掌骨头(6)突出形成指节。伸掌指关节(B9)需要紧张指长伸肌腱，而伸指骨间关节(C10,5)需要紧张骨间肌和蚓状肌，从而紧张指背腱膜。只有在掌指关节屈曲的状态时，长的伸肌腱才能伸至指间关节。

1 远节指骨底 Base of distal phalanx
2 掌骨底 Base of metacarpal
3 中节指骨底 Base of middle phalanx
4 近节指骨底 Base of proximal phalanx
5 远侧指间关节 Distal interphalangeal joint
6 掌骨头 Head of metacarpal
7 中节指骨头 Head of middle phalanx
8 近节指骨头 Head of proximal phalanx
9 掌指关节 Metacarpophalangeal joint
10 近端指间关节 Proximal interphalangeal joint

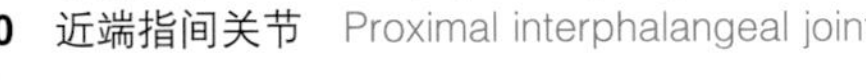

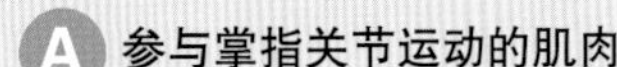

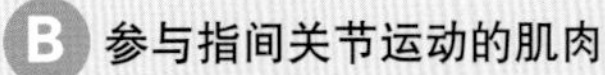

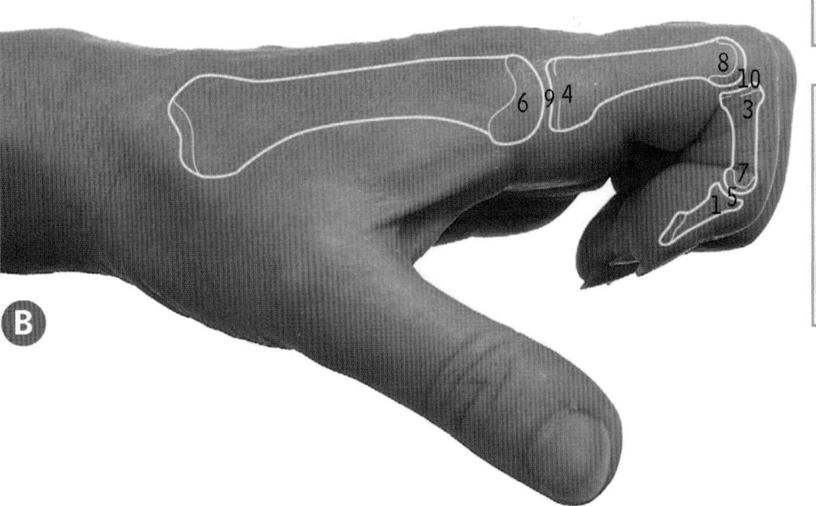

A 参与掌指关节运动的肌肉

屈曲：深屈肌、指浅屈肌、蚓状肌、骨间肌、运动小指的小指短屈肌、运动拇指的拇长屈肌、拇短屈肌以及第1骨间掌侧肌。

伸展：指伸肌、示指伸肌(示指)、小指伸肌(小指)以及运动拇指的拇长伸肌和拇短伸肌。

内收：骨间掌侧肌；掌指关节屈曲时，长屈肌腱辅助内收。

外展：骨间背侧肌、长伸肌、运动小指的小指展肌。

B 参与指间关节运动的肌肉

屈曲：指浅屈肌和指深屈肌作用于近侧列关节；指深屈肌还作用于远端关节；运动拇指的拇长屈肌。

伸展：掌指关节屈曲时，指伸肌、示指伸肌和小指伸肌伸指间关节；掌指关节伸展时，骨间肌和蚯状肌伸指间关节。

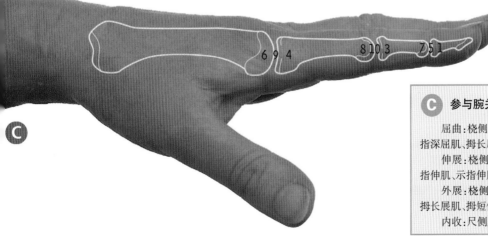

C 参与腕关节运动的肌肉

屈曲：桡侧腕屈肌、尺侧腕屈肌、掌长肌；指浅屈肌、指深屈肌、拇长屈肌和拇长展肌辅助屈腕。

伸展：桡侧腕长伸肌、桡侧腕短伸肌、尺侧腕伸肌；指伸肌、示指伸肌、小指伸肌和拇长伸肌辅助伸腕。

外展：桡侧腕屈肌、桡侧腕长伸肌、桡侧腕短伸肌、拇长展肌、拇短伸肌。

内收：尺侧腕屈肌、尺侧腕伸肌。

拇指 运动

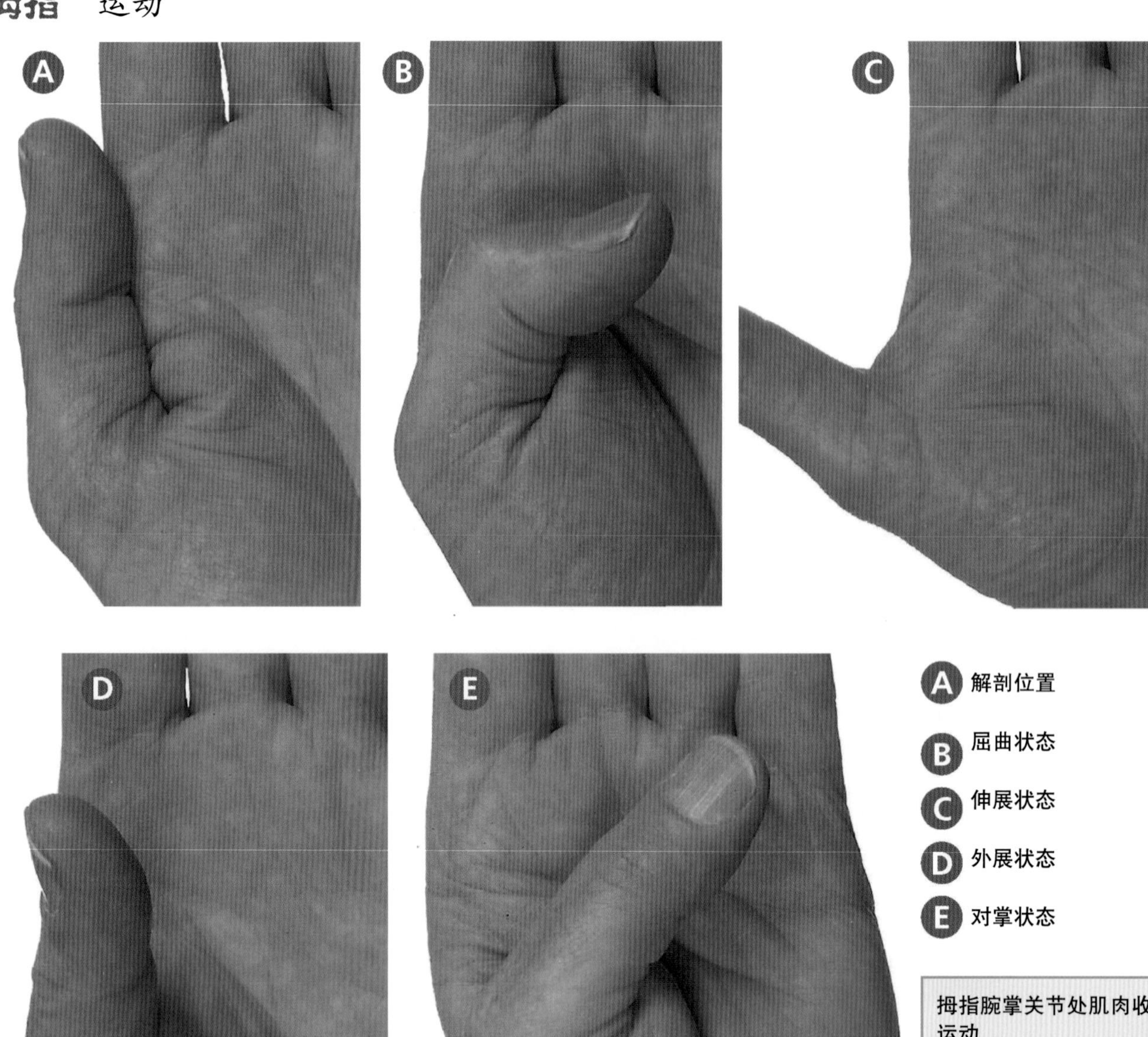

A 解剖位置

B 屈曲状态

C 伸展状态

D 外展状态

E 对掌状态

拇指在解剖位置时(A),拇指的指甲和手指呈直角,因为第 1 掌骨和其他掌骨呈直角(123~124页)。这是一个人为的位置,在正常放松状态时,拇指与手掌平面成 60° 角(也就是说,部分是外展的)。屈曲(B)是指拇指横过手掌弯曲,并且保持指骨和手掌垂直。伸展(C)是相反的动作,远离手掌。外展(D)时,拇指朝手掌平面稍高,此动作必然会产生对掌运动(E):伴随第 1 掌骨的旋转以及整个指的屈曲,屈曲拇指各关节以使拇指指腹靠近小指基底部掌面(日常生活中更常见拇指指腹与各指相接触或者相搭)。对掌运动结合了外展、屈曲以及腕掌关节内旋;此时,其他指关节并不一定同时屈曲。

拇指腕掌关节处肌肉收缩产生运动

屈曲:拇短屈肌、拇对掌肌和(当拇指其他关节屈曲时)拇长屈肌。

伸展:拇长展肌、拇长展肌、拇短伸肌。

外展:拇短展肌、拇长展肌。

内收:拇收肌。

对掌:拇对掌肌、拇短屈肌、拇收肌和拇长屈肌可以使对掌运动更有力。

左手手掌

A 掌腱膜

切除手掌皮肤以暴露掌腱膜

B 掌腱膜去除后

手掌屈肌支持带的深层解剖显示正中神经和尺神经掌支，以及掌浅弓、两侧的大小鱼际肌

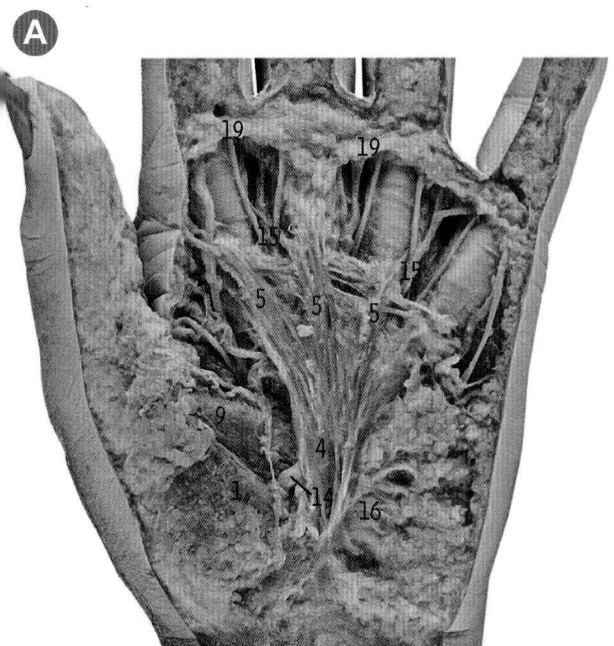

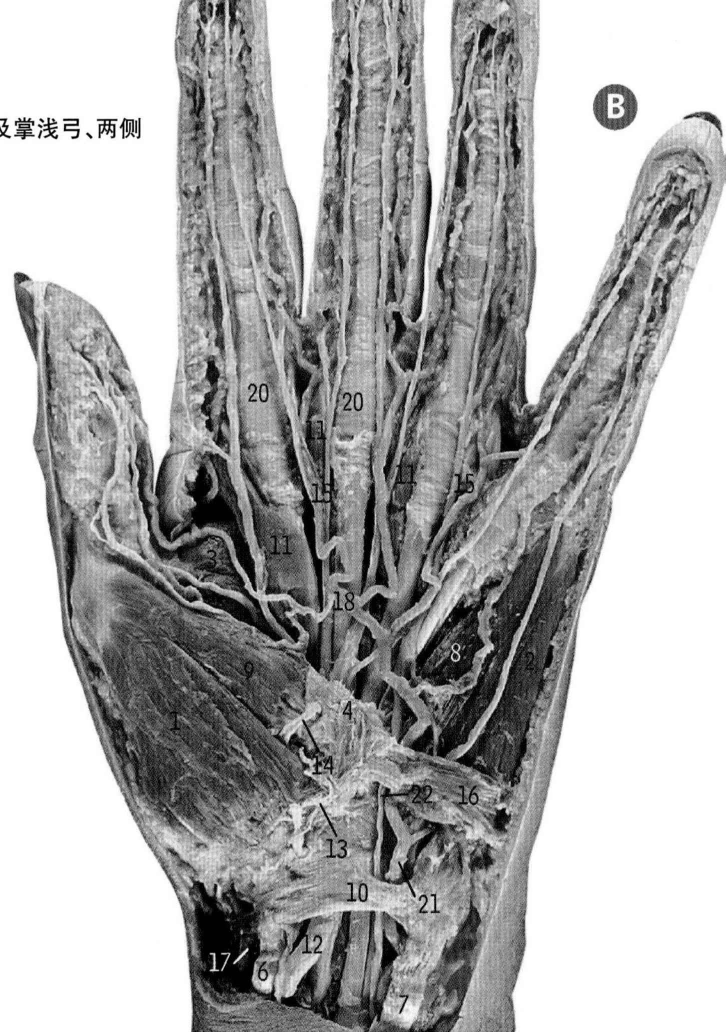

1 拇短展肌 Abductor pollicis brevis
2 小指展肌 Abductor digiti minimi
3 拇收肌 Adductor pollicis
4 掌腱膜中央部分 Aponeurosis,central part
5 掌腱膜各指分支 Aponeurosis,digital slips
6 桡侧腕屈肌 Flexor carpi radialis
7 尺侧腕屈肌 Flexor carpi ulnaris
8 小指短屈肌 Flexor digiti minimi brevis
9 拇短屈肌 Flexor pollicis brevis
10 屈肌支持带 Flexor retinaculum
11 蚓状肌 Lumbrical
12 正中神经 Median nerve
13 正中神经掌支 Median nerve,palmar branch
14 正中神经返支 Median nerve,recurrent branch
15 指掌侧固有神经血管 Palmar digital vessels and nerves
16 掌短肌 Palmaris brevis
17 桡动脉 Radial artery
18 掌浅弓 Superficial palmar arch
19 掌浅横韧带 Superficial transverse metacarpal ligaments
20 屈肌腱滑膜鞘 Synovial sheaths of flexor tendons
21 尺动脉 Ulnar artery
22 尺神经 Ulnar nerve

CT 三维重构显示深屈肌腱

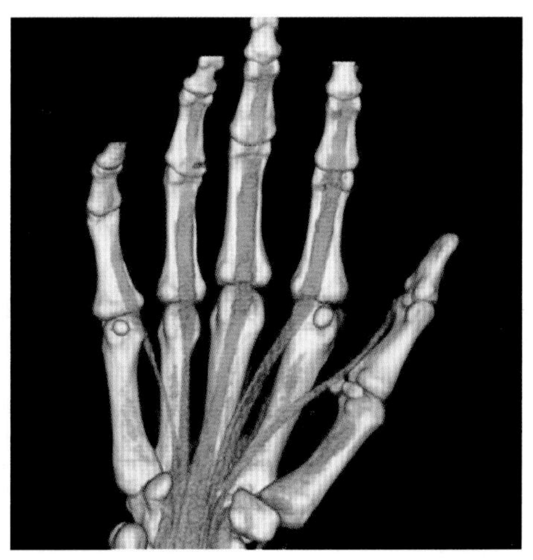

动静脉瘘、掌腱膜挛缩症见第 170~172 页。

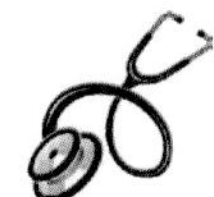

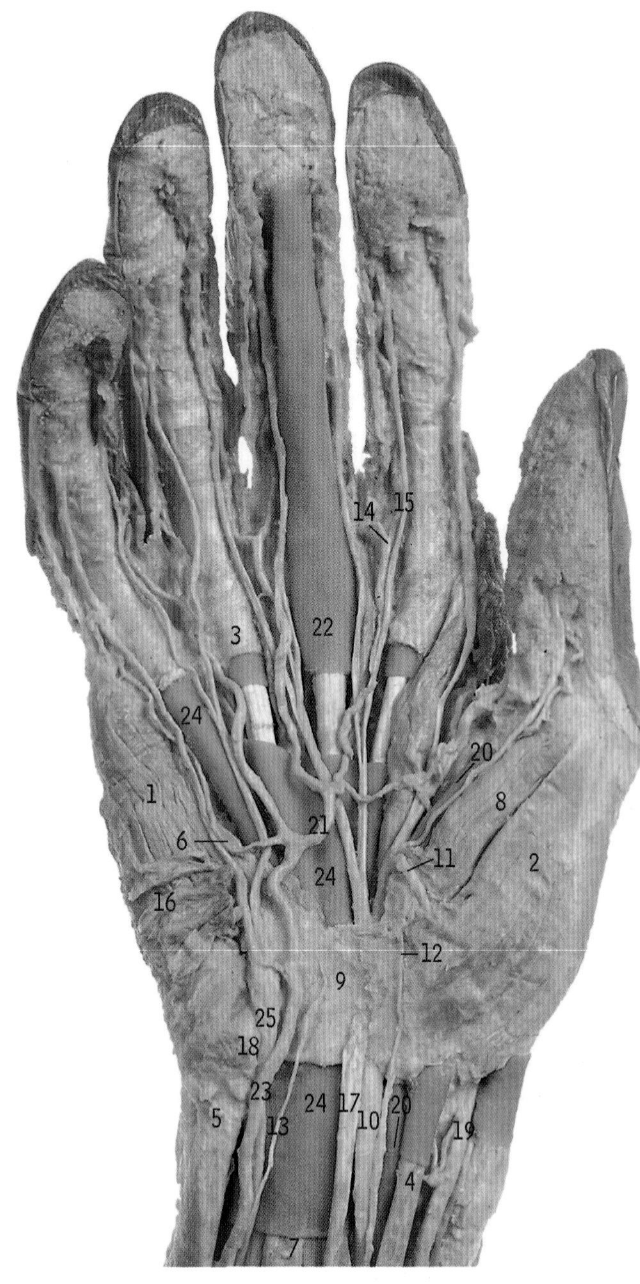

A 右手掌 右滑液鞘

腕和手指滑膜鞘以蓝色标记。中指、屈肌鞘纤维被去除(但保留其他手指,3),以显示滑膜鞘全长(22)。在示指和无名指的滑膜鞘靠近纤维鞘。小指滑液鞘与屈肌支持带下方的手指屈肌腱周围的腱鞘相延续(尺侧囊,24),与拇长屈肌腱鞘延续形成桡侧囊(20),也在支持带下方延续(9)。

1 小指展肌 Abductor digiti minimi
2 拇短展肌 Abductor pollicis brevis
3 屈肌纤维鞘 Fibrous flexor sheath
4 桡侧腕屈肌 Flexor carpi radialis
5 尺侧腕屈肌 Flexor carpi ulnaris
6 小趾短屈肌 Flexor digiti minimi brevis
7 指浅屈肌 Flexor digitorum superficialis
8 拇短屈肌 Flexor pollicis brevis
9 屈肌支持带 Flexor retinaculum
10 正中神经 Median nerve
11 正中神经至肌肉的反支
Muscular (recurrent) branch of median nerve
12 正中神经掌支 Palmar branch of median nerve
13 尺神经掌支 Palmar branch of ulnar nerve
14 指掌侧固有动脉 Palmar digital artery
15 指掌侧固有神经 Palmar digital nerve
16 掌短肌 Palmaris brevis
17 掌长肌 Palmaris longus
18 豌豆骨 Pisiform bone
19 桡动脉 Radial artery
20 桡侧囊和拇长屈肌 Radial bursa and flexor pollicis longus
21 掌浅弓 Superficial palmar arch
22 滑膜鞘 Synovial sheath
23 尺动脉 Ulnar artery
24 尺侧囊 Ulnar bursa
25 尺神经 Ulnar nerve

在腕管(屈肌支持带下方),一个滑膜鞘包裹 8 个指浅屈肌(A7)肌腱和指深屈肌,另一个包裹拇长屈肌(A20)和桡侧腕屈肌(A4)(在独立分隔的屈肌支持带)并有专门的鞘。桡侧腕屈肌和拇长屈肌的滑膜鞘延伸到肌腱插入处。

指长屈肌鞘延续自小指固有滑膜鞘,但不延续自中指、环指或示指的滑膜鞘;以上这些指有其固有滑膜鞘,近侧端的止点远于纤维鞘(内有滑膜鞘)。

正中神经的肌肉分支(反支)(A11)通常支配拇短展肌、拇对掌肌和拇短屈肌;其中拇短屈肌(A8)最常见变异神经支配:1/3 由正中神经支配,1/3 由尺神经支配,剩余由正中神经和尺神经共同支配。

B 右手示指 长腱 纽带及其关系

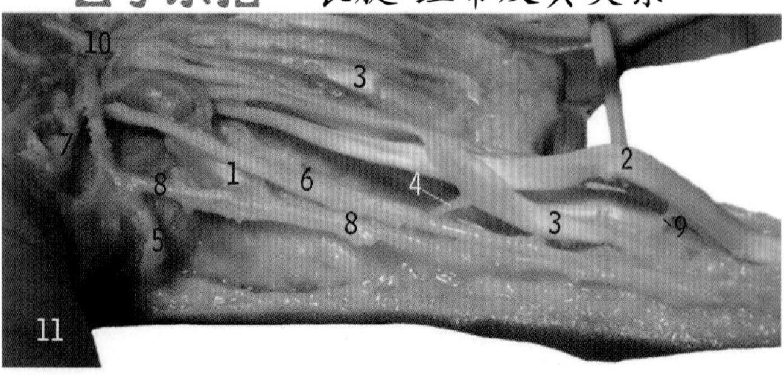

1 第 1 蚓状肌 First lumbrical muscle
2 指深屈肌 Flexor digitorum profundus
3 指浅屈肌 Flexor digitorum superficialis
4 浅肌腱长系带 Long vinculum of superficialis tendon
5 掌背动脉分支 Metacarpal arterial branch
6 指掌侧固有神经 Palmar digital nerve
7 第 1 拇指动脉 Princeps pollicis artery
8 示指桡侧动脉 Radialis indicis artery
9 深肌腱短系带 Short vinculum of profundus tendon
10 掌浅弓动脉 Superficial palmar arterial arch
11 拇指 Thumb

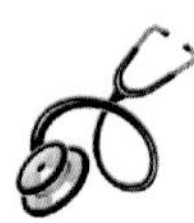

指神经阻滞、手感染、槌状指见第 170~172 页。

左腕和手

A 掌面

B 轴位 MR 图像

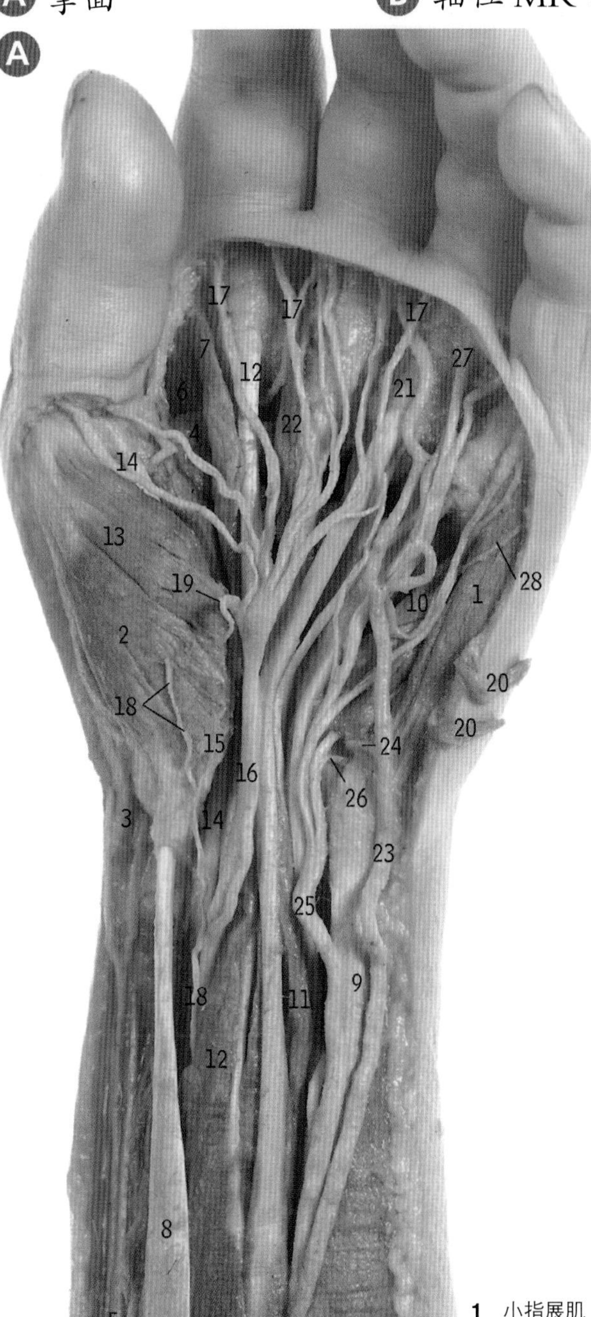

指屈肌纤维腱鞘(A21)的部分被切除以显示其包含的指浅屈肌(A12)和指深屈肌(A11)肌腱。在手掌,蚓状肌(A7 和 22)由深肌腱延续而来。比较 MR 图像的解剖特点。

1 小指展肌 Abductor digiti minimi
2 拇短展肌 Abductor pollicis brevis
3 外展拇长肌 Abductor pollicis longus
4 拇收肌 Adductor pollicis
5 肱桡肌 Brachioradialis
6 第 1 背侧骨间肌 First dorsal interosseous
7 第 1 蚓状肌 First lumbrical
8 桡侧腕屈肌 Flexor carpi radialis
9 尺侧腕屈肌 Flexor carpi ulnaris
10 小趾短屈肌 Flexor digiti minimi brevis
11 指深屈肌 Flexor digitorum profundus
12 指浅屈肌 Flexor digitorum superficialis
13 拇短屈肌 Flexor pollicis brevis
14 拇长屈肌 Flexor pollicis longus
15 屈肌支持带切边 Flexor retinaculum cut edge
16 正中神经 Median nerve1
17 正中神经分支,固有分支 Median nerve, digital branch
18 正中神经掌,皮支 Median nerve, palmar cutaneous branch
19 正中神经,回旋支 Median nerve, recurrent branch
20 掌短肌 Palmaris brevis
21 纤维屈肌腱鞘的其余部分 Remaining parts of fibrous flexor sheath
22 第 2 蚓状肌 Second lumbrical
23 尺动脉 Ulnar artery
24 尺动脉深支 Ulnar artery, deep branch
25 尺神经 Ulnar nerve
26 尺神经深支 Ulnar nerve, deep branch
27 尺神经分支,手指分支 Ulnar nerve, digital branch
28 尺神经,肌支 Ulnar nerve, muscular branch

> 蚓状肌不参与与骨的连接。它们起自于指深屈肌(A11),第 1 和第 2 蚓状肌分别起于示指和中指肌腱(A7 和 A22);第 3 和第 4 蚓状肌分别起于中指和环指相对缘以及环指和小指相对缘的肌腱。蚓状肌在远处附着于每一指的指背腱膜的桡侧缘(166 页)。

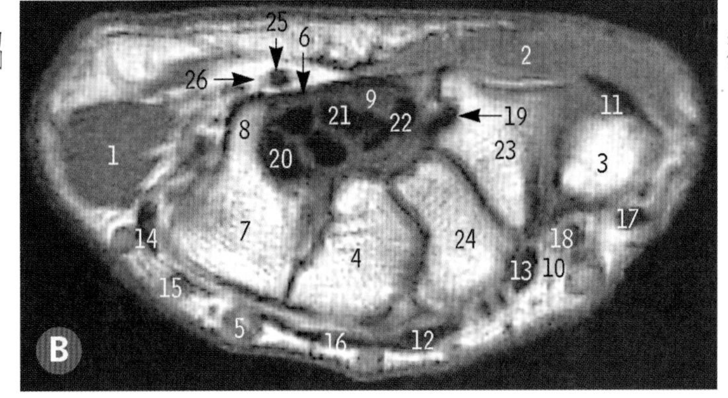

1 小指展肌 Abductor digiti minimi muscle
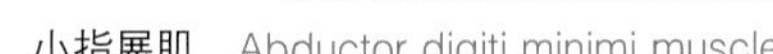
2 拇短展肌 Abductor pollicis brevis muscle
3 第 1 掌骨基底部 Base of first metacarpal
4 骰骨 capitate
5 手背静脉弓 Dorsal venous arch
6 屈肌支持带 exor retinaculum
7 钩骨 Hamate
8 钩骨钩 Hook of hamate
9 正中神经 Median nerve
10 桡动脉 Radial artery
11 拇长伸肌腱 Tendon of abductor pollicis longus muscle
12 桡侧腕伸肌腱 Tendon of extensor carpi radialis brevis muscle
13 桡侧腕长伸肌腱 Tendon of extensor carpi radialis longus muscle
14 尺侧腕伸肌腱 Tendon of extensor carpi ulnaris muscle
15 小指展肌腱 Tendon of extensor digiti minimi muscle
16 指伸肌腱 Tendon of extensor Digitorum muscle
17 拇短展肌腱 Tendon of extensor pollicis brevis muscle
18 拇长伸肌腱 Tendon of extensor pollicis longus muscle
19 桡侧腕短伸肌腱 Tendon of flexor carpi radialis muscle
20 指深屈肌腱 Tendon of flexor digitorum profundus
21 指浅屈肌腱 Tendon of flexor digitorum superficialis
22 拇长屈肌腱 Tendon of flexor pollicis longus muscle
23 大多角骨 Trapezium
24 小多角骨 Trapezoid
25 尺动脉 Ulnar artery
26 尺神经 Ulnar nerve

腕管综合征、正中神经麻痹见第 170~172 页。

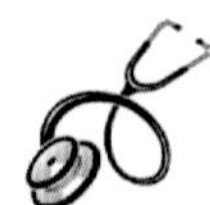

掌浅弓

A 左手(不完全)

B 右手(完全)

在手 2/3 处,掌浅弓不完全(A29 所见)。另 1/3 通常被桡动脉的掌浅支(B30)补充完整。掌浅弓(29)及其分支位于指掌侧总神经(22 和 7)的表面,但在手指,指掌侧固有神经(3)位于指掌侧动脉(2)的表面(前)。

1 指掌侧总动脉
A common palmar digital artery
2 指掌侧动脉 A palmar digital artery
3 指掌侧固有神经
A palmar digital nerve
4 小指展肌 Abductor digiti minimi
5 拇短展肌 Abductor pollicis brevis
6 拇长展肌 Abductor pollicis longus
7 尺神经指掌侧总神经
Common palmar digital branch of ulnar nerve
8 28 和 26 的总起点
Common origin of 28 and 26
9 尺动脉深支
Deep branch of ulnar artery
10 尺神经深支
Deep branch of ulnar nerve
11 掌深弓 Deep palmar arch
12 第 1 蚓状肌 First lumbrical
13 桡侧腕屈肌 Flexor carpi radialis
14 尺侧腕屈肌和豌豆骨
Flexor carpi ulnaris and pisiform
15 指深屈肌
Flexor digitorum profundus
16 指浅屈肌
Flexor digitorum superficialis
17 拇短屈肌 Flexor pollicis brevis
18 拇长屈肌 Flexor pollicis longus
19 屈肌支持带 Flexor retinaculum
20 第 4 蚓状肌 Fourth lumbrical
21 正中神经 Median nerve
22 正中神经发出指掌侧总神经
Median nerve dividing into common palmar digital branches
23 正中神经的肌(返)支
Muscular (recurrent) branch of median nerve
24 小指对掌肌 Opponens digiti minimi
25 掌短肌 Palmaris brevis
26 第 1 拇动脉 Princeps pollicis artery
27 桡动脉 Radial artery
28 桡侧示指动脉
Radialis indicis artery
29 掌浅弓 Superficial palmar arch
30 桡动脉的掌浅支
Superficial palmar branch of radial artery
31 尺动脉 Ulnar artery
32 尺神经 Ulnar nerve

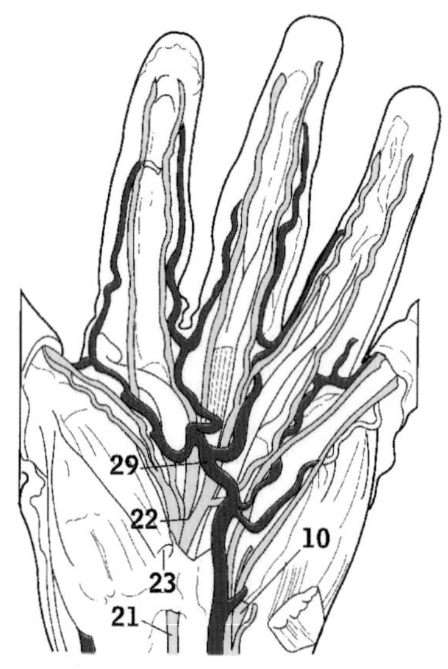

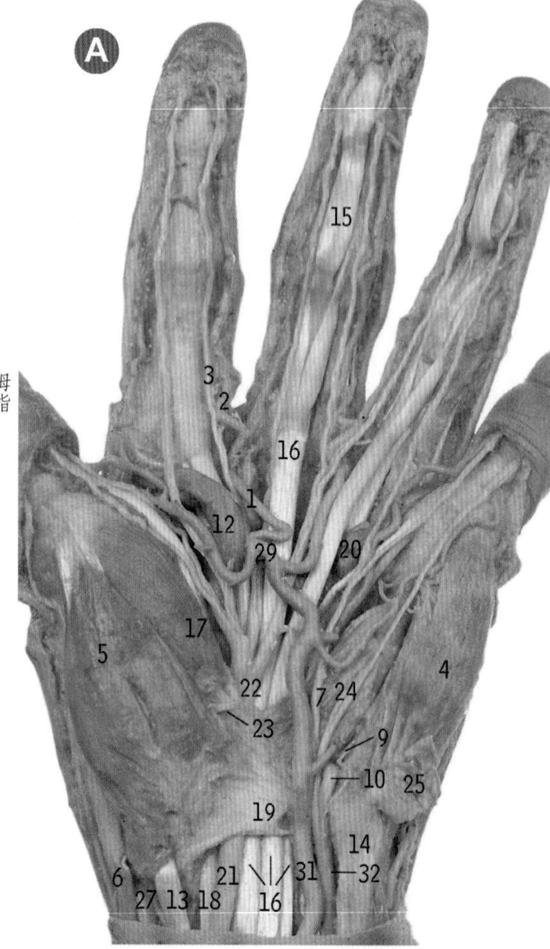

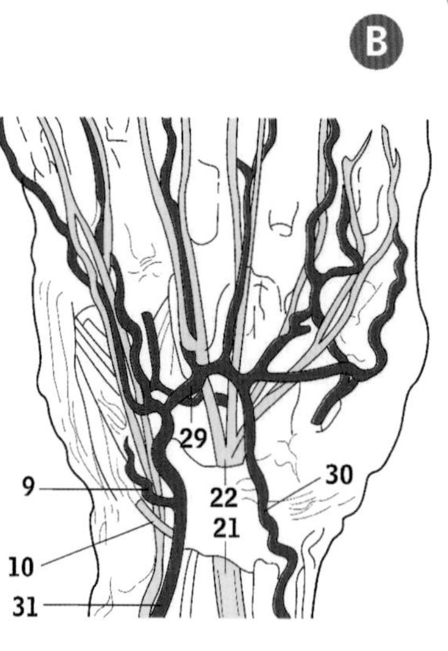

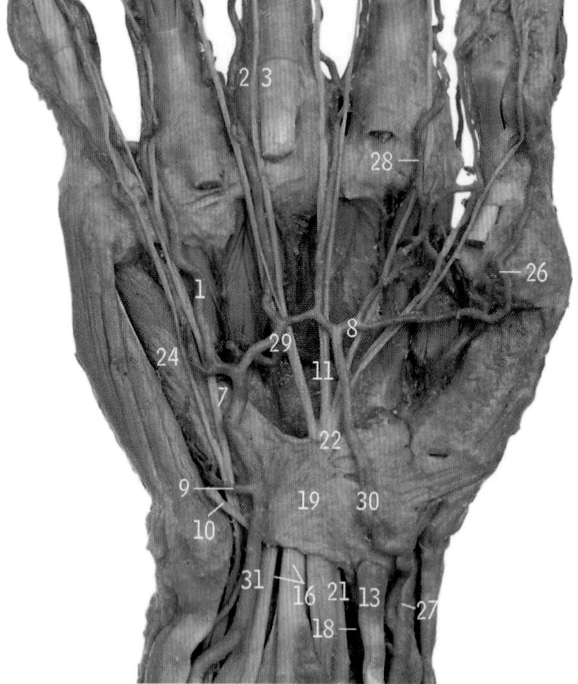

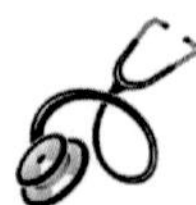

肘部动脉穿刺、尺神经长压综合征见第 170~172 页。

右手掌

C 掌深弓　　D 掌动脉造影片

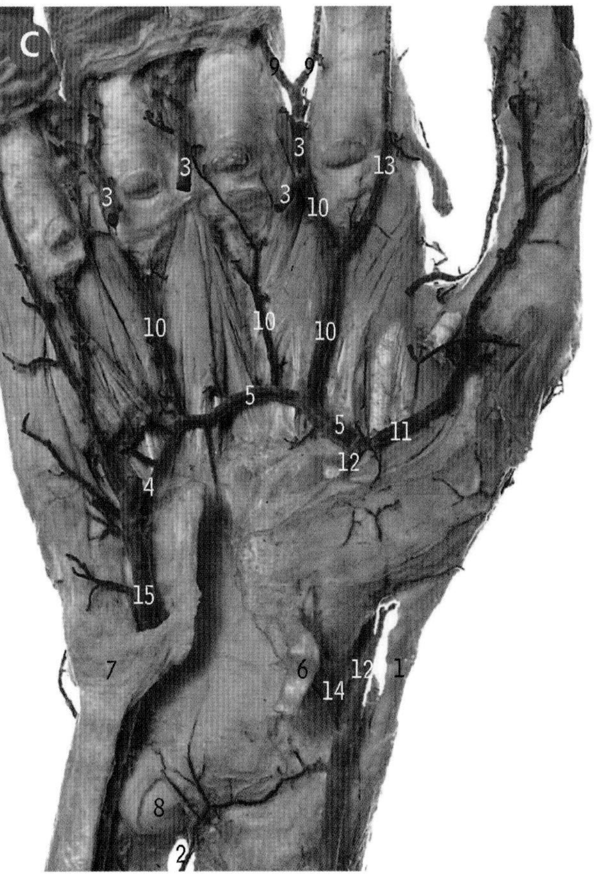

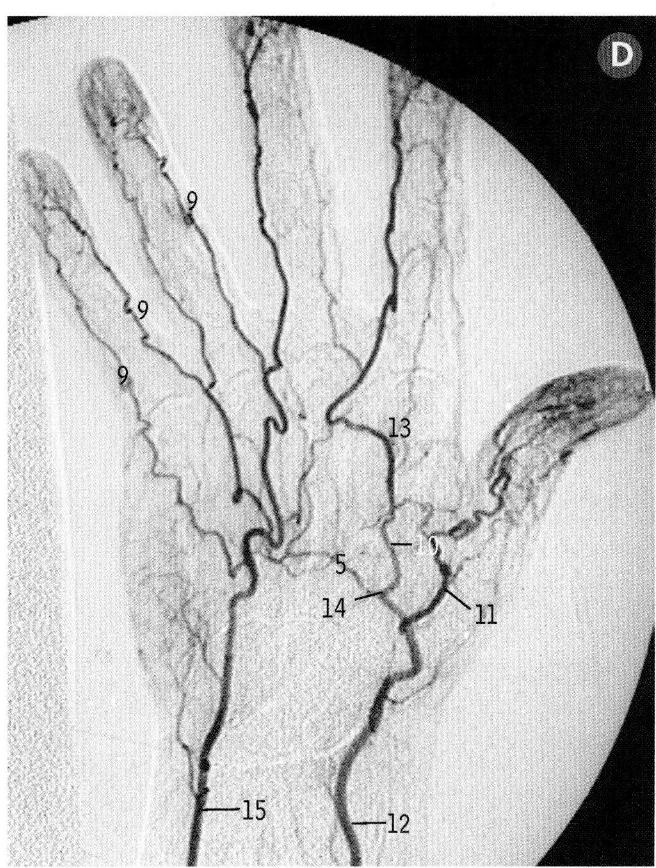

大部分肌肉和肌腱被移除后，动脉通过灌注而延展。可看到掌深弓(5)发出掌心动脉(10)，并且在掌浅弓处并入指掌侧总动脉(3)。将C图同动脉造影影像图中的血管进行对比。

1 拇长展肌 Abductor pollicis longus
2 骨间前动脉至腕掌侧弓的分支 Branch of anterior interosseous artery to anterior carpal arch
3 指掌侧总动脉(来自浅弓) Common palmar digital arteries (from superficial arch)
4 尺动脉深支 Deep branch of ulnar artery
5 掌深弓 Deep palmar arch
6 桡侧腕屈肌 Flexor carpi radialis
7 尺侧腕屈肌和豌豆骨 Flexor carpi ulnaris and pisiform
8 尺骨头 Head of ulna
9 掌指动脉 Palmar digital arteries
10 掌心动脉 Palmar metacarpal arteries
11 拇主要动脉 Princeps pollicis artery
12 桡动脉 Radial artery
13 桡侧示指动脉(来源异常) Radialis indicis artery (anomalous origin)
14 桡动脉的掌浅支 Superficial palmar branch of radial artery
15 尺动脉 Ulnar artery

扳机指见第170~172页。

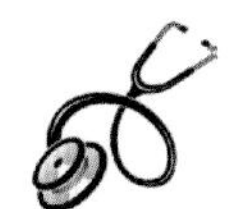

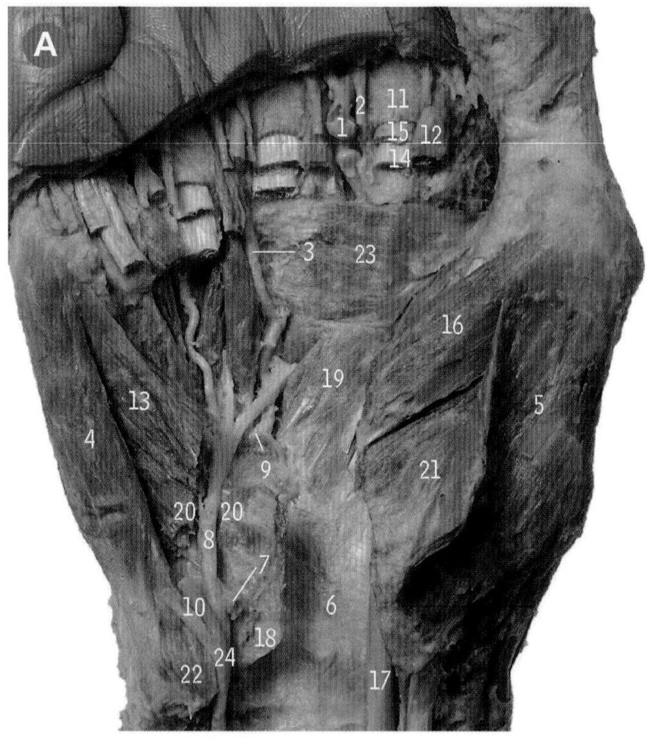

A 右手掌 尺神经深支

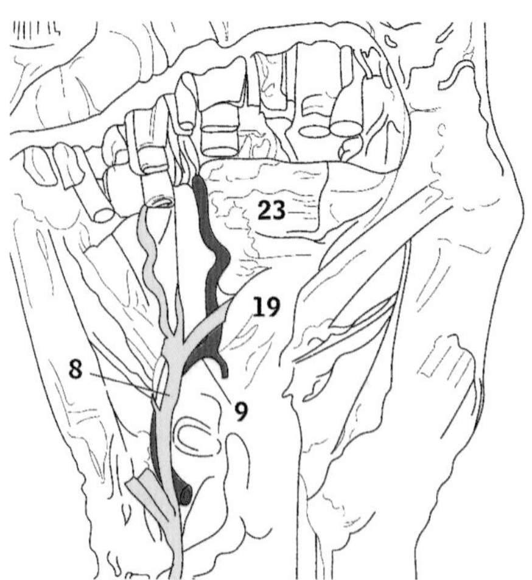

指长屈肌腱(15 和 14)和蚓状肌(12)在近掌骨处切除,部分小鱼际肌被移除,以显示尺神经深支和尺动脉深支(8 和 7)进入手掌,并向外侧穿过拇收肌横头和斜头(23 和 19)之间。

1 指掌侧总动脉 A common palmar digital artery
2 指掌侧固有神经 A palmar digital nerve
3 掌心动脉 A palmar metacarpal artery
4 小指展肌 Abductor digiti minimi
5 拇短展肌 Abductor pollicis brevis
6 腕管 Carpal tunnel
7 尺动脉深支 Deep branch of ulnar artery
8 尺神经深支 Deep branch of ulnar nerve
9 掌深弓 Deep palmar arch
10 尺神经的指神经支 Digital branches of ulnar nerve
11 屈肌纤维鞘 Fibrous flexor sheath
12 第 1 蚓状肌 First lumbrical
13 小指短屈肌 Flexor digiti minimi brevis
14 指深屈肌 Flexor digitorum profundus
15 指浅屈肌 Flexor digitorum superficialis
16 拇短屈肌 Flexor pollicis brevis
17 拇长屈肌 Flexor pollicis longus
18 屈肌支持带(去除边缘) Flexor retinaculum (cut edge)
19 拇收肌斜头 Oblique head of adductor pollicis
20 小指对掌肌 Opponens digiti minimi
21 拇对掌肌 Opponens pollicis
22 豌豆骨 Pisiform
23 拇收肌横头 Transverse head of adductor pollicis
24 尺神经 Ulnar nerve

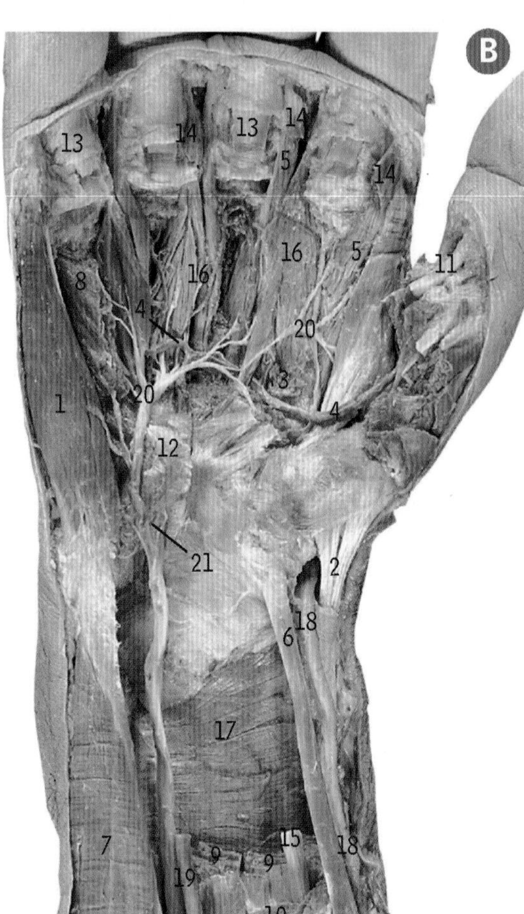

B 右手掌 深层解剖

拇收肌和屈肌腱深面的近侧是旋前方肌,远侧是尺神经和掌深弓的掌深部分支。

1 小指展肌 Abductor digiti minimi
2 拇长展肌 Abductor pollicis longus
3 拇收肌-切断 Adductor pollicis cut
4 掌深弓 Deep palmar arch
5 骨间背侧肌 Dorsal interossei
6 桡侧腕屈肌 Flexor carpi radialis
7 尺侧腕屈肌 Flexor carpi ulnaris
8 小指屈肌-切断 Flexor digiti minimi cut
9 指深屈肌-切断 Flexor digitorum profundus cut
10 指浅屈肌-切断 Flexor digitorum superficialis cut
11 拇长屈肌 Flexor pollicis longus
12 屈肌支持带-切断 Flexor retinaculum cut
13 屈肌纤维鞘 Flexor tendon sheaths
14 蚓状肌-切断 Lumbrical cut
15 正中神经-切断 Median nerve cut
16 骨间掌侧肌 Palmar interossei
17 旋前方肌 Pronator quadratus
18 桡动脉 Radial artery
19 尺动脉-切断 Ulnar artery cut
20 尺神经,支配手固有肌的深部分支 Ulnar nerve, deep branches to intrinsic hand muscles
21 尺神经,浅支(于腕部切断) Ulnar nerve, superficial branch (cut at wrist)

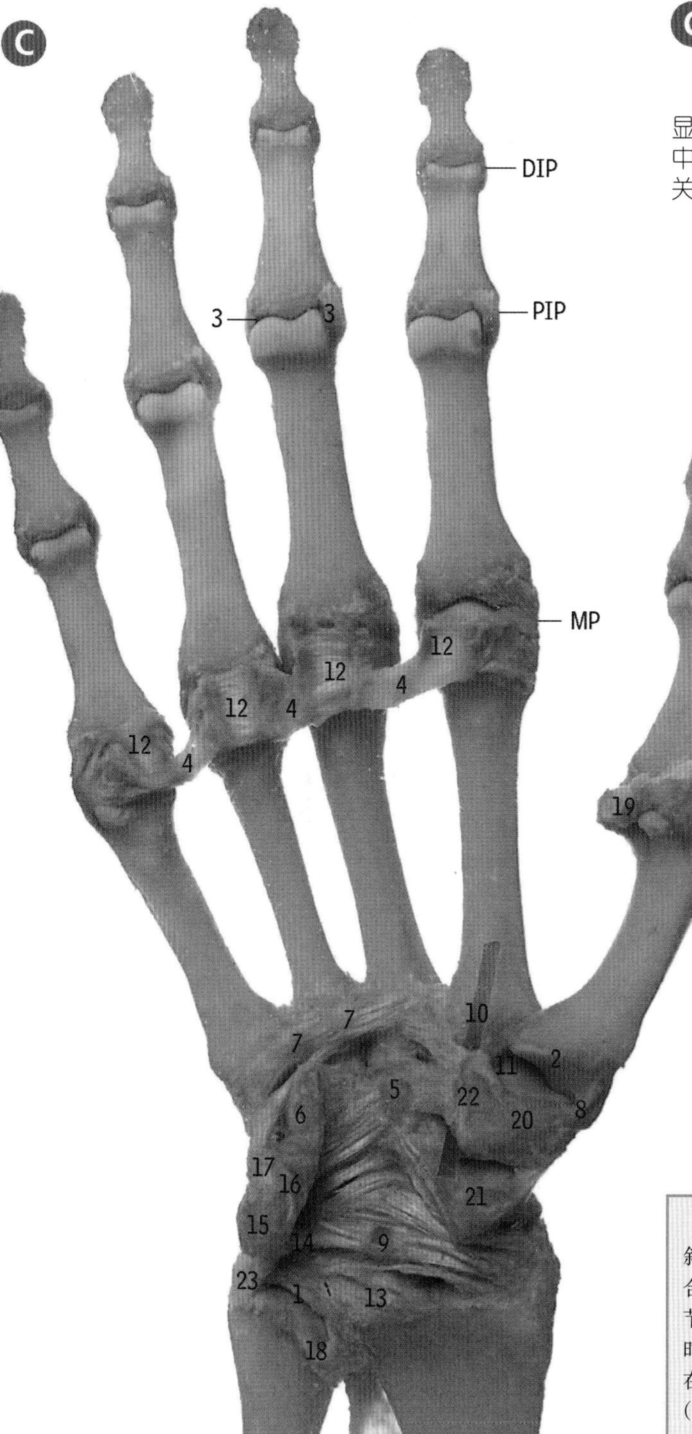

C 右手掌 韧带和关节

拇指的腕掌关节囊(在第1掌骨和大多角骨之间)已经被移除以显示鞍状关节面,此关节使拇指可以产生独特的对掌运动。关节的掌中和掌侧韧带(11和8)保持完整。桡尺远侧关节囊也被移走来显示关节盘,但是关节盘远端的尺侧腕关节没有被显示。

1 桡尺远侧关节关节盘 Articular disc of distal radio-ulnar joint
2 第1掌骨底 Base of first metacarpal
3 指间关节侧副韧带 Collateral ligament of interphalangeal joint
4 掌骨深横韧带 Deep transverse metacarpal ligament
5 头状骨头 Head of capitate
6 钩骨钩 Hook of hamate
7 掌骨间韧带 Interosseous metacarpal ligament
8 拇指腕关节韧带 Lateral ligament of carpometacarpal joint of thumb
9 月骨 Lunate
10 桡侧腕屈肌在大多角骨上形成的凹槽 Marker in groove on trapezium for flexor carpi radialis tendon
11 拇指掌腕关节掌侧韧带 Palmar ligament of carpometacarpal joint of thumb
12 带有屈肌腱沟槽的掌指关节韧带 Palmar ligament of metacarpophalangeal joint with groove for flexor tendon
13 桡腕掌侧韧带 Palmar radiocarpal ligament
14 尺腕掌侧韧带 Palmar ulnocarpal ligament
15 豌豆骨 Pisiform
16 豆钩韧带 Pisohamate ligament
17 豆掌韧带 Pisometacarpal ligament
18 桡尺远侧关节囊的囊状隐窝 Sacciform recess of capsule of distal radio-ulnar joint
19 拇短屈肌腱籽骨(尺侧有拇收肌) Sesamoid bones of flexor pollicis brevis tendons (with adductor pollicis on ulnar side)
20 大多角骨 Trapezium
21 舟骨小结节 Tubercle of scaphoid
22 大多角骨结节 Tubercle of trapezium
23 腕关节尺侧副韧带 Ulnar collateral ligament of wrist joint

IP 远端指间关节 distal interphalangeal joint
P 近侧指间关节 proximal interphalangeal joint
P 掌指关节 metacarpophalangeal joint

掌指关节和指间关节的侧副韧带(D2,C3)从近端骨头部的后部倾斜向前至远端骨基侧部的前部。拇指对掌运动是第一掌骨的屈曲和外展合并内旋的结果(156页)。第1掌骨底和大多角骨间的鞍状关节及其关节囊,以及附着于骨的加强韧带共同保证,当拇短屈肌和拇对掌肌收缩时,可以使掌部产生必要的旋转。关节盘(C1)将桡骨和尺骨的下端连结在一起,同时将桡尺远侧关节同腕关节分开,由此使以上关节腔不连续(而非像肘关节和桡尺近侧关节之间具有连续的腔,见146页)。

D 右示指 桡侧掌指关节

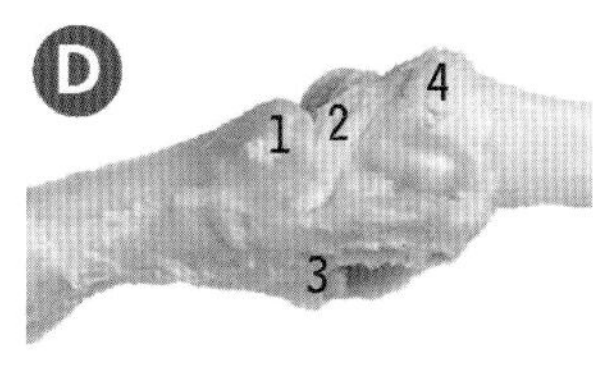

近节指骨底 Base of proximal phalanx
侧副韧带 Collateral ligament
屈肌纤维鞘 Fibrous flexor sheath
第2掌骨头 Head of second metacarpal

部分关节囊被移除以显示侧副韧带(2)。

猎场看护人拇指见第170~172页。
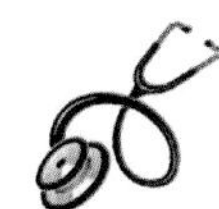

左手背部

A “解剖鼻烟壶”的径向侧视图

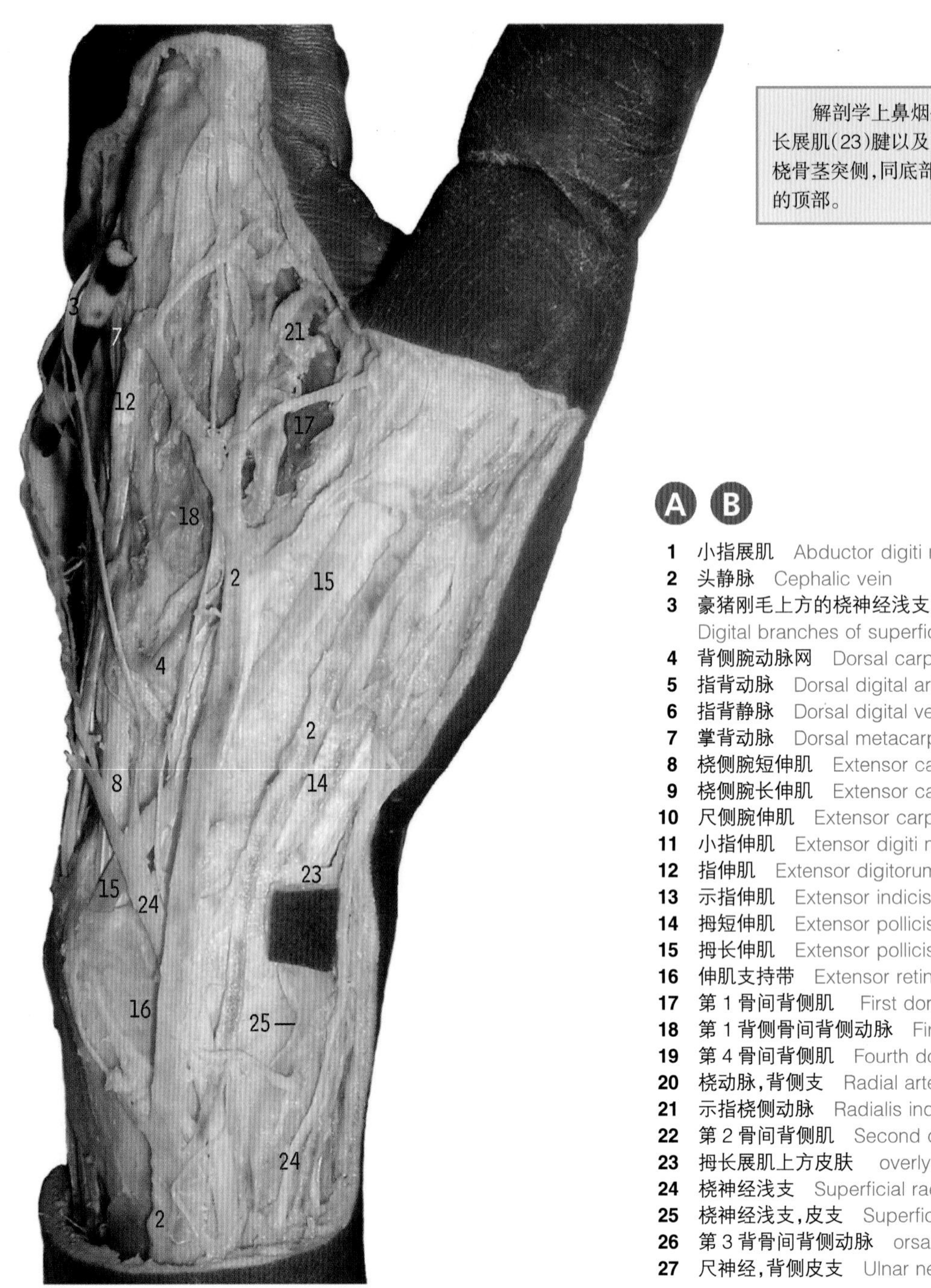

解剖学上鼻烟壶的边界是拇短伸肌(14)腱和外侧的拇长展肌(23)腱以及内侧的拇长伸肌(15)腱。鼻烟壶底部是桡骨茎突侧,同底部是舟骨。在图像中,头静脉横跨鼻烟壶的顶部。

A B

1 小指展肌 Abductor digiti minimi
2 头静脉 Cephalic vein
3 豪猪刚毛上方的桡神经浅支的手指分支 Digital branches of superficial radial nerve over porcupine quill
4 背侧腕动脉网 Dorsal carpal arch
5 指背动脉 Dorsal digital artery
6 指背静脉 Dorsal digital vein
7 掌背动脉 Dorsal metacarpal artery
8 桡侧腕短伸肌 Extensor carpi radialis brevis
9 桡侧腕长伸肌 Extensor carpi radialis longus
10 尺侧腕伸肌 Extensor carpi ulnaris
11 小指伸肌 Extensor digiti minimi
12 指伸肌 Extensor digitorum
13 示指伸肌 Extensor indicis
14 拇短伸肌 Extensor pollicis brevis
15 拇长伸肌 Extensor pollicis longus
16 伸肌支持带 Extensor retinaculum
17 第 1 骨间背侧肌 First dorsal interosseous
18 第 1 背侧骨间背侧动脉 First dorsal interosseous artery
19 第 4 骨间背侧肌 Fourth dorsal interosseous
20 桡动脉,背侧支 Radial artery, dorsal branch
21 示指桡侧动脉 Radialis indicis artery
22 第 2 骨间背侧肌 Second dorsal interosseous
23 拇长展肌上方皮肤 overlying abductor pollicis longus
24 桡神经浅支 Superficial radial nerve
25 桡神经浅支,皮支 Superficial radial nerve, cutaneous branch
26 第 3 背骨间背侧动脉 orsal interosseous
27 尺神经,背侧皮支 Ulnar nerve, dorsal cutaneous branch

B 左手背部

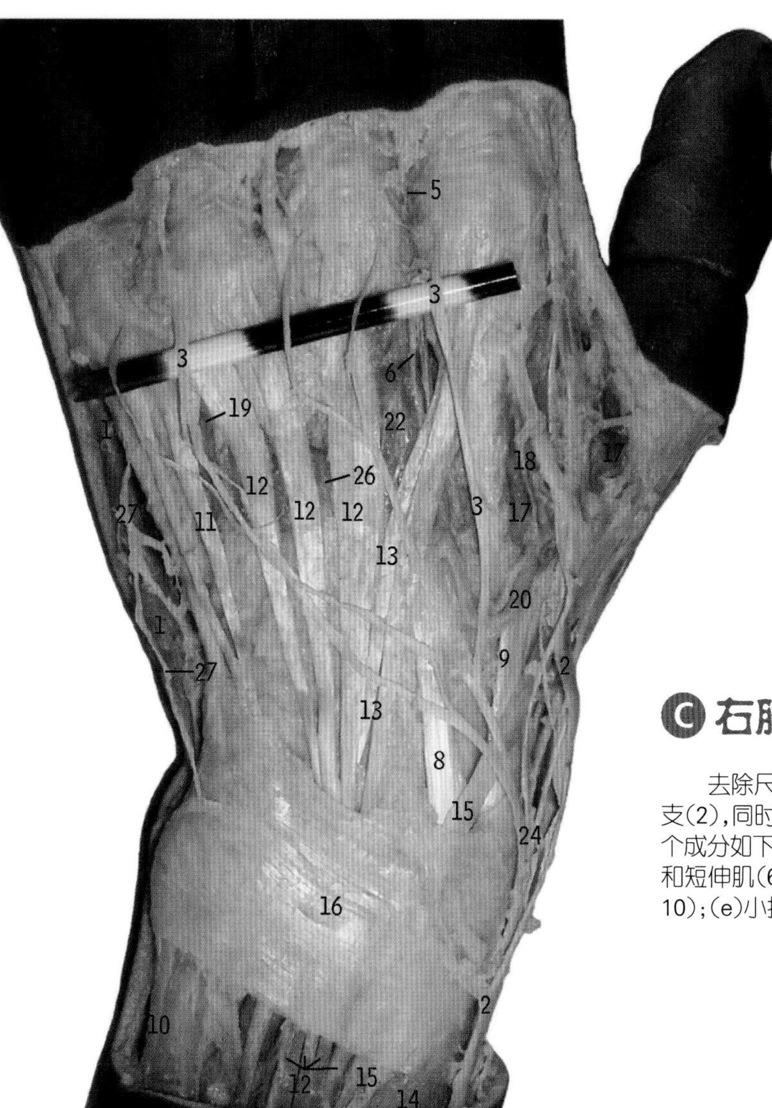

C 右腕和右手背部 滑液鞘

去除尺神经的筋膜和皮支;保留伸肌支持带(13)和桡神经分支(2),同时,滑液鞘用蓝色充填。从桡侧到尺侧,伸肌支持带的6个成分如下:(a)拇长展肌和拇短伸肌(1和11);(b)桡侧腕长伸肌和短伸肌(6和5);(c)拇长伸肌(12);(d)指伸肌和示指伸肌(9和10);(e)小指伸肌(8);(f)尺侧腕伸肌(7)。

1 拇长展肌 Abductor pollicis longus
2 桡神经分支 Branches of radial nerve
3 头静脉 Cephalic vein
4 5和6的总腱鞘 Common sheath for 5 and 6
5 桡侧腕短伸肌 Extensor carpi radialis brevis
6 桡侧腕长伸肌 Extensor carpi radialis longus
7 尺侧腕伸肌 Extensor carpi ulnaris
8 小指伸肌 Extensor digiti minimi
9 指伸肌 Extensor digitorum
10 示指伸肌 Extensor indicis
11 拇短伸肌 Extensor pollicis brevis
12 拇长伸肌 Extensor pollicis longus
13 伸肌支持带 Extensor retinaculum

外侧

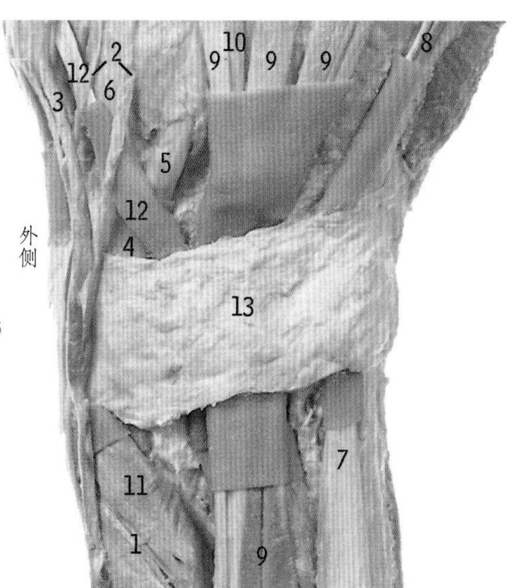

指甲病变、腕部腱鞘囊肿见第170~172页。

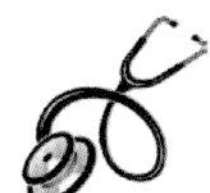

A 右手背部 动脉

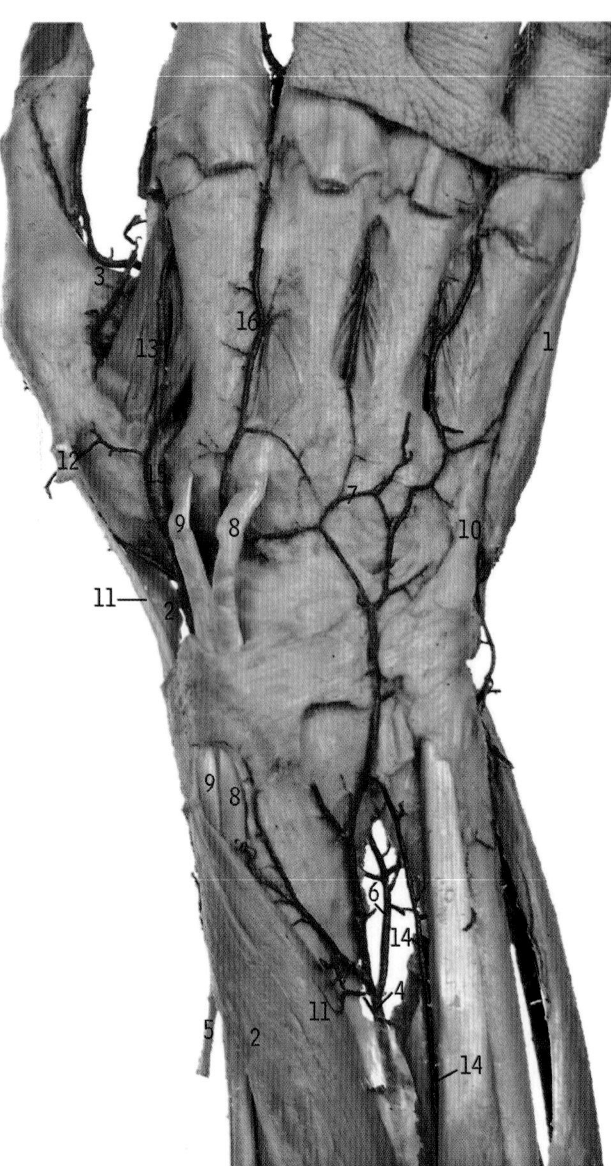

动脉被灌注，长肌腱被移除，以显示背侧腕动脉网(7)和掌背动脉(见 13 和 16)。手腕部的旋前方肌被移除来显示骨间前动脉(4)的分支(6)，它一直延伸至手掌；而骨间前动脉行至背侧后并入骨间后动脉(14)。

1 小指展肌 Abductor digiti minimi
2 拇长展肌 Abductor pollicis longus
3 拇收肌和拇主要动脉分支
Adductor pollicis and branch of princeps pollicis artery
4 骨间前动脉 Anterior interosseous artery
5 肱桡肌 Brachioradialis
6 骨间前动脉分支至腕前部
Branch of anterior interosseous artery to anterior carpal arch
7 背侧腕动脉网 Dorsal carpal arch
8 桡侧腕短伸肌 Extensor carpi radialis brevis
9 桡侧腕长伸肌 Extensor carpi radialis longus
10 尺侧腕伸肌 Extensor carpi ulnaris
11 拇短伸肌 Extensor pollicis brevis
12 拇长伸肌 Extensor pollicis longus
13 背侧骨间动脉和掌背动脉
First dorsal interosseous and first dorsal metacarpal artery
14 骨间后动脉 Posterior interosseous artery
15 桡动脉 Radial artery
16 第 2 骨间背侧肌和第 2 掌背动脉
Second dorsal interosseous and second dorsal metacarpal artery

三条肌腱穿过拇指的不同水平：拇长展肌(A2)至第 1 掌骨底；拇短伸肌(A11)至近节指骨底；拇长伸肌(A12)至远节指骨底。

B 左手无名指 指背腱膜

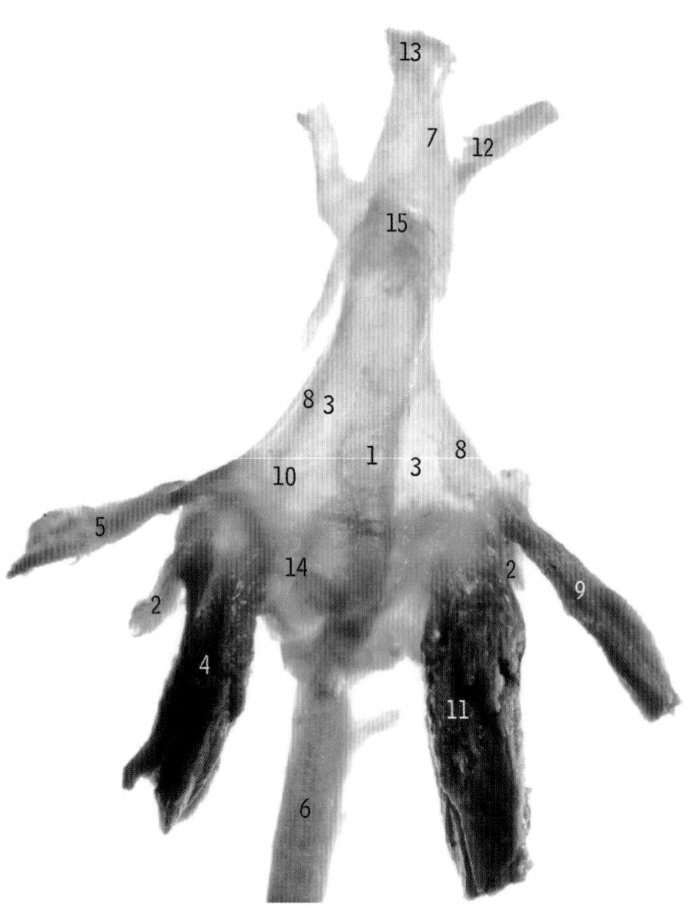

1 指总伸肌腱 Common extensor tendon
2 掌骨深横韧带 Deep transverse metacarpal ligament
3 指背腱膜 Dorsal digital expansion
4 骨间背侧肌 Dorsal interosseous muscle
5 骨间背侧肌，指骨肌附着点
Dorsal interosseous muscle, phalangeal attachment
6 指伸肌腱 Extensor digitorum tendon
7 指伸肌腱外侧 Lateral conjoined extensor tendon
8 翼状肌腱外侧腱 Lateral tendon “wing tendon”
9 蚓状肌 Lumbrical muscle
10 骨间斜纤维 Oblique interosseous fibres
11 掌骨间肌 Palmar interosseous muscle
12 斜形韧带，横头 Retinacular ligament, transverse band
13 指伸肌腱末端连接处 Terminal conjoint extensor tendon
14 横韧带 Transverse ligament
15 三角韧带 Triangular ligament

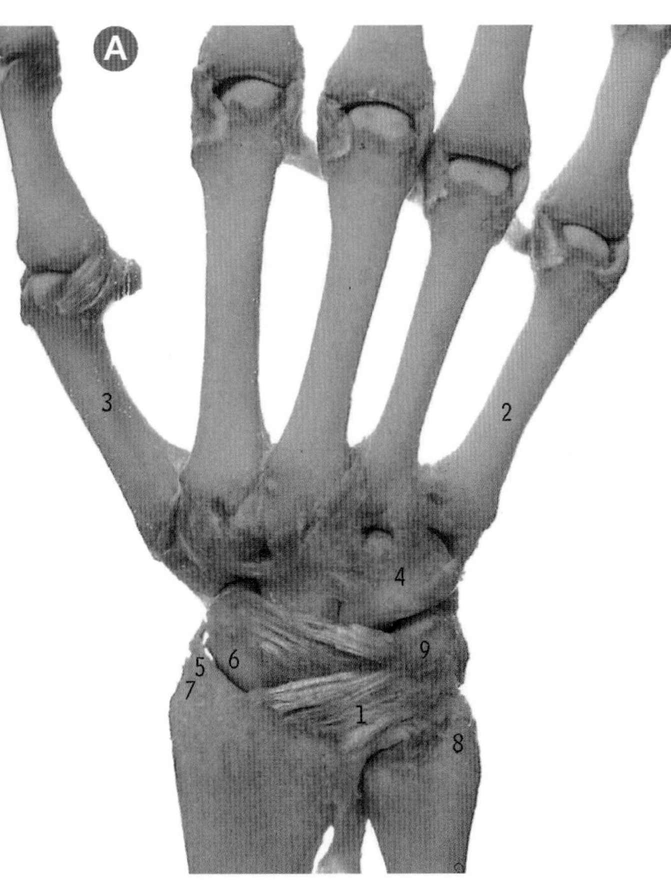

A 右手背部 韧带和关节

去除大部分关节囊，包括桡腕关节囊的桡侧部分，以显示舟骨(6)和桡骨(7)下部的连接。

1 桡腕背侧韧带 Dorsal radiocarpal ligament
2 第 5 掌骨 Fifth metacarpal
3 第 1 掌骨 First metacarpal
4 手钩骨 Hamate
5 桡侧副韧带 Radial collateral ligament of wrist joint
6 舟骨 Scaphoid
7 桡骨茎突 Styloid process of radius
8 尺骨茎突 Styloid process of ulna
9 三角骨 Triquetral

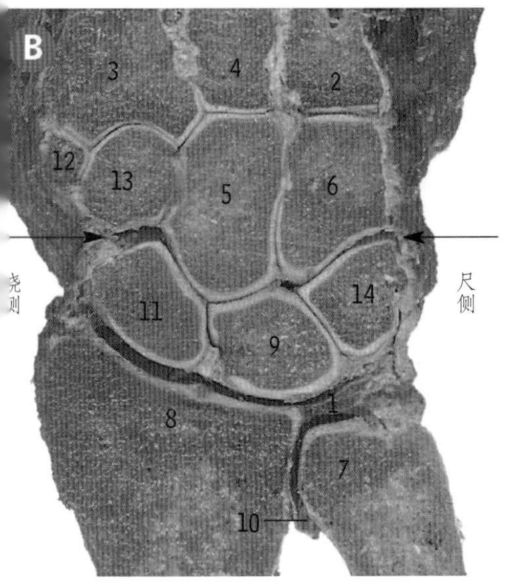

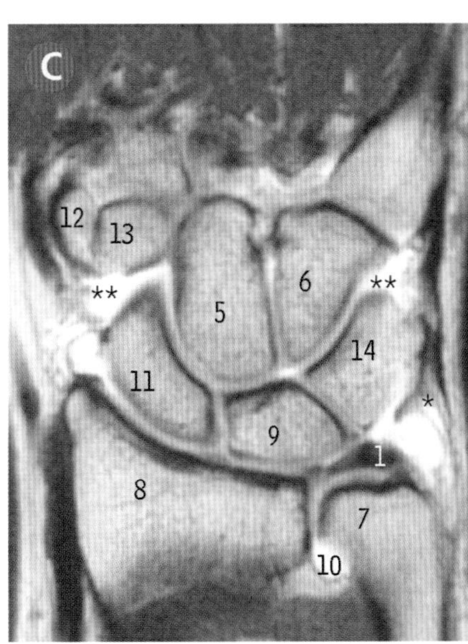

背侧面,此部分在邻近表面处穿过手腕、第 1 和第 5 掌骨没有被切除。两排腕骨间的箭表示掌关节。将其与 MR 影像图相对比。

右腕 冠状切面

B 关节切面

C 冠状 MR 影像

1 关节盘(三角纤维软骨) Articular disc (triangular fibro-cartilage)
2 第 4 掌骨底 Base of fourth metacarpal
3 第 2 掌骨底 Base of second metacarpal
4 第 3 掌骨底 Base of third metacarpal
5 头状骨 Capitate
6 钩状骨 Hamatc
7 尺骨头 Head of ulna
8 桡骨远侧端 Lower end of radius
9 月骨 Lunate
10 桡尺远侧关节囊状隐窝 Sacciform recess of distal ra-dio-ulnar joint
11 舟骨 Scaphoid
12 大多角骨 Trapezium
13 小多角骨 Trapezoid
14 三角骨 Triquetral

* 三角纤维软骨周围有正常血管穿过。
** 掌中关节的比较像提示桡腕关节和腕中关节间的反常交通支。

舟骨缺血性坏死、指神经阻滞见第 170~172 页。

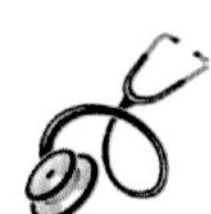

右腕骨间关节和腕关节

A 腕骨间关节(打开后迫使关节呈屈曲位)

B 腕关节(打开后迫使关节呈伸展位)

右拇指边缘背侧

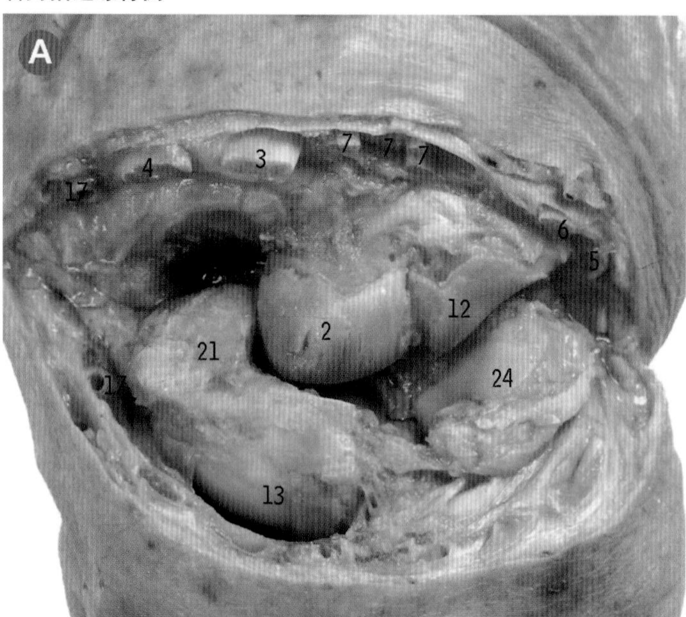

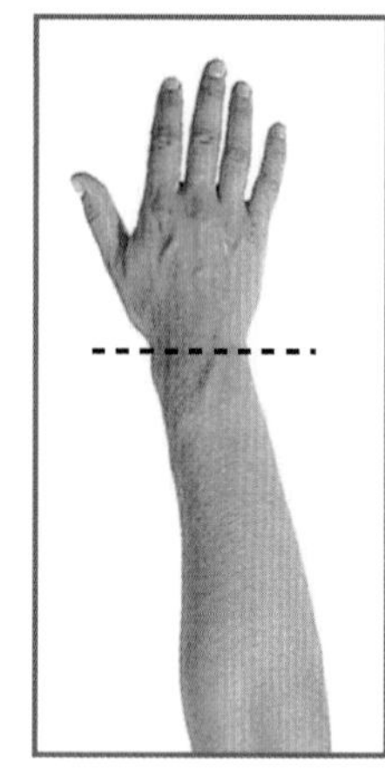

右拇指边缘掌侧

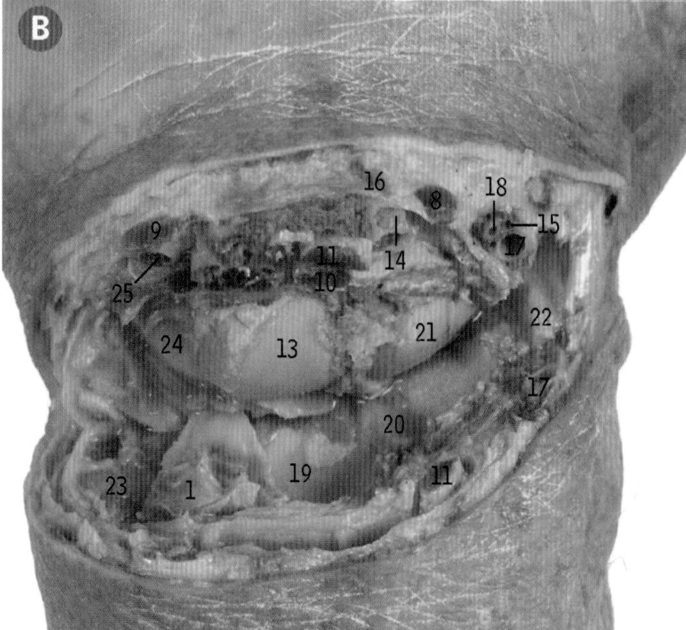

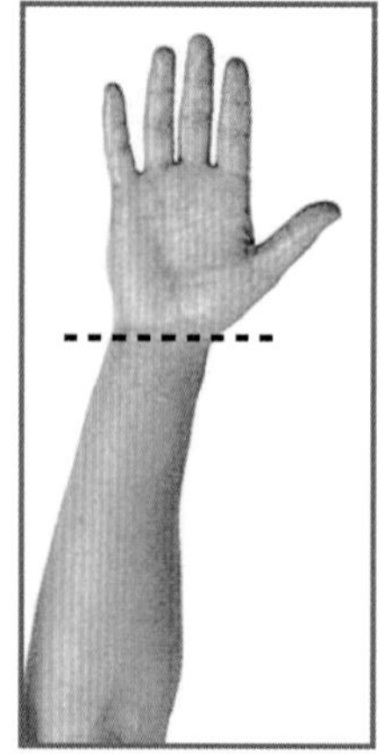

1 关节盘 Articular disc
2 头状骨 Capitate
3 桡侧腕短伸肌 Extensor carpi radialis brevis
4 桡侧腕长伸肌 Extensor carpi radialis longus
5 尺侧腕伸肌 Extensor carpi ulnaris
6 小指伸肌 Extensor digiti minimi
7 指伸肌 Extensor digitorum
8 桡侧腕屈肌 Flexor carpi radialis tend
9 尺侧腕屈肌 Flexor carpi ulnaris tend
10 指深屈肌 Flexor digitorum profundus tendon
11 指浅屈肌 Flexor digitorum superficialis tendon
12 钩骨 Hamate
13 月骨 Lunate
14 正中神经 Median nerve
15 掌弓静脉 Palmar arch vein
16 掌长肌 Palmaris longus tendon
17 桡动脉 Radial artery
18 桡动脉掌弓支 Radial artery, palmar arch branch
19 月骨桡侧面 Radial surface for lunate
20 舟骨桡侧面 Radial surface for scaphoid
21 手舟骨 Scaphoid
22 桡骨茎突 Styloid process of radius
23 尺骨茎突 Styloid process of ulna
24 三角骨 Triquetral
25 尺动脉 Ulnar artery

两关节都以远超出其正常活动幅度打开以显示关节表面的骨。图B腕关节被打开使关节呈伸展位。图A腕骨间关节被打开呈屈曲位。图B可见手舟骨(21)、月骨(13)和三角骨(24)的近端(腕关节)表面,图A可见其远端(腕骨间关节)表面。

腕和手 放射影像图

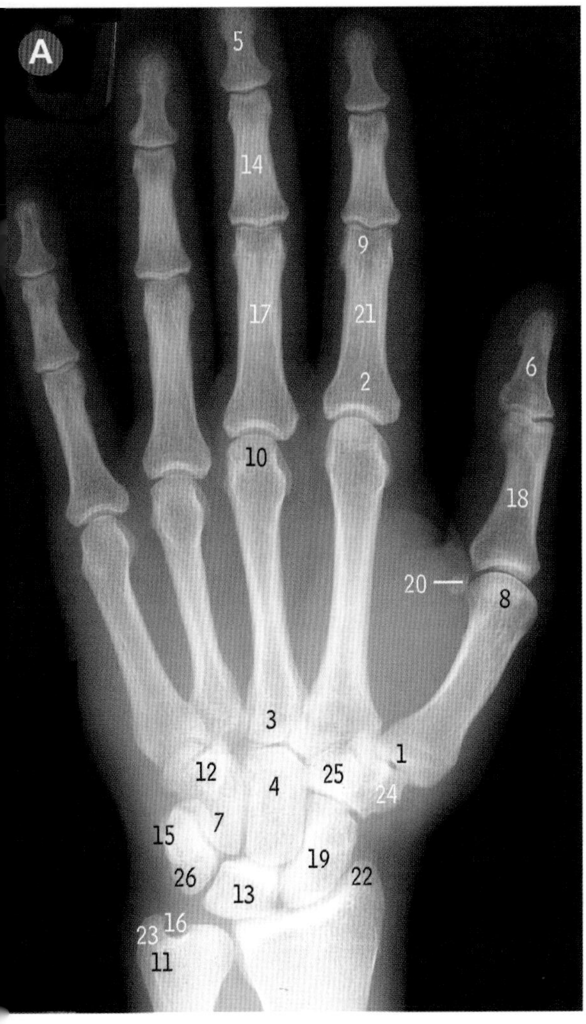

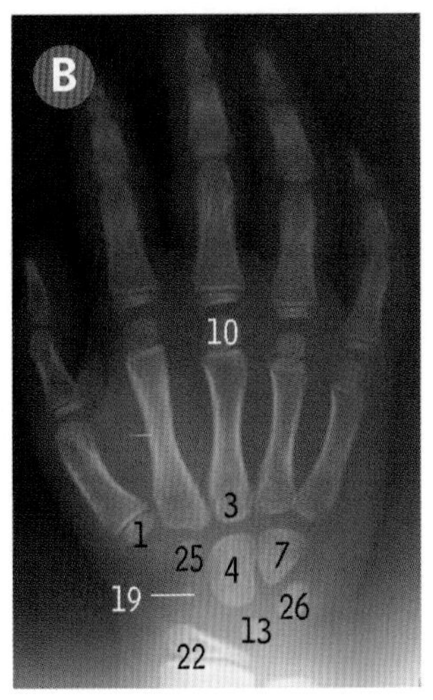

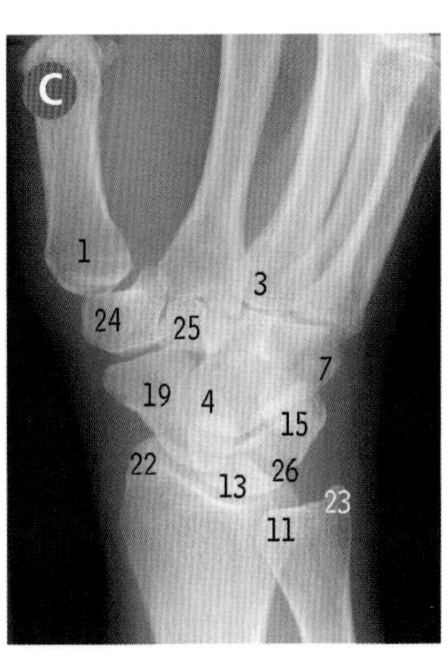

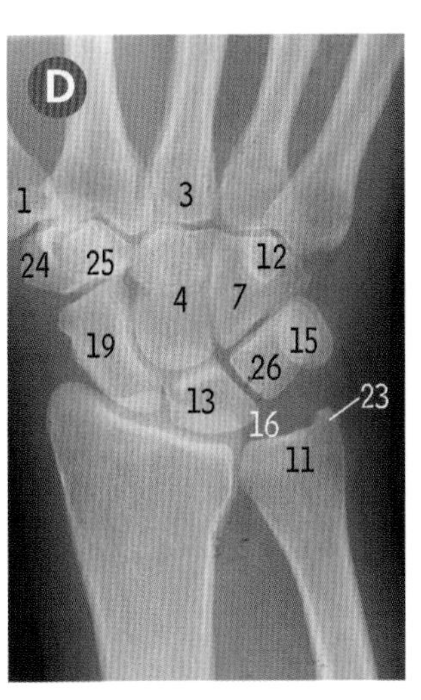

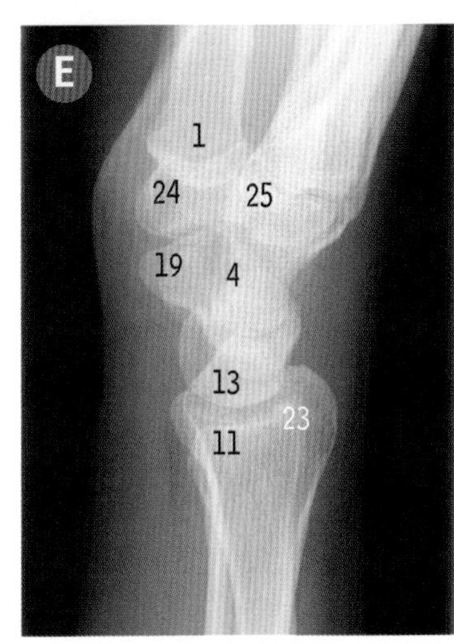

A 掌背侧投射影像图

B (4 岁儿童)的掌背侧影像图

C 斜位投射影像图

D 前后位投射影像图

E 侧位投照影像图

放射显影图中的桡骨和尺骨远端骨骺分别是在 2 岁和 6 岁时的显影。第一个显影的腕骨是在 1 周岁时出现的头状骨。

比较 B 中掌骨和指骨的骨骺与 125 页 I 和 J 图的骨样本。

1 第 1 掌骨底 Base of first metacarpal
2 指骨底 Base of phalanx
3 第 3 掌骨底 Base of third metacarpal
4 头状骨 Capitate
5 中指远节指骨 Distal phalanx of middle finger
6 拇指远节指骨 Distal phalanx of thumb
7 钩骨 Hamate
8 第 1 掌骨头部 Head of first metacarpal
9 指骨头部 Head of phalanx
10 第 3 掌骨头部 Head of third metacarpal
11 尺骨头 Head of ulna
12 钩骨钩 Hook of hamate
13 月骨 Lunate
14 中指中节指骨 Middle phalanx of middle finger
15 豌豆骨 Pisiform
16 关节盘的位置 Position of articular disc (triangular fibrocartilage)
17 中指近节指骨 Proximal phalanx of middle finger
18 拇指近节指骨 Proximal phalanx of thumb
19 手舟骨 Scaphoid
20 拇指短屈肌处籽骨 Sesamoid bone in flexor pollicis brevis
21 指骨体 Shaft of phalanx
22 桡骨远端茎突 Styloid process at lower end of radius
23 尺骨茎突 Styloid process of ulna
24 大多角骨 Trapezium
25 小多角骨 Trapezoid
26 三角骨 Triquetral

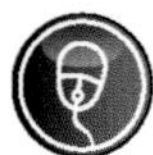

上肢

根据临床索引图像，在网络上查找细节和更多的临床图像并下载。

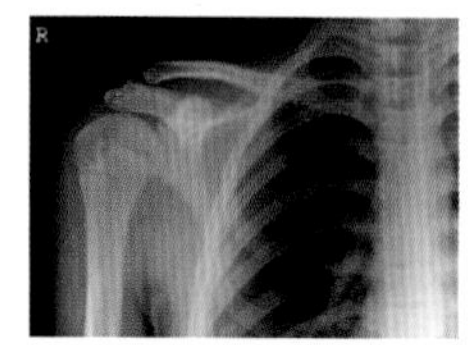
附肢骨

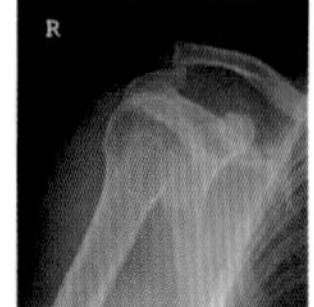
肩峰锁骨分离

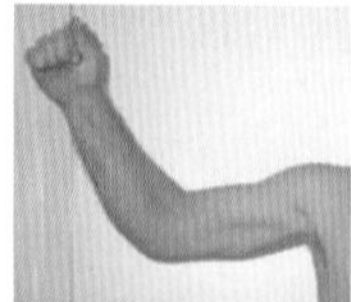
骨间前神经卡压

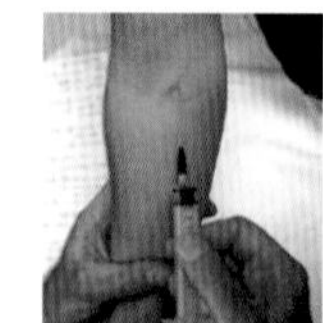
肘部动脉穿刺

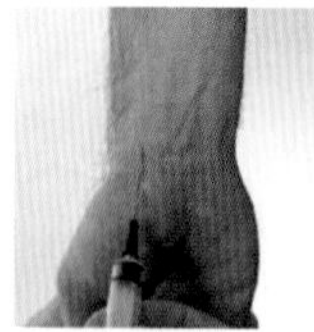
腕部动脉穿刺

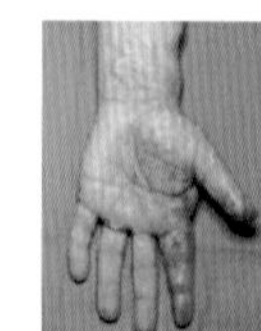
动静脉瘘

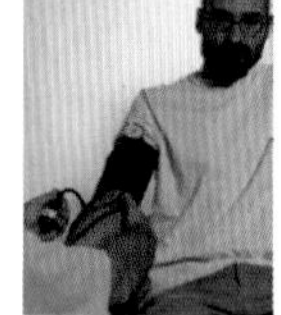
肱动脉脉搏听诊

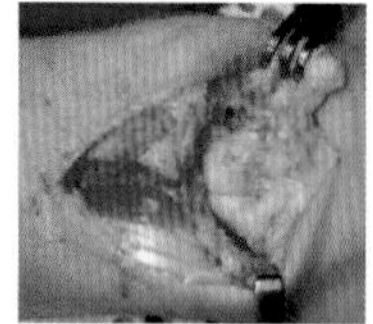
舟骨缺血性坏死

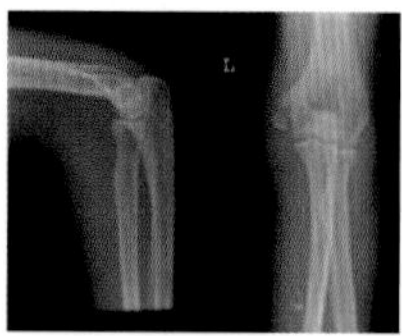
内上髁撕脱性骨折

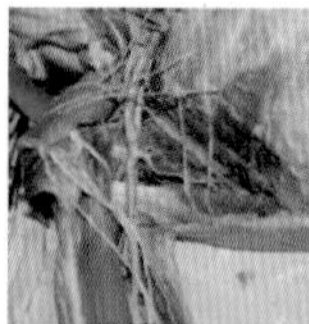
腋动脉瘤

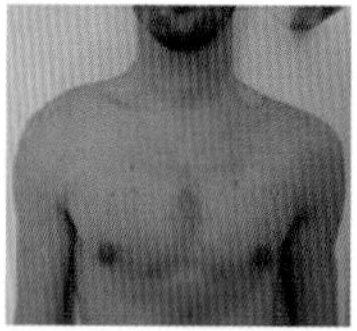
腋–锁骨下静脉血栓

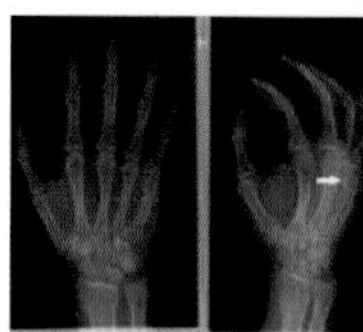
Bar room 骨折

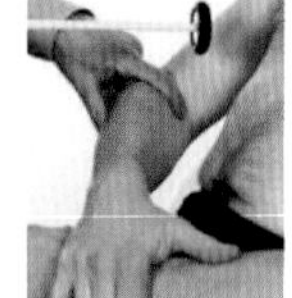
肱二头肌腱反射

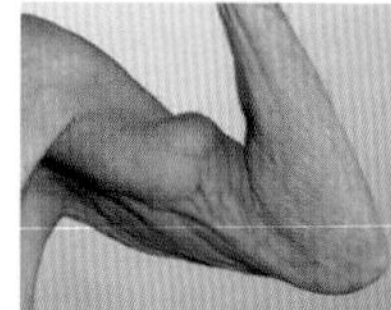
肱二头肌腱炎和破裂

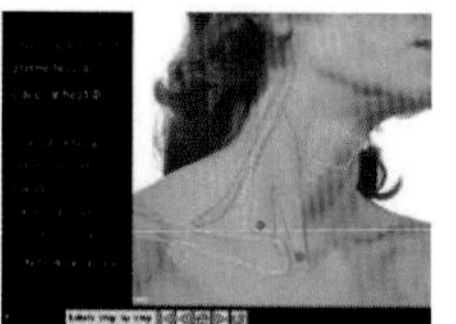
臂丛神经阻滞

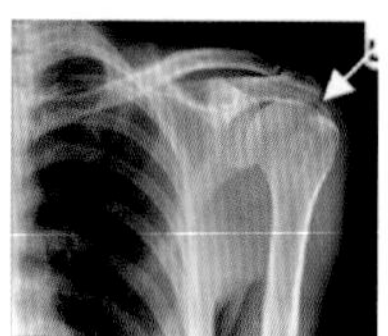
钙化性肌腱炎

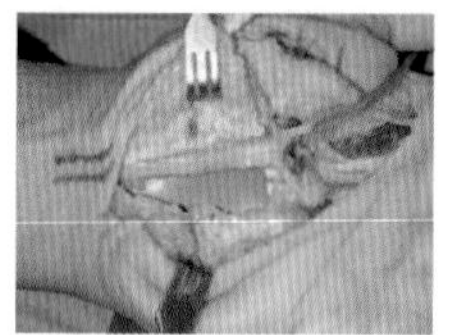
腕管综合征

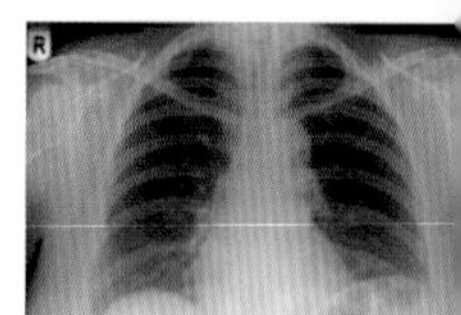
颈肋

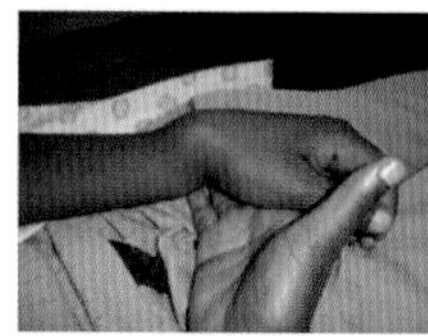
Colles' 骨折

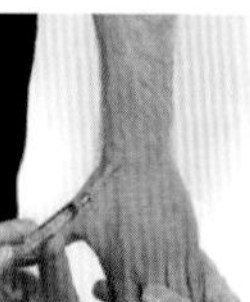
奎尔万病

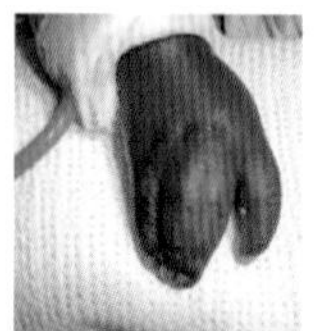
指部发育异常

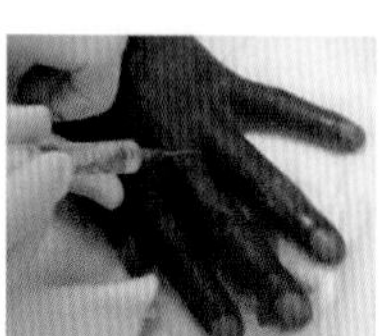
指神经阻滞

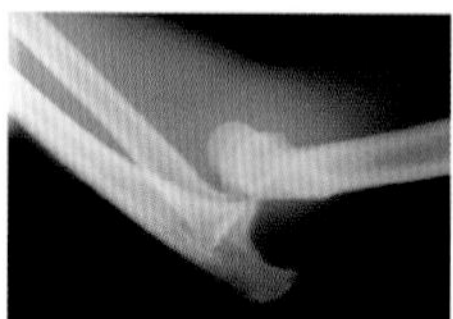
肘脱臼

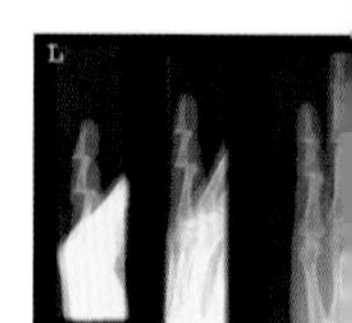
指骨脱臼

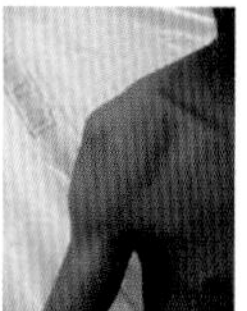
肱骨脱臼

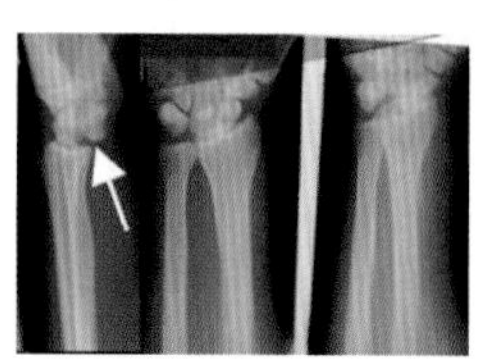
月骨脱位

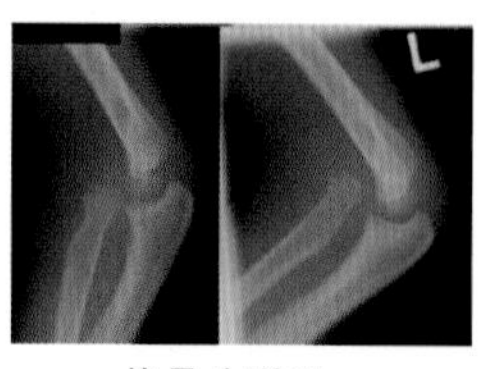
桡骨头脱臼

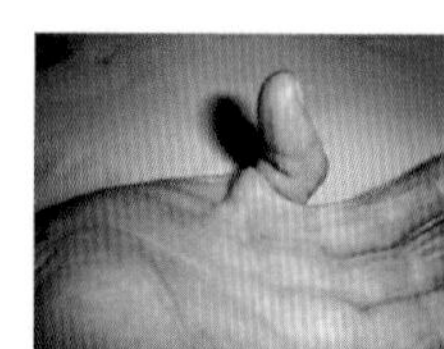
掌腱膜挛缩症

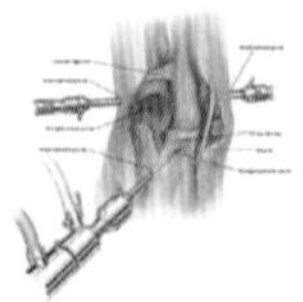
肘关节镜检查

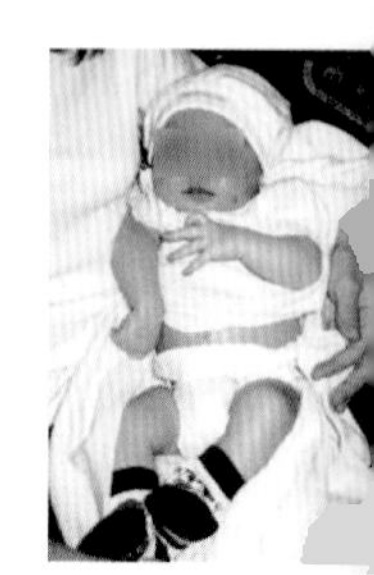
Erb 麻痹

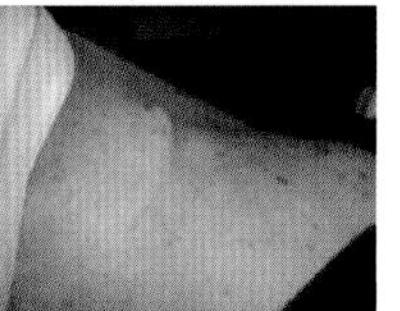
锁骨骨折

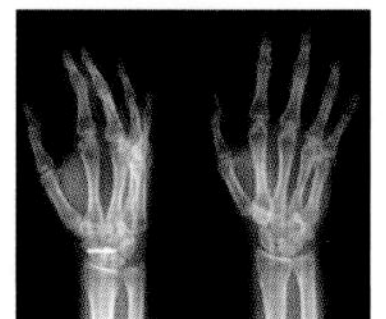
钩骨骨折

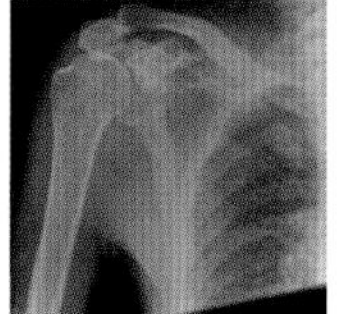
肩胛骨骨折

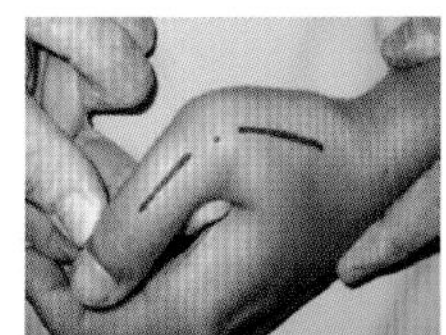
猎场看守人拇指

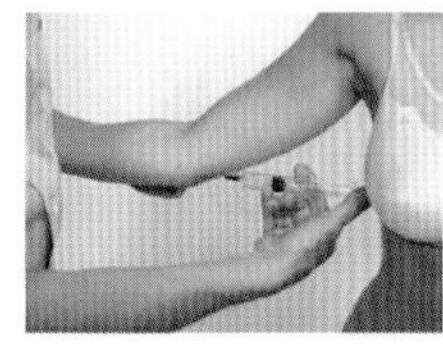
高尔夫球肘注射

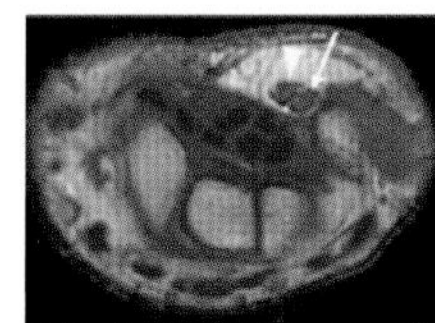
尺神经卡压综合征

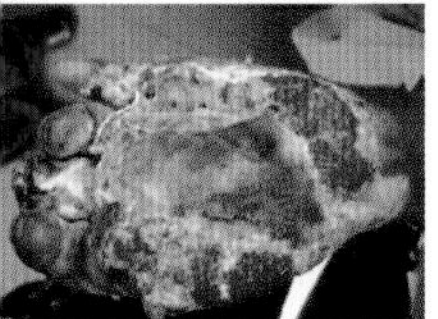
手感染

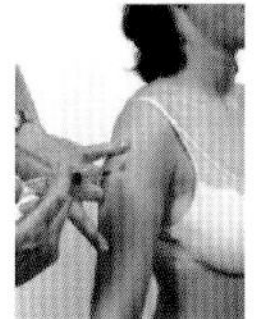
三角肌肌肉注射

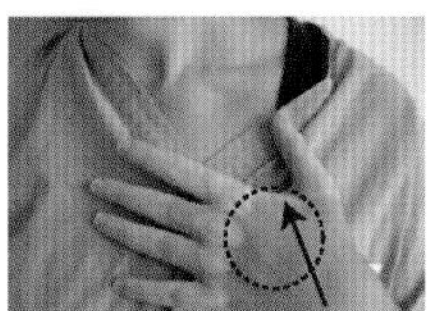
臂丛下干麻痹

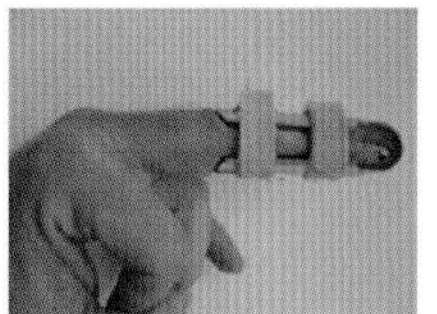
槌状指

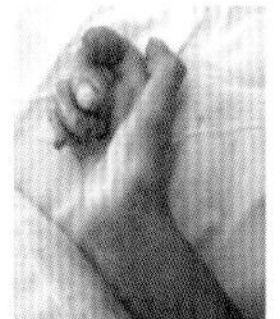
正中神经麻痹

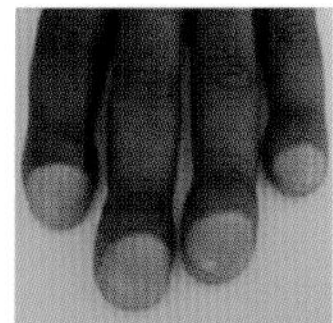
指甲病变

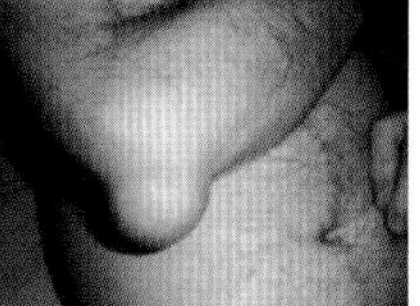
鹰嘴囊炎

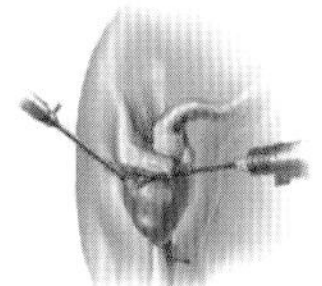
疼痛弧综合征
/ 肩袖撕裂

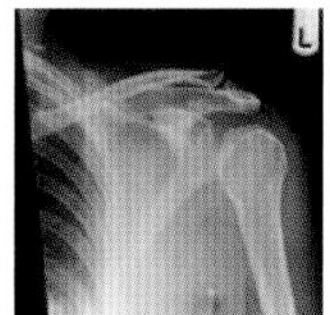

肩关节脱位

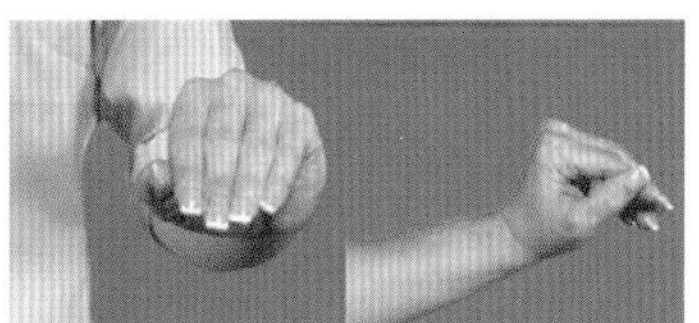
骨间后神经卡压

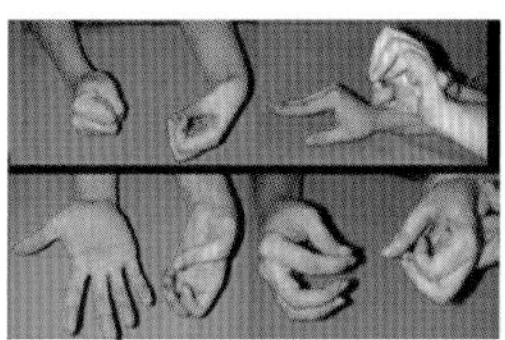
桡神经麻痹

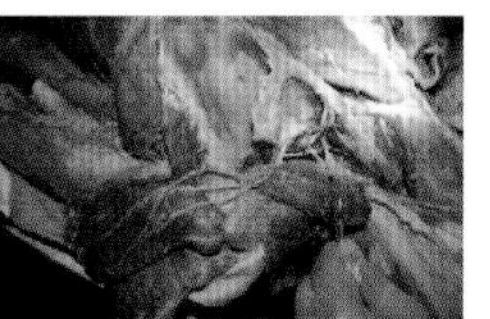
肩胛动脉吻合

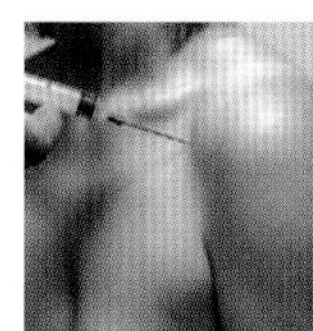
肩关节注射

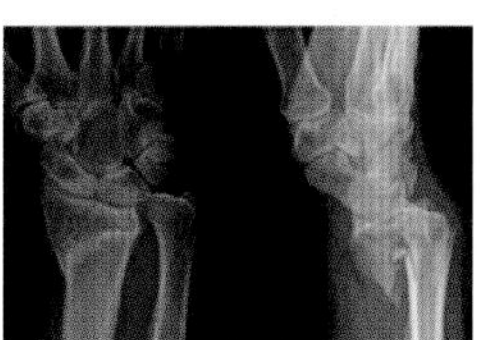
史密斯骨折

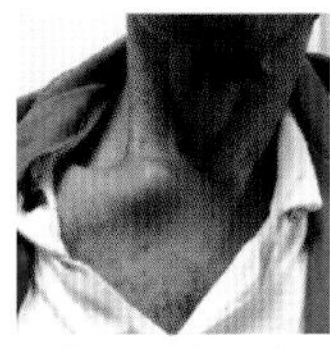
胸锁关节脱位

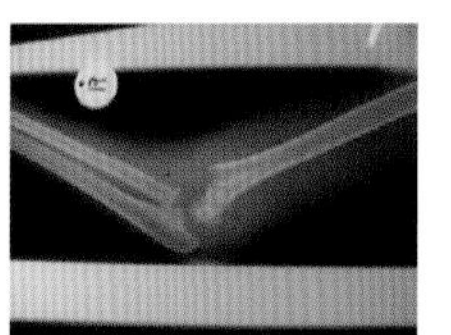
肱骨髁上骨折

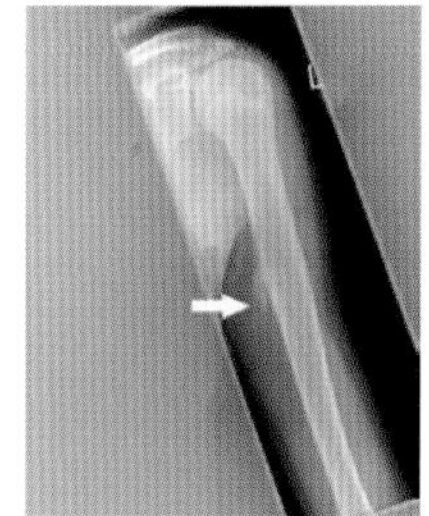
髁上棘刺

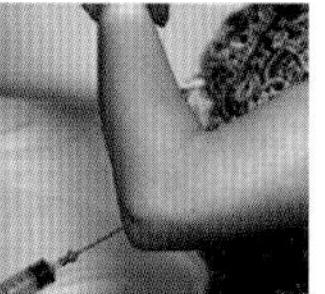
网球肘

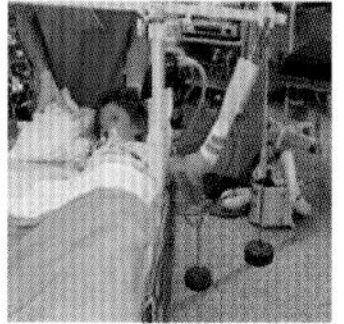
前臂骨折牵引

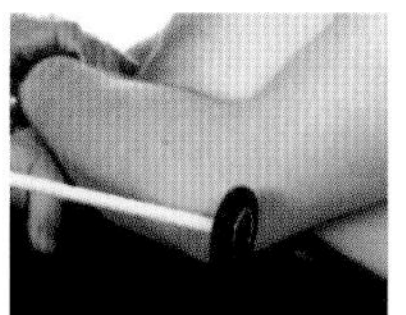
肱三头肌腱反射

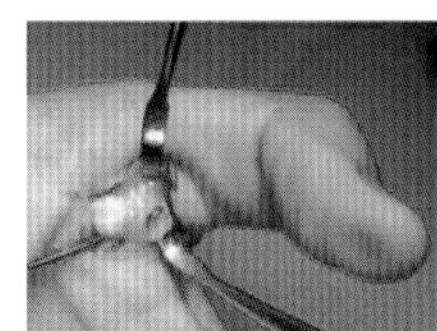
扳机指

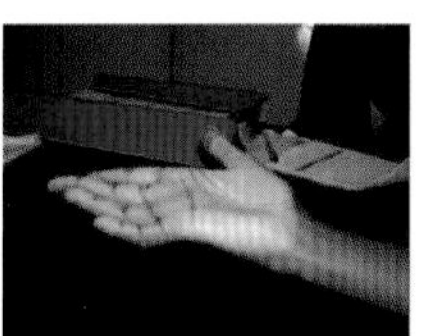
尺神经麻痹

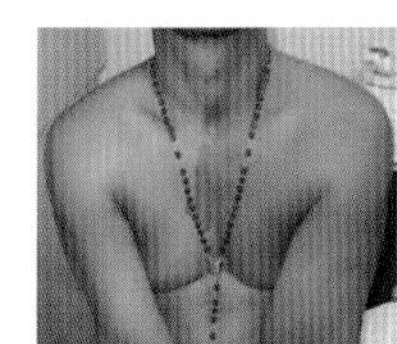
血管畸形

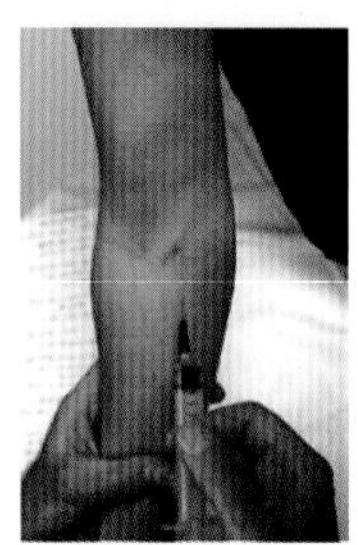
上肢静脉穿刺

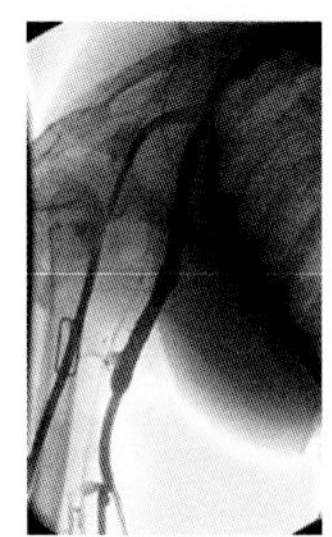
静脉切开术

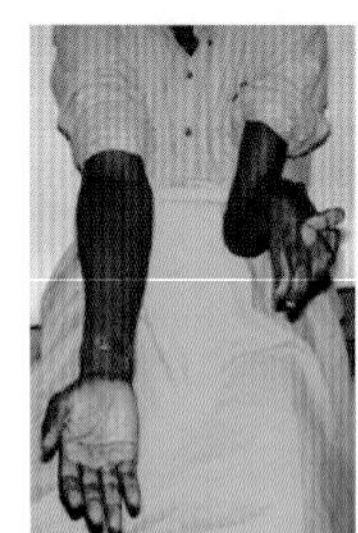
Volkman 缺血性挛缩

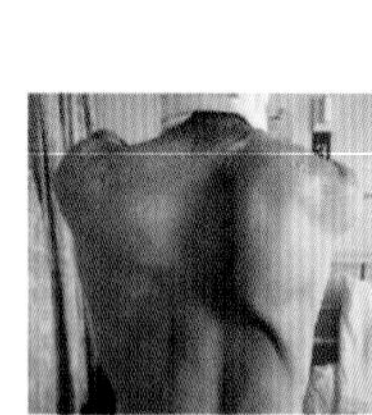
翼状肩胛

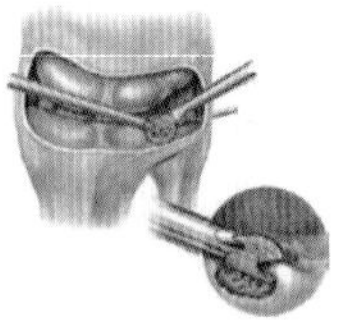
腕关节镜检查

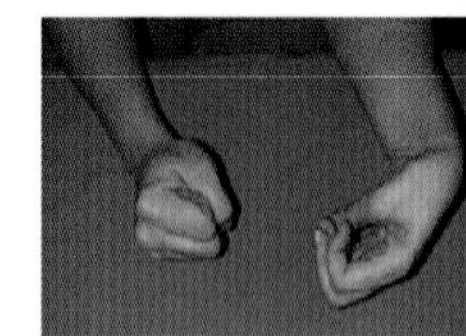
腕下垂

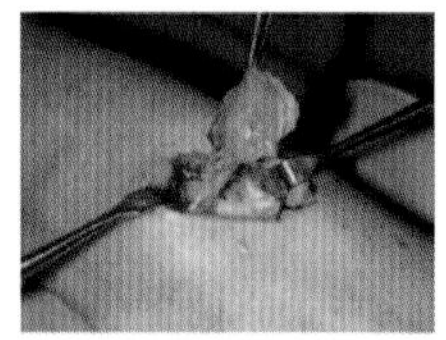
腕部腱鞘囊肿

胸部

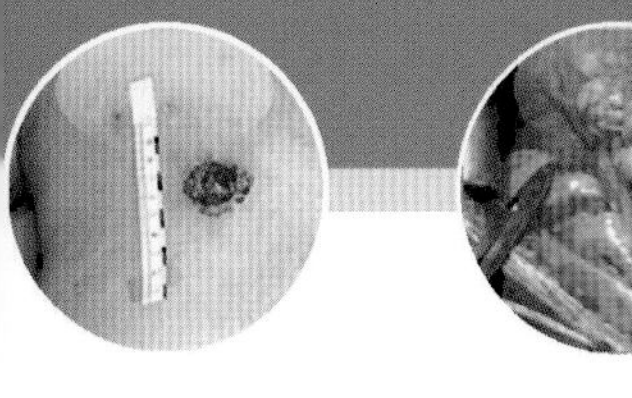
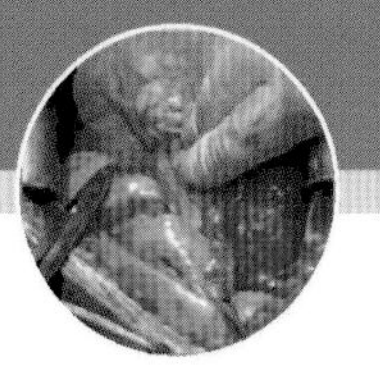
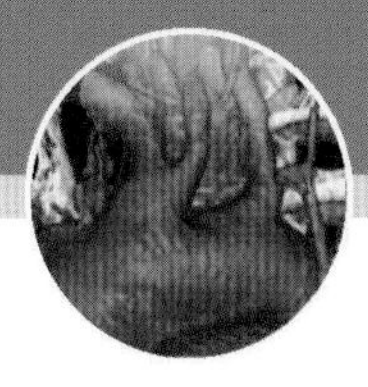
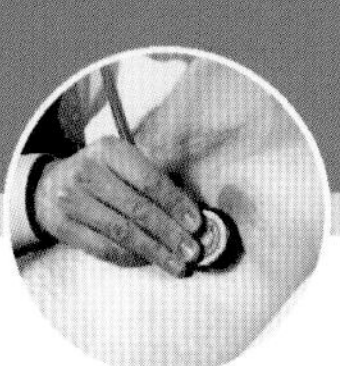
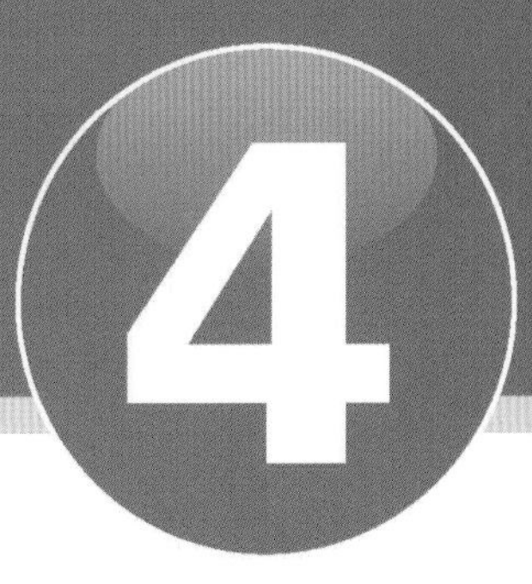

胸部 A 表面解剖(前面观)

B 中轴骨(后面观)

C 胸部的螺旋 CT 三维重建

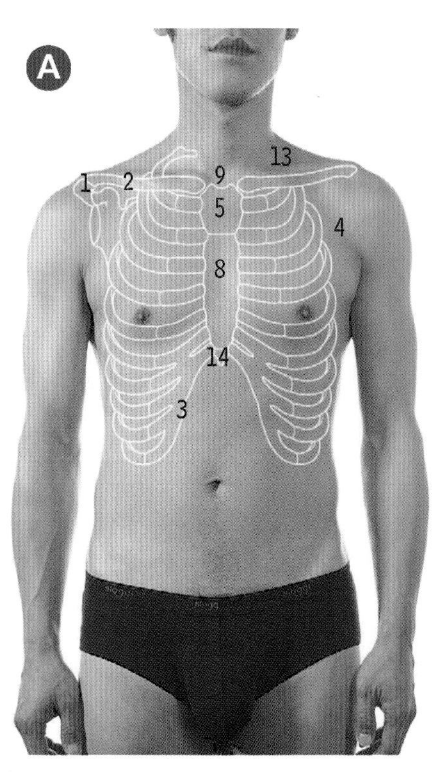

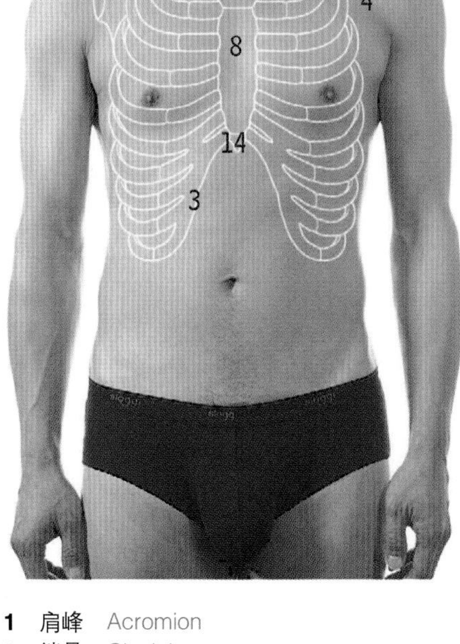
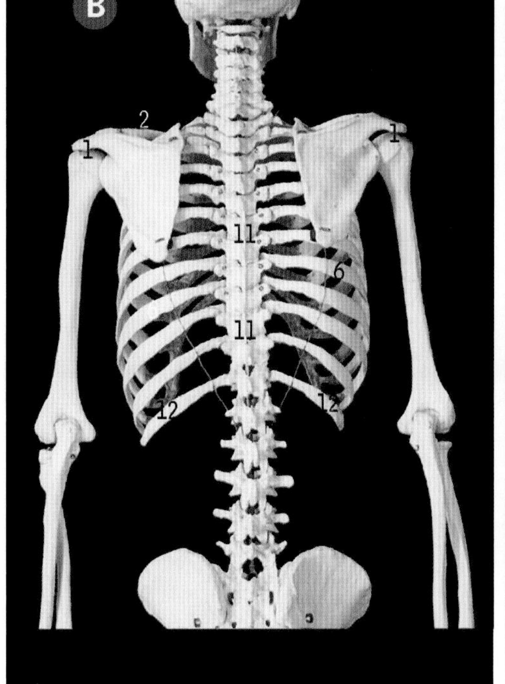

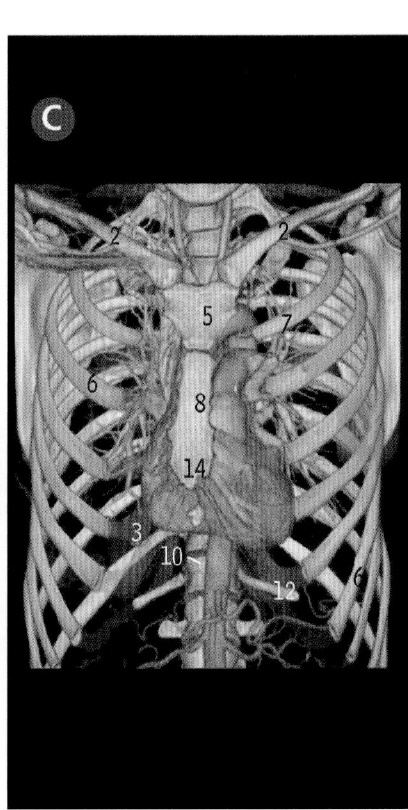

1 肩峰 Acromion
2 锁骨 Clavicle
3 肋缘 Costal margin
4 三角肌胸大肌间沟 Deltopectoral groove
5 胸骨柄 Manubrium
6 肋骨 Rib
7 第 2 肋骨 Second rib
8 胸骨体 Sternal body
9 颈静脉切迹 Suprasternal notch
10 胸椎体 Thoracic vertebra, body
11 胸椎棘突 Thoracic vertebra, spine
12 第 12 肋 Twelfth rib
13 斜方肌 Trapezius
14 剑突 Xiphisternum

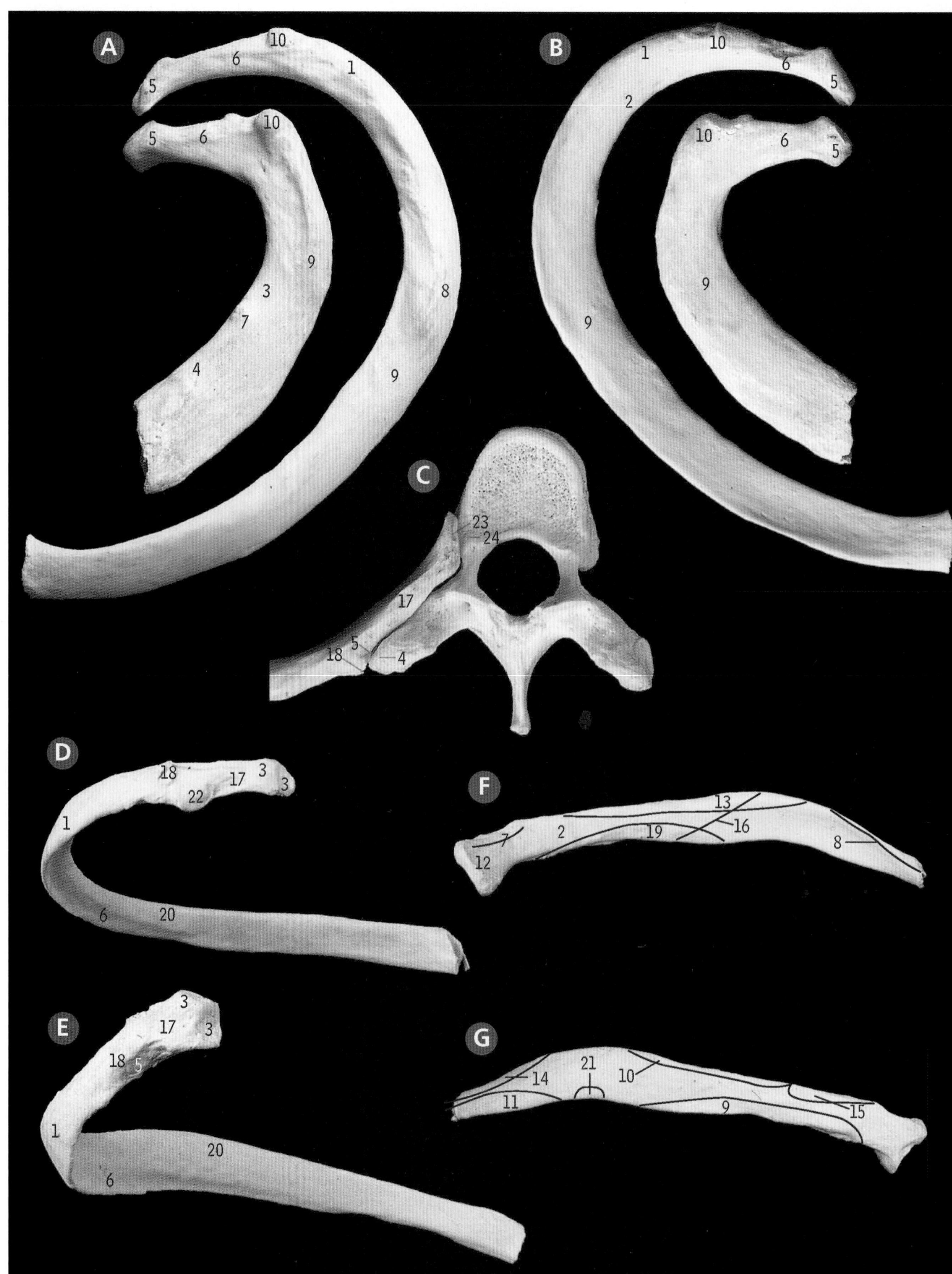
A
10
6
1
5
10
5
6
9
3
8
7
9
4
B
1
10
6
5
2
10
6
5
9
9
C
23
24
17
5
18
4
D
18
17
3
3
22
1
6
20
F
13
16
7
2
19
8
12
E
3
17
3
18
5
1
20
6
G
21
14
10
11
9
15

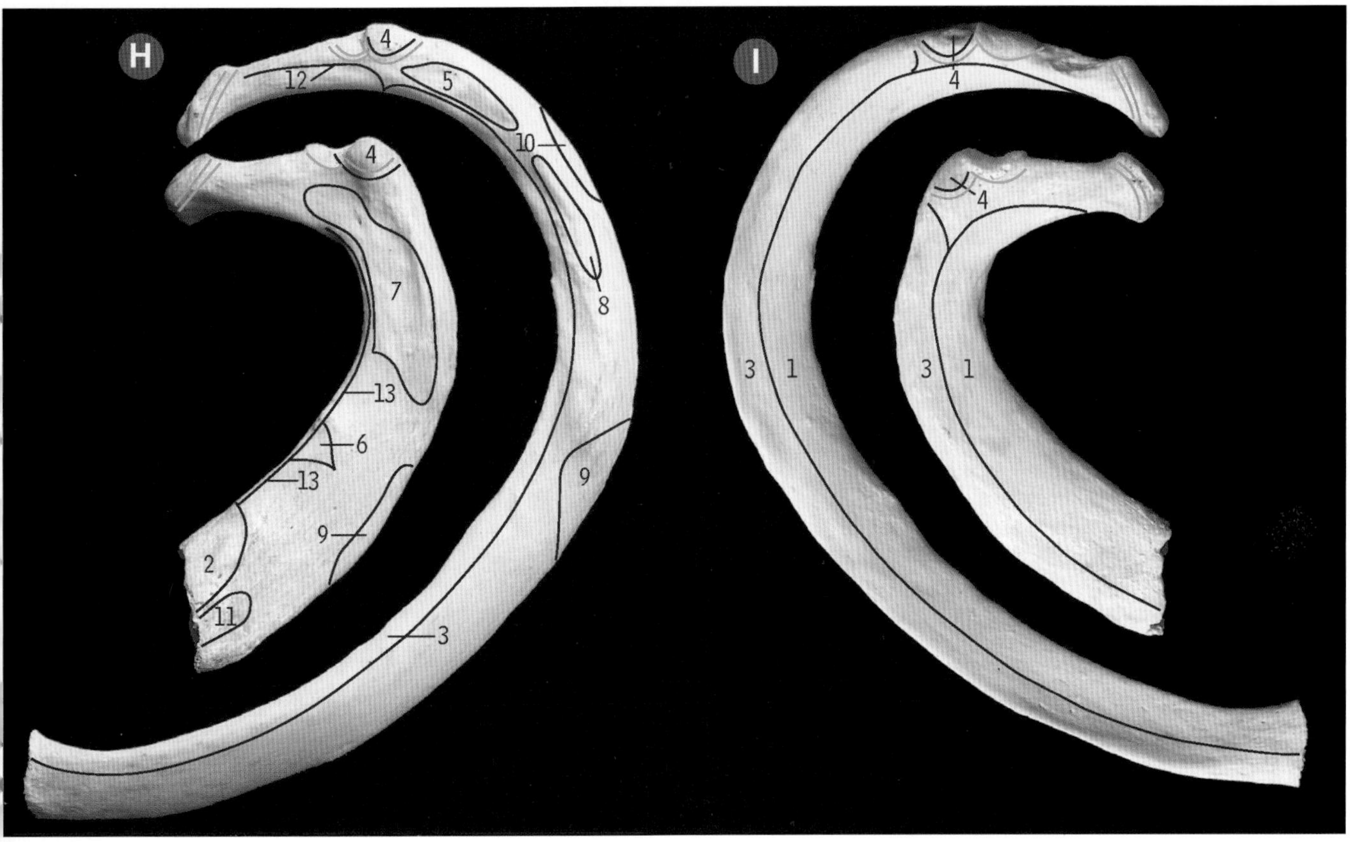

左第 1 肋骨(里面)和第 2 肋骨(外面)

A 上面观

B 下面观

1 肋角 Angle
2 肋沟 Costal groove
3 锁骨下动脉沟和第 1 胸神经沟 Groove for subclavian artery and first thoracic nerve
4 锁骨下静脉沟 Groove for subclavian vein
5 肋头 Head
6 肋颈 Neck
7 前斜角肌结节 Scalene tubercle
8 前锯肌粗隆 Serratus anterior tuberosity
9 肋体 Shaft
10 肋结节 Tubercle

第 1 肋、第 2 肋、第 11 肋和第 12 肋为非典型肋骨。第 1 肋包含一个单关节面的肋头(图 A5)、一个突出的肋结节，没有肋角和肋沟。肋体有上下两面。

第 2 肋包含有两个关节面的肋头(B5)，一个肋结节(B10)旁的肋角(B1)，一个后侧的宽肋沟(B2)，外表面朝向上面与外面，而内表面朝向下面与内面。

第 12 肋包含一个单关节面的肋头，但是无肋结节、肋角和肋沟。肋体在末端形成尖端(其他所有的肋骨末端都稍变宽)。

肋骨及其关系

C 典型肋和肋椎连结，上面观

D 左第 5 肋，后面观(典型的上肋骨)

E 左第 7 肋，后面观(典型的下肋骨)

F 左第 12 肋及其连结，前面观

G 左第 12 肋及其连结，后面观

1 肋角 Angle of rib
2 胸膜覆盖区 Area covered by pleura
3 肋头关节面 Articular facet of head
4 横突关节面 Articular facet of transverse process
5 肋结节关节部 Articular part of tubercle
6 肋沟 Costal groove
7 肋横突韧带 Costotransverse ligament
8 膈 Diaphragm
9 竖脊肌 Erector spinae
10 肋间外肌 External intercostal
11 腹外斜肌 External oblique
12 肋头 Head
13 肋间内肌 Internal intercostal
14 背阔肌 Latissimus dorsi
15 肋提肌 Levator costae
16 胸膜反折线 Line of pleural reflexion
17 肋颈 Neck of rib
18 肋结节非关节部 Non-articular part of tubercle
19 腰方肌 Quadratus lumborum
20 肋体 Shaft of rib
21 下后锯肌 Serratus posterior inferior
22 肋结节 Tubercle
23 肋头上肋关节面 Upper costal facet of head of rib
24 椎体上肋关节面 Upper costal facet of vertebral body

左第 1 肋(图中内侧)和左第 2 肋(图中外侧)及其连结

H 上面观

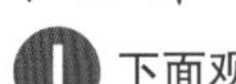

I 下面观

蓝线代表骨骺线；绿线代表肋椎关节的膜附着区。

1 胸膜覆盖区 Area covered by pleura
2 肋锁韧带 Costoclavicular ligament
3 肋间肌和膜 Intercostal muscles and membranes
4 肋横突外侧韧带 Lateral costotransverse ligament
5 肋提肌 Levator costae
6 前斜角肌 Scalenus anterior
7 中斜角肌 Scalenus medius
8 后斜角肌 Scalenus posterior
9 前锯肌 Serratus anterior
10 上后锯肌 Serratus posterior superior
11 锁骨下肌 Subclavius
12 肋横突上韧带 Superior costotransverse ligament
13 胸膜顶 Suprapleural membrane

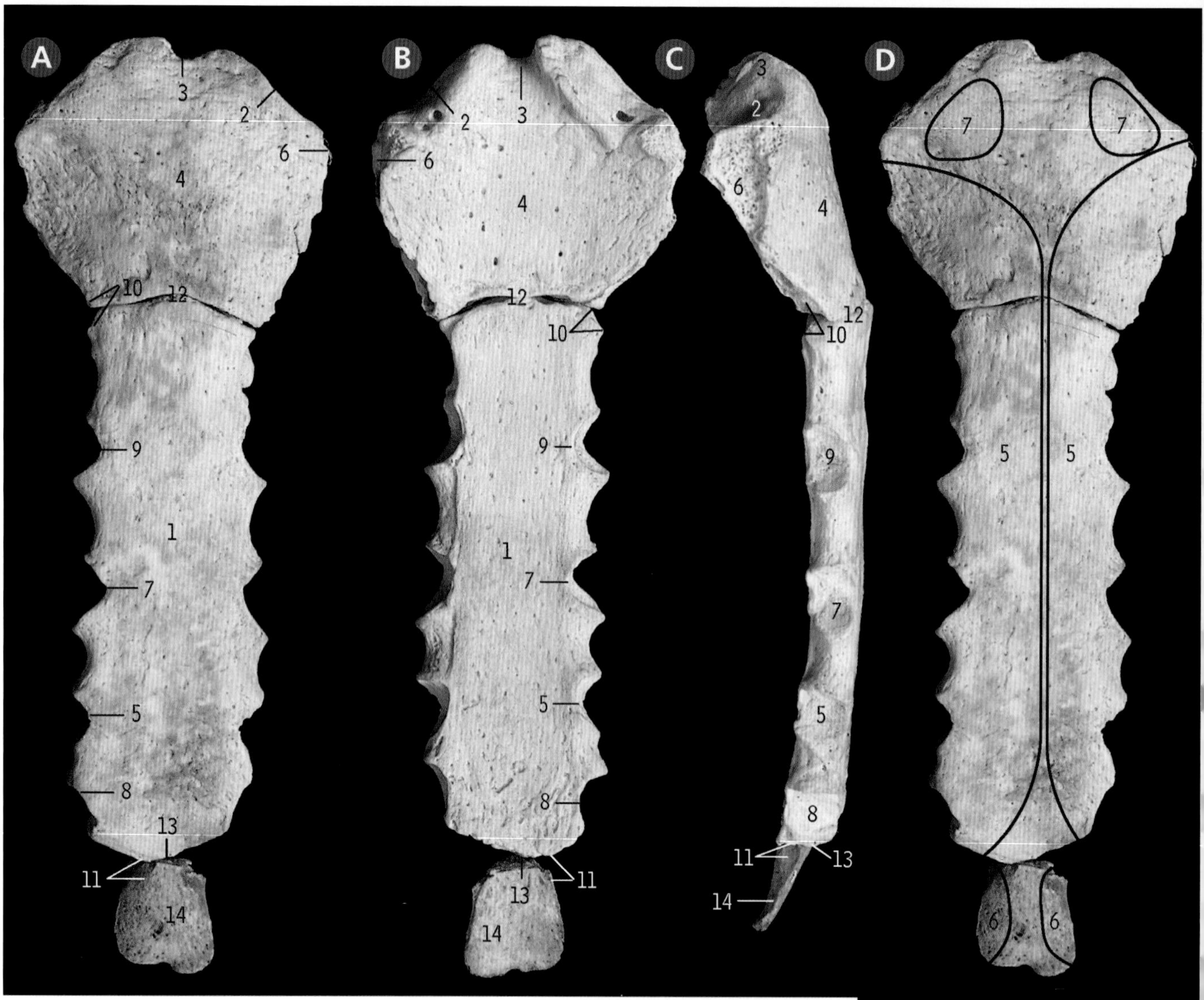

胸骨

A 前面观

B 后面观

C 右面观

1 胸骨体 Body
2 锁切迹 Clavicular notch
3 颈静脉切迹 Jugular notch
4 胸骨柄 Manubrium
5 第 5 肋软骨切迹 Notch for fifth costal cartilage
6 第 1 肋软骨切迹 Notch for first costal cartilage
7 第 4 肋软骨切迹 Notch for fourth costal cartilage
8 第 6 肋软骨切迹 Notch for sixth costal cartilage
9 第 3 肋软骨切迹 Notch for third costal cartilage
10 第 2 肋软骨切迹 Notches for second costal cartilage
11 第 7 肋软骨切迹 Notches for seventh costal cartilage
12 胸骨角和胸骨柄关节 Sternal angle and manubriosternal joint
13 剑胸关节 Xiphisternal joint
14 剑突 Xiphoid process

胸骨由柄(4)、体(1)和剑突(14)组成。

胸骨体(1)由 4 个胸骨节融合而成，融合处有时可以依据 3 个细微横嵴所识别。胸骨柄(4)和胸骨体（1）是骨质的，而剑突（14）虽然常出现一定程度的骨化，但其性质为软骨，大小和形状变化比较大。胸骨柄和剑胸处的关节(12 和 13)均是纤维软骨关节，表面覆盖透明软骨，两者被纤维软骨盘连结为一体。

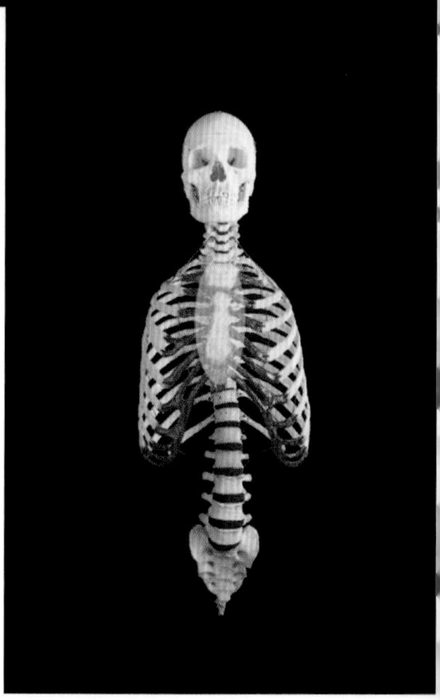

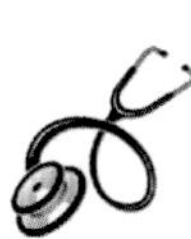

正中胸骨切开术和胸骨异常见第 215~216 页。

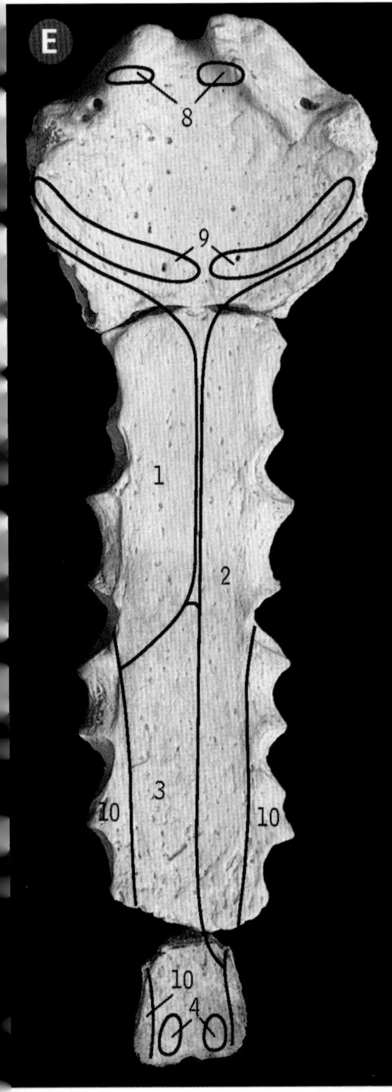

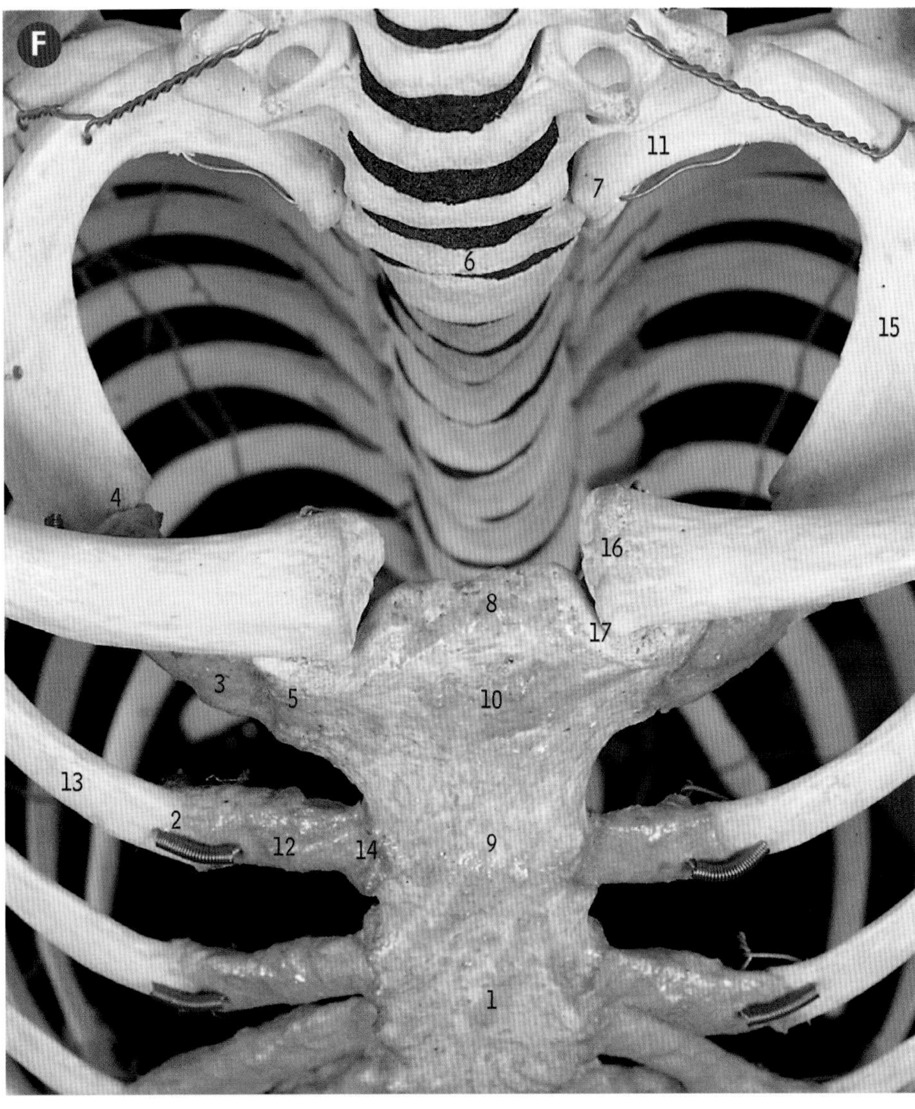

胸骨

连结

D 前面观

E 后面观

1 左胸膜覆盖区 Area covered by left pleura
2 右胸膜覆盖区 Area covered by right pleura
3 与心包膜相接触的区域 Area in contact with pericardium
4 膈 Diaphragm
5 胸大肌 Pectoralis major
6 腹直肌 Rectus abdominis
7 胸锁乳突肌 Sternocleidomastoid
8 胸骨舌骨肌 Sternohyoid
9 胸骨甲状肌 Sternothyroid
10 胸横肌 Transversus thoracis

两个胸膜囊(E2 和 1)在第 2 到第 4 胸肋关节处相接触。

F 胸廓入口 在有关节连结的骨架上,前上面观

胸廓入口或胸廓出口(胸廓上口)与肾的轮廓大小和形状近似相同,由第 1 胸椎(6)、第 1 肋体(15)、肋软骨(3)以及胸骨柄上缘(颈静脉切迹,8)所围成。胸廓上口平面不是水平面,而是向前下倾斜。第 2 肋软骨(12)在胸骨柄关节(9)水平连结胸骨柄和胸骨体(10 和 1)。这是一个重要的体表标志,因为此处的胸骨柄和胸骨体之间形成微向上的隆起,第 2 肋和第 1 肋软骨可以在其外侧被扪及。而其他肋骨可由第 2 肋向下依次被辨识出来。

1 胸骨体 Body of sternum
2 肋软骨关节 Costochondral joint
3 第 1 肋软骨 First costal cartilage
4 第 1 肋软骨关节 First costochondral joint
5 第 1 胸肋关节 First sternocostal joint
6 第 1 胸椎 First thoracic vertebra
7 第 1 肋头 Head of first rib
8 颈静脉切迹 Jugular notch
9 胸骨柄关节(路易氏角) Manubriosternal joint (angle of Louis)
10 胸骨柄 Manubrium of sternum
11 第 1 肋颈 Neck of first rib
12 第 2 肋软骨 Second costal cartilage
13 第 2 肋 Second rib
14 第 2 胸肋关节 Second sternocostal joint
15 第 1 肋体 Shaft of first rib
16 锁骨胸骨端 Sternal end of clavicle
17 胸锁关节 Sternoclavicular joint

肋软骨病理学、连枷胸见第 215~216 页。

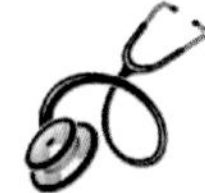

心脏，左胸膜和肺 表面标志线，女性

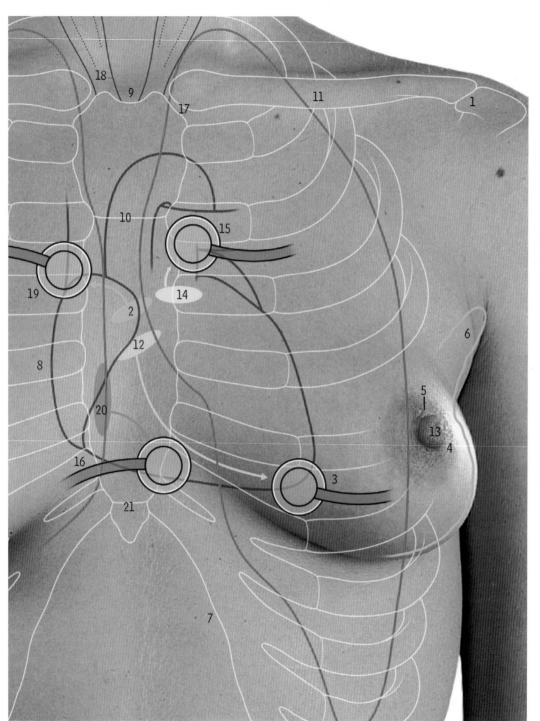

紫色线，胸膜；绿色线，乳房腋根部。

心脏 4 个瓣膜的位置被彩色的椭圆标明，并且可见相应瓣膜心音的最佳听诊处。

胸骨柄关节可以触及，并据此可辨识联结胸骨的第 2 肋软骨(15)(详见 177 页，F13、14 和 12)。

胸膜和肺延伸到锁骨内侧 1/3 上方 2.5cm 处的颈部。

胸膜下部在胸膜下线延伸至第 8 肋软骨，在腋中线延伸至第 10 肋，在竖脊肌外侧缘越过第 12 肋。肺下界较胸膜反折约高两个肋骨水平。

在胸骨后，两侧胸膜囊在第 2 到第 4 胸肋关节水平于正中线处彼此相靠近，但随后由于左侧有心脏的存在而相互分离。

1 肩锁关节 Acromioclavicular joint
2 主动脉瓣 Aortic valve
3 心尖部 Apex of heart
4 乳晕 Areola of breast
5 乳晕腺 Areolar glands of breast
6 乳房腋根部（spense 区） Axillary tail of breast (of Spence)
7 肋弓（第 8 肋软骨处） Costal margin (at eighth costal cartilage)
8 第 4 肋软骨 Fourth costal cartilage
9 颈静脉切迹 Jugular notch
10 胸骨柄关节 Manubriosternal joint
11 锁骨中线 Midpoint of clavicle
12 左房室瓣 Mitral valve
13 乳头 Nipple of breast
14 肺动脉瓣 Pulmonary valve
15 第 2 肋软骨 Second costal cartilage
16 第 6 肋软骨 Sixth costal cartilage
17 胸锁关节 Sternoclavicular joint
18 胸锁乳突肌 Sternocleidomastoid
19 第 3 肋软骨 Third costal cartilage
20 右房室瓣 Tricuspid valve
21 剑突胸骨关节 Xiphisternal joint

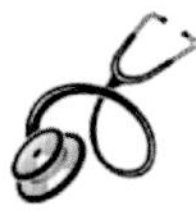

心音听诊见第 215~216 页。

女性乳房　乳腺

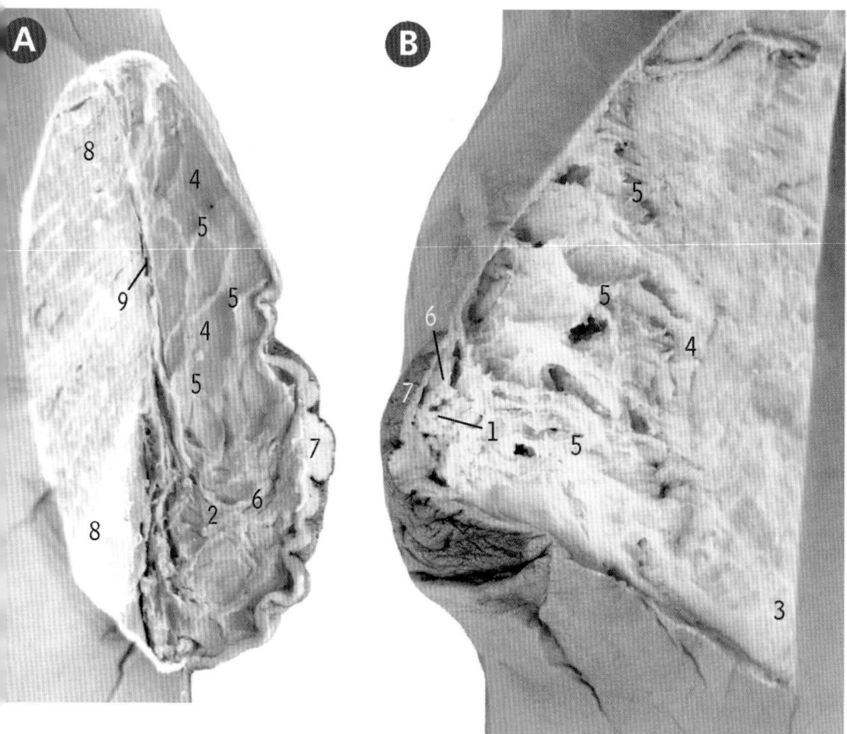

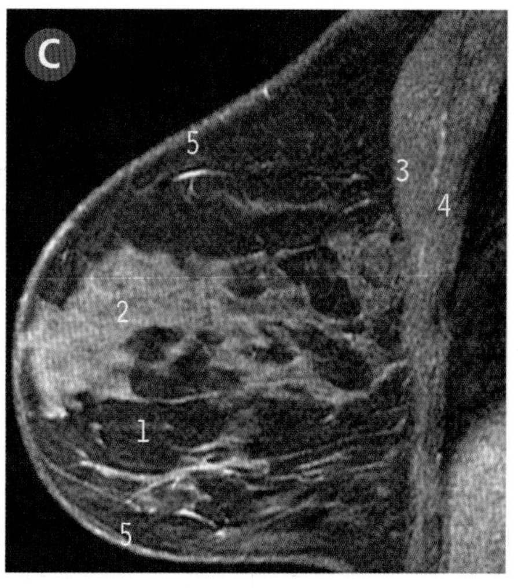

A 旁正中矢状面

B 乳晕乳头和乳腺组织解剖

C 乳腺矢状位磁共振图像

输乳管壶腹　Ampulla of lactiferous duct
致密腺组织　Condensed glandular tissue
胸大肌上筋膜
Fascia over pectoralis major muscle
脂肪　Fat

5 纤维性隔膜　Fibrous septum
6 输乳管　Lactiferous duct
7 乳头　Nipple
8 胸大肌　Pectoralis major muscle
9 乳腺后间隙　Retromammary space

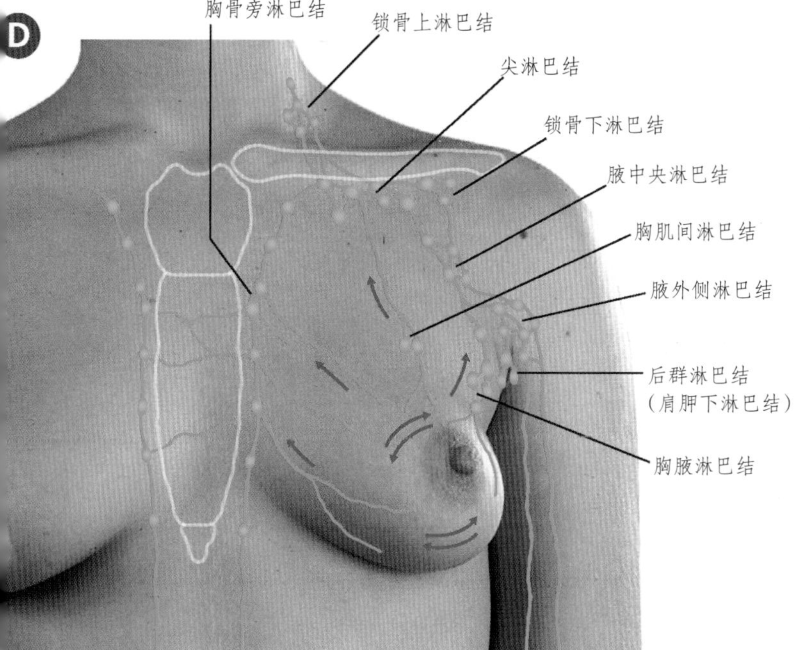

D 胸部

淋巴引流

乳房内弥散分布的网状淋巴管，包括被覆的皮肤，任何部位的淋巴液都可以流到其他部位。但大的淋巴管多注入腋窝淋巴结，但是，一些来自内侧部淋巴液穿过胸骨旁的胸壁，到相邻胸廓内动脉的胸骨旁淋巴结。这些都是癌细胞扩散最常见和起始的位点，但是其他淋巴结也可能参与（特别是晚期的扩散）；这些包括锁骨下淋巴结、锁骨上淋巴结（深颈淋巴结）、纵隔淋巴结和腹部淋巴结（通过膈肌和腹直肌鞘）。也可能出现向另一侧乳房的扩散。

乳房检查、乳房异常、乳腺癌、乳房切除术和乳房橘皮状见第 215~216 页。

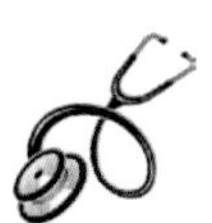

A 右侧胸 手臂外展后面观

手臂充分外展时，肩胛骨内侧缘（脊柱缘）移至与垂直线成 60°，此处大约是肺斜裂线（虚线）的体表投影。

1 三角肌 Deltoid
2 第 5 肋间隙 Fifth intercostal space
3 肩胛下角 Inferior angle of scapula
4 背阔肌 Latissimus dorsi
5 肩胛骨内缘 Medial border of scapula
6 肩胛冈 Spine of scapula
7 第 3 胸椎棘突 Spinous process of third thoracic vertebra
8 大圆肌 Teres major
9 斜方肌 Trapezius

肺斜裂线从第 3 胸椎棘突（7）延伸至胸骨外侧缘第 6 肋软骨（见图 B）。手臂充分外展时，肩胛骨 mw 缘（5）很好地显示出肺斜裂线的位置。

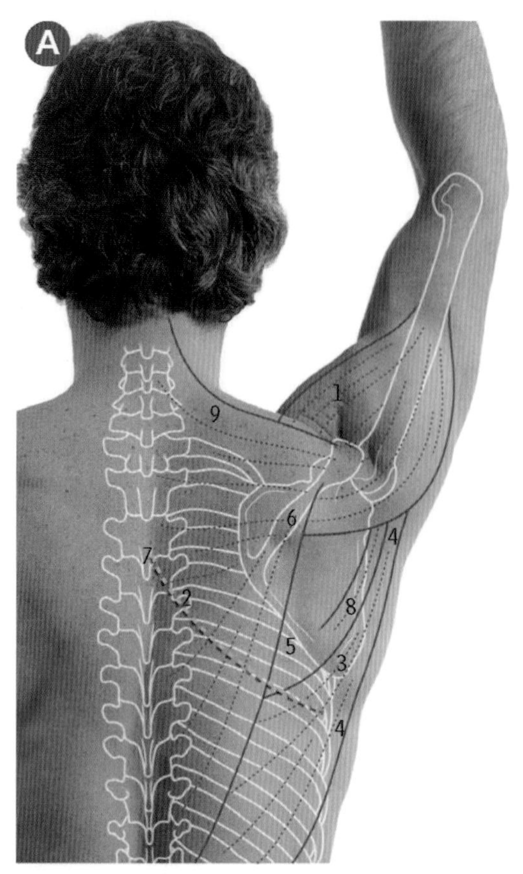

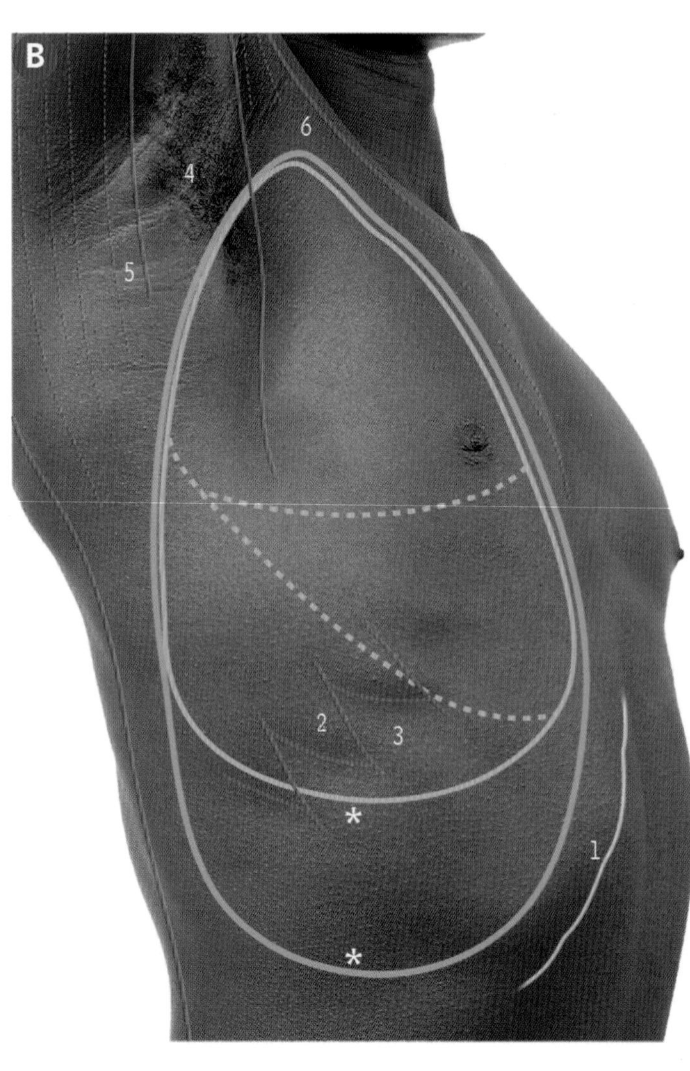

B 右侧胸

表面标志，右面观，手臂充分外展

紫色线标示胸膜范围，橙色实线标示肺下限；胸下部标记两者间隙，表示胸膜肋膈隐窝，不包含任何肺组织。肺的横切和斜裂由橙色虚线表示。

1 肋缘 Costal margin
2 前锯肌指状突起 Digitations of serratus anterior
3 腹外斜肌 External oblique
4 腋窝底 Floor of axilla
5 背阔肌 Latissimus dorsi
6 胸大肌 Pectoralis major

右肺横裂被水平向后用虚线标出，从第 4 肋软骨起直至斜裂线相接（如 A 中描述），向前延伸到第 6 肋软骨。被描出轮廓的三角区标示肺中叶，肺上叶在其上，肺下叶在其下后方。此区域被右乳房覆盖。

在左侧，肺只有上、下两叶，没有横裂；斜裂的表面标志与右肺相似。

* 星号代表位于腋中线的肺下缘与第 8 肋和第 10 肋胸膜所在处。

胸前壁肌　前面观

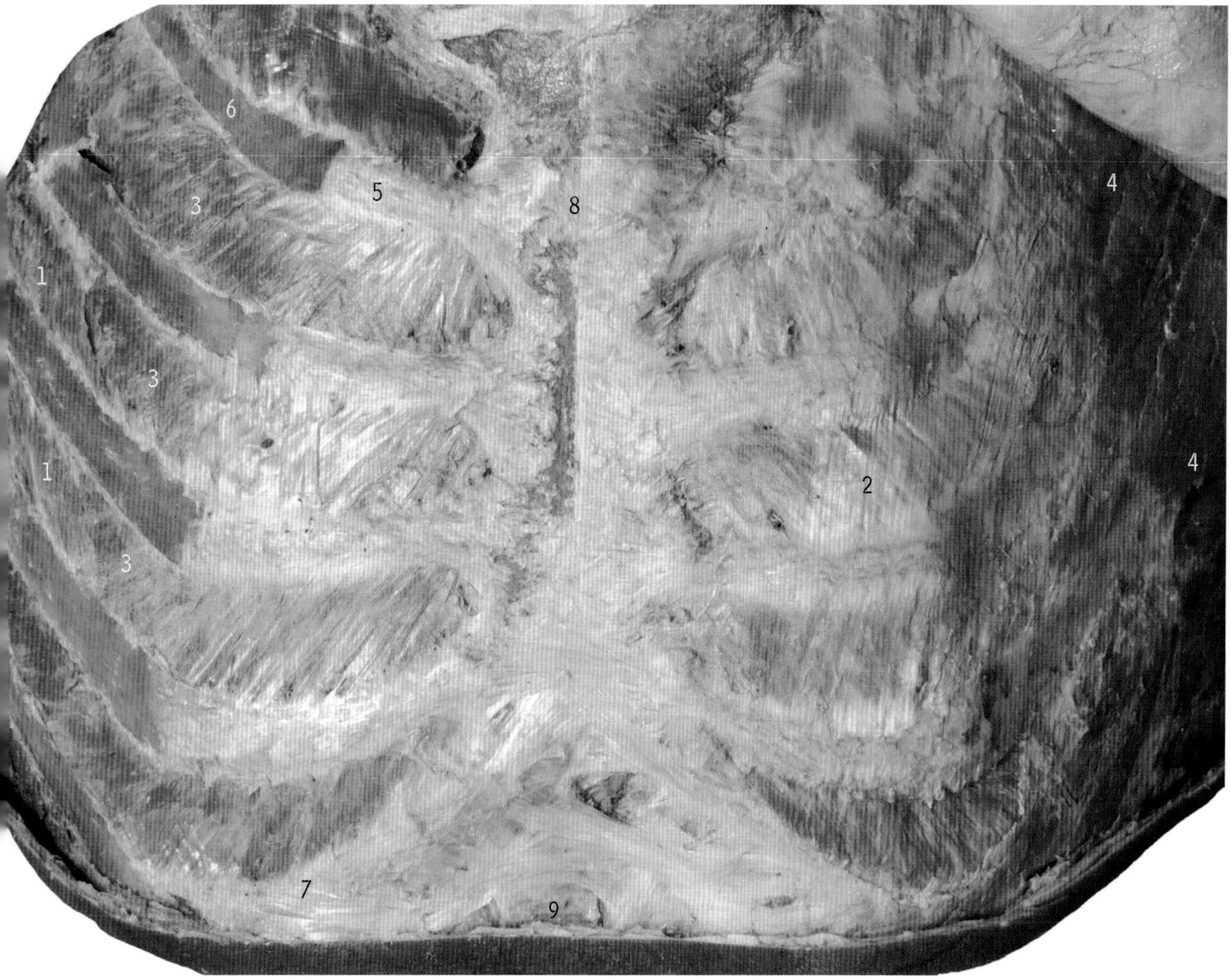

肋间外肌　External intercostal muscle
肋间外膜　External intercostal membrane
肋间内肌　Internal intercostal muscle
胸小肌　Pectoralis minor muscle
第 2 胸肋关节　Second costal cartilage
第 2 肋　Second rib
第 6 肋软骨　Sixth costal cartilage
胸骨角(路易角)　Sternal angle (Louis)
剑突　Xiphoid process

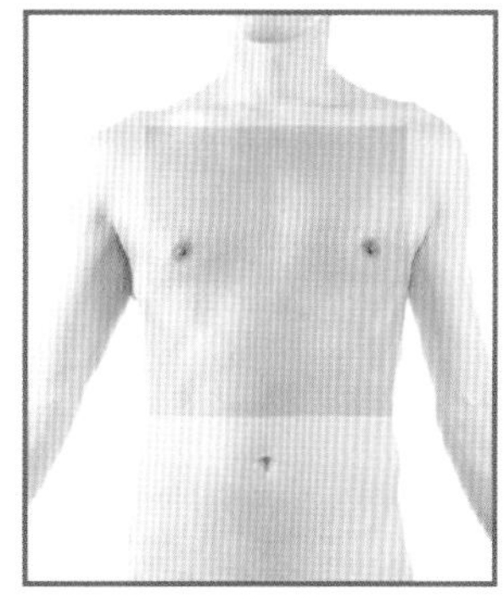

胸部冠状面 CT

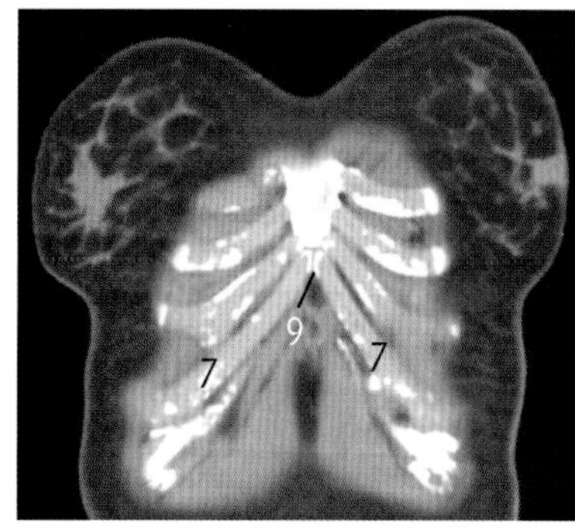

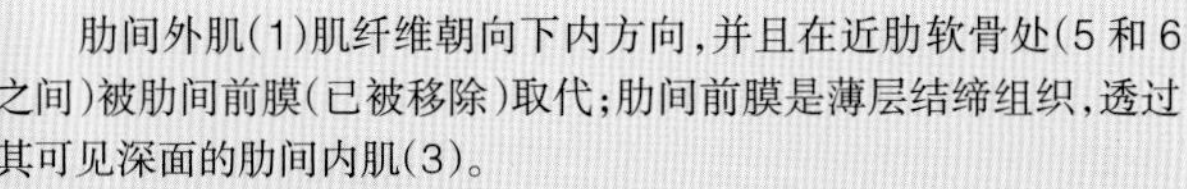

肋间外肌(1)肌纤维朝向下内方向，并且在近肋软骨处(5 和 6 之间)被肋间前膜(已被移除)取代；肋间前膜是薄层结缔组织，透过其可见深面的肋间内肌(3)。

肋间内肌(3)纤维向下外方向延伸。在胸前壁，它们被肋间前膜覆盖，在胸后壁它们延续为肋间后膜。通过肌纤维的不同走向可区分两组肌肉：向下内的为肋间外肌(1)，向下外的为肋间内肌(3)。

连结胸骨的最下方的第 7 肋肋软骨和第 8、9、10 肋软骨一起形成肋弓下缘。

连伽胸见第 215~216 页。

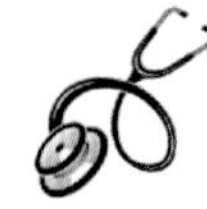

胸肌 右肋间肌

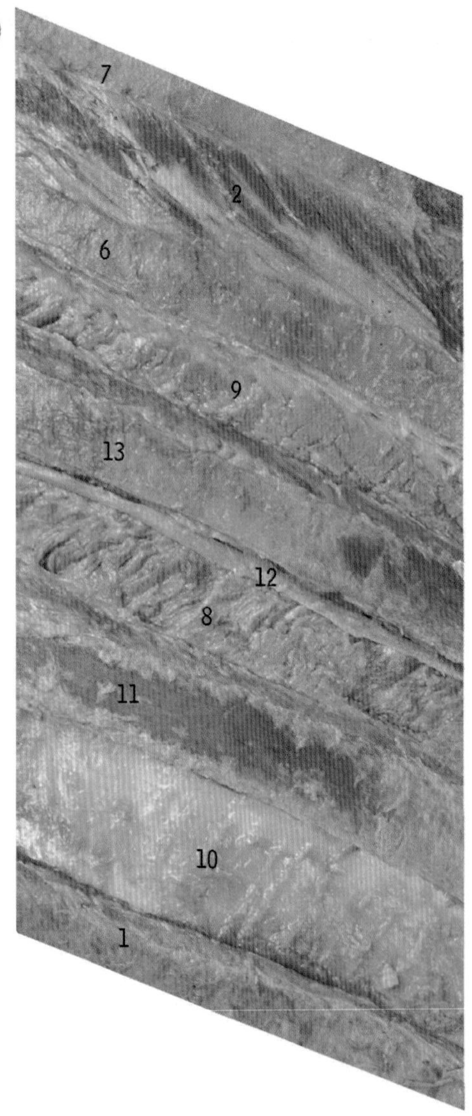

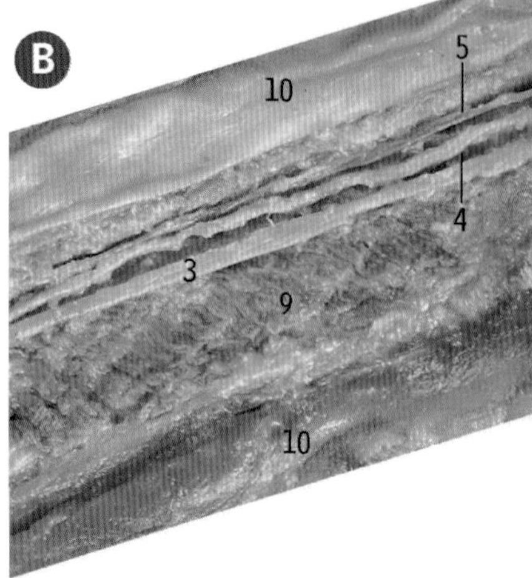

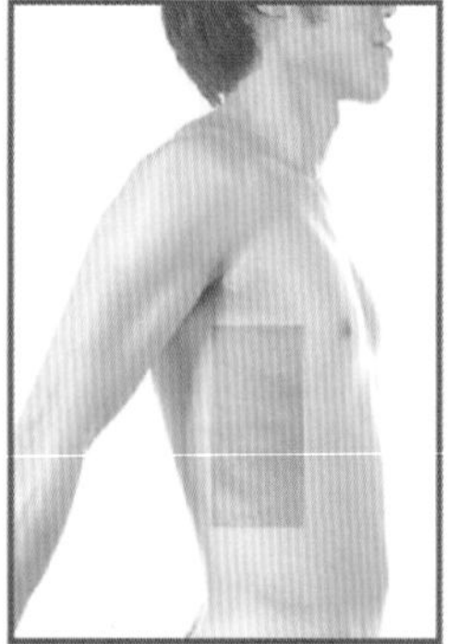

A 外面观

B 内面观

1 第 8 肋 Eighth rib
2 肋间外肌 External intercostal
3 第 5 肋间神经 Fifth intercostal nerve
4 第 5 肋间后动脉 Fifth posterior intercostal artery
5 第 5 肋间后静脉 Fifth posterior intercostal vein
6 第 5 肋 Fifth rib
7 第 4 肋 Fourth rib
8 肋间最内肌 Innermost intercostal
9 肋间内肌 Internal intercostal
10 胸膜 Pleura
11 第 7 肋 Seventh rib
12 第 6 肋间神经 Sixth intercostal nerve
13 第 6 肋 Sixth rib

> 肋间内肌向后与被肋间外肌内侧部覆盖的肋间后膜相延续（如 2 所示）。

A 图中，每个肋间隙被解剖成不同的层次，展示从浅至深的肋间外肌（2）、肋间内肌（9）、肋间最内肌（8）和胸膜（10）。肋间血管和神经主干位于肋间内肌和肋间最内肌之间；神经（12）在第 6 肋间隙即可见，位于第 6 肋（13）下方肋间最内肌（8）外表面，但是动、静脉覆盖在肋沟的下方。在胸部内面解剖时，可见位于第 5 肋间隙的血管和神经，如 B 中所示；此处胸膜和肋间最内肌已被移除，并且血管（5 和 4）和第 5 肋间神经（3）走行于肋间内肌内侧面。

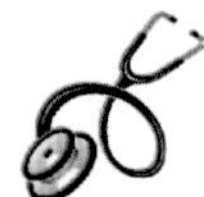

肋间神经阻滞见第 215~216 页。

胸部肌肉

A 胸部内面观,从后面(内面图)

B 左下肋间肌

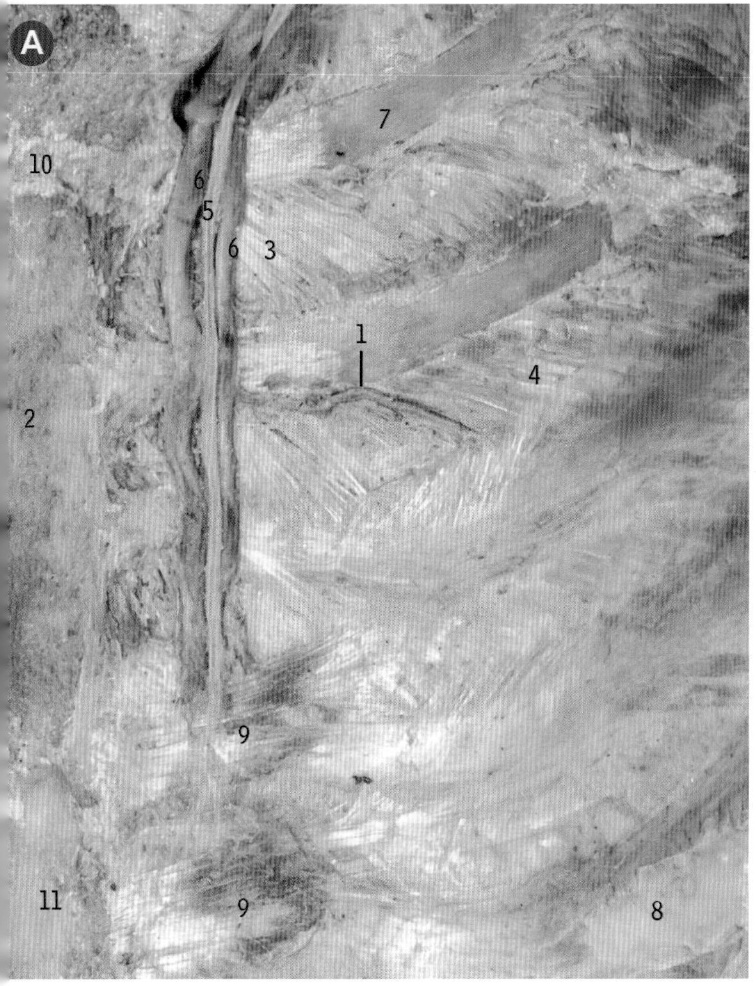

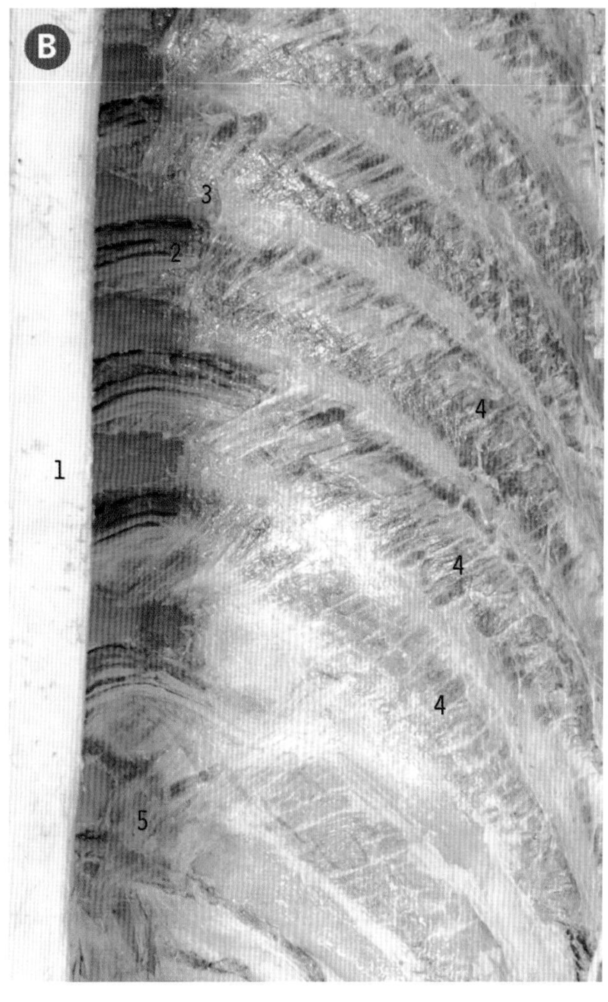

此胸壁内面图展示了移除胸膜后的胸骨和胸壁的右半后面。胸廓内动脉(5)可见向深处走行至胸横肌(9 曾命名为胸肋肌)。

1 肋间前静脉 Anterior intercostal vein
2 胸骨体 Body of sternum
3 肋间最内膜 Innermost intercostal membrane
4 肋间内肌 Internal intercostal muscle
5 胸廓内动脉 Internal thoracic artery
6 胸廓内静脉 Internal thoracic veins
7 第 2 肋 Second rib
8 第 6 肋 Sixth rib
9 胸横肌 Transversus thoracis muscle
10 胸骨角(路易角) Sternal angle (Louis)
11 剑突 Xiphoid process

此图为左下胸廓图,从右侧和前面移除胸膜、血管和神经之后,展示肋间最内肌(4)最内层的结构。

1 胸主动脉 Descending thoracic aorta
2 第 8 肋间神经血管束 Eighth intercostal neurovascular bundle
3 第 8 肋 Eighth rib
4 肋间最内肌 Innermost intercostal muscle
5 第 12 肋 Twelfth rib

肋软骨病理见第 215~216 页。

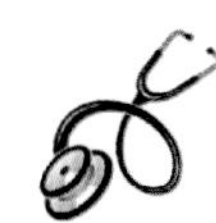

肺、心包膜和胸膜 前面观

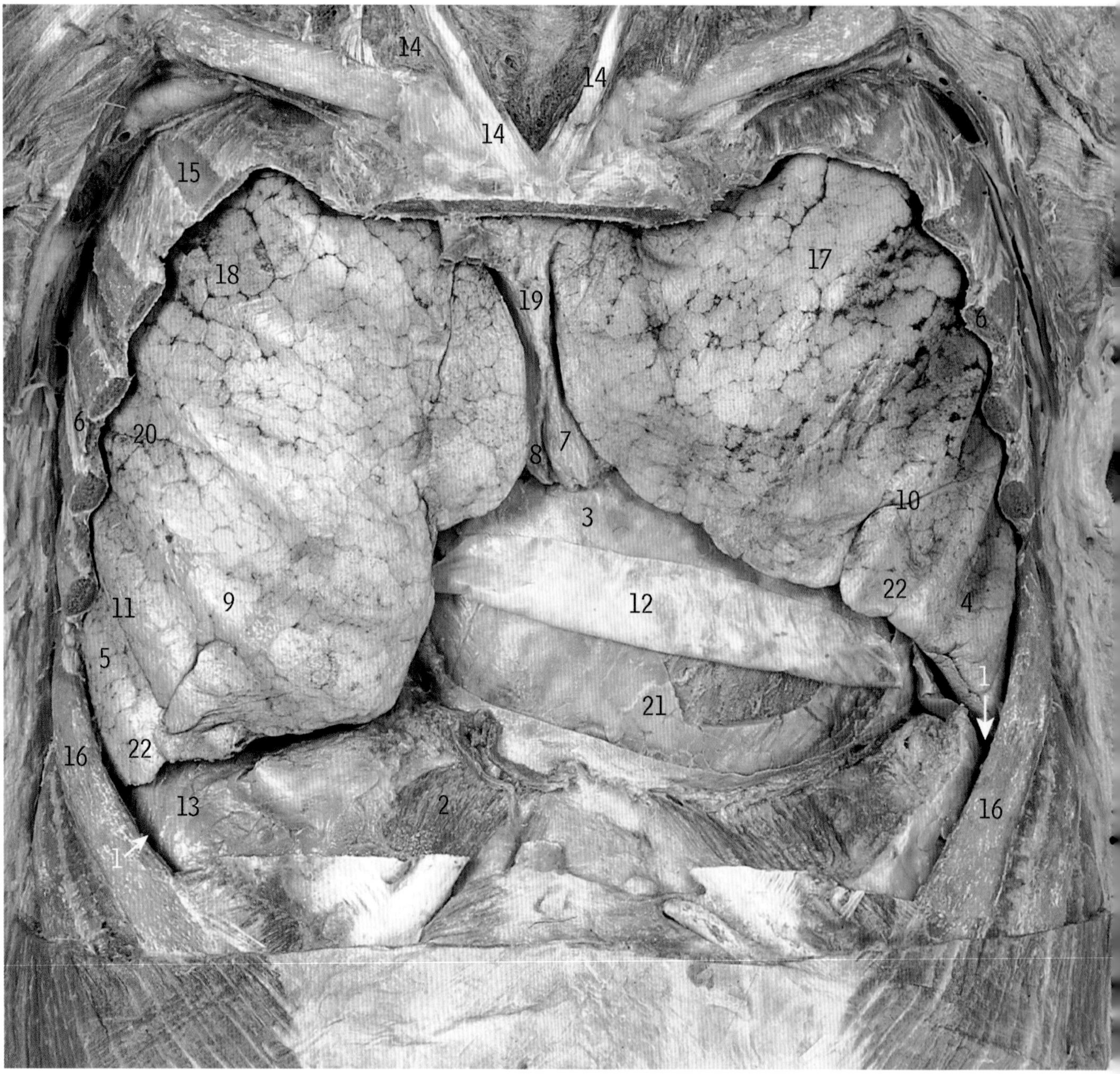

1 肋膈隐窝 Costodiaphragmatic recess
2 膈 Diaphragm
3 纤维性心包 Fibrous pericardium
4 左肺下叶 Inferior lobe of left lung
5 右肺下叶 Inferior lobe of right lung
6 肋间肌 Intercostal muscles
7 左胸膜前反折线 Line of anterior reflection of left pleura
8 右胸膜前反射线 Line of anterior reflection of right pleura
9 右肺中叶 Middle lobe of right lung
10 左肺斜裂 Oblique fissure of left lung
11 右肺斜裂 Oblique fissure of right lung
12 心包壁层 Parietal pericardium
13 膈胸膜 Parietal diaphragmatic pleura
14 胸锁乳突肌 Sternocleidomastoid
15 第 2 肋 Second rib
16 第 7 肋 Seventh rib
17 左肺上叶 Superior lobe of left lung
18 右肺上叶 Superior lobe of right lung
19 胸腺剩件(详见 360 页) Thymic remnants, see page 360
20 右肺横裂 Transverse fissure of right lung
21 心肌上覆盖的心包脏层 Visceral pericardium overlying myocardium
22 胸膜脏层 Visceral pleura

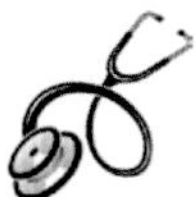

心肺复苏术(CPR)和胸腺见第 215~216 页。

心脏和心包(膜)

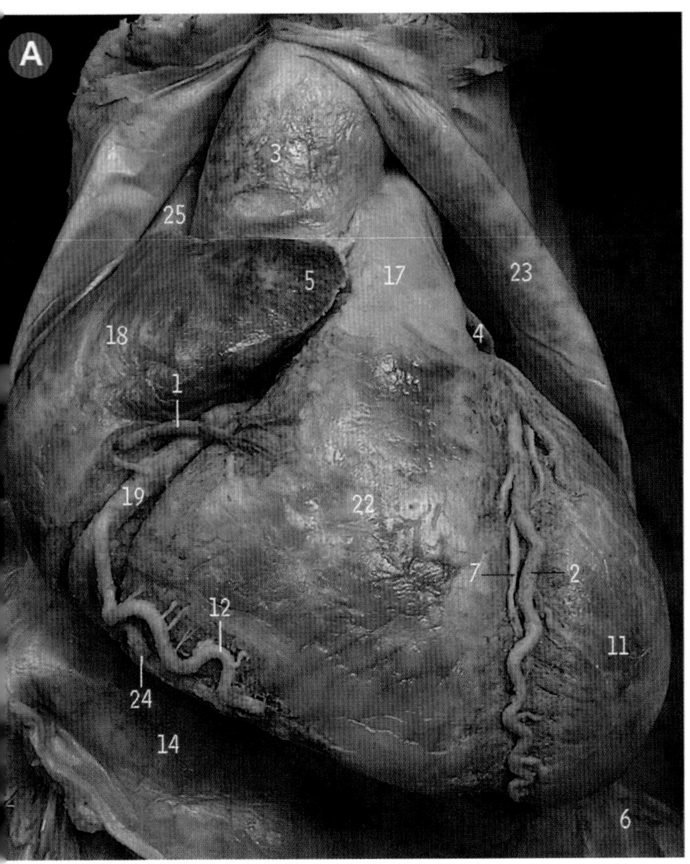
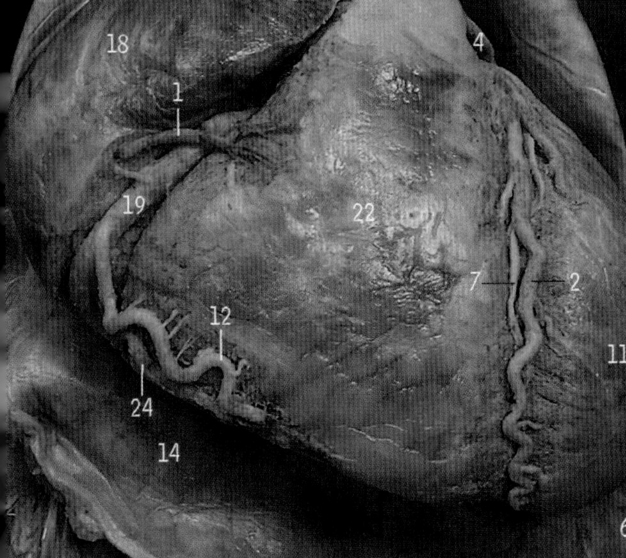

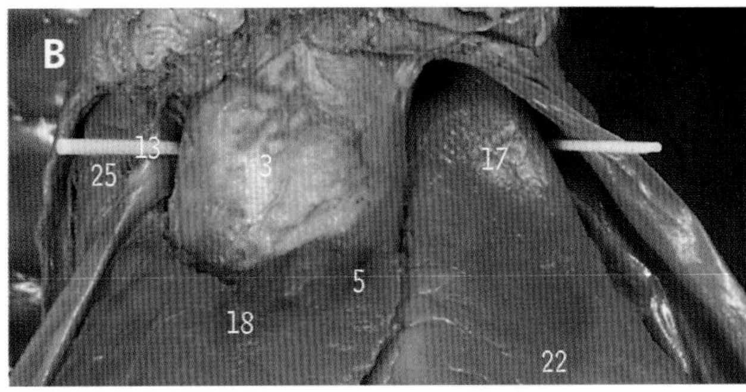

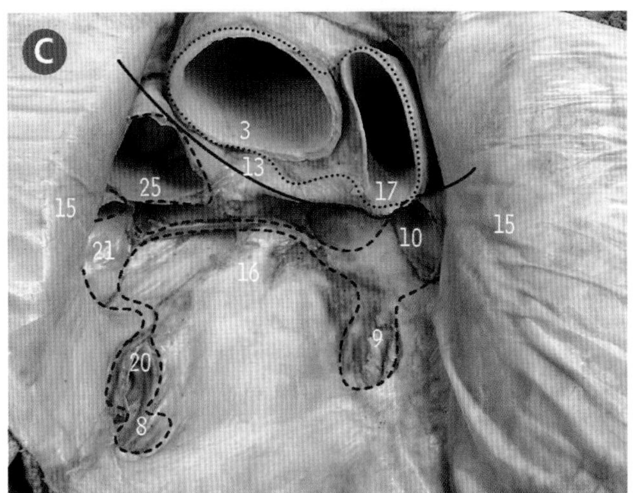

A 前面观

B 横窦标志

C 除去心脏暴露心包斜窦

1 心前静脉 Anterior cardiac vein
2 左冠状动脉前室间支 Anterior interventricular branch of left coronary artery
3 升主动脉 Ascending aorta
4 左心耳 Auricle of left atrium
5 右心耳 Auricle of right atrium
6 膈 Diaphragm
7 心大静脉 Great cardiac vein
8 下腔静脉 Inferior vena cava
9 左下肺静脉 Left inferior pulmonary vein
10 左上肺静脉 Left superior pulmonary vein
11 左心室 Left ventricle
12 右冠状动脉缘支 Marginal branch of right coronary artery
13 横窦标志 Marker in transverse sinus
14 心包与膈中心腱相融合 Pericardium fused with central tendon of diaphragm
15 心包向外侧翻向肺表面 Pericardium turned laterally over lung
16 心包腔和斜窦后壁 Posterior wall of pericardial cavity and oblique sinus
17 肺主动脉干 Pulmonary trunk
18 右心房 Right atrium
19 右冠状动脉 Right coronary artery
20 右下肺静脉 Right inferior pulmonary vein
21 右上肺静脉 Right superior pulmonary vein
22 右心室 Right ventricle
23 纤维性心包上覆浆膜性心包(翻向外侧) Serous pericardium overlying fibrous pericardium (turned laterally)
24 心小静脉 Small cardiac vein
25 上腔静脉 Superior vena cava

在A图中,浆膜性心包被切开,然后外翻(23),展示心脏的前表面。肺动脉干(17)右心室(22)发出,转向升主动脉(3)的左侧,与右心房(18)的心耳(5)相重叠。上腔静脉(25)在升主动脉的右侧,且大范围地被浆膜性心包覆盖。左冠状动脉前室间支(2)和心大静脉位于左右心室(22和11)之间的前室间沟内,右冠状动脉位于右心室和右心房之间的房室沟内(18)。在B图中,只展示了心脏的上半部分,在升主动脉(3)和肺主动脉干(17)后方以标志物显示心包横窦。在C图中,心脏从心包中移除,留下大的血管腔。虚线表明围绕升主动脉(3)和肺主动脉干(17)周围的单层浆膜性心包。虚线表明,另一个更加复杂但是仍然由单层浆膜性心包膜围绕在其他6个大血管周围(4条肺静脉,10,9,20和21,以及上、下腔静脉,25和8)。在两层浆膜性心包之间的狭窄间隙是心包横窦;C图中的实线表明B图中标识物的路线。而位于心脏后面肺静脉之间,由浆膜性心包翻折形成的间隙为心斜窦。

> 心脏的右缘由右心房构成(A18)。
> 心左缘大部分由左心室构成(A11),以及右心室的最上部(A22)和左心耳(A4)的小部分。
> 心下缘由右心室(A22)和左心室的小部分心尖部构成。
> 左冠状动脉前室间支=临床上惯用表述为左前降支(LAD)。

急性心包填塞和心包积液见第215~216页。

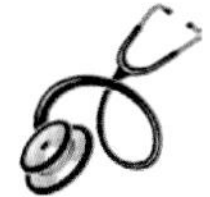

心脏 血管注射

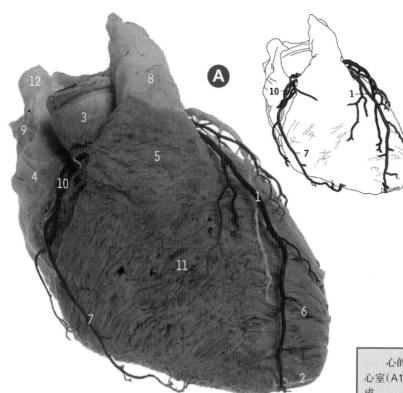

A 前面观　　**B** 后面观

冠状动脉灌入红色乳胶，心静脉灌入灰色乳胶。肺主动脉干(8)从右心室(11)的漏斗部(5)向上发出，在肺动脉干起始部由升主动脉(3)前面转向其左侧。

1 室间沟中的左冠状动脉前室间支和心大静脉 Anterior interventricular branch of left coronary artery and great cardiac vein in interventricular groove
2 心尖 Apex
3 升主动脉 Ascending aorta
4 右心房的心耳(向外翻起) Auricle of right atrium (displaced laterally)
5 右心室的漏斗部(动脉圆锥) Infundibulum of right ventricle (conus arteriosus)
6 左心室 Left ventricle
7 右冠状动脉缘支 Marginal branch of right coronary artery
8 肺主动脉干 Pulmonary trunk
9 右心房 Right atrium
10 前房室沟中的右冠状动脉 Right coronary artery in anterior atrioventricular groove
11 右心室 Right ventricle
12 上腔静脉 Superior vena cava

> 心的胸肋面是前面(如 185 页 A 和本页 A 所示)，主要由右心室(A11,D7)，以及部分左心室(A6)和右心房(A9 和 A10)构成。
>
> 心尖(A2)由左心室构成。
>
> 心底是后面，主要由左心房(B8)和小部分右心房(B13)构成。
>
> 下面是膈面，由两个心室构成(B10 和 B15)。
>
> 左冠状动脉前室间支 = 临床上惯用表述为左前降支(LAD)。

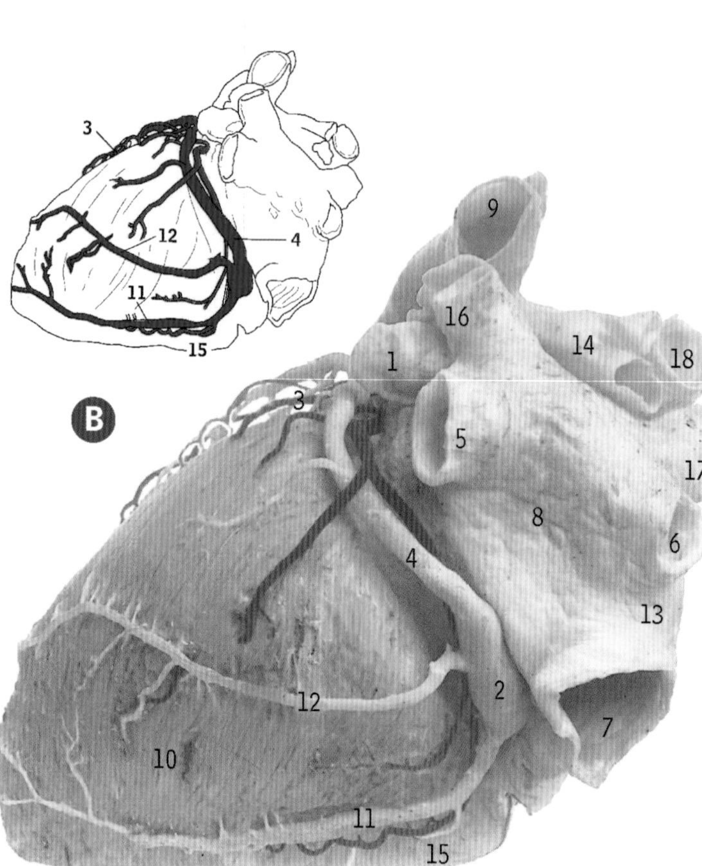

1 左心耳 Auricle of left atrium
2 后房室沟中的冠状窦 Coronary sinus in posterior atrioventricular groove
3 心大静脉和左冠状动脉的前室间支 Great cardiac vein and anterior interventricular branch of left coronary artery
4 心大静脉和左冠状动脉旋支 Great cardiac vein and circumflex branch of left coronary artery
5 左下肺静脉 Inferior left pulmonary vein
6 右下肺静脉 Inferior right pulmonary vein
7 下腔静脉 Inferior vena cava
8 左心房 Left atrium
9 左肺动脉 Left pulmonary artery
10 左心室 Left ventricle
11 后室间沟内的心中静脉和右冠状动脉后室间支 Middle cardiac vein and posterior interventricular branch of right coronary artery in posterior interventricular groove
12 左心室后静脉 Posterior vein of left ventricle
13 右心房 Right atrium
14 右肺动脉 Right pulmonary artery
15 右心室 Right ventricle
16 左上肺静脉 Superior left pulmonary vein
17 右上肺静脉 Superior right pulmonary vein
18 上腔静脉 Superior vena cava

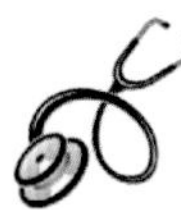

冠状动脉旁路移植术(CABG)和心肌梗死见第 215~216 页。

C 右心房 前面及右面观

前壁沿左边缘处切开，并翻到右侧，暴露其内表面的垂直界嵴(2)和水平梳状肌(7)。卵圆窝(3)在房间隔上，而冠状窦开口(6)则在下腔静脉开口(4)的左侧。

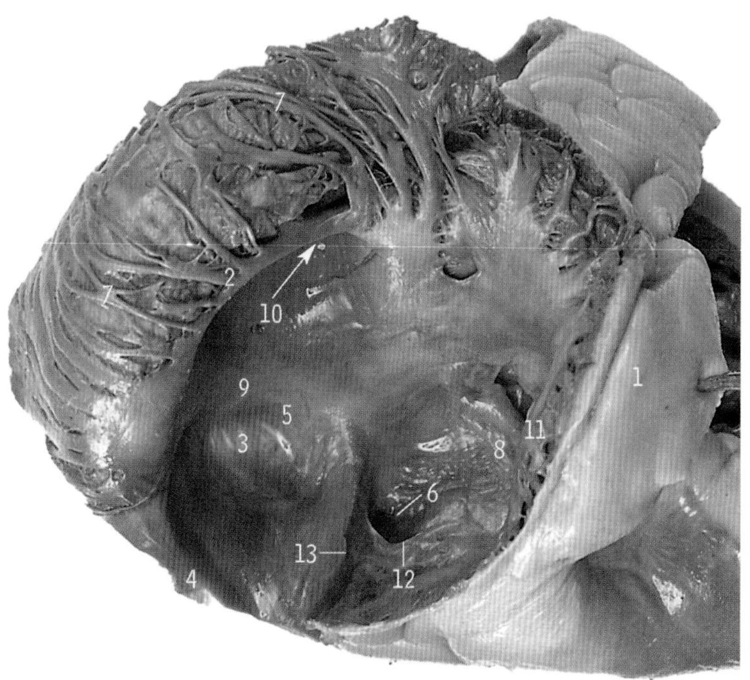

1 心耳 Auricle
2 界嵴 Crista terminalis
3 卵圆窝 Fossa ovalis
4 下腔静脉 Inferior vena cava
5 卵圆窝缘 Limbus
6 冠状窦开口 Opening of coronary sinus
7 梳状肌 Pectinate muscles
8 房室结位置 Position of atrioventricular node
9 静脉间结节的位置 Position of intervenous tubercle (lower)
10 上腔静脉 Superior vena cava
11 三尖瓣 Tricuspid valve
12 冠状窦瓣膜(**Thebesian** 瓣)
Valve of coronary sinus(Thebesian valve)
13 下腔静脉瓣(**Eustachian** 瓣)
Valve of inferior vena cava(Eustachian valve)

卵圆窝(3)构成房间隔的一部分，而且是胚胎第一房间隔的一部分。

构成卵圆窝边缘的卵圆窝缘(5)，是胚胎第二房间隔的下边缘。在第一房间隔与第二房间隔融合之前(在出生时)，它们的间隙构成了卵圆孔。

窦房结(SA 结，未标明)嵌入界沟上端心房前壁，在上腔静脉开口的下方。

房室结(AV 结，8)嵌入房间隔中，在冠状窦开口(6)的左上方。

D 右心室 前面观

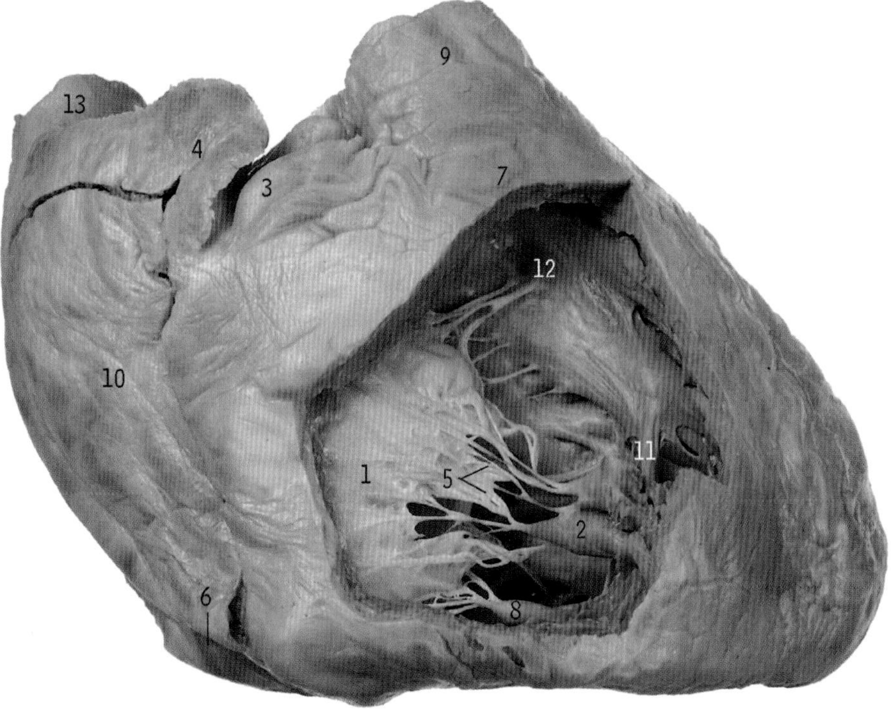

1 三尖瓣前尖
Anterior cusp of tricuspid valve
2 前乳头肌 Anterior papillary muscle
3 升主动脉 Ascending aorta
4 右心耳 Auricle of right atrium
5 腱索 Chordae tendineae
6 下腔静脉 Inferior vena cava
7 右心室漏斗部(动脉圆锥)
Infundibulum of right ventricle (conus arteriosus)
8 后乳头肌 Posterior papillary muscle
9 肺主动脉干 Pulmonary trunk
10 右心房 Right atrium
11 隔缘肉柱(节制索)
Septomarginal trabeculation (moderator band)
12 隔侧(圆锥)乳头肌
Septal papillary muscle (of conus)
13 上腔静脉 Superior vena cava

隔缘肉柱(11)，即通常所说的节制索，内含从室间隔到前乳头肌(2)的房室束右支。

腱索(5)连接三尖瓣尖端和乳头肌。

人工心脏起搏器、心脏起搏器和左心室扩大见第 215~216 页。

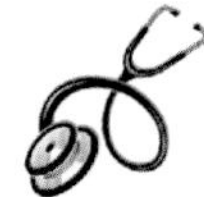

A 左心室 左面观和下方观

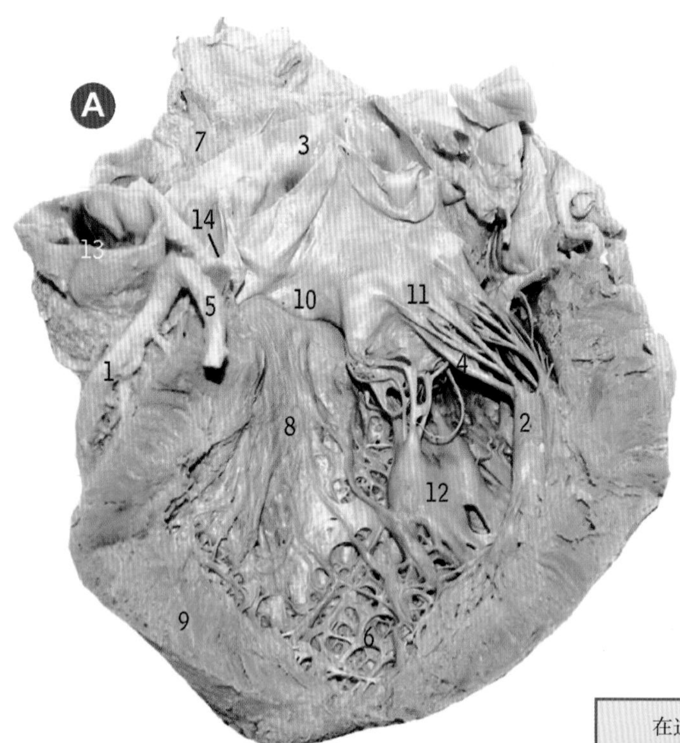

1 前室间动脉 Anterior interventricular artery
2 前外侧乳头肌 Anterolateral papillary muscle
3 主动脉 Aorta
4 腱索 Chordae tendineae
5 左冠状动脉旋支 Circumflex coronary artery
6 小梁 Coarse trabeculations
7 左心房 Left atrium
8 左束支 Left bundle branch
9 左心室开口 Left ventricle open
10 室间膈膜部 Membranous septum
11 二尖瓣 Mitral valve
12 后内乳头肌 Posteromedial papillary muscle
13 肺动脉瓣 Pulmonary valve
14 右冠状动脉口 Right coronary orifice

B 心脏 心室冠状面

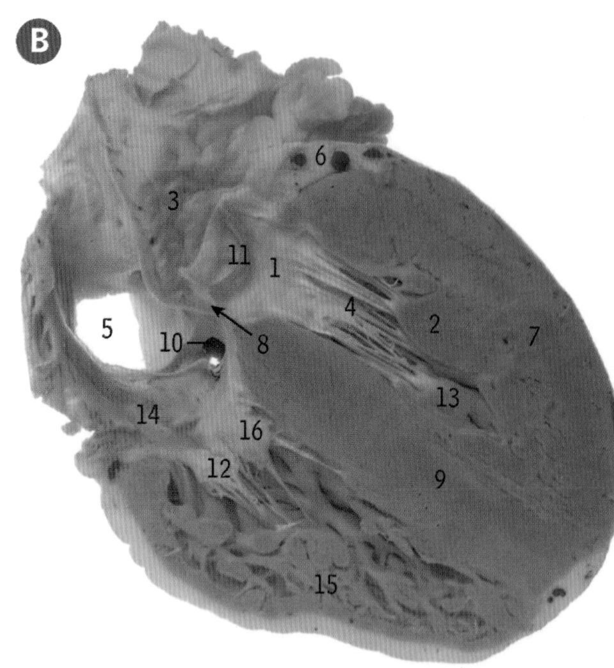

在这里为主动脉和肺动脉的瓣膜提供与其对应的术语，但是，有的英语文章在使用这些术语时，有一些轻微的不同，列举如下：

	正式术语	英文
主动脉	右	前
	左	左后
	后	右后
肺动脉	左	后
	前	左前
	右	右前

心脏在冠状面上切成两部分，而这是后半部分的前面观，可直接看到两个心室的后壁。此断面恰好经过在二尖瓣前尖(1)和主动脉瓣后尖(11)的前方。

1 二尖瓣前尖 Anterior cusp of mitral valve
2 前外侧乳头肌 Anterolateral papillary muscle
3 升主动脉 Ascending aorta
4 腱索 Chordae tendineae
5 下腔静脉 Inferior vena cava
6 左冠状动脉支和心大静脉 Left coronary artery branches and great cardiac vein
7 左心室壁 Left ventricular wall
8 室间膈膜部 Membranous part of interventricular septum
9 室间膈肌部 Muscular part of interventricular septum
10 冠状窦开口 Opening of coronary sinus
11 主动脉瓣后尖 Posterior cusp of aortic valve
12 三尖瓣后尖 Posterior cusp of tricuspid valve
13 后乳头肌 Posterior papillary muscle
14 右心房 Right atrium
15 右心室壁 Right ventricular wall
16 三尖瓣膈尖 Septal cusp of tricuspid valve

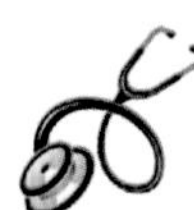
二尖瓣疾病见第 215~216 页。

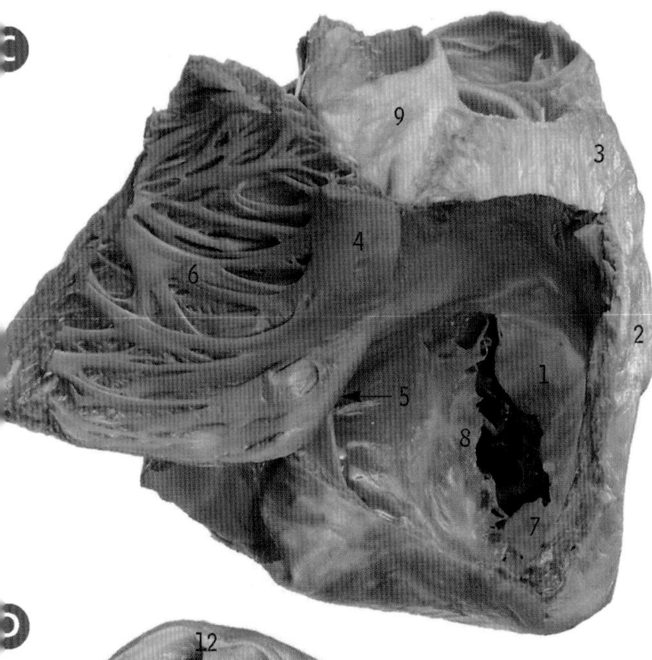

C 三尖瓣 右心房

通过切开右心房前壁(2)将右心房打开,再将遮盖部分翻向外侧,就可以看到房室口,其由三尖瓣的三尖——前尖(1)、后尖(7)和膈侧尖(8)保护。

1 三尖瓣前尖 Anterior cusp of tricuspid valve
2 右心房前壁 Anterior wall of right atrium
3 右心耳 Auricle of right atrium
4 界嵴 Crista terminalis
5 房间膈 Interatrial septum
6 梳状肌 Pectinate muscles
7 三尖瓣后尖 Posterior cusp of tricuspid valve
8 三尖瓣膈侧尖 Septal cusp of tricuspid valve
9 下腔静脉 Superior vena cava

三尖瓣后尖(7)是最小的。

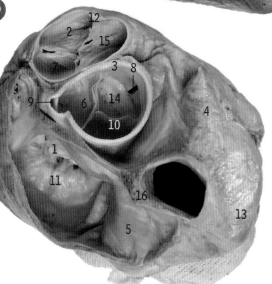

D 肺主动脉,主动脉和二尖瓣 上面观

肺主动脉干(12)、升主动脉(3)、肺主动脉和主动脉瓣(7,2 和 15,14,10 和 6)的内侧上部被切除。左心房的上部被移开以展示二尖瓣(11 和 1)的上表面。

1 二尖瓣前尖 Anterior cusp of mitral valve
2 肺主动脉瓣前尖 Anterior cusp of pulmonary valve
3 升主动脉 Ascending aorta
4 右心耳 Auricle of right atrium
5 左心房 Left atrium
6 主动脉瓣左尖 Left cusp of aortic valve
7 肺主动脉瓣左尖 Left cusp of pulmonary valve
8 右冠状动脉口标记 Marker in ostium of right coronary artery
9 左冠状动脉口标记 Ostium of left coronary artery
10 主动脉瓣后尖 Posterior cusp of aortic valve
11 二尖瓣后尖 Posterior cusp of mitral valve
12 肺主动脉干 Pulmonary trunk
13 右心房 Right atrium
14 主动脉瓣右尖 Right cusp of aortic valve
15 肺主动脉瓣右尖 Right cusp of pulmonary valve
16 下腔静脉 Superior vena cava

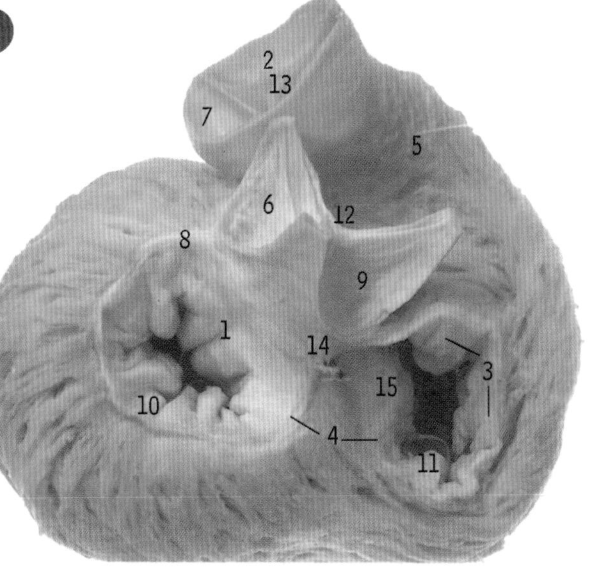

E 心脏 纤维性骨架

移除心房后,可从右方及后方观察心脏,可看到围绕在二尖瓣和三尖瓣开口的纤维环(4),其构成了瓣尖端底部的连接处。在右心室漏斗部(5)顶端可见肺主动脉瓣尖(7,2 和 13),从升主动脉起始部解剖出主动脉瓣尖(12,9 和 6)。

1 二尖瓣前尖 Anterior cusp of mitral valve
2 肺主动脉瓣前尖 Anterior cusp of pulmonary valve
3 三尖瓣前尖 Anterior cusp of tricuspid valve
4 纤维环 Fibrous ring
5 右心室漏斗部 Infundibulum of right ventricle
6 主动脉瓣左尖 Left cusp of aortic valve
7 肺主动脉瓣左尖 Left cusp of pulmonary valve
8 左纤维三角 Left fibrous trigone
9 主动脉瓣后尖 Posterior cusp of aortic valve
10 二尖瓣后尖 Posterior cusp of mitral valve
11 三尖瓣后尖 Posterior cusp of tricuspid valve
12 主动脉瓣右尖 Right cusp of aortic valve
13 肺主动脉瓣右尖 Right cusp of pulmonary valve
14 右纤维三角 Right fibrous trigone
15 三尖瓣膈侧尖 Septal cusp of tricuspid valve

冠状动脉

A 左冠状动脉造影片，侧位

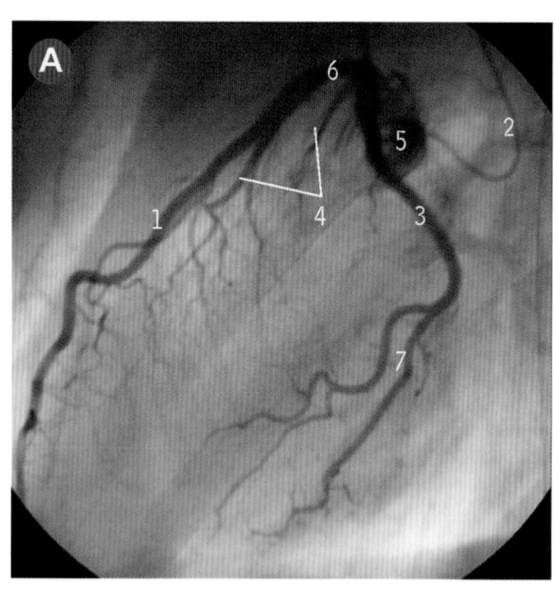

1 前室间动脉 Anterior interventricular artery
2 升主动脉导管 Catheter in ascending aorta
3 旋动脉 Circumflex artery
4 对角支 Diagonal branches
5 左冠状窦（瓦氏窦） Left coronary sinus (Valsalva)
6 左冠状动脉主干 Left main stem
7 缘动脉 Marginal artery

B 右冠状动脉造影片，左前斜位

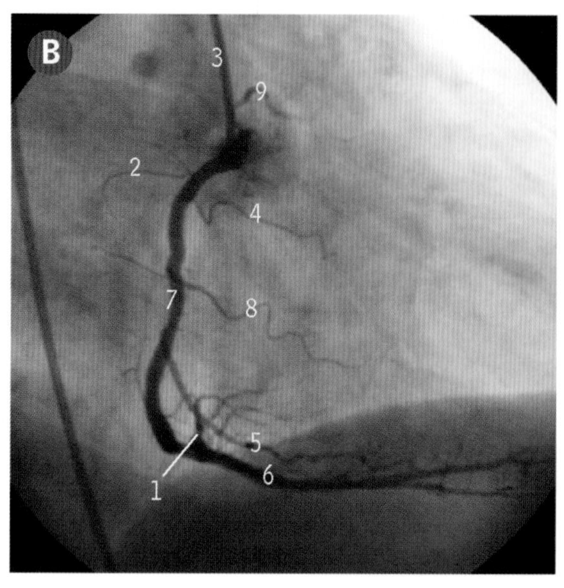

1 房室结支 Atrio-ventricular nodal branch
2 心房支 Atrial branch
3 位于主动脉根部的导管 Catheter at aortic root
4 动脉圆锥 Conus artery
5 右冠状动脉缘支 Marginal branch right coronary artery
6 后室间动脉 Posterior interventricular artery
7 右冠状动脉主干 Right coronary artery
8 右室支 Right ventricular branch
9 窦房结支 Sinu-atrial nodal branch

C 冠状动脉铸型，前面观

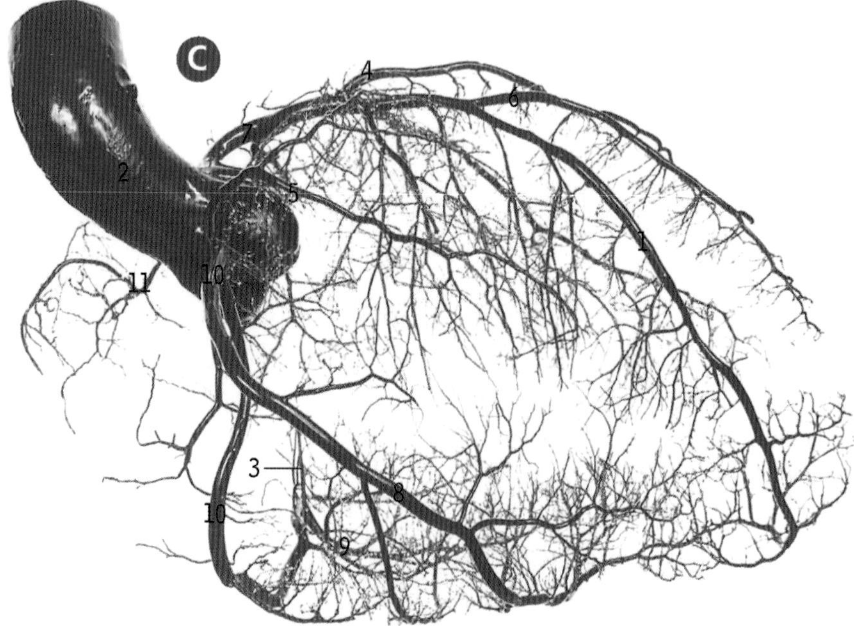

1 前室间动脉 Anterior interventricular artery
2 升主动脉 Ascending aorta
3 房室结动脉 Atrioventricular nodal artery
4 旋动脉 Circumflex artery
5 动脉圆锥支 Conal artery
6 对角动脉 Diagonal artery
7 左主干 Left main stem
8 右冠状动脉缘支 Marginal branch of right coronary artery
9 右冠状动脉后室间支 Posterior interventricular branch of right coronary artery
10 右冠状动脉 Right coronary artery
11 窦房结支 Sinu-atrial nodal branch

临床上经常称室间支为降支（前室间支，左前降支；后室间支，后降支）。

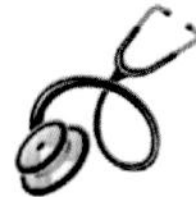

心绞痛和冠状动脉血管造影术见第 215~216 页。

D 冠状动脉 3D CT 重建

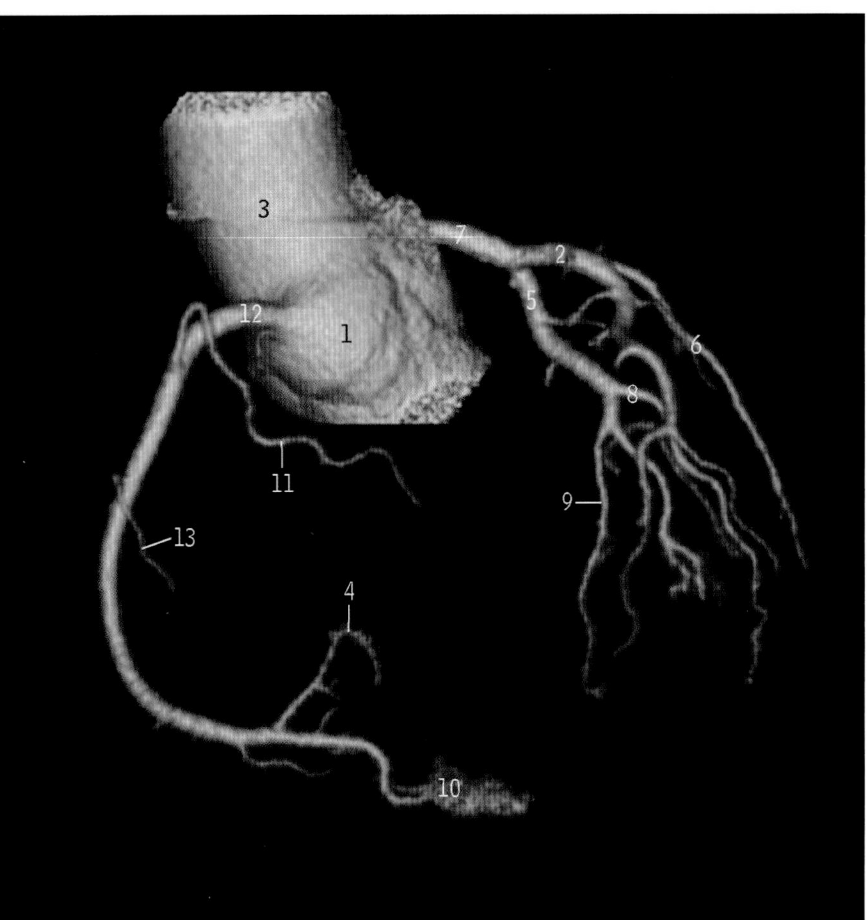

1 前主动脉窦 Anterior aortic sinus
2 前室间支，左前降支，左冠状动脉 Anterior interventricular, left anterior descending branch, left coronary artery (LAD)
3 升主动脉 Aorta, ascending
4 房室结动脉 Atrioventricular nodal artery
5 左冠状动脉旋支 Circumflex branch, left coronary artery
6 对角支 Diagonal artery
7 左冠状主干 Left coronary main stem
8 左冠状动脉缘支 Marginal artery, left coronary artery
9 左冠状动脉缘支 Obtuse marginal branch, left coronary artery
10 右冠状动脉后室间支 Posterior interventricular branch, right coronary artery
11 右动脉圆锥支 Right conal artery
12 右冠状动脉 Right coronary artery
13 右冠状动脉右室支 Right ventricular branch, right coronary artery

E 心和大血管铸型 从下面和后面观

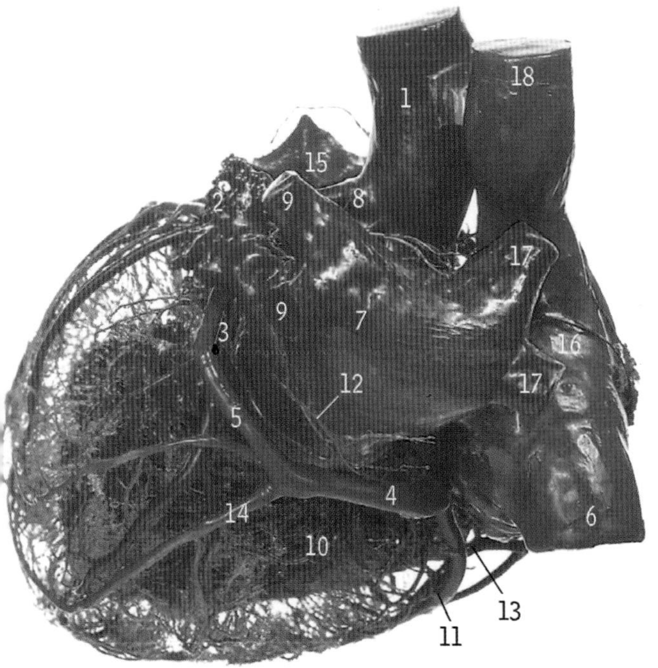

此铸型表明冠状窦(4)在房室沟中和不同的层支(见注释)。

1 升主动脉 Ascending aorta
2 左心耳 Auricle of left atrium
3 左冠状动脉旋支 Circumflex branch of left coronary artery
4 冠状窦 Coronary sinus
5 心大静脉 Great cardiac vein
6 下腔静脉 Inferior vena cava
7 左心房 Left atrium
8 左冠状动脉 Left coronary artery
9 左肺静脉 Left pulmonaryveins
10 左心室 Left ventricle
11 心中静脉 Middle cardiac vein
12 左心房斜静脉 Oblique vein of left atrium
13 右冠状动脉后室间支 Posterior interventricular branch of right coronary artery
14 左心室后静脉 Posterior vein of left ventricle
15 肺主动脉干 Pulmonary trunk
16 右心房 Right atrium
17 右肺静脉 Right pulmonary veins
18 上腔静脉 Superior vena cava

心底是心的下表面，大部分由左心房(E7)构成。注意参与构成上腔静脉、主动脉和肺主动脉干的底部不是心脏的一部分，这部分没有特定的名称。

非常小的左心房斜静脉(E12)标示出心大静脉(E5)延续冠状窦(E4)的位置，但在 E 图中，这个汇合点离右边特别远，所以左心室后静脉(E14)与心大静脉(E5)汇合而不是与冠状窦汇合。

冠状窦(E4)位于在左心房和左心室之间的房室沟内，开口于右心房；收纳来自心脏大量的静脉血。

冠状窦通常情况下收集心大静脉(E5)、心中静脉(E11)和心小静脉、左心室后静脉(E14)，以及左心房斜静脉(E12)的静脉血。

冠状动脉异常和右位心见第 215~216 页。

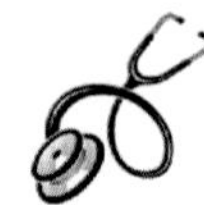

A 右肺根部和纵隔胸膜

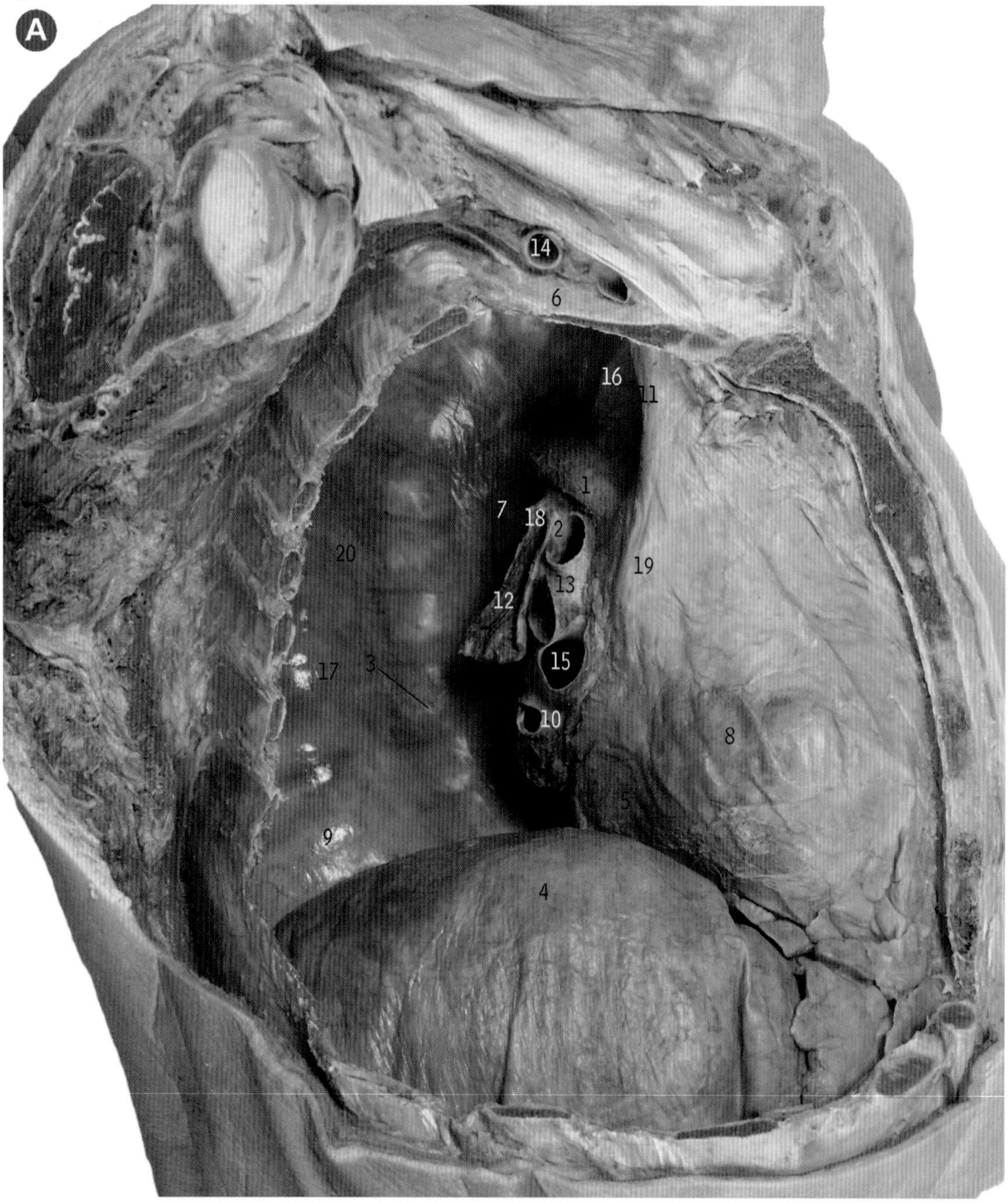

移除肺仍保留壁胸膜的纵隔右侧面观。

B 右肺根部和纵隔

在与 A 图类似的标本中，大部分胸膜被移开以显露深层的结构。奇静脉（C1）呈弧形横跨肺根，然后进入上腔静脉（C24）。肺根的最上方结构是通向肺上叶的动脉（C2）和支气管（C14）。肺根的最下部结构为右上肺静脉（C18）和右下肺静脉（C12），它们在右肺动脉的前方。在奇静脉弓上方和食管（C8）的前方，气管（C28）和右迷走神经（B16）相邻。第 1 肋骨（C5）的部分被切除来显露位于其肋骨颈部（C5）前方的结构：交感神经干（C27）、最上方的肋间静脉（C22）、中间的肋间动脉（C20）和下方第 1 肋间神经前支。右喉返神经从右锁骨下动脉（C16）下面勾绕返回。右膈神经从上腔静脉表面下行，心包膜覆在右心房上，穿过下腔静脉旁的膈肌。交感干分支经过椎体两侧和肋间后血管的表面下行形成内脏大神经。肺根后方的食管下部和心脏的右部有奇静脉（1）。

1 奇静脉 Azygos vein
2 右肺动脉上叶分支 Branch of right pulmonary artery to superior lobe
3 交感神经干合成内脏大神经的分支 Branches of sympathetic trunk to greater splanchnic nerve
4 膈 Diaphragm
5 下腔静脉 Inferior vena cava
6 第 1 肋颈部 Neck of first rib
7 食管 Oesophagus
8 在右心房上的心包膜 Pericardium over right atrium
9 胸膜，肋骨 Pleura, costal
10 右下肺静脉 Right inferior pulmonary vein
11 右膈神经 Right phrenic nerve
12 右主支气管 Right principal bronchus
13 右肺动脉 Right pulmonary artery
14 右锁骨下动脉 Right subclavian artery
15 右上肺静脉 Right superior pulmonary vein
16 右迷走神经 Right vagus nerve
17 壁胸膜及其深面的第 6 肋间血管 Sixth right posterior intercostal vessels under parietal pleura
18 上叶支气管 Superior lobe bronchus
19 上腔静脉 Superior vena cava
20 交感神经干和神经节 Sympathetic trunk and ganglion

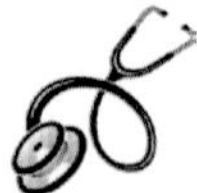

外科性肺气肿见第 215~216 页。

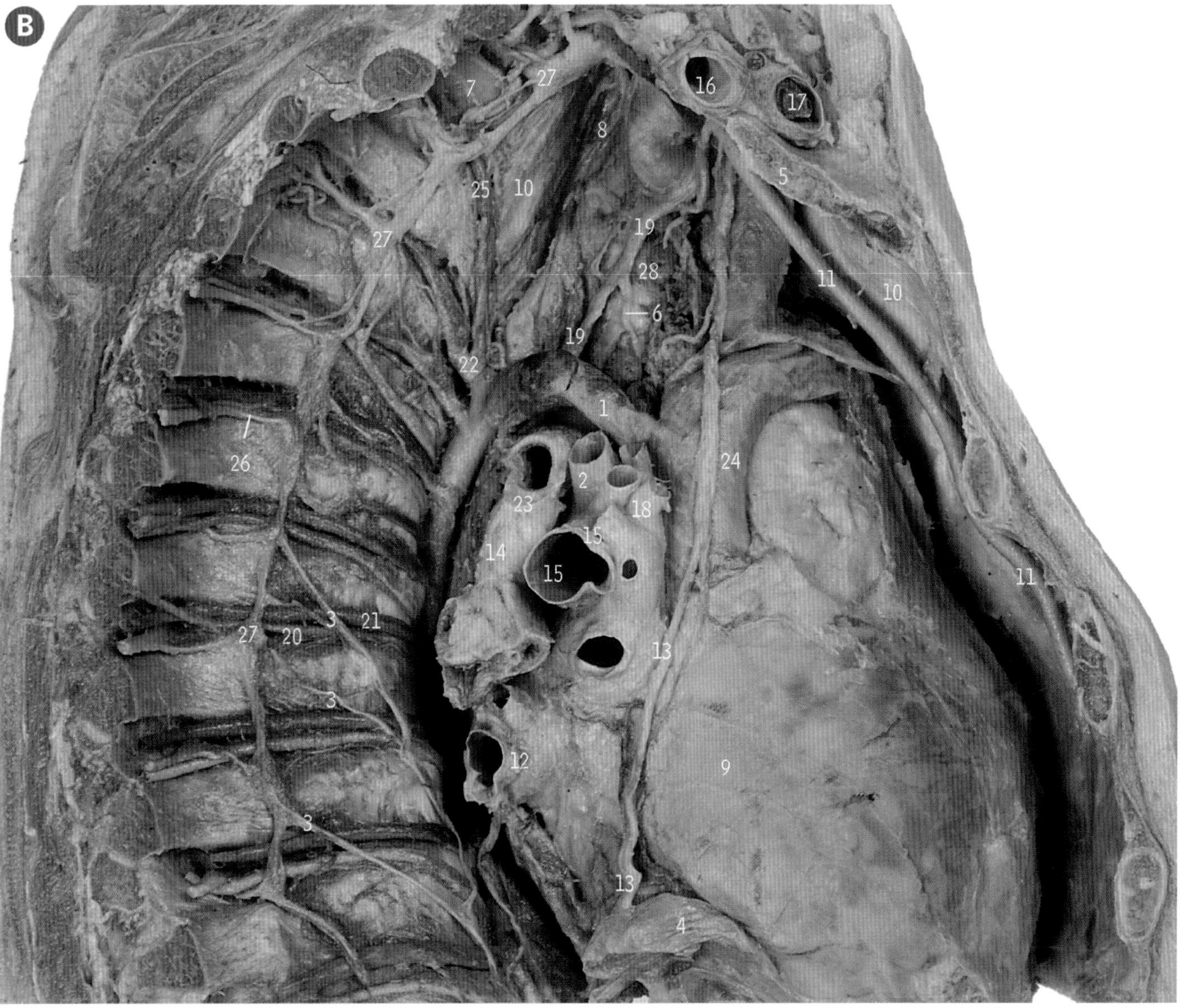

B

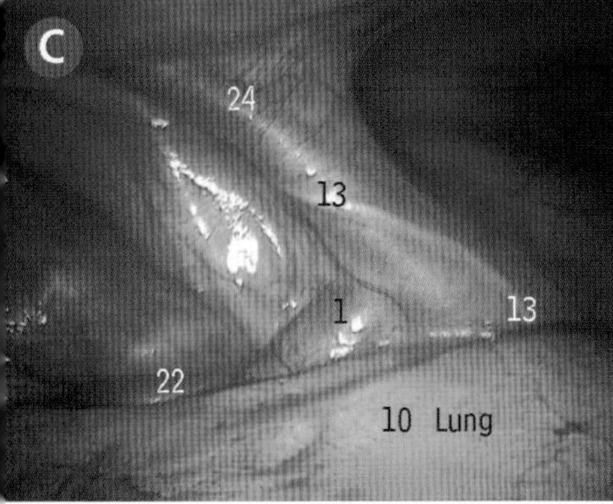

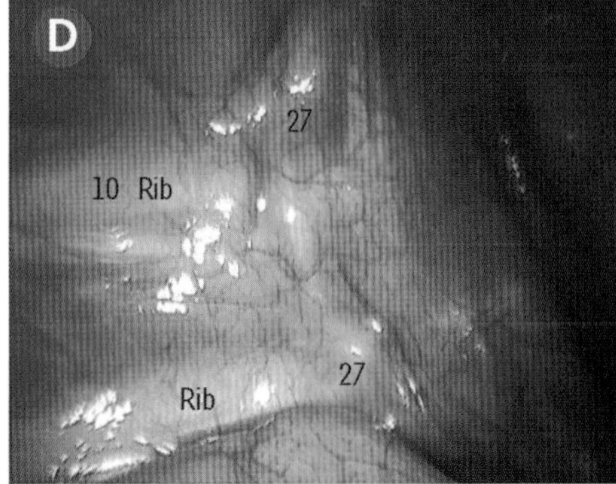

C D 胸腔镜检查

1 奇静脉(弓) Azygos vein (arch)
2 右肺上动脉分支 Branch of right pulmonary artery to superior lobe
3 交感神经干到内脏大神经的分支 Branches of sympathetic trunk to greater splanchnic nerve
4 膈 Diaphragm
5 第 1 肋(断面) First rib (sectioned)
6 迷走神经的心下支 Inferior cardiac branches of vagus nerve
7 第 1 肋颈部 Neck of first rib
8 食管 Oesophagus
9 右心房上覆心包膜 Pericardium over right atrium
10 胸膜 Pleura
11 右胸廓内动脉 Right internal thoracic artery
12 右下肺静脉 Right inferior pulmonary vein
13 右膈神经 Right phrenic nerve
14 右主支气管 Right principal bronchus
15 右肺动脉 Right pulmonary artery
16 右锁骨下动脉 Right subclavian artery
17 右锁骨下静脉(**NB** 血栓) Right subclavian vein (NB thrombus)
18 右上肺静脉 Right superior pulmonary vein
19 迷走神经 Right vagus nerve
20 第 6 肋间后动脉 Sixth right posterior intercostal artery
21 第 6 肋间后静脉 Sixth right posterior intercostal vein
22 胸廓内上静脉 Superior intercostal vein
23 上叶支气管 Superior lobe bronchus
24 上腔静脉 Superior vena cava
25 肋间上静脉 Supreme intercostal vein
26 交感神经交通支 Sympathetic rami communicantes
27 交感干和神经节 Sympathetic trunk and ganglion
28 气管 Trachea

胸腔积液、胸腔镜检查和经胸廓交感神经切除术见第 215~216 页。

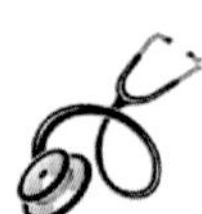

左肺根和纵隔胸膜

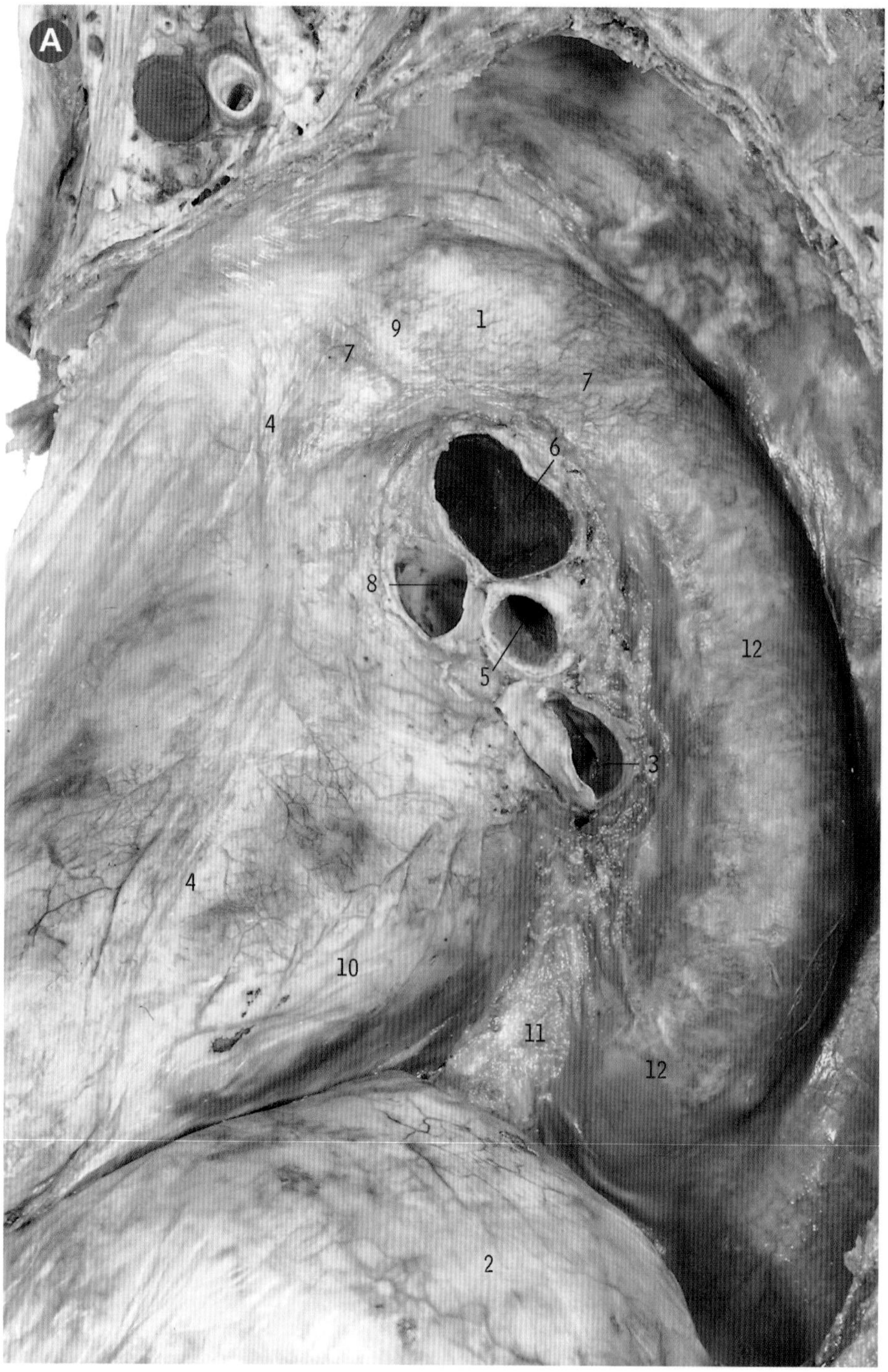

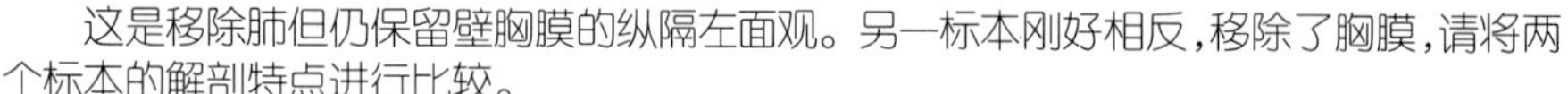

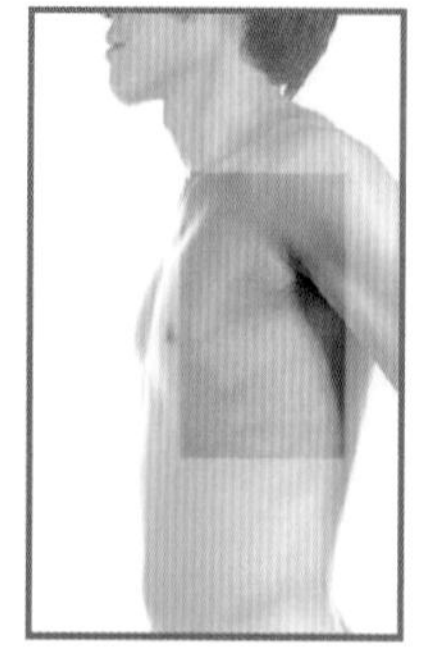

1 主动脉弓 Arch of aorta
2 膈 Diaphragm
3 左下肺静脉
Left inferior pulmonary vein
4 左膈神经及心包膈血管
Left phrenic nerve and pericardiophrenic vessels
5 左主支气管 Left principal bronchus
6 左肺动脉 Left pulmonary artery
7 左肋间上静脉
Left superior intercostal vein
8 左上肺静脉
Left superior pulmonary vein
9 左迷走神经 Left vagus nerve
10 纵隔胸膜及左心室上覆的心包
Mediastinal pleura and pericardium overlying left ventricle
11 食管 Oesophagus
12 胸主动脉，下行
Thoracic aorta, descending

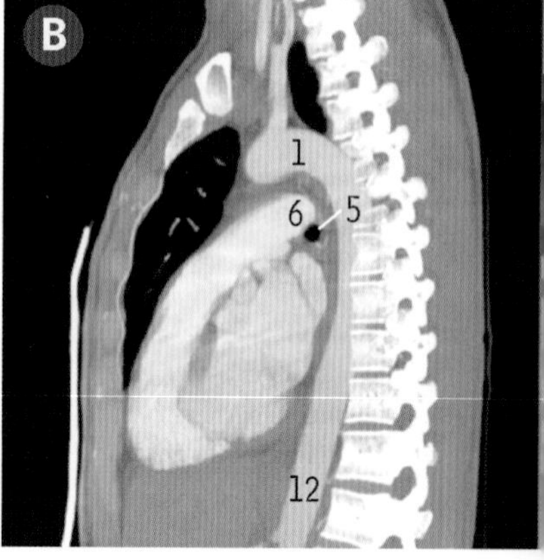

这是移除肺但仍保留壁胸膜的纵隔左面观。另一标本刚好相反，移除了胸膜，请将两个标本的解剖特点进行比较。

在膈的左上部，食管的末端位于由膈肌(2)，前方的心脏(10)，后方的升主动脉(12)围绕的三角内。

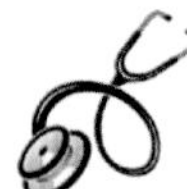

气胸和胸主动脉瘤见第 215~216 页。

左肺根和纵隔胸膜

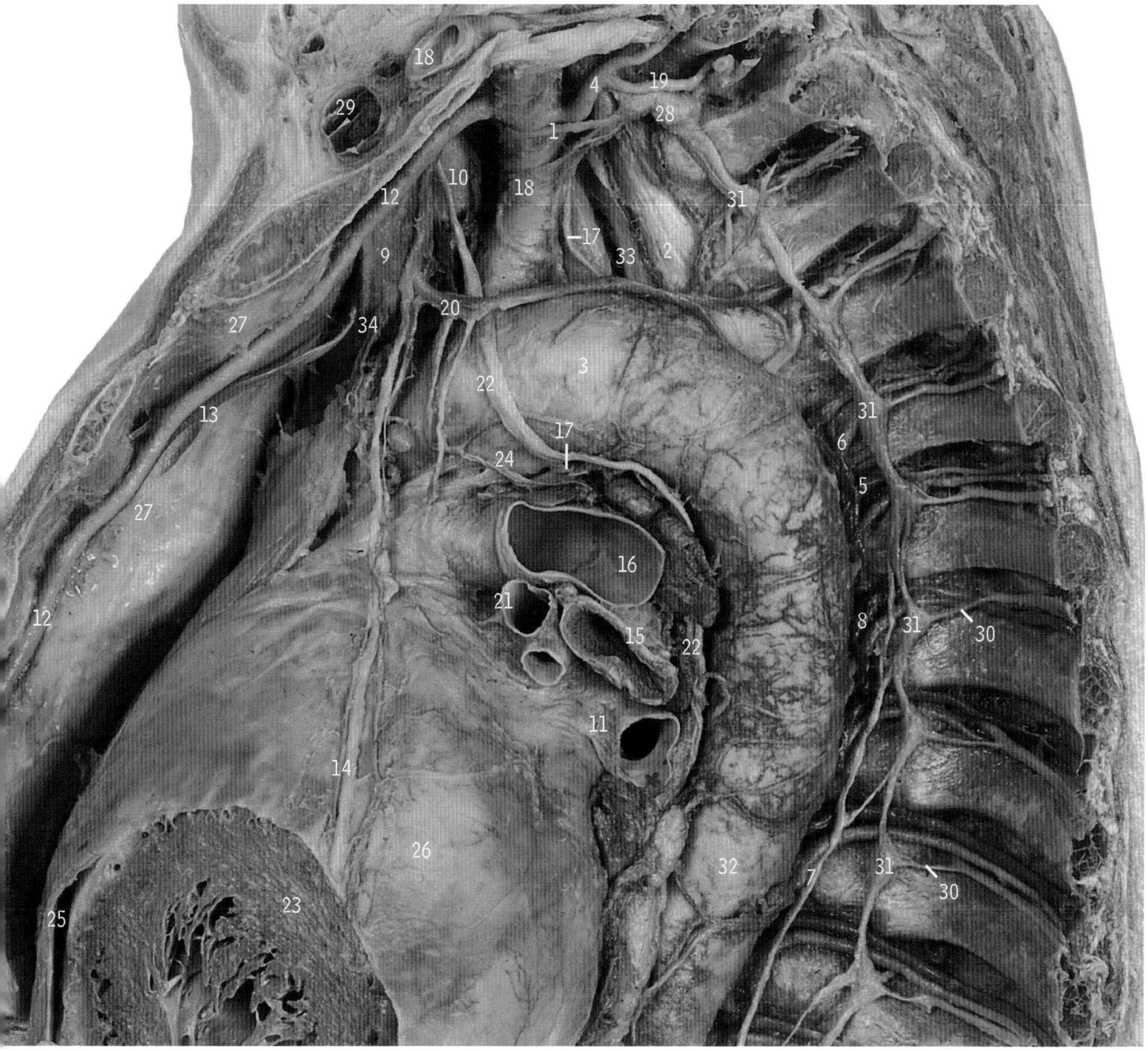

1 锁骨下袢 Ansa subclavia
2 前纵韧带 Anterior longitudinal ligament
3 主动脉弓 Arch of aorta
4 肋颈干 Costocervical trunk
5 左第 5 肋间后静脉 Fifth left posterior intercostal vein
6 左第 4 肋间动脉 Fourth left posterior intercostal artery
7 内脏大神经 Greater splanchnic nerve
8 半奇静脉 Hemi-azygos vein
9 左头臂静脉 Left brachiocephalic vein
10 左颈总动脉 Left common carotid artery
11 左下肺静脉 Left inferior pulmonary vein
12 左胸内动脉 Left internal thoracic artery
13 左胸内静脉 Left internal thoracic vein
14 左膈神经及心包膈血管 Left phrenic nerve and pericardiophrenic vessels
15 左主支气管 Left principal bronchus
16 左肺动脉 Left pulmonary artery
17 左喉返神经 Left recurrent laryngeal nerve
18 左锁骨下动脉 Left subclavian artery
19 左上肋间动脉 Left superior intercostal artery
20 左上肋间静脉 Left superior intercostal vein
21 左上肺静脉 Left superior pulmonary vein
22 左迷走神经 Left vagus nerve
23 左心室(NB 血栓) Left ventricle (NB thick-walled cavity)
24 动脉韧带 Ligamentum arteriosum
25 心包腔(隙) Pericardial cavity (space)
26 左心室上覆心包 Pericardium overlying left ventricle
27 胸膜(切断边缘) Pleura (cut edge)
28 星状神经节 Stellate ganglion
29 锁骨下静脉 Subclavian vein
30 交感干交通支 Sympathetic rami communicantes
31 交感干及交感神经节 Sympathetic trunk and ganglion
32 胸主动脉 Thoracic aorta
33 胸导管(第 **209** 页) Thoracic duct (page 209)
34 胸腺静脉(第 **360** 页) Thymic veins (page 360)

主动脉缩窄、锁骨下动脉导管见第 215~216 页。

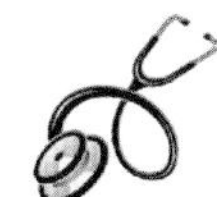

水平位 CT 影像 对照

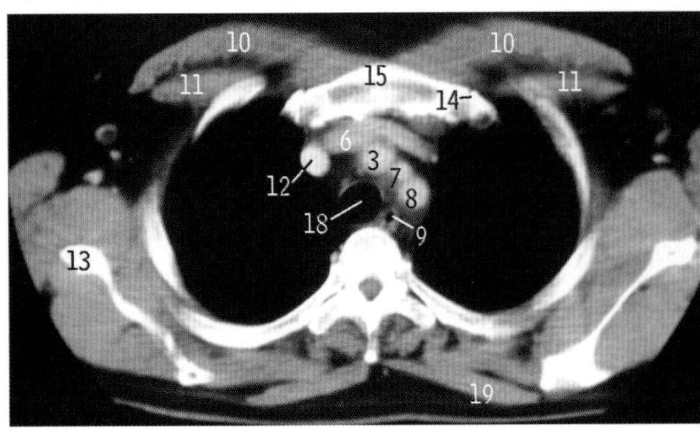

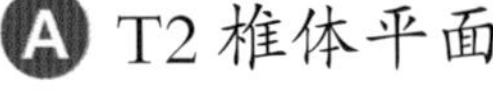
A T2 椎体平面

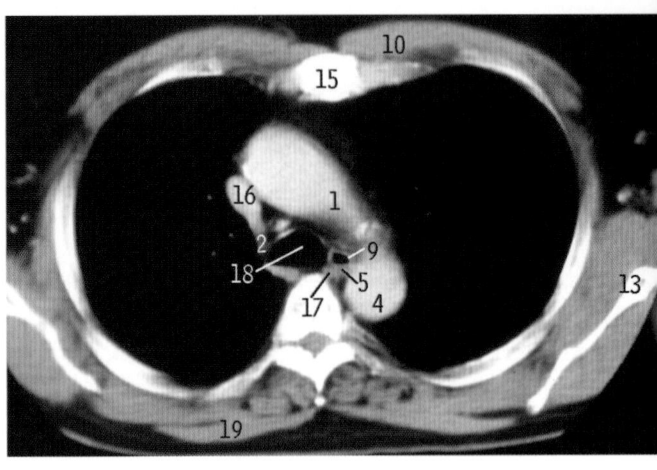

B T4 椎体平面

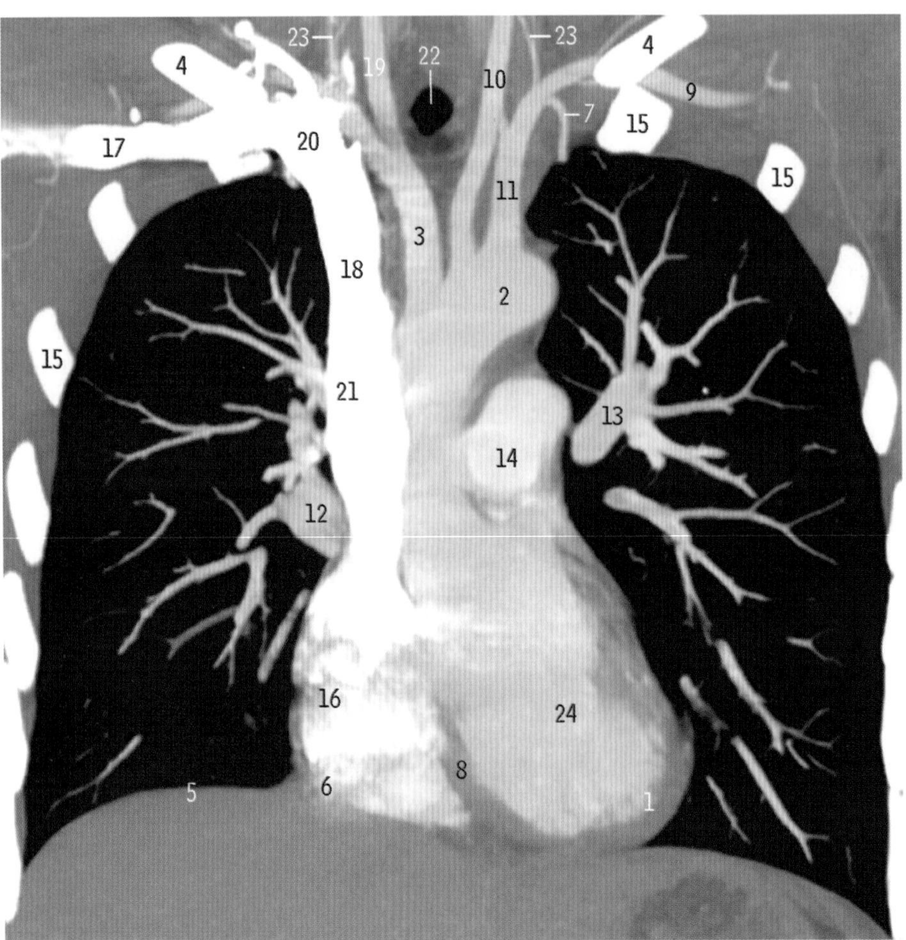

C 胸腔

冠状位 64 层 CT 重建的静脉相影像图片

1 心尖 Apex of heart
2 主动脉弓 Arch of aorta
3 头臂干 Brachiocephalic trunk
4 锁骨 Clavicle
5 膈穹窿,右侧 Dome of diaphragm, right
6 下腔静脉 Inferior vena cava
7 胸廓内动脉 Internal thoracic artery
8 室间隔 Interventricular septum
9 左腋动脉 Left axillary artery
10 左颈总动脉 Left common carotid artery
11 左锁骨下动脉 Left subclavian artery
12 右肺动脉 Pulmonary artery, right
13 肺动脉上叶支 Pulmonary artery, upper lobe branch
14 肺动脉干 Pulmonary trunk
15 肋骨 Ribs
16 右心房 Right atrium
17 右腋静脉 Right axillary vein
18 右头臂静脉 Right brachiocephalic vein
19 右颈总动脉 Right common carotid artery
20 右锁骨下静脉 Right subclavian vein
21 上腔静脉 Superior vena cava
22 气管插管 Trachea
23 椎动脉 Vertebral artery
24 左心室 Ventricle, left

1 主动脉弓 Arch aorta
2 奇静脉 Azygos vein
3 头臂干 Brachiocephalic trunk (artery)
4 降主动脉 Descending aorta
5 半奇静脉 Hemi-azygos vein
6 左头臂静脉 Left brachiocephalic vein
7 左颈总动脉 Left common carotid artery
8 左锁骨下动脉 Left subclavian artery
9 食管 Oesophagus
10 胸大肌 Pectoralis major
11 胸小肌 Pectoralis minor
12 右头臂静脉 Right brachiocephalic vein
13 肩胛骨 Scapula
14 胸锁关节 Sternoclavicular joint
15 胸骨 Sternum
16 上腔静脉 Superior vena cava
17 胸导管 Thoracic duct
18 气管 Trachea
19 斜方肌 Trapezius

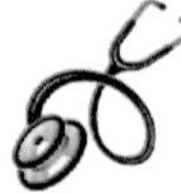
膈神经麻痹见第 215~216 页。

下方气管和支气管铸型

A 垂直前面观　　**B** 倾斜左面观

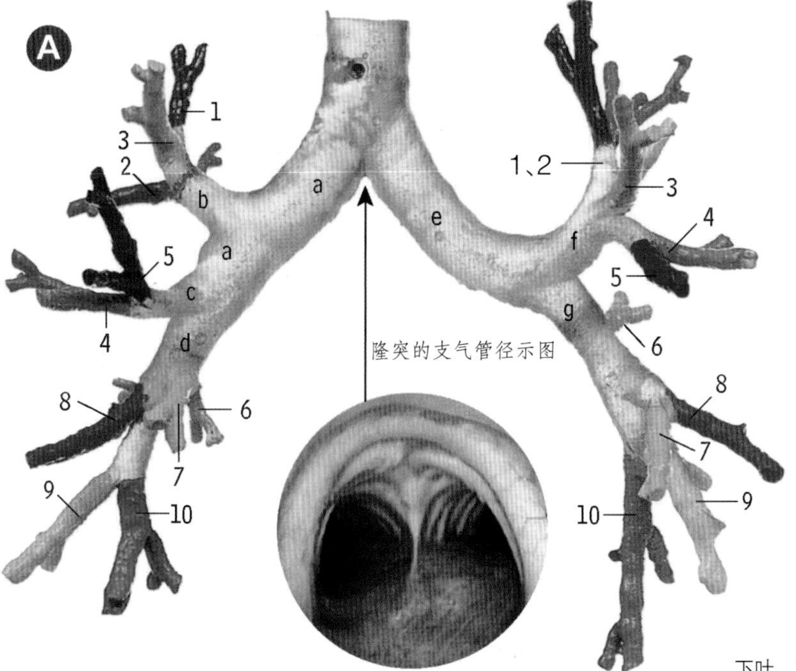

肺主支气管和肺叶支气管由字母标记；肺段支气管由其惯用的数字标记。在 B 中的侧面观中，为了避免重叠，铸型已经被标记，且右侧比左侧靠前。

右肺 Right lung	左肺 Left lung
肺叶支气管 Lobar bronchi	
a 主支气管 Principal	**e** 主支气管 Principal
b 上叶 Superior lobe	**f** 上叶 Superior lobe
c 中叶 Middle lobe	**g** 下叶 Inferior lobe
d 下叶 Inferior lobe	
肺段支气管 Segmental bronchi	上叶 Superior lobe
上叶 Superior lobe	**1、2** 尖后段 Apicoposterior
1 尖段 Apical	**3** 前段 Anterior
2 后段 Posterior	**4** 上舌段 Superior lingular
3 前段 Anterior	**5** 下舌段 Inferior lingular
中叶 Middle lobe	
4 外侧段 Lateral	
5 内侧段 Medial	
下叶 Inferior lobe	下叶 Inferior lobe
6 尖段（上） Apical (superior)	**6** 尖段（上） Apical (superior)
7 内侧底段 Medial basal	**7** 内侧底段 Medial basal
8 前底段 Anterior basal	**8** 前底段 Anterior basal
9 外侧底段 Lateral basal	**9** 外侧底段 Lateral basal
10 后底段 Posterior basal	**10** 后底段 Posterior basal

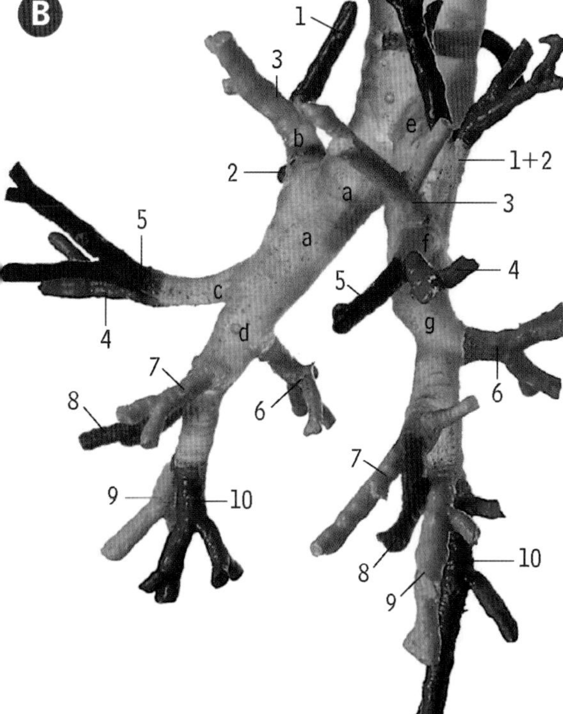

气管分成左、右主支气管（a 和 e）。

和左主支气管（e）相比，右主支气管较短而粗，更陡。

和右主支气管相比，左主支气管较长而细，斜行。因此异物多进入右主支气管。

右主支气管（a）发出上叶支气管（b），再分成中叶支气管、下叶支气管（c 和 d），然后进入右肺肺门。

左主支气管（e）分成上叶支气管和下叶支气管后（f 和 g），进入左肺肺门。

肺叶支气管的分支称作肺段支气管，每一肺段支气管和它所属的组织构成支气管肺段。肺段支气管和支气管肺段有着相似的名字，每侧肺的十段按照顺序进行数字来命名（如 198 页所示）。

除了下述情况：由于左肺上叶的尖段和后段支气管共干，因此合称为尖后段支气管，在图中标记为 1 和 2；而且左肺没有中叶，所以左右肺对应的肺段有着对应的编号；并且左肺的内侧底段（7）一般与前底段（8）支气管共干；左、右肺的肺段支气管基本相似。

两肺下叶（6）的尖段（上段）是从支气管树后表面发出的第一支或是最高支，如 B 中图解。因此，仰卧位时，液体可被吸引到这个支气管中。

支气管树铸型

支气管和支气管肺段已涂上颜色，且用连续的数字做了标记。

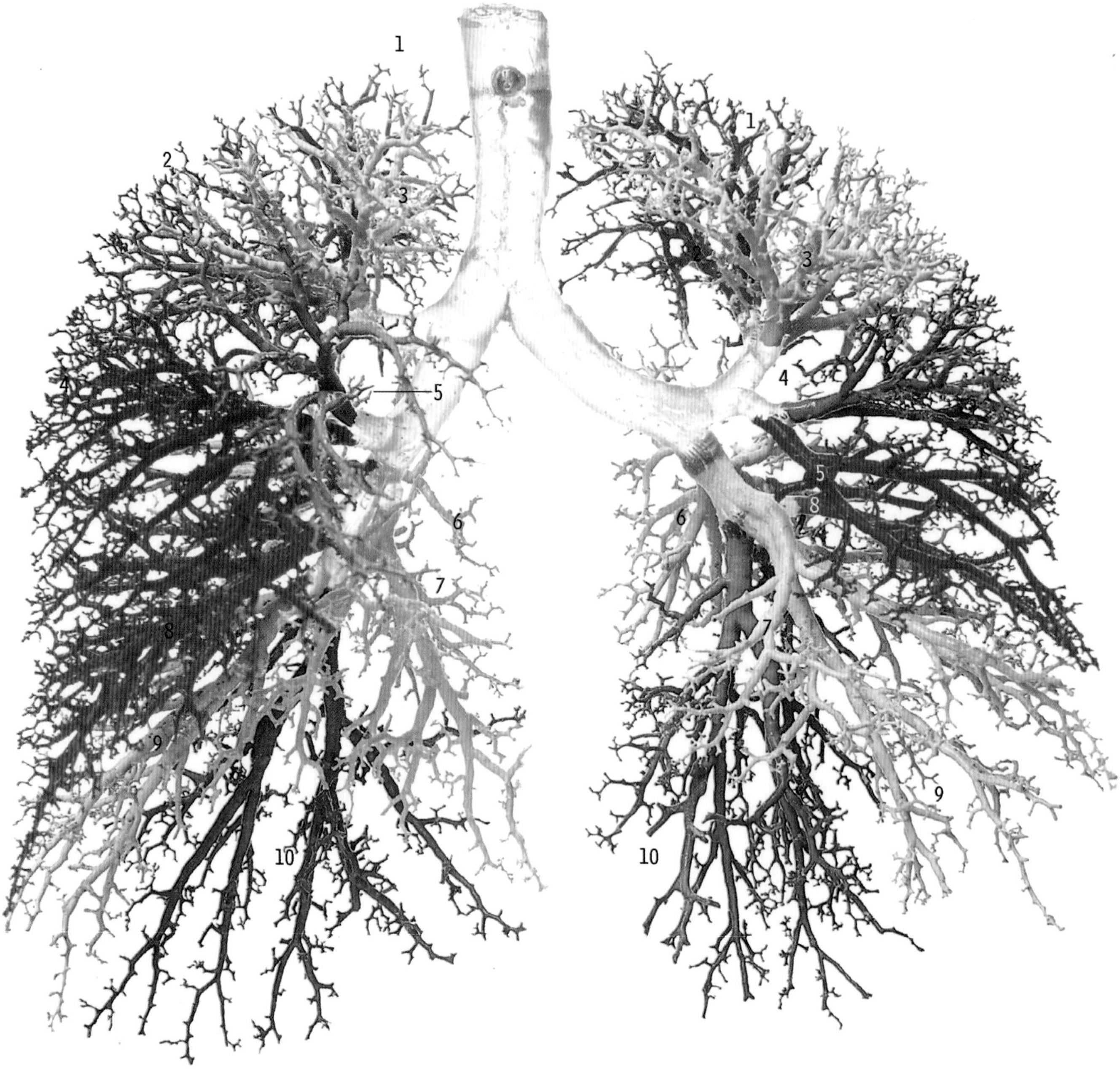

右肺

上叶 Superior lobe
1 尖段 Apical
2 后段 Posterior
3 前段 Anterior

中叶 Middle lobe
4 外侧段 Lateral
5 内侧段 Medial

下叶 Inferior lobe
6 尖段(上) Apical (superior)
7 内侧底段 Medial basal
8 前底段 Anterior basal
9 外侧底段 Lateral basal
10 后底段 Posterior basal

左肺

上叶 Superior lobe
1 尖段 Apical
2 后段 Posterior
3 前段 Anterior
4 上舌段 Superior lingular
5 下舌段 Inferior lingular

下叶 Inferior lobe
6 尖段(上) Apical (superior)
7 内侧底段(心脏的) Medial basal (cardiac)
8 前底段 Anterior basal
9 外侧底段 Lateral basal
10 后底段 Posterior basal

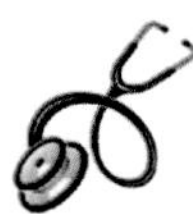

支气管镜检查和胀胸见第 215~216 页。

右肺支气管肺段

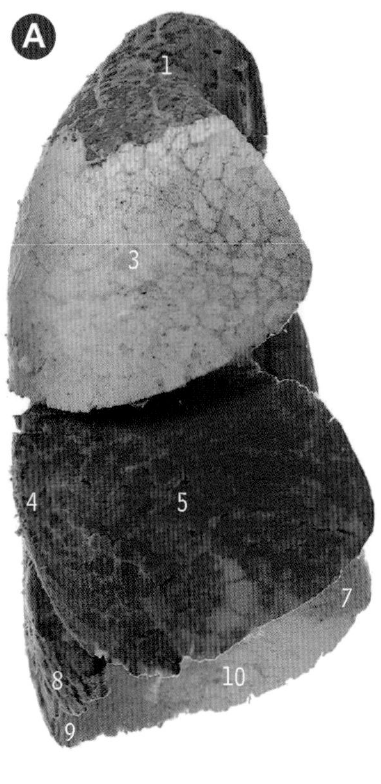

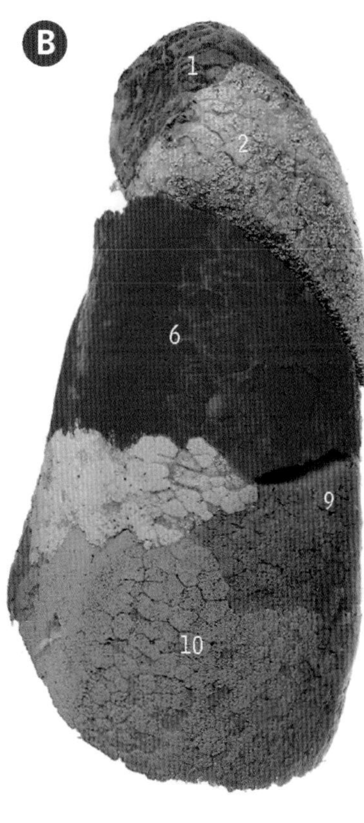

A 前面观

B 后面观

上叶 Superior lobe

1 尖段 Apical

2 后段 Posterior

3 前段 Anterior

中叶 Middle lobe

4 外侧段 Lateral

5 内侧段 Medial

下叶 Inferior lobe

6 尖段(上) Apical (superior)

7 内侧底段 Medial basal

8 前底段 Anterior basal

9 外侧底段 Lateral basal

10 后底段 Posterior basal

> 亚尖段(亚上段)段气管和对应的支气管肺段会出现在超过 50%的肺中,该额外的肺段用白色显示。后底段(10)用两种渐变的黄赭色标记。

左肺支气管肺段

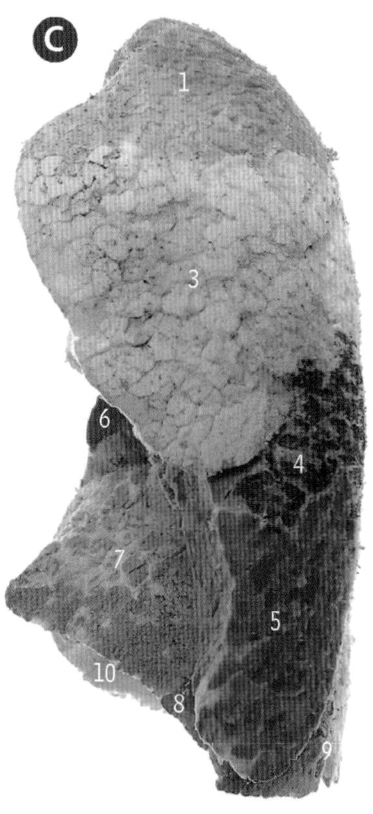

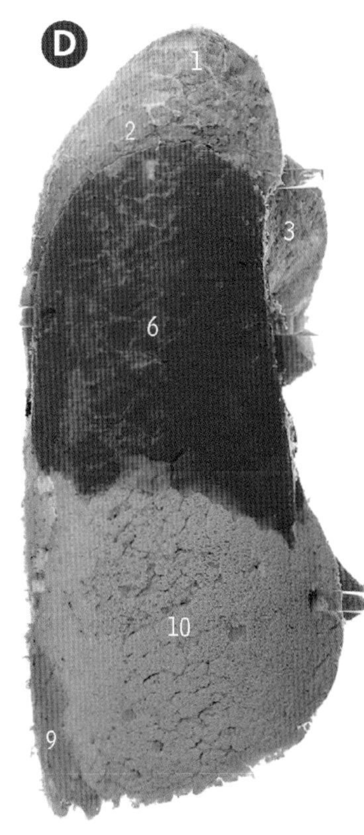

C 前面观

D 后面观

上叶 Superior lobe

1 尖段 Apical

2 后段 Posterior

3 前段 Anterior

4 上舌段 Superior lingular

5 下舌段 Inferior lingular

下叶 Inferior lobe

6 尖段(上) Apical (superior)

7 内侧底段(心脏的) Medial basal (cardiac)

8 前底段 Anterior basal

9 外侧底段 Lateral basal

10 后底段 Posterior basal

> 尖段和后段(1 和 2)从共同连接的尖后段支气管处灌注绿色标记(见 197 页)。

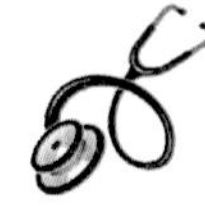

A 支气管树铸型 侧面观

B 右支气管造影

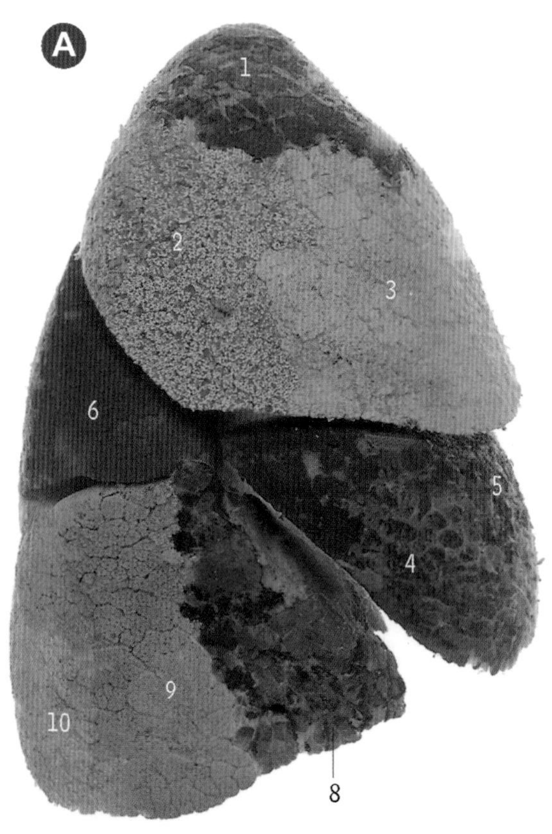

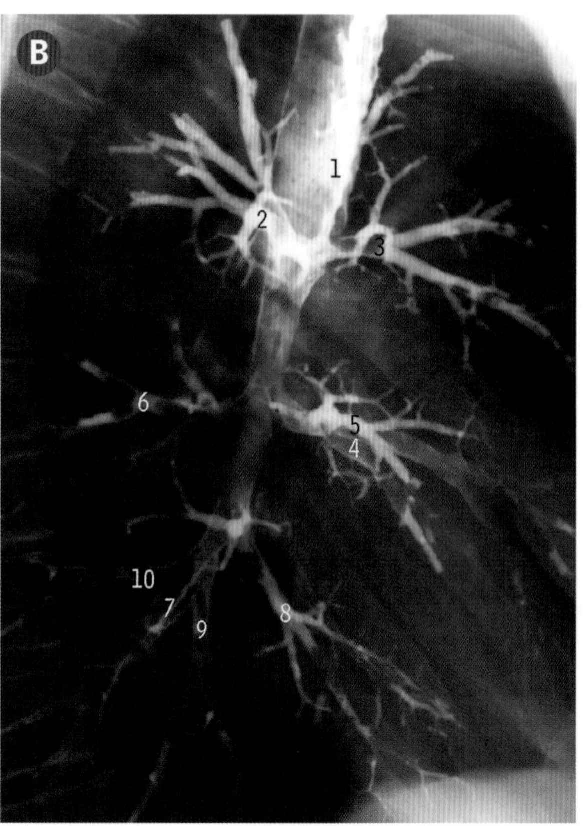

上叶 Superior lobe
1 尖段 Apical
2 后段 Posterior
3 前段 Anterior

中叶 Middle lobe
4 外侧段 Lateral
5 内侧段 Medial

下叶 Inferior lobe
6 尖段(上) Apical (superior)
7 内侧底段 Medial basal
8 前底段 Anterior basal
9 外侧底段 Lateral basal
10 后底段 Posterior basal

内侧底段(7)未在 A 中看见。

在 A 中,后底段(10)被标记成两种不同的绿色。

冠状 CT,肺窗 *

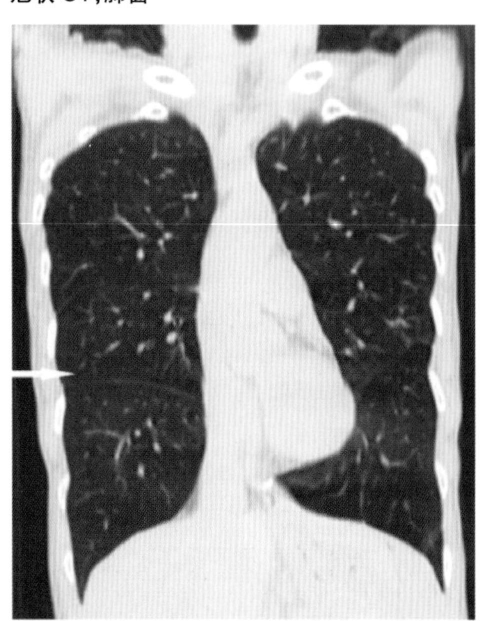

* 箭头指向水平裂。

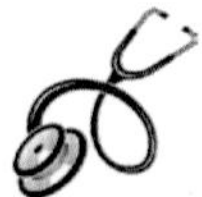

脓胸见第 215~216 页。

C 左肺侧面支气管肺段解剖(侧面)

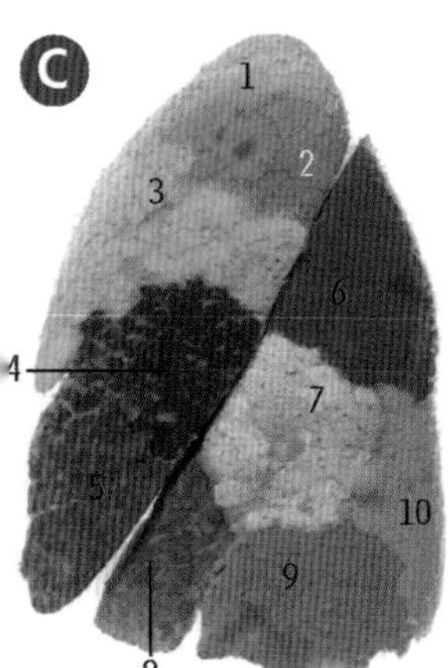

上叶 Superior lobe
1 肺尖 Apical
2 后缘 Posterior
3 前缘 Anterior
4 上舌段 Superior lingular
5 下舌段 Inferior singular

下叶 Inferior lobe
6 上段 Apical (superior)
7 中基底区(心脏附近) Medial basal (cardiac)
8 前基底区 Anterior basal
9 侧基底区 Lateral basal
10 后基底区 Posterior basal

图中绿色的部分是肺尖和后缘（1 和 2），自正常的尖后段支气管填充而成（见 199 页,D）。

D 左支气管造影

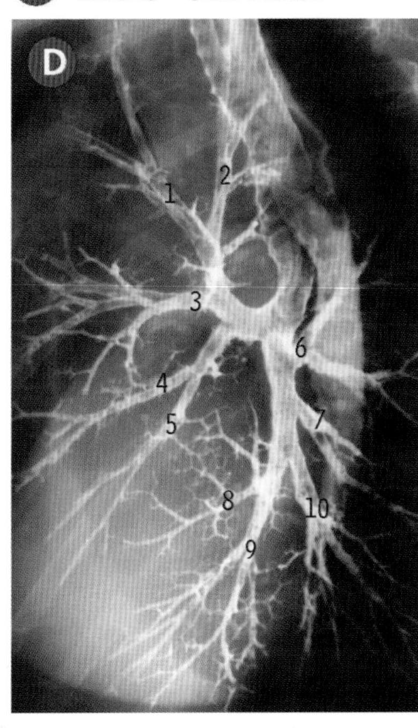

1 前段支气管 Anterior segmental bronchi
2 前段静脉 Anterior segmental vein
3 尖后段支气管 Apicoposterior segmental bronchi
4 尖后段静脉 Apicoposterior segmental vein
5 下舌段支气管 Inferior lingular segmental bronchus
6 下舌段静脉 Inferior lingular segmental vein
7 下叶支气管 Inferior lobar bronchus
8 下叶 Inferior lobe
9 左下肺静脉 Left inferior pulmonary vein
10 左主支气管 Left main bronchus
11 左肺动脉 Left pulmonary artery
12 左上肺静脉 Left superior pulmonary vein
13 舌段支气管 Lingular bronchus
14 斜裂 Oblique fissure
15 上分支支气管 Superior division bronchus
16 上舌段支气管 Superior lingular segmental bronchus
17 上舌段静脉 Superior lingular segmental vein
18 上叶支气管 Superior lobar bronchus
19 上叶 Superior lobe

E 肺,左肺支气管肺段局部解剖

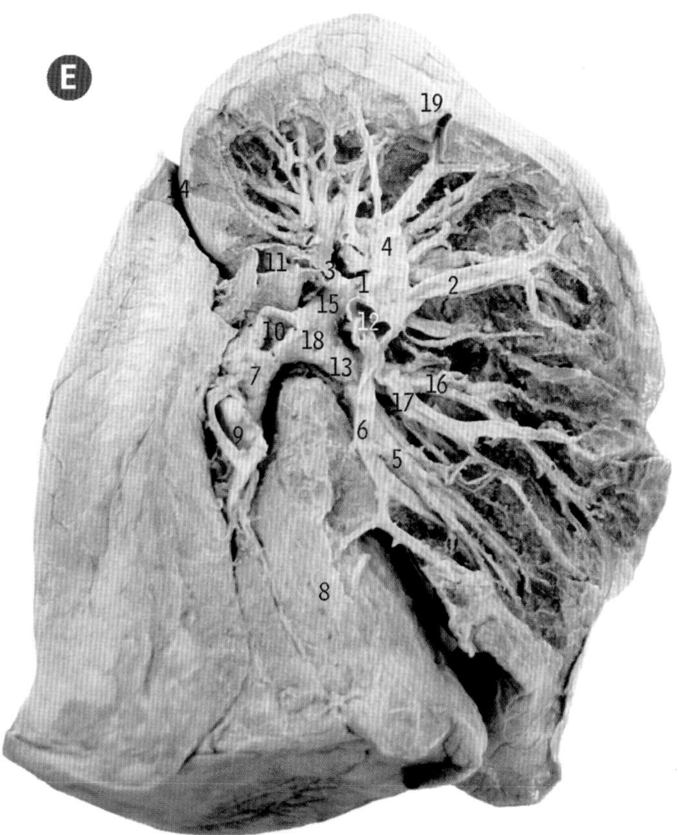

矢状位 CT,肺窗。

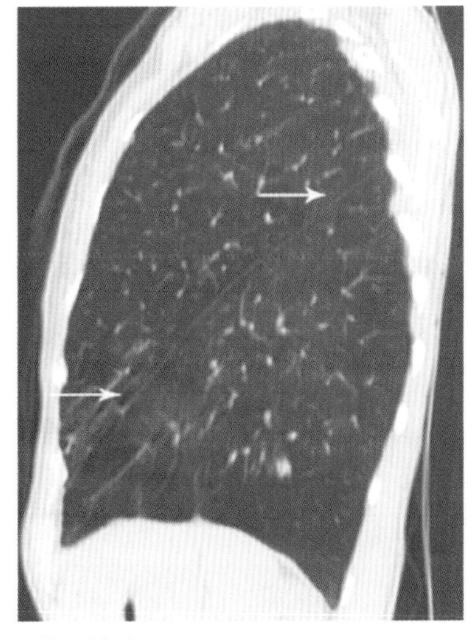

* 箭示斜裂。

A 支气管树和肺部血管铸型 正面观

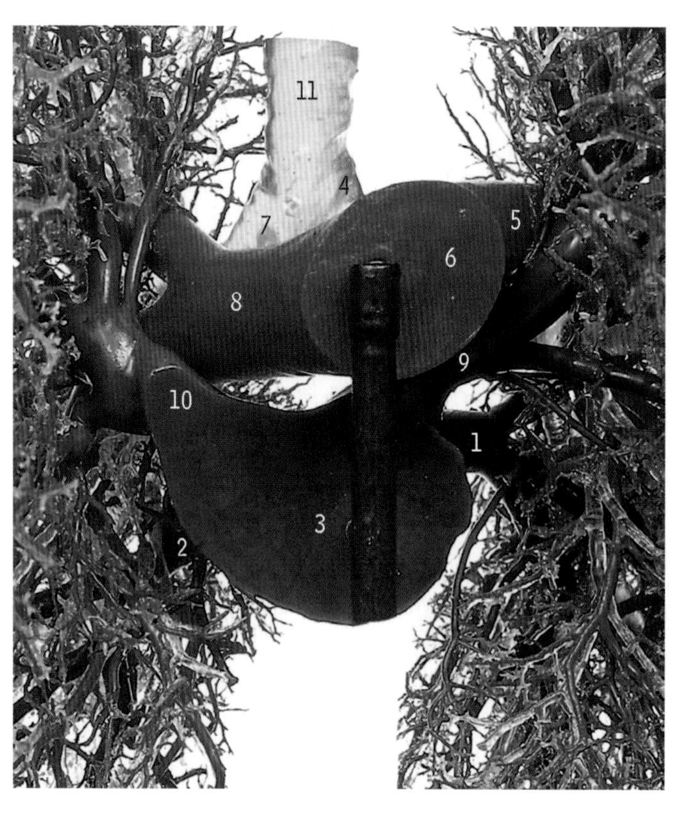

红色树脂所灌入的为肺动脉干(6),可分为左右肺动脉(5 和 8)。四支汇入左心房的肺静脉骨灌注了蓝色树脂(9,1,2,10)。在活体中,肺静脉内流淌的是来自肺的富氧血,通常用红色表示,肺动脉内的为缺氧血,用蓝色表示。

1 左下肺静脉 Inferior left pulmonary vein
2 右下肺静脉 Inferior right pulmonary vein
3 左心房 Left atrium
4 左主支气管 Left principal bronchus
5 左肺动脉 Left pulmonary artery
6 肺动脉干 Pulmonary trunk
7 左主支气管 Right principal bronchus
8 右肺动脉 Right pulmonary artery
9 左上肺静脉 Superior left pulmonary vein
10 右上肺静脉 Superior right pulmonary vein
11 气管 Trachea

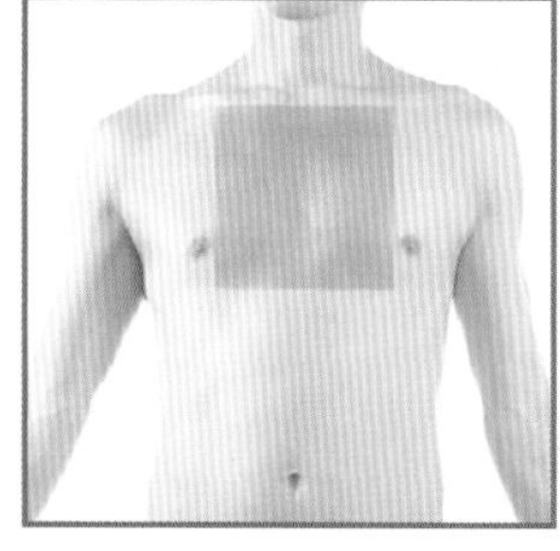

B 肺根和支气管动脉(右上侧)

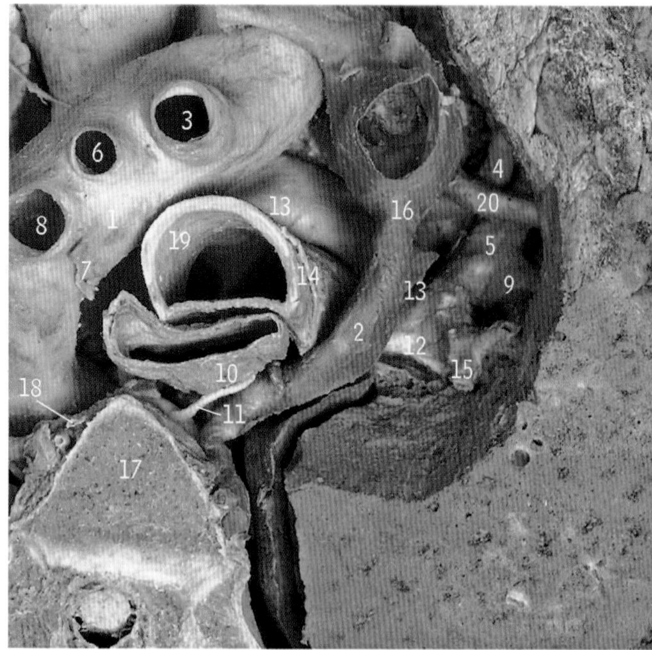

胸腔自第 3 胸骨(17)的横向剖面,紧邻主动脉弓上缘,其 3 个分支(3,6,8)已被移去。肺门处的肺组织已从上方移除。食管(10)和气管(19)向前屈曲以暴露支气管动脉(11)。

1 主动脉弓 Arch of aorta
2 奇静脉 Azygos vein
3 头臂干 Brachiocephalic trunk
4 下叶动脉 Inferior lobe artery
5 下叶支气管 Inferior lobe bronchus
6 左颈总动脉 Left common carotid artery
7 左喉返神经 Left recurrent laryngeal nerve
8 左锁骨下动脉 Left subclavian artery
9 中叶支气管 Middle lobe bronchus
10 食管 Oesophagus
11 右支气管动脉 Right bronchial artery
12 右主支气管 Right principal bronchus
13 右肺动脉 Right pulmonary artery
14 右迷走神经 Right vagus nerve
15 上叶支气管 Superior lobe bronchus
16 上腔静脉 Superior vena cava
17 第 3 胸椎 Third thoracic vertebra
18 胸导管 Thoracic duct
19 气管 Trachea
20 下肺静脉属支 Tributary of inferior pulmonary vein

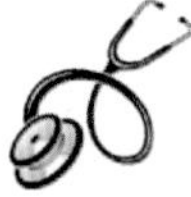

食管癌和肺栓塞见第 215~216 页。

C 肺动脉和支气管铸型(正面)

D 肺动脉造影

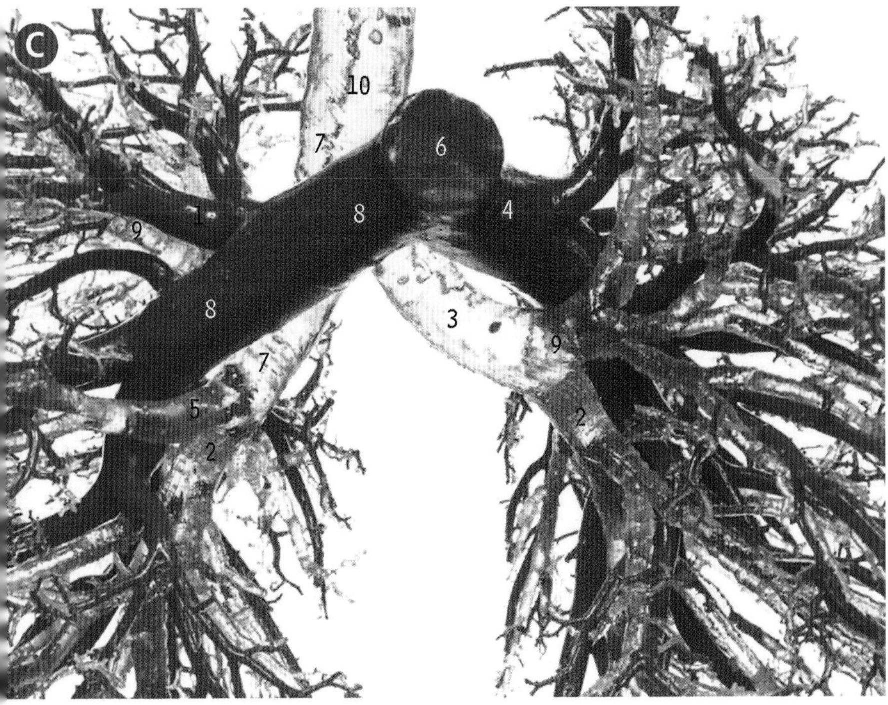

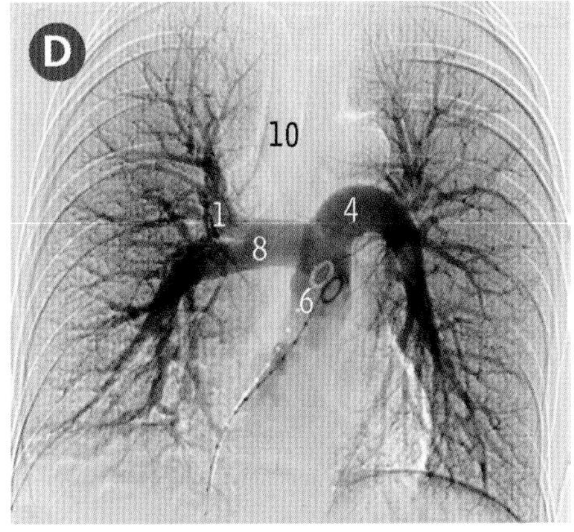

肺动脉干的下部切除后可见其上部的端部,并在左侧主支气管(3)起始段前分叉形成左侧(4)和右侧(5)肺动脉。在活体,肺动脉充盈的是缺氧的静脉血,通常用蓝色表示,但在此处其内充斥的为红色树脂。注意比照铸型中的血管和动脉造影D中的血管。

1 右肺动脉上叶分支 Branch of right pulmonary artery to superior lobe
2 下叶支气管 Inferior lobe bronchus
3 左主支气管 Left principal bronchus
4 左肺动脉 Left pulmonary artery
5 中叶支气管 Middle lobe bronchus
6 肺动脉干 Pulmonary trunk
7 右主支气管 Right principal bronchus
8 右肺动脉 Right pulmonary artery
9 上叶支气管 Superior lobe bronchus
10 气管 Trachea

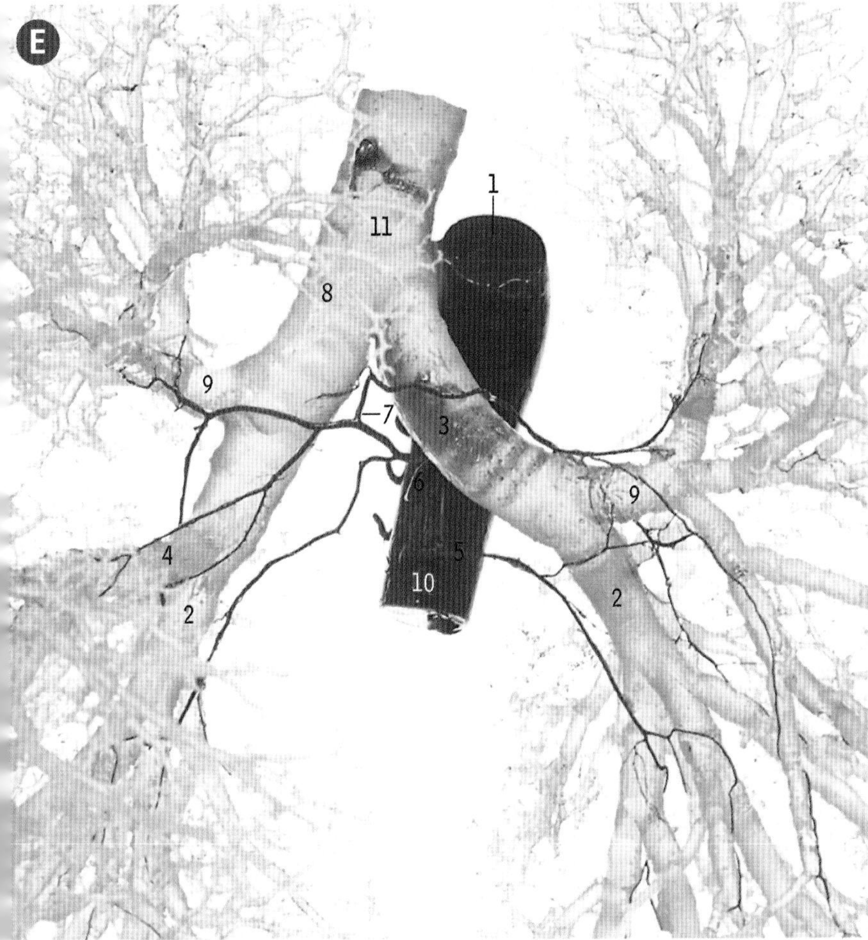

E 支气管和支气管动脉铸型(正面)

为了填充支气管动脉,主动脉(1和10)被注入红色树脂。这些血管通常从支气管及其分支后方经过,但在此标本中,它们从前方经过。

1 主动脉弓 Arch of aorta
2 下叶支气管 Inferior lobe bronch
3 左主支气管 Left principal bronchus
4 中叶支气管 Middle lobe bronchus
5 左支气管下动脉起始端 Origin of lower left bronchial artery
6 右支气管动脉起始端 Origin of right bronchial artery
7 左支气管上动脉起始端 Origin of upper left bronchial artery
8 右主支气管 Right principal bronchus
9 上叶支气管 Superior lobe bronchus
10 胸主动脉 Thoracic aorta
11 气管 Trachea

A 右肺 内侧面

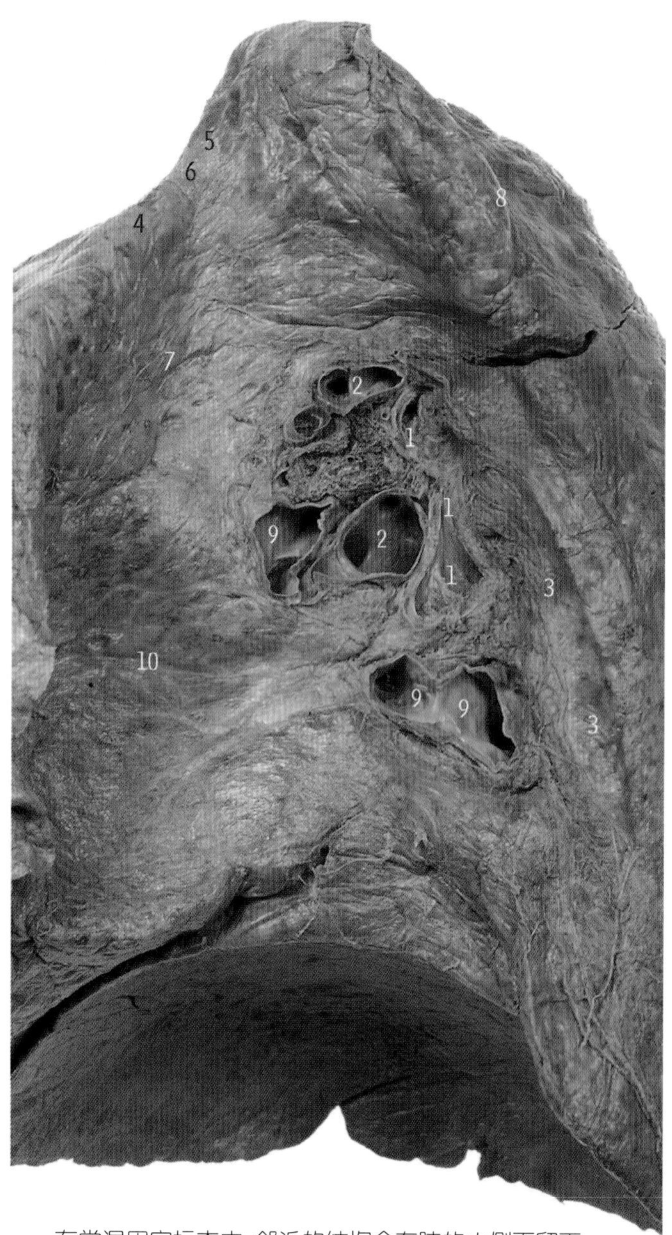

在常温固定标本中，邻近的结构会在肺的内侧面留下压迹。右侧最显著的特征是奇静脉沟（3），在肺根结构(9,2,1)的后上方。

1 右主支气管分支 Branches of right principal bronchus
2 右肺动脉分支 Branches of right pulmonary artery
3 奇静脉沟 Groove for azygos vein
4 第 1 肋沟 Groove for first rib
5 锁骨下动脉沟 Groove for subclavian artery
6 锁骨下静脉沟 Groove for subclavian vein
7 上腔静脉沟 Groove for superior vena cava
8 食管和气管区 Oesophageal and tracheal area
9 右肺静脉 Right pulmonary veins
10 横裂 Transverse fissure

右肺内表面上端与食管和气管之间仅有一层胸膜，而在左侧，锁骨下动脉（及其前方的左颈总动脉）将左肺与这些结构远无隔离开来。

B 左肺 内侧面

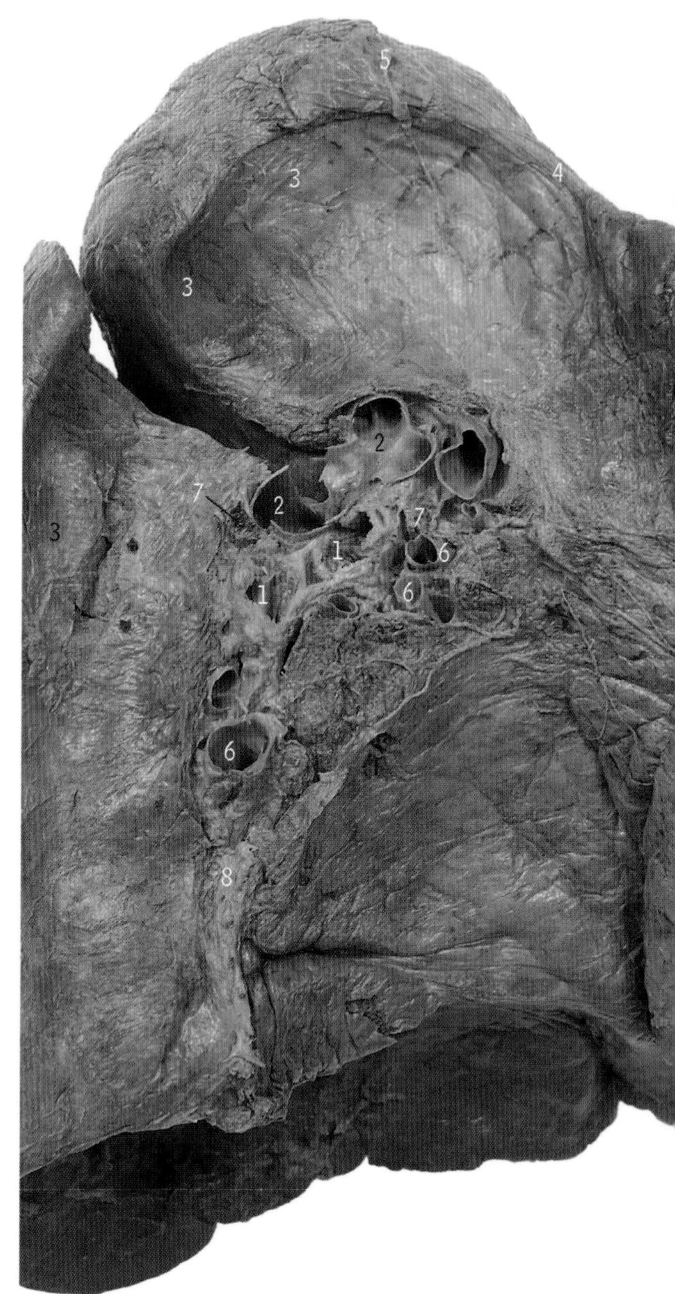

与 A 中的右肺相比较，注意左肺中的主动脉压迹(B3)，以及右肺上较小的奇静脉沟(A3)。

1 左主支气管分支 Branches of left principal bronchus
2 左肺动脉分支 Branches of left pulmonary artery
3 主动脉沟 Groove for aorta
4 第 1 肋沟 Groove for first rib
5 左锁骨下动脉沟 Groove for left subclavian artery
6 左肺静脉 Left pulmonary veins
7 淋巴结，碳素沉积 Lymph node, containing carbon
8 肺韧带 Pulmonary ligament

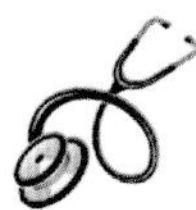

肺癌、间皮瘤和肺结核见第 215~216 页。

颈下部和胸上部　表面标记

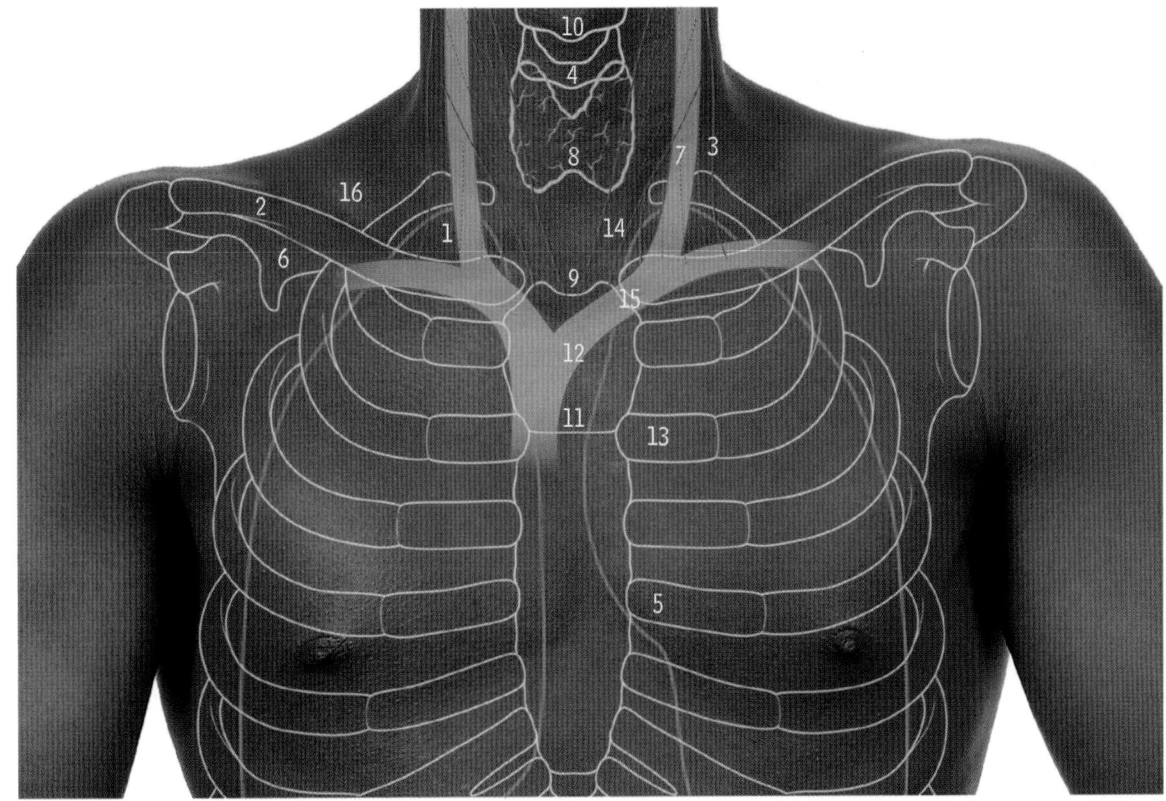

紫色线条示胸膜和肺的范围：胸膜和肺的顶端突出颈部锁骨近中 1/3 上方约 3 cm 处。颈内静脉(7)的下端位于胸锁乳突肌的胸骨头和锁骨头之间的后面。在胸锁关节(15)后方，颈内静脉和锁骨下静脉汇合形成头臂静脉。气管(8)附着于颈静脉切迹(9)上方的正中线处，环状软骨(4)弓在切迹上方 4~5 cm 处。胸骨柄胸骨关节在第 2 肋软骨(13)处，相对于第 4 胸椎椎体下缘，经过这些部位的水平面恰好是上、下纵隔的接合处。左头臂静脉从后方经过胸骨柄上部在右侧的第 1 肋软骨下缘与右头臂静脉相汇合（形成上腔静脉）。胸骨柄(12)的中点是主动脉弓的最高点和头臂干的起始处的标志。注意将这里提及的诸多特征与 206 页的解剖结构进行比较。

1 胸膜顶和肺尖 Apex of pleura and lung
2 锁骨 Clavicle
3 胸锁乳突肌的锁骨端 Clavicular head of sternocleidomastoid
4 环状软骨 Cricoid cartilage
5 第 4 肋软骨 Fourth costal cartilage
6 锁骨下窝 Infraclavicular fossa
7 颈内静脉 Internal jugular vein
8 附着在气管上的甲状腺峡 Isthmus of thyroid gland overlying trachea
9 颈静脉切迹(胸骨上) Jugular notch (suprasternal)
10 甲状软骨喉结 Laryngeal prominence of the thyroid cartilage
11 胸骨柄胸骨关节 Manubriosternal joint
12 胸骨柄中点 Midpoint of manubrium of sternum
13 第 2 肋软骨 Second costal cartilage
14 胸锁乳突肌的胸骨端 Sternal head of sternocleidomastoid
15 胸锁关节 Sternoclavicular joint
16 锁骨上窝 Supraclavicular fossa

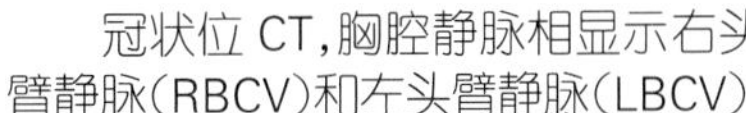
冠状位 CT，胸腔静脉相显示右头臂静脉(RBCV)和左头臂静脉(LBCV)

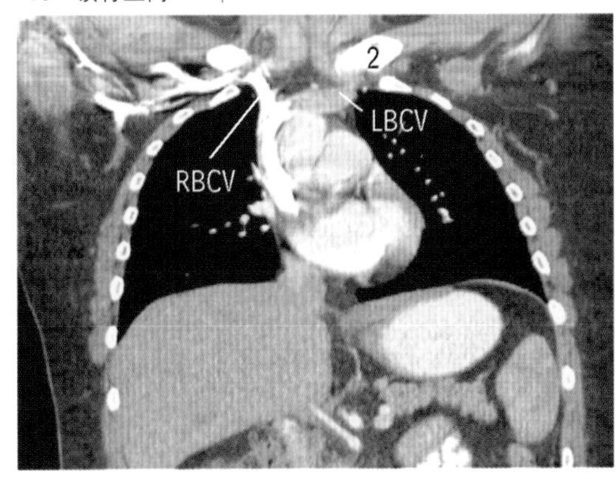

上腔静脉闭塞和大静脉异常见第 215~216 页。

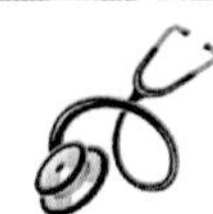

胸廓入口和纵隔(正面)

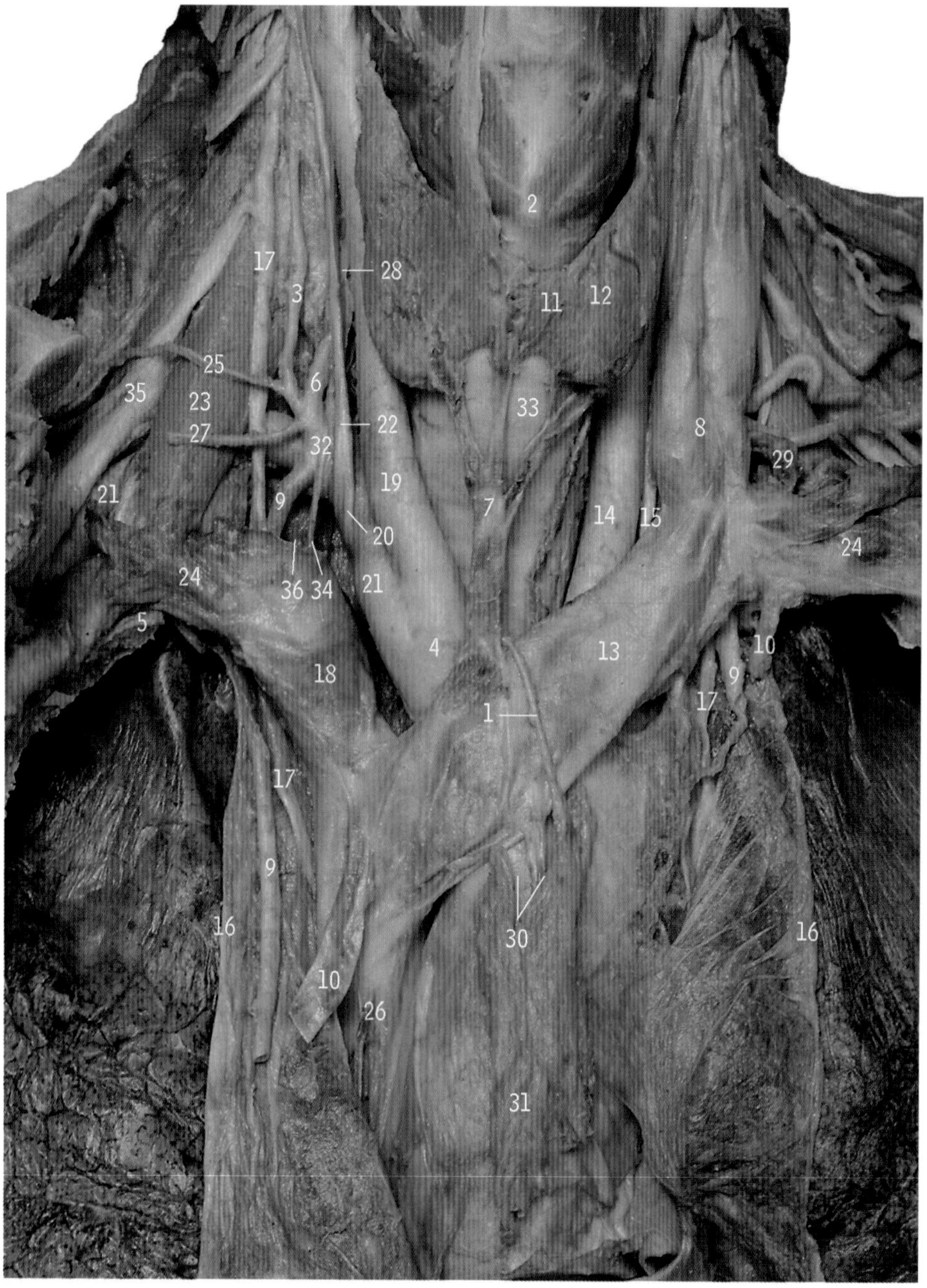

前胸壁和锁骨近中段已去除，部分覆盖在两肺内侧壁胸膜(16)仍保留。右侧的颈内静脉已被去除，以暴露甲状颈干(2)和胸廓内动脉(9)的起始端。甲状腺下静脉(7)在气管(33)上方向下汇入左头臂静脉(13)。胸腺(31)已从纵隔脂肪中分离；胸腺静脉(30)汇入左头臂静脉。同时可见一支少见的从头臂动脉干(4)升起和胸腺动脉(1)。

在心包之前可见胸腺(31)的残余。儿童的胸腺会大很多(见 184 页)，可向上延伸至大血管前，和甲状腺峡(12)的下端平齐。

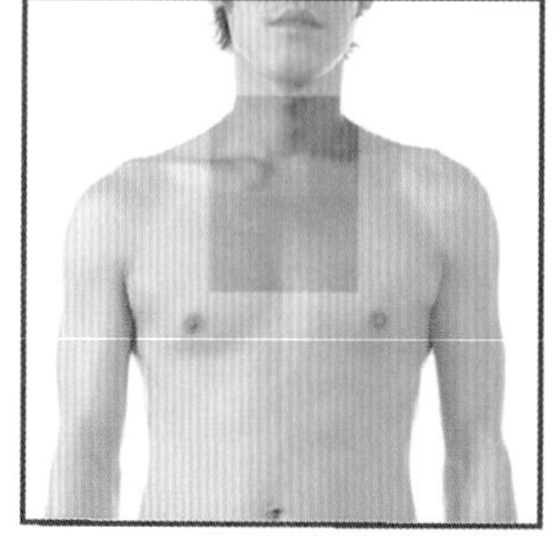

1 一支胸腺动脉 A thymic artery
2 环状软骨弓 Arch of cricoid cartilage
3 颈升动脉 Ascending cervical artery
4 头臂动脉干 Brachiocephalic trunk
5 第 1 肋切缘 First rib cut edge
6 甲状腺下动脉 Inferior thyroid artery
7 甲状腺下静脉 Inferior thyroid veins
8 颈内静脉 Internal jugular vein
9 胸廓内动脉 Internal thoracic artery
10 胸廓内静脉 Internal thoracic vein
11 甲状腺峡 Isthmus of thyroid gland
12 甲状腺侧叶 Lateral lobe of thyroid gland
13 左头臂静脉 Left brachiocephalic vein
14 左颈总动脉 Left common carotid artery
15 左迷走神经 Left vagus nerve
16 肺覆胸膜壁层(切缘) Parietal pleura (cut edge) over lung
17 膈神经 Phrenic nerve
18 右头臂静脉 Right brachiocephalic vein
19 右颈总动脉 Right common carotid artery
20 右喉返神经 Right recurrent laryngeal nerve
21 右锁骨下动脉 Right subclavian artery
22 右迷走神经 Right vagus nerve
23 前斜角肌 Scalenus anterior
24 锁骨下静脉 Subclavian vein
25 颈浅动脉 Superficial cervical artery
26 上腔静脉 Superior vena cava
27 肩胛上动脉 Suprascapular artery
28 交感神经干 Sympathetic trunk
29 胸导管 Thoracic duct
30 胸腺静脉 Thymic veins
31 胸腺 Thymus
32 甲状颈干 Thyrocervical trunk
33 气管 Trachea
34 右头臂静脉(18)的异常颈部分支 Unusual cervical tributary of 18
35 臂丛上干 Upper trunk of brachial plexus
36 椎静脉 Vertebral vein

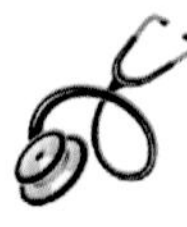

肺上沟瘤和胸廓出口综合征见第 215~216 页。

胸廓入口和上纵隔 腋窝和颈根部

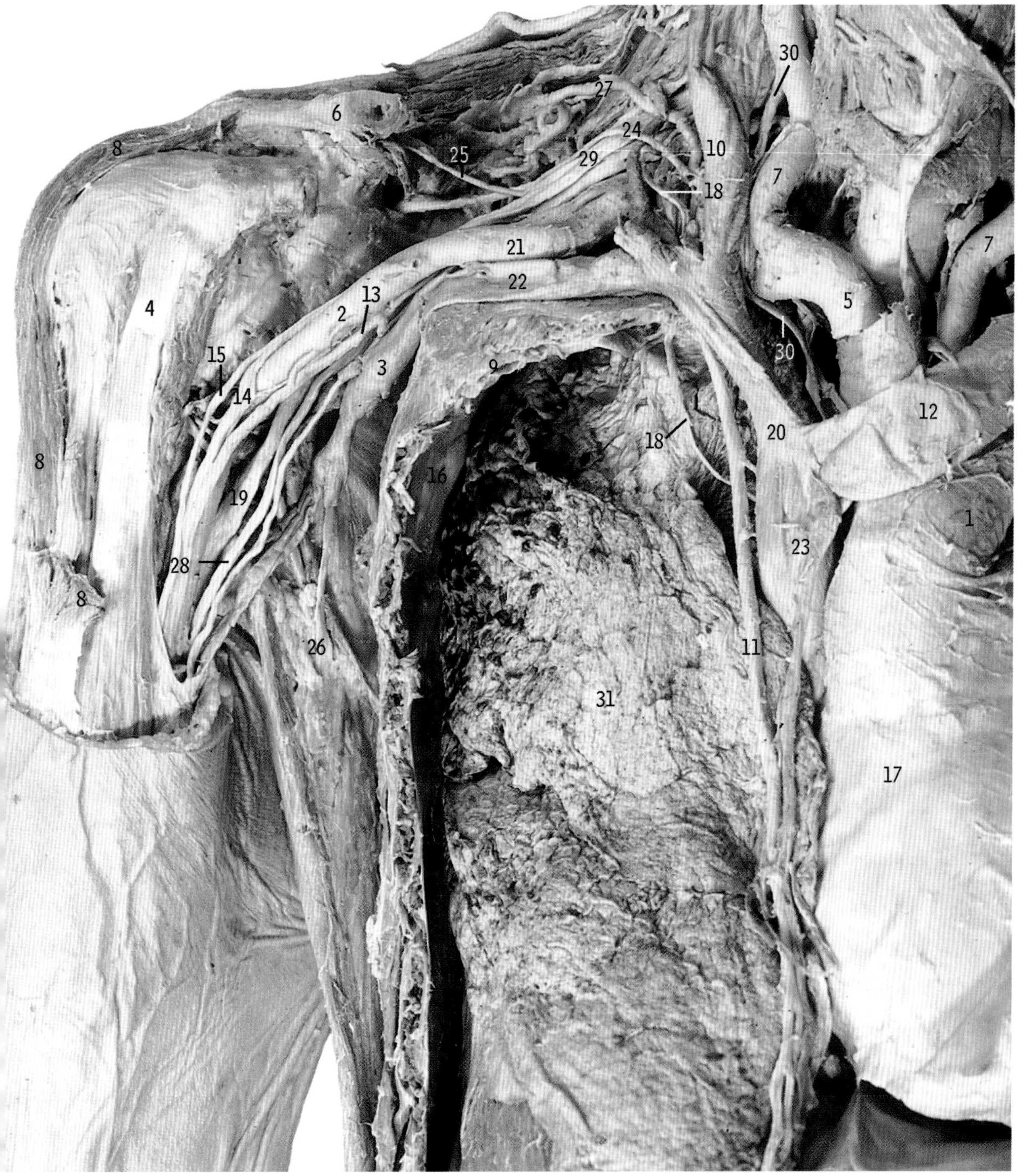

1 主动脉弓 Aortic arch
2 腋动脉 Axillary artery
3 腋静脉 Axillary vein
4 二头肌,短头 Biceps, short head
5 头臂动脉干 Brachiocephalic trunk
6 锁骨(已切除) Clavicle (cut and removed)
7 颈总动脉 Common carotid artery
8 三角肌 Deltoid
9 第 1 肋 First rib
10 颈内静脉 Internal jugular vein
11 胸廓内动脉 Internal thoracic artery
12 左头臂静脉 Left brachiocephalic vein
13 内侧束,臂丛 Medial cord, brachial plexus
14 正中神经 Median nerve
15 肌皮神经 Musculocutaneous nerve
16 胸膜壁层 Parietal pleural covering of chest wall
17 心包,纤维层 Pericardium, fibrous layer
18 膈神经 Phrenic nerve
19 桡神经 Radial nerve
20 右头臂静脉 Right brachiocephalic vein
21 锁骨下动脉 Subclavian artery
22 锁骨下静脉 Subclavian vein
23 上腔静脉 Superior vena cava
24 肩胛上动脉 Suprascapular artery
25 肩胛上神经 Suprascapular nerve
26 胸背静脉 Thoracodorsal vein
27 颈横动脉 Transverse cervical artery
28 尺神经 Ulnar nerve
29 臂丛 上干 Upper trunk, brachial plexus
30 迷走神经 Vagus nerve
31 胸膜脏层 Visceral pleura covering lung

支气管扩张和结节病见第 215~216 页。

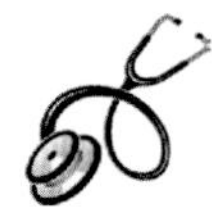

胸廓入口 右上肋，下面观

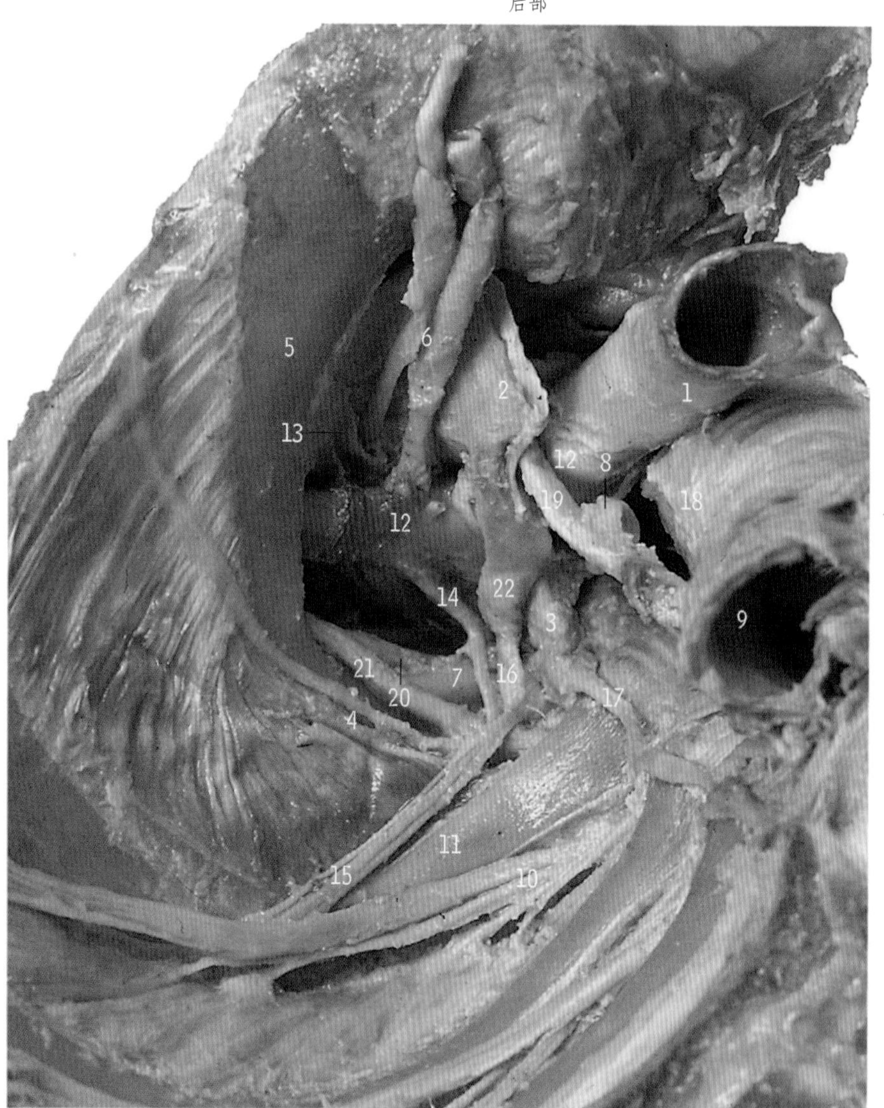

1 头臂动脉干 Brachiocephalic trunk
2 头臂静脉 Brachiocephalic vein
3 颈胸(星形)神经节 Cervicothoracic (stellate) ganglion
4 第1肋间神经 First intercostal nerve
5 第1肋 First rib
6 胸廓内内动脉 Internal thoracic vessels
7 第1肋颈 Neck of first rib
8 喉返神经 Recurrent laryngeal nerve
9 右主支气管 Right principal bronchus
10 第2肋间神经 Second intercostal nerve
11 第2肋 Second rib
12 锁骨下动脉 Subclavian artery
13 锁骨下静脉 Subclavian vein
14 最上肋间动脉 Superior intercostal artery
15 肋间上静脉 Superior intercostal vein
16 最上肋间静脉(异常大) Supreme intercostal vein (unusually large)
17 交感神经干 Sympathetic trunk
18 气管 Trachea
19 迷走神经 Vagus nerve
20 第8颈神经腹支 Ventral ramus of eighth cervical nerve
21 第1胸神经腹支 Ventral ramus of first thoracic nerve
22 椎静脉 Vertebral vein

第1肋骨颈(7)从内向外依次与交感神经干(17)、最上肋间静脉(16)、最上肋间动脉(14)和第1胸神经腹支(21)相交。

这是右胸腔入口从下向上看的视图——此处移除了占据在该区域的胸膜顶。从下方可见第1肋(5)底面的大部分。锁骨下动脉(12)发出胸廓内动脉(6)后行于其上。同进胸廓内动脉向着图片顶部(前胸壁)走行。肋颈干的上肋间支(14)沿着第1肋颈(7)向下经过。椎静脉(22)从颈部向下伸出，并且在汇入头臂静脉前其背侧面被标记(2，在切缘开口处标记)。椎静脉接收了一支非常大的最上肋间静脉(16)。在其内侧是带有颈胸神经节(3)的交感神经干(17)。第1肋颈(7)下有第1胸神经腹支(21)。

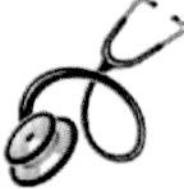

锁骨下静脉导管和胸廓出口综合征见第215~216页。

纵隔后部 胸部右侧面观

1 奇静脉弓 Azygos arch
2 奇静脉 Azygos vein
3 灰白交通支 Gray and white communicating rami
4 内脏大神经 Greater splanchnic nerve
5 肋间动脉 Intercostal artery
6 肋间神经 Intercostal nerve
7 肋间静脉 Intercostal vein
8 食管丛 Oesophageal plexus
9 食管 Oesophagus
10 膈神经 Phrenic nerve
11 交感神经干 Sympathetic chain
12 交感神经节 Sympathetic ganglion
13 胸导管 Thoracic duct

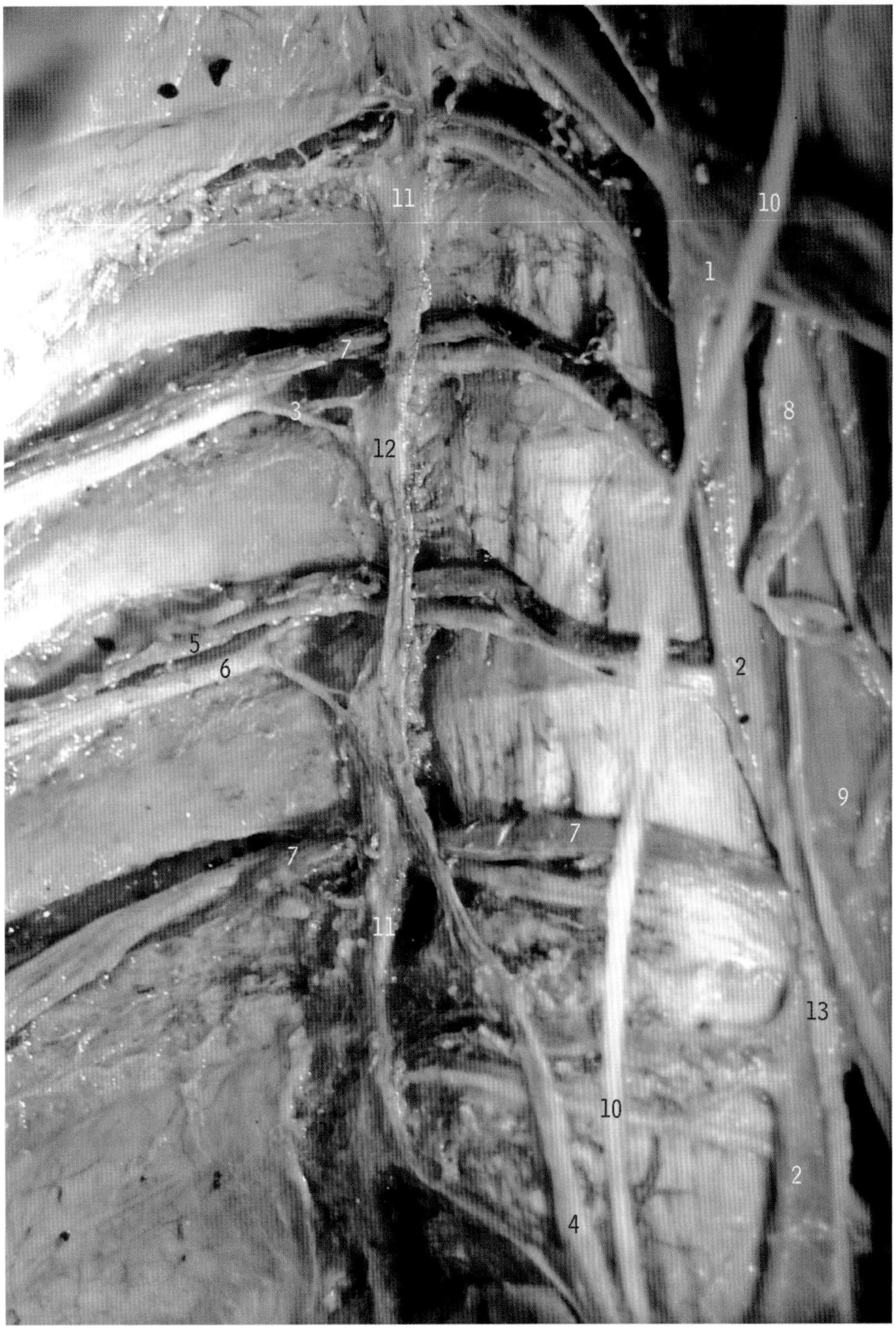

奇叶见第 215~216 页。

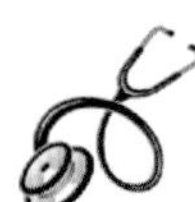

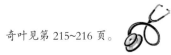

A 下胸段食管 前面观

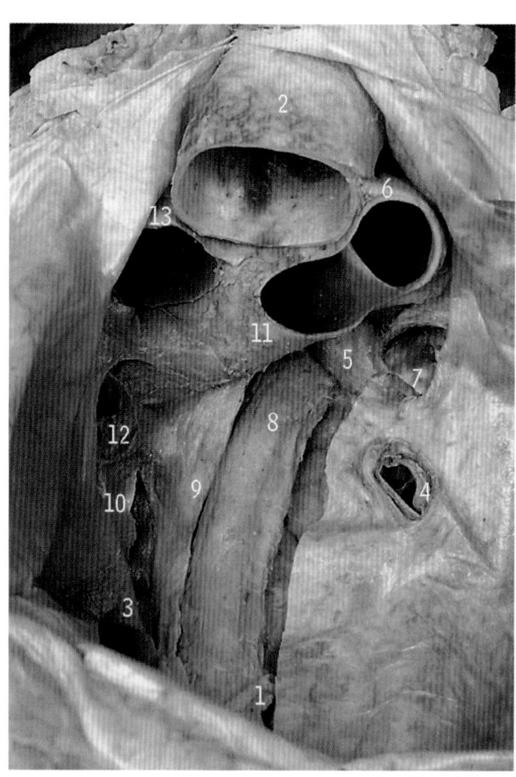

横断大血管后将心脏从心包腔移出，肺动脉干在此分出两条肺动脉（11,6）处被切断。部分背侧心包（9）已移除以显示食管。食管在左主支气管的下方，与右肺动脉的起始端交叉。

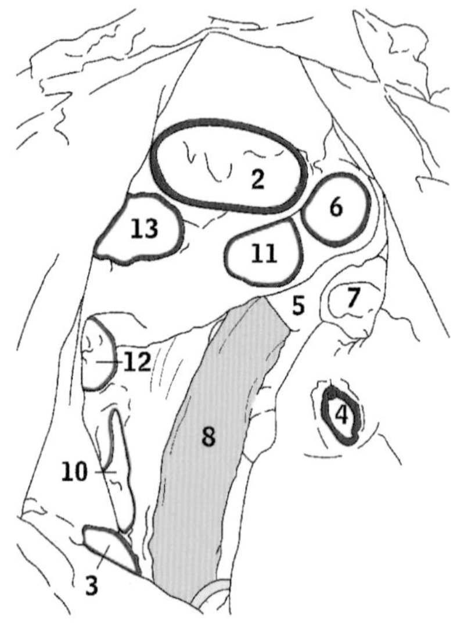

1 前食管干 Anterior oesophageal trunk
2 升主动脉 Ascending aorta
3 下腔静脉 Inferior vena cava
4 左下肺静脉 Left inferior pulmonary vein
5 左主支气管 Left principal bronchus
6 左肺动脉 Left pulmonary artery
7 左上肺静脉 Left superior pulmonary vein
8 食管 Oesophagus
9 心包（切缘） Pericardium (cut edge)
10 右下肺静脉 Right inferior pulmonary vein
11 右肺动脉 Right pulmonary artery
12 右上肺静脉 Right superior pulmonary vein
13 上腔静脉 Superior vena cava

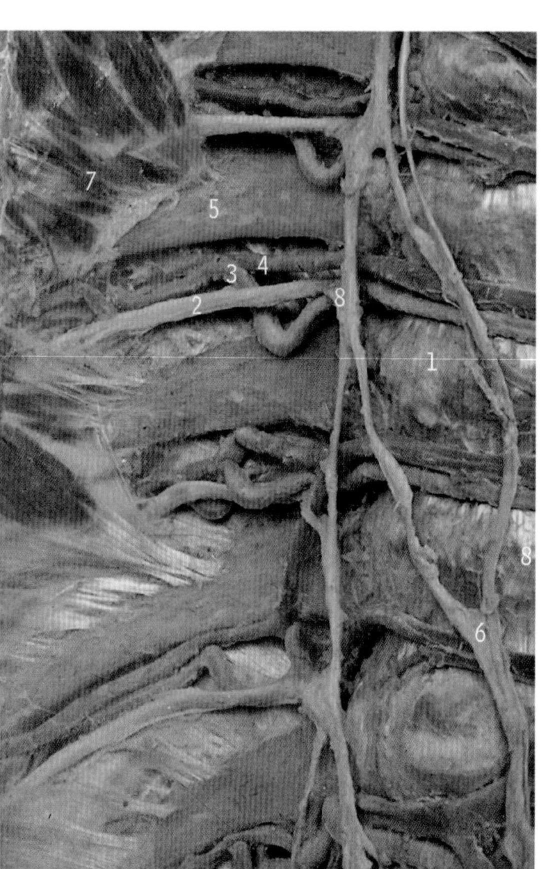

B 肋间区 内后面观

这个标本显示部分右侧肋间区的近中端，从前方稍偏右处观。胸膜已去除侧面显示出外侧的肋骨下肌（7）、肋间部的神经和血管（4,3,2），以及位于椎体（1）侧面的交感神经干（8）和内脏大神经（6）。

1 第9胸椎椎体 Body of ninth thoracic vertebra
2 第8肋间神经 Eighth intercostal nerve
3 第8肋间后动脉 Eighth posterior intercostal artery
4 第8肋间后静脉 Eighth posterior intercostal vein
5 第8肋 Eighth rib
6 内脏大神经 Greater splanchnic nerve
7 肋下肌 Subcostal muscle
8 交感神经干和神经节 Sympathetic trunk and ganglia

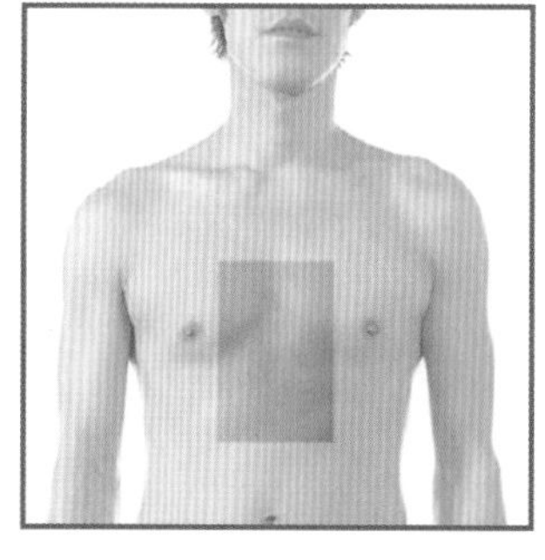

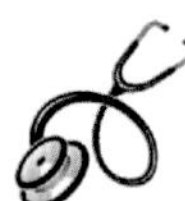

肋间引流术见第215~216页。

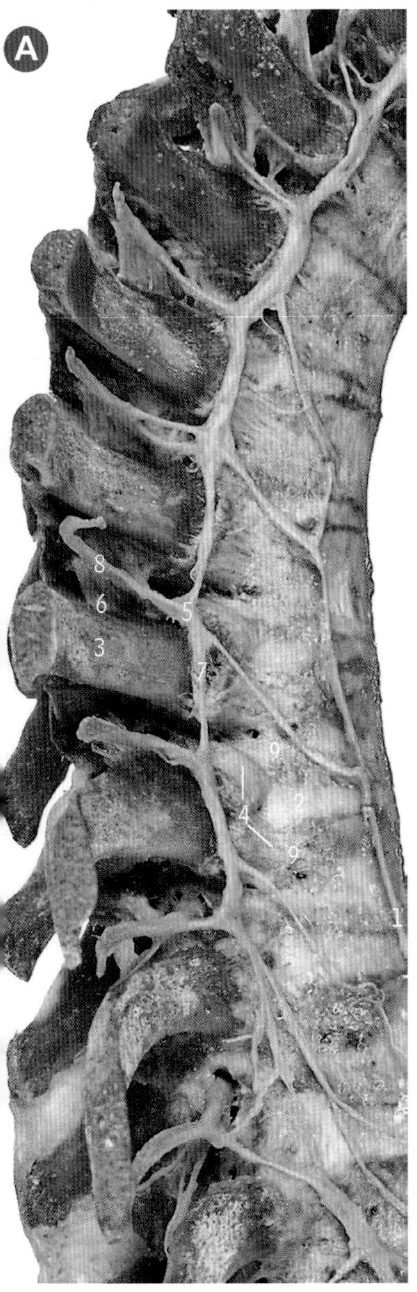

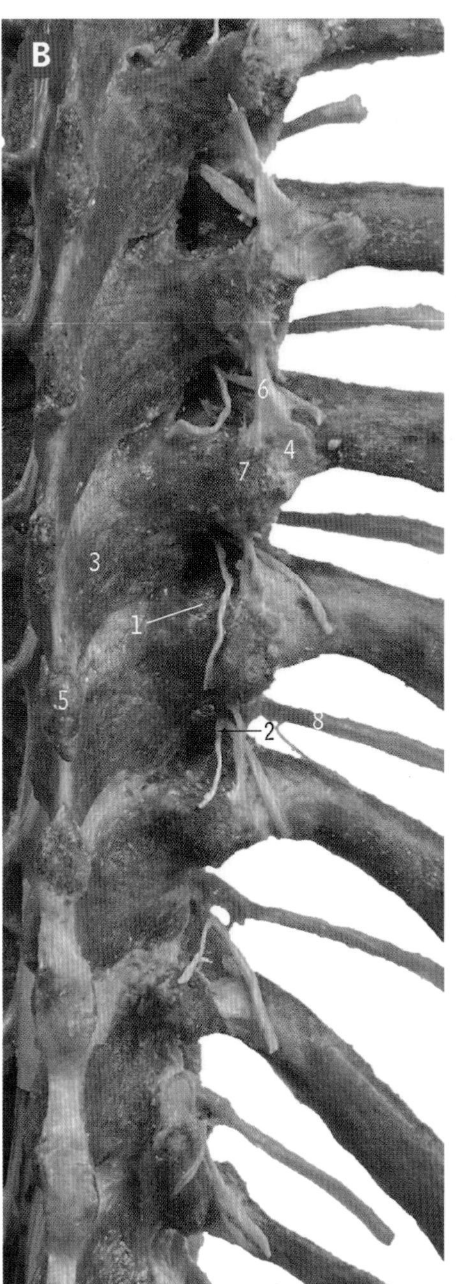

A 肋骨头连接
右侧观

在右侧胸中部区，肋骨于结节外侧被切断，肋骨头的两个面与相邻的椎体的侧面形成关节，并可见椎间盘，如 4,9 和 2。在这些部位，肋头辐状韧带包裹着这些小的滑液关节的关节囊。

1 内脏大神经 Greater splanchnic nerve
2 椎间盘 Intervertebral disc
3 肋颈 Neck of rib
4 肋头辐状韧带 Radiate ligament of head of rib
5 交通支 Rami communicantes
6 肋横突上韧带 Superior costotransverse ligament
7 交感神经干 Sympathetic trunk
8 脊神经腹支 Ventral ramus of spinal nerve
9 椎体 Vertebral body

B 肋横突关节　后面观

在这个右半胸椎体后面示图中，椎骨横突和肋骨结节间的肋横突关节被肋横突侧韧带包裹(4)。脊神经的背侧分支(2)从内侧穿过肋横突上韧带(6)；腹侧分支在这些韧带前方经过。

1 肋横突韧带 Costotransverse ligament
2 脊神经背侧分支 Dorsal ramus of spinal nerve
3 椎板 Lamina
4 肋横突侧韧带 Lateral costotransverse ligament
5 棘突 Spinous process
6 肋横突上韧带 Superior costotransverse ligament
7 横突 Transverse process
8 脊神经腹侧分支 Ventral ramus of spinal nerve

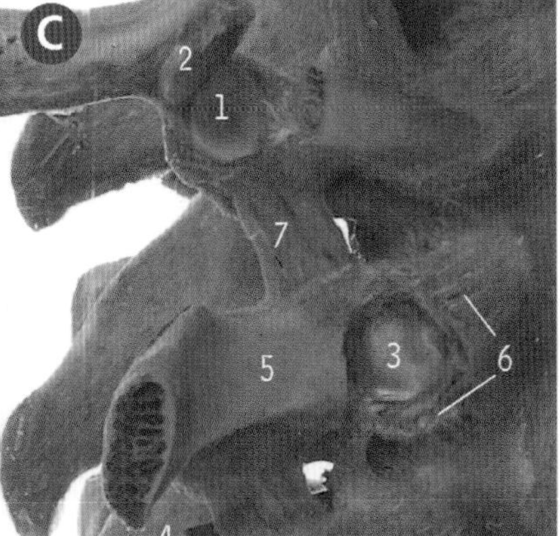

C 肋头关节已脱位　右侧观

在图的上部，上位肋骨的肋骨颈(5)被切断，同时切开肋横突关节囊，将与此附着的肋结节向上翻起，以显示肋结节(2)和横突(1)的关节面。横断肋头辐状韧带(6)及其覆盖肋头关节(3)的关节囊后，下位肋骨的肋骨头被去除。

1 横突关节面 Articular facet of transverse process
2 肋结节关节面 Articular facet of tubercle of rib
3 肋头关节关节腔 Cavity of joint of head of rib
4 肋横突上韧带前后部的标志 Marker between anterior and posterior parts of superior costotransverse ligament
5 肋骨颈 Neck of rib
6 肋头辐状韧带 Radiate ligament
7 肋横突上韧带 Superior costotransverse ligament

水痘、带状疱疹病毒感染胸壁见第 215~216 页。

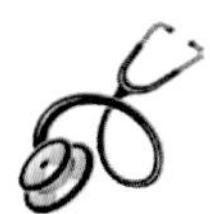

主动脉及其相关血管

A 右侧观 **B** 左侧观

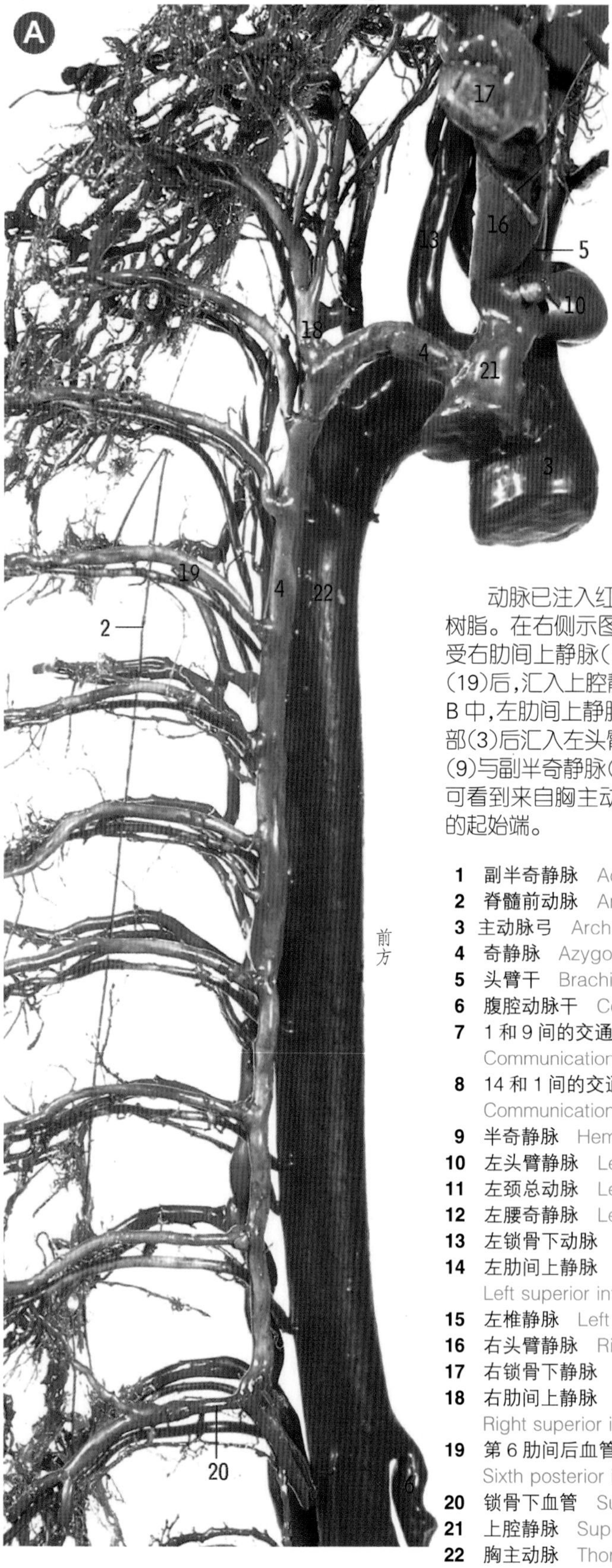

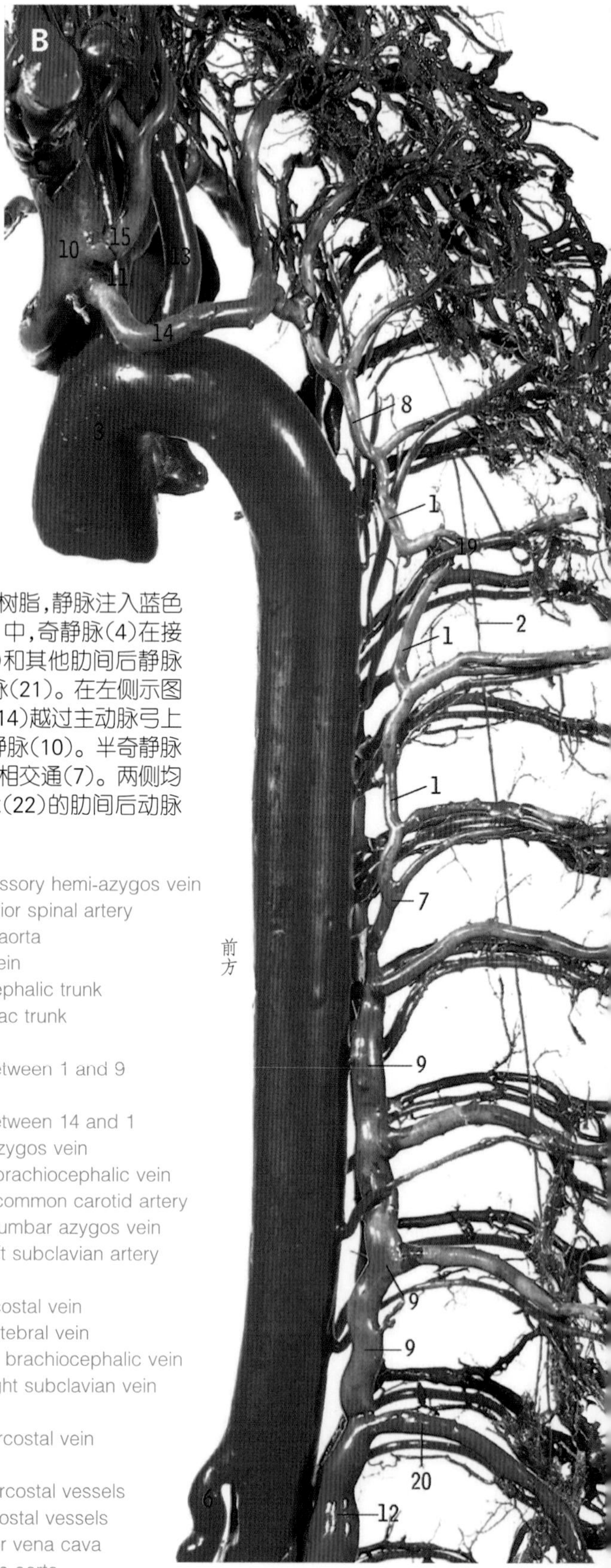

前方

动脉已注入红色树脂，静脉注入蓝色树脂。在右侧示图 A 中，奇静脉（4）在接受右肋间上静脉（18）和其他肋间后静脉（19）后，汇入上腔静脉（21）。在左侧示图 B 中，左肋间上静脉（14）越过主动脉弓上部（3）后汇入左头臂静脉（10）。半奇静脉（9）与副半奇静脉（1）相交通（7）。两侧均可看到来自胸主动脉（22）的肋间后动脉的起始端。

1 副半奇静脉 Accessory hemi-azygos vein
2 脊髓前动脉 Anterior spinal artery
3 主动脉弓 Arch of aorta
4 奇静脉 Azygos vein
5 头臂干 Brachiocephalic trunk
6 腹腔动脉干 Coeliac trunk
7 1 和 9 间的交通 Communication between 1 and 9
8 14 和 1 间的交通 Communication between 14 and 1
9 半奇静脉 Hemi-azygos vein
10 左头臂静脉 Left brachiocephalic vein
11 左颈总动脉 Left common carotid artery
12 左腰奇静脉 Left lumbar azygos vein
13 左锁骨下动脉 Left subclavian artery
14 左肋间上静脉 Left superior intercostal vein
15 左椎静脉 Left vertebral vein
16 右头臂静脉 Right brachiocephalic vein
17 右锁骨下静脉 Right subclavian vein
18 右肋间上静脉 Right superior intercostal vein
19 第 6 肋间后血管 Sixth posterior intercostal vessels
20 锁骨下血管 Subcostal vessels
21 上腔静脉 Superior vena cava
22 胸主动脉 Thoracic aorta

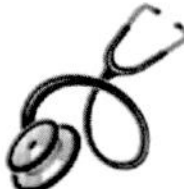

主动脉壁夹层形成和大动脉异常见第 215~216 页。

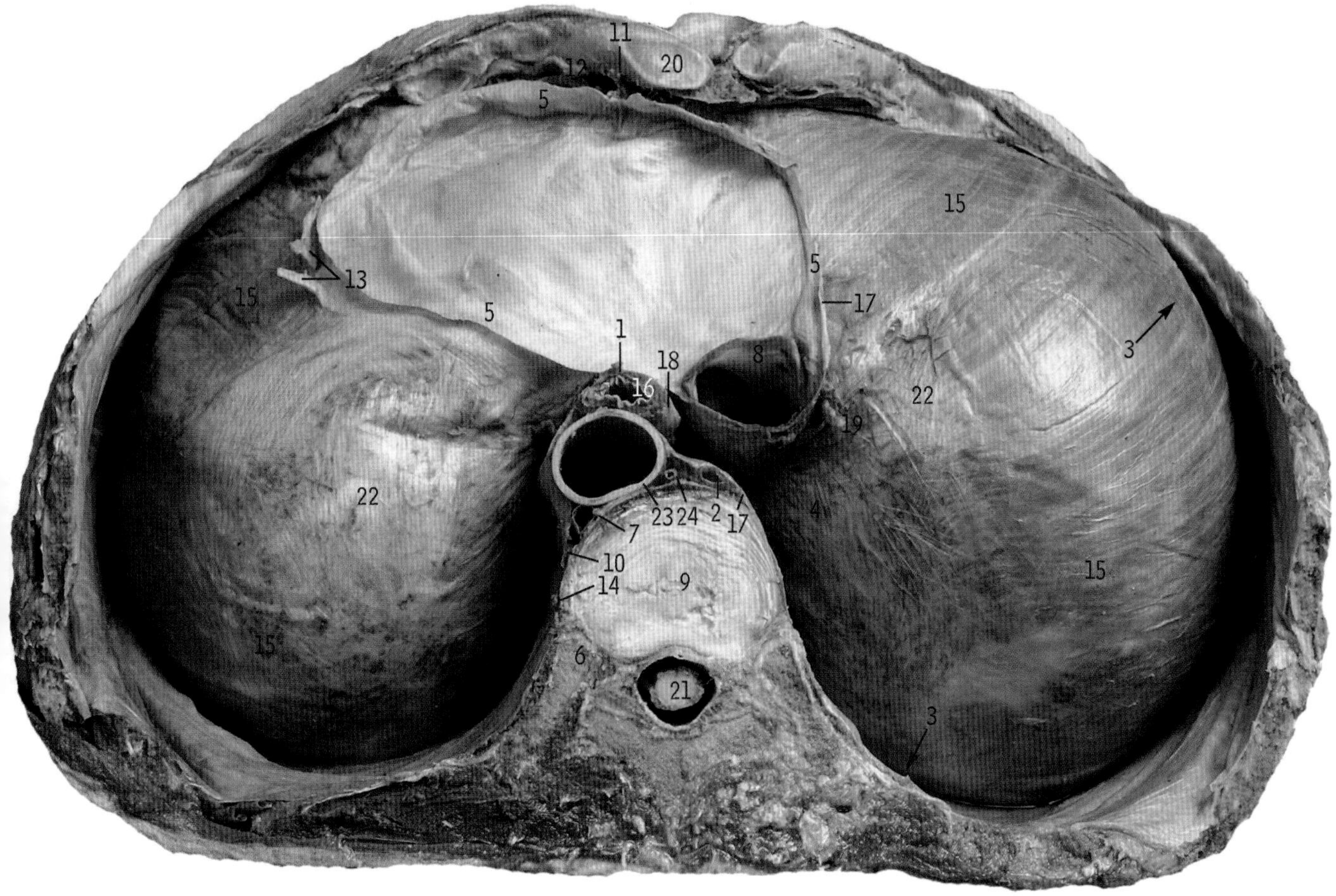

胸腔在第 9 和第 10 胸椎之间的椎间盘处横断。

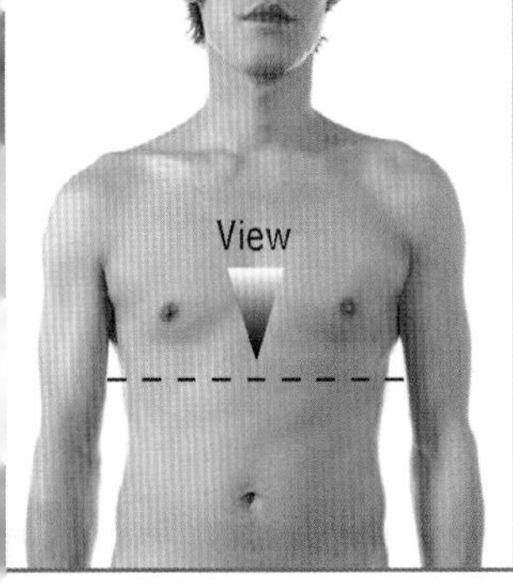

1 前食管丛 Anterior oesophageal plexus
2 奇静脉 Azygos vein
3 肋隔隐窝 Costodiaphragmatic recess
4 肋纵隔隐窝 Costomediastinal recess
5 纤维心包（切缘） Fibrous pericardium (cut edge)
6 左第 9 肋肋骨头 Head of left ninth rib
7 半奇静脉 Hemi-azygos vein
8 下腔静脉 Inferior vena cava
9 椎间盘 Intervertebral disc
10 左内脏大神经 Left greater splanchnic nerve
11 左胸廓内动脉 Left internal thoracic artery
12 左肌膈动脉 Left musculophrenic artery
13 左膈神经 Left phrenic nerve
14 左交感神经干 Left sympathetic trunk
15 膈肌 Muscle of diaphragm
16 食管 Oesophagus
17 胸膜（切缘） Pleura (cut edge)
18 后食管丛 Posterior oesophageal plexus
19 右膈神经 Right phrenic nerve
20 左第 7 肋肋软骨 Seventh left costal cartilage
21 脊髓 Spinal cord
22 膈肌腱膜 Tendon of diaphragm
23 胸主动脉 Thoracic aorta
24 胸导管 Thoracic duct

据教科书的描述，腔静脉裂孔位于第 8 和第 9 胸椎之间的椎间盘水平，食管裂孔位于第 10 胸椎水平，主动脉裂孔位于第 12 胸椎相对水平。然而，食管裂孔近正中线也非常常见，正如标本(16)所示。该标本上腔静脉裂孔(8)比正常时稍低。

腔静脉裂孔在膈肌的中心腱处，食管开口于肌肉处。主动脉裂孔不在膈肌内，而在膈后(第 260 页)。

膈的中心腱形似三叶草，并且无骨性附着点。

右膈神经（19）在膈的肌腱穿过腔静脉裂孔，而左膈神经(13)在心包外侧的中心腱前穿过膈肌。

膈神经是支配包括膈肌脚的膈肌运动的唯一神经。来自胸下部(肋间和肋骨下)的神经是纯感觉性的。一侧膈神经损伤会导致其支配的半侧膈肌完全瘫痪。

膈疝和胃食管反流见第 215~216 页。

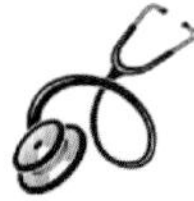

食管 X 线照片 吞钡时

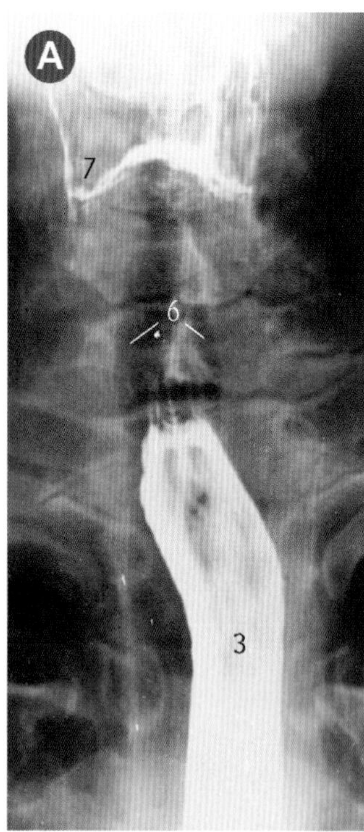

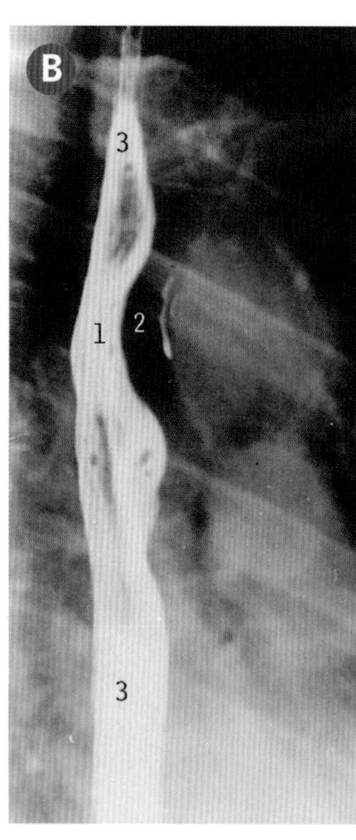

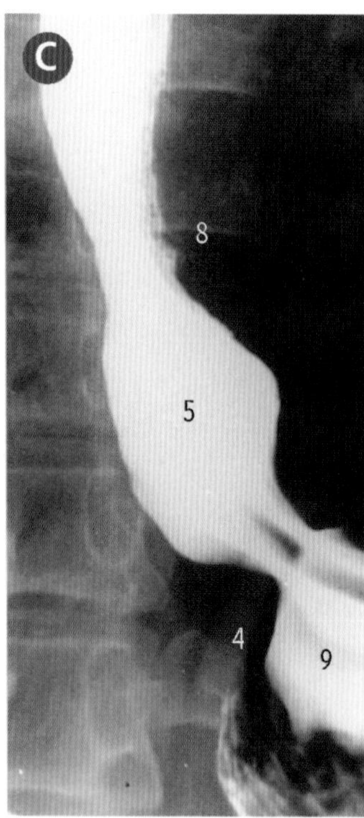

A 咽下部和食管上部

B 中部

C 下端

1 食管主动脉压迹 Aortic impression in oesophagus
2 有钙化斑点的主动脉弓 Arch of aorta with plaque of calcification
3 食管中的钡 Barium in oesophagus
4 膈 Diaphragm
5 食管胸段下段 Lower thoracic oesophagus
6 气管缘(半透明含空气) Margins of trachea (translucent with contained air)
7 喉咽梨状隐窝 Piriform recess in laryngopharynx
8 左心房处 Position of left atrium
9 胃 Stomach

在前示图 A 中，一些钡剂附着在咽壁上，显现出梨状隐窝(7)的轮廓，但是大多的钡流入食管(3)。图 B 从左侧斜视，食管被管壁上有钙化斑的主动脉弓(2)压出凹痕而有助于鉴别。在图 C 中，食管胸段(5)下端有一些膨大并在穿过膈(4)处变细，与胃(9)相续。左心房(8)位于胸腔食管下方(210 页，A8)，但是只在心房扩大时在食管上形成压痕。

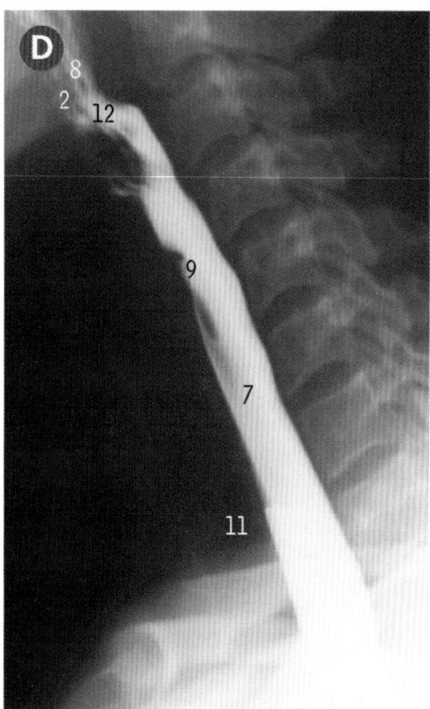

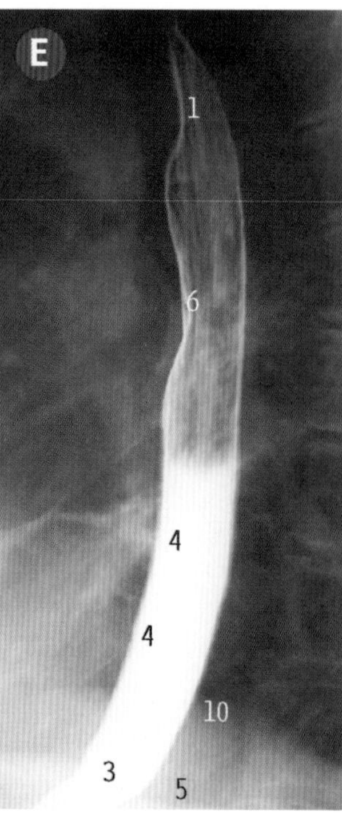

D 颈部

E 胸部

1 主动脉弓压迹 Aortic arch impression
2 舌底 Base of tongue
3 胃食管连接 Gastro-oesophageal junction
4 左心位 Left atrium position
5 左半膈 Left hemidiaphragm
6 左主支气管压迹 Left principal bronchus impression
7 食管 Oesophagus
8 口咽 Oropharynx
9 环状软骨后静脉丛压迹 Postcricoid venous plexus impression
10 右半膈 Right hemidiaphragm
11 气管 Trachea
12 会厌 Vallecula

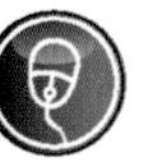

胸部

临床缩略图，详情见网页，并可下载更多的临床图片。

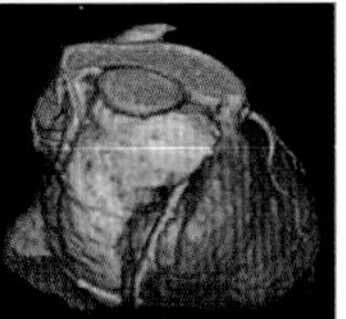
心绞痛

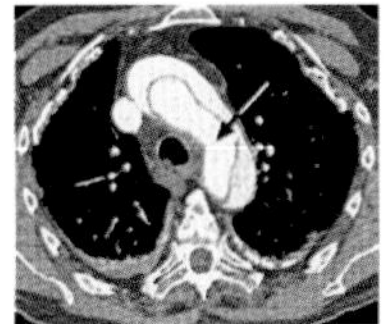
主动脉壁夹层形成

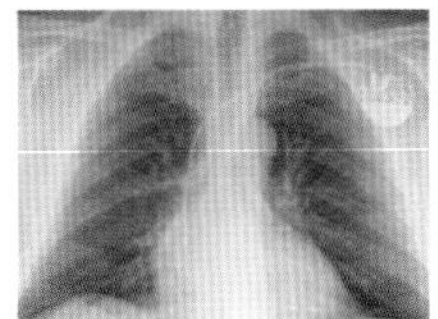
人工心脏起搏器

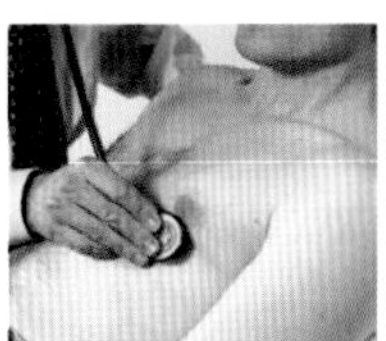
心音听诊

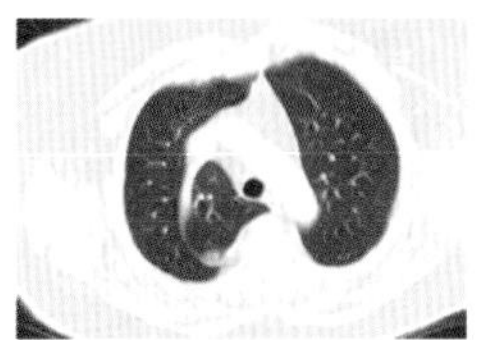
奇叶

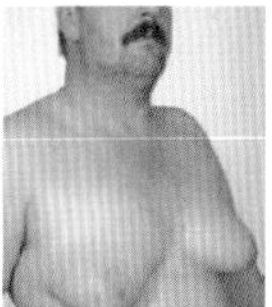
乳房异常

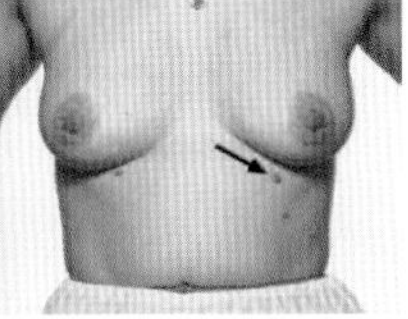
乳房检查

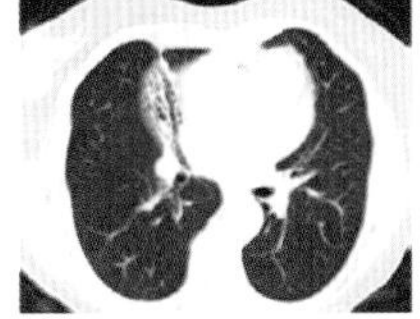
支气管扩张

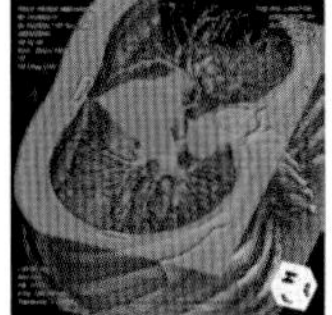
支气管镜检查

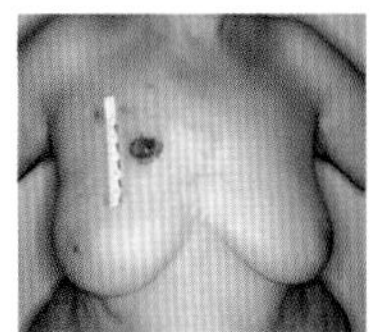
乳腺癌

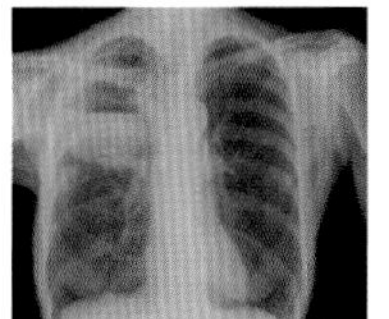
肺癌

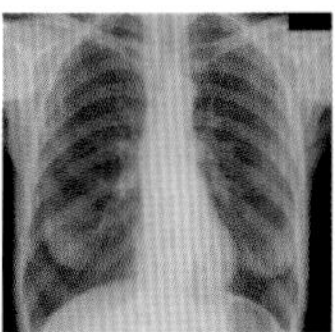
食道癌

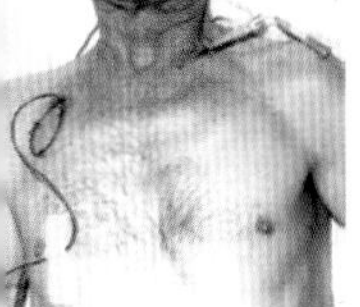
心脏起搏器

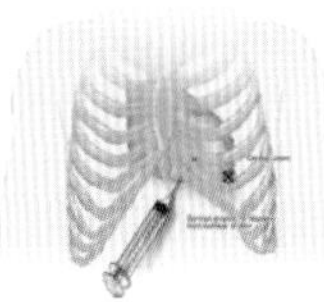
急性心包填塞

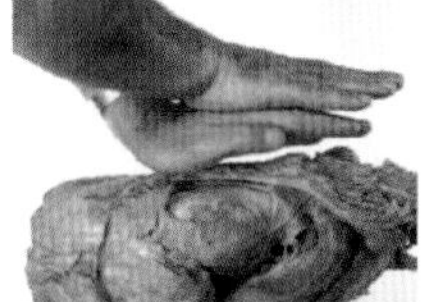
心肺复苏术(CPR)

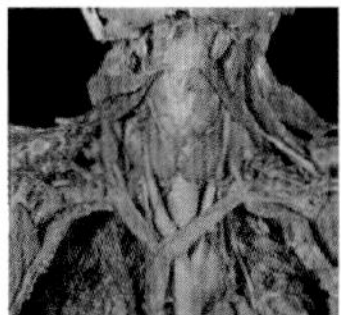
锁骨下静脉导管

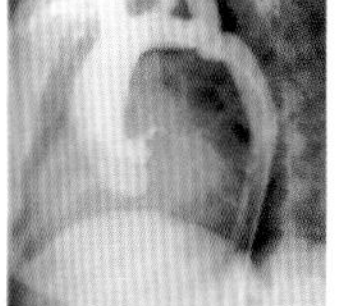
主动脉缩窄

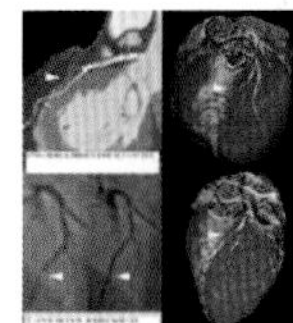
冠状动脉异常

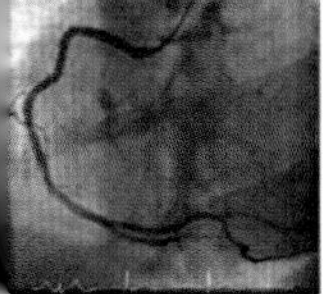
冠状动脉血管造影术

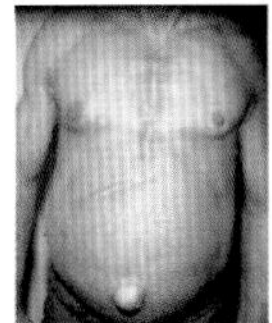
冠状动脉旁路移植术(CABG)

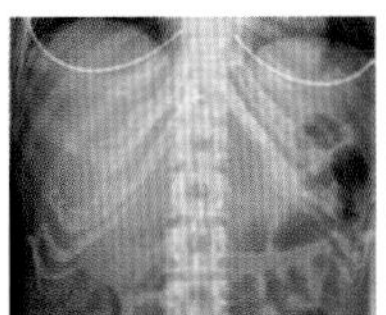
肋软骨病理学

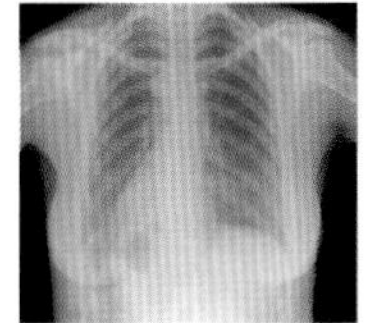
右位心

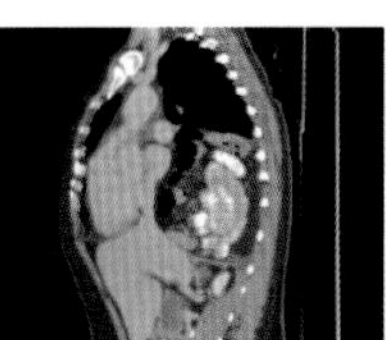
膈疝

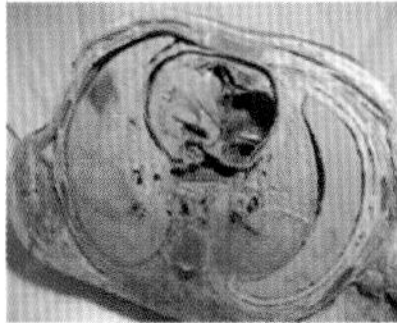
脓胸

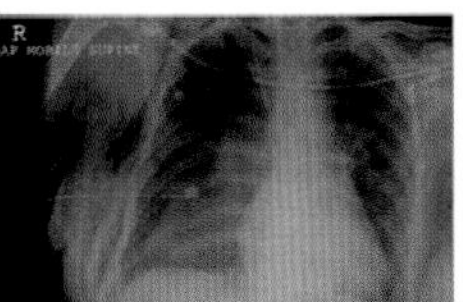
连枷胸

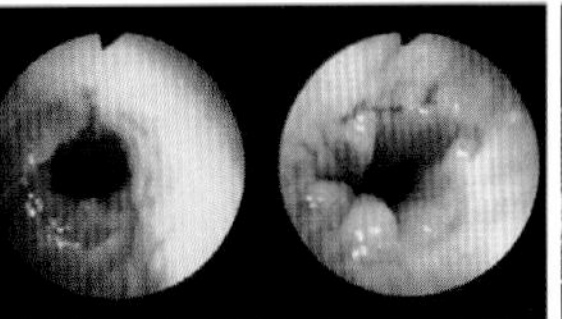
胃食管反流

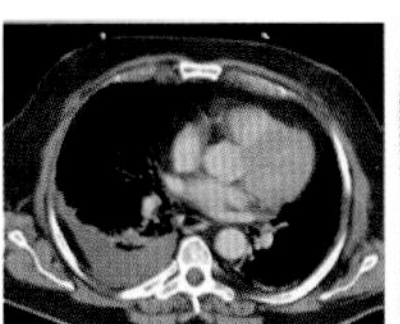
血胸

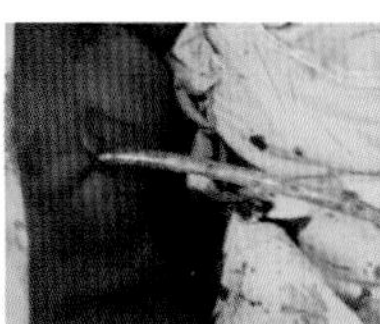
肋间引流术

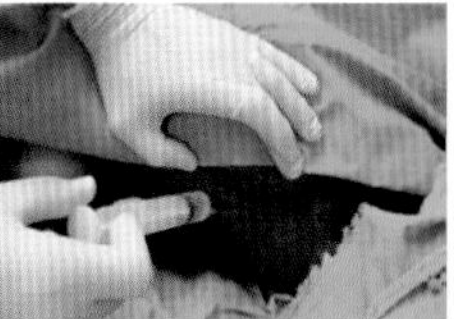
肋间神经阻滞

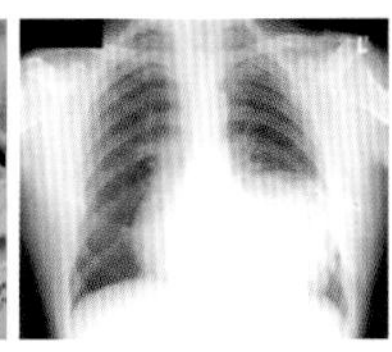
左心室扩大

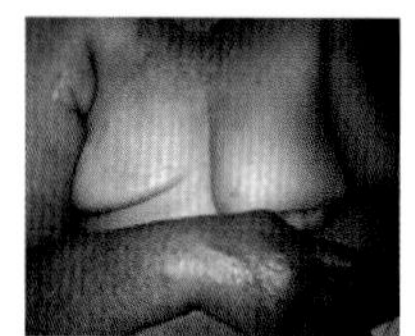
乳房切除术

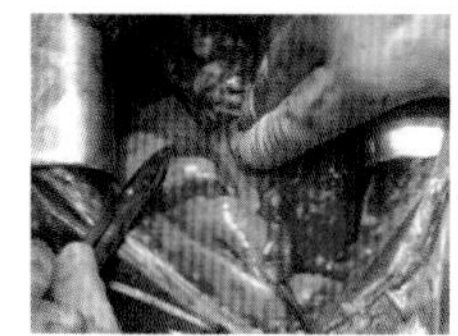
正中胸骨切开术

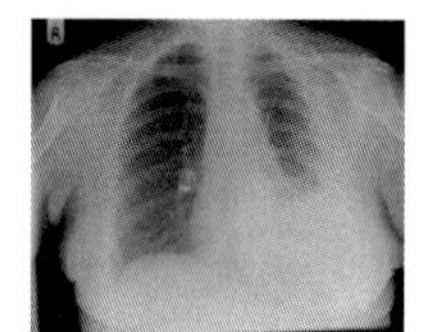
间皮瘤

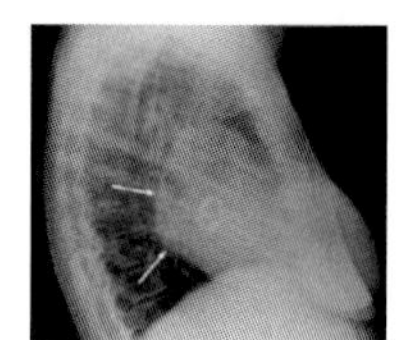
二尖瓣疾病

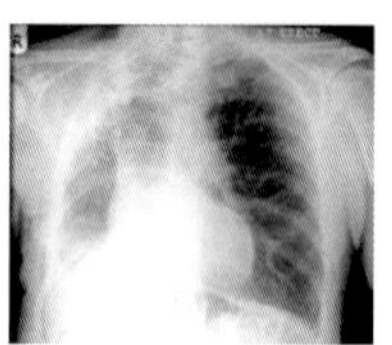
心肌梗死

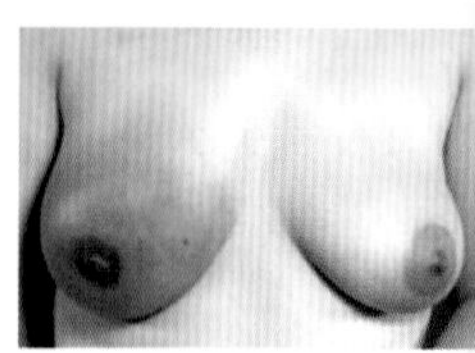
皮肤橘皮状和乳头收缩

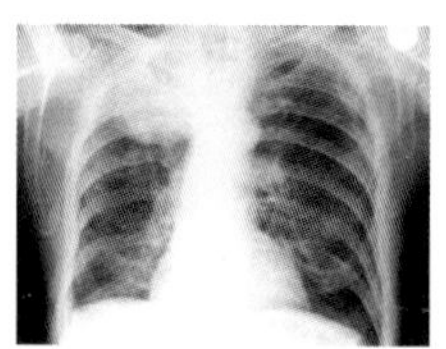
肺上沟瘤

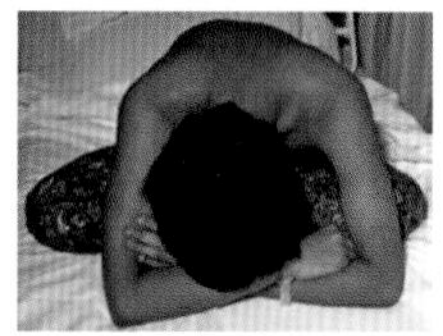
心包积液

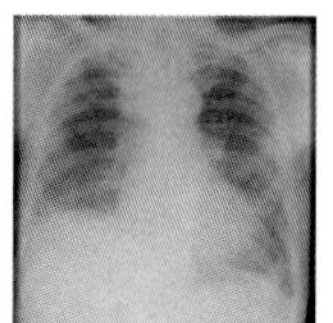
膈神经麻痹

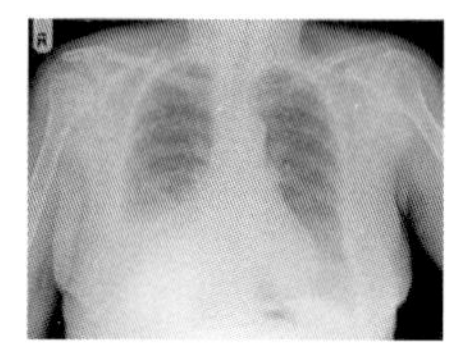
胸腔积液

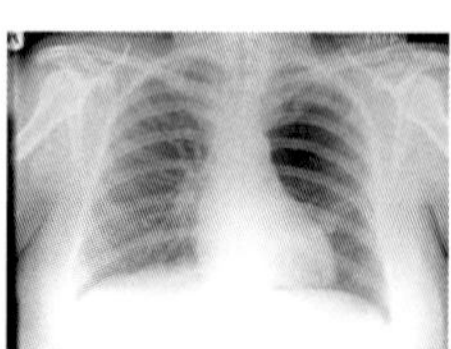
气胸

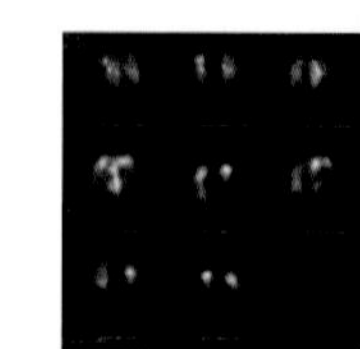
肺栓塞

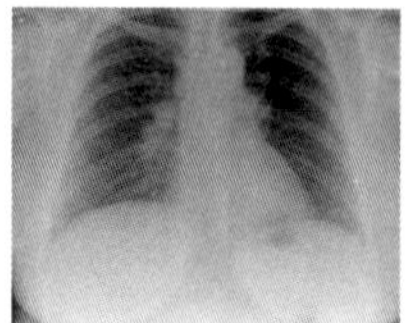
结节病

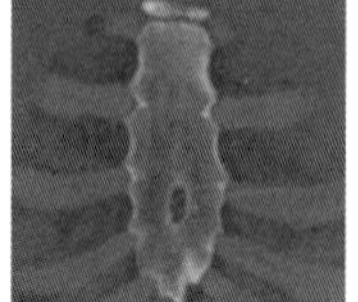
胸骨异常

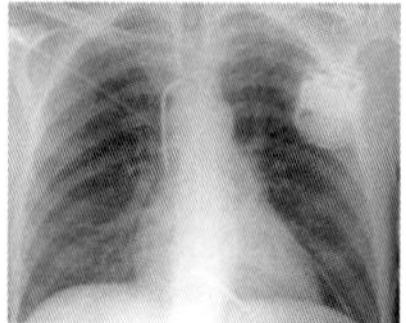
锁骨下动脉支架

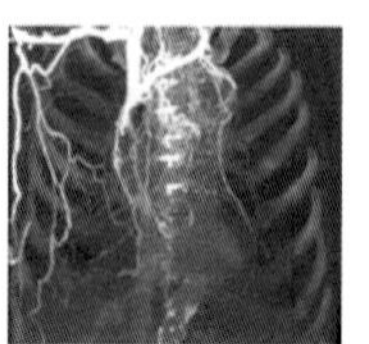
上腔静脉闭塞

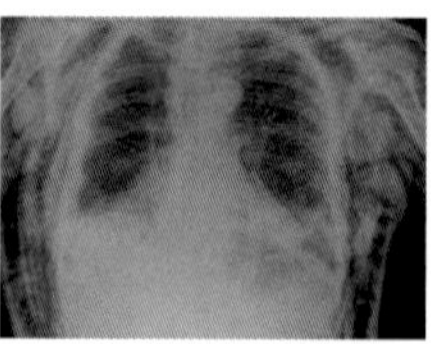
外科性肺气肿

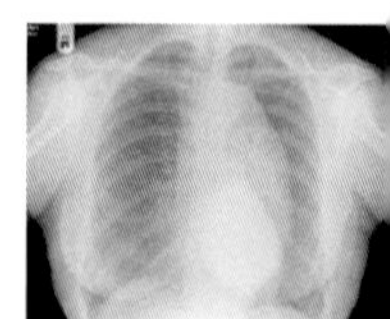
胸主动脉瘤

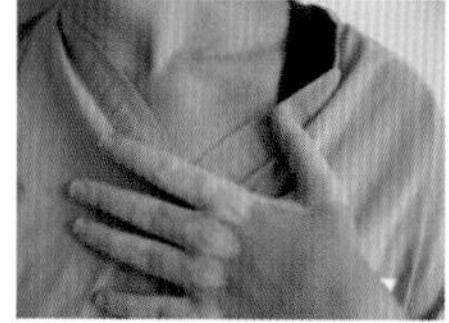
胸廓出口综合征

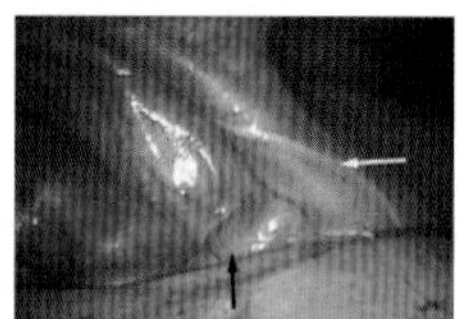
胸腔镜检查

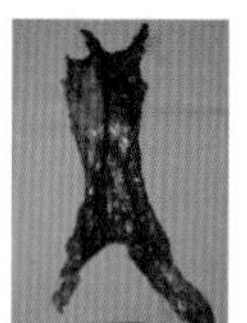
胸腺

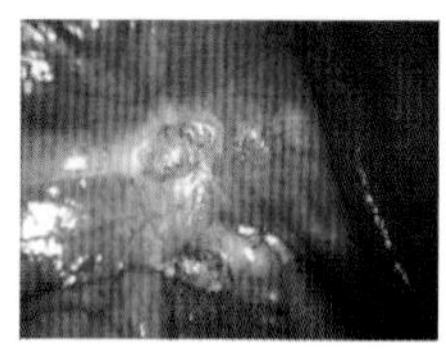
经胸腔交感神经切除术

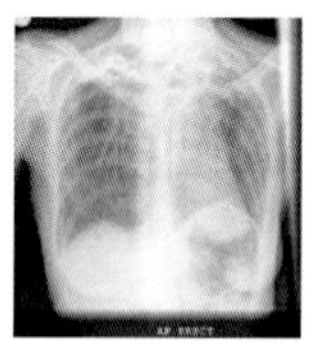
肺结核

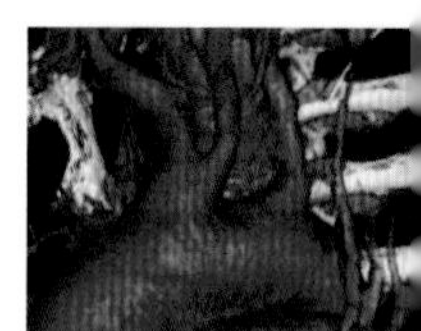
大动脉异常

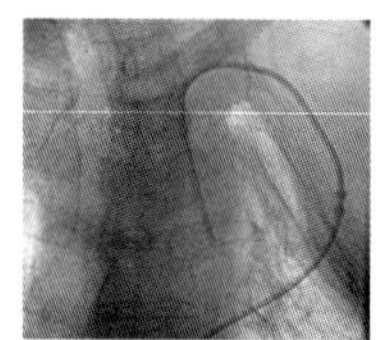
大静脉异常

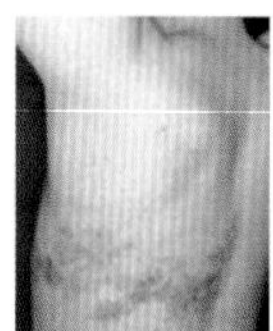
水痘、带状疱疹病毒感染胸壁

腹腔与盆部

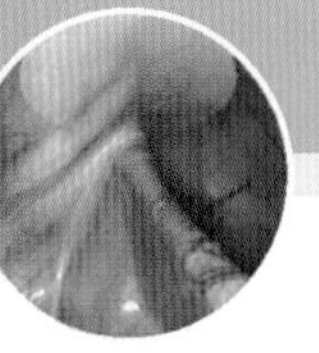
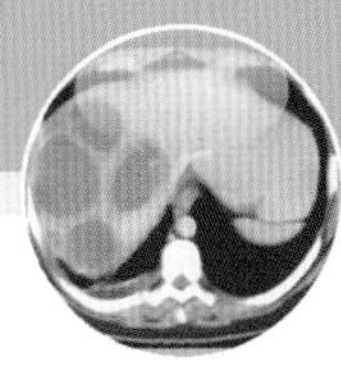
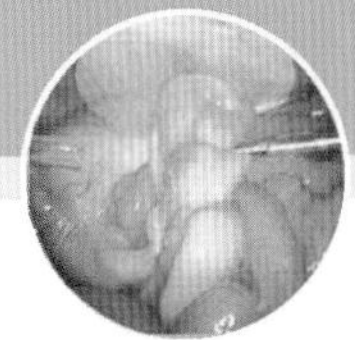
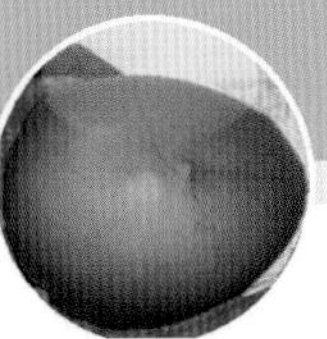
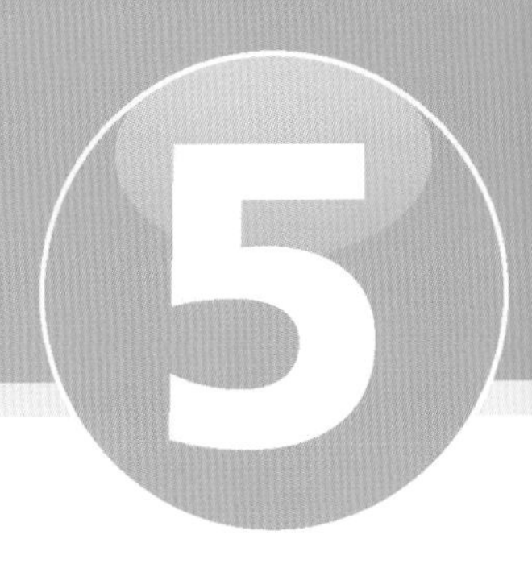

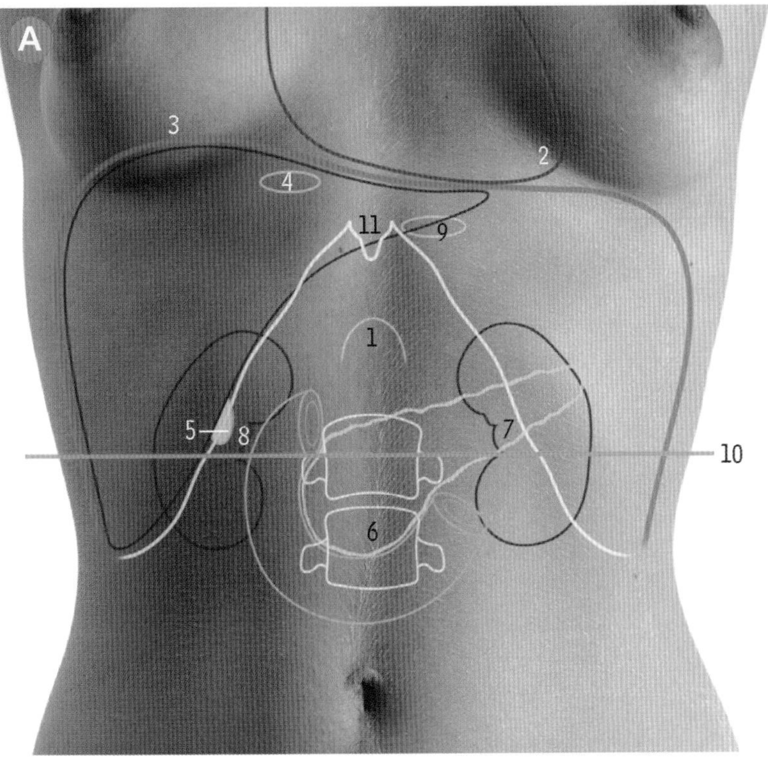

Ⓐ 腹前壁

肚脐以上的体表投影

白色实线表示肋骨边缘。蓝线表示穿过幽门的平面。粉色为C型的十二指肠。肾脏和肝脏用棕色标示。胰腺用浅绿色标示。

1 主动脉裂孔 Aortic opening in diaphragm
2 心尖,第5肋间隙 Apex of heart in fifth intercostal space
3 膈穹与肝上界 Dome of diaphragm and upper margin of liver
4 腔静脉裂孔 Foramen for inferior vena cava in diaphragm
5 胆囊底,第九肋软骨连接,直肠鞘外侧边界 Fundus of gall bladder, and junction of ninth costal cartilage and lateral border of rectus sheath
6 胰头,第2腰椎平面 Head of pancreas and level of second lumbar vertebra
7 右肾肾门 Hilum of left kidney
8 左肾肾门 Hilum of right kidney
9 食管裂孔 Oesophageal opening in diaphragm
10 幽门平面 Transpyloric plane
11 剑突 Xiphoid process

> 幽门平面(10)位于胸骨颈静脉切迹与耻骨联合上缘连线中点,即剑突(11)下大约一掌宽的位置,与第1腰椎体下部齐平。

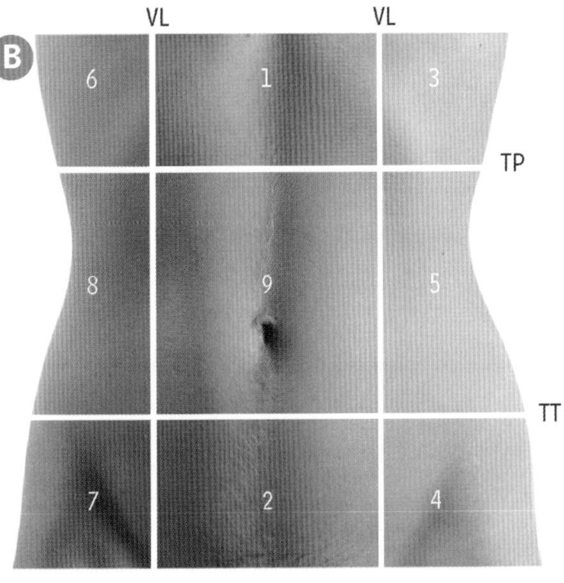

Ⓑ 腹部的分区

腹部常用两条垂直线和两条水平线进行分区。两条垂直线(VL)通过腹股沟中点:上水平线与幽门平面(TP, A10)相吻合,下水平线通过髂结节。

1 腹上区 Epigastric region
2 腹下区 Hypogastrium or suprapubic region
3 左季肋区 Left hypochondrium
4 左腹股沟区 Left iliac region or iliac fossa
5 左腰区 Left lumbar region
6 右季肋区 Right hypochondrium
7 右腹股沟区 Right iliac region or iliac fossa
8 右腰区 Right lumbar region
9 脐区 Umbilical region

水痘–带状疱疹病毒感染腹壁见第280~284页。

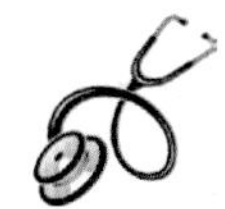

A 腹前壁

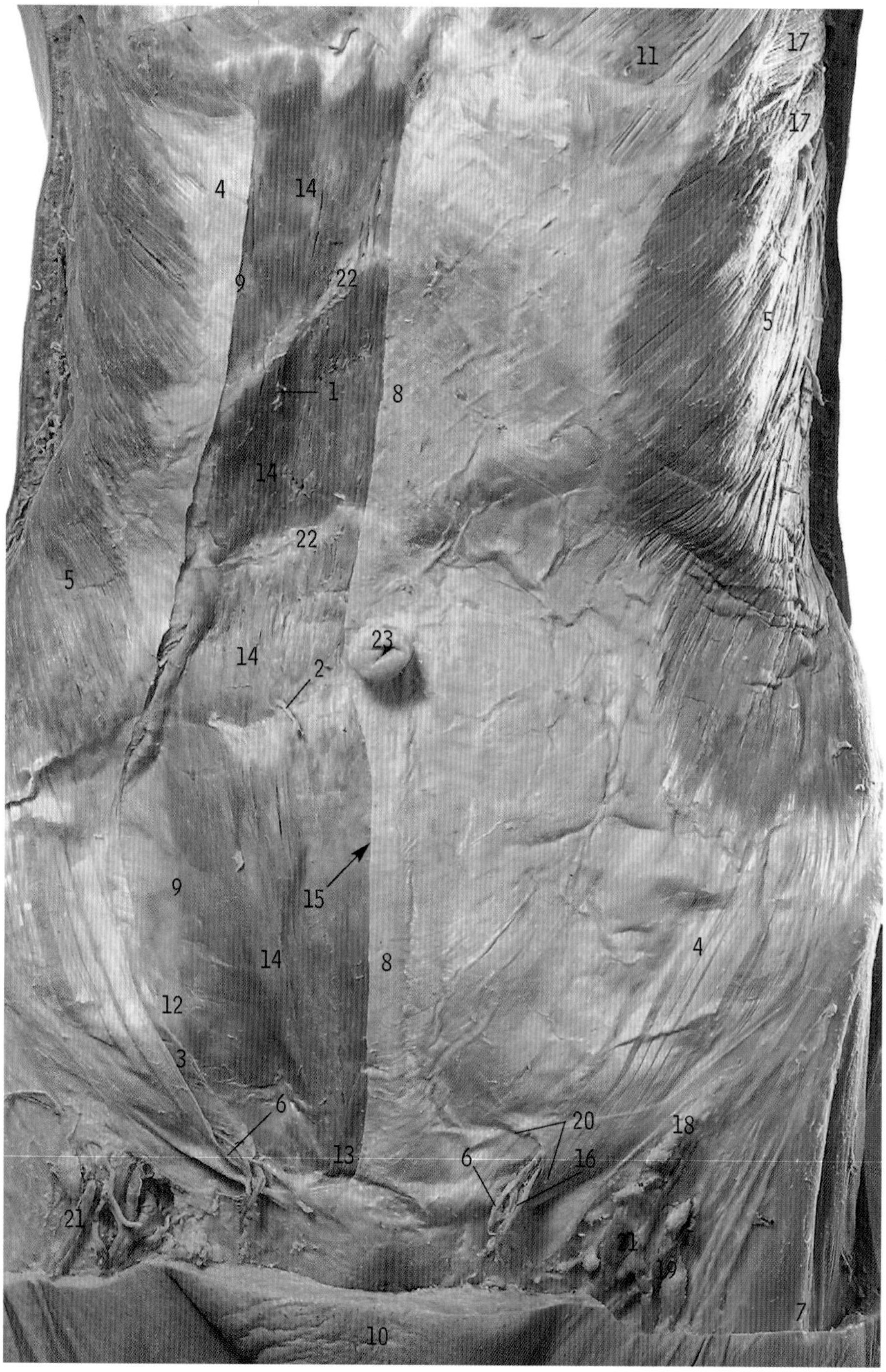

1 第 8 肋间神经前皮支
Anterior cutaneous nerve (eighth intercostal)
2 第 10 肋间神经前皮支
Anterior cutaneous nerve (tenth intercostal)
3 腹内斜肌腱膜浅层
Anterior layer internal oblique aponeurosis
4 腹外斜肌腱膜
External oblique aponeurosis
5 腹外斜肌 External oblique muscle
6 髂腹股沟神经 Ilioinguinal nerve
7 髂胫束 Iliotibial tract
8 白线 Linea alba
9 弓状线 Linea semilunaris
10 耻骨结节 Mons pubis
11 胸大肌腹部部分
Pectoralis major, abdominal part
12 腹内斜肌腱膜深层
Posterior layer internal oblique aponeurosis
13 锥状肌 Pyramidalis muscle
14 腹直肌 Rectus abdominis
15 腹直肌鞘前层 Rectus sheath, anterior
16 子宫圆韧带 Round ligament of uterus
17 前锯肌 Serratus anterior muscle
18 腹股沟浅淋巴结上群
Superficial inguinal lymph node (horizontal group)
19 腹股沟浅淋巴结下群
Superficial inguinal lymph node (vertical group)
20 腹股沟浅环 Superficial inguinal ring
21 腹股沟浅静脉 Superficial inguinal veins
22 腹直肌腱划
Tendinous intersection of rectus abdominis
23 脐 Umbilicus

腹内斜肌腱膜(A3)在腹直肌(A14)边缘分成两层，前后包绕腹直肌形成腹直肌鞘(A15)。后层腱膜(A12)通过腹直肌深面与腹横肌 (B19) 腱膜融合，形成腹直肌鞘深层(B13)。浅层(A3)经过腹直肌前面，与腹外斜肌腱膜(A4)融合，形成腹直肌鞘前层(A15)。

腹直肌鞘前后两层在腹直肌中线处融合形成白线(A8, B11)。

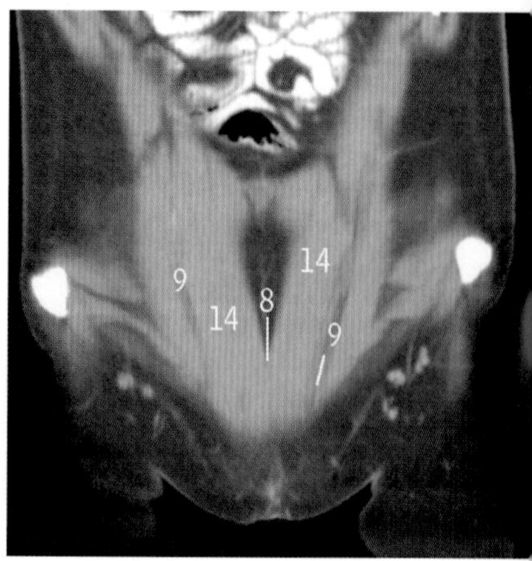

腹前壁冠状切面。

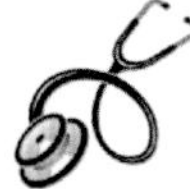
腹直肌鞘血肿和半月线疝见第 280~284 页。

B 腹直肌鞘

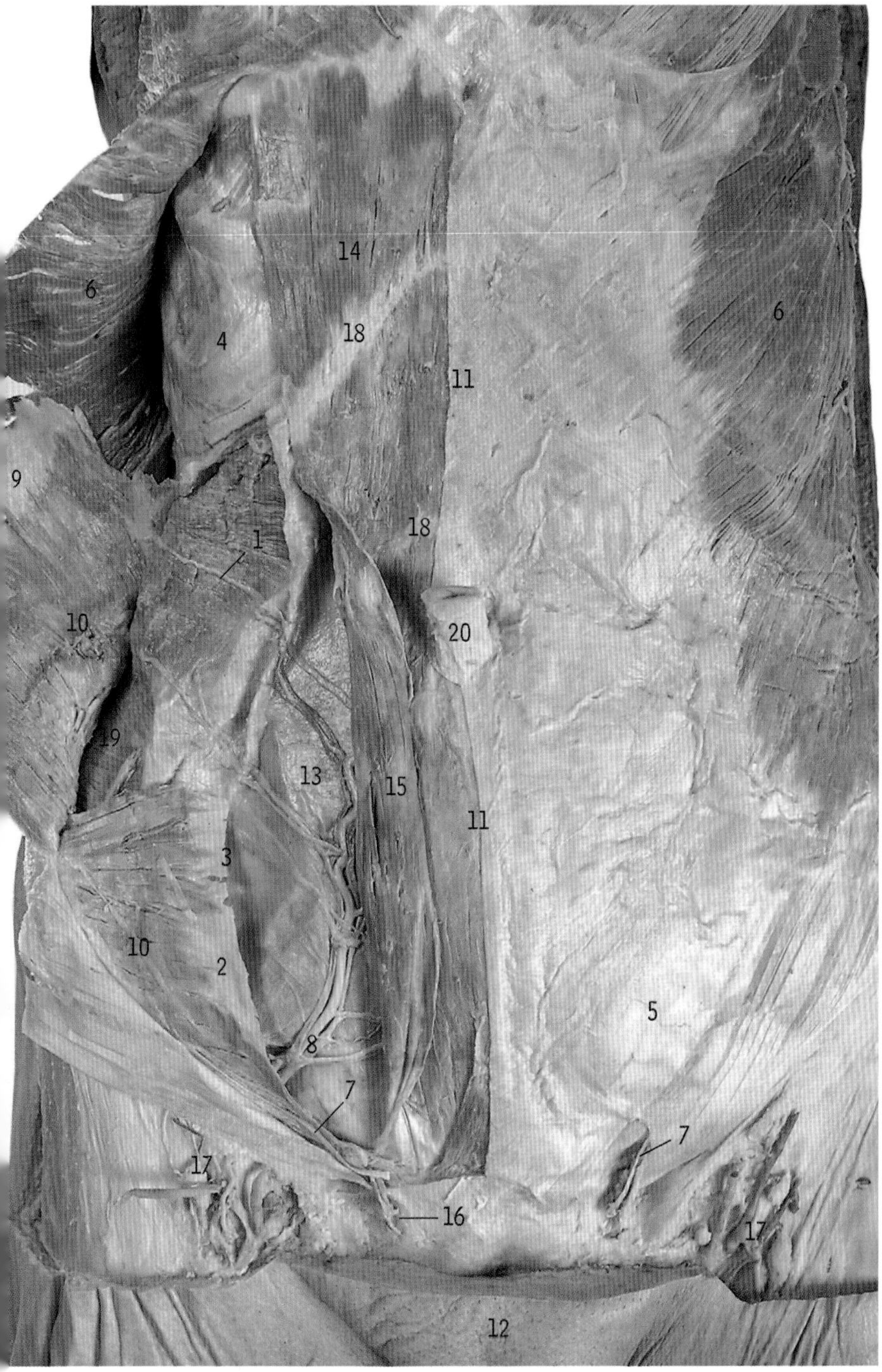

1 第 10 肋间神经前皮支 Anterior cutaneous nerve (tenth intercostal)
2 腹内斜肌腱膜浅层 Anterior layer of internal oblique aponeurosis
3 腹直肌鞘前层 Anterior wall of rectus sheath
4 第 8 肋骨 Eighth rib
5 腹外斜肌腱膜 External oblique aponeurosis
6 腹外斜肌 External oblique muscle
7 髂腹股沟神经 Ilioinguinal nerve
8 腹壁下动静脉 Inferior epigastric vessels
9 腹内斜肌腱膜 Internal oblique aponeurosis
10 腹内斜肌 Internal oblique muscle
11 白线 Linea alba
12 耻骨结节 Mons pubis
13 腹直肌鞘深层 Posterior wall of rectus sheath
14 腹直肌 Rectus abdominis
15 腹直肌深面 Rectus abdominis, reflected
16 子宫圆韧带 Round ligament of uterus
17 腹股沟浅淋巴结 Superficial inguinal lymph nodes
18 腱划 Tendinous intersection
19 腹横肌 Transversus abdominis
20 脐 Umbilicus

冠状切面 CT

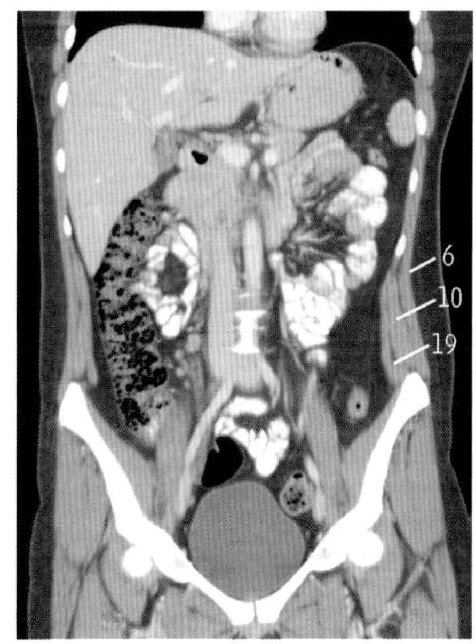

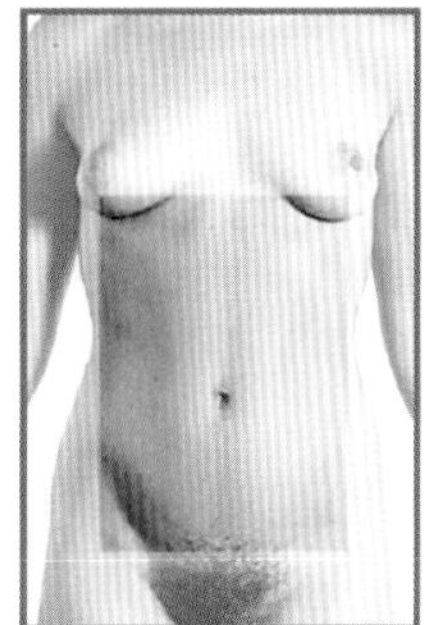

弓状线以下的下 1/3 腹直肌，腹直肌鞘后层缺如（见 222 页, A1）。

库氏斑见第 280~284 页。

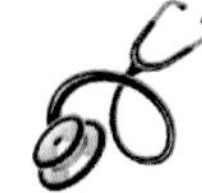

男性腹股沟

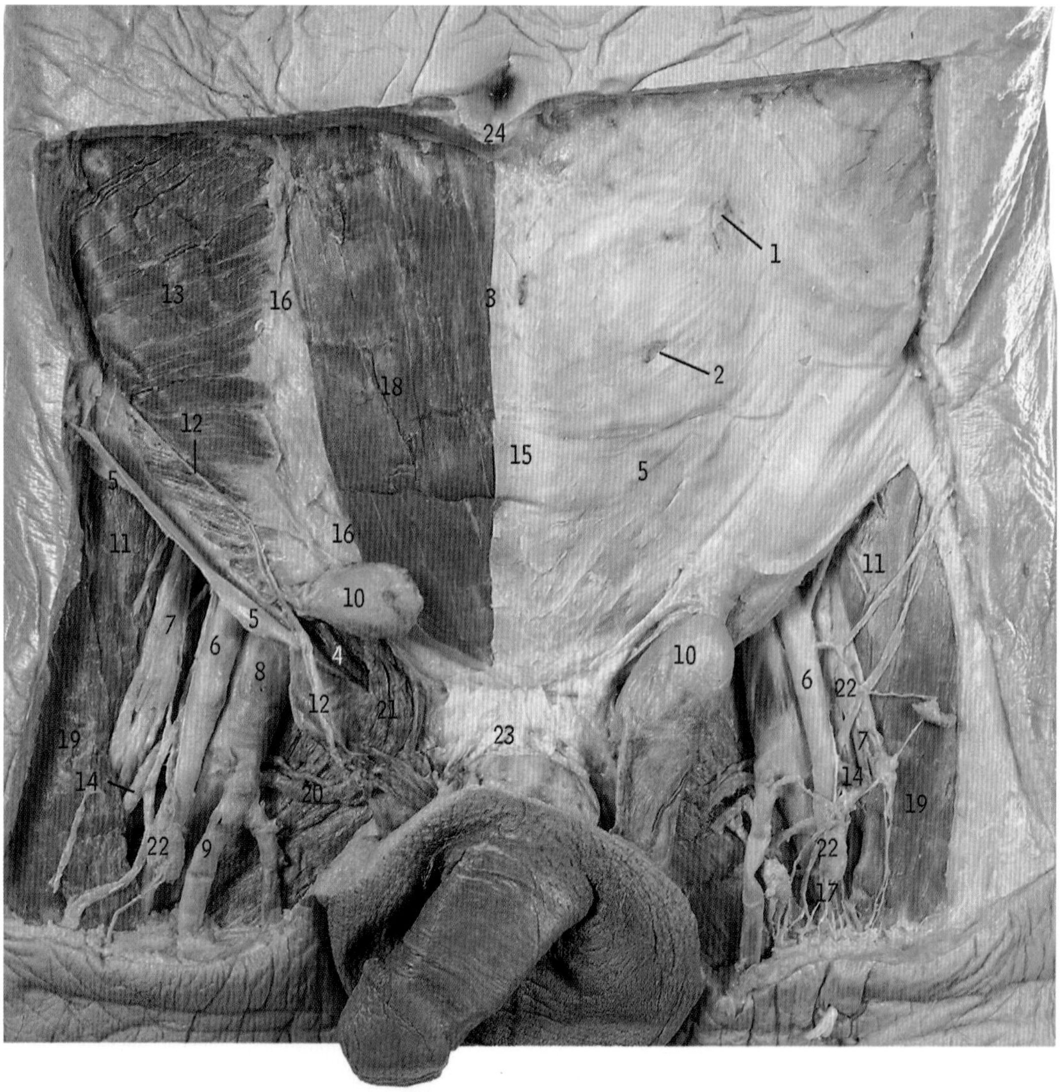

1 第 11 肋间神经前皮支 Anterior cutaneous nerve (eleventh intercostal)
2 肋下神经前皮支 Anterior cutaneous nerve (twelfth intercostal)
3 腹直肌鞘前层(切割边缘) Anterior rectus sheath (cut edge)
4 输精管 Ductus (vas) deferens
5 腹外斜肌腱膜 External oblique aponeurosis
6 股动脉 Femoral artery
7 股神经 Femoral nerve
8 股静脉 Femoral vein
9 大隐静脉 Great saphenous vein
10 斜疝囊 Hernial sac (indirect)
11 髂肌 Iliacus muscle
12 髂腹股沟神经 Ilioinguinal nerve
13 腹内斜肌 Internal oblique muscle
14 旋股外侧动脉 Lateral circumflex femora artery
15 白线 Linea alba
16 半月线 Linea semilunari
17 淋巴管 Lymphatic vesse
18 腹直肌 Rectus abdominis muscle
19 缝匠肌 Sartorius muscle
20 阴囊静脉丛 Scrotal venous connectic
21 精索 Spermatic cord
22 腹股沟浅淋巴结 Superficial inguinal lymph node
23 阴茎悬韧带 Suspensory ligament of penis
24 脐 Umbilicus

此处斜疝囊(10)并不是真的斜疝，而是腹膜外脂肪通过腹股沟浅环疝出，解剖室常见。

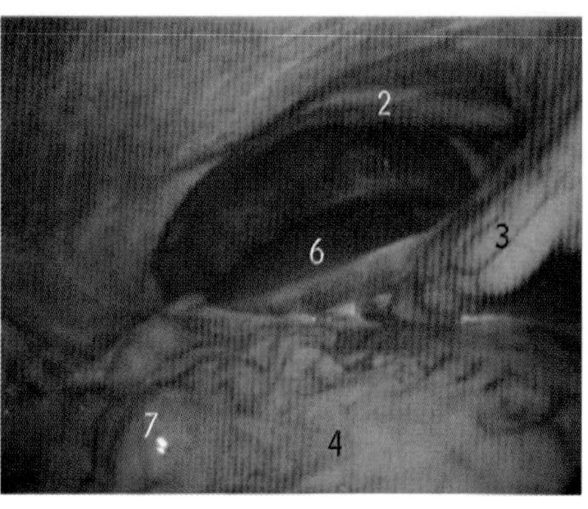

腹腔上部腹腔镜观

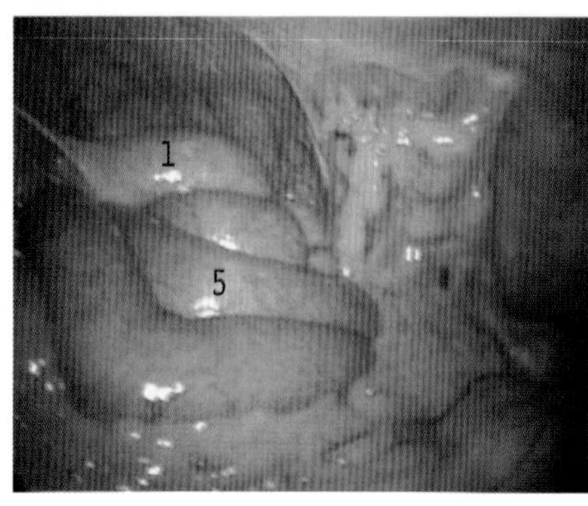

腹腔下部腹腔镜观

1 盲肠 Caecum
2 膈膜 Diaphragm
3 镰状韧带 Falciform ligament
4 大网膜 Greater omentum
5 回肠 Ileum
6 肝右叶 Right lobe, liver
7 横结肠 Transverse colon

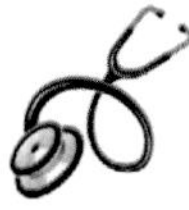

腹股沟疝修复术、水痘-带状疱疹病毒腹壁感染见第 280–284 页。

成年男性的腹前壁　表面标志为右髂窝

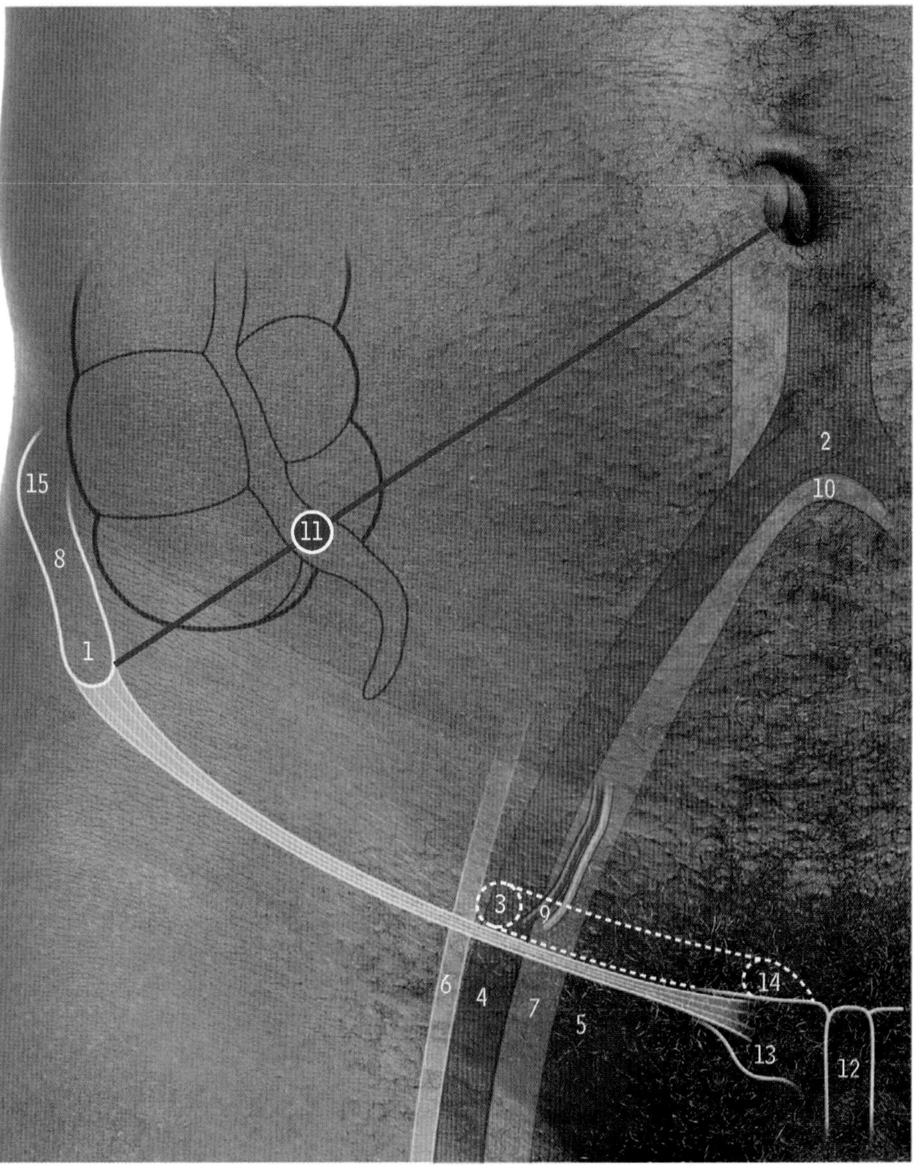

1 髂前上棘 Anterior superior iliac spine
2 主动脉分支(第四腰椎处) Bifurcation of aorta (fourth lumbar vertebra)
3 腹股沟深环 Deep inguinal ring
4 股动脉 Femoral artery
5 股管 Femoral canal
6 股神经 Femoral nerve
7 股静脉 Femoral vein
8 髂嵴 Iliac crest
9 腹壁下动静脉 Inferior epigastric vessels
10 下腔静脉下端末尾(第五腰椎处) Lower end of inferior vena cava (fifth lumbar vertebra)
11 麦克伯尼点(阑尾炎压痛点) McBurney's point
12 耻骨联合 Pubic symphysis
13 耻骨结节 Pubic tubercle
14 腹股沟浅环 Superficial inguinal ring
15 髂结节 Tubercle of iliac crest

冠状面 CT。

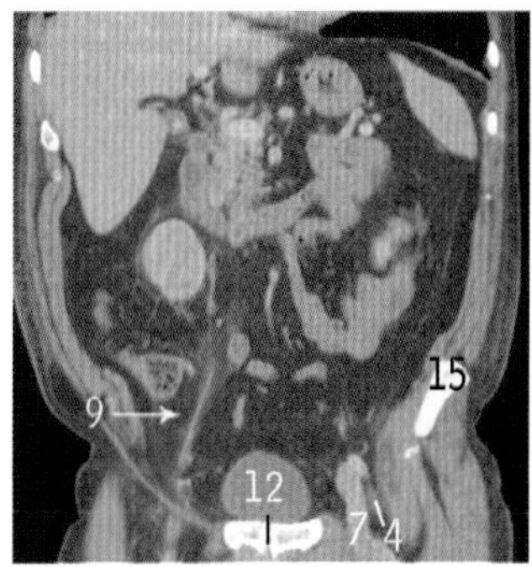

矢状面 CT。

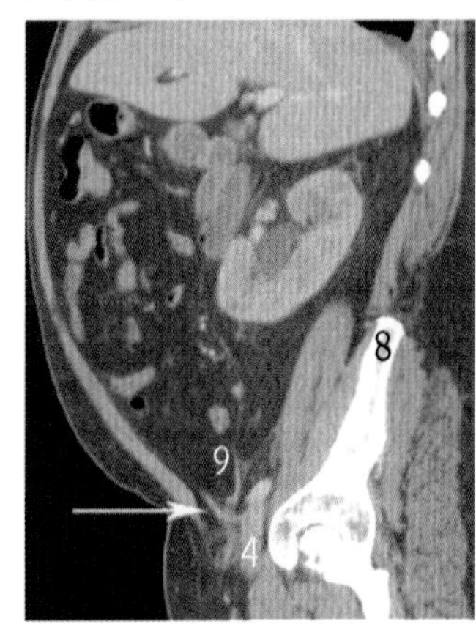

盲肠靠左侧有一个阑尾开口,向上通升结肠,由图中棕色标记可见。在髂前上棘(1)和耻骨联合(12)之间的腹股沟韧带由淡蓝色线标记出。在股动脉(4)的内侧有股静脉(7),外侧有股神经(6)。股管(5)位于股静脉的内侧。腹股沟深环(3)和腹壁下动静脉(9)都位于股动脉的浅层,腹股沟浅环(14)横于耻骨结节(13)的浅层。麦克伯尼点(11)为通常三分之一处(图示为红线)。

> 股动脉(4,其搏动通常可由体表感知)在耻骨联合(12)和髂前上棘(1)之间进入大腿中部。

股疝、麦克伯尼点见第 280~284 页。

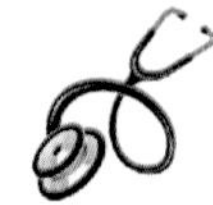

A 成人腹前外侧壁 脐皱襞后面观

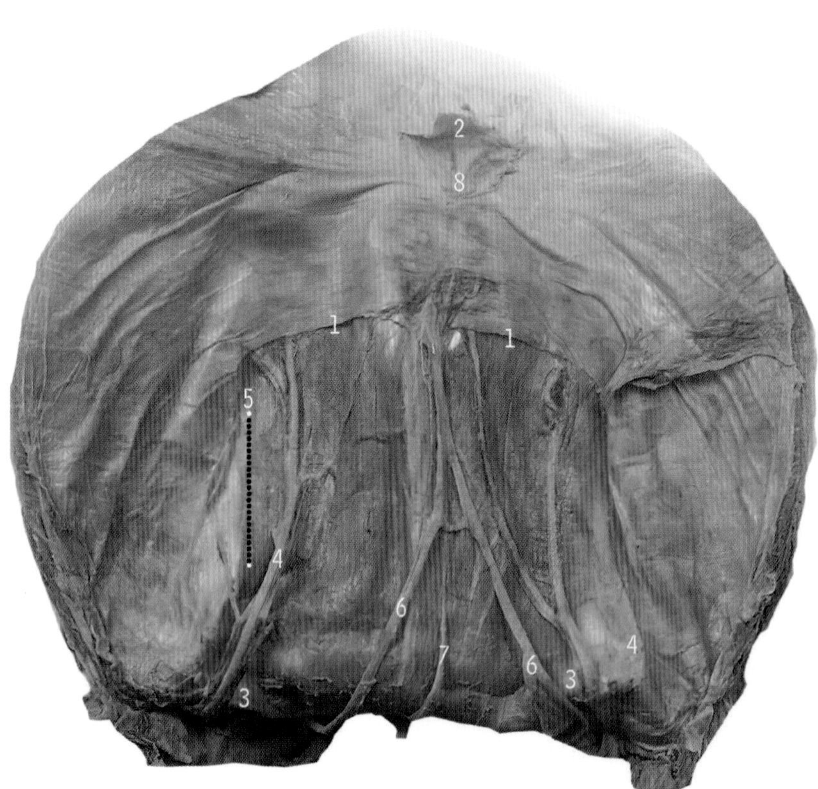

腹前壁中心区腹膜覆盖着的结构。镰状韧带位于脐之上。脐正中襞(7)、两侧的脐内外侧襞共5条皱襞位于脐下(6和4)。

1 弓状线 Arcuate line
2 镰状韧带 Falciform ligament
3 腹股沟三角(海氏三角) Inguinal triangle (Hesselbach)
4 脐外侧襞(包含腹壁下动、静脉) Lateral umbilical fold which contains the inferior epigastric vessels
5 半月线 Linea semilunaris
6 脐内侧襞 Medial umbilical fold
7 脐正中襞 Median umbilical fold
8 脐 Umbilicus

位于在腹直肌鞘与腹壁下动静脉之间的先天薄弱区域被称为腹股沟三角。直疝通常发生在这个区域。

B 胎儿腹前外侧壁 后面观

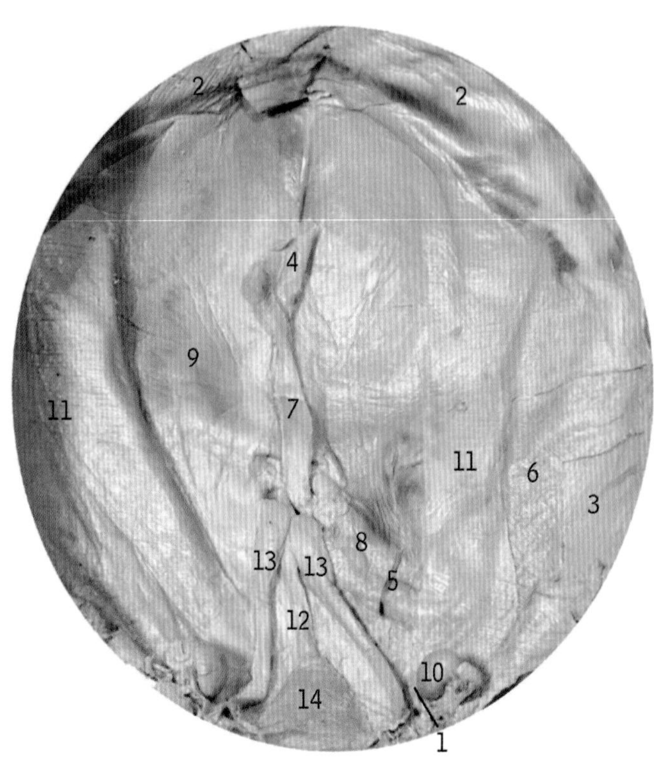

1 腹股沟深环 Deep inguinal ring
2 膈膜 Diaphragm
3 腹外斜肌 External oblique muscle
4 镰状韧带 Falciform ligament
5 腹壁下动静脉 Inferior epigastric vessels
6 腹内斜肌 Internal oblique muscle
7 左脐静脉 Left umbilical vein
8 腹直肌 Rectus abdominis muscle
9 腹直肌鞘(后层) Rectus sheath (posterior layer)
10 睾丸(未下降阴囊) Testis (undescended)
11 腹横肌 Transversus abdominis muscle
12 脐尿管 Urachus
13 脐动脉 Umbilical arteries
14 膀胱(充盈) Urinary bladder

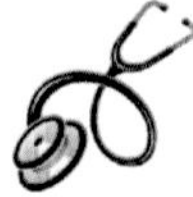

海蛇头(脐周静脉曲张)、产后脐静脉导管、脐突出和脐疝或脐旁疝见第 280~284 页。

A 男性右侧腹股沟深环
腹腔镜观

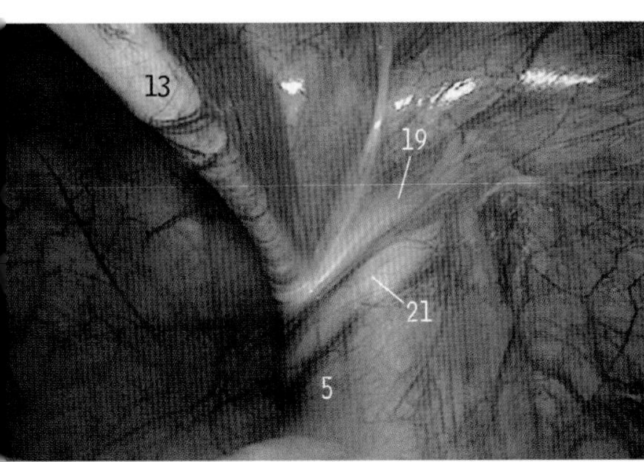

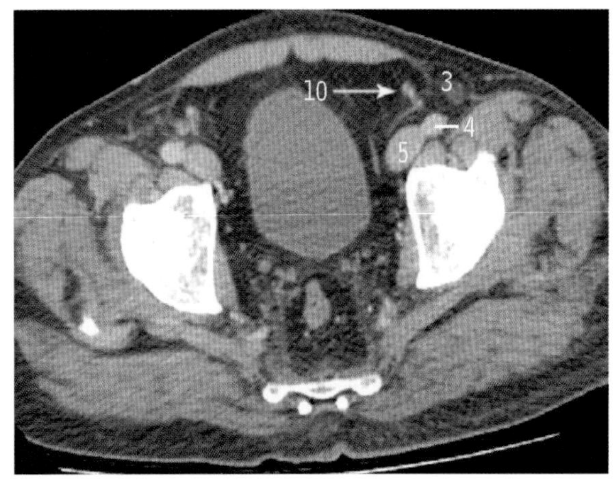

骨盆(CT 标准轴向图像)。

B 腹前外侧壁 腹腔观

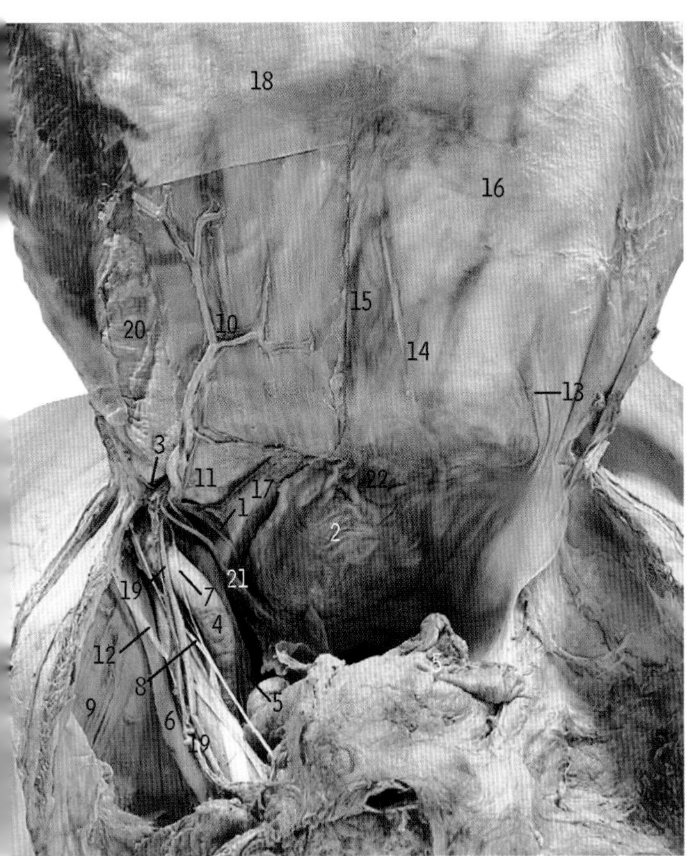

腹腔脏器已经被移除,腹前外侧壁被翻向外侧,以便于透过腹前外侧壁展示出更多的腹壁内层。腹膜壁层左侧被掀开,展示腹壁与骨盆的深层结构。

1 副闭孔动脉 Accessory obturator artery
2 膀胱 Bladder
3 腹股沟深环 Deep inguinal ring
4 髂外动脉 External iliac artery
5 髂外静脉 External iliac vein
6 股神经 Femoral nerve
7 生殖股神经股支 Genitofemoral nerve, femoral branch
8 生殖股神经生殖支 Genitofemoral nerve, genital branch
9 髂肌 Iliacus
10 腹壁下动静脉 Inferior epigastric vessels
11 海氏三角 Inguinal triangle (Hesselbach)
12 股外侧皮神经 Lateral cutaneous nerve of the thigh
13 脐外侧襞(腹壁下动静脉) Lateral umbilical fold (inferior epigastric vessels)
14 脐内侧襞(脐动脉) Medial umbilical fold (umbilical artery)
15 脐正中襞(脐尿管) Median umbilical fold (urachus)
16 腹膜壁层 Parietal peritoneum
17 界线(髂岬,弓状线,耻骨梳,耻骨结节和耻骨联合上缘连线) Pelvic brim
18 腹直肌鞘背侧面 Posterior surface, rectus sheath
19 睾丸动静脉 Testicular vessels
20 腹横肌 Transversus abdominis
21 输精管 Vas/ductus deferens
22 腹膜脏层(覆盖膀胱) Visceral peritoneum, over bladder

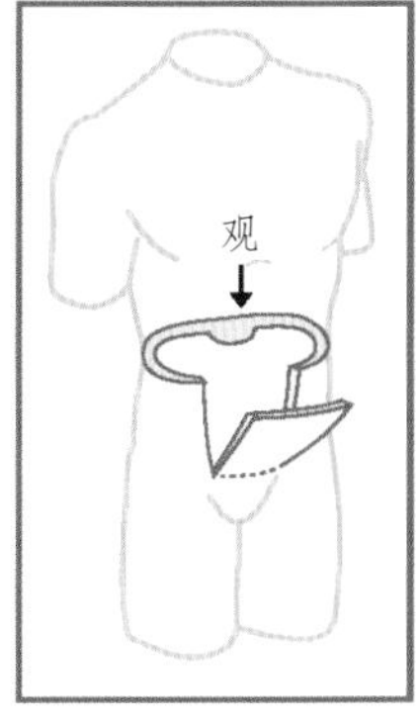

腹股沟疝和腹骨沟斜疝见第 280~284 页。

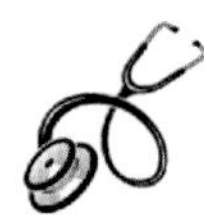

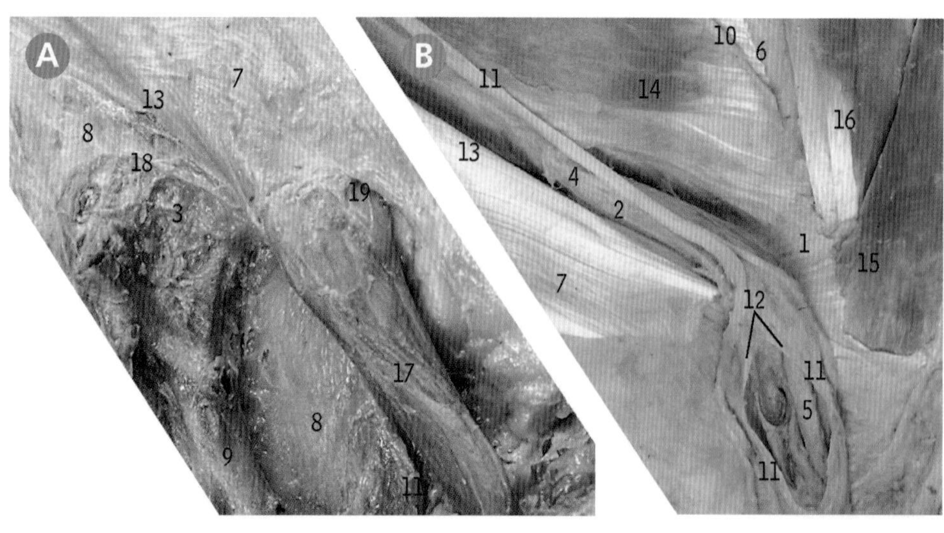

右侧腹股沟区　男性

A 浅层解剖

B 被切开的腹外斜肌腱膜和精索

如图 A 所示，当精索(17)通过腹股沟浅环(19)的裂隙时，腹外斜肌腱膜包在提睾肌的周围形成精索外筋膜。如图 B 所示，将腹外斜肌腱膜翻开，腹直肌鞘前层移除，可以看到精索通过腹股沟深环(4)，精索此时最外层被提睾肌筋膜(2)包绕。将包绕精索(12)的三层筋膜都切开，可以看到输精管(5)。

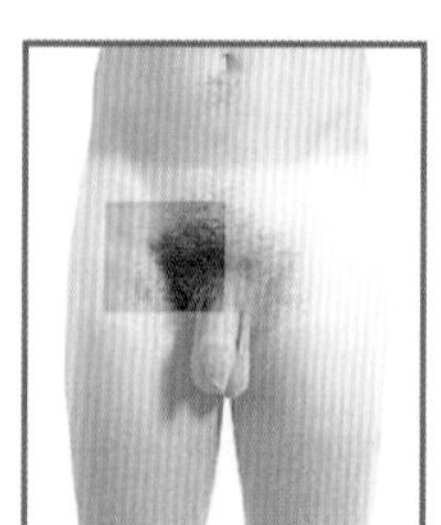

1 肌腱联合 Conjoint tendon
2 被提睾肌与提睾肌筋膜包绕的精索 Cremasteric fascia and cremaster muscle over spermatic cord
3 筛筋膜 Cribriform fascia
4 腹股沟深环 Deep inguinal ring
5 输精管 Ductus/vas deferens
6 腹直肌鞘边缘 Edge of rectus sheath
7 腹外斜肌腱膜 lExternal oblique aponeurosis
8 阔筋膜 Fascia lata
9 大隐静脉 Great saphenous vein
10 髂腹下神经 Iliohypogastric nerve
11 髂腹股沟神经 Ilio–inguinal nerve
12 被切开的包绕精索的筋膜边缘 Incised margin of coverings of cord
13 腹股沟韧带 Inguinal ligament
14 腹内斜肌 Internal oblique
15 锥状肌 Pyramidalis
16 腹直肌 Rectus abdominis
17 精索 Spermatic cord
18 大隐静脉裂隙上边缘 Upper margin of saphenous opening
19 腹股沟浅环上边缘 Upper margin of superficial inguinal ring

右侧腹股沟区　女性

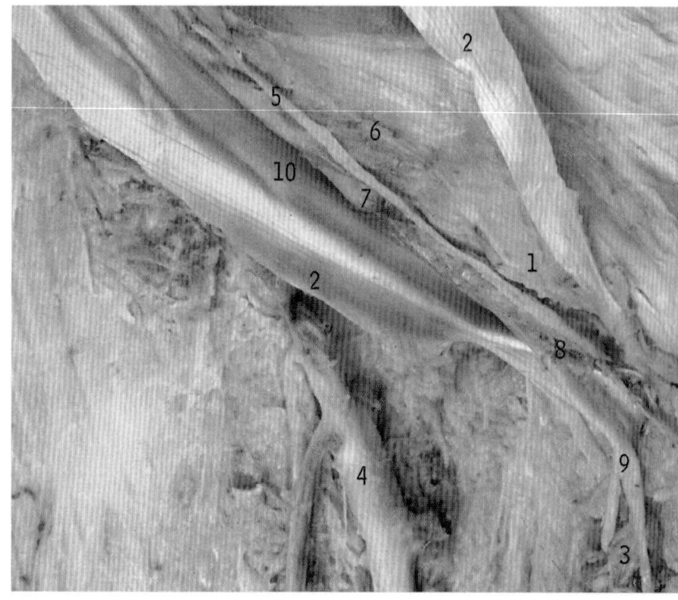

将腹外斜肌腱膜(2)切开并翻起，可以看到腹股沟深环(7)，表示已到腹股沟管的外侧端。子宫圆韧带(9)起于腹股沟浅环(8)，即腹股沟管的内侧端，止于大阴唇的脂肪组织(3)。髂腹股沟神经(5)也通过腹股沟管从腹股沟浅环穿出。

1 肌腱联合 Conjoint tendon
2 腹外斜肌腱膜 External oblique aponeurosis
3 大阴唇的脂肪组织 Fat of labium majus
4 大隐静脉 Great saphenous vein
5 髂腹股沟神经 Ilio-inguinal nerve
6 腹内斜肌 Internal oblique
7 腹股沟深环投影 Position of deep inguinal ring
8 腹股沟浅环投影 Position of superficial inguinal ring
9 子宫圆韧带 Round ligament of uterus
10 腹股沟韧带上表面 Upper surface of inguinal ligament

女性的腹股沟管中包含子宫圆韧带和髂腹股沟神经。鞘状突通常会消失，但是如果在腹股沟管内的鞘状突一直未闭合时，那么可能会发生努克囊肿。

A 右腹股沟管深环与腹股沟三角 内面观

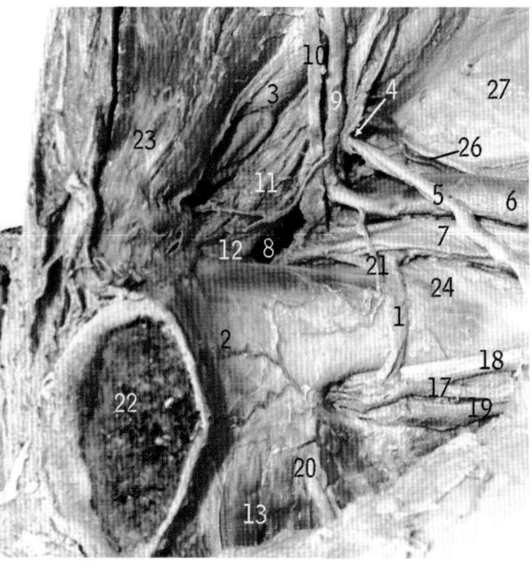

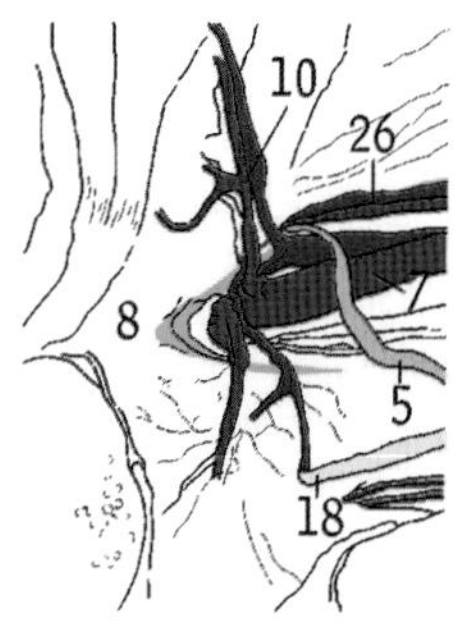

从左侧观察骨盆右半部，可以看到耻骨联合以上的腹前外侧壁下部背侧面。股管上口称为股环(8)，股环位于腹股沟韧带(11)内侧端深面。腹壁下动静脉(9, 10)经过腹股沟管深环(4)内侧。

B 男性左侧腹股沟管深环 腹膜内面观（与腹腔镜观察视野相同）

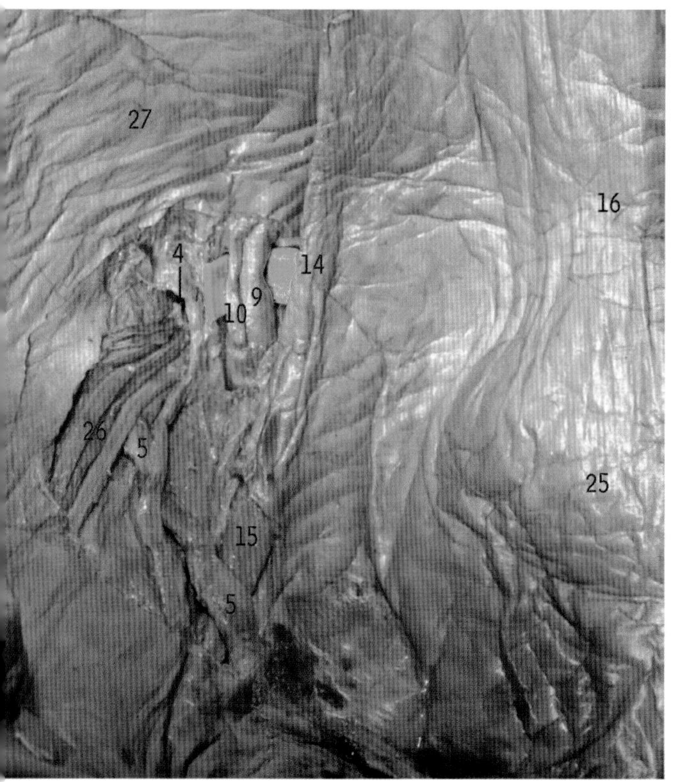

1 异常的闭孔静脉 Abberant obturator vein
2 耻骨体 Body of pubis
3 肌腱联合 Conjoint tendon
4 腹股沟管深环 Deep inguinal ring
5 输精管 Ductus/vas deferens
6 髂外动脉 External iliac artery
7 髂外静脉 External iliac vein
8 股环 Femoral ring
9 腹壁下动脉 Inferior epigastric artery
10 腹壁下静脉 Inferior epigastric vein
11 腹股沟韧带 Inguinal ligament
12 腔隙韧带 Lacunar ligament
13 肛提肌 Levator ani muscle
14 脐内侧襞 Medial umbilical fold
15 脐内侧韧带 Medial umbilical ligament
16 脐正中韧带 Median umbilical ligament
17 闭孔动脉 Obturator artery
18 闭孔神经 Obturator nerve
19 闭孔静脉 Obturator vein
20 肛提肌在内侧闭孔肌筋膜上的起点 Origin of levator ani from fascia overlying obturator internus muscle
21 腹壁下动静脉耻骨支 Pubic branches of the inferior epigastric vessels
22 耻骨支（横断面） Pubic ramus (transected)
23 腹直肌 Rectus abdominis muscle
24 耻骨上支 Superior pubic ramus
25 膀胱上表面 Superior surface of bladder
26 睾丸动静脉 Testicular vessels
27 腹横肌表面的横向筋膜 Transversalis fascia overlying transversus abdominis muscle

腹膜形成物 将腹内脏器移除，观察韧带与肠系膜的关系

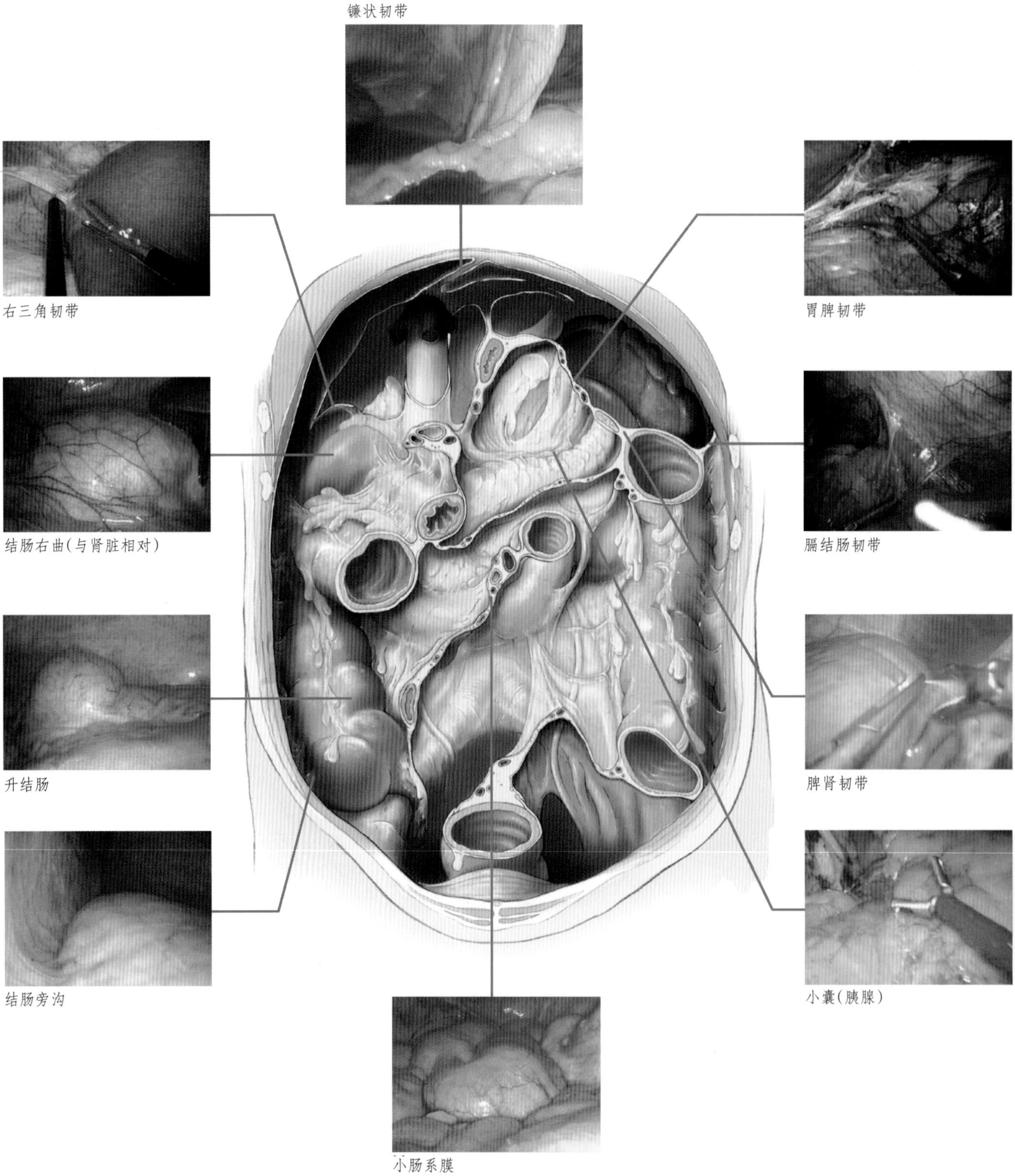

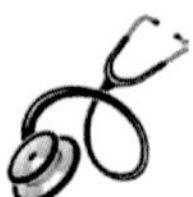

膈下脓肿引流、腹膜灌洗和腹膜炎见第 280~284 页。

腹腔内脏　正面观

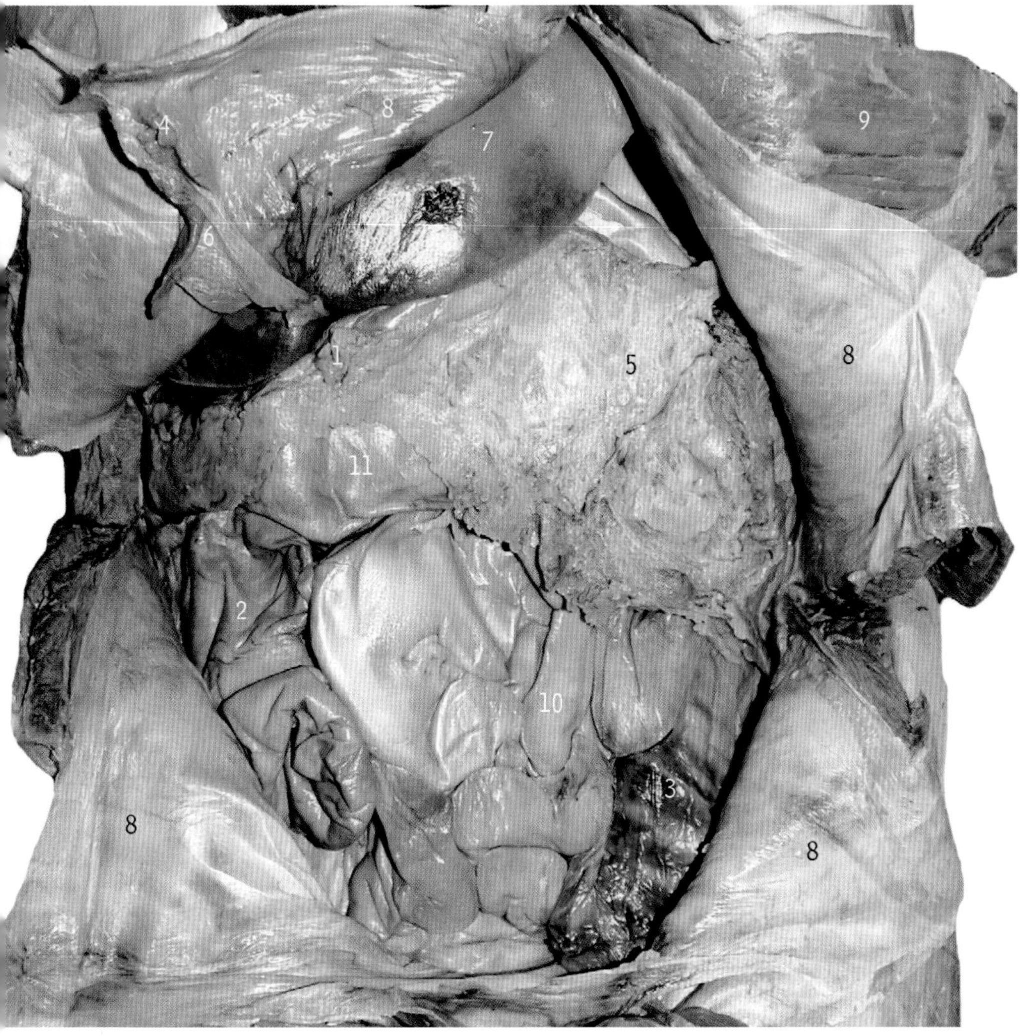

1 肠脂垂 Appendices epiploicae
2 升结肠 Ascending colon
3 降结肠 Descending colon
4 镰状韧带 Falciform ligament
5 大网膜 Greater omentum
6 肝圆韧带 Ligamentum teres hepatis (round ligament)
7 肝脏 Liver
8 紧贴腹前外侧壁的腹膜壁层
Parietal peritoneum on anterior abdominal wall
9 腹直肌(向外翻起)
Rectus abdominis muscle, reflected laterally
10 小肠 Small intestine
11 横结肠 Transverse colon

详细了解腹膜结构，请见第 226、233 页图标。

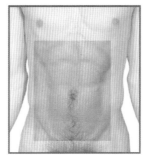

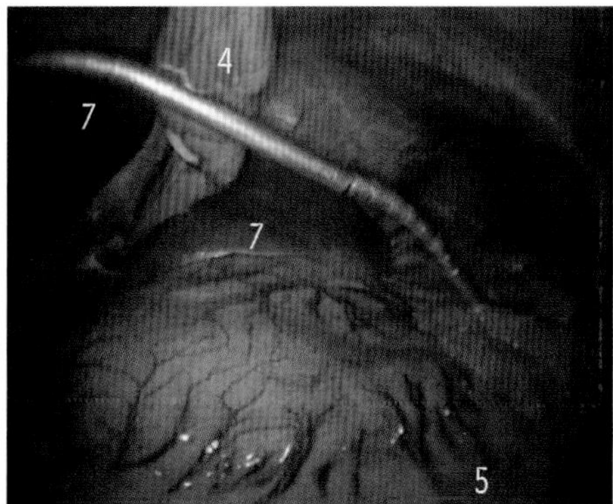

腹腔镜观察上腹腔内脏。

肝组织活检、完全性内脏反位见第 280~284 页。

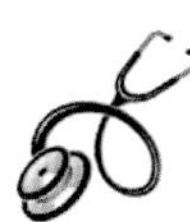

腹部脏器 前面观

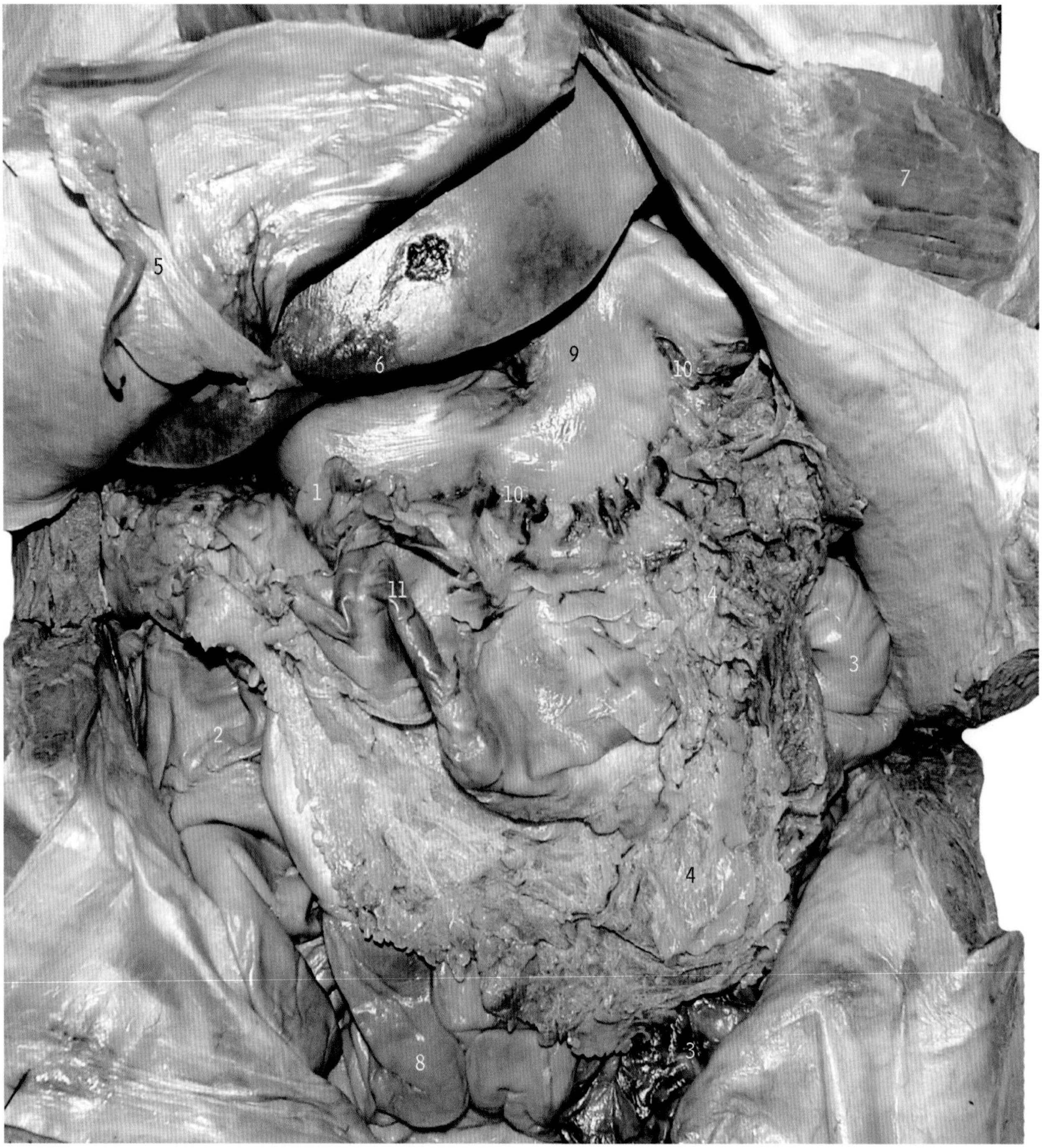

1 肠脂垂 Appendices epiploicae
2 升结肠 Ascending colon
3 降结肠 Descending colon
4 大网膜 Greater omentum
5 肝圆韧带(镰状韧带中) Ligamentum teres hepatis in falciform ligament
6 肝左叶 Liver, left lobe
7 腹直肌(向外翻起) Rectus abdominis muscle, reflected laterally
8 小肠 Small intestine
9 胃 Stomach
10 胃大弯 Stomach, greater curvature
11 横结肠 Transverse colon

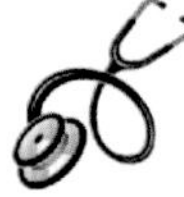

胆囊切除术见第 280~284 页。

腹部脏器 前面观

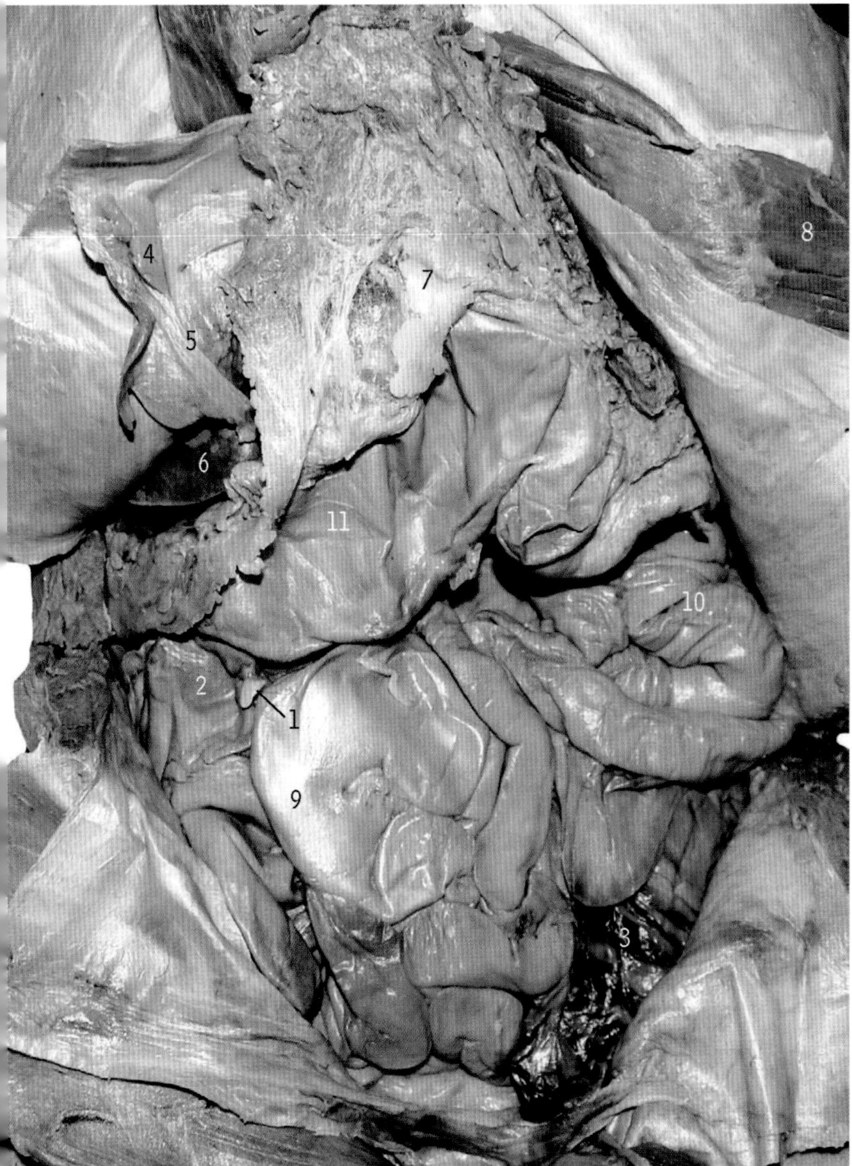

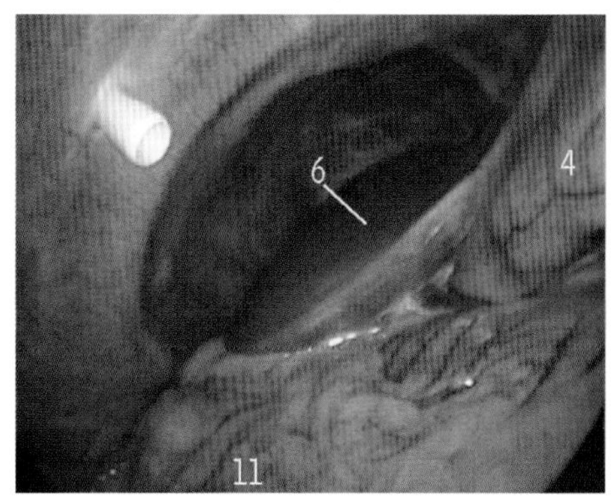

腹腔镜显示腹部脏器。

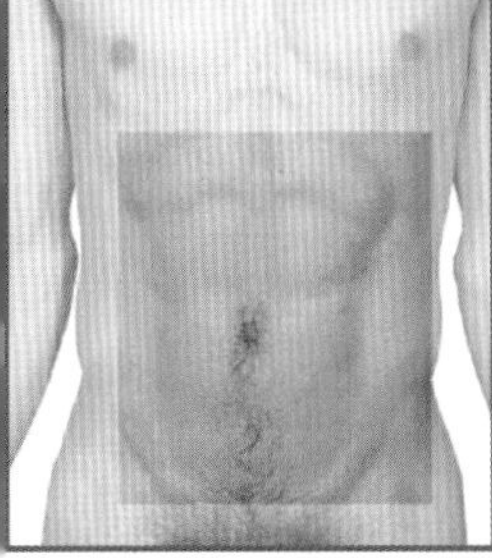

1 肠脂垂 Appendices epiploicae
2 升结肠 Ascending colon
3 降结肠 Descending colon
4 镰状韧带 Falciform ligament
5 肝圆韧带 Ligamentum teres hepatis
6 肝右叶 Liver, right lobe
7 大网膜背侧 Posterior surface of greater omentum
8 腹直肌(向外翻起) Rectus abdominis muscle, reflected laterally
9 小肠(回肠) Small intestine (ileum)
10 小肠(空肠) Small intestine (jejunum)
11 横结肠 Transverse colon

肠脂垂是沿结肠各部(包括升结肠、横结肠、降结肠和乙状结肠分布的填充脂肪的腹膜形成物)。它们不存在于小肠和直肠上,于盲肠和阑尾可能有少量分布。在腹部手术中,肠脂垂是用于区分结肠和其他肠管的特征之一。

网膜囊见第 280~284 页。

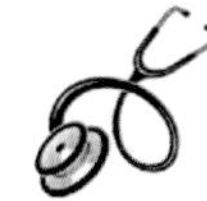

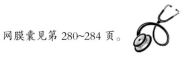

小网膜与网膜孔

A 前面观　　B 右前面观

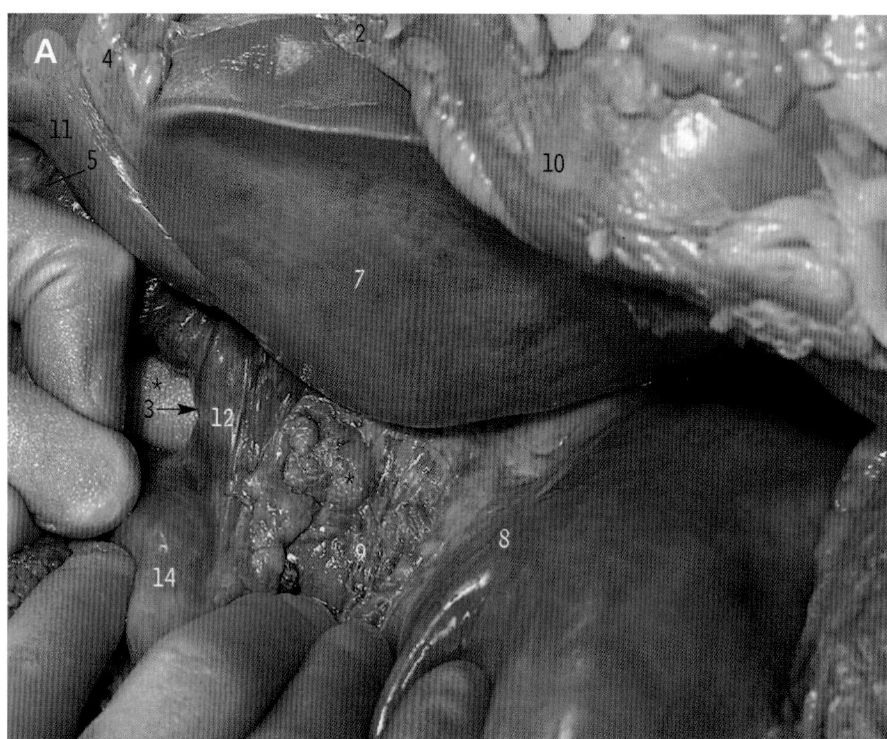

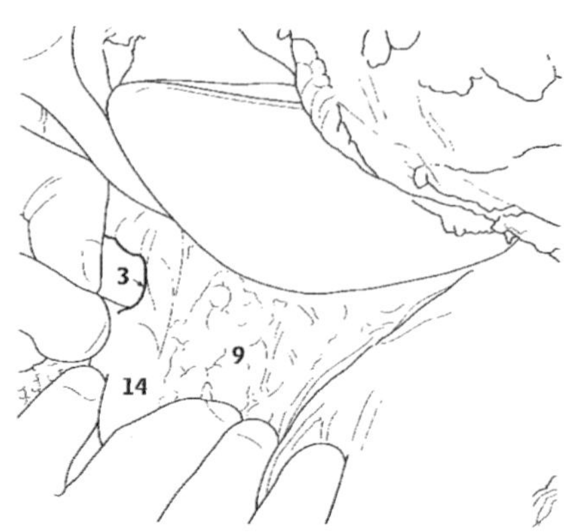

1 十二指肠降部（十二指肠第二部）
Descending (second) part of duodenum
2 膈膜 Diaphragm
3 网膜孔（**Winslow** 孔）
Epiploic foramen* (winslow)
4 镰状韧带 Falciform ligament
5 胆囊 Gall bladder
6 下腔静脉 Inferior vena cava
7 肝左叶 Left lobe of liver
8 胃小弯 Lesser curvature of stomach
9 小网膜 Lesser omentum
10 心包膜 Pericardium
11 肝方叶 Quadrate lobe of liver
12 小网膜右侧游离缘
Right free margin of lesser omentum
13 肝右叶 Right lobe of liver
14 十二指肠升部（十二指肠第一部）
Superior (first) part of duodenum
15 右肾上极 Upper pole of right kidney

在 A 图中，一只手指已伸入位于小网膜右侧游离缘（12）后的网膜孔（3）中，透过伸展于肝（7）和胃小弯（8）之间的透明的小网膜（9），可见指尖在一小囊中。在 B 图中，从右侧观察网膜孔，可见网膜孔（3）位于小网膜右侧游离缘（12）后部，下腔静脉（6）前部，十二指肠升部（14）的上方。

网膜孔（Winslow 孔，A3,B3）是连接大腹膜腔（大网膜囊）和小腹膜腔（网膜囊）的通道，网膜囊位于胃和小网膜后部（A8,A9,A12,B8），部分胰腺和左肾前部的腔隙，由腹膜包裹。

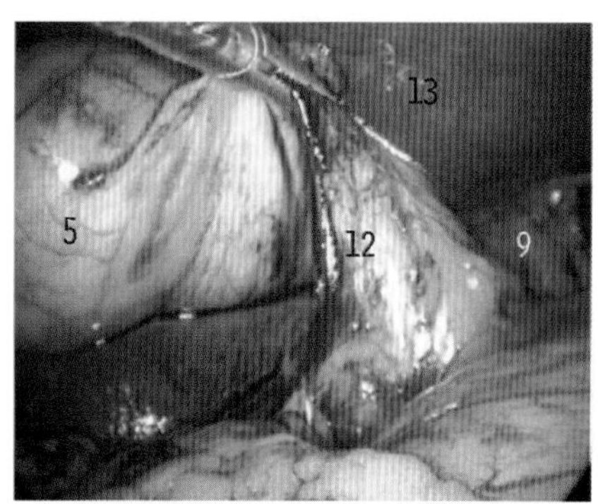

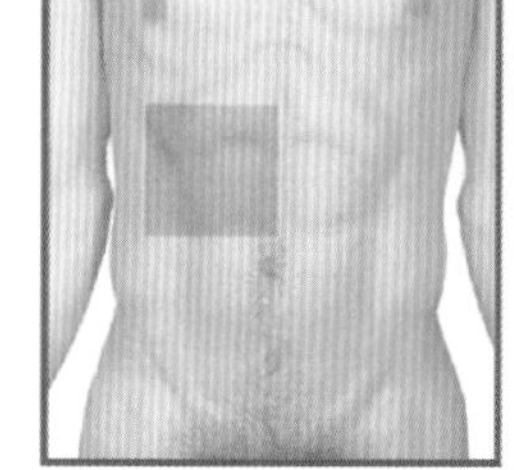

腹腔镜显示小网膜（游离缘）。

A 上腹部脏器 前面观

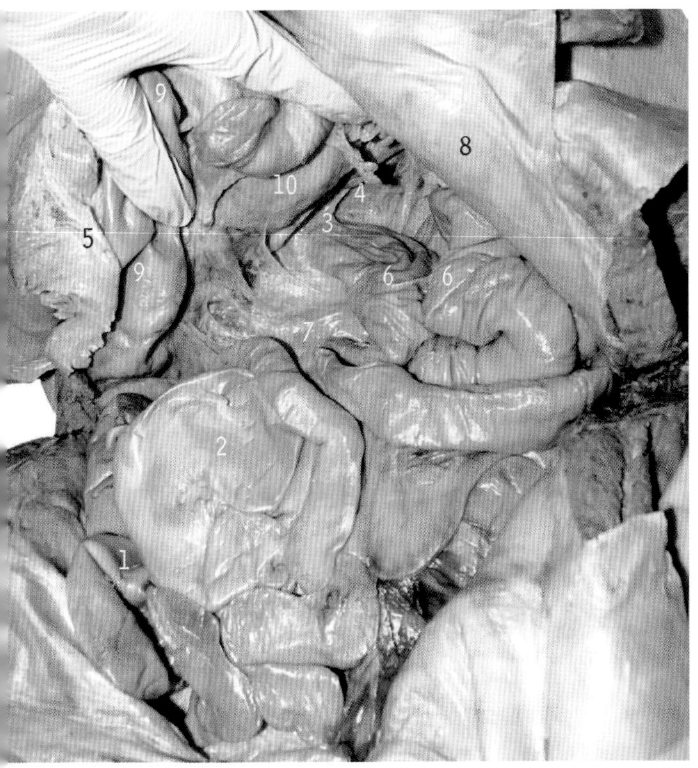

1 升结肠 Ascending colon
2 小肠袢 Coils of the small intestine
3 十二指肠空肠曲 Duodenojejunal flexure
4 十二指肠第一部 Duodenum, first part
5 大网膜 Greater omentum
6 空肠 Jejenum
7 肠系膜 Mesentery
8 腹前壁腹膜壁层，向上返折
Parietal peritoneum on anterior abdominal wall, reflected superiorly
9 横结肠，向上返折 Transverse colon, reflected superiorly
10 横结肠系膜 Transverse mesocolon

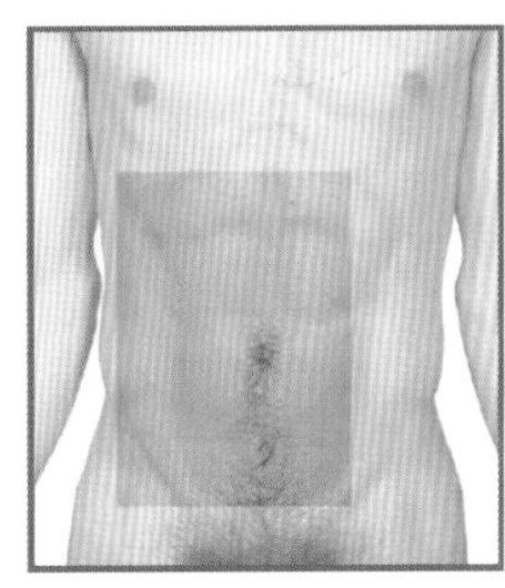

B 小网膜囊

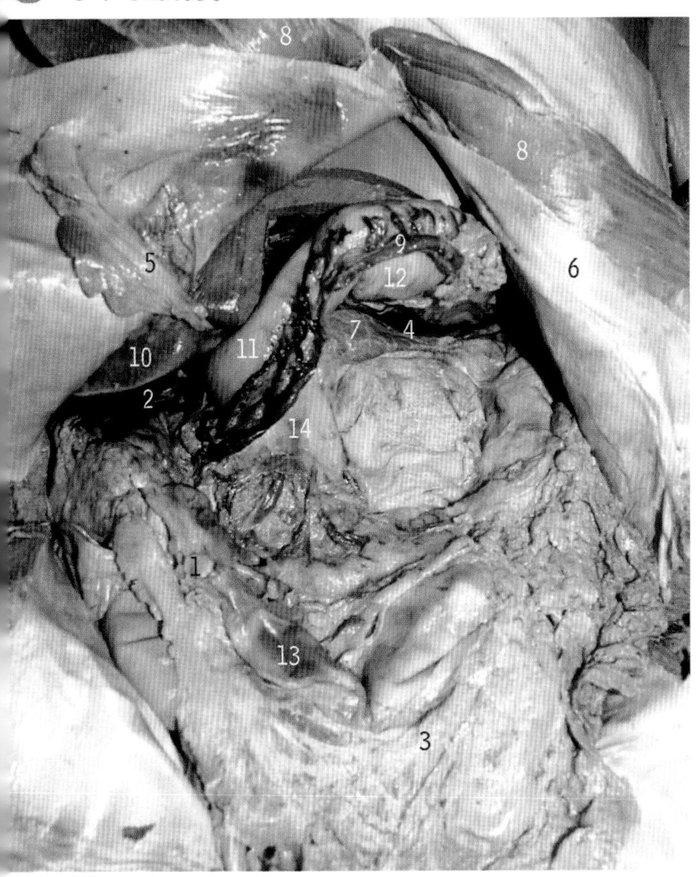

1 肠脂垂 Appendices epiploicae
2 胆囊 Gall bladder
3 大网膜，向下返折 Greater omentum, reflected inferiorly
4 网膜囊 Lesser sac (omental bursa)
5 位于镰状韧带中的肝圆韧带
Ligamentum teres hepatis in falciform ligament
6 腹前壁的壁层腹膜
Parietal peritoneum on anterior abdominal wall
7 小网膜囊覆盖胰腺的腹膜
Peritoneum of lesser sac overlying pancreas
8 腹直肌，向外翻起 Rectus abdominis muscle, reflected
9 左右胃网膜静脉 Right and left gastro-epiploic veins
10 肝右叶 Right lobe of the liver
11 胃大弯 Stomach, greater curvature
12 胃后壁 Stomach, posterior surface
13 横结肠，向下翻起 Transverse colon, reflected inferiorly
14 横结肠系膜 Transverse mesocolon

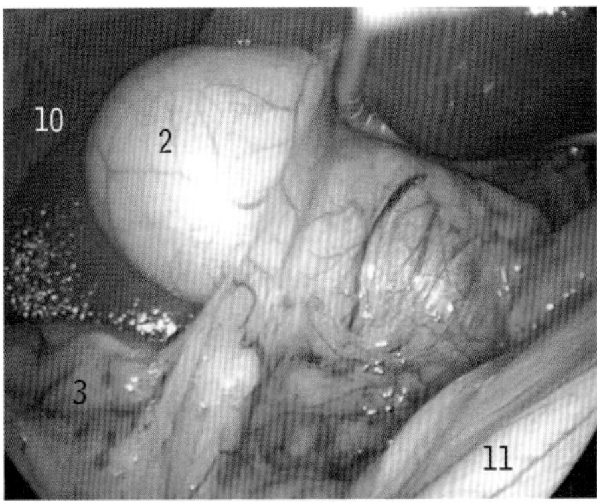

腹腔镜显示胆囊。

腹水、腹腔镜检查见第 280~284 页。

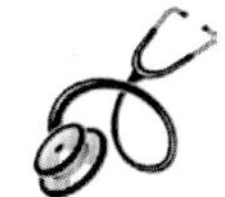

肠系膜与结肠 前面观

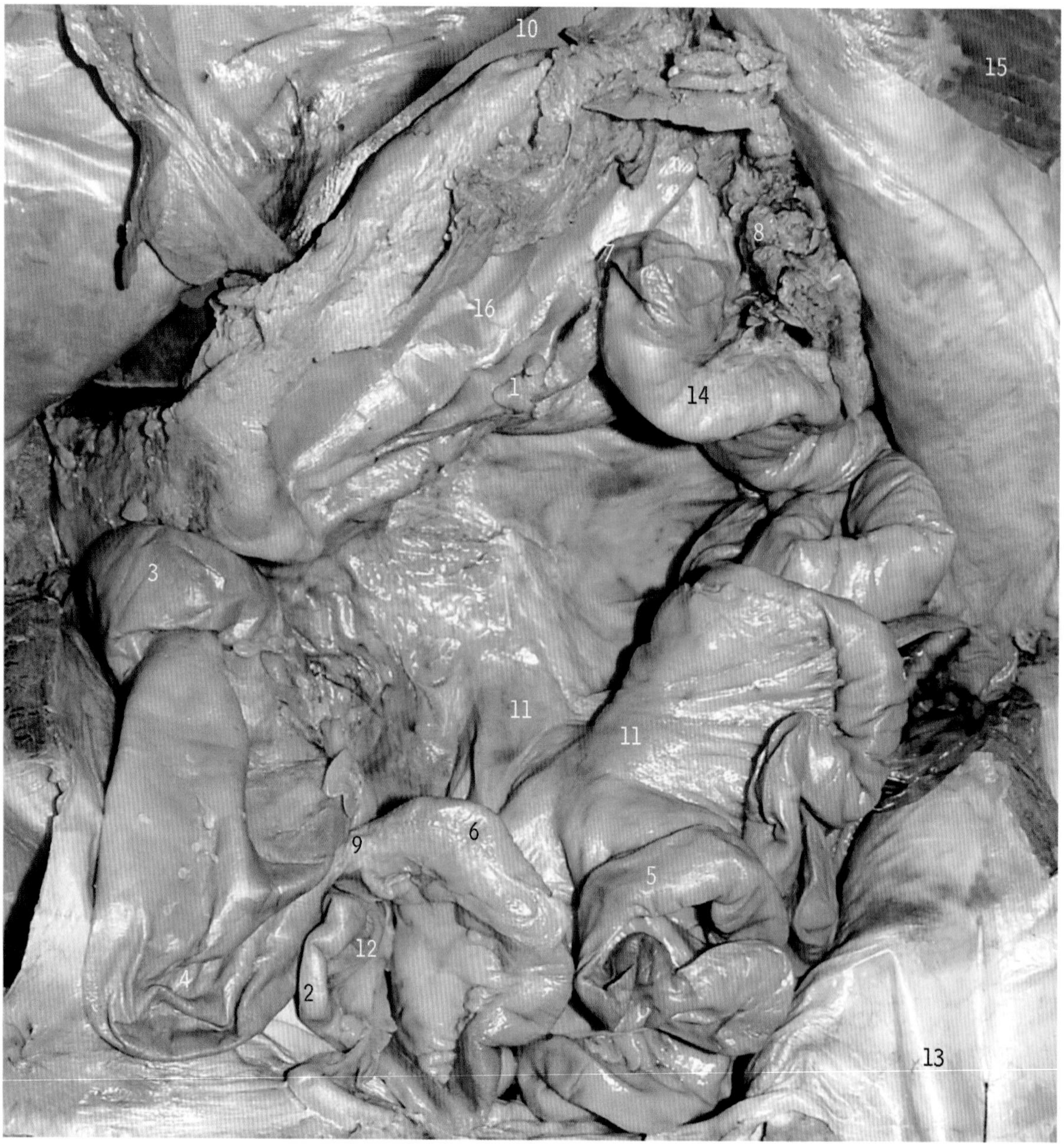

1 肠脂垂 Appendices epiploicae
2 阑尾 Appendix
3 升结肠 Ascending colon
4 盲肠 Caecum
5 小肠袢 Coils of small intestine
6 回肠末端 Distal ileum
7 十二指肠空肠曲 Duodenojejunal junction
8 大网膜 Greater omentum
9 回盲连接处 ileocaecal junction
10 肝 Liver
11 小肠系膜 Mesentery of small intestine
12 阑尾系膜 Mesoappendix
13 腹前壁腹膜
Parietal peritoneum on anterior abdominal wall
14 空肠近侧端 Proximal jejunum
15 腹直肌，向外翻起
Rectus abdominis muscle, reflected laterally
16 横结肠 Transverse colon

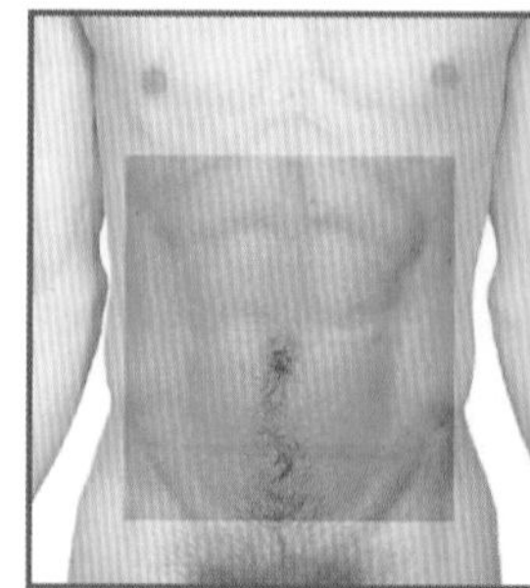

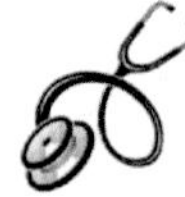

憩室病、肠扭转见第 280~284 页。

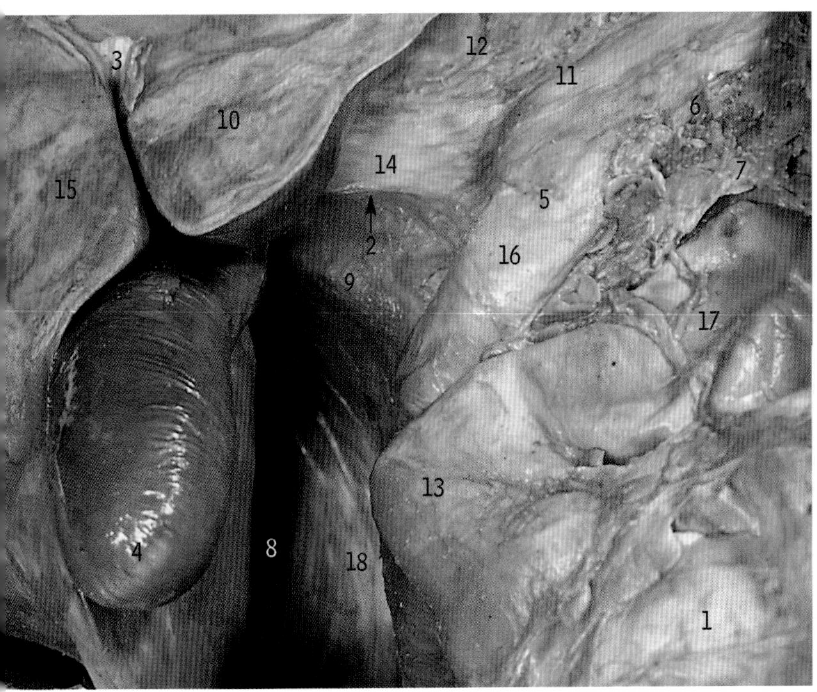

A 包裹肝脏的腹膜囊

右下面观

身体平卧，腹腔右侧面观察，肝脏(15)翻向左上方，暴露肝脏和右肾上极(18)之间的间隙——肝肾隐窝(8，Morison 隐窝或称右肝下间隙)。

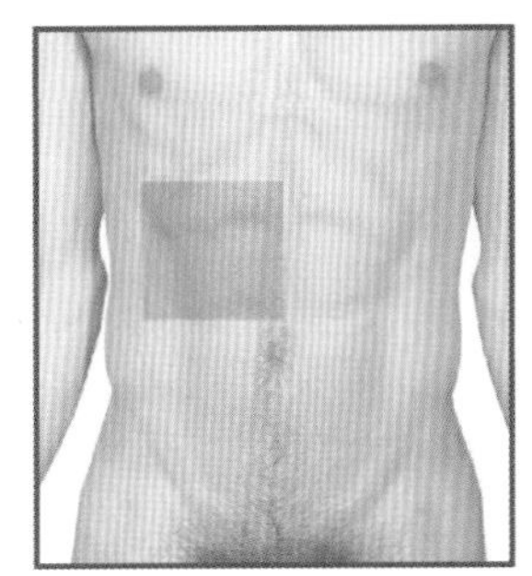

1 升结肠 Ascending colon
2 网膜孔(**Winslow** 孔) Epiploic foramen (winslow)
3 镰状韧带 Falciform ligament
4 胆囊 Gall bladder
5 胃十二指肠连接处 Gastroduodenal junction
6 胃大弯 Greater curvature of stomach
7 大网膜 Greater omentum
8 肝肾隐窝(Morison 陷窝) Hepatorenal (Morison's) pouch
9 下腔静脉 Inferior vena cava
10 肝左叶 Left lobe of liver
11 胃小弯 Lesser curvature of stomach
12 覆盖胰腺的小网膜 Lesser omentum overlying pancreas
13 结肠右曲 Right colic (hepatic) flexure
14 小网膜右侧游离缘 Right free margin of lesser omentum
15 肝右叶 Right lobe of liver
16 十二指肠上部 Superior (first) part of duodenum
17 横结肠 Transverse colon
18 右肾上极 Upper pole of right kidney

腹膜图解(见第 227 至 232 页)

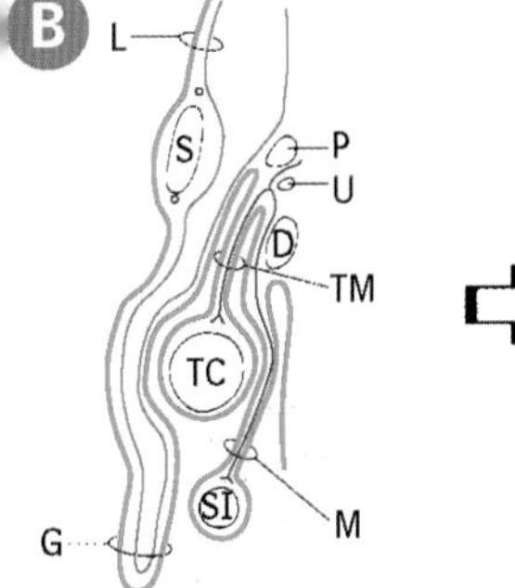

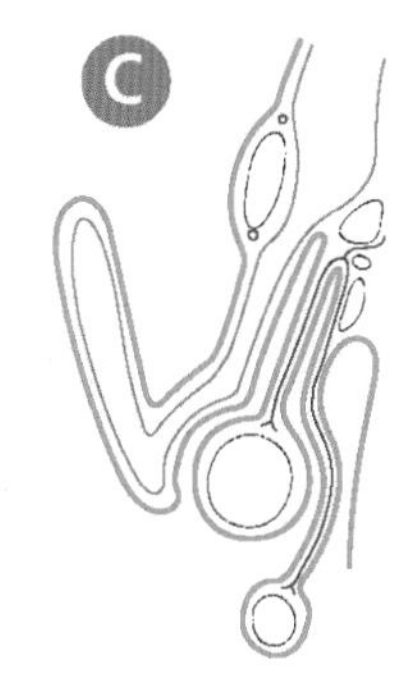

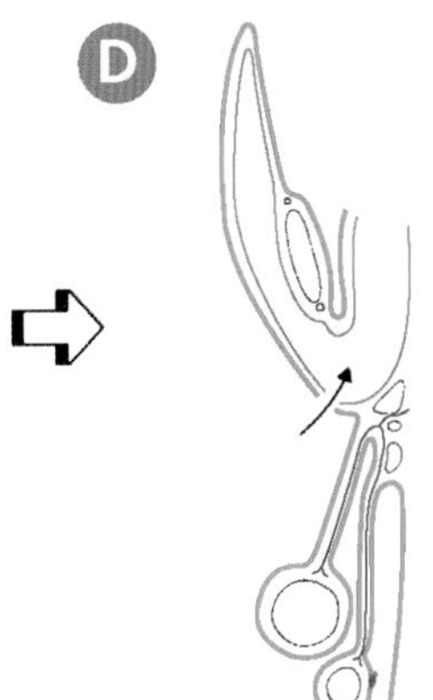

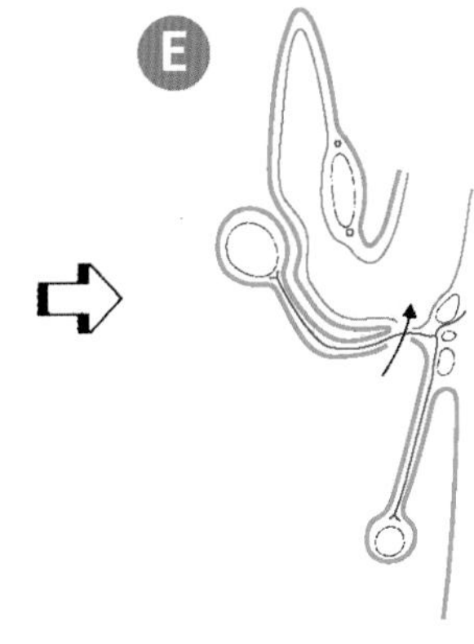

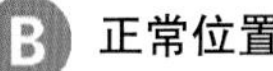

B 正常位置

C 提起大网膜下半部分

D 完全提起大网膜并与横结肠系膜和结肠完全分离，可做一开口通向网膜囊

E 完全提起大网膜、横结肠系膜和结肠，可做一开口穿过肠系膜通向网膜囊

腹膜矢状切面(左侧面观)，图示腹膜如何形成网膜囊(L，移行至胃，S)、大网膜(G)、横结肠系膜(TM)、小肠(SI)的肠系膜(M)。图中标记蓝色腹膜围成网膜囊。肠系膜上动脉穿过胰头和钩突之间(P 和 U)，继而跨过十二指肠水平部(D)进入肠系膜(M)，发出中结肠动脉进入横结肠系膜(TM)营养横结肠(TC)。大网膜(G)由 4 层腹融合而成，并且和横结肠、横结肠系膜(TM，两层腹膜)融合。标本解剖过程中，大网膜和横结肠系膜之间无法分离。有时，位于胃和横结肠之间的六层腹膜统称为胃结肠韧带。与 B 图对应的解剖标本见第 227~228 页，C 图见第 229 页，D 图见第 231 页图 A，E 图见 231 页图 B。D 图和 E 图中的小箭头指示出切开腹膜层次通向网膜囊的开口。

腹腔干

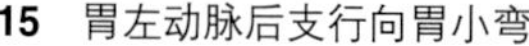

1 肝尾状叶 Caudate lobe of liver
2 腹腔干 Coeliac trunk
3 肝总动脉 Common hepatic artery
4 网膜孔(箭头所示) Epiploic foramen arrow
5 小网膜游离缘 Free edge, lesser omentum
6 胆囊 Gall bladder
7 胃十二指肠动脉 Gastroduodenal artery
8 胃大弯 Greater curvature of stomach
9 大网膜 Greater omentum
10 肝固有动脉 Hepatic artery, proper
11 胃左动脉 Left gastric artery
12 胃左动脉前支 Left gastric, anterior branch
13 胃左动脉前支行向胃体 Left gastric, anterior branch to body of stomach
14 胃左动脉后支 Left gastric, posterior branch
15 胃左动脉后支行向胃小弯 Left gastric, posterior branch to lesser curvature of stomach
16 胃网膜左动脉 Left gastroepiploic vessels
17 门静脉左支 Left portal vein
18 镰状韧带中的肝圆韧带 Ligamentum teres hepatis within falciform ligament
19 肝左叶 Liver, left lobe
20 肝右叶 Liver, right lobe
21 肿大的腹腔淋巴结 Lymph node, enlarged coeliac node
22 胃左动脉食管支 Oesophageal branch of left gastric artery
23 肝方叶 Quadrate lobe of liver
24 胃右动脉胃窦支 Right gastric artery, antral branch
25 脾动脉 Splenic artery
26 胃小弯 Stomach, lesser curvature
27 腹膜脏层切缘 Visceral peritoneum, cut edge

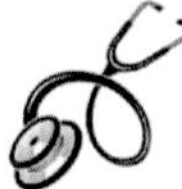

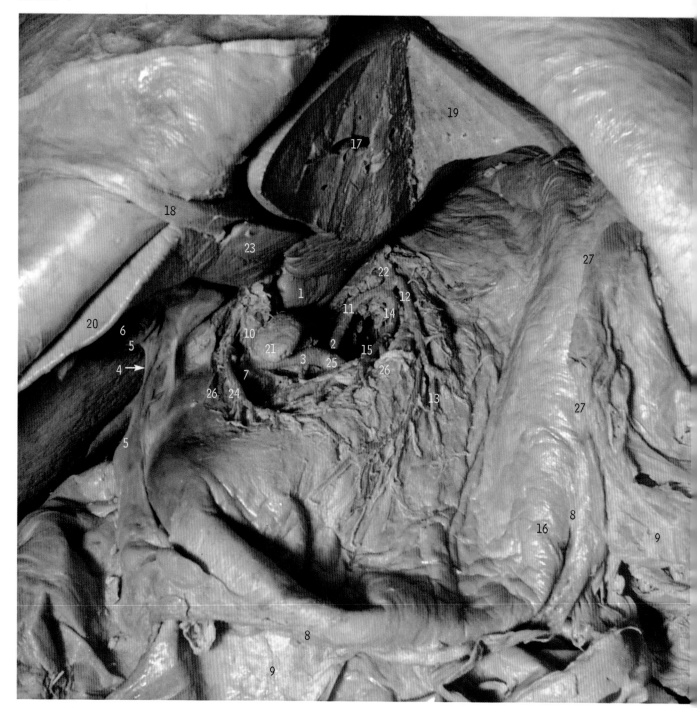

腹部血管变异、胃癌见第 280~284 页。

肠系膜上血管起源

A 原位的十二指肠和胰腺

B 十二指肠被折起显示其后方的血管位关系

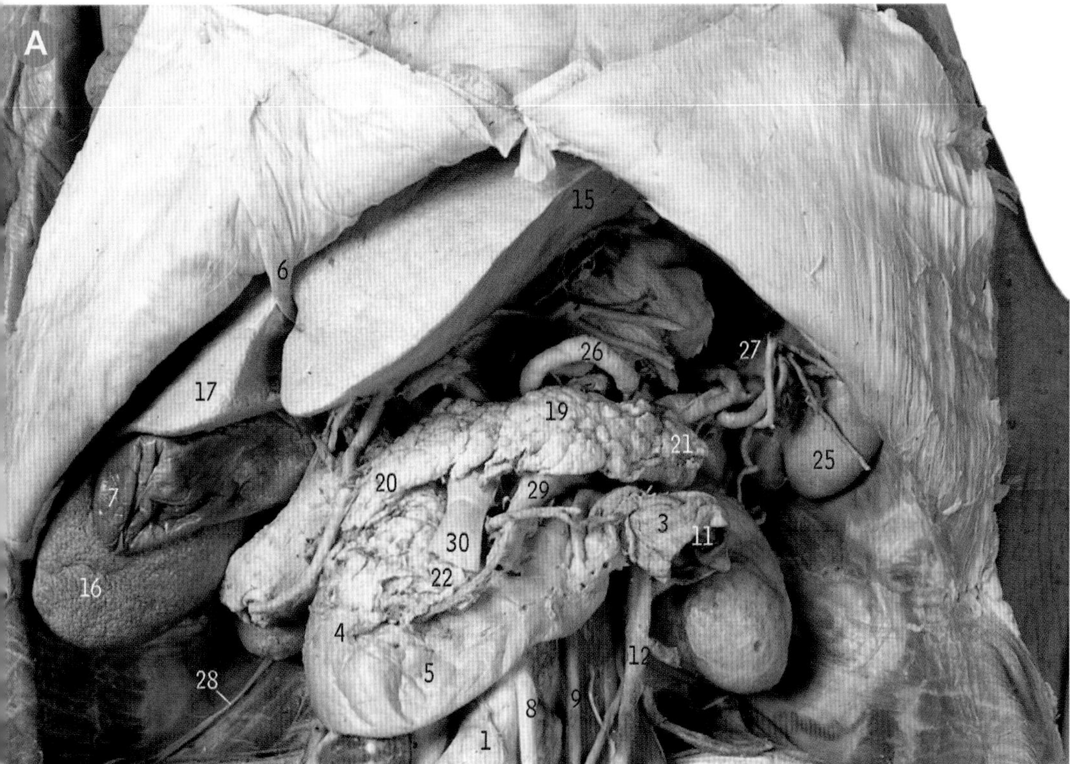

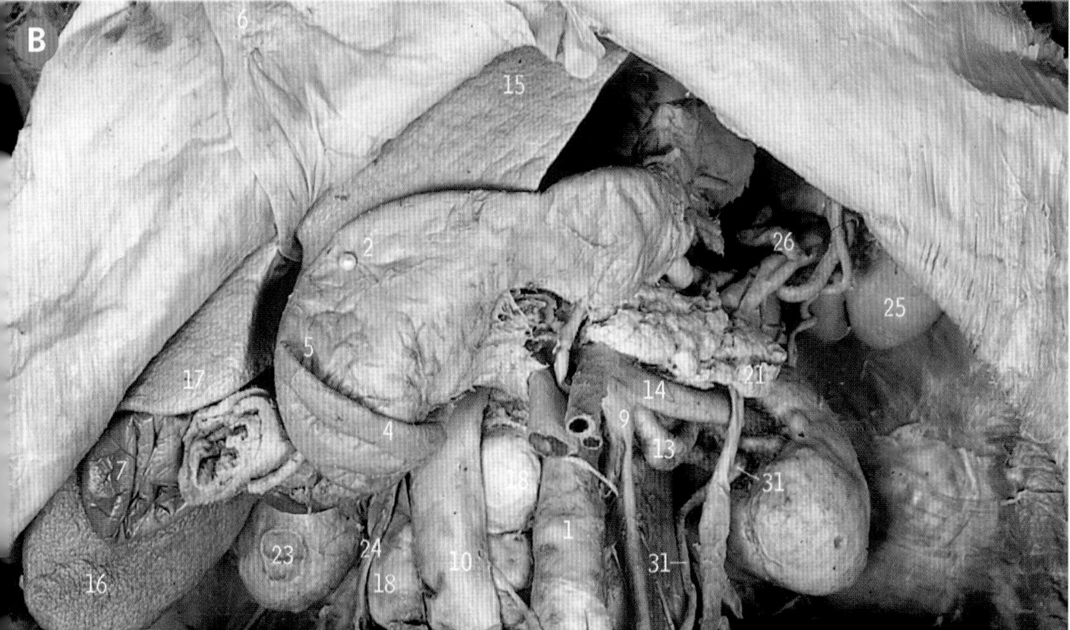

1 主动脉 Aorta
2 用针固定的十二指肠 Duodenum reflected and pinned
3 十二指肠升部(第 4 部分) Duodenum, ascending (fourth) part
4 十二指肠降部(第 2 部分) Duodenum, descending (second) part
5 十二指肠水平部(第 3 部分) Duodenum, horizontal (third) part
6 镰状韧带 Falciform ligament
7 胆囊底 Gall bladder, fundus
8 肠系膜下动脉 Inferior mesenteric artery
9 肠系膜下静脉 Inferior mesenteric vein
10 下腔静脉 Inferior vena cava
11 空肠,起始段 Jejunum, origin
12 左生殖腺静脉 Left gonadal vein
13 左肾动脉 Left renal artery
14 左肾静脉 Left renal vein
15 肝左叶 Liver, left lobe
16 肝 Riedel 叶 Liver, Riedel's lobe
17 肝右叶 Liver, right lobe
18 淋巴结,主动脉前方和两侧淋巴结中度肿大 Lymph nodes, moderately enlarged pre and para-aortic
19 胰体 Pancreas, body
20 胰头 Pancreas, head
21 胰尾 Pancreas, tail
22 胰腺钩突 Pancreas, uncinate process
23 良性肾囊肿 Renal cyst, benign
24 右生殖腺静脉 Right gonadal vein
25 脾 Spleen
26 脾动脉 Splenic artery
27 脾静脉 Splenic vein
28 肋下神经 Subcostal nerve
29 肠系膜上动脉 Superior mesenteric artery
30 肠系膜上静脉 Superior mesenteric vein
31 输尿管 Ureter

下腔静脉阻塞、胰腺病变和胰腺炎见第 280~284 页。

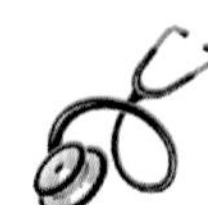

腹腔干，上腹部　详细的解剖

胃已被截断以暴露切开的肝、胆道系统、胰腺、十二指肠以及位于胃床后面的肠系膜上血管。

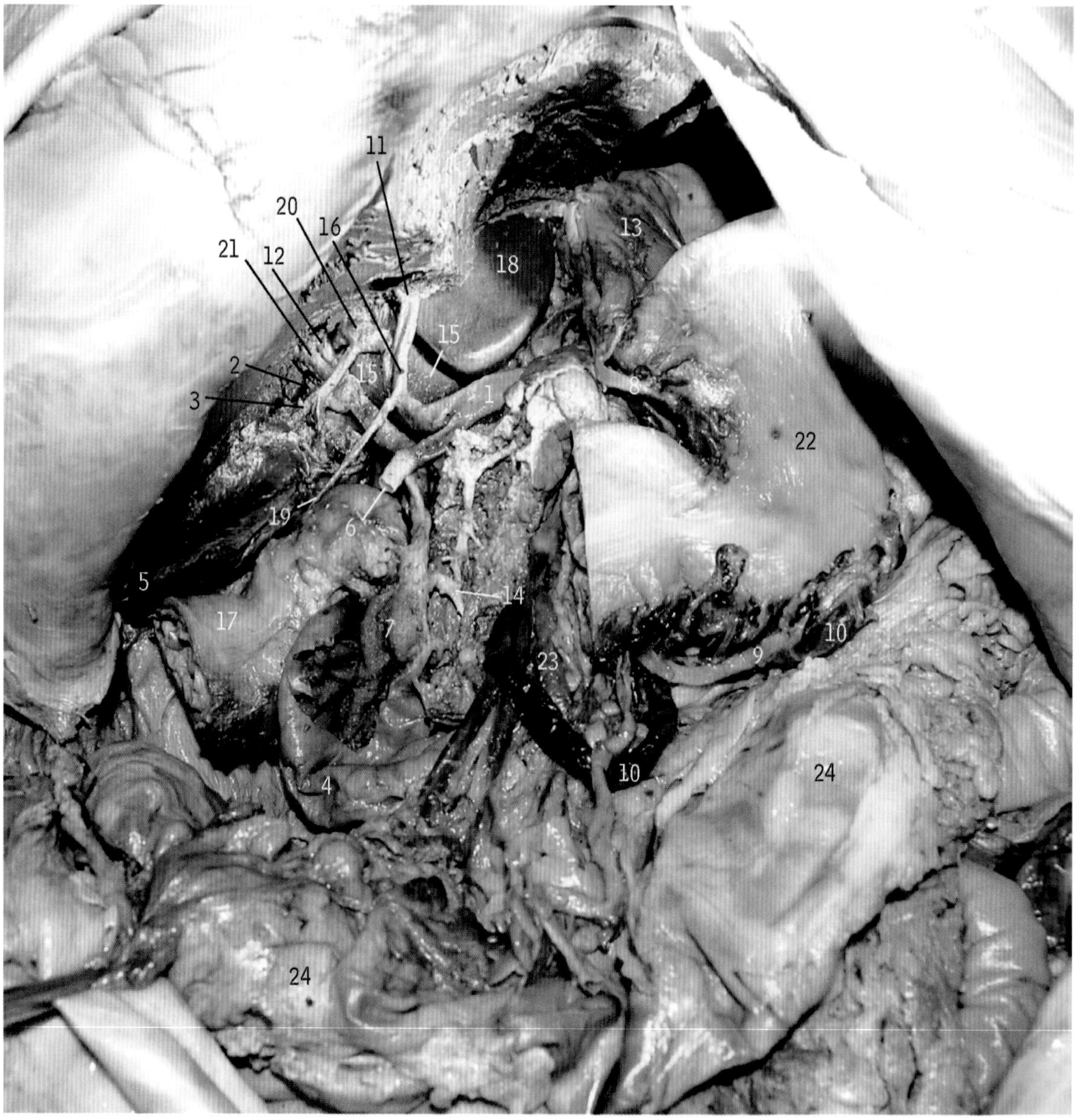

1 肝总动脉　Common hepatic artery
2 胆囊动脉　Cystic artery
3 胆囊管　Cystic duct
4 十二指肠　Duodenum
5 胆囊　Gall bladder
6 胃十二指肠动脉　Gastroduodenal artery
7 肝胰壶腹　Hepatopancreatic ampulla
8 胃左动脉　Left gastric artery
9 胃网膜左动脉　Left gastroepiploic artery
10 胃网膜左静脉　Left gastroepiploic vein
11 肝左动脉　Left hepatic artery
12 肝管左　Left hepatic duct
13 食管　Oesophagus
14 胰管　Pancreatic duct
15 门静脉　Portal vein
16 肝固有动脉　Proper hepatic artery
17 幽门　Pylorus
18 肝尾状叶　Caudate lobe (liver)
19 胃右动脉　Right gastric artery
20 肝右动脉　Right hepatic artery
21 肝管右　Right hepatic duct
22 胃　Stomach
23 肠系膜上静脉　Superior mesenteric vein
24 横结肠　Transverse colon

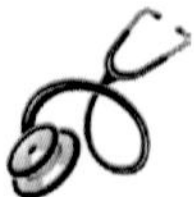

幽门狭窄见第 280~284 页。

腹腔干，上腹部　详细的解剖

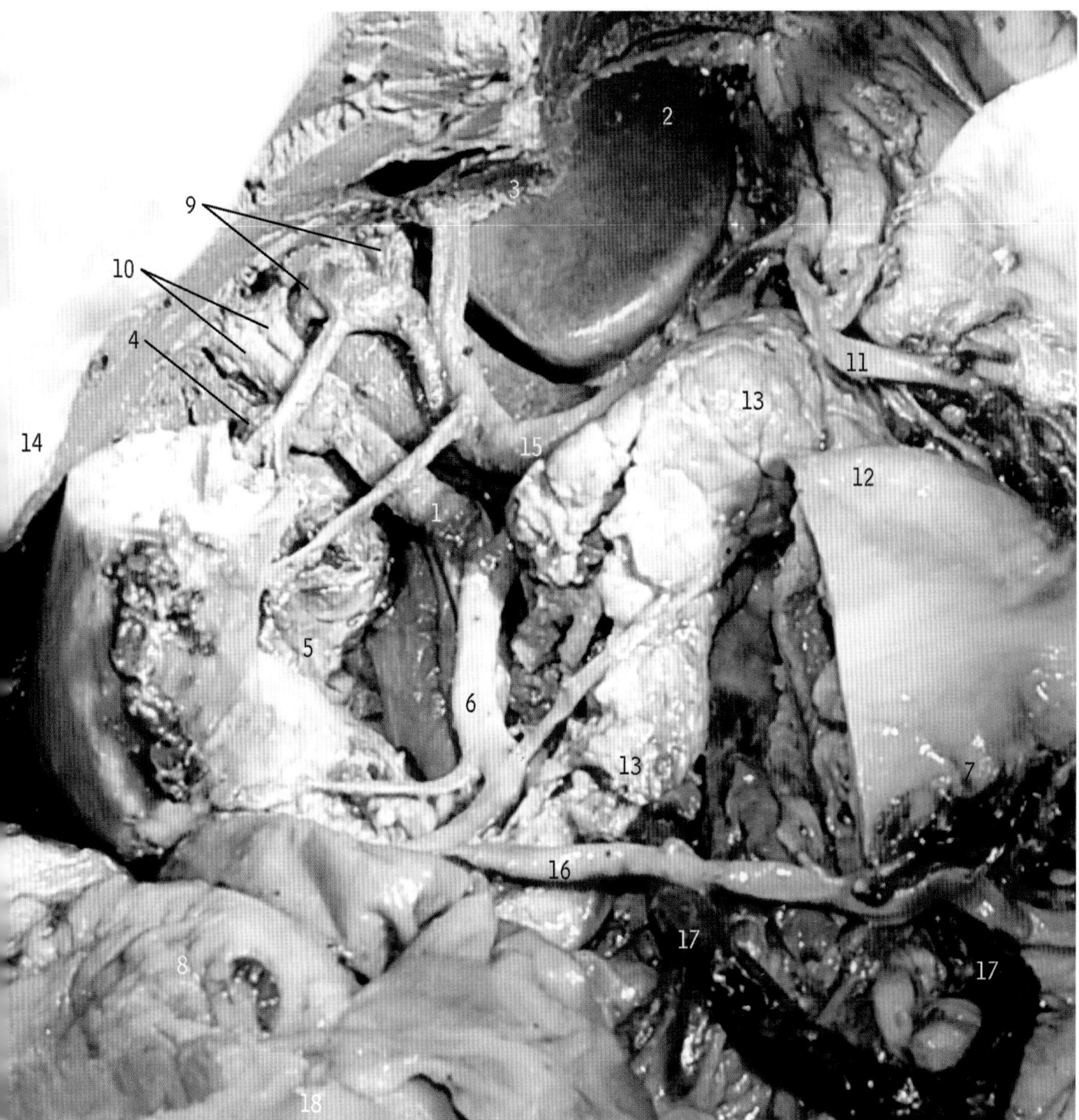

1 胆(总)管 (Common) bile duct
2 尾状叶 Caudate lobe
3 肝的切割边缘 Cut edge of the liver
4 胆囊管 Cystic duct
5 胆囊底 Fundus of gallbladder
6 胃十二指肠动脉 Gastroduodenal artery
7 胃大弯 Greater curvature of stomach
8 大网膜 Greater omentum
9 肝左、右动脉 Left and right hepatic artery
10 肝左、右管 Left and right hepatic duct
11 胃左动脉 Left gastric artery
12 胃小弯 Lesser curvature of stomach
13 胰 Pancreas
14 腹前壁上的壁腹膜，向外翻起 Parietal peritoneum on anterior abdominal wall, reflected laterally
15 肝固有动脉 Proper hepatic artery
16 胃网膜右动脉 Right gastro-omental artery
17 胃网膜右静脉 Right gastro-omental vein
18 横结肠 Transverse colon

肠系膜上血管

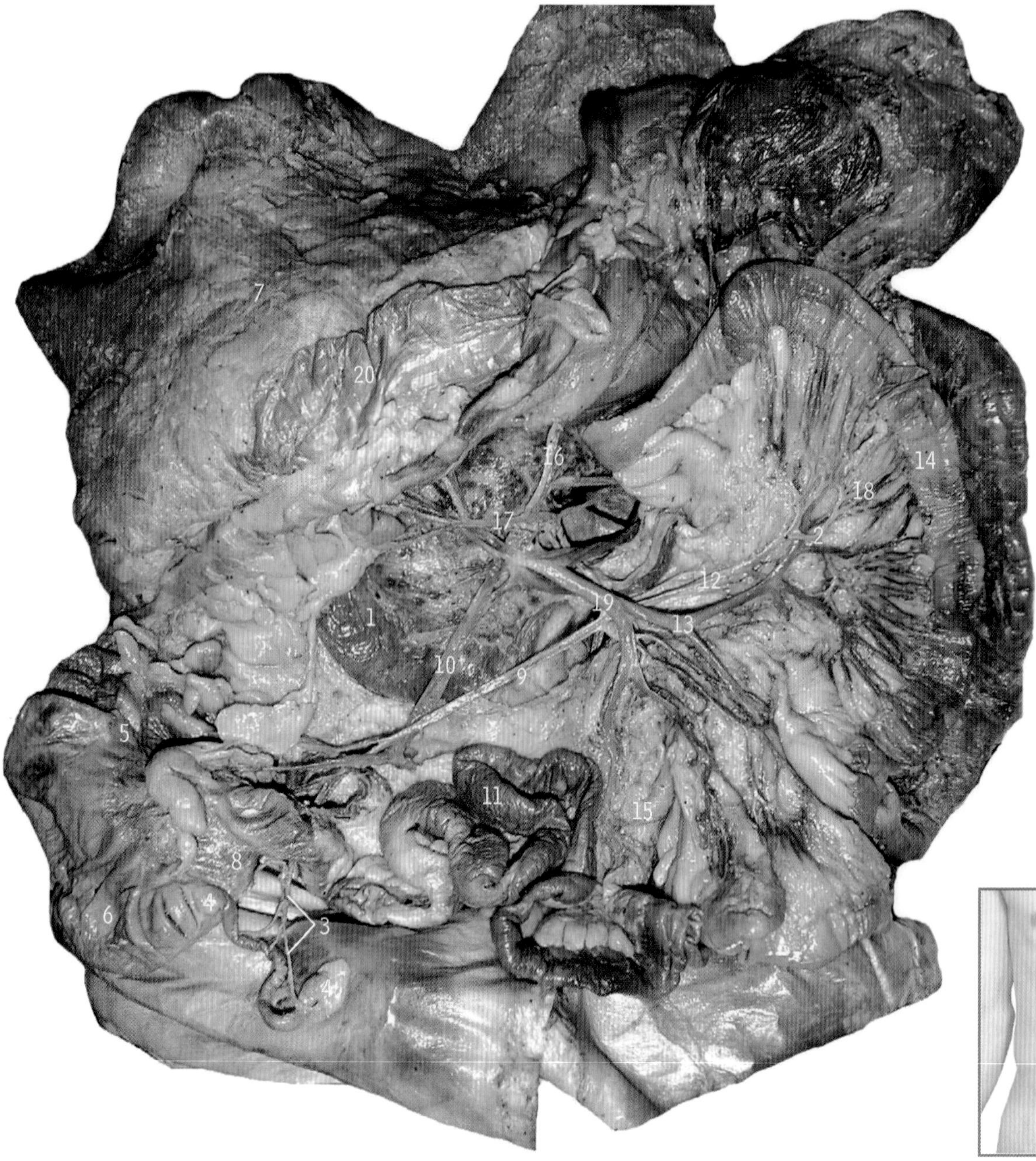

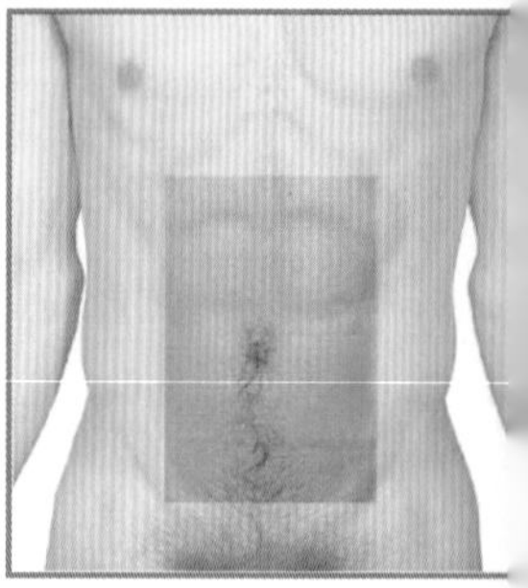

1 十二指肠的第 3 部 Third part of the duodenum
2 吻合的动脉弓 Anastomotic arcades
3 阑尾动脉 Appendicular artery
4 阑尾 Appendix
5 升结肠 Ascending colon
6 盲肠 Caecum
7 大网膜 Greater omentum
8 回结肠连接处 Ileocaecal junction
9 回结肠动脉 Ileocolic artery
10 回结肠静脉 Ileocolic vein
11 回肠 Ileum
12 空肠动脉 Jejunal artery
13 空肠静脉 Jejunal vein
14 空肠 Jejunum
15 回肠系膜 Mesentery of the ileum
16 中结肠动脉 Middle colic artery
17 右结肠动脉 Right colic artery
18 直管动脉 Straight arteries
19 肠系膜上静脉 Superior mesenteric vein
20 横结肠 Transverse colon

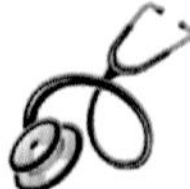
麦克尔憩室见第 280~284 页。

肠系膜下血管 前面观

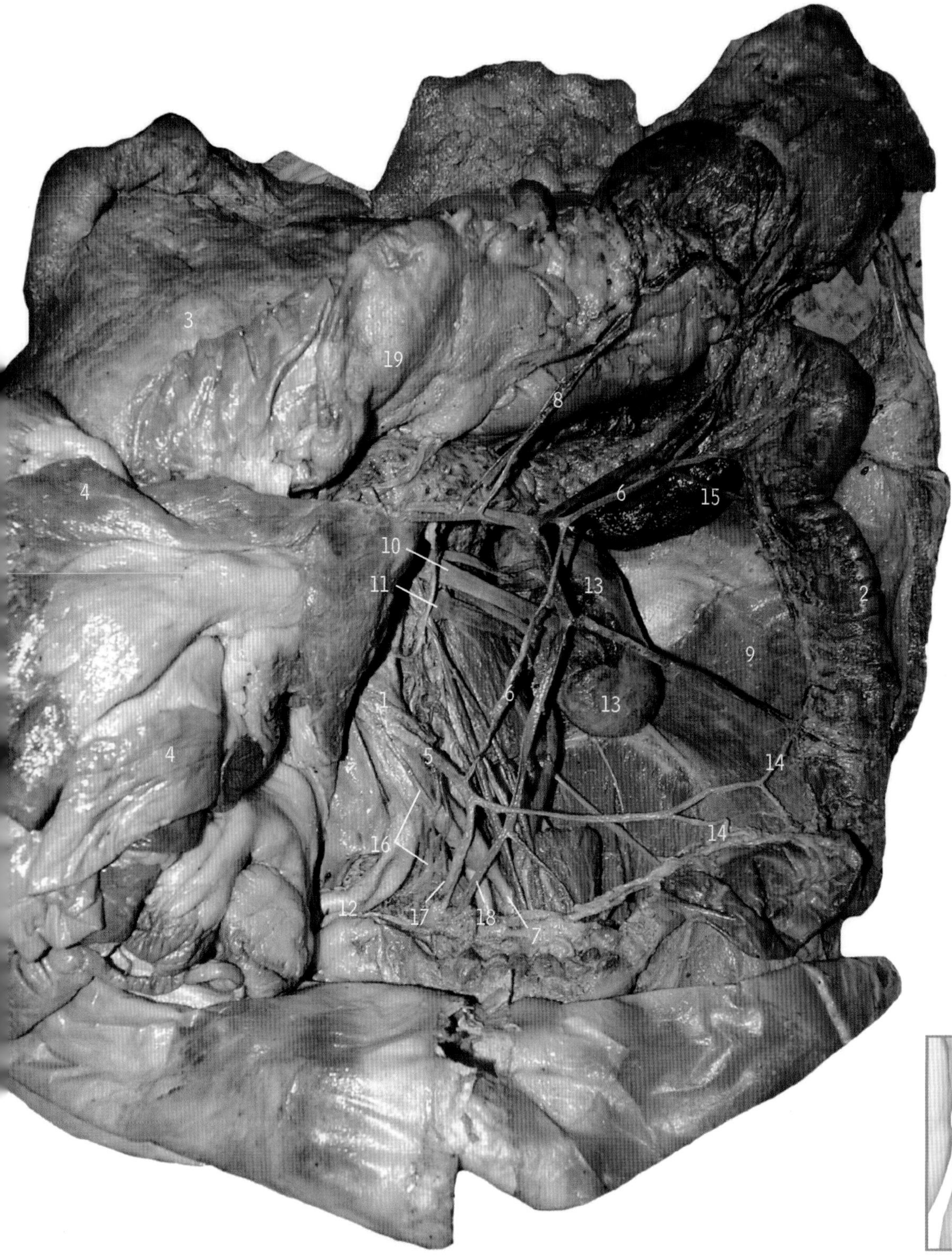

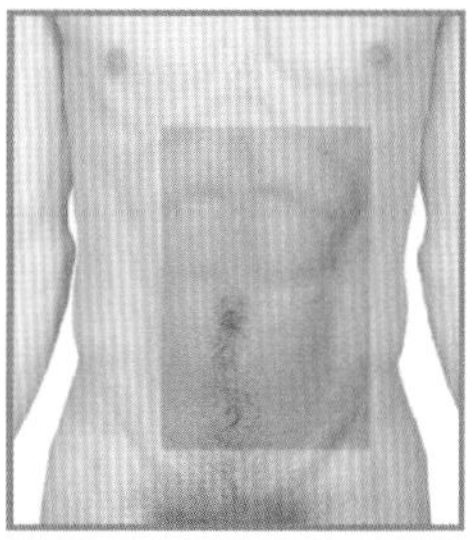

腹主动脉 Abdominal aorta
降结肠 Descending colon
大网膜 Greater omentum
回肠和结肠 Ileum and jejunum
肠系膜下动脉 Inferior mesenteric artery
结肠左动脉 Left colic artery
左髂总动脉 Left common iliac artery
8 边缘动脉 Marginal artery
9 腹横肌 Transverse abdominis
10 肾动脉 Renal artery
11 肾静脉 Renal vein
12 右髂总动脉 Right common iliac artery
13 右肾 Right kidney
14 乙状结肠动脉 Sigmoid arteries
15 脾 Spleen
16 上腹下丛 Superior hypogastric plexus
17 直肠上动脉 Superior rectal artery
18 直肠上静脉 Superior rectal vein
19 横结肠 Transverse colon

肠局部缺血见第 280~284 页。

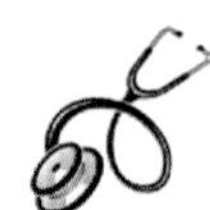

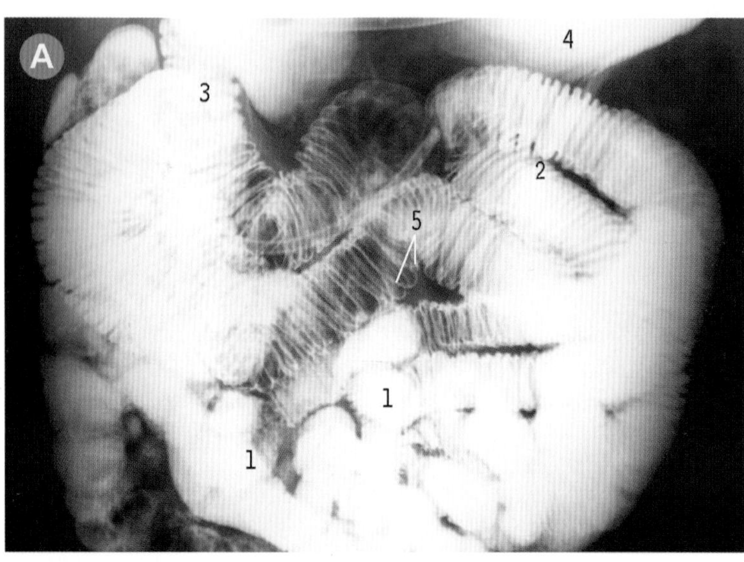

A 小肠X线影像

造影用灌肠剂通过十二指肠中的导管进入小肠

1 回肠袢 Coils of ileum
2 空肠袢 Coils of jejunum
3 十二指肠降部 Descending (second) part of duodenum
4 胃 Stomach
5 环状襞 Valvulae conniventes

B 大肠 X线影像

运用这种双重对比的含钡灌肠剂(钡和空气),部分填充进闭锁不全的回盲连接部(5),使结肠(6、8)各个部位的结肠袋能与管腔更狭窄的回肠末端(11)分开。

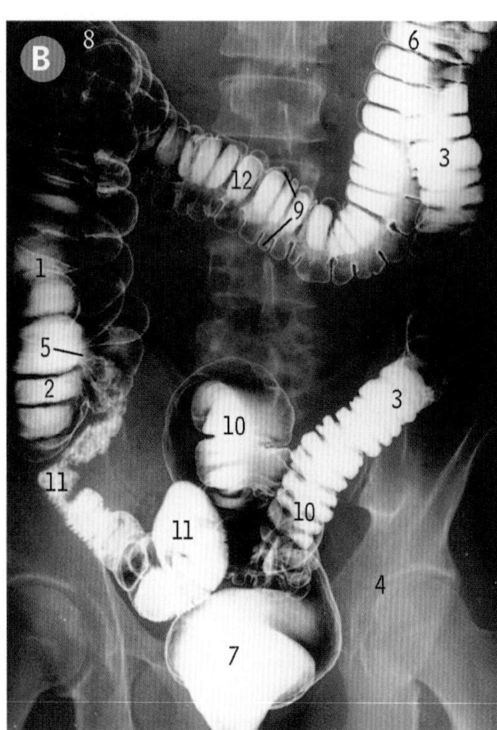

1 升结肠 Ascending colon
2 盲肠 Caecum
3 降结肠 Descending colon
4 髋关节 Hip joint
5 回盲连接 Ileocaecal junction
6 结肠左曲 Left colic (splenic) flexure
7 直肠 Rectum
8 结肠右曲(肝曲) Right colic (hepatic) flexure
9 结肠袋 Sacculations
10 乙状结肠 Sigmoid colon
11 回肠末端 Terminal ileum
12 横结肠 Transverse colon

C 3D重建64排CT扫描图像 "结肠镜3D造影"

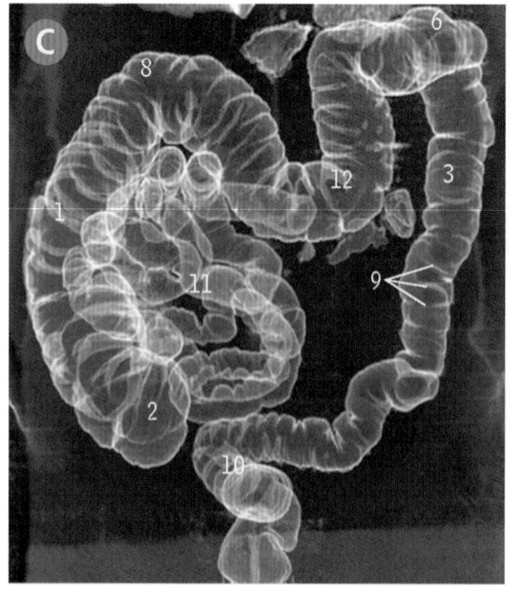

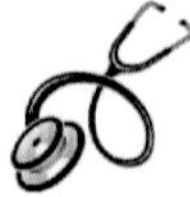

结肠支架、结肠造口术和直肠乙状结肠异物见第280~284页。

胃 包括脉管系统与迷走神经前面观

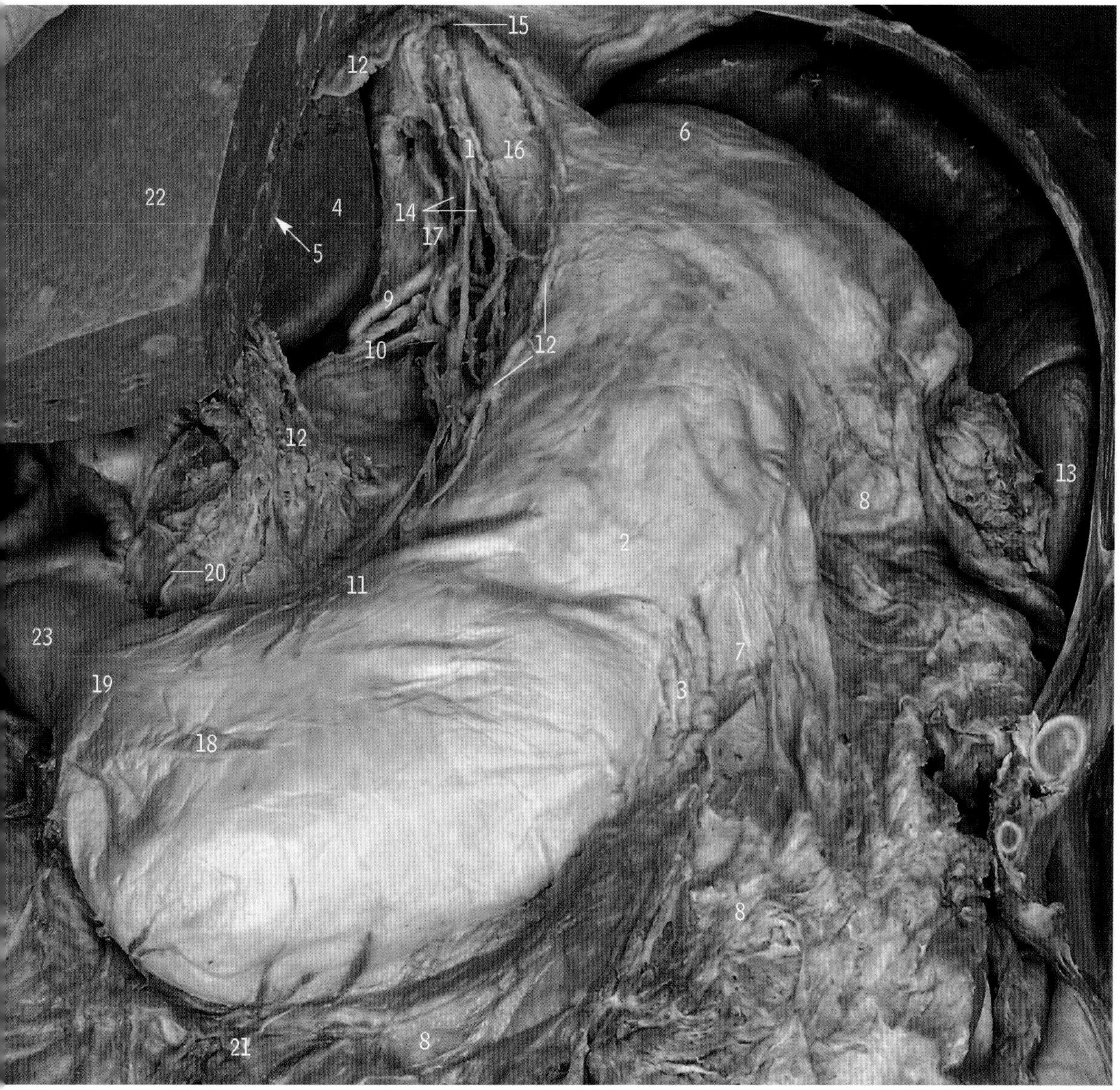

移去胸前壁、腹前壁和肝左叶，保留部分小网膜(12)，以显示胃(6、2、18 和 19)的正常位置。

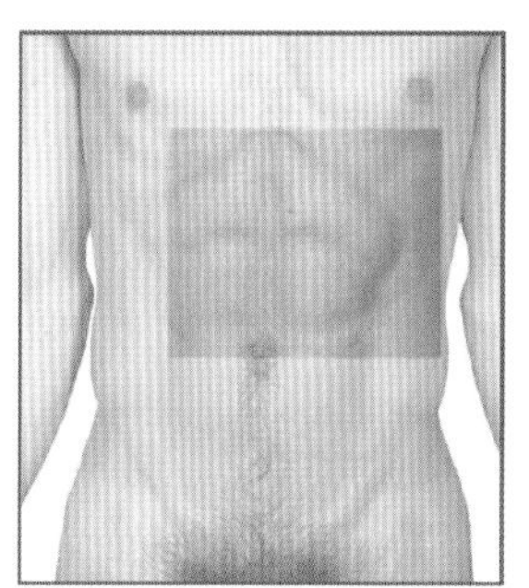

1 迷走神经前干(左迷走神经)
Anterior (left) vagal trunk
2 胃体 Body of stomach
3 胃网膜左动、静脉支
Branches of left gastro-epiploic vessels
4 肝尾状叶 Caudate lobe of liver
5 静脉韧带裂
Fissure for ligamentum venosum
6 胃底 Fundus of stomach
7 胃大弯 Greater curvature of stomach
8 大网膜 Greater omentum
9 胃左动脉 Left gastric artery
10 胃左静脉 Left gastric vein
11 胃小弯 Lesser curvature of stomach
12 小网膜 Lesser omentum (cut edge)
13 脾下极 Lower end of spleen
14 胃左血管食管支
Oesophageal branches of left gastric vessels
15 膈食管裂孔
Oesophageal opening in diaphragm
16 食管 Oesophagus
17 迷走神经后干(右迷走神经)
Posterior (right) vagal trunk
18 幽门窦 Pyloric antrum
19 幽门管 Pyloric canal
20 胃右动脉 Right gastric artery
21 胃网膜右动、静脉及分支
Right gastro-epiploic vessels and branches
22 肝右叶 Right lobe of liver
23 十二指肠上部(第 1 部)
Superior (first) part of duodenum

食管静脉曲张、迷走神经切断术见第 280~284 页。

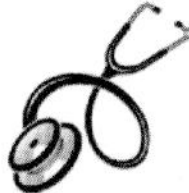

上腹部

A 胃——钡餐

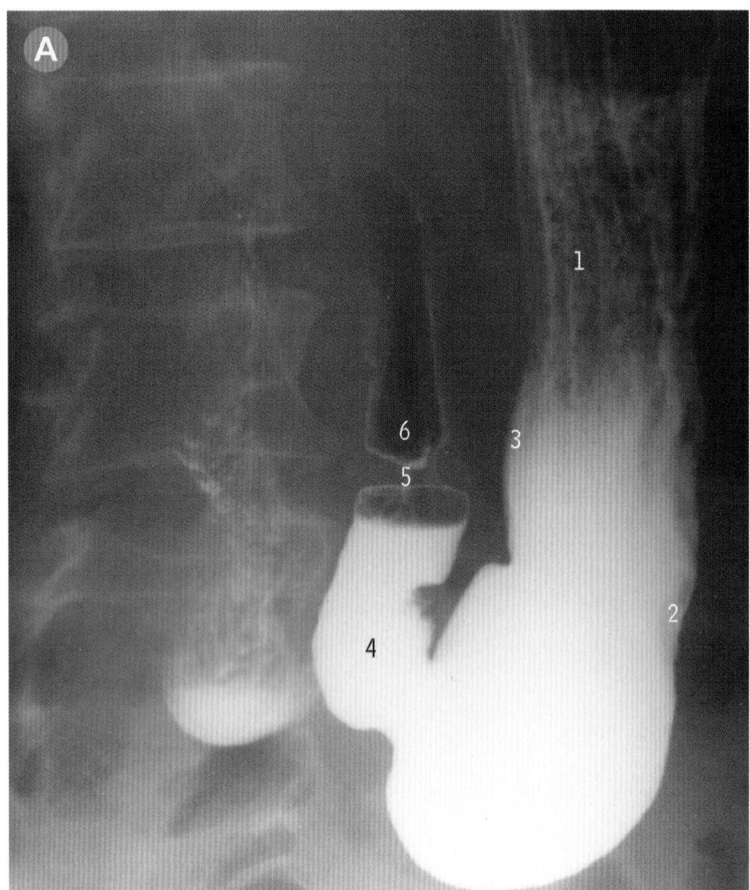

1 胃体 Body of stomach
2 胃大弯 Greater curvature of stomach
3 胃小弯 Lesser curvature of stomach
4 幽门窦 Pyloric antrum
5 幽门管 Pyloric canal
6 十二指肠球部 Duodenal cap

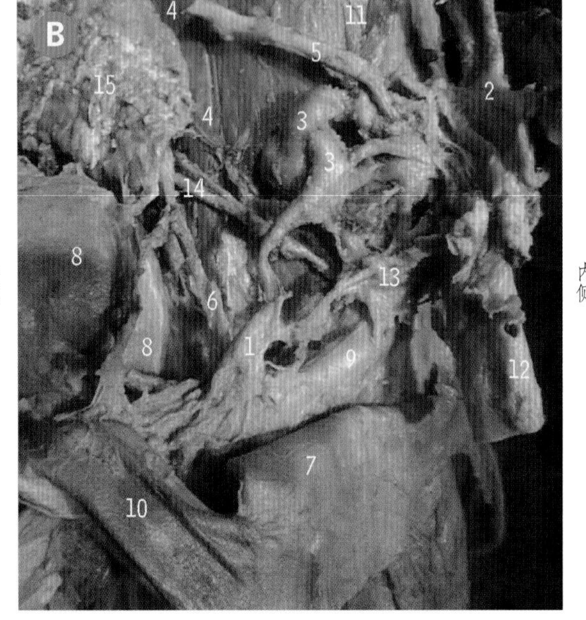

B 后壁－腹腔神经节及其关系

1 主动脉肾节 Aorto-renal ganglion
2 腹腔主动脉干(向前翻) Coeliac arterial trunk (reflected anteriorly)
3 腹腔神经节 Coeliac ganglion
4 膈 Diaphragm
5 膈下动脉 Inferior phrenic artery
6 肾上腺下动脉 Inferior suprarenal artery
7 下腔静脉(翻向下面) Inferior vena cava (reflected inferiorly)
8 右肾 Kidney, right
9 右肾动脉 Renal artery, right
10 肾静脉(向下翻一步) Renal vein (reflected)
11 右膈脚 Right crus, diaphragm
12 肠系膜上动脉 Superior mesenteric artery
13 肠系膜上神经节 Superior mesenteric ganglion
14 肾上腺上动脉 Superior suprarenal artery
15 肾上腺 Suprarenal gland

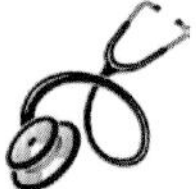

腹腔丛阻塞、胃蠕动调节点和裂孔疝见第 280~284 页。

A 胰，十二指肠和肠系膜上血管

胃和附于其上的大网膜已被翻起。

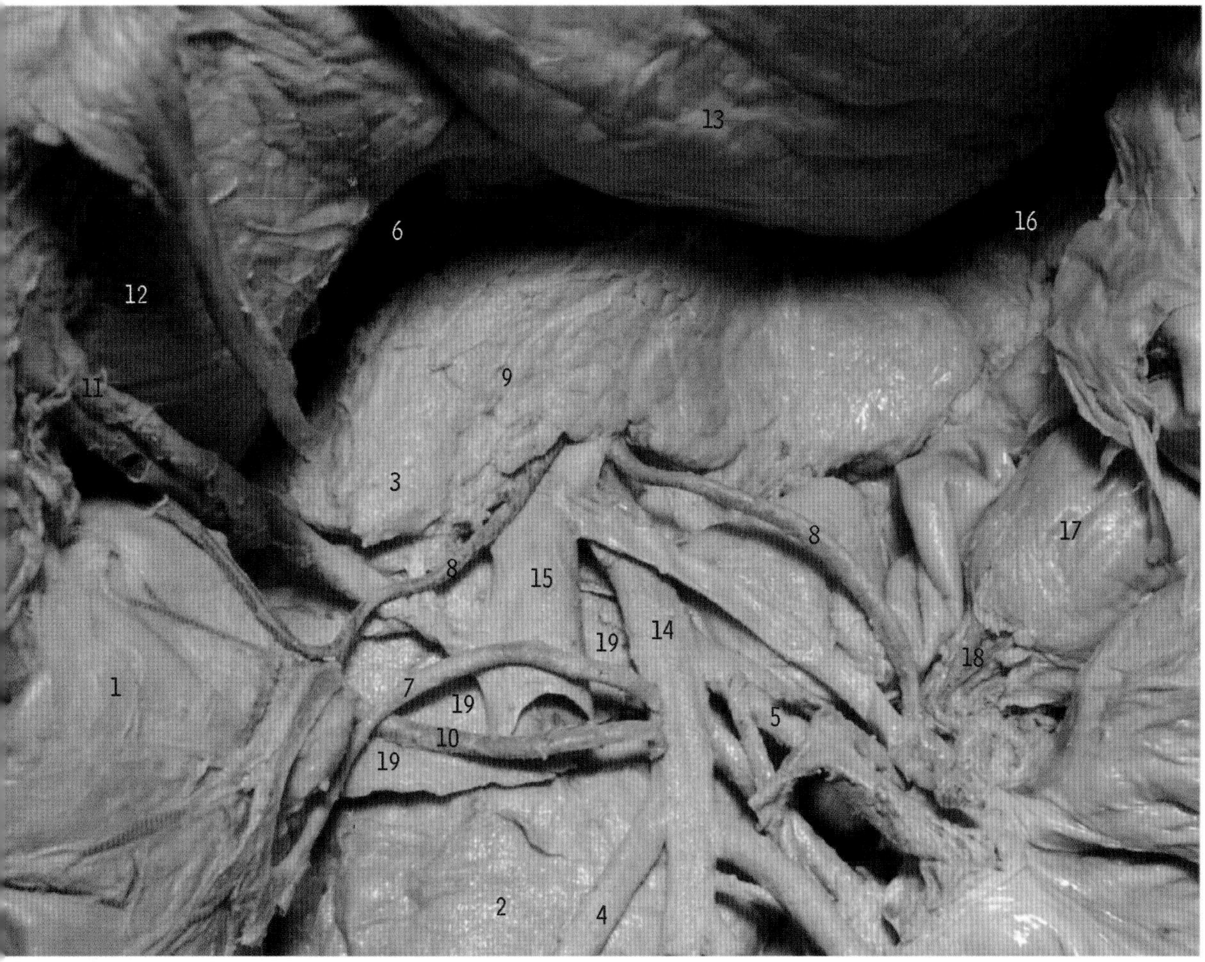

1 升结肠 Ascending colon
2 十二指肠第 3 部 Duodenum, third part
3 胰头 Head of pancreas
4 回结肠动脉 Ileocolic artery
5 肠系膜上动脉空肠支 Jejunal branch of superior mesenteric artery
6 网膜囊 Lesser sac
7 中结肠动脉 Middle colic artery
8 中结肠动脉的变异 Middle colic artery, aberrant variation
9 胰颈 Neck of pancreas
10 右结肠动脉 Right colic artery
11 胃网膜右动、静脉 Right gastroepiploic vessels
12 胃幽门窦（向前翻起） Stomach, antrum (reflected anteriorly)
13 胃体 Stomach, body
14 肠系膜上动脉 Superior mesenteric artery
15 肠系膜上静脉 Superior mesenteric vein
16 胰尾 Tail of pancreas
17 横结肠 Transverse colon
18 横结肠动静脉 Transverse colon, artery and vein
19 胰腺钩突 Uncinate process of pancreas

B 十二指肠大乳头

胃已被完全切除以显示胃床。

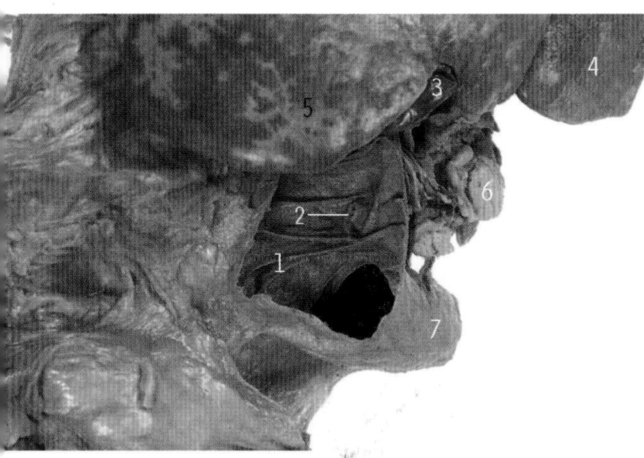

十二指肠降部的前壁已被移除。

十二指肠黏膜的环形皱襞 Circular folds of mucous membrane
十二指肠大乳头 Duodenal papilla
胆囊 Gall bladder
肝左叶 Liver, left lobe
肝右叶 Liver, right lobe
胰腺 Pancreas
十二指肠第 3 部 Third part of duodenum

胰腺炎见第 280~284 页。

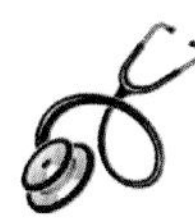

肝 前面观

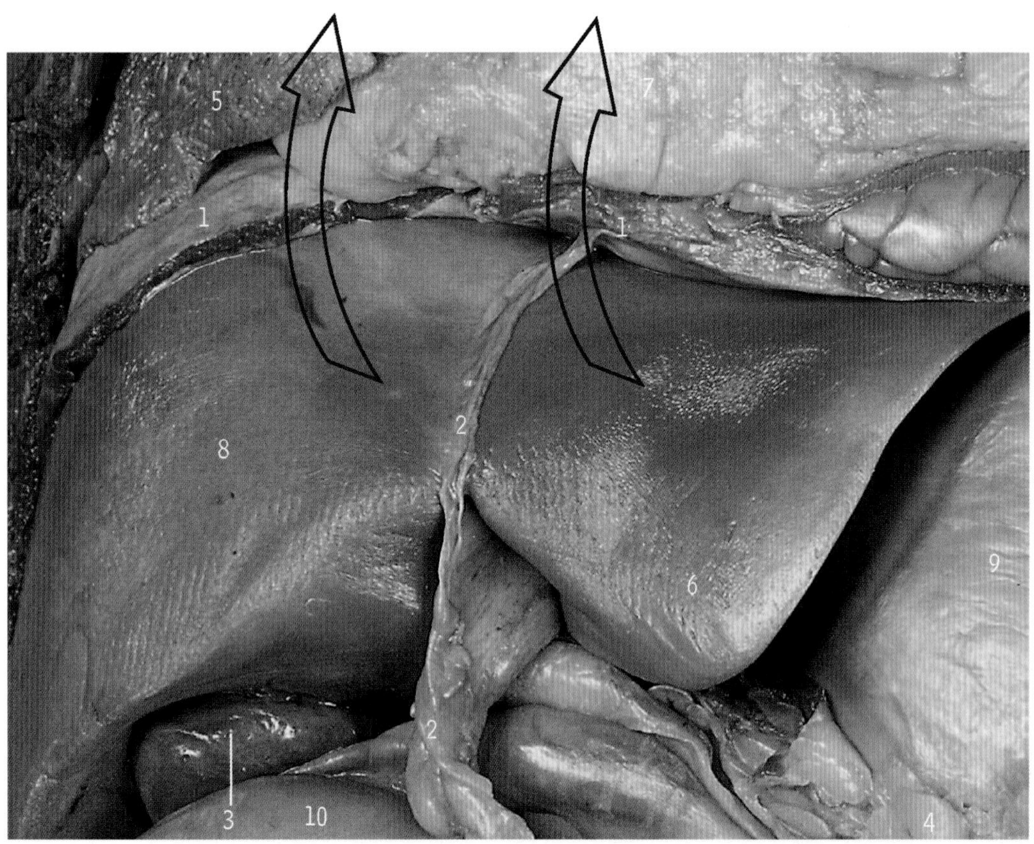

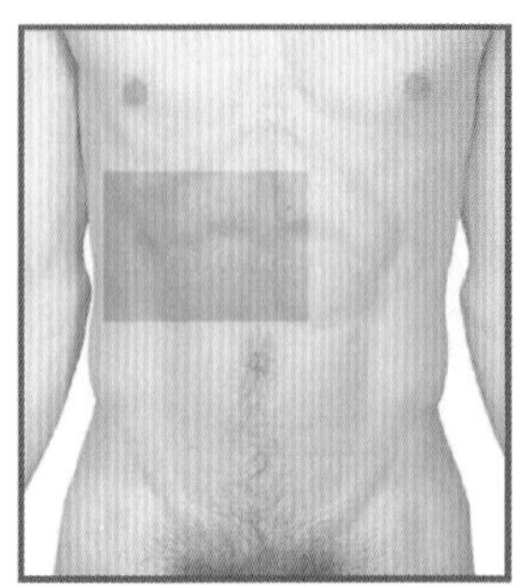

1 膈 Diaphragm
2 镰状韧带 Falciform ligam
3 胆囊，底部 Gall bladder, fundus
4 大网膜 Greater omentum
5 右肺下叶 Inferior lobe of right lung
6 肝左叶 Left lobe of liver
7 心包脂肪 Pericardial fat
8 肝右叶 Right lobe of liver
9 胃 Stomach
10 横结肠 Transverse colon

腹膜结构见第 220 页、233 页。

移除胸廓、腹前壁和膈的前壁以显示腹腔内部结构的原始状态。肝(6 和 8)和胃(9)恰位于膈肌(1)下方。大网膜(4)自胃(9)大弯(下缘)垂下，覆盖大部分小肠和大肠，但横结肠(10)未被完全覆盖。在肝右叶(8)和横结肠(10)之间可见胆囊(3)的底部。将肝沿箭头的标示翻起，可对应下一页(第 245 页)的视角。

上腹部 CT(冠状面)。

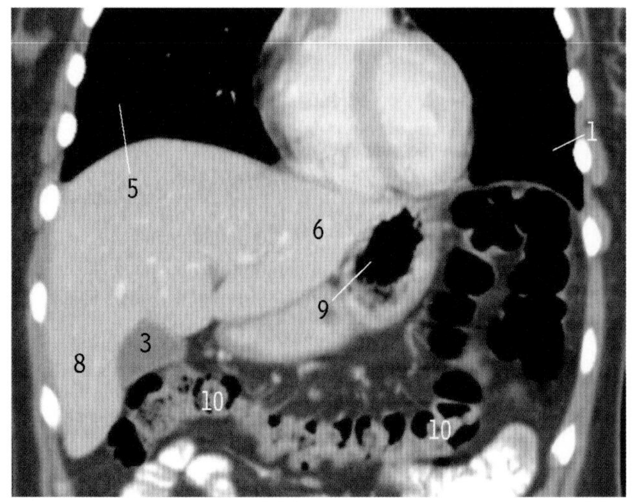

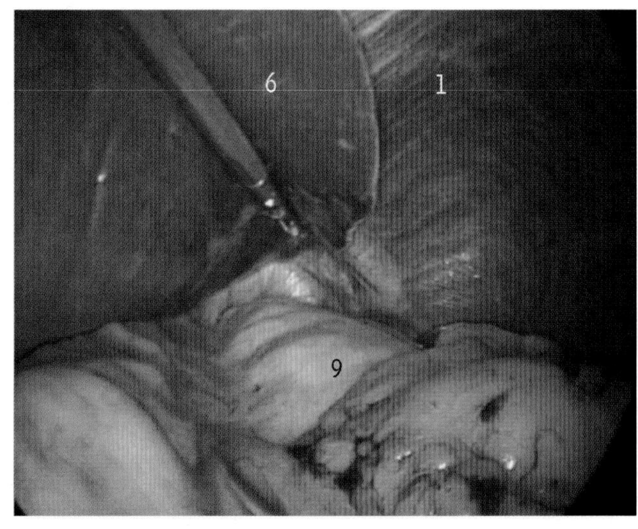

上腹部内腔器官的腹腔镜检查。

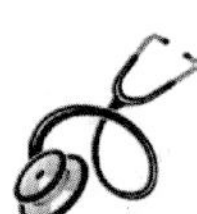

肝硬化和肝创伤见第 280~284 页。

肝　下面和后面观

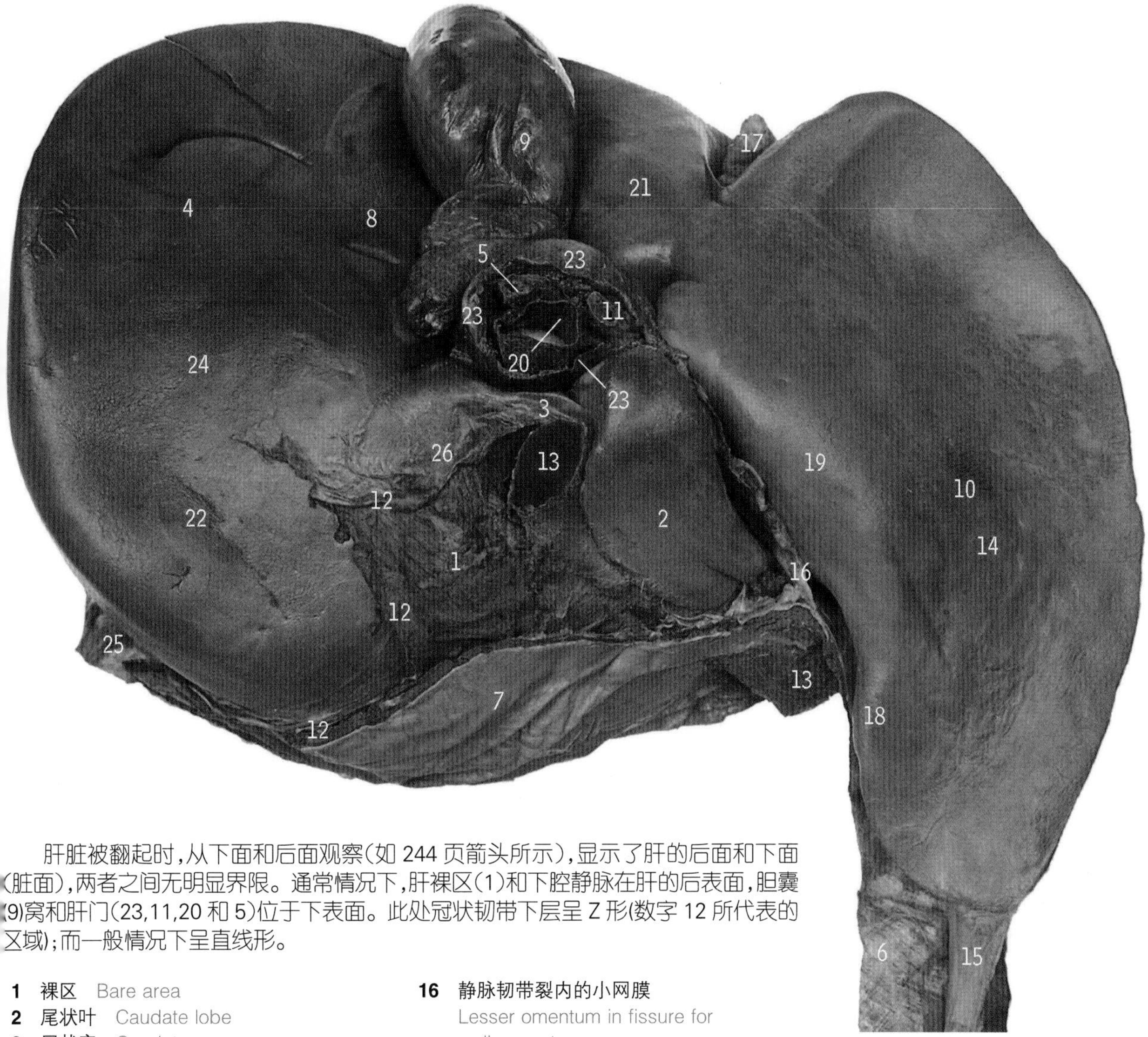

肝脏被翻起时，从下面和后面观察(如 244 页箭头所示)，显示了肝的后面和下面(脏面)，两者之间无明显界限。通常情况下，肝裸区(1)和下腔静脉在肝的后表面，胆囊(9)窝和肝门(23,11,20 和 5)位于下表面。此处冠状韧带下层呈 Z 形(数字 12 所代表的区域)；而一般情况下呈直线形。

1 裸区 Bare area
2 尾状叶 Caudate lobe
3 尾状突 Caudate process
4 结肠压迹 Colic impression
5 肝总管 Common hepatic duct
6 膈 Diaphragm
7 肝裸区的膈肌(冠状韧带上层被膈肌覆盖) Diaphragm on part of bare area (obstructing view of superior layer of coronary ligament)
8 十二指肠压迹 Duodenal impression
9 胆囊 Gall bladder
10 胃压迹 Gastric impression
11 肝动脉 Hepatic artery
12 冠状韧带下层 Inferior layer of coronary ligament
13 下腔静脉 Inferior vena cava
14 左叶 Left lobe
15 左三角韧带 Left triangular ligament
16 静脉韧带裂内的小网膜 Lesser omentum in fissure for ligamentum venosum
17 肝圆韧带裂内的肝圆韧带和镰状韧带 Ligamentum teres and falciform ligament in fissure for ligamentum teres
18 食管沟 Oesophageal groove
19 网膜结节 Omental tuberosity
20 门静脉 Portal vein
21 方叶 Quadrate lobe
22 肾压迹 Renal impression
23 肝门处的小网膜右游离缘 Right free margin of lesser omentum in porta hepatis
24 右叶 Right lobe
25 右三角韧带 Right triangular ligament
26 肾上腺压迹 Suprarenal impression

尾状叶(2)和方叶(21)在解剖上被划分为右叶(24)的一部分，但在功能上它们属于左叶(14)。因为它们接收肝动脉和门静脉左支的血液，并且排出胆汁到左肝管。

肝脓肿、Riedel 叶见第 280~284 页。

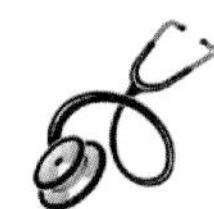

肝的铸型，肝外胆道和相关血管　下面和后面观

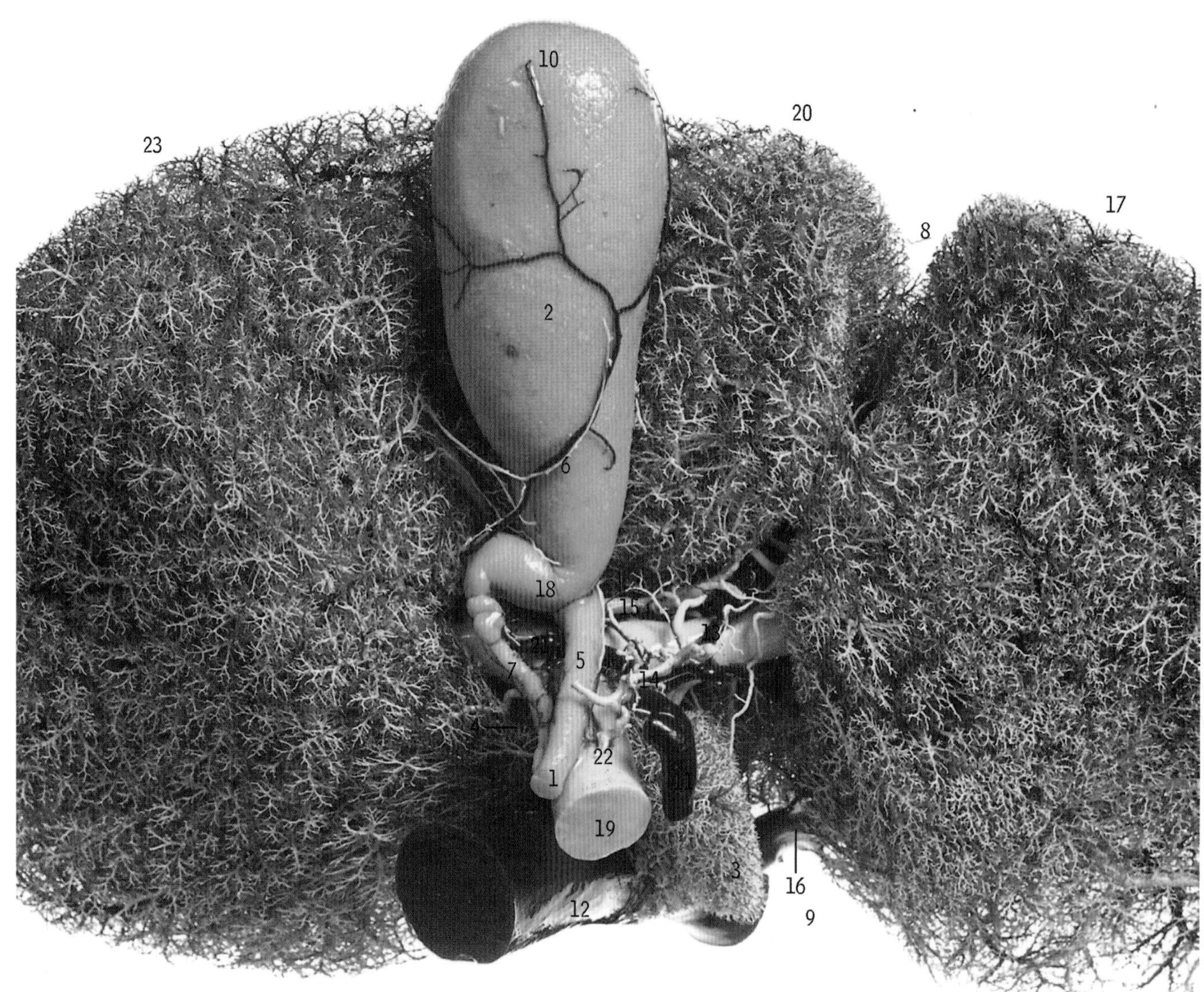
10
20
23
17
8
2
6
18
15
13
21
5
7
14
4
22
1
11
19
3
16
12
9

黄色：胆囊和胆道。
红色：肝动脉及其分支。
浅蓝：门静脉及其属支。
深蓝：下腔静脉、肝静脉及其属支。

肝的下缘向上翻向胸部，观察肝下面，视角与245页相同，显示肝后表面和下表面。

1 胆管 Bile duct
2 胆囊体 Body of gall bladder
3 尾状叶 Caudate lobe
4 尾状突 Caudate process
5 肝总管 Common hepatic duct
6 胆囊动脉和静脉 Cystic artery and veins
7 胆囊管 Cystic duct
8 肝圆韧带裂 Fissure for ligamentum teres
9 静脉韧带裂 Fissure for ligamentum venosum
10 胆囊底 Fundus of gall bladder
11 肝动脉 Hepatic artery
12 下腔静脉 Inferior vena cava
13 肝动脉左支覆盖门静脉左支 Left branch of hepatic artery overlying left branch of portal vein
14 胃左静脉 Left gastric vein
15 肝左管 Left hepatic duct
16 肝左静脉 Left hepatic vein
17 左叶 Left lobe
18 胆囊颈 Neck of gall bladder
19 门静脉 Portal vein
20 方叶 Quadrate lobe
21 肝动脉右支覆盖门静脉右支 Right branch of hepatic artery overlying right branch of portal vein
22 胃右静脉 Right gastric vein
23 右叶 Right lobe

A 内镜逆行胰胆管造影(ERCP)

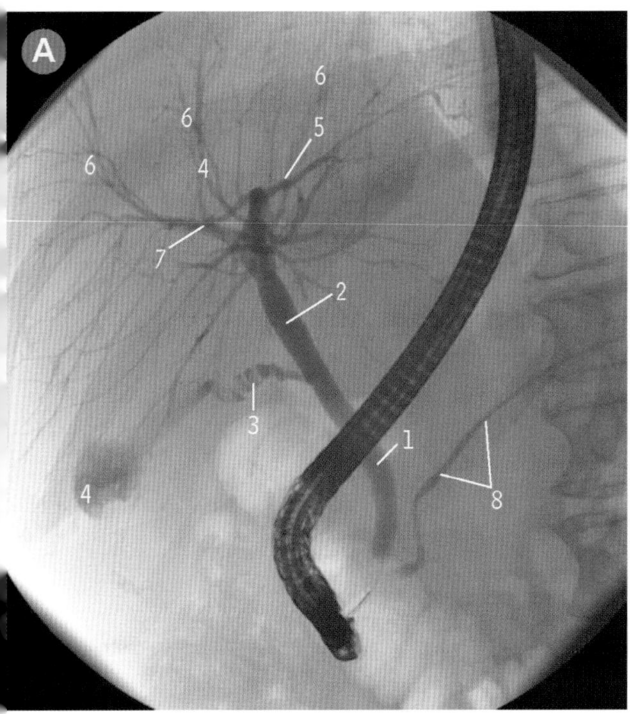

在内镜逆行胰胆管造影中，内镜依次通过口腔、咽、食管和胃，进入十二指肠，内镜通过十二指肠大乳头(第243页B)进入胆总管，造影剂即被注入胆道(内镜也可经此途径插入胰管)。

1 胆总管 Common bile duct
2 肝总管 Common hepatic duct
3 胆囊管 Cystic duct
4 胆囊 Gall bladder
5 肝左管 Left hepatic duct
6 肝投影及肝管分支 Liver shadow and tributaries of hepatic ducts
7 肝右管 Right hepatic duct
8 胰管 Pancreatic duct

B 胰管造影 (ERCP)

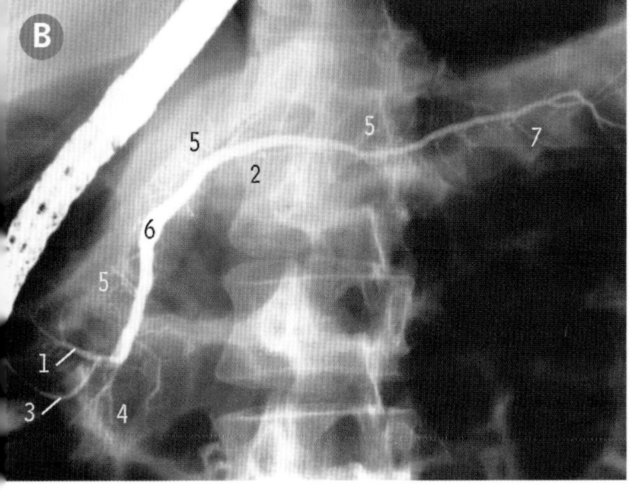

1 副胰管(桑托里尼管) Accessory pancreatic duct (Santorini)
2 胰体 Body of pancreas
3 肝胰壶腹(**Vater** 壶腹) Cannula in ampulla (Vater)
4 胰头 Head of pancreas
5 小叶内胰导管 Intralobular ducts of the pancreas
6 胰管(**Wirsung** 管) Pancreatic duct (Wirsung)
7 胰尾 Tail of pancreas

C 磁共振胰胆管造影(MRCP)

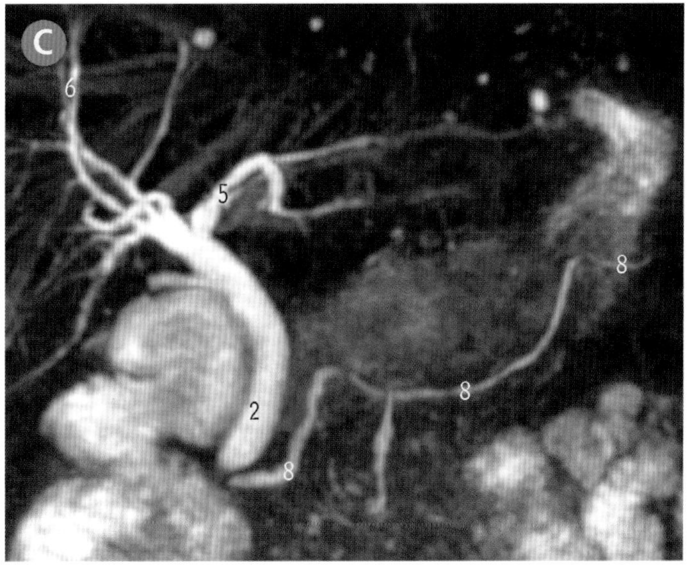

注释见A。

胰腺癌、胆囊切除术和胆结石见第280~284页。

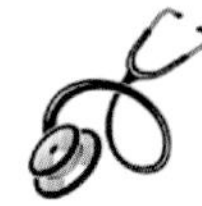

肝门静脉及其属支，肠系膜血管铸型　后面观

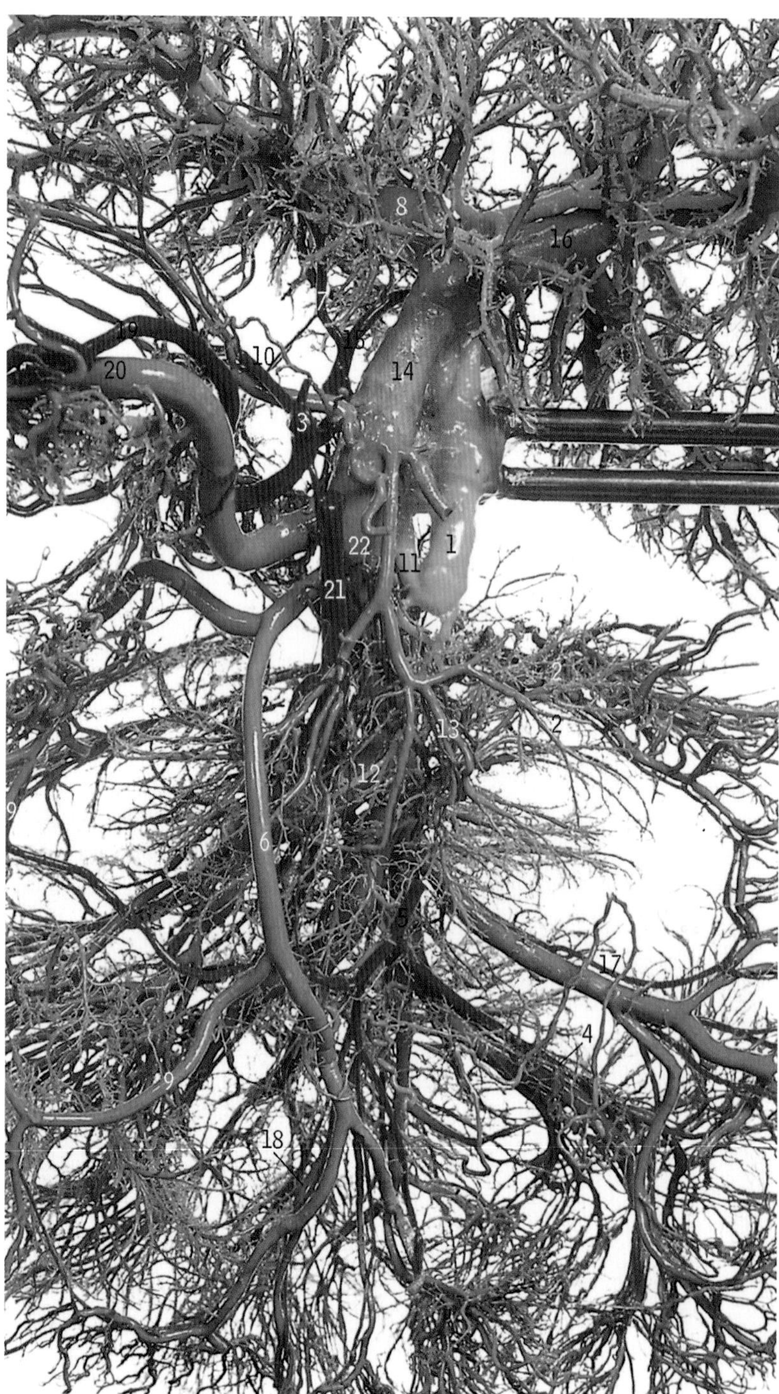

黄色：胆管和胰管；红色：动脉；蓝色：门静脉系。

1 胆总管 Bile duct
2 中结肠血管分支 Branches of middle colic vessels
3 腹腔干 Coeliac trunk
4 回结肠血管 ileocolic vessels
5 肠系膜下动脉 Inferior mesenteric artery
6 肠系膜下静脉 Inferior mesenteric vein
7 肝左动脉 Left branch of hepatic artery
8 肝门静脉左支 Left branch of portal vein
9 左结肠动静脉 Left colic vessels
10 胃左动静脉 Left gastric artery and vein
11 胰管 Pancreatic duct
12 胰头部胰管 Pancreatic ducts in head of pancreas
13 胰十二指肠血管 Pancreaticoduodenal vessels
14 肝门静脉 Portal vein
15 肝右动脉 Right branch of hepatic artery
16 肝门静脉右支 Right branch of portal vein
17 右结肠动静脉 Right colic vessels
18 乙状结肠动静脉 Sigmoid vessels
19 脾动脉 Splenic artery
20 脾静脉 Splenic vein
21 肠系膜上动脉 Superior mesenteric artery
22 肠系膜上静脉 Superior mesenteric vein

后面观（优于前面观，在前面观察时，大的血管分支被肠内大量的小血管阻挡而难以观察），可见肠系膜上静脉（22）向上延续，与脾静脉（20）汇合成肝门静脉（14）。在肝门处，肝门静脉分成左支和右支（8 和 16）。由于移除了主动脉，肠系膜下动脉（5）的上部被稍向右移，看起来像起自回结肠血管（4），但实际上两血管仅仅是互相重叠；回结肠血管起自肠系膜上血管在此图中无法显示。

腹部冠状切面。

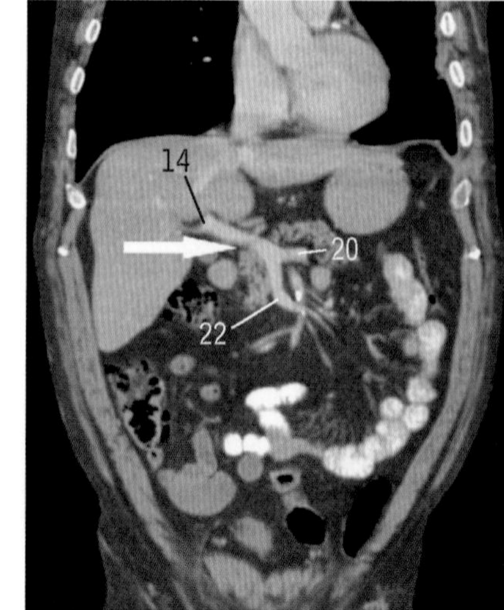

A 脾 前面观

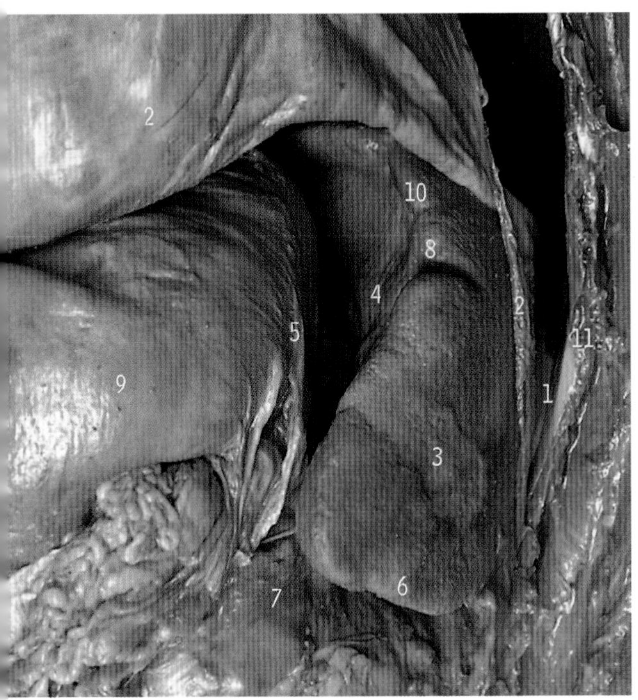

脾与胃(9)和结肠(7)相毗邻，后下部与肾(D16，D9)相毗邻。此图移除了腹前壁的左上部和胸廓前壁下部，部分膈(2)被翻向上方，以显示脾脏的正常位。

胃脾韧带内含有脾血管的胃短血管和胃网膜左血管分支、静脉以及脾动脉的分支和脾静脉的属支。脾肾韧带内含有胰尾及脾血管。

冠状 CT。

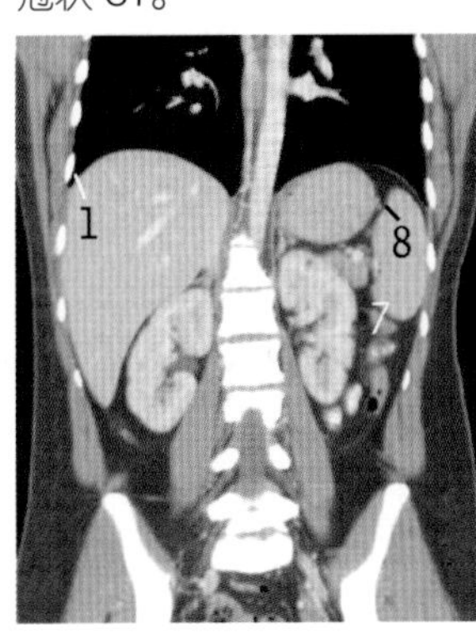

1 肋膈隐窝 Costodiaphragmatic recess
2 膈 Diaphragm
3 膈面 Diaphragmatic surface
4 胃压迹 Gastric impression
5 胃脾韧带 Gastrosplenic ligament
6 下缘 Inferior border
7 结肠左曲 Left colic flexure
8 脾切迹 Splenic notch
9 胃 Stomach
10 上缘 Superior border
11 胸壁 Thoracic wall

B 脾 脏面

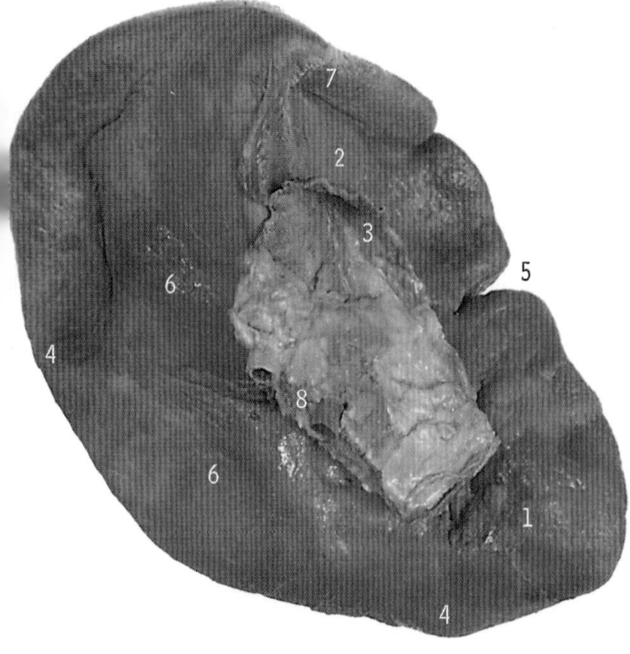

B 图中，脾被单独取出，显示其脏面和内侧面，胃脾韧带(3)和脾肾韧带(8)的小部分还附于其上。

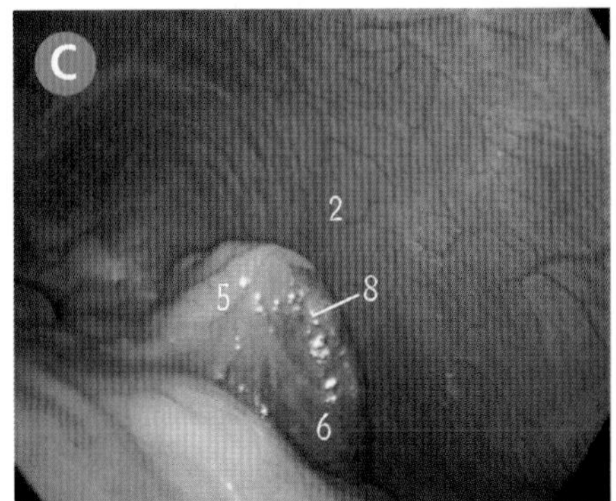

C 脾 腹腔镜检图像

标号注释同 A 图

1 结肠压迹 Colic impression
2 胃压迹 Gastric impression
3 胃脾韧带(内含胃短血管和胃网膜左动、静脉)
Gastrosplenic ligament containing short gastric and left gastro-epiploic vessels
4 下缘 Inferior border
5 脾切迹 Splenic notch
6 肾压迹 Renal impression
7 上缘 Superior border
8 脾肾韧带中的胰尾和脾血管
Tail of pancreas and splenic vessels in lienorenal ligament
C Spleen Laparoscopic view

脾破裂、脾囊肿、脾梗死、脾切除术、脾肿大和脾坏死见第 280~284 页。

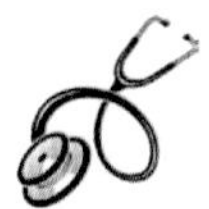

D 脾 左上腹横断面观

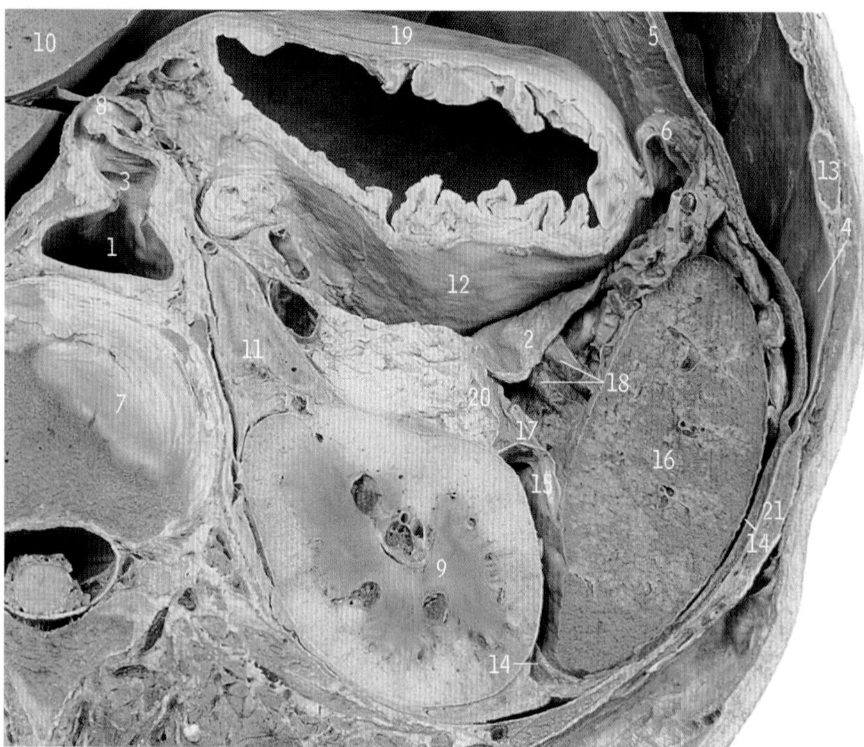

此图显示的位置位于第 12 胸椎和第 1 腰椎的椎间盘水平，从胸部向下观察。

1 腹主动脉 Abdominal aorta
2 脾肾韧带前层 Anterior layer of lienorenal ligament
3 腹腔干 Coeliac trunk
4 肋膈隐窝 Costodiaphragmatic recess of pleura
5 膈 Diaphragm
6 胃脾韧带 Gastrosplenic ligament
7 椎间盘 Intervertebral disc
8 胃左动脉 Left gastric artery
9 左肾 Left kidney
10 肝左叶 Left lobe of liver
11 左肾上腺 Left suprarenal gland
12 网膜囊 Lesser sac
13 第 9 肋 Ninth rib
14 大的网膜束的腹膜 Peritoneum of greater sac
15 脾肾韧带后层 Posterior layer of lienorenal ligament
16 脾 Spleen
17 脾动脉 Splenic artery
18 脾静脉 Splenic vein
19 胃 Stomach
20 胰尾 T ail of pancreas
21 第 10 肋 Tenth rib

E 盲肠 矢状位断面内面观

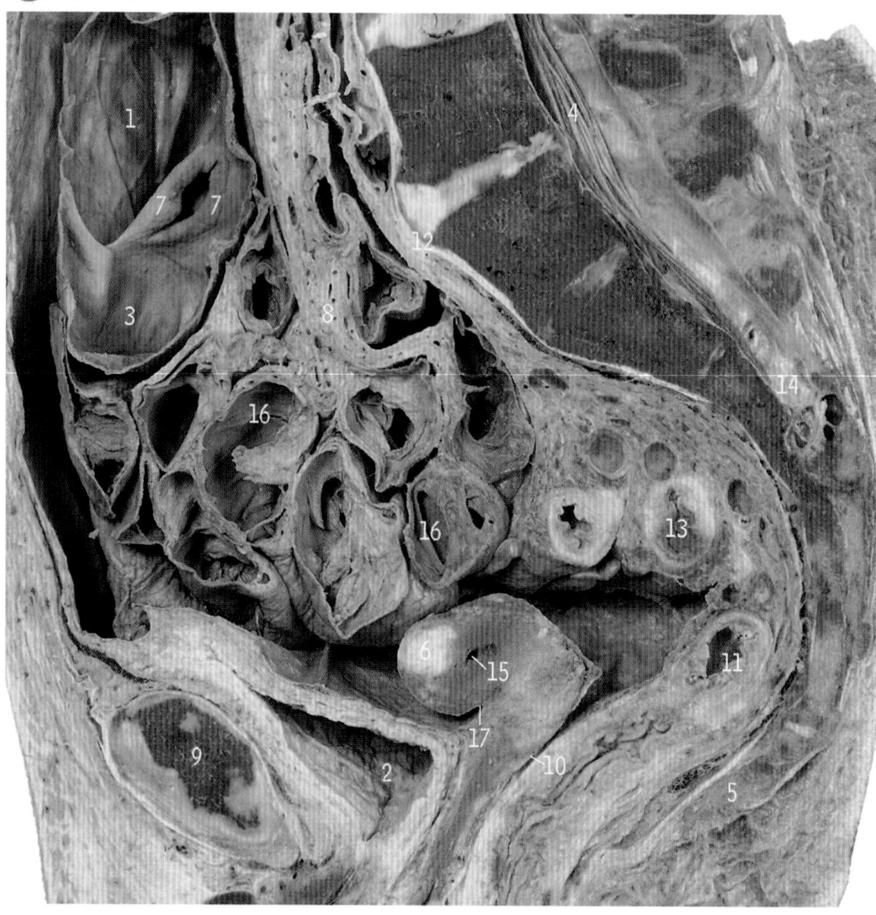

这是女性骨盆的正中矢状位切面，其是从左向右看所得的图像。盲肠前壁被切开，可见回盲瓣(7)。

1 升结肠 Ascending colon
2 膀胱 Bladder
3 盲肠 Caecum
4 马尾 Cauda equina
5 尾骨 Coccyx
6 子宫肌瘤(子宫底部) Fibroid in uterine fundus
7 回盲瓣 Lips of ileocaecal valve
8 小肠系膜 Mesentery of small intestine
9 耻骨联合 Pubic symphysis
10 直肠子宫陷凹(道格拉斯腔) Recto-uterine pouch (of Douglas)
11 直肠 Rectum
12 骶骨岬 Sacral promontory
13 乙状结肠 Sigmoid colon
14 硬脊膜囊末端 Thecal sac termination
15 子宫腔 Uterine cavity
16 环状襞 Valvulae conniventes
17 膀胱子宫陷凹 Vesico-uterine pouch

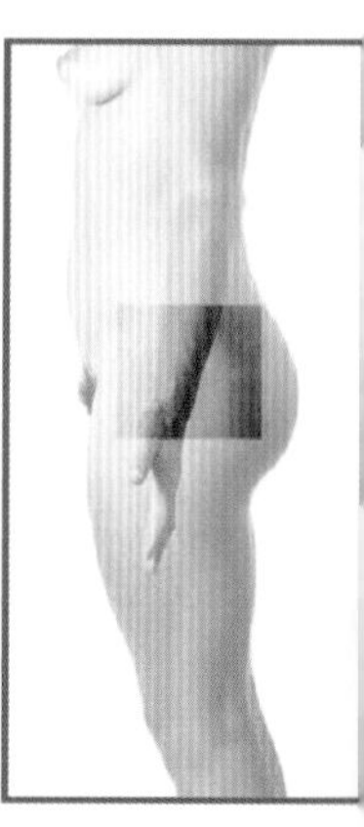

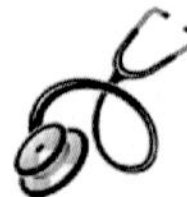

膀胱癌、肠套叠见第 280~284 页。

A 阑尾，回结肠动脉及相关结构 前面观

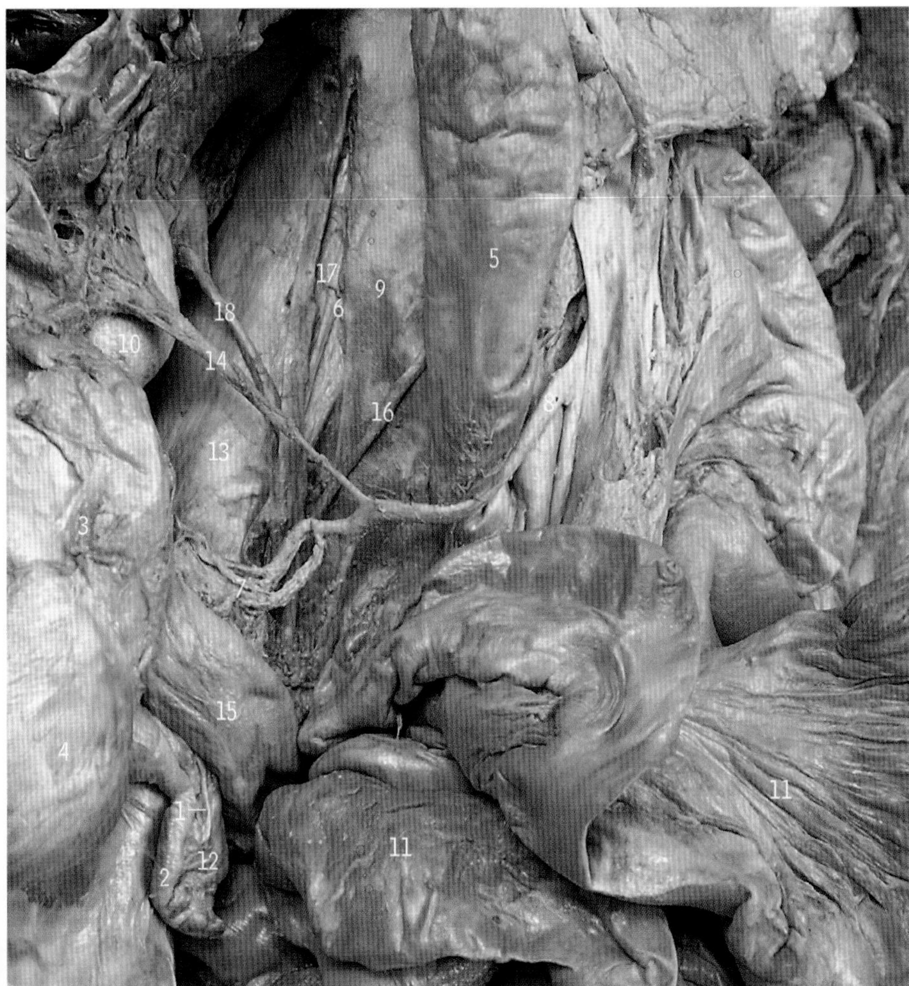

此图中大部分肠系膜和腹后壁的腹膜被移除，小肠(11)被移至图右侧，以显示回结肠动脉(8)、回肠末端(15)、阑尾(2)和阑尾动脉(1)。

1 阑尾动脉(位于阑尾系膜中)
Appendicular artery in mesoappendix
2 阑尾 Appendix
3 升结肠 Ascending colon
4 盲肠 Caecum
5 十二指肠降部
Descending (second) part of duodenum
6 生殖股神经 Genitofemoral nerve
7 回肠和盲肠血管
Ileal and caecal vessels
8 回结肠动脉 Ileocolic artery
9 下腔静脉 Inferior vena cava
10 肾下极 Lower pole of kidney
11 肠系膜、空肠袢和回肠袢
Mesentery and coils of jejunum and ileum
12 阑尾系膜 Mesoappendix
13 腰大肌 Psoas major
14 右结肠动脉 Right colic artery
15 回肠末端 Terminal part of ileum
16 睾丸动脉 Testicular artery
17 睾丸静脉 Testicular vein
18 输尿管 Ureter

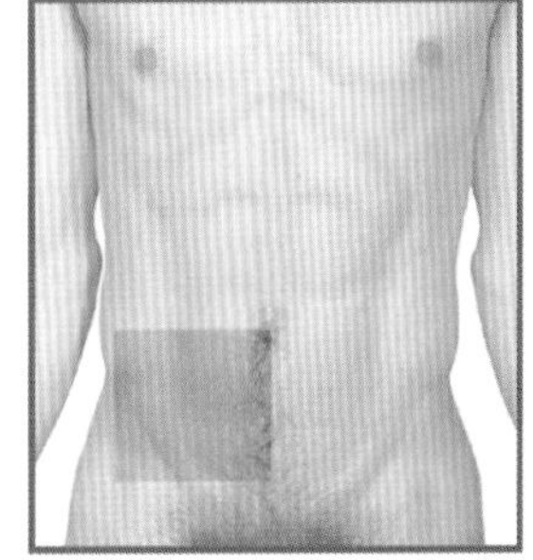

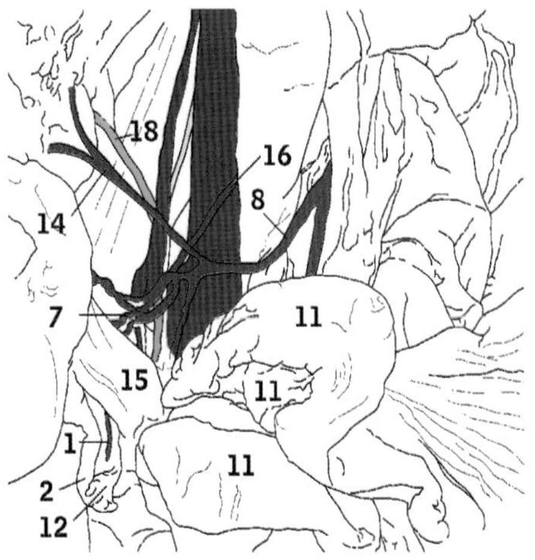

B 盲肠与阑尾 前面观

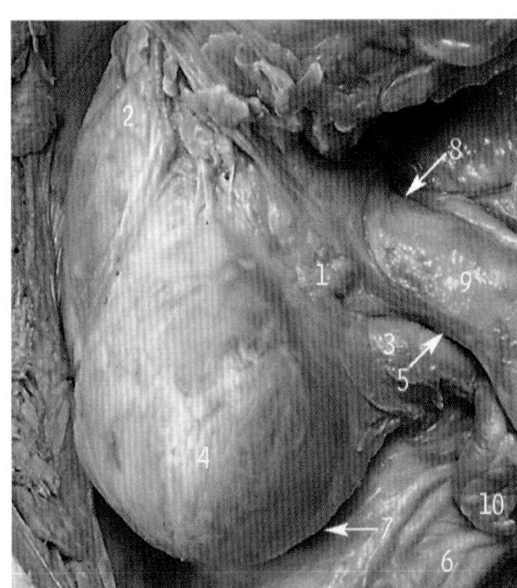

如图可见回肠末端(9)在盲肠(4)和升结肠(2)的接合处汇入大肠，阑尾在回盲部接入盲肠。

1 前结肠带 Anterior taenia coli
2 升结肠 Ascending colon
3 阑尾根部 Base of appendix
4 盲肠 Caecum
5 回盲下隐窝
Inferior ileocaecal recess
6 覆盖于髂外动静脉表面的腹膜
Peritoneum overlying external iliac vessels
7 盲肠后隐窝 Retrocaecal recess
8 回盲上隐窝
Superior ileocaecal recess
9 回肠末端 Terminal ileum
10 阑尾尖端 Tip of appendix

阑尾炎见第 280~284 页。

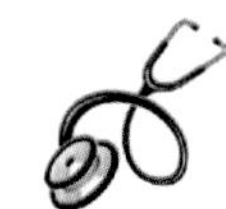

小肠

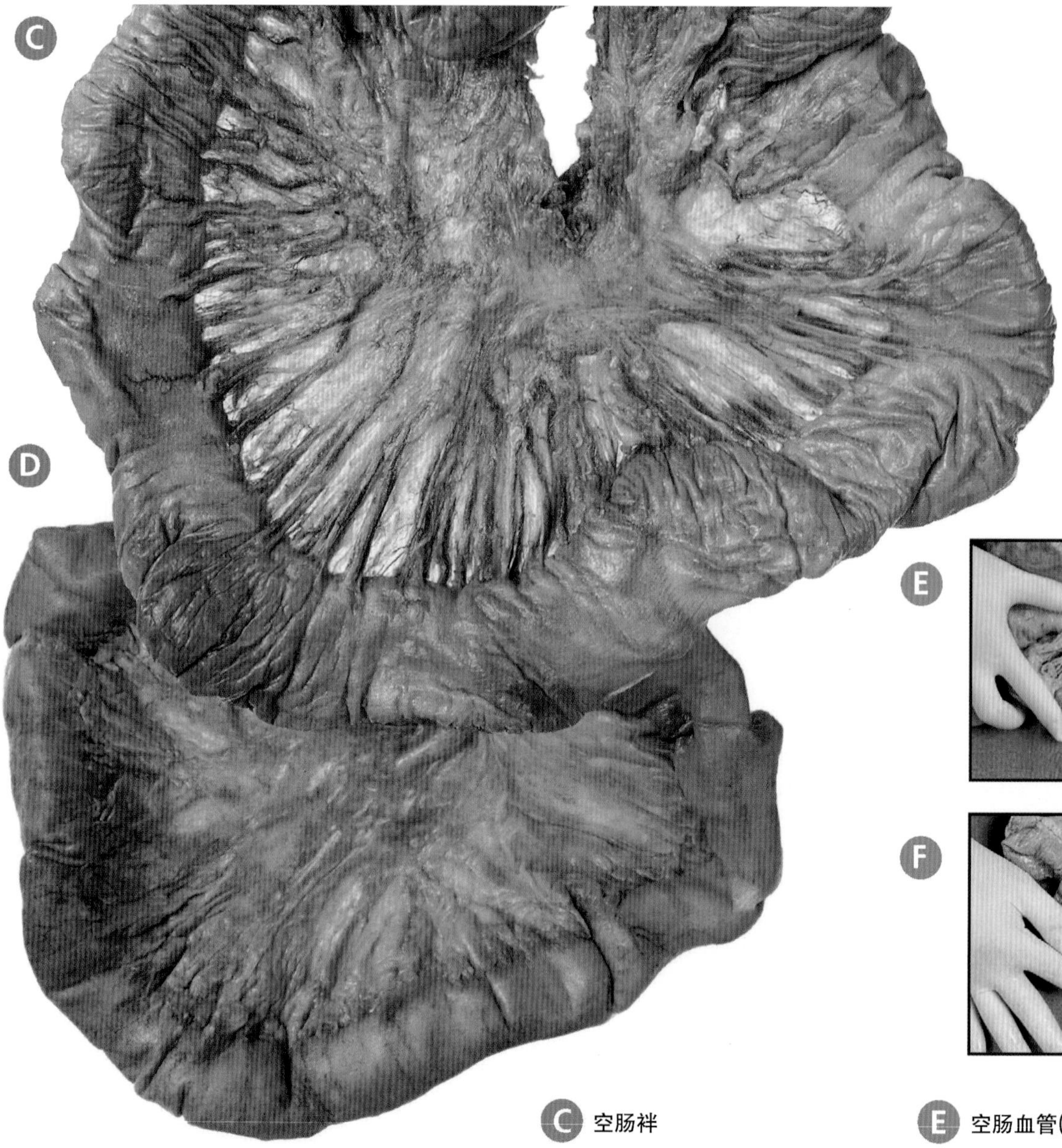

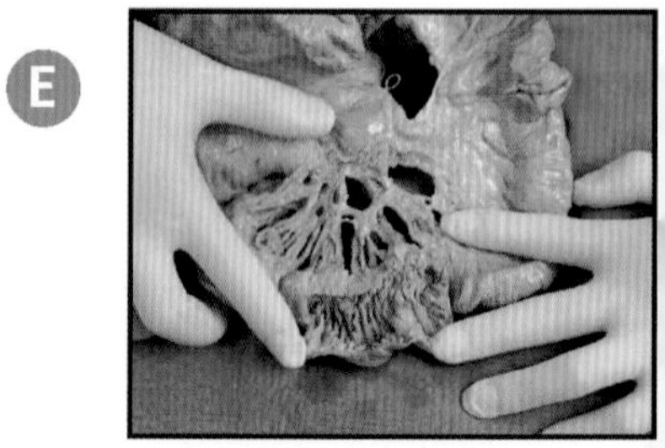

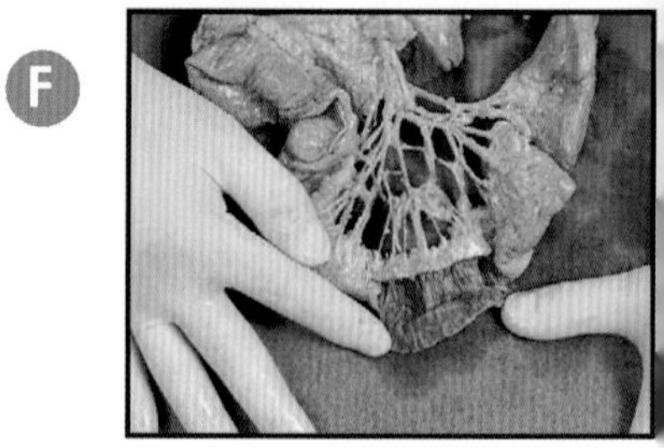

C 空肠袢

D 回肠袢

E 空肠血管(剖开)

F 回肠血管(剖开)

在C图部分空肠系膜中，血管吻合处形成一或两级血管弓(E)，血管弓发出直血管进入肠壁。肠系膜内的脂肪大多聚集在肠系膜根部附近。远离此区域近肠壁附近的“开口”处，没有脂肪。在D图空肠系膜中，一些短的血管分支(F)吻合成血管弓，且不存在无脂肪区。空肠(C)壁比回肠(D)壁厚，管径大。空肠管壁厚，是因为它的空肠黏膜皱襞比回肠多。

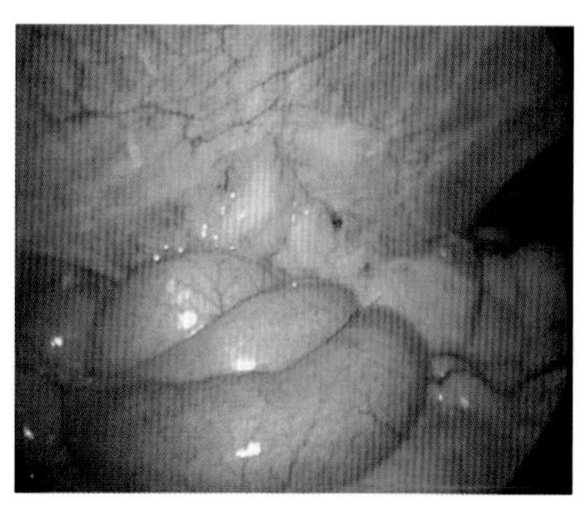

小肠腹腔镜检图像。

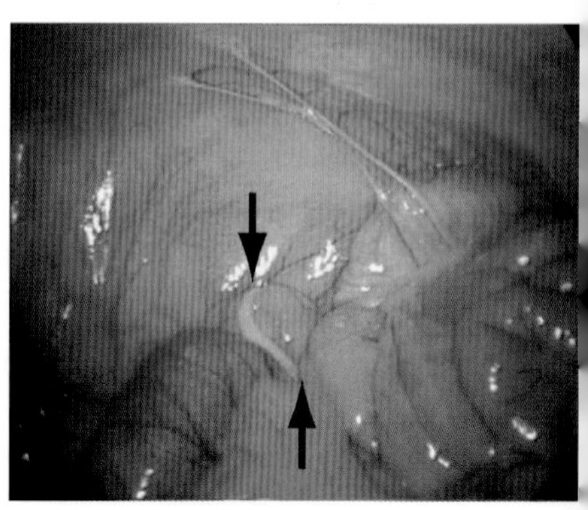

阑尾腹腔镜检图像。

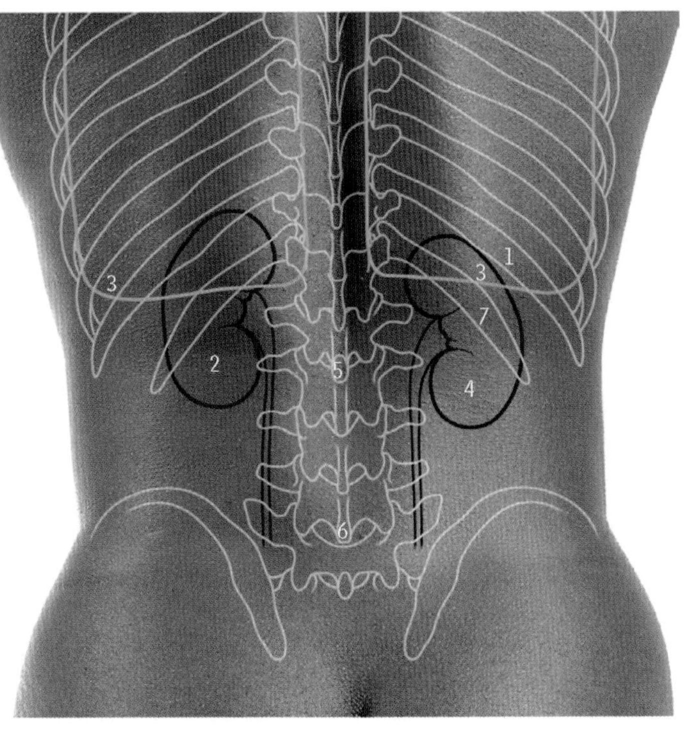

A 肾与输尿管 体表投影 前面观

左肾上缘平第 11 肋，而右肾略低（因为肝的大部分位于右侧）。双侧肾（2）门距中线 5 cm。肋膈隐窝下缘与第 12 肋相交；参照 B 图。

1 第 11 肋 Eleventh rib
2 左肾 Left kidney
3 胸膜下界 Lower edge of pleura
4 右肾 Right kidney
5 第 1 腰椎棘突 Spinous process of first lumbar vertebra
6 第 4 腰椎棘突 Spinous process of fourth lumbar vertebra
7 第 12 肋 Twelfth rib

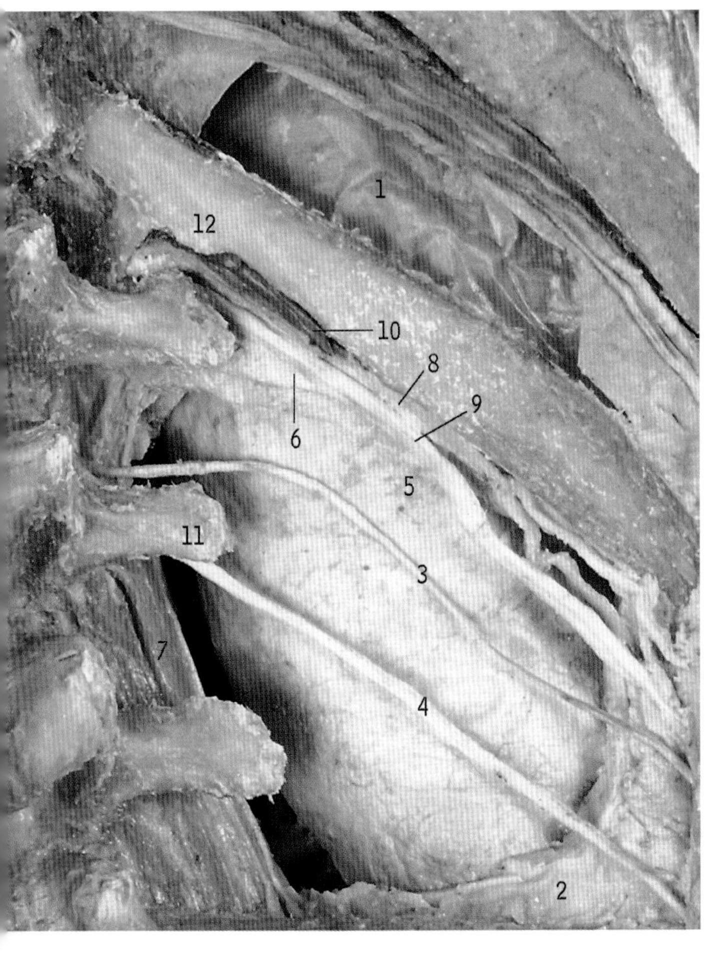

B 右肾 前面观

此图大多数胸部和腹部肌肉被移除以显示位于肾后方的三条神经（9、3 和 4）。注意肾的上部与腹膜的关系。12 肋（12）上部的壁胸膜被切开，可见内部的肋膈隐窝，胸膜下界横过肾后方，并斜过第 12 肋前方。

1 肋膈隐窝 Costodiaphragmatic recess of pleura
2 胸膜外组织 Extraperitoneal tissue
3 髂腹下神经 Iliohypogastric nerve
4 髂腹股沟神经 Ilio-inguinal nerve
5 肾 Kidney
6 胸膜下界 Lower edge of pleura
7 腰大肌 Psoas major
8 肋下动脉 Subcostal artery
9 肋下神经 Subcostal nerve
10 肋下静脉 Subcostal vein
11 第 2 腰椎横突 Transverse process of second lumbar vertebra
12 第 12 肋 Twelfth rib

腰疝和肾脏活组织检查见第 280~284 页。

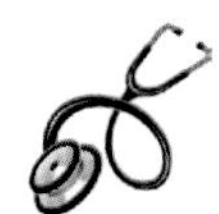

C 左肾，肾上腺及相关血管 前面观

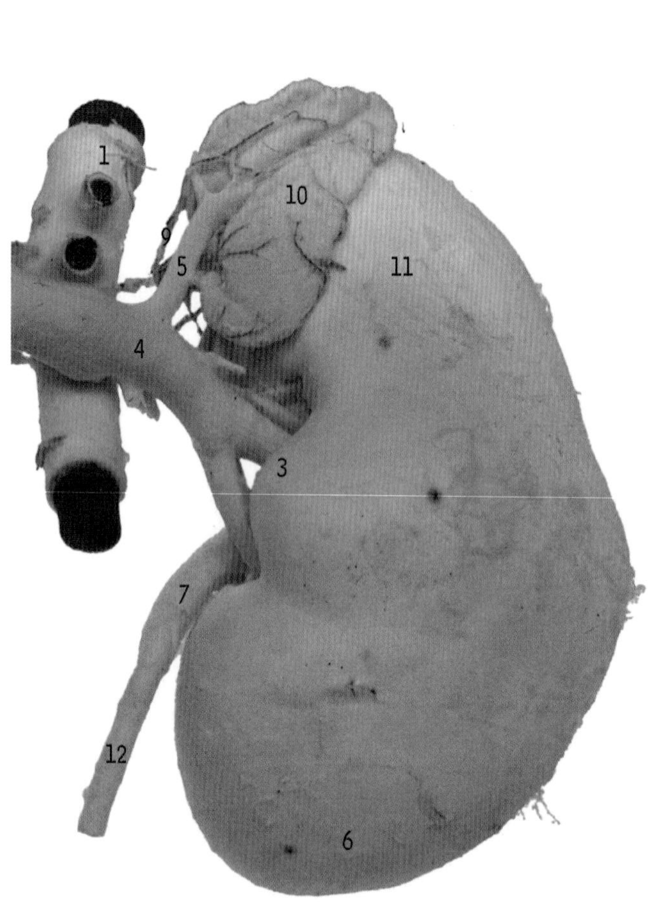

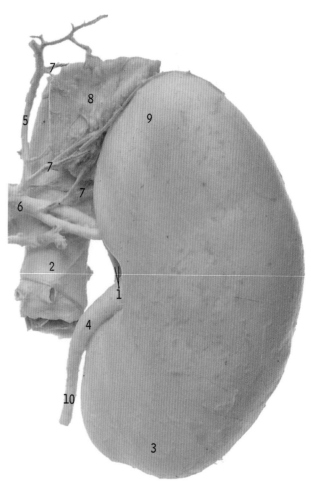

图中血管内被充填树脂，且所有筋膜都被移除，但肾上腺（10）被保留在其正常位置，正好位于肾上极（11）的内侧。

- **1** 腹主动脉 Abdominal aorta
- **2** 腹腔干 Coeliac trunk
- **3** 肾门 Hilum of kidney
- **4** 左肾静脉（上方为肾动脉）Left renal vein overlying renal artery
- **5** 左肾上腺静脉 Left suprarenal vein
- **6** 肾下极 Lower pole of kidney
- **7** 肾盂 Pelvis of kidney
- **8** 肠系膜上动脉 Superior mesenteric artery
- **9** 肾上腺动脉 Suprarenal arteries
- **10** 肾上腺 Suprarenal gland
- **11** 肾上极 Upper pole of kidney
- **12** 输尿管 Ureter

D 右肾，肾上腺及相关血管 后面观

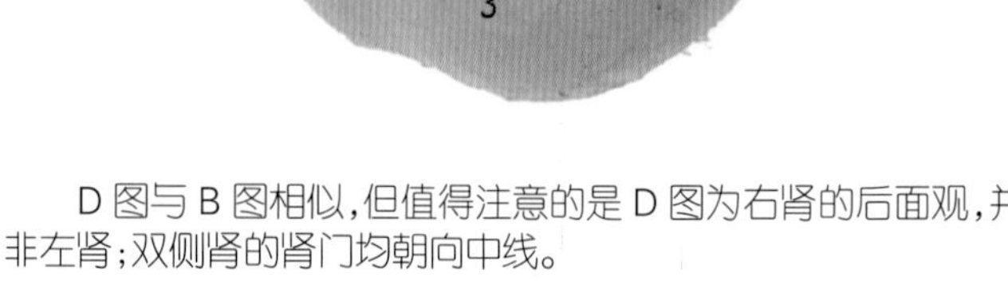

D 图与 B 图相似，但值得注意的是 D 图为右肾的后面观，并非左肾；双侧肾的肾门均朝向中线。

- **1** 肾门 Hilum of kidney
- **2** 下腔静脉 Inferior vena cava
- **3** 肾下极 Lower pole of kidney
- **4** 肾盂 Pelvis of kidney
- **5** 右膈下动脉 Right inferior phrenic artery
- **6** 右肾动脉 Right renal artery
- **7** 肾上腺动脉 Suprarenal arteries
- **8** 肾上腺 Suprarenal gland
- **9** 肾上极 Upper pole of kidney
- **10** 输尿管 Ureter

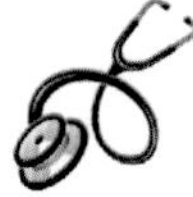

肾上腺病变见第 280~284 页。

A 肾 纵切面显示内部结构

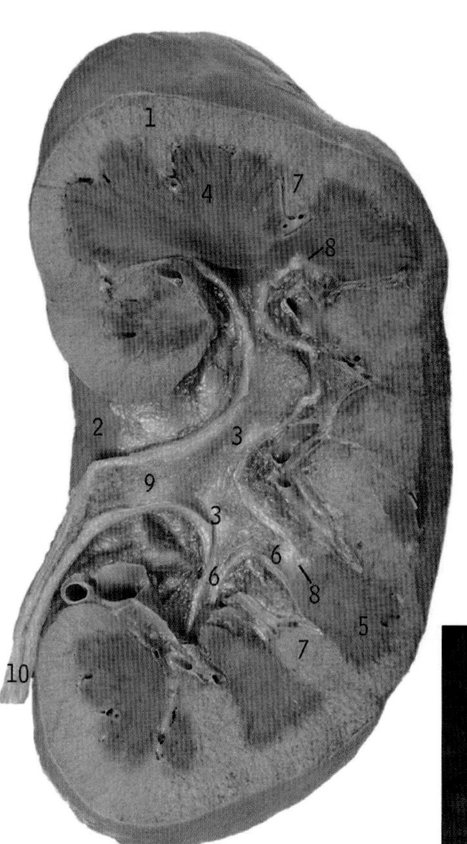

此切面通过肾的中心，为肾的最大纵切面。可见肾盂(9)及输尿管(10)起始部。肾门(2)处的主要血管已被移除。

1 肾皮质 Cortex
2 肾门 Hilum
3 肾大盏 Major calix
4 肾髓质 Medulla
5 肾锥体 Medullary pyramid
6 肾小盏 Minor calix
7 肾柱 Renal column
8 肾乳头 Renal papilla
9 肾盂 Renal pelvis
10 输尿管 Ureter

2 到 3 个肾大盏(3)汇合形成肾盂(9)，肾盂出肾门(2)后逐渐变细移行为输尿管(10)，即通常所说的肾盂输尿管连接处。连接处常形成输尿管的轻微狭窄，肾结石时，易嵌顿于狭窄部。

右肾腹腔镜检图像(上覆腹膜)。

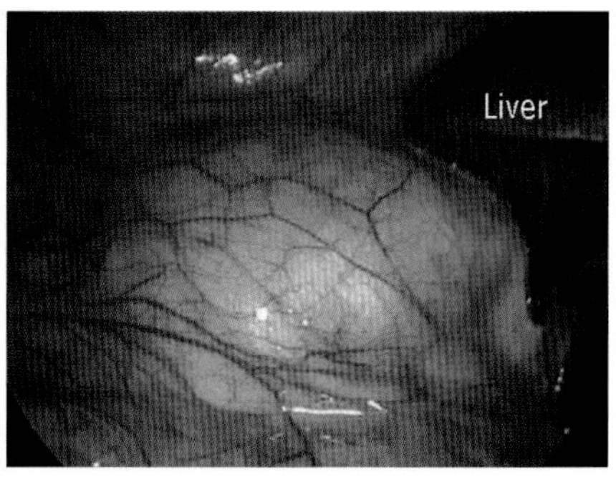

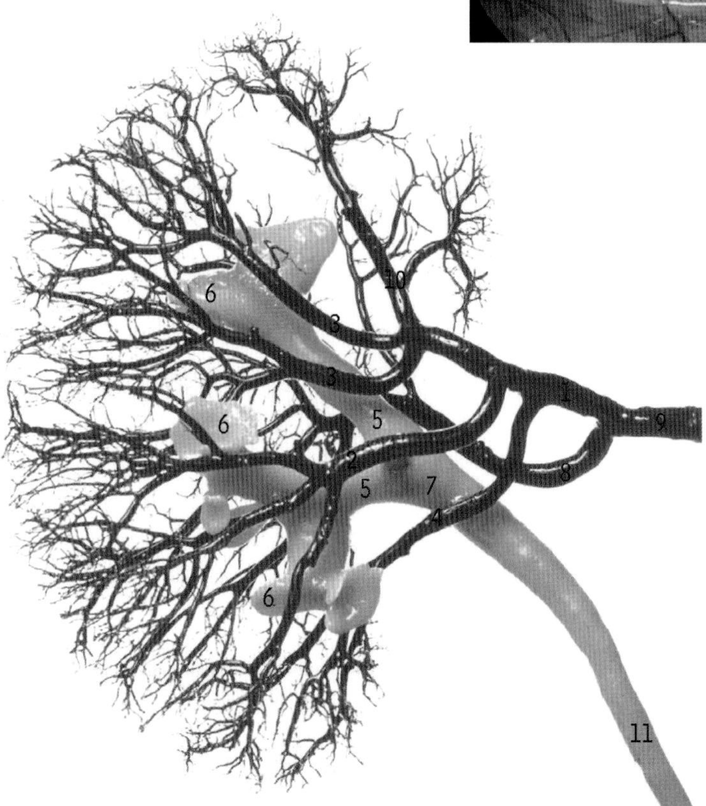

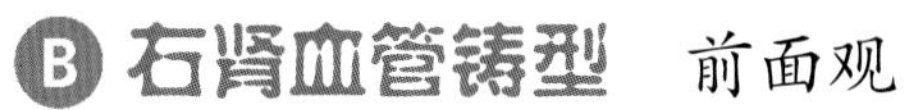

B 右肾血管铸型 前面观

红色，肾动脉 。
黄色，泌尿道。

肾动脉(9)后干(8)走行在肾盂(7)的后方，肾大盏的上方(上部的 5)，其余所有血管均走行在尿道前方。此图为右肾血管前面观(由前向后依次为肾静脉，肾动脉，输尿管——参照 254 页)，并非左肾后面观。

1 肾动脉前干 Anterior division of the renal artery
2 下前段动脉 Anterior inferior segment artery
3 上前段动脉(两支)
Anterior superior segment artery (double)
4 下段动脉 Inferior segment artery
5 肾大盏 Major calix
6 肾小盏 Minor calix
7 肾盂 Pelvis of kidney
8 肾动脉后干(形成后段动脉)
Posterior division (forming posterior segment artery)
9 肾动脉 Renal artery
10 上段动脉 Superior segment artery
11 输尿管 Ureter

C 腹主动脉与肾 前面观

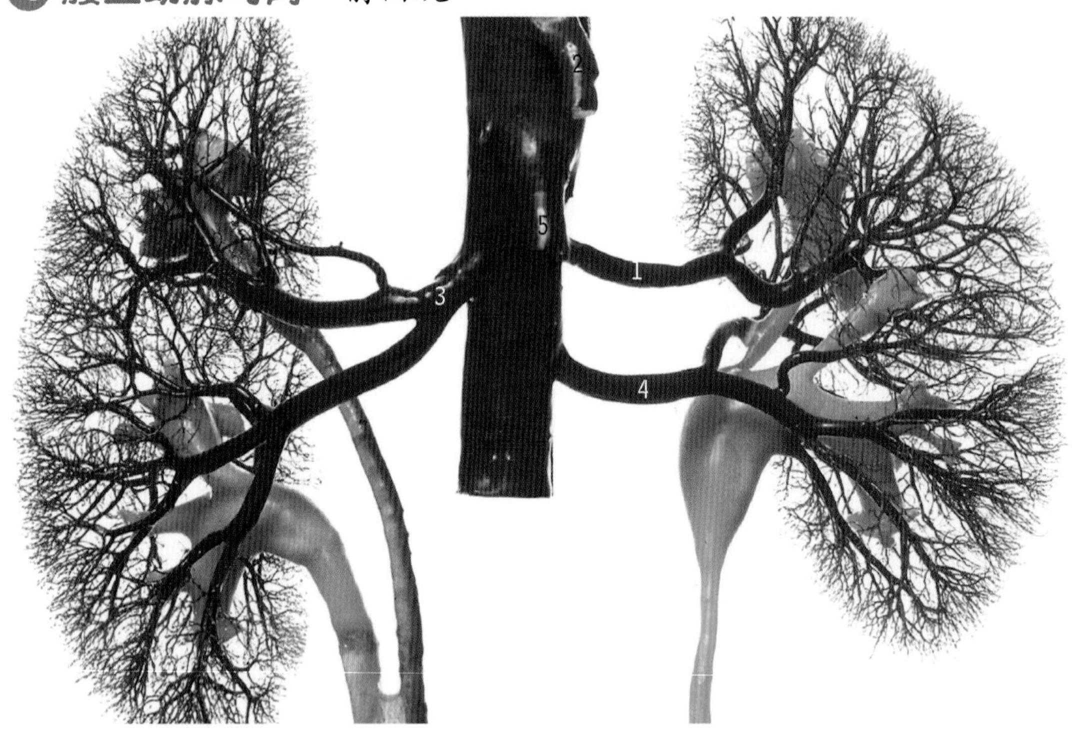

红色，动脉。
黄色，尿路。

1 左副肾动脉 Accessory left renal artery
2 腹腔干 Coeliac trunk
3 右肾动脉一级分支 Early branching of right renal artery
4 左肾动脉 Left renal artery
5 肠系膜上动脉 Superior mesenteric artery

副肾动脉为直接发自腹主动脉的段动脉。在此标本中，左副肾动脉(C1)供给肾上段和上前段，"正常"段动脉供给肾后段、下前段和下段。

在 C 图右侧，可见双输尿管（未标记）畸形，两输尿管起自两个分开的肾盂。在左侧，可见双肾动脉（1 和 4）变异。

D 肾与大血管铸型 前面观

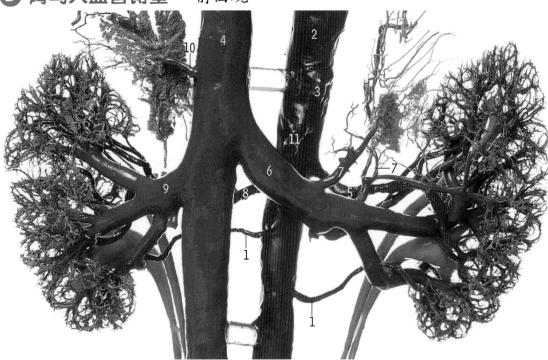

红色，动脉。
蓝色，静脉。
黄色，尿路。

1 副肾动脉 Accessory renal arteries
2 腹主动脉 Aorta
3 腹腔干 Coeliac trun
4 下腔静脉 Inferior vena cava
5 左肾动脉 Left renal artery
6 左肾静脉 Left renal vein
7 左肾上腺静脉 Left suprarenal veins
8 右肾动脉 Right renal artery
9 右肾静脉 Right renal vein
10 右肾上腺静脉 Right suprarenal vei
11 肠系膜上动脉 Superior mesenteric artery

此图中双侧肾均出现双输尿管（未标记），且有双侧副肾动脉（1）从肾下极入肾。肾上腺（未标记）由其内的静脉显示其轮廓，可见短的右肾上腺静脉（10）直接汇入下腔静脉（4）。左肾出现了两条肾上腺静脉（7），均汇入左肾静脉（6）。可参照 257 页的 A14、A9、A12。

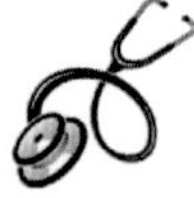

先天性肾脏病变见第 280~284 页。

A 左肾及左肾上腺 前面观

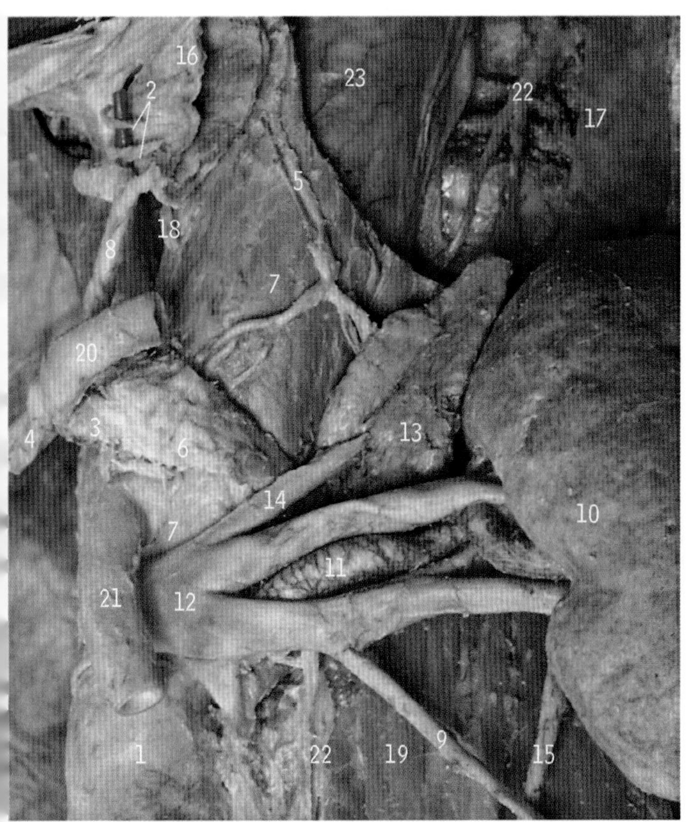

腹后壁可见左肾(10)及左肾上腺(13)。膈大部分被移除,但是膈食管裂孔被保留。食管末端(16)开口于胃贲门处,两条迷走神经前干(2)位于红色标记物之上。迷走神经后干(18)位于食管的右后方。部分胸膜被切除(17)以显示下位胸椎两侧的交感神经干(22)。左腹腔神经节及腹腔丛(6)位于腹腔干(3)根部。

1 腹主动脉 Abdominal aorta
2 迷走神经前干(两条,红色标记物之上) Anterior vagal trunk (double, over marker)
3 腹腔干 Coeliac trunk
4 肝总动脉 Common hepatic artery
5 膈下血管 Inferior phrenic vessels
6 左腹腔神经节及腹腔丛 Left coeliac ganglion and coeliac plexus
7 左膈脚 Lef crus of diaphragm
8 胃左动脉 Left gastric artery
9 左睾丸(卵巢)静脉 Left gonadal vein
10 左肾 Left kidney
11 左肾动脉 Left renal artery
12 左肾静脉 Left renal vein
13 左肾上腺 Left suprarenal gland
14 左肾上腺静脉 Left suprarenal vein
15 左输尿管 Left ureter
16 食管末端 Lower end of oesophagus
17 胸膜(切缘) Pleura (cut edge)
18 迷走神经后干 Posterior vagal trunk
19 腰大肌 Psoas major
20 脾动脉 Splenic artery
21 肠系膜上动脉 Superior mesenteric artery
22 交感神经干 Sympathetic trunk
23 胸主动脉 Thoracic aorta

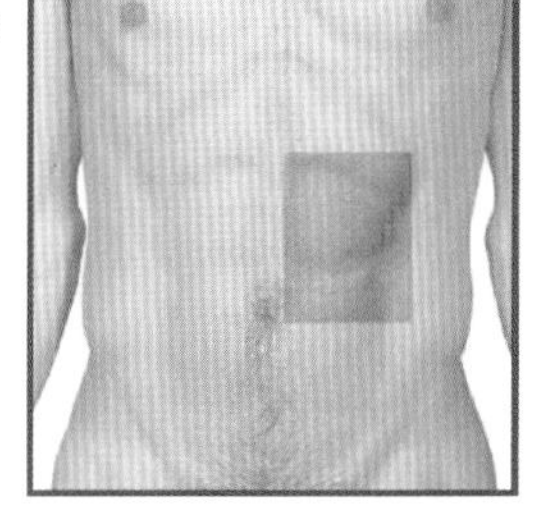

B 右肾及肾筋膜 横断面 下面观

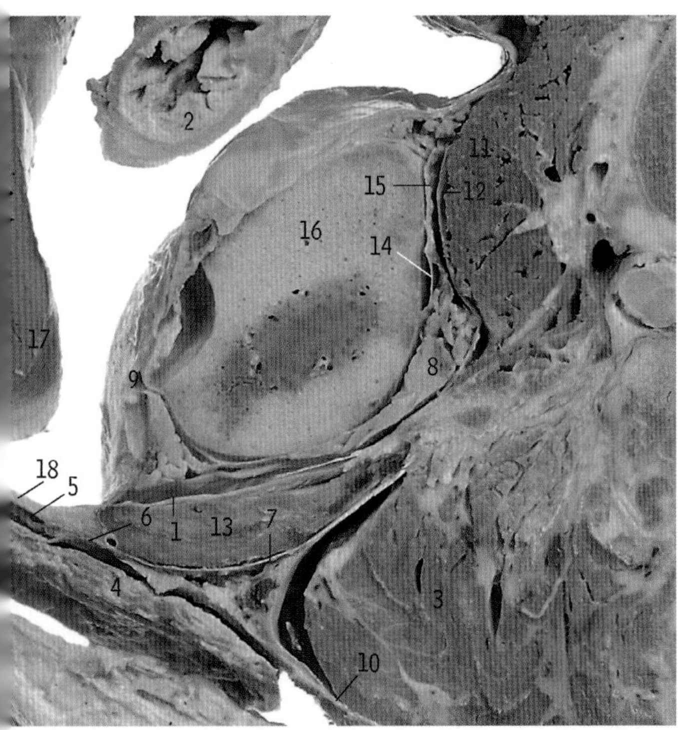

此图为右肾(16)下部的横切面,从下向上看。已将肾筋膜(15)从脂肪囊(8)和纤维囊(14)分离开(此肾表面有一小囊肿)。此图中还可见腰筋膜(6)的三层结构(10、7 和 1)。

1 腰筋膜前层 Anterior layer of lumbar fascia
2 小肠襻 Coil of small intestine
3 竖脊肌 Erector spinae
4 腹外斜肌 External oblique
5 腹内斜肌 Internal oblique
6 腰筋膜 Lumbar fascia
7 腰筋膜中层 Middle layer of lumbar fascia
8 脂肪囊 Perirenal fat
9 腹膜 Peritoneum
10 腰筋膜后层 Posterior layer of lumbar fascia
11 腰大肌 Posts major
12 腰大肌鞘 Psoas sheath
13 腰方肌 Quadratus lumborum
14 纤维囊 Renal capsule
15 肾筋膜 Renal fascia
16 右肾 Right kidney
17 肝右叶 Right lobe of liver
18 腹横肌 Transversus abdominis

在肾的固有膜(纤维囊,14)之外,还有一层厚薄不定的脂肪(脂肪囊,8)。脂肪囊外侧是由致密结缔组织组成的肾筋膜(15)。

腹腔积血、肾切除术、腹膜后充气造影和肠系膜上动脉综合征见第 280~284 页。

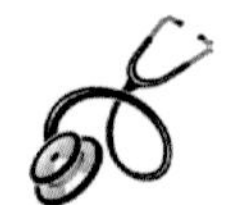

肾与肾上腺

A 实物标本　B 右肾及右肾上腺，腹腔镜检图

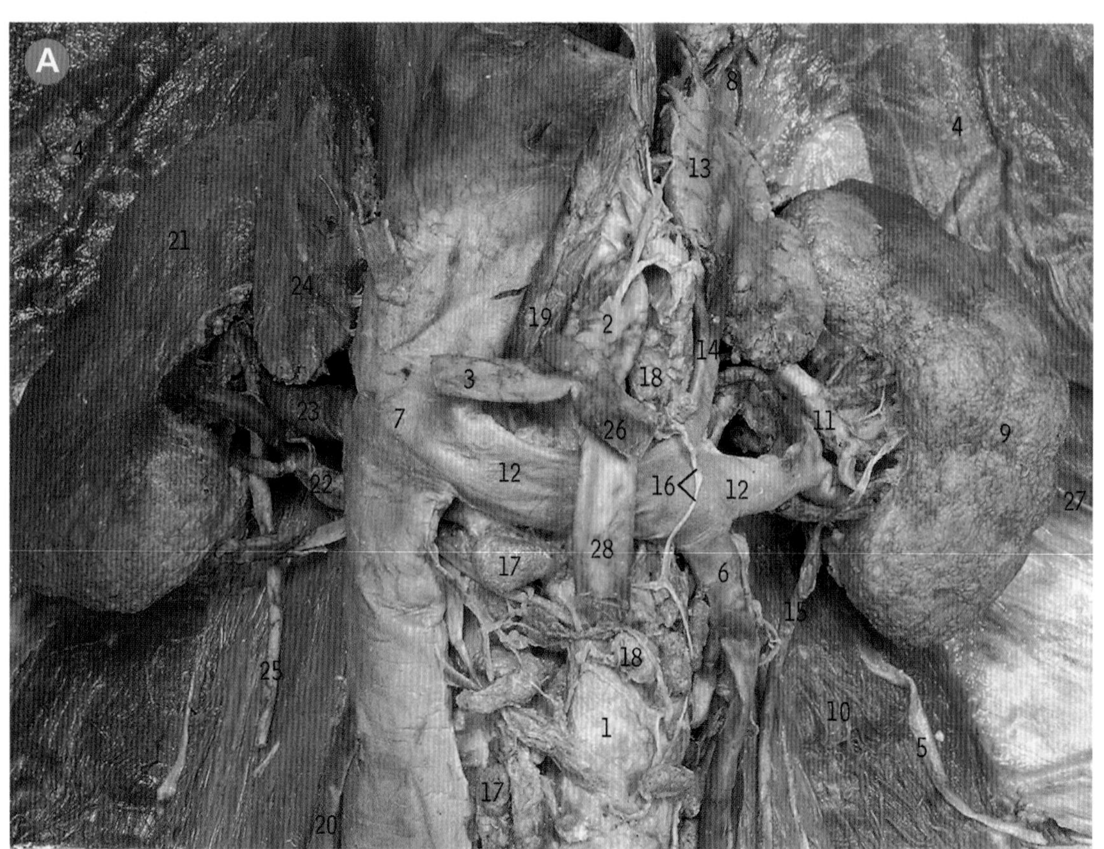

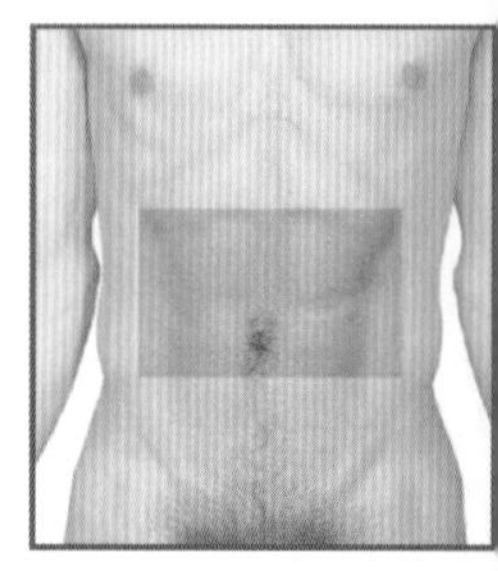

去除其他内脏后，可见位于腹后壁的肾(9 和 21)与肾上腺(13 和 24)。左肾静脉(12)收纳左肾上腺静脉(14)和左睾丸(卵巢)静脉(6)的血液，在肠系膜上动脉(28)后方和腹主动脉(1)的前方汇入下腔静脉(7)。在右肾(21)肾门处，肾动脉(22)的大的分支跨过肾静脉(23)的前方入肾门。图中看不到肾动脉起自腹主动脉的起始部，这是因为它们位于左肾静脉(12)和下腔静脉(7)的下方。

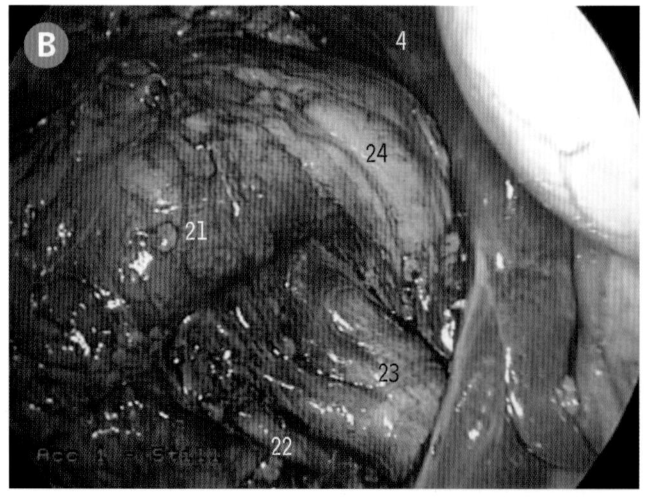

1 腹主动脉及腹主动脉丛 Abdominal aorta and aortic plexus
2 腹腔干 Coeliac trunk
3 肝总动脉 Common hepatic artery
4 膈 Diaphragm
5 第 1 腰脊神经 First lumbar spinal nerve
6 左睾丸(卵巢)静脉 Gonadal vein, left
7 下腔静脉 Inferior vena cava
8 左膈下血管 Left inferior phrenic vessels
9 左肾 Left kidney
10 左腰大肌 Left psoas major
11 左肾动脉 Left renal artery
12 左肾静脉 Left renal vein
13 左肾上腺 Left suprarenal gland
14 左肾上腺静脉 Left suprarenal vein
15 左侧输尿管 Left ureter
16 淋巴管 Lymphatic vessels
17 主动脉旁淋巴结 Para-aortic lymph nodes
18 主动脉前淋巴结 Pre-aortic lymph nodes
19 右膈脚 Right crus of diaphragm
20 右睾丸(卵巢)静脉 Right gonadal vein
21 右肾 Right kidney
22 右肾动脉 Right renal artery
23 右肾静脉 Right renal vein
24 右肾上腺 Right suprarenal gland
25 右输尿管 Right ureter
26 脾动脉 Splenic artery
27 左侧肋下神经 Subcostal nerve, left
28 肠系膜上动脉 Superior mesenteric artery

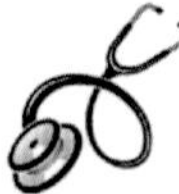

主动脉杂音、下腔静脉重复畸形、肾癌和腹膜后纤维化见第 280~284 页。

C 静脉尿路造影(IVU)照片　三维计算机断层扫描(3D-CT)重建图像

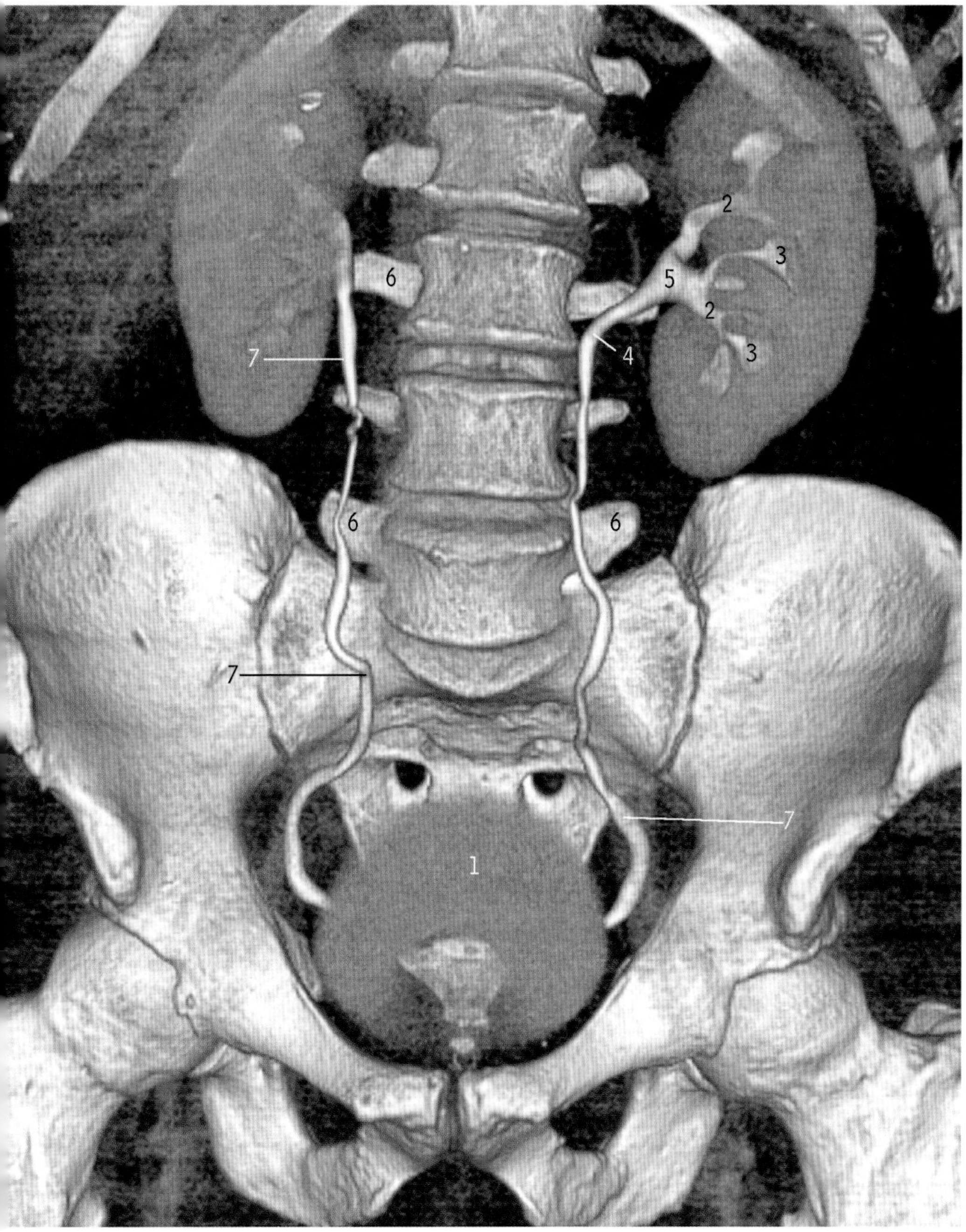

造影剂由静脉注入，经肾排出，途经肾盏(3 和 2)、肾盂(5)和输尿管(7)，并经输尿管进入位于骨盆内的膀胱（1），用于显示它们的轮廓。

1 膀胱 Bladder
2 肾大盏 Major calix
3 肾小盏 Minor calix
4 输尿管盆部 Pelvic-ureteric junction
5 肾盂 Renal pelvis
6 腰椎横突 Transverse processes of lumbar vertebrae
7 输尿管 Ureter

> 输尿管在腰部一般位于腰椎横突尖端附近，当腰大肌肥大时，输尿管可能会在腰大肌上方发生扭结（常见于划船运动员和专业自行车赛车手）。

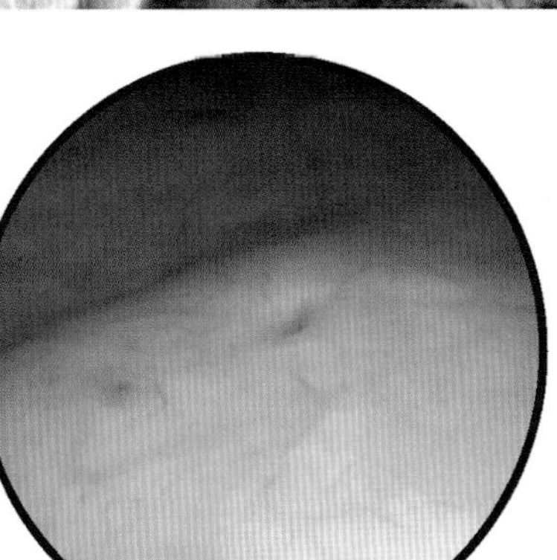

输尿管口细胞检查图像

腹主动脉瘤、肾损伤和尿路结石见第 280~284 页。

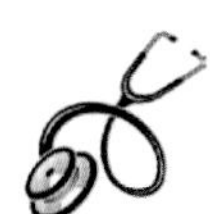

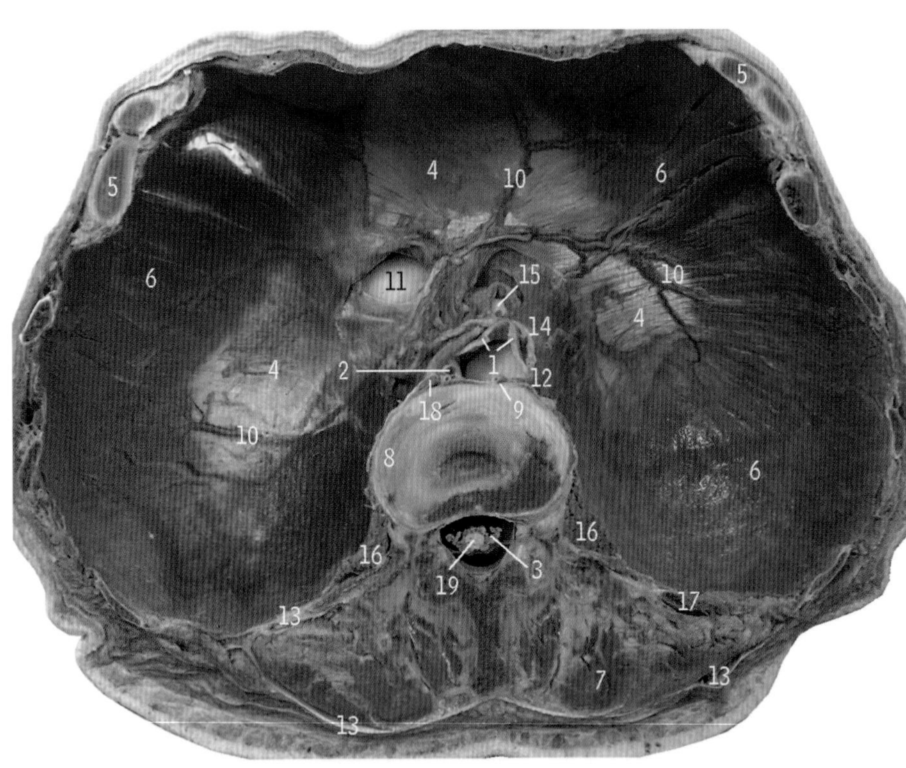

A 膈 下面观

1 主动脉 Aorta
2 奇静脉 Azygos vein
3 马尾 Cauda equina
4 膈中心腱 Central tendon of diaphragm
5 肋骨缘 Costal margin
6 膈 Diaphragm
7 竖脊肌 Erector spinae muscles
8 第一腰椎间盘 First lumbar intervertebral disc
9 半奇静脉 Hemi-azygos vein
10 膈下血管 Inferior phrenic vessels
11 下腔静脉孔 Inferior vena caval opening
12 左脚 Left crus
13 腰筋膜 Lumbar fascia
14 正中弓状韧带 Median arcuate ligamen
15 食管开口(裂孔) Oesophageal opening (hiatus)
16 腰大肌 Psoas major
17 腰方肌 Quadratus lumborum
18 右脚 Right crus
19 脊髓 Spinal cord

> 膈右脚（A18）的纤维形成食管裂孔（A15)的左右分界线。

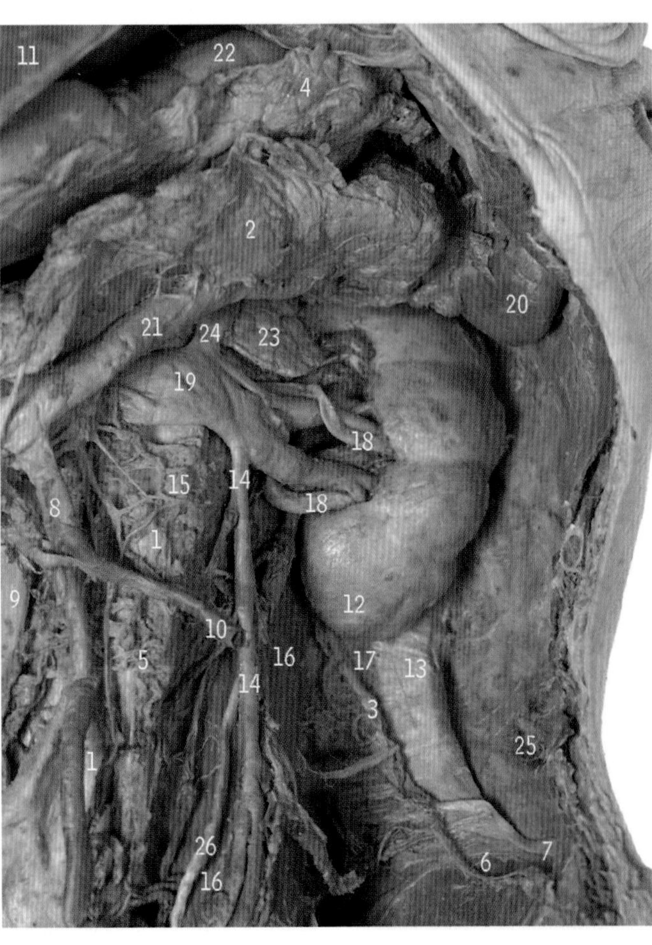

B 腹后壁 左侧观

此图为腹后壁结构的前面观。胰体(2)被翻向上以暴露脾静脉(21)。肾上腺(23)看起来像是与肾上极分开了(参照 256 页的 A13 和 10)。

1 主动脉及主动脉丛 Aorta and aortic plexus
2 胰体 Body of pancreas
3 第一腰神经 First lumbar spinal nerve
4 大网膜 Greater omentum
5 腹下丛 Hypogastric plexus
6 髂腹股沟神经 Ilio-inguinal nerve
7 髂腹下神经 Iliohypogastric nerve
8 肠系膜下静脉 Inferior mesenteric vein
9 下腔静脉 Inferior vena cava
10 左结肠静脉 Left colic vein
11 肝 Liver
12 肾下极 Lower pole of kidney
13 胸腰筋膜腰部 Lumbar part of thoracolumbar fascia
14 卵巢静脉 Ovarian vein
15 主动脉旁淋巴结 Para-aortic lymph node
16 腰大肌 Psoas major
17 腰方肌 Quadratus lumborum
18 肾动脉 Renal artery
19 肾静脉 Renal vein
20 脾 Spleen
21 脾静脉 Splenic vein
22 胃 Stomach
23 肾上腺 Suprarenal gland
24 肾上腺静脉 Suprarenal vein
25 腹横肌 Transversus abdominis
26 输尿管 Ureter

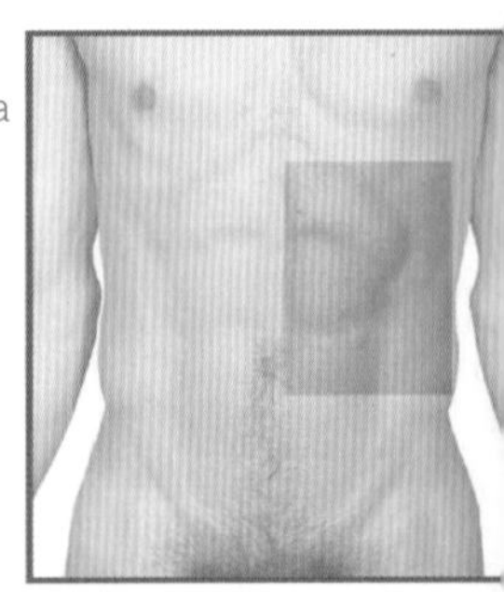

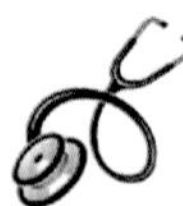

肾钙质沉着症和腹腔积血见第 280~284 页。

腹后壁与盆壁

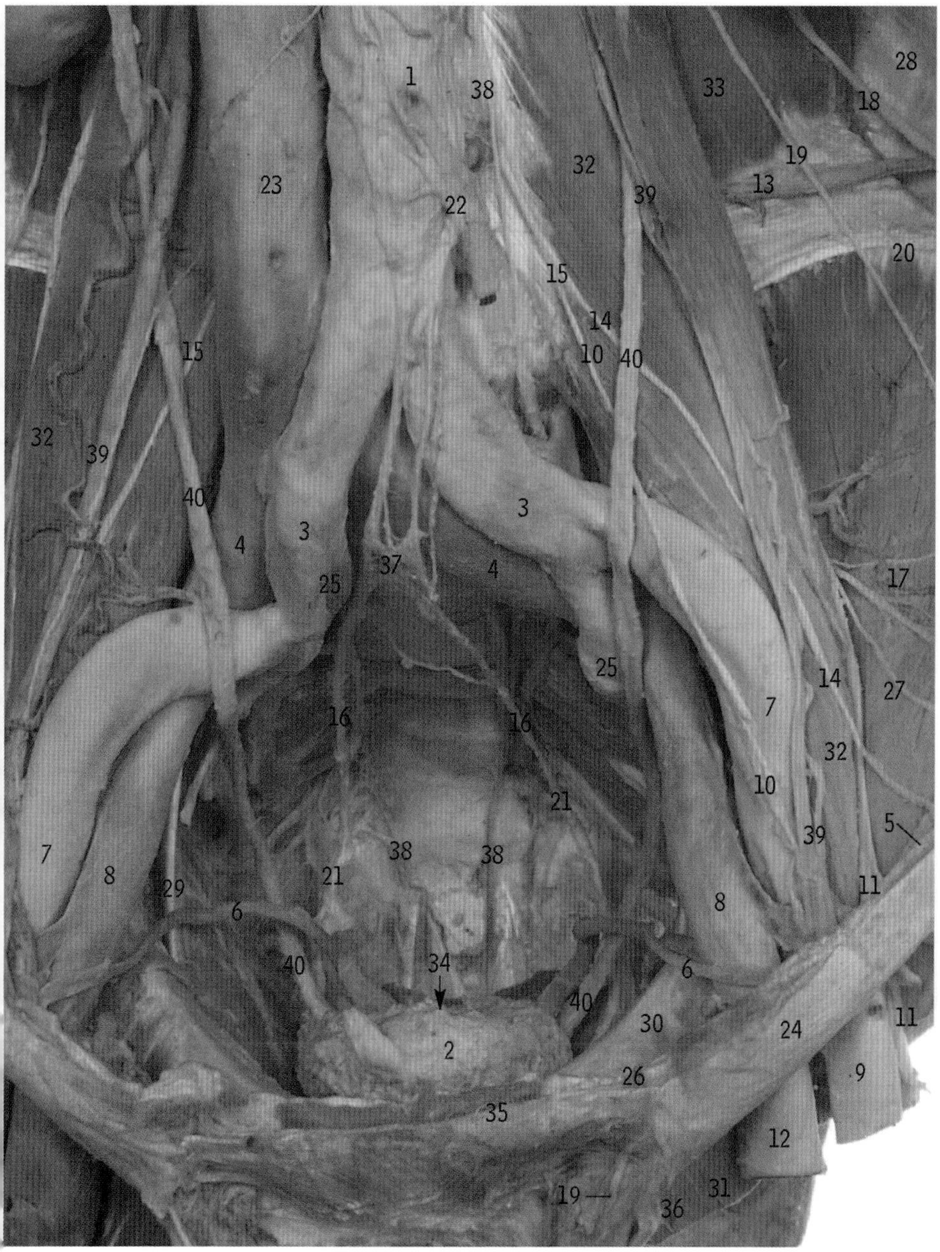

所有腹膜及内脏均被移除（除膀胱，2；输尿管，40；输精管，6），以显示血管和神经。

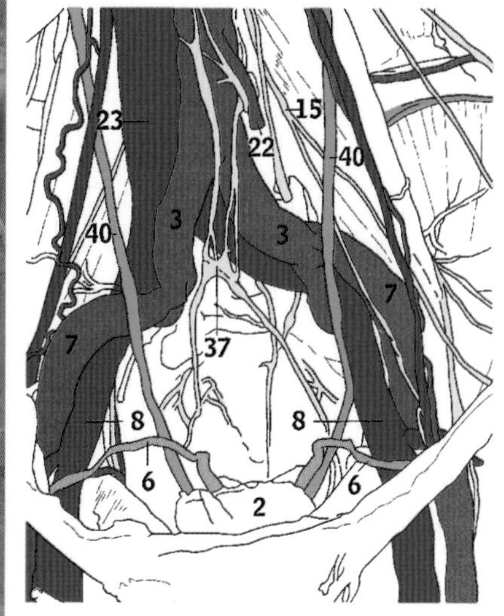

盆腔动脉造影。

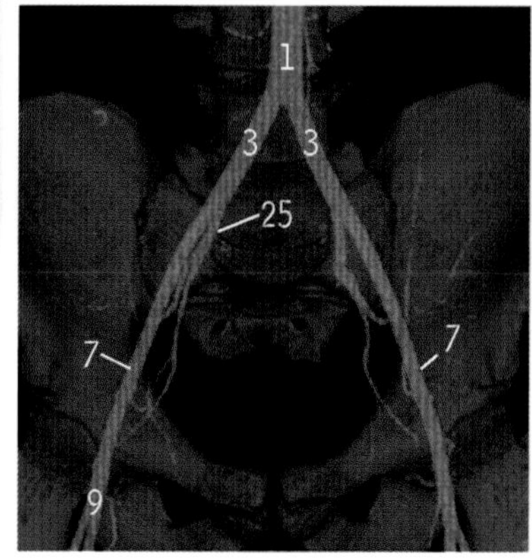

1 主动脉与主动脉丛 Aorta and aortic plexus
2 膀胱 Bladder
3 髂总动脉 Common iliac artery
4 髂总静脉 Common iliac vein
5 旋髂深动脉 Deep circumflex iliac artery
6 输精管 Ductus deferens
7 髂外动脉 External iliac artery
8 髂外静脉 External iliac vein
9 股动脉 Femoral artery
10 生殖股神经股支 Femoral branch of genitofemoral nerve
11 股神经 Femoral nerve
12 股静脉 Femoral vein
13 第四腰动脉 Fourth lumbar artery
14 生殖股神经生殖支 Genital branch of genitofemoral nerve
15 生殖股神经 Genitofemoral nerve
16 腹下神经 Hypogastric nerve
17 髂肌、股神经分支及髂腰动脉 Iliacus and branches from femoral nerve and iliolumbar artery
18 髂腹下神经 Iliohypogastric nerve
19 髂腹股沟神经 Ilio-inguinal nerve
20 髂腰韧带 Iliolumbar ligament
21 下腹下丛(盆丛)及盆内脏神经 Inferior hypogastric (pelvic) plexus and pelvic splanchnic nerves
22 肠系膜下动脉及肠系膜下丛 Inferior mesenteric artery and plexus
23 下腔静脉 Inferior vena cava
24 腹股沟韧带 Inguinal ligament
25 髂内动脉 Internal iliac artery
26 腔隙韧带 Lacunar ligament
27 股外侧皮神经(起自股神经) Lateral femoral cutaneous nerve arising from femoral nerve
28 胸腰筋膜腰部 Lumbar part of thoracolumbar fascia
29 闭孔神经与闭孔血管 Obturator nerve and vessels
30 耻骨韧带 Pectineal ligament
31 股管 Position of femoral canal
32 腰大肌 Psoas major
33 腰方肌 Quadratus lumborum
34 直肠(切口) Rectum (cut edge)
35 腹直肌 Rectus abdominis
36 精索 Spermatic cord
37 上腹下丛 Superior hypogastric plexus
38 交感干及交感神经节 Sympathetic trunk and ganglia
39 睾丸血管 Testicular vessels
40 输尿管 Ureter

腰大肌脓肿见第 280~284 页。

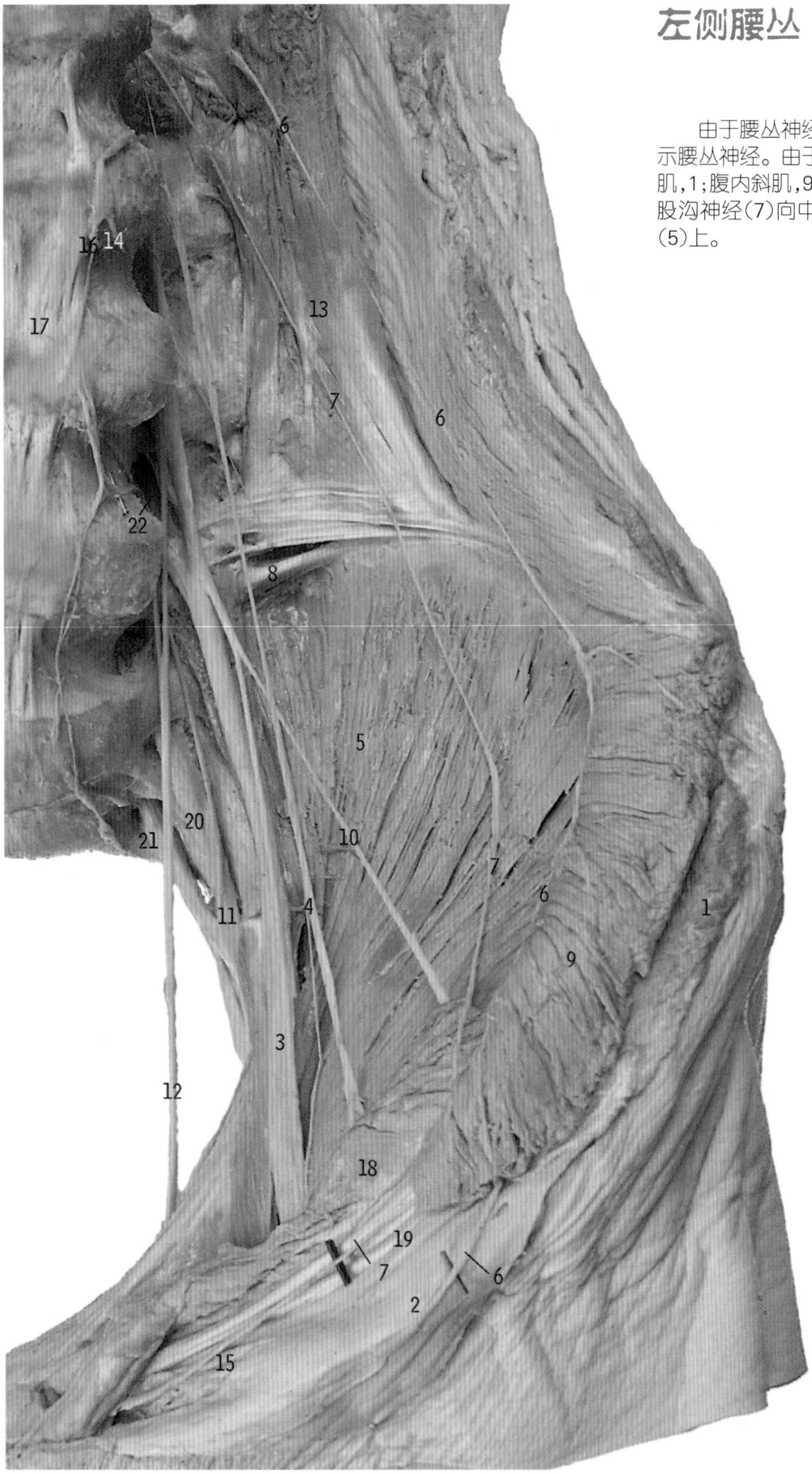

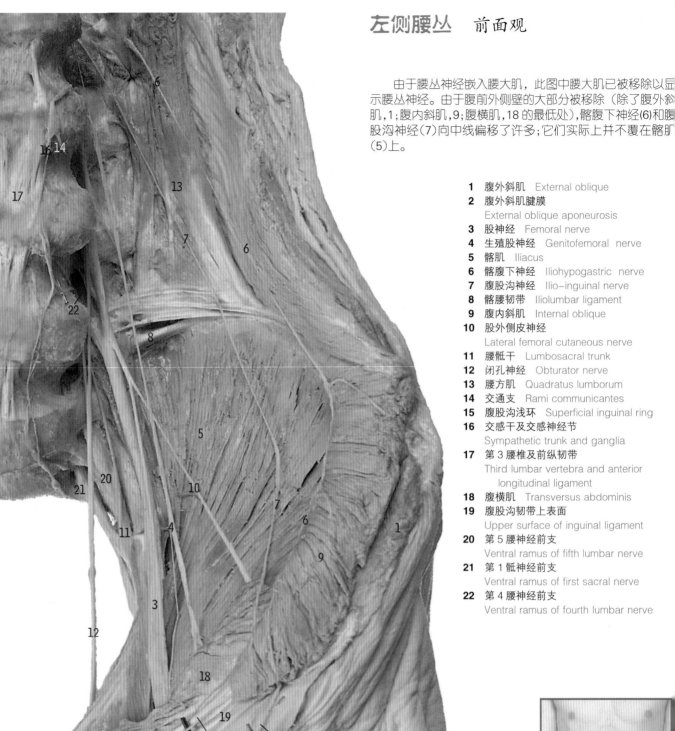

左侧腰丛 前面观

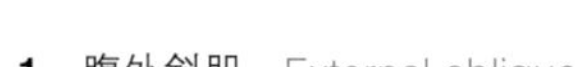

由于腰丛神经嵌入腰大肌，此图中腰大肌已被移除以显示腰丛神经。由于腹前外侧壁的大部分被移除（除了腹外斜肌，1；腹内斜肌，9；腹横肌，18 的最低处），髂腹下神经(6)和腹股沟神经(7)向中线偏移了许多；它们实际上并不覆在髂肌(5)上。

1 腹外斜肌 External oblique
2 腹外斜肌腱膜 External oblique aponeurosis
3 股神经 Femoral nerve
4 生殖股神经 Genitofemoral nerve
5 髂肌 Iliacus
6 髂腹下神经 Iliohypogastric nerve
7 腹股沟神经 Ilio-inguinal nerve
8 髂腰韧带 Iliolumbar ligament
9 腹内斜肌 Internal oblique
10 股外侧皮神经 Lateral femoral cutaneous nerve
11 腰骶干 Lumbosacral trunk
12 闭孔神经 Obturator nerve
13 腰方肌 Quadratus lumborum
14 交通支 Rami communicantes
15 腹股沟浅环 Superficial inguinal ring
16 交感干及交感神经节 Sympathetic trunk and ganglia
17 第 3 腰椎及前纵韧带 Third lumbar vertebra and anterior longitudinal ligament
18 腹横肌 Transversus abdominis
19 腹股沟韧带上表面 Upper surface of inguinal ligament
20 第 5 腰神经前支 Ventral ramus of fifth lumbar nerve
21 第 1 骶神经前支 Ventral ramus of first sacral nerve
22 第 4 腰神经前支 Ventral ramus of fourth lumbar nerve

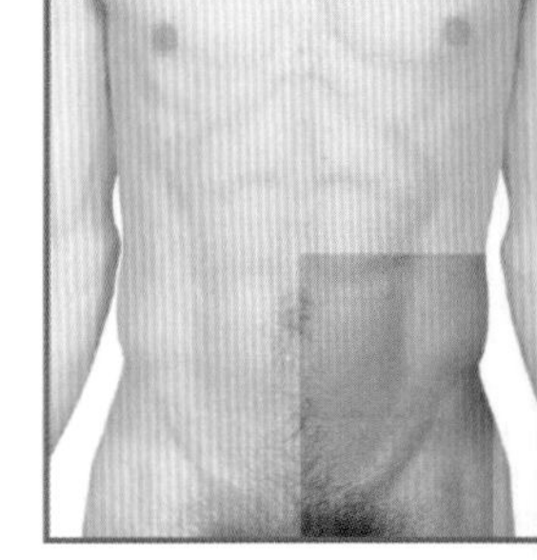

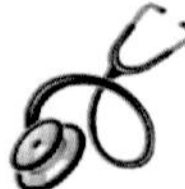

腰交感神经切除术见第 280~284 页。

A 左盆部及大腿近端肌肉 前面观（微斜）

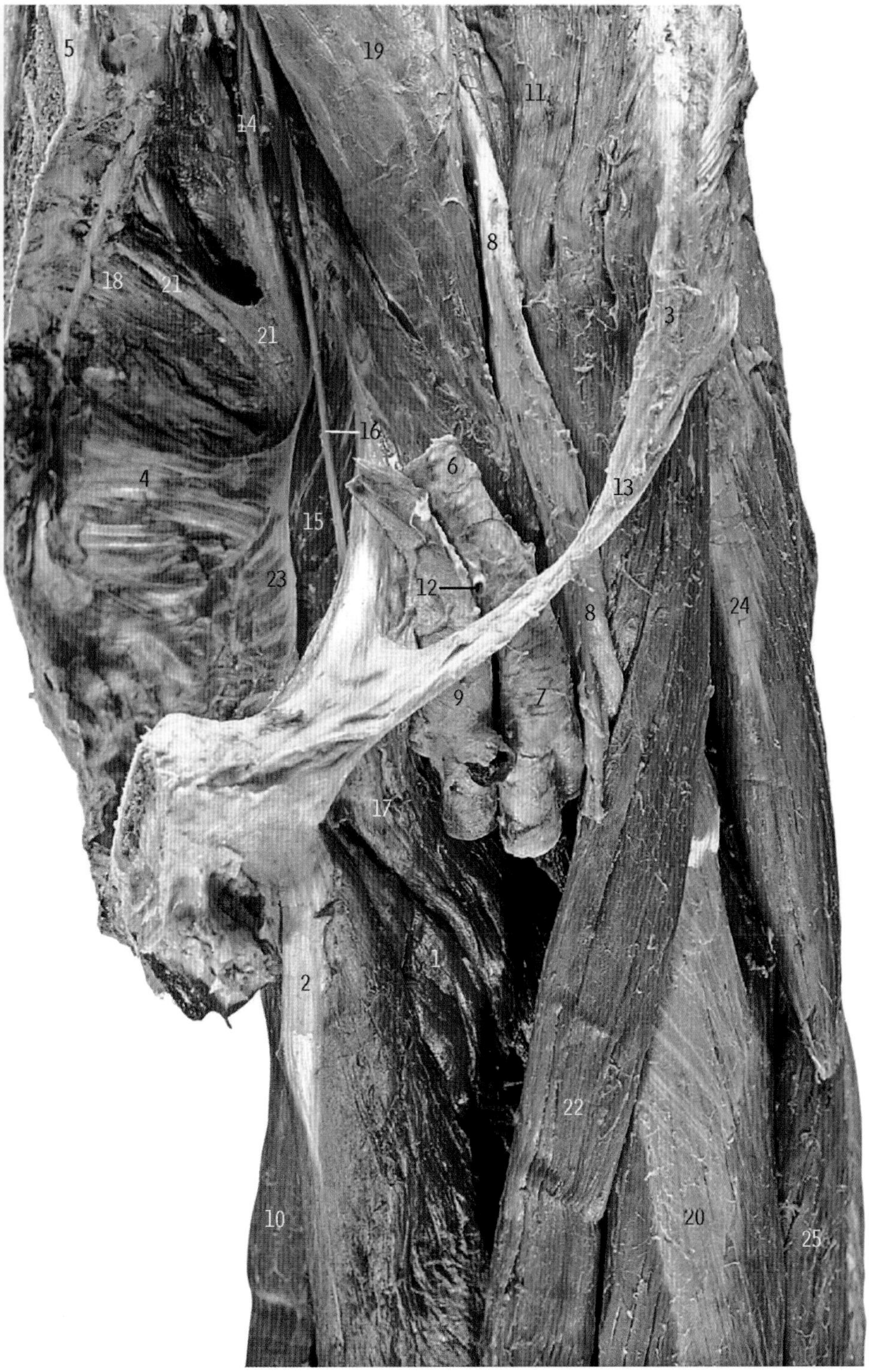

1 短收肌 Adductor brevis
2 长收肌 Adductor longus
3 髂前上棘 Anterior superior iliac spine
4 尾骨肌 Coccygeus
5 第5腰间盘 Disc, fifth lumbar
6 髂外动脉 External iliac artery
7 股动脉 Femoral artery
8 股神经 Femoral nerve
9 股静脉 Femoral vein
10 股薄肌 Gracilis
11 髂肌 Iliacus
12 腹壁下动脉，起点 Inferior epigastric artery,origin
13 腹股沟韧带 Inguinal ligament
14 腰骶干 Lumbosacral trunk
15 闭孔内肌 Obturator internus
16 闭孔神经 Obturator nerve
17 耻骨肌 Pectineus
18 梨状肌 Piriformis
19 腰大肌 Psoas major
20 股直肌 Rectus femoris
21 骶神经丛 Sacral plexus
22 缝匠肌 Sartorius
23 肛提肌腱弓 Tendinous arch of levator ani
24 阔筋膜张肌 Tensor fasciae latae
25 股外侧肌 Vastus lateralis

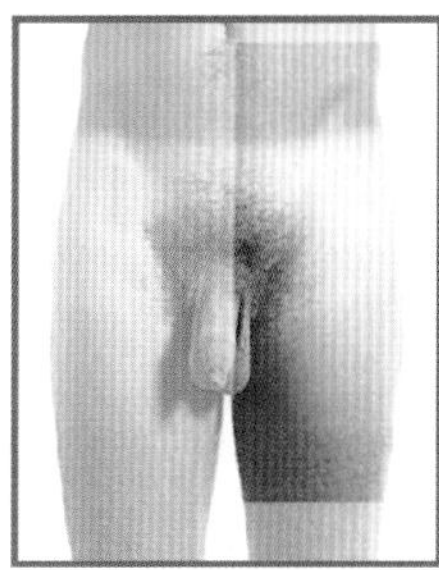

髂前上棘（3）和耻骨结节是腹股沟区（见第224页）重要的可触摸的骨性标志，腹股沟韧带（13）末端附着在耻骨结节上。

在肛提肌上部的闭孔内肌（15）构成盆腔侧壁的一部分，而在肛提肌下部的闭孔内肌位于会阴部，构成坐骨肛门窝（也称坐骨直肠窝，见第277及279页）侧壁的一部分。

梨状肌（18）在坐骨棘上方穿过坐骨大孔出盆腔后入臀部，闭孔内肌（15）在坐骨棘下方穿过坐骨小孔出盆腔。

腹前壁，大多数的内脏和筋膜均被移除，而部分髂外动静脉、股动静脉和腹外斜肌腱膜下缘（腹股沟韧带）被保留下来，以帮助定位。

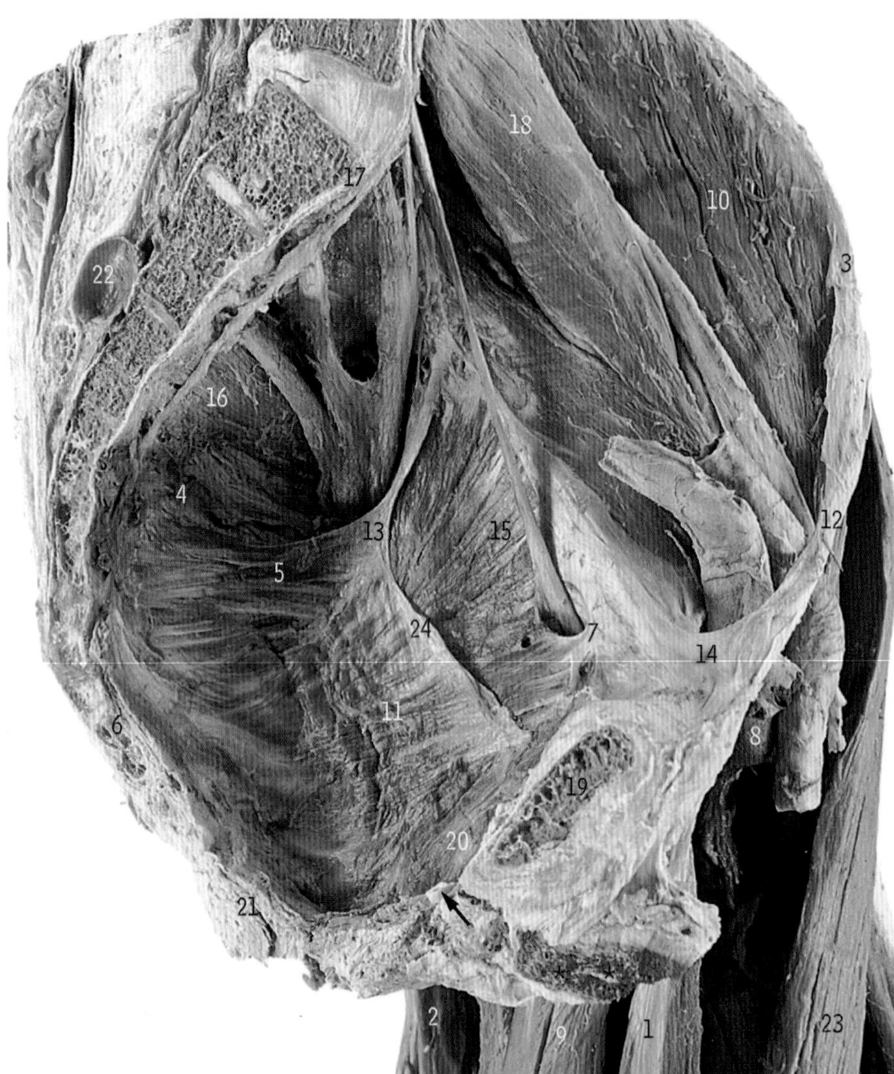

B 男性骨盆

闭孔内肌(15)表面的筋膜移行至肛提肌(11 和 20)肌腱的起点，一根尿导管(如箭头所示）标明尿道括约肌的位置并通过球海绵体肌切面(如星号所示)。

1 长收肌 Adductor longus
2 大收肌 Adductor Magnus
3 髂前上棘 Anterior superior iliac spine
4 第 4 骶神经分支 Branch of fourth sacral nerve
5 尾骨肌 Coccygeus
6 尾骨 Coccyx
7 闭孔内肌筋膜 Fascia over obturator internus
8 股静脉 Femoral vein
9 股薄肌 Gracilis
10 髂肌 Iliacus
11 肛提肌的髂尾肌部分 Iliococcygeus part of levator ani
12 腹股沟韧带 Inguinal ligament
13 坐骨棘 Ischial spine
14 腔隙韧带 Lacunar ligament
15 闭孔内肌(闭孔神经穿过) Obturator internus, pierced by obturator nerve
16 梨状肌 Piriformis
17 岬 Promontory of sacrum
18 腰大肌 Psoas major
19 耻骨联合 Pubic symphysis
20 肛提肌的耻尾肌部分 Pubococcygeus part of levator ani
21 直肠 Rectum
22 骶管囊肿 Sacral canal with cyst
23 缝匠肌 Sartorius
24 肛提肌腱弓 Tendinous arch of levator ani

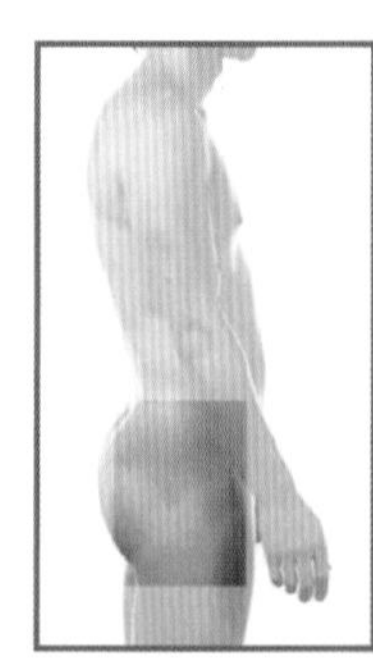

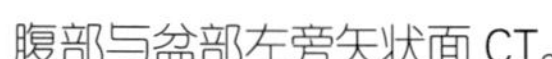

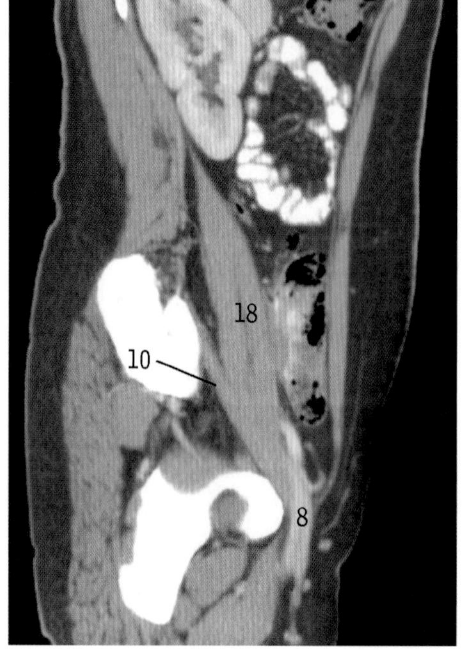

腹部与盆部左旁矢状面 CT。

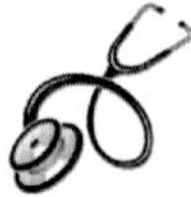

腹股沟淋巴结病变见第 280~284 页。

A 右侧精索与睾丸

B 右侧睾丸、附睾与阴茎　右侧观

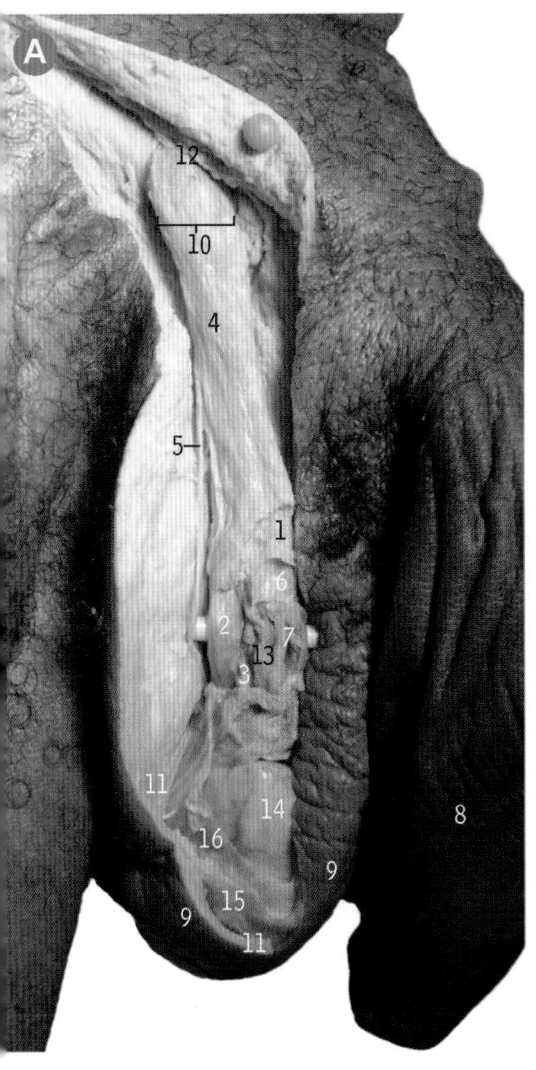

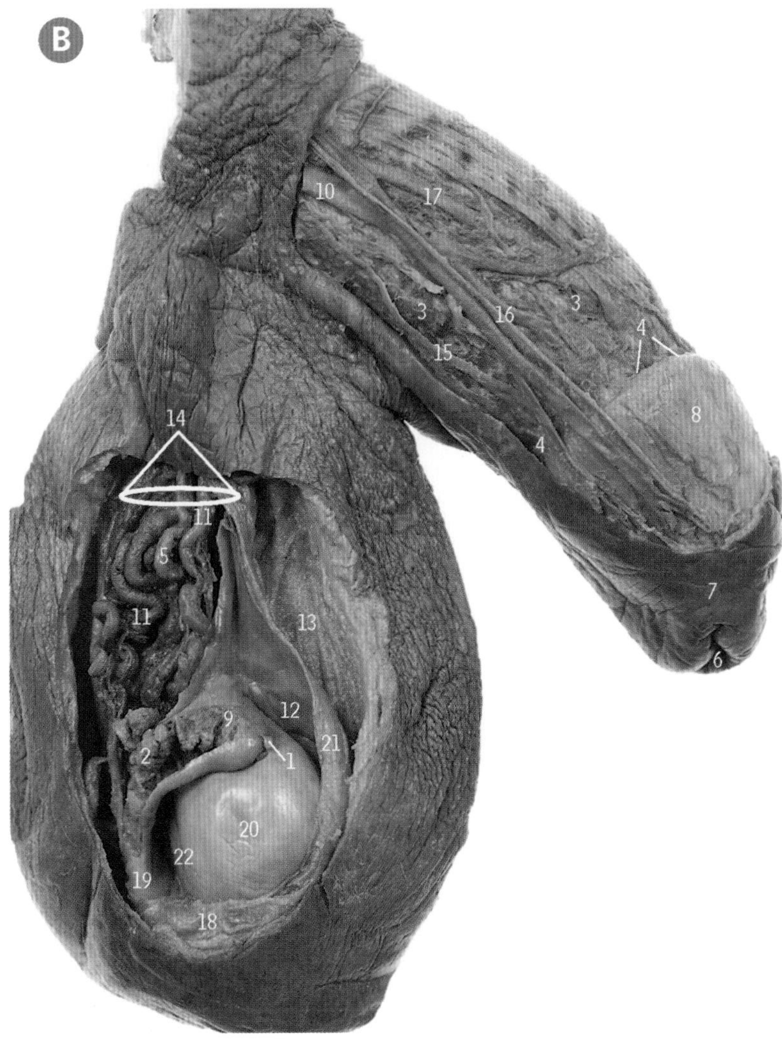

1 提睾肌筋膜　Cremasteric fascia
2 输精管　Ductus deferens
3 睾丸动脉　Ductus deferens, artery
4 精索外筋膜　External spermatic fascia
5 髂腹股沟神经　Ilio-inguinal nerve
6 精索内筋膜　Internal spermatic fascia
7 蔓状静脉丛　Pampiniform venous plexus
8 阴茎　Penis
9 阴囊　Scrotal sac
10 精索　Spermatic cord
11 浅筋膜及肉膜肌纤维　Superficial fascia with dartos muscle fibres
12 腹股沟浅环　Superficial inguinal ring
13 睾丸动脉　Testicular artery
14 白膜　Tunica albuginea
15 鞘膜壁层　Tunica vaginalis, parietal layer
16 鞘膜脏层　Tunica vaginalis, visceral layer

1 附睾附件　Appendix epididymis
2 附睾体　Body of epididymis
3 阴茎体　Body of penis
4 阴茎冠　Corona of glans
5 输精管　Ductus deferens
6 尿道外口　External urethral orifice
7 包皮　Foreskin
8 阴茎头　Glans penis
9 附睾头　Head of epididymis
10 阴茎头冠　Lateral superficial vein
11 蔓状静脉丛　Pampiniform venous plexus
12 鞘膜囊　Sac of tunica vaginalis
13 阴囊　Scrotal sac
14 精索　Spermatic cord
15 阴茎背浅动脉　Superficial dorsal artery
16 阴茎背浅神经　Superficial dorsal nerve
17 阴茎背浅静脉　Superficial dorsal vein
18 阴囊浅筋膜　Superficial scrotal (dartos) fascia
19 附睾尾　Tail of epididymis
20 睾丸　Testis
21 鞘膜壁层　Tunica vaginalis, parietal
22 鞘膜脏层　Tunica vaginalis, visceral, overlying tunica

包皮环割术、爆发性阴囊坏疽、阴囊积水、包皮过长与嵌顿包茎、阴囊肿大、精索静脉曲张和输精管切除术见第 280~284 页。

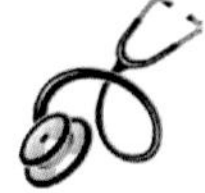

男性骨盆 正中矢状切面左半部

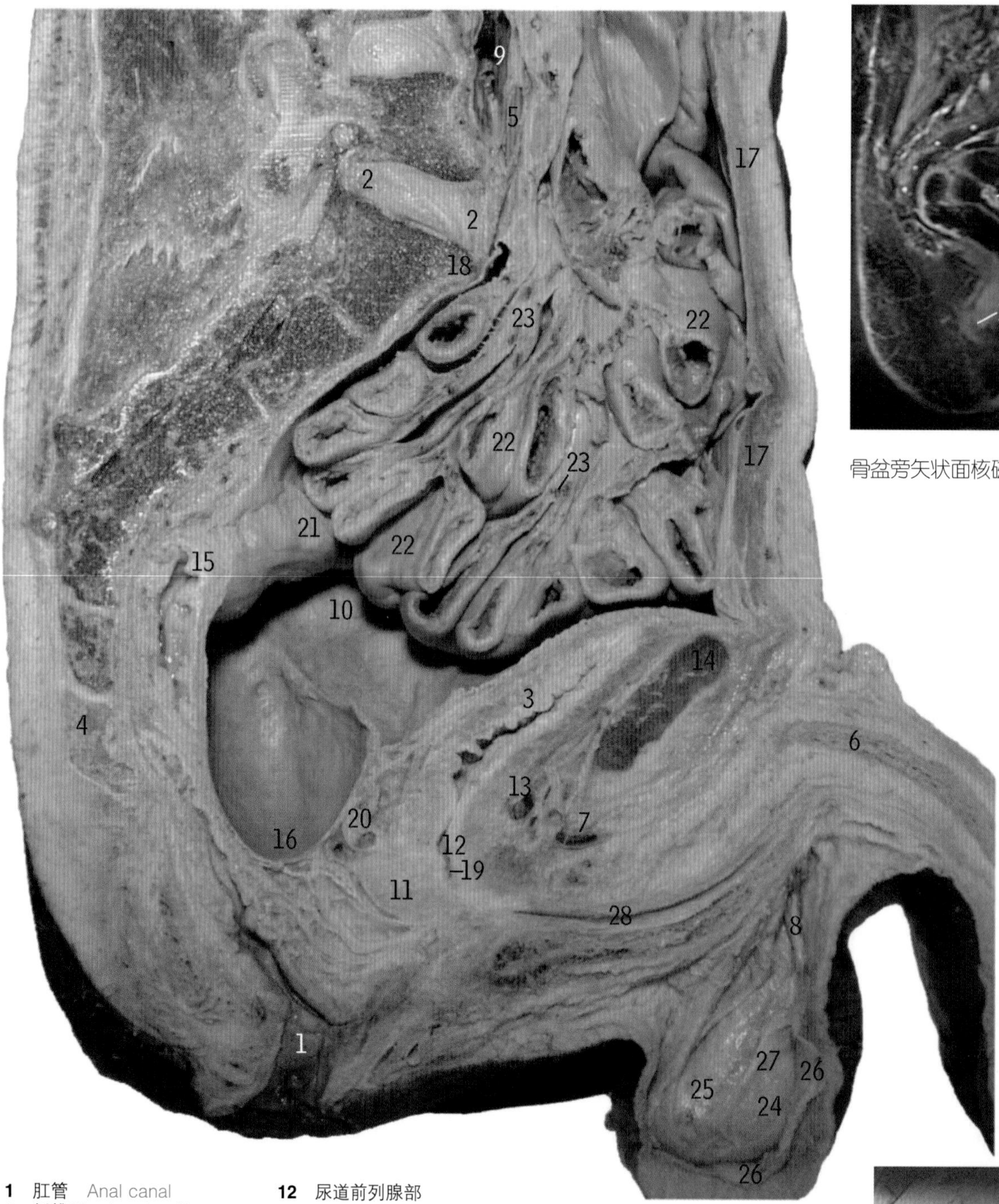

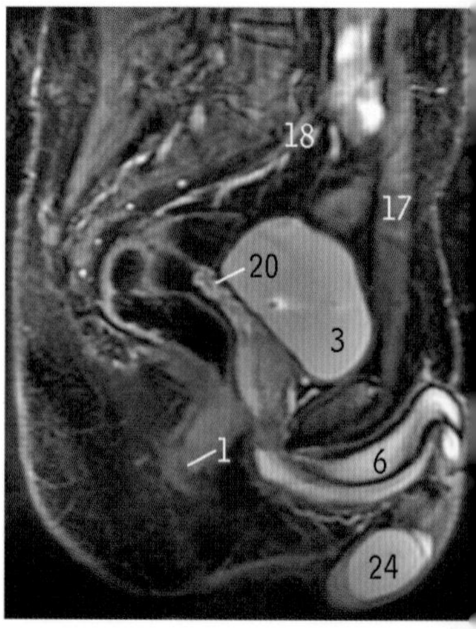

骨盆旁矢状面核磁共振成像。

1 肛管 Anal canal
2 纤维环 Annulus fibrosus
3 膀胱 Bladder
4 尾骨 Coccyx
5 髂总动脉 Common iliac artery
6 阴茎海绵体 Corpus cavernosum
7 阴茎背深静脉 Deep dorsal vein of penis
8 输精管 Ductus deferens
9 下腔静脉 Inferior vena cava
10 腹膜壁层 Parietal peritoneum
11 前列腺 Prostate
12 尿道前列腺部 Prostatic urethra
13 前列腺静脉丛 Prostatic venous plexus
14 耻骨联合 Pubic symphysis
15 乙状结肠部 Rectosigmoid junction
16 盆腔腹膜的直肠膀胱陷凹 Rectovesical pouch of pelvic peritoneum
17 腹直肌 Rectus abdominis
18 岬 Sacral promontory
19 精阜 Seminal colliculus
20 精囊 Seminal vesicle
21 乙状结肠 Sigmoid colon
22 小肠 Small intestine,multiple coils
23 上肠系膜动静脉(空肠和回肠分支) Superior mesenteric vessels, jejunal and ileal branches
24 睾丸 Testis
25 白膜 Tunica albuginea
26 鞘膜壁层 Tunica vaginalis,parietal layer
27 鞘膜脏层 Tunica vaginalis,visceral layer
28 尿道球部 Urethra, bulbous

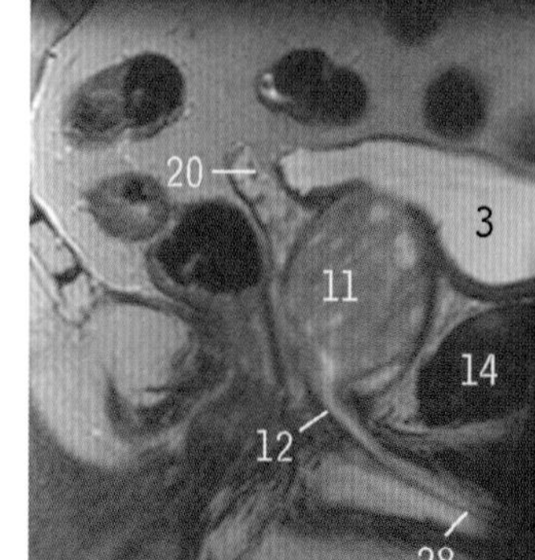

盆部矢状面核磁共振成像。

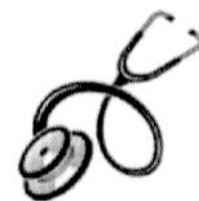

尿液外渗、直肠镜检查和乙状结肠镜检查、睾丸扭转见第 280~284 页。

盆部、右腹股沟区与阴茎 上面观

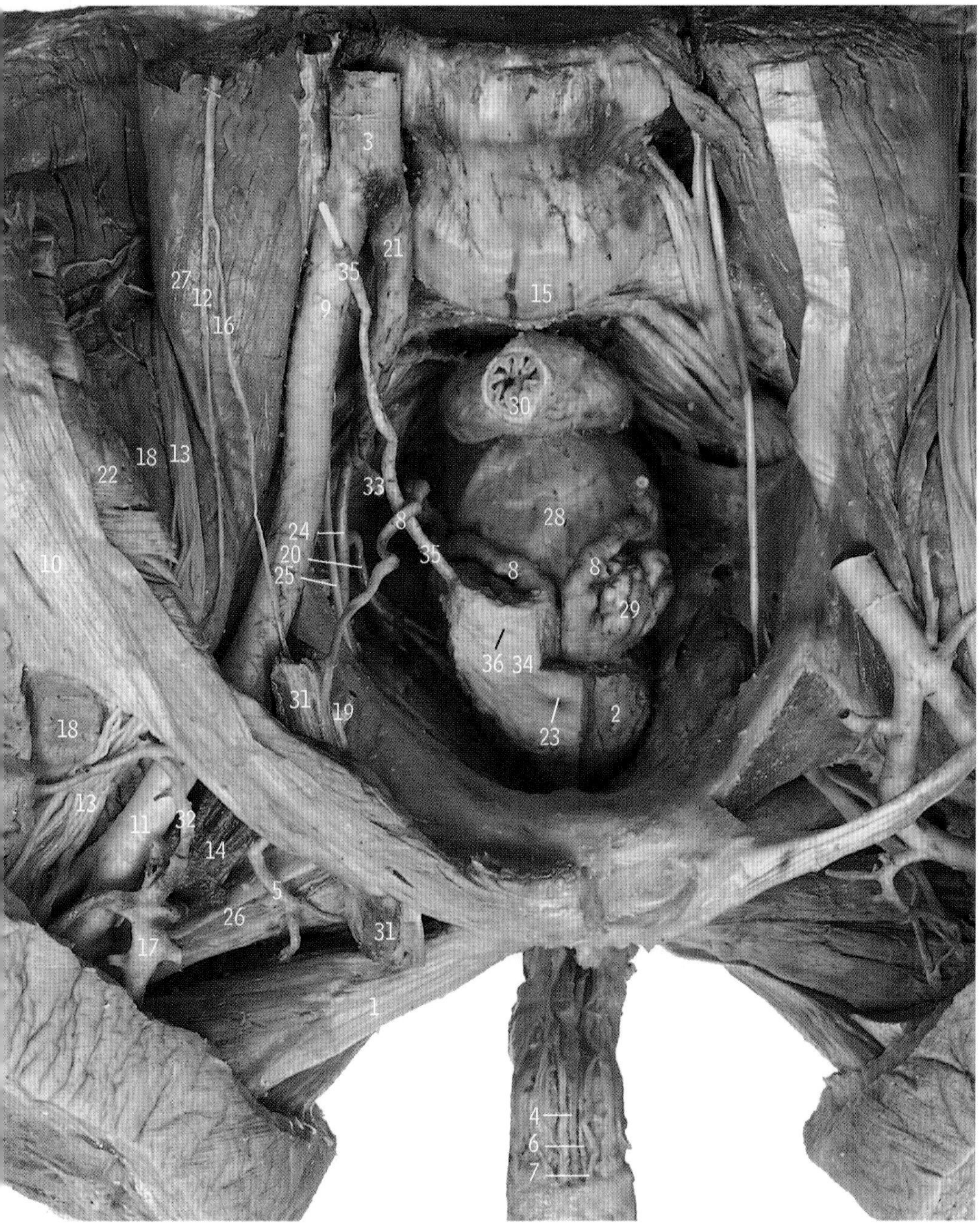

骨盆内膀胱(34)的大部分被移除，可观察到前列腺(2)底面，同时可见左侧精囊(29)位于输精管(8)外侧。在骨盆中，输精管跨过输尿管表面(35)。髂外动脉(9)穿过腹股沟韧带(10)深面移行为股动脉(11)。除去阴茎背部的筋膜，可观察到阴茎背深静脉(4)两侧有阴茎背深动脉(6)和阴茎背神经(7)相伴行。

膀胱三角(34)位于膀胱下部靠后位置，是位于两输尿管内口(36位于右侧)与尿道内口(23)之间的膀胱黏膜区。

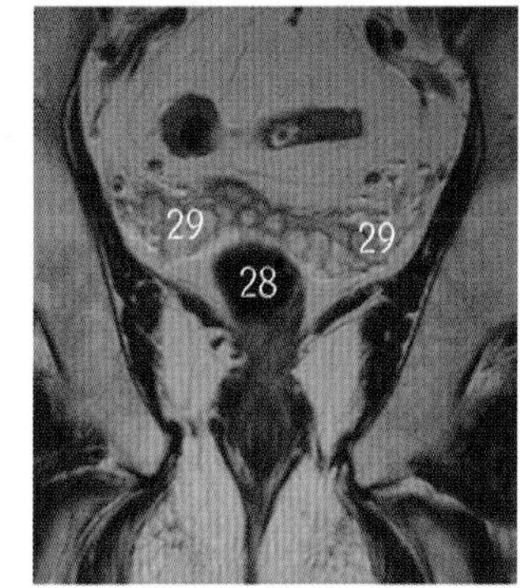

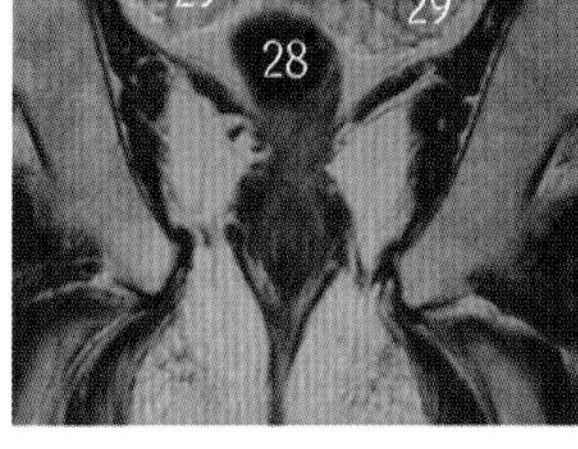

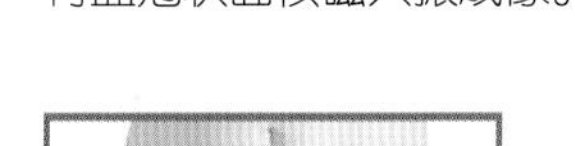

骨盆冠状面核磁共振成像。

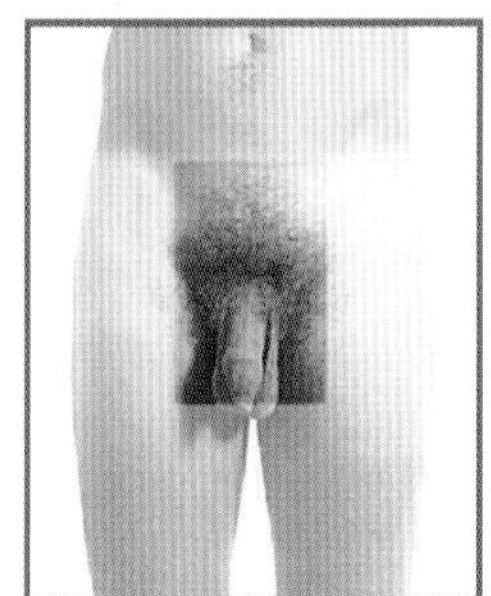

1 长收肌 Adductor longus
2 前列腺底 Base of prostate
3 髂总动脉 Common iliac artery
4 阴茎背深静脉 Deep dorsal vein of penis
5 阴部外深静脉 Deep external pudendal artery
6 阴茎背深动脉 Dorsal artery of penis
7 阴茎背神经 Dorsal nerve of penis
8 输精管 Ductus deferens
9 髂外动脉 External iliac artery
10 腹外斜肌腱膜与腹股沟韧带 External oblique aponeurosis and inguinal ligament
11 股动脉 Femoral artery
12 生殖股神经股支 Femoral branch of genitofemoral nerve
13 股神经 Femoral nerve
14 股静脉 Femoral vein
15 第五腰间盘 Fifth lumbar intervertebral disc
16 生殖股神经生殖支 Genital branch of genitofemoral nerve
17 大隐静脉 Great saphenous vein
18 髂肌 Iliacus
19 腹壁下动脉 Inferior epigastric artery
20 膀胱下动脉 Inferior vesical artery
21 髂内动脉 Internal iliac artery
22 腹内斜肌 Internal oblique
23 尿道内口 Internal urethral orifice
24 闭孔动脉 Obturator artery
25 闭孔神经 Obturator nerve
26 耻骨肌 Pectineus
27 腰大肌 Psoas major
28 直肠 Rectum
29 精囊 Seminal vesicle
30 乙状结肠(切除下段) Sigmoid colon (cut lower end)
31 精索 Spermatic cord
32 旋髂浅静脉 Superficial circumflex iliac vein
33 膀胱上动脉 Superior vesical artery
34 膀胱三角 Trigone of bladder
35 输尿管 Ureter
36 输尿管口 Ureteral orifice

大肠癌、膀胱炎、膀胱镜检查和输尿管变异见第 280~284 页。

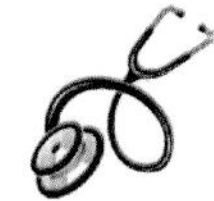

A 膀胱和前列腺 后面观

1 膀胱底 Base of bladder
2 输精管 Ductus deferens
3 左射精管 Left ejaculatory duct
4 前列腺后面 Posterior surface of prostate
5 精囊 Seminal vesicle
6 输尿管 Ureter

B 男性盆部左侧 右面观

在正中矢状面，前列腺(24)被放大，尿道前列腺部(25)被拉长，突出膀胱结构。膀胱黏膜(其膀胱三角区标为 36)被移除，显示膀胱壁上的肌性结构。髂内动脉(14)分支的变异十分普遍，图中膀胱上动脉(34)、膀胱下动脉(13)、直肠中动脉(20)起自闭孔动脉(22)。

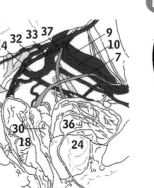

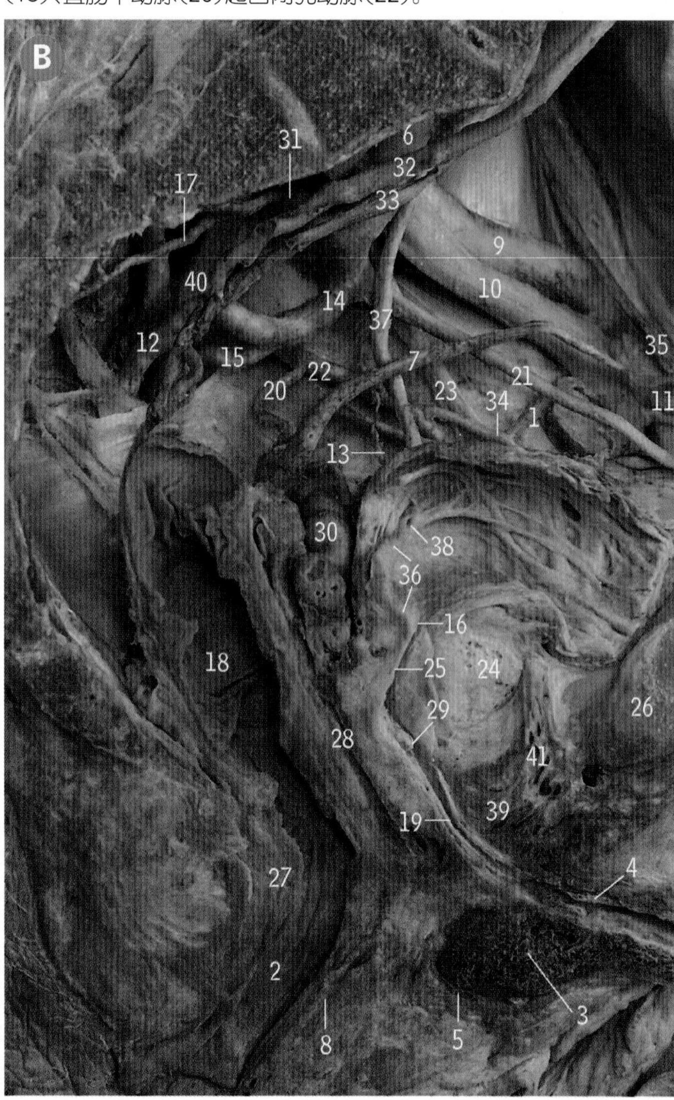

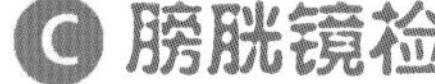

C 膀胱镜检

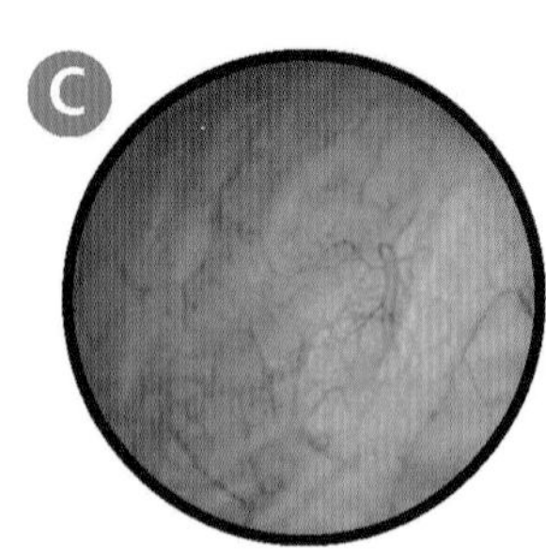

D 前列腺镜检(经尿道前列腺电切术)

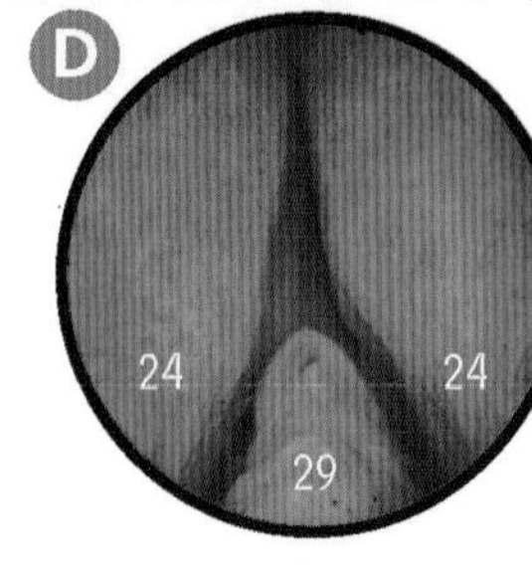

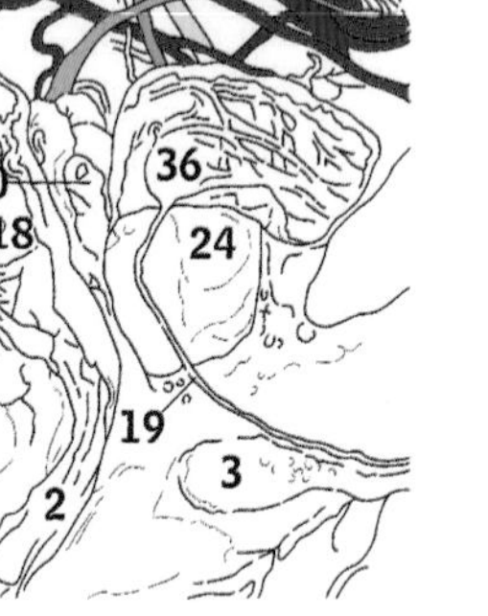

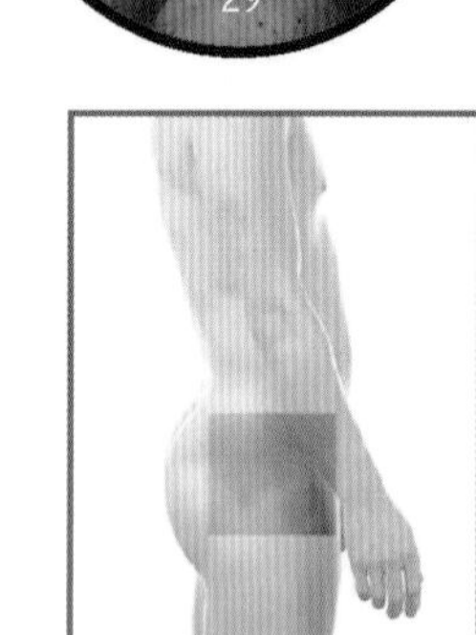

1 耻骨支 Accessory obturator vein
2 肛管 Anal canal
3 尿道球 Bulb of penis
4 尿道海绵体球部 Bulbar part of spongy urethra
5 球海绵体肌 Bulbospongiosus
6 髂总动脉 Common iliac artery
7 静脉导管 Ductus deferens
8 肛门外括约肌 External anal sphincter
9 髂外动脉 External iliac artery
10 髂外静脉 External iliac vein
11 腹壁下动静脉 Inferior epigastric vessels
12 臀下动脉 Inferior gluteal artery
13 膀胱下动脉 Inferior vesical artery
14 髂内动脉 Internal iliac artery
15 阴部内动脉 Internal pudendal artery
16 尿道内口 Internal urethral orifice
17 骶外侧动脉 Lateral sacral artery
18 直肠下端 Lower end of rectum
19 尿道膜部 Membranous part of urethra
20 直肠中动脉 Middle rectal artery
21 闭脐动脉 Obliterated umbilical artery
22 闭孔动脉 Obturator artery
23 闭孔神经 Obturator nerve
24 前列腺(放大) Prostate (enlarged)
25 尿道前列腺部 Prostatic part of urethra
26 耻骨联合 Pubic symphysis
27 耻骨直肠肌 Puborectalis part of levator ani
28 直肠膀胱韧带 Rectovesical fascia
29 精阜 Seminal colliculus
30 精囊 Seminal vesicle
31 臀上动脉 Superior gluteal artery
32 直肠上动脉 Superior rectal artery
33 直肠上静脉 Superior rectal vein
34 膀胱上动脉 Superior vesical artery
35 睾丸动静脉和腹股沟深环 Testicular vessels and deep inguinal ring
36 膀胱三角 Trigone of bladder
37 输尿管 Ureter
38 尿道口 Ureteral orifice
39 尿道膜 Urogenital diaphragm
40 管骶神经前支 Ventral ramus of first sacral nerve
41 膀胱前列腺静脉丛 Vesicoprostatic venous plexus

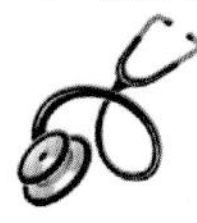

良性前列腺增生、前列腺癌、经尿道前列腺电切术和尿道狭窄见第 280~284 页。

A 盆部的动脉和神经 右面观

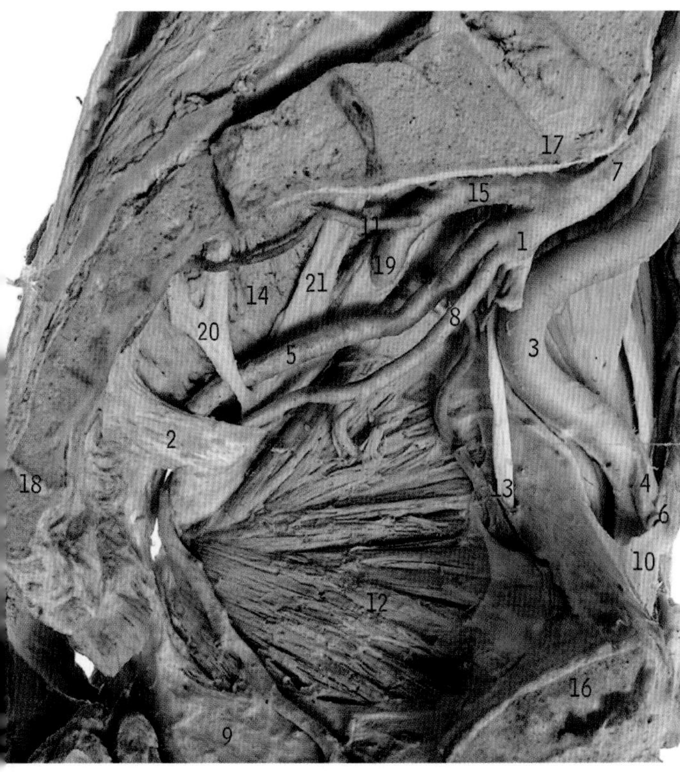

在盆部的左半部，所有腹膜、筋膜、静脉和内脏的动脉同左侧肛提肌一起被去除，以展示整个闭孔内肌(12)的内侧面。在骨盆后壁，血管常走行于神经表面。

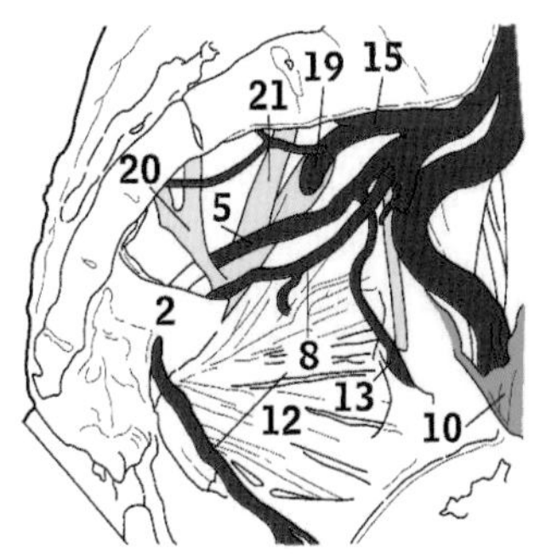

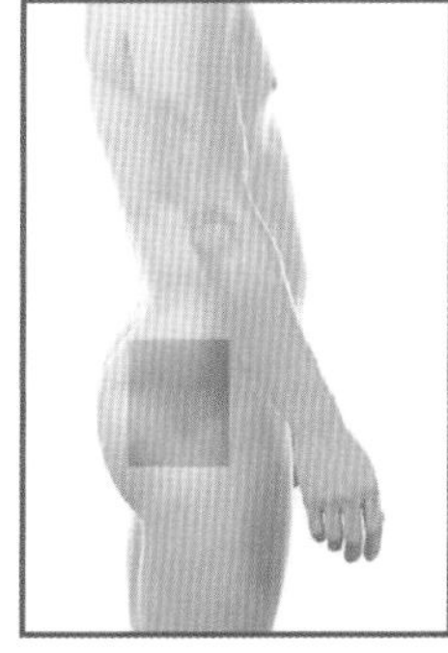

1 髂内动脉前支 Anterior trunk of internal iliac artery
2 尾骨肌和骶棘韧带 Coccygeus and sacrospinous ligament
3 髂外动脉 External iliac artery
4 腹壁下动脉 Inferior epigastric artery
5 臀下动脉 nferior gluteal artery
6 腹股沟韧带 Inguinal ligament
7 髂内动脉 Internal iliac artery
8 阴部内动脉 Internal pudendal artery
9 坐骨结节 Ischial tuberosity
10 陷窝韧带 Lacunar ligament
11 骶外侧动脉 Lateral sacral artery
12 闭孔内肌 Obturator internus
13 闭孔神经和动脉 Obturator nerve and artery
14 梨状肌 Piriformis
15 髂内动脉后支 Posterior trunk of internal iliac artery
16 耻骨联合 Pubic symphysis
17 骶岬 Sacral promontory
18 骶髂关节 Sacrococcygeal joint
19 臀上动脉穿支 Superior gluteal artery piercing lumbosacral trunk
20 第2第3骶神经前支合并 Union of ventral rami of second and third sacral nerves
21 第1骶神经前支 Ventral ramus of first sacral nerve

在此样本中，髂外动脉异常弯曲，髂内动脉前支(1)在上方异常地分成两个终末支，阴部内动脉(8)和臀下动脉(5)。臀上动脉(19)自腰骶干穿出。

B 左侧下腹下丛 右面观

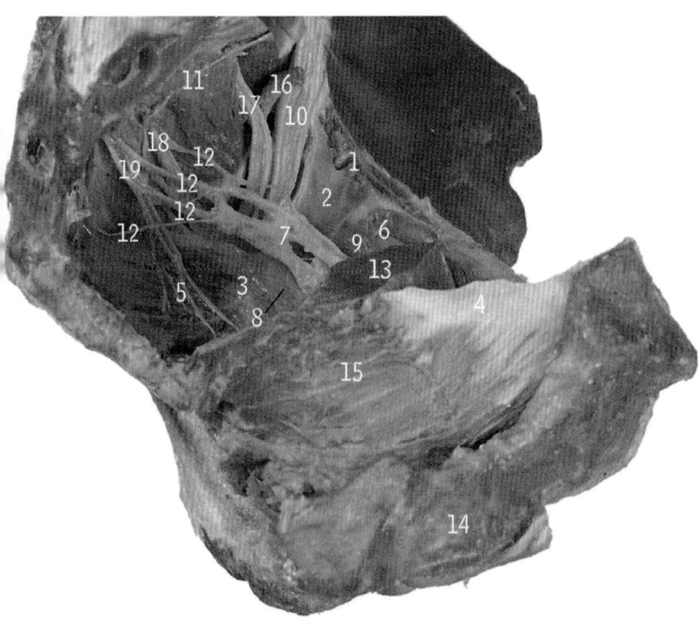

从右面观察左侧盆部，右侧盆壁被移去，可从右侧(会阴部)看到构成盆底(盆膈)一部分的右侧肛提肌(15)被保留。盆内脏神经(12)起自第2、3骶神经前支(18和19)并加入腹下丛(7)。

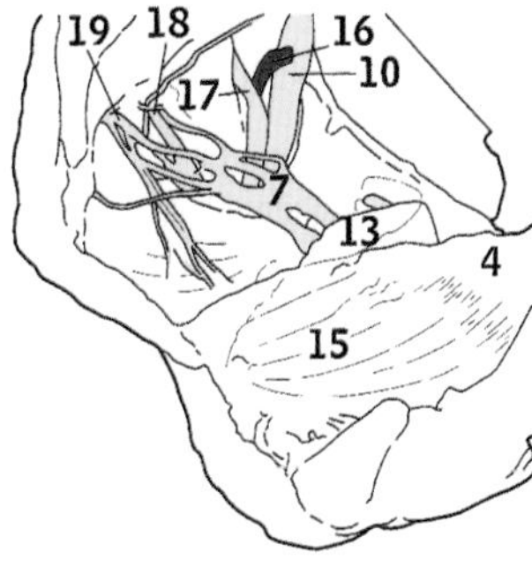

1 髂骨弓状线 Arcuate line of ilium
2 闭孔内肌腱膜 Fascia overlying obturator internus
3 坐骨棘 Ischial spine
4 覆盖在右侧闭孔内肌表面的横筋膜外面 Lateral surface of fascia overlying right obturator internus
5 左侧尾骨肌和肛提肌神经 Left coccygeus and nerves to levator ani
6 左侧输精管 Left ductus deferens
7 左侧下腹下丛 Left inferior hypogastric plexus
8 左侧肛提肌 Left levator ani
9 左侧精囊 Left seminal vesicle
10 腰骶干 Lumbosacral trunk
11 交感神经左分支 Part of left sympathetic trunk
12 盆内脏神经 Pelvic splanchnic nerves (nervi erigentes)
13 直肠 Rectum
14 坐骨阴部右支 Right ischiopubic ramus
15 右侧肛提肌和坐骨肛门窝 Right levator ani and ischio–anal (ischiorectal) fossa
16 臀上动脉 Superior gluteal artery
17 第1骶神经前支 Ventral ramus of first sacral nerve
18 第2骶神经前支 Ventral ramus of second sacral nerve
19 第3骶神经前支 Ventral ramus of third sacral nerve

髂内动脉的分支及其关系，左侧女性盆部

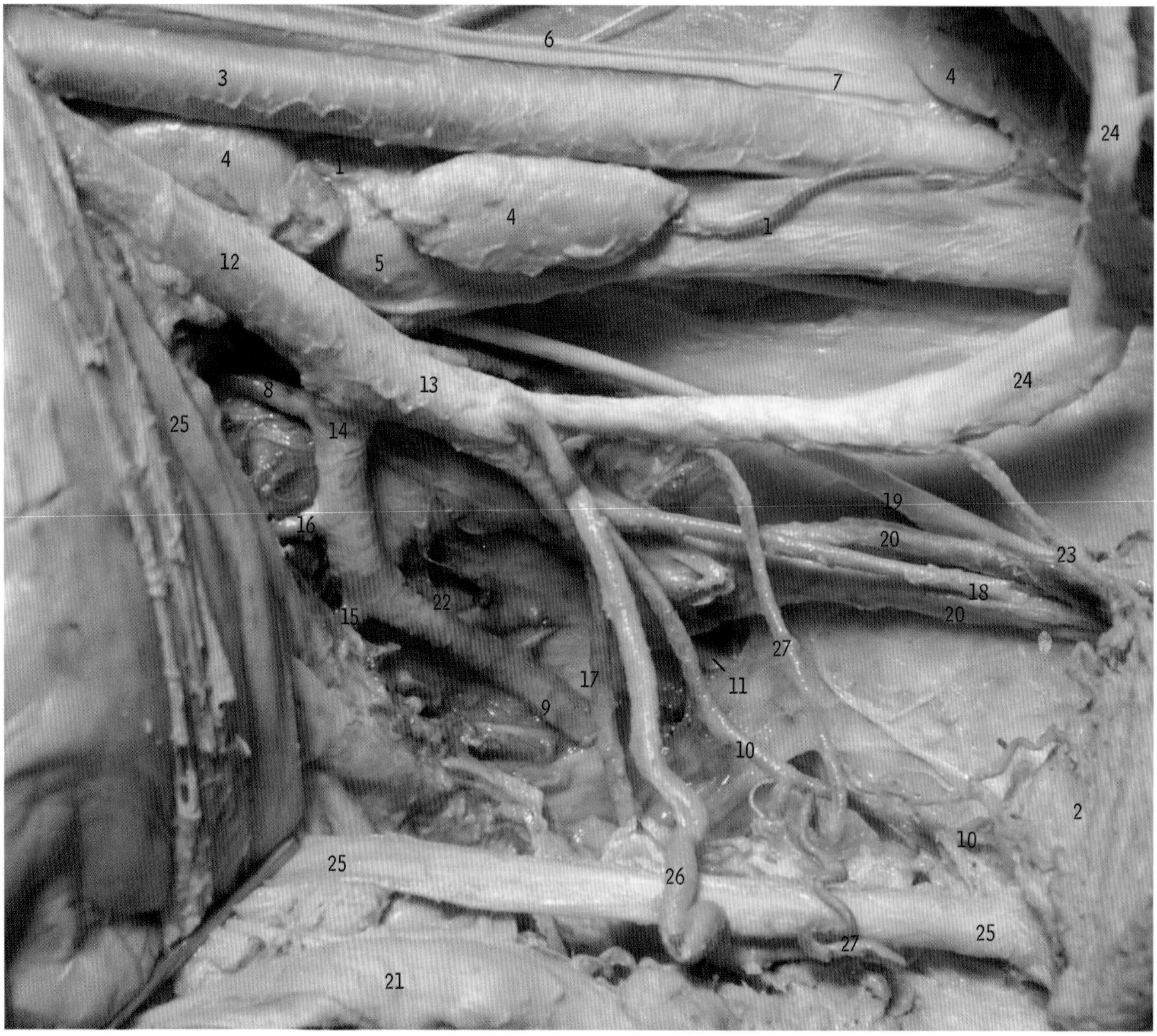

1 分布至髂淋巴结 Artery to iliac nodes
2 膀胱 Bladder
3 髂外动脉 External iliac artery
4 髂外淋巴结 External iliac lymph nodes (enlarged)
5 髂外静脉 External iliac vein
6 股神经股支 Genitofemoral nerve, femoral branch
7 股神经生殖支 Genitofemoral nerve, genital branch
8 髂腰动脉 Iliolumbar artery
9 臀下动脉 Inferior gluteal artery
10 膀胱下动脉 nferior vesical artery
11 阴部内动脉 Internal pudendal artery
12 髂内动脉 Internal iliac artery
13 髂内动脉前支 Internal iliac artery, anterior division
14 髂内动脉后支 Internal iliac artery, posterior division
15 骶外侧动脉降支 Lateral sacral artery, inferior
16 骶外侧动脉升支 Lateral sacral artery, superior
17 直肠中动脉 Middle rectal artery
18 闭孔动脉 Obturator artery
19 闭孔神经 Obturator nerve
20 闭孔静脉 Obturator veins
21 子宫圆韧带 Round ligament of the uterus (reflected)
22 臀上动脉 Superior gluteal artery
23 膀胱上动脉 Superior vesical artery
24 脐动脉残余 Umbilical artery remnant
25 输尿管 Ureter (retracted)
26 子宫动脉 Uterine artery
27 阴部动脉 Vaginal artery

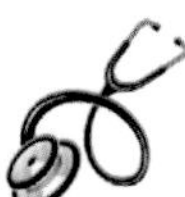

髂内动脉栓塞见第 280~284 页。

A 盆部骨和韧带 左侧观

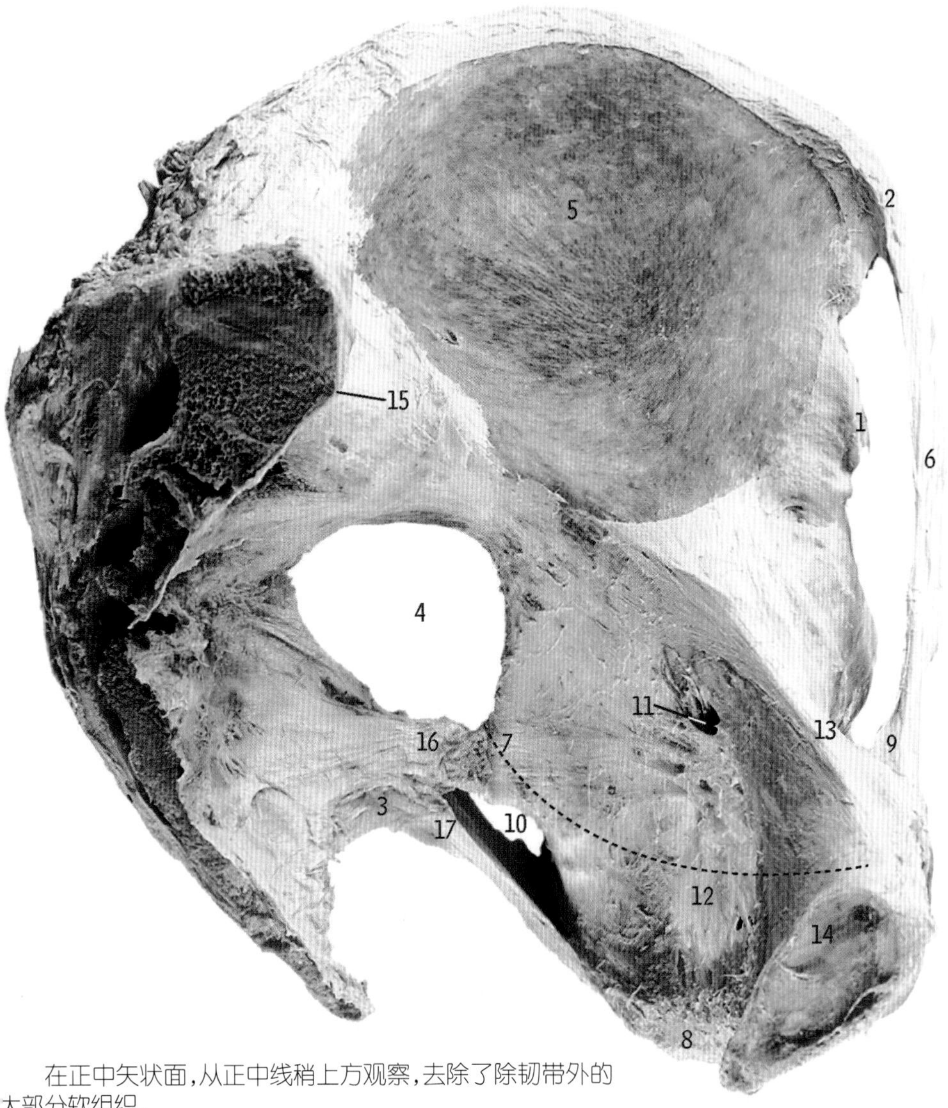

在正中矢状面，从正中线稍上方观察，去除了除韧带外的大部分软组织。

1 髂前下棘和股直肌起点
Anterior inferior iliac spine and origin of straight head of rectus femoris
2 髂前上棘
Anterior superior iliac spine
3 骶结节韧带镰状缘
Falciform process of sacrotuberous ligament
4 坐骨大孔 Greater sciatic foramen
5 髂窝 Iliac fossa
6 腹股沟韧带 Inguinal ligament
7 坐骨棘 Ischial spine
8 坐骨结节 Ischial tuberosity
9 腔隙韧带 Lacunar ligament
10 坐骨小孔 Lesser sciatic foramen
11 穿行闭孔的闭孔神经和血管
Obturator foramen with obturator nerve and vessels
12 闭孔膜 Obturator membrane
13 耻骨韧带 Pectineal ligament
14 耻骨联合 Pubic symphysis
15 骶岬 Sacral promontory
16 骶棘韧带
Sacrospinous ligament
17 骶结节韧带 Sacrotuberous ligament

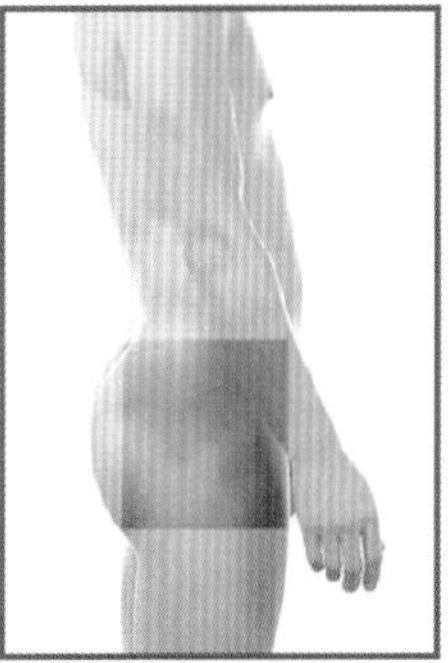

骶结节韧带(17)、骶棘韧带(16)和髂腰韧带(见后续 C7,325 页)被归为骨盆的韧带(椎盆韧带)。

腔隙韧带(9)从腹股沟韧带(6)的中部向后穿行耻骨至梳内侧端，耻骨梳韧带附着于耻骨梳至中部。

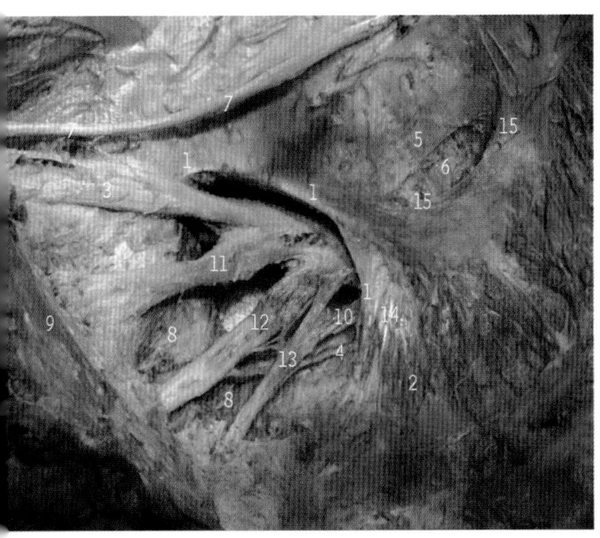

B 坐骨大孔，骶丛和左侧肛提肌

1 坐骨大孔
Greater sciatic foramen
2 肛提肌 Levator ani
3 腰骶干
Lumbosacral trunk (with S1)
4 肛提肌神经 Nerve to levator ani
5 闭孔内肌韧带
Obturator internus fascia
6 闭孔内肌
Obturator internus muscle
7 闭孔神经 Obturator nerve
8 梨状肌纤维 Piriformis muscle fibres (muscle bulk removed)
9 后纵韧带
Posterior longitudinal ligament, overlying sacrum
10 阴部神经 Pudendal nerve
11 第 2 神经 Sacral nerve, S2
12 第 3、4 骶神经
Sacral nerve, S3 and S4
13 第五骶神经 Sacral nerve, S5
14 骶棘韧带
Sacrospinous ligament
15 肛提肌腱弓
Tendinous arch of levator ani, an origin of elevator

骨髓抽吸术、闭孔内积病见第 280~284 页。

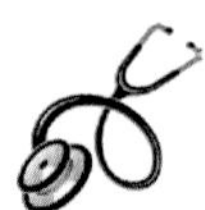

女性盆部 左半部右侧观，动脉被灌注

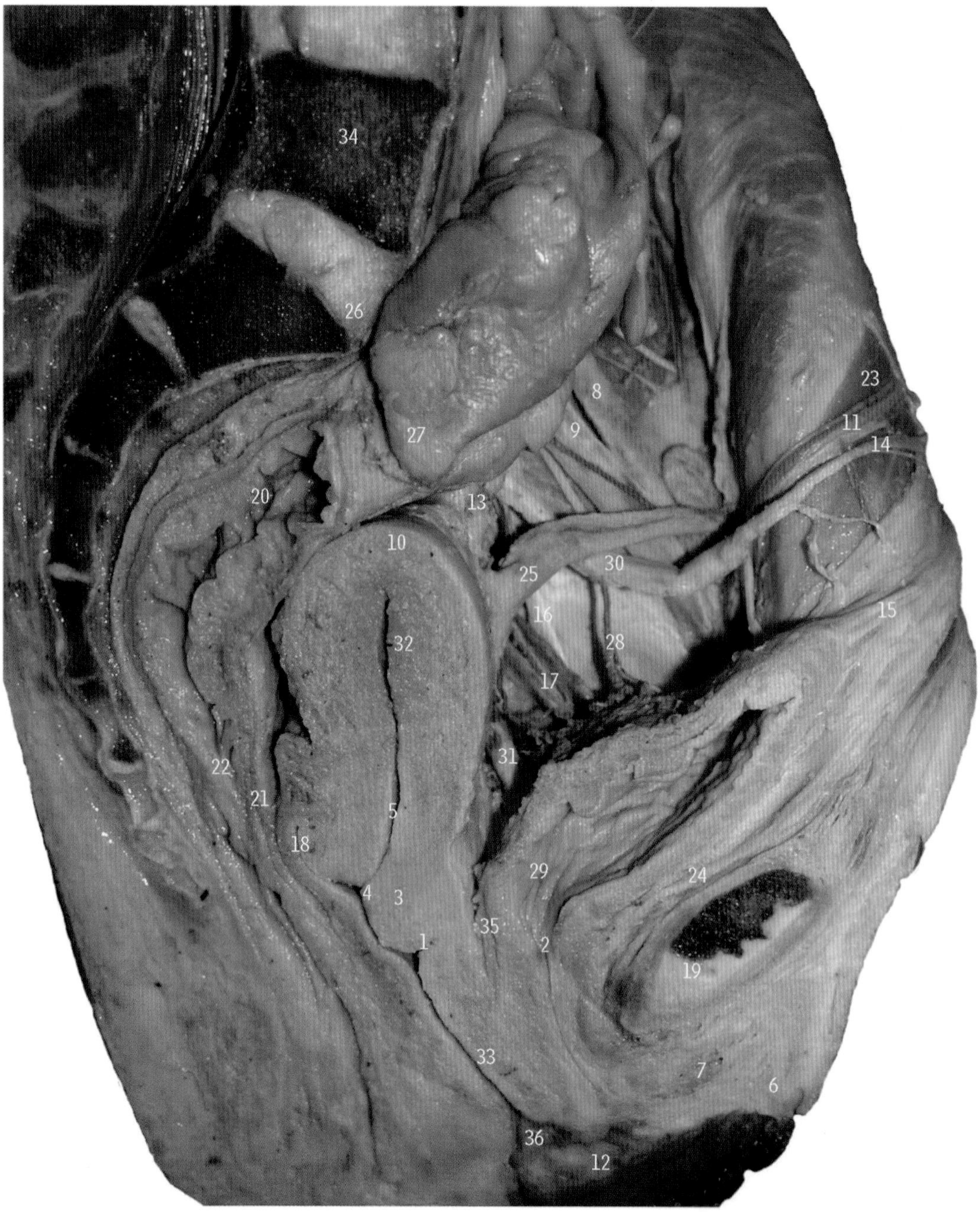

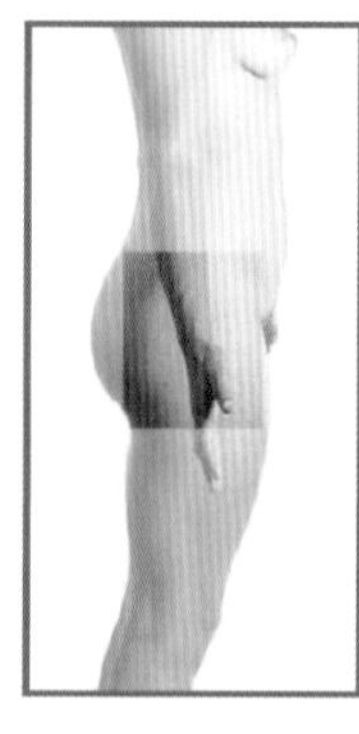

1 阴道前穹窿 Anterior vaginal fornix
2 膀胱颈 Bladder neck
3 子宫颈 Cervix
4 宫颈外口 Cervix, external os
5 宫颈内口 Cervix, internal os
6 阴蒂 Clitoris
7 阴蒂脚 Crus of clitoris
8 髂外动脉 External iliac artery
9 髂外静脉 External iliac vein
10 膀胱底 Fundus of uterus
11 腹壁内动静脉 Inferior epigastric vessels
12 小阴唇 Labium minus
13 卵巢韧带 Ligament of ovary
14 脐正中韧带 Medial umbilical ligament
15 脐正中韧带(脐尿管) Median umbilical ligament (urachus)
16 闭孔神经 Obturator nerve
17 闭孔动、静脉 Obturator vessels
18 阴道后穹窿 Posterior vaginal fornix
19 耻骨联合 Pubic symphysis
20 直肠乙状结肠韧带 Rectosigmoid junction
21 直肠子宫陷凹 Rectouterine peritoneal space
22 直肠 Rectum
23 腹直肌 Rectus abdominis
24 耻骨后隙 Retropubic space
25 子宫圆韧带 Round ligament of uterus
26 骶岬 Sacral promontory
27 乙状结肠 Sigmoid colon
28 膀胱上动脉 Superior vesical artery
29 膀胱三角 Trigone of bladder
30 脐动脉 Umbilical artery (remnant)
31 输尿管 Ureter
32 子宫腔 Uterine cavity
33 阴道 Vagina
34 第 5 腰胸椎椎体（L5） Vertebral body, L5
35 膀胱子宫陷凹 Vesicouterine peritoneal pouch
36 阴道前庭 Vestibule of vagina

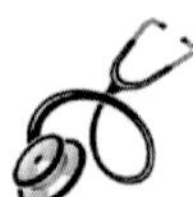

粪块嵌塞、痔疮、输卵管结扎、直肠镜检查、直肠脱垂、子宫肌瘤和子宫病变见第 280~284 页。

女性盆部

A 月经期正中矢状面核磁共振图像

B 冠状磁共振图像

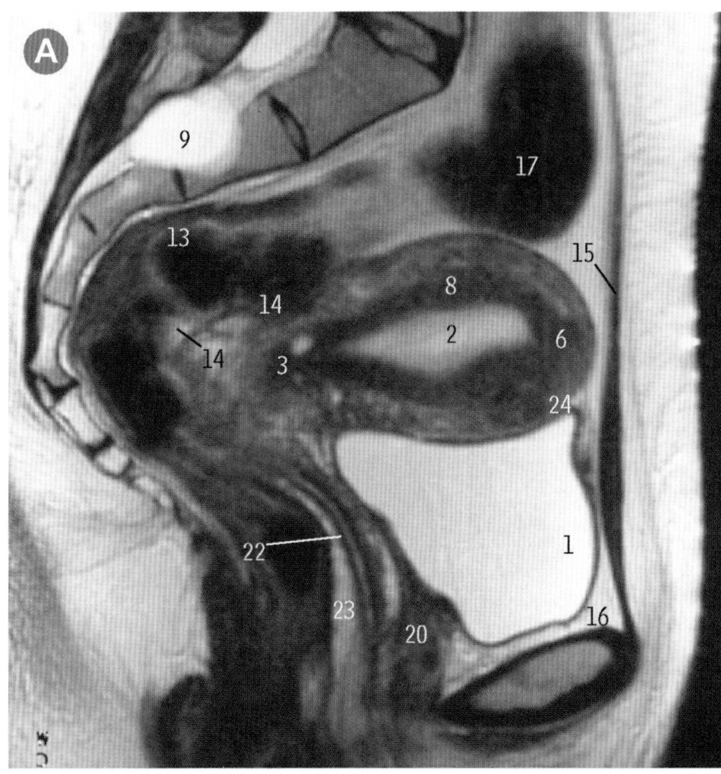

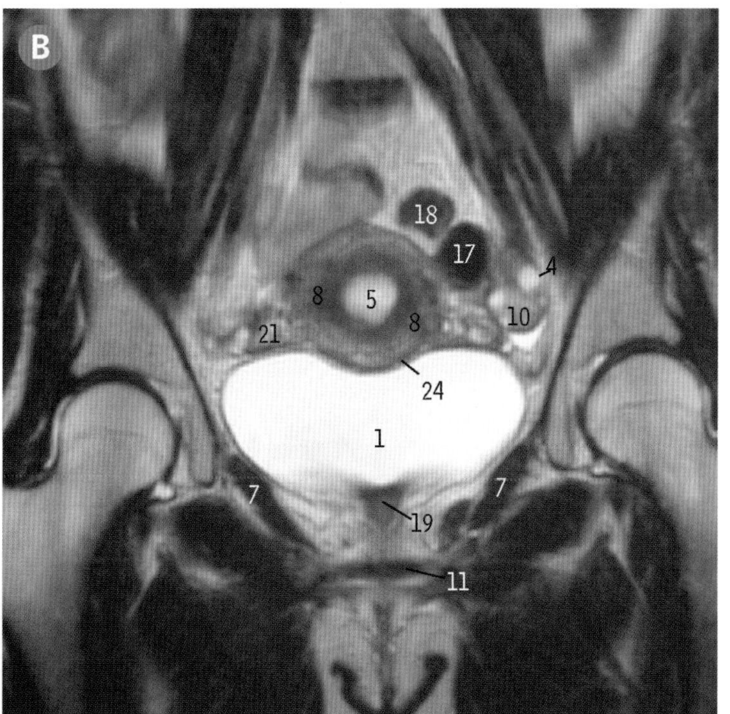

1 膀胱 Bladder
2 子宫内膜腔的血凝块 Blood clot in endometrial cavity
3 子宫颈 Cervix of uterus
4 黄体 Corpus luteum
5 子宫内膜腔 Endometrial cavity
6 子宫底 Fundus of uterus
7 肛提肌 Levator ani
8 子宫肌层 Myometrium
9 神经根囊肿 Nerve root cyst (Tarlov)
10 卵巢 Ovary
11 会阴肌 Perineal muscles
12 阴道后穹窿 Posterior fornix of vagina
13 直肠乙状结肠连接处 Rectosigmoid junction
14 直肠子宫陷凹(Douglas 窝) Recto-uterine pouch (Douglas)
15 腹直肌 Rectus abdominis muscle
16 耻骨后隙 Retropubic space (Retzius)
17 乙状结肠 Sigmoid colon
18 小肠 Small intestine
19 膀胱三角 Trigone
20 尿道 Urethra
21 输卵管 Uterine (Fallopian) tube
22 阴道 Vaginal cavity
23 阴道壁 Vaginal wall
24 膀胱子宫陷凹 Vesico-uterine pouch

从前方向下看盆部，子宫底(6)覆于膀胱(1)上方，两者间隔有腹膜反折形成的膀胱子宫陷凹(24)。它们的关系见核磁共振 B 图。

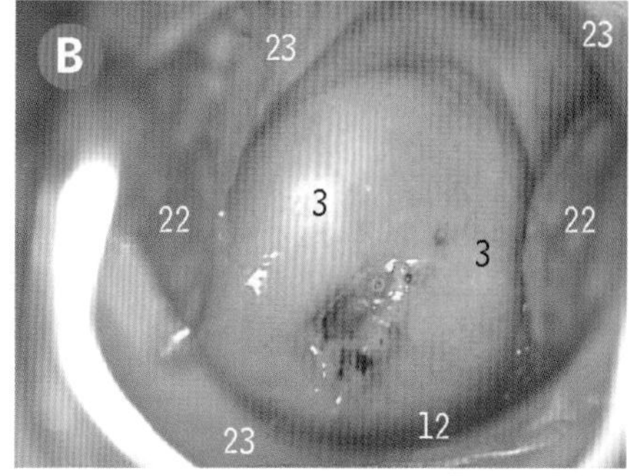

子宫颈内镜检查。

子宫颈涂片检查、膀胱炎、卵巢囊肿和阴道检查见第 280~284 页。

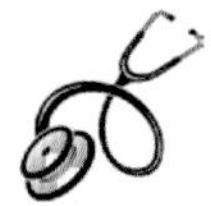

女性盆部

A 子宫和卵巢前上方观

B 子宫输卵管造影

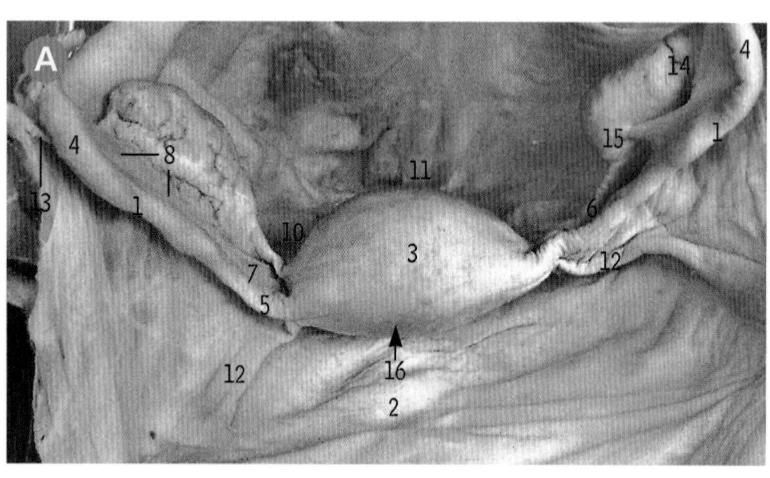

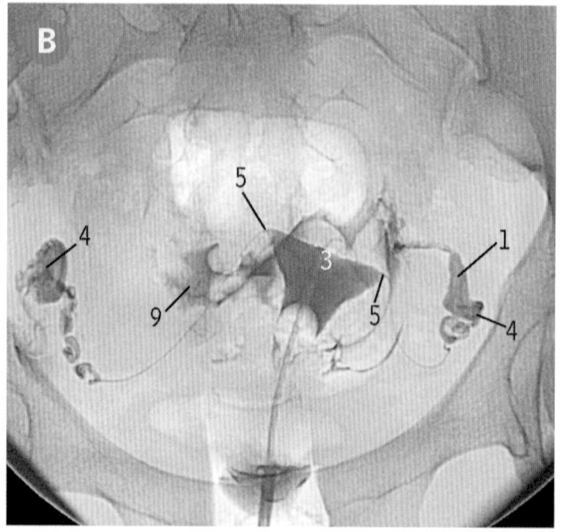

1 输卵管壶腹 Ampulla of uterine tube
2 膀胱 Bladder
3 子宫底 Fundus of uterus
4 输卵管漏斗部 Infundibulum of uterine tube
5 输卵管峡 Isthmus of uterine tube
6 卵巢韧带 Ligament of ovary
7 输卵管系膜 Mesosalpinx
8 卵巢系膜 Mesovarium
9 过多的造影剂进入腹膜腔 Overspill of contrast into the peritoneal cavity
10 阔韧带的后面 Posterior surface of broad ligament
11 直肠子宫陷凹 Recto-uterine space
12 子宫圆韧带 Round ligament of uterus
13 子宫悬韧带和子宫动静脉 Suspensory ligament of ovary with ovarian vessels
14 卵巢输卵管端 Tubal extremity of ovary
15 卵巢子宫端 Uterine extremity of ovary
16 膀胱子宫陷凹 Vesico-uterine pouch

在A图中，从前方向下观察骨盆，子宫底(3)覆于膀胱(2)上方，中间隔腹膜，形成膀胱子宫陷凹。在B图中，造影剂充满子宫和导管(3、5、1和4)并溢到腹膜腔(9)中。

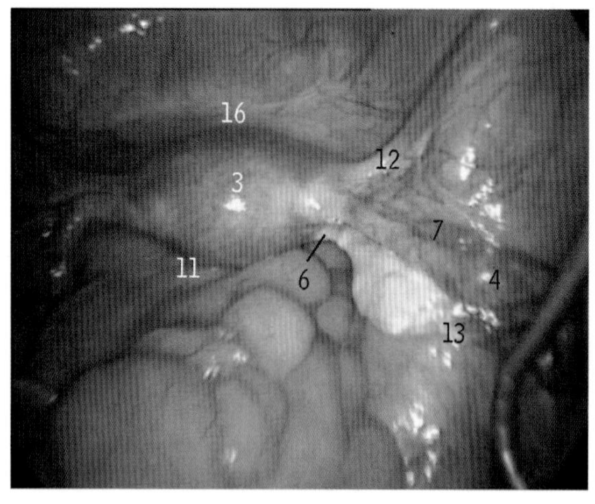

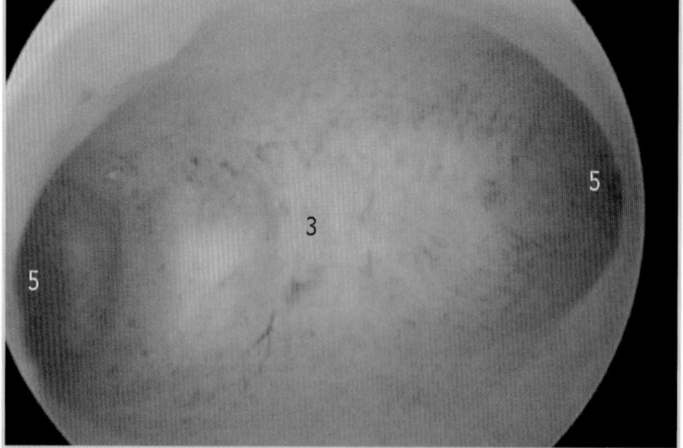

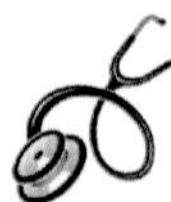

急性输卵管炎、卵巢癌、宫外孕破裂、宫内节育器和输卵管结扎见第280~284页。

女性盆部　左半，前方斜面观

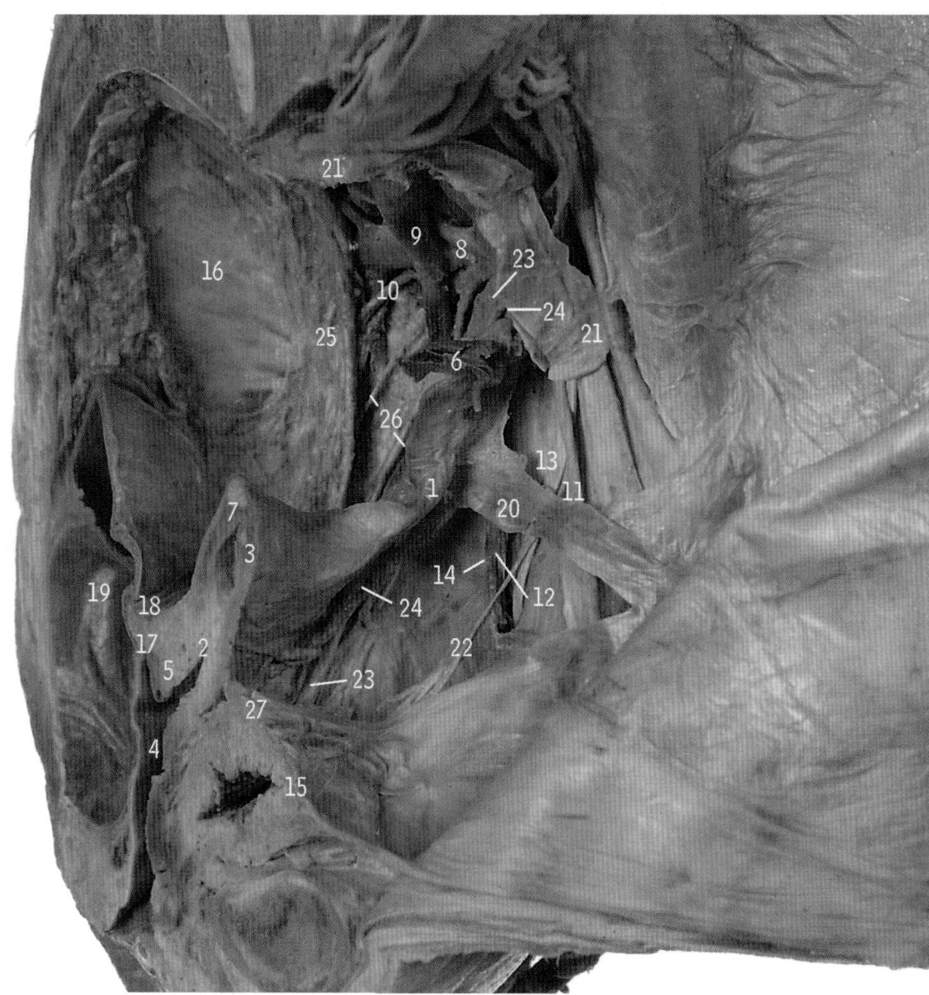

1 输卵管壶腹 Ampulla of uterine tube
2 阴道前穹窿 Anterior fornix of vagina
3 子宫体 Body of uterus
4 阴道腔 Cavity of vagina
5 子宫颈 Cervix of uterus
6 输卵管伞 Fimbriated end of uterine tube
7 子宫底 Fundus of uterus
8 髂内动脉 Internal iliac artery
9 髂内静脉 Internal iliac vein
10 直肠中动脉 Middle rectal artery
11 闭锁的脐动脉 Obliterated umbilical artery
12 闭孔动脉 Obturator artery
13 闭孔神经 Obturator nerve
14 闭孔静脉 Obturator vein
15 覆盖在膀胱表面的腹膜 Peritoneum overlying bladder
16 覆盖在梨状肌表面的覆膜 Peritoneum overlying piriformis
17 阴道后穹窿 Posterior fornix of vagina
18 直肠膀胱陷凹 Recto-vaginal pouch
19 直肠 Rectum
20 子宫圆韧带 Round ligament of uterus
21 乙状结肠系膜 Sigmoid mesocolon
22 膀胱上动脉 Superior vesical artery
23 输尿管 Ureter
24 子宫动脉 Uterine artery
25 子宫骶韧带 Uterosacral ligament
26 阴部内动脉 Vaginal artery (double)
27 膀胱子宫陷凹 Vesico-uterine pouch

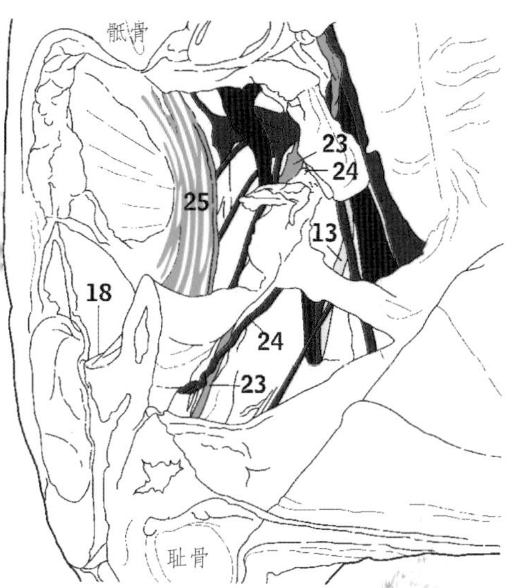

从前方斜着观察骨盆的左半部，前方有腹前壁，膀胱子宫陷凹(27)的腹膜被切断，子宫体(3)向后翻。暴露输尿管(23)，行向膀胱，走行过程中有子宫动脉(24)与其交叉。子宫骶韧带(25)在直肠(19)侧方向后穿行至骶骨的盆面。乙状结肠系膜(21)根部被完好保留，以展示左侧输尿管(23)经其下方从腹部走行至盆部。

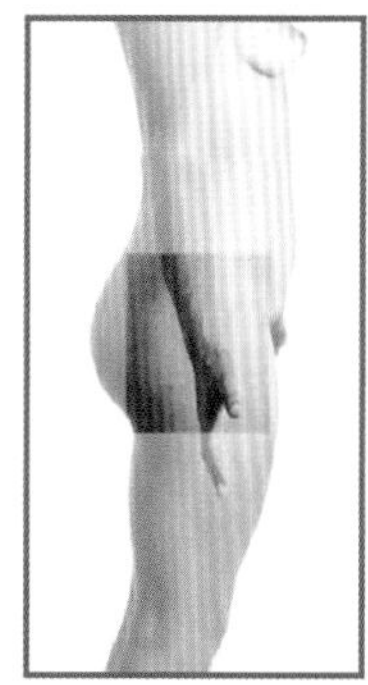

肛门直肠脓肿、子宫癌、子宫切除、盆腔脏器支撑物和不安全堕胎见第 280~284 页。

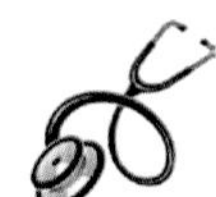

女性会阴部

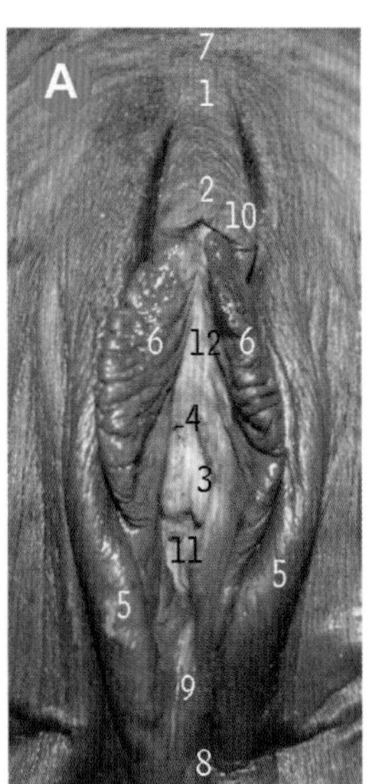

A 表面特征

1 阴唇前联合 Anterior commissure of labia majora
2 阴蒂 Clitoris
3 膀胱脱垂 Cystocele (prolapse of bladder)
4 尿道外口 External urethral orifice (urinary meatus)
5 大阴唇 Labium majus
6 小阴唇 Labium minus
7 阴阜 Mons pubis
8 会阴体 Perineal body
9 阴唇后联合 Posterior commissure of labia majora
10 阴蒂包皮 Prepuce of clitoris
11 阴道口 Vaginal orifice (introitus)
12 前庭 Vestibule

B 坐骨肛门窝后面观

1 肛门缘 Anal margin
2 肛尾体 Anococcygeal body
3 股二头肌长头 Biceps femoris, long head
4 尾骨 Coccyx
5 肛门外括约肌 External anal sphincter
6 臀大肌 Gluteal maximus
7 臀中肌 Gluteus medius
8 股薄肌 Gracilis
9 下孖肌 Inferior gemellus
10 臀下动脉 Inferior gluteal artery
11 直肠下神经 Inferior rectal nerve
12 坐骨结节 Ischial tuberosity
13 坐骨肛门窝,脂肪已去除 Ischio-anal fossa, fat removed
14 肛提肌 Levator ani
15 闭孔内肌和筋膜 Obturator internus and fascia
16 闭孔内肌腱 Obturator internus tendon
17 梨状肌 Piriformis
18 股后皮神经会阴支 Posterior femoral cutaneous nerve, perineal branch
19 阴唇后神经 Posterior labial nerve
20 阴部内动脉 Pudendal artery
21 阴部神经 Pudendal nerve
22 股方肌 Quadratus femoris
23 骶结节韧带 Sacrotuberous ligament
24 骶骨 Sacrum
25 坐骨神经 Sciatic nerve
26 半腱肌和半膜肌 Semimembranosus and semitendinosus
27 会阴浅横肌 Superficial transverse perineal muscle
28 臀上动脉 Superior gluteal artery

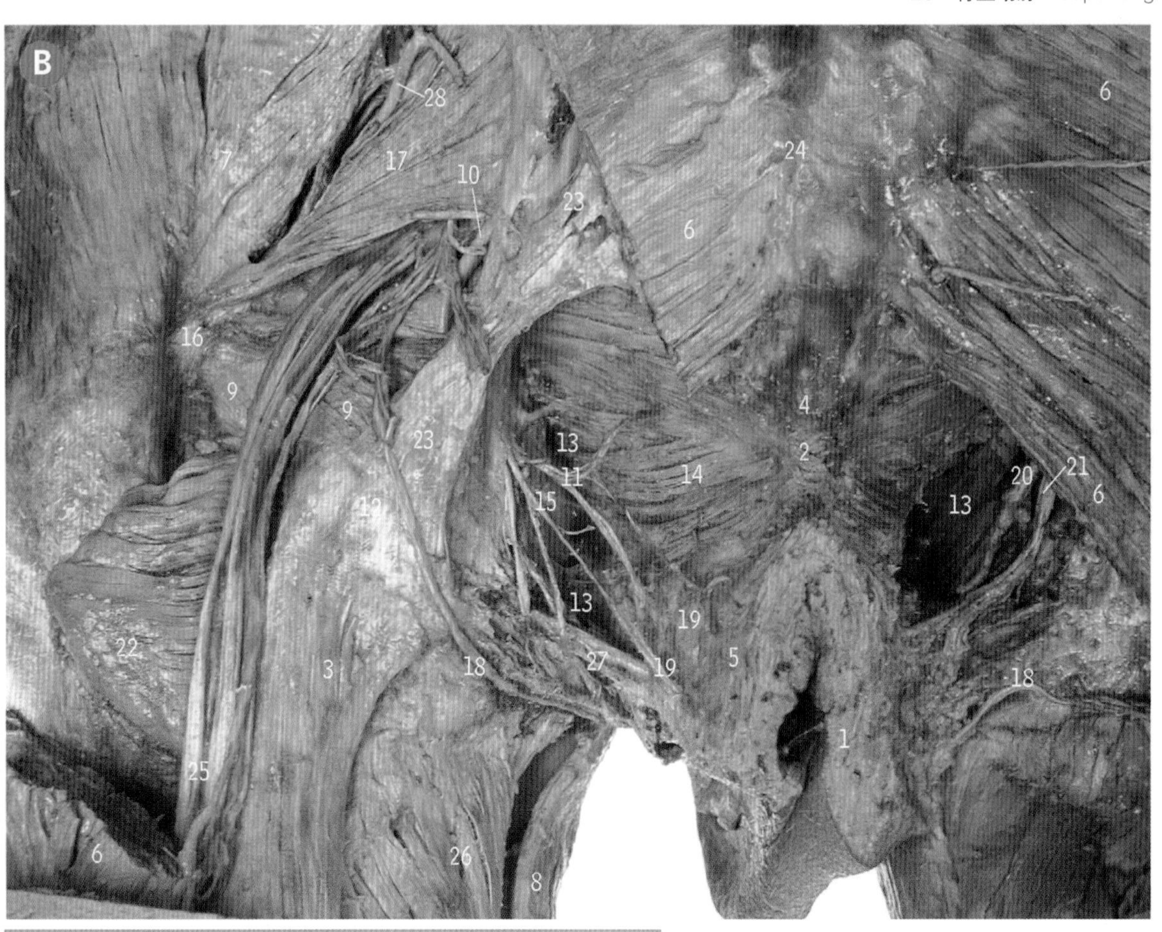

坐骨直肠窝现被更名为坐骨肛门窝。肛管,而并非直肠是其下内侧界,其壁和内容物在两性都很相似。

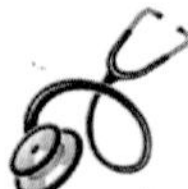

前庭大腺脓肿、外阴切开术、女性生殖器环切术和阴部神经阻滞见第 280~284 页。

女性会阴部和坐骨肛门窝 下面观(膀胱切石卧位)

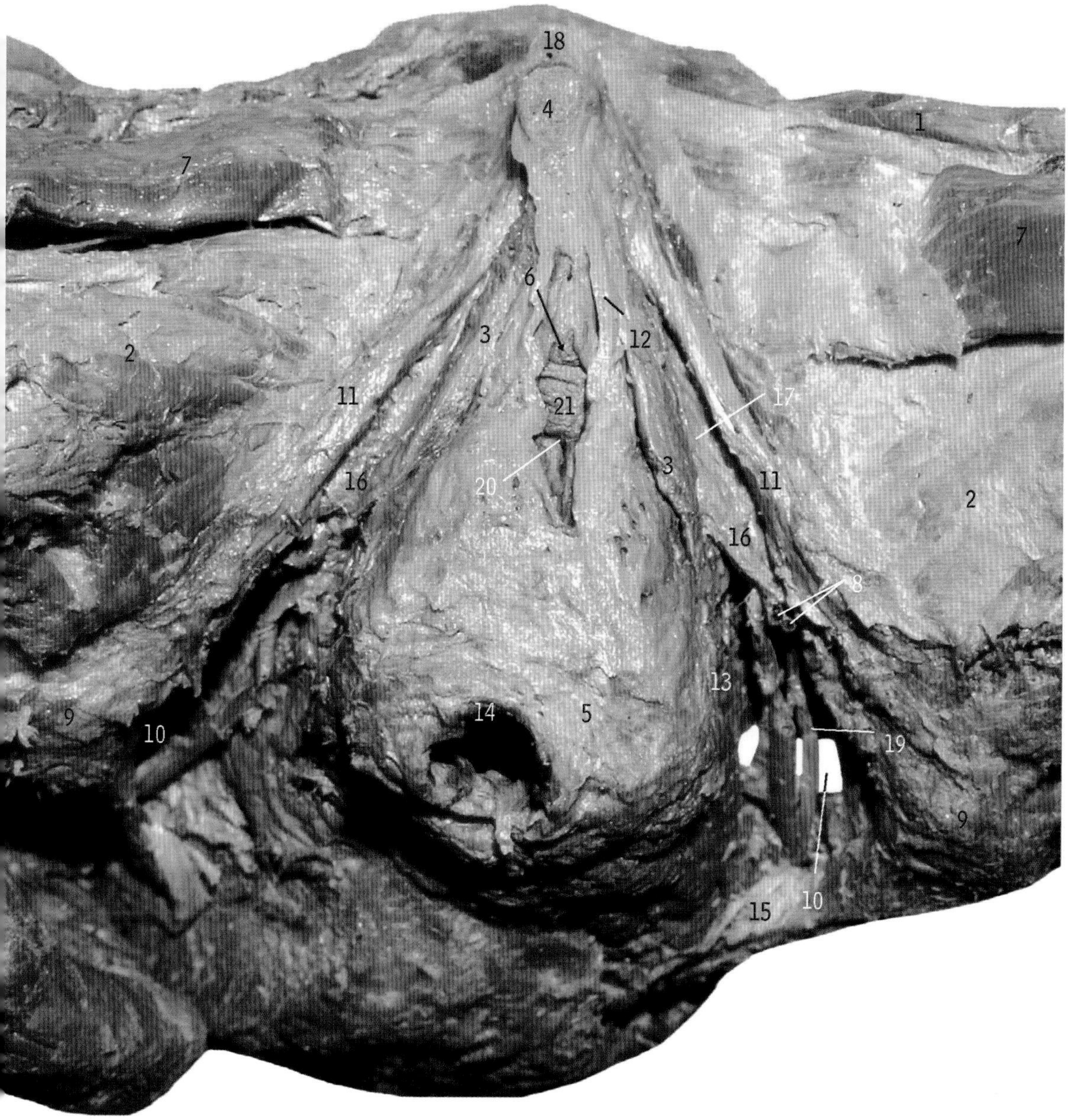

1 长收肌 Adductor longus muscle
2 大收肌 Adductor Magnus muscle
3 球海绵体肌 Bulbspongiosus muscle
4 阴蒂 Clitoris (transected)
5 肛门外括约肌 External anal sphincter
6 尿道外口 External urethral orifice (urinary meatus)
7 股薄肌 Gracilis
8 阴部内动脉穿经会阴膜上方 Internal pudendal artery passing superior to perineal membrane
9 坐骨结节 Ischial tuberosity
10 坐骨肛门窝 Ischio-anal fossa
11 坐骨海绵体肌 Ischiocavernosus muscle
12 小阴唇 Labium minus
13 肛提肌 Levator ani muscle
14 肛门缘 Margin of anus
15 骶结节韧带 Sacrotuberous ligament
16 会阴浅横肌覆在会阴膜的后缘上 Superficial transverse perineal muscle overlying posterior border of perineal membrane
17 会阴膜 Perineal membrane
18 耻骨联合 Pubic symphysis
19 阴部神经 Pudendal nerve
20 阴道口 Vaginal opening (introitus)
21 阴道前庭(小阴唇间的间隙) Vestibule of vagina (space between labium minus)

阴道囊肿、性器官混淆症见第 280~284 页。

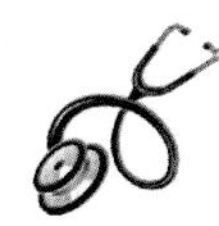

A 男性会阴部

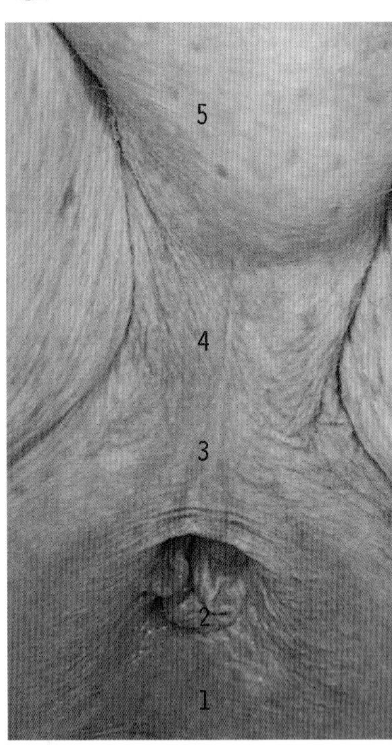

阴囊向前上方推起以暴露中心区域。

1 肛尾韧带 Anococcygeal body
2 带有皮赘的肛门缘 Margin of anus, with skin tags
3 会阴体 Perineal body
4 阴茎球中缝 Raphe overlying bulb of penis
5 覆盖在右侧睾丸表面的阴束 Scrotum overlying right testis

先前患痔疮的人经常在皮肤上残留皮垂。

B 阴茎根部 前下观

1 球海绵体肌 Bulbospongiosus
2 尿道海绵体 Corpus cavernosum
3 阴茎海绵体 Corpus spongiosum
4 阴茎背深静脉 Deep dorsal vein of penis
5 阴茎背动脉 Dorsal artery of penis
6 阴茎背神经 Dorsal nerve of penis
7 肛门外括约肌 External anal sphincter
8 直肠下动、静脉和直肠神经穿径坐骨肛门窝 Inferior rectal vessels and nerve crossing ischio-anal fossa
9 坐骨海绵体肌 Ischiocavernosus
10 骨盆底 Ischiopubic ramus
11 会阴中心腱 Perineal body
12 耻骨联合 Pubic symphysis
13 会阴浅横肌覆盖会阴膜 Superficial transverse perineal muscle overlying perineal membrane
14 尿道 Urethra

尿道镜检

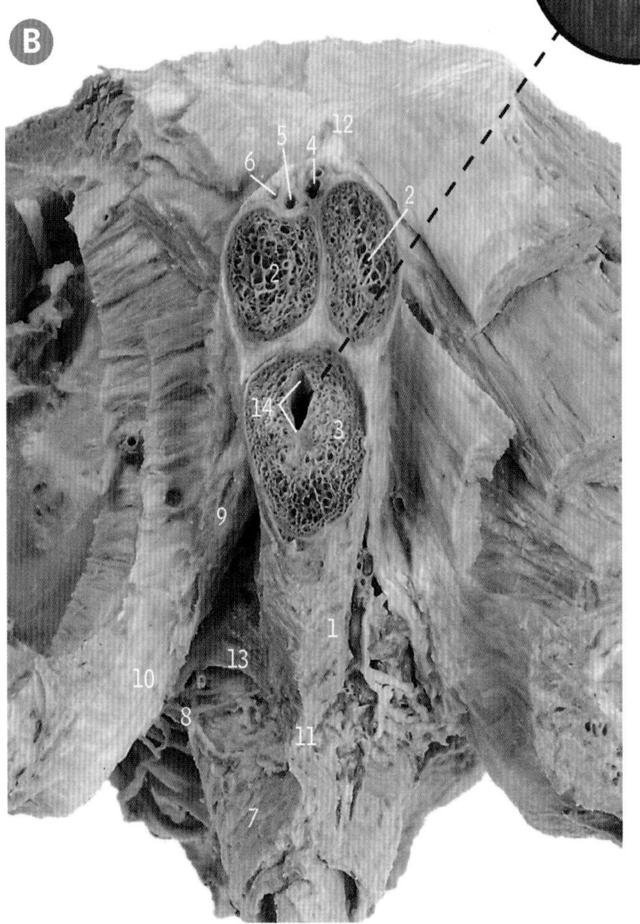

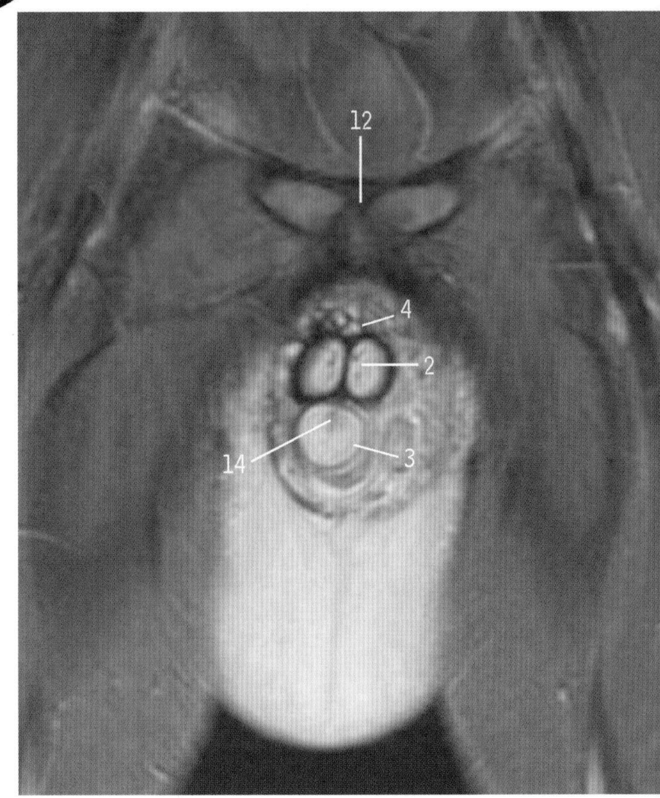

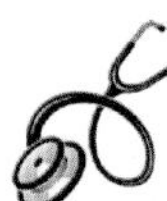

尿道球腺、肛门癌、阴囊积水，尿道下裂和肛门闭锁见第 280~284 页。

男性会阴和坐骨肛门(坐骨直肠)窝下面观

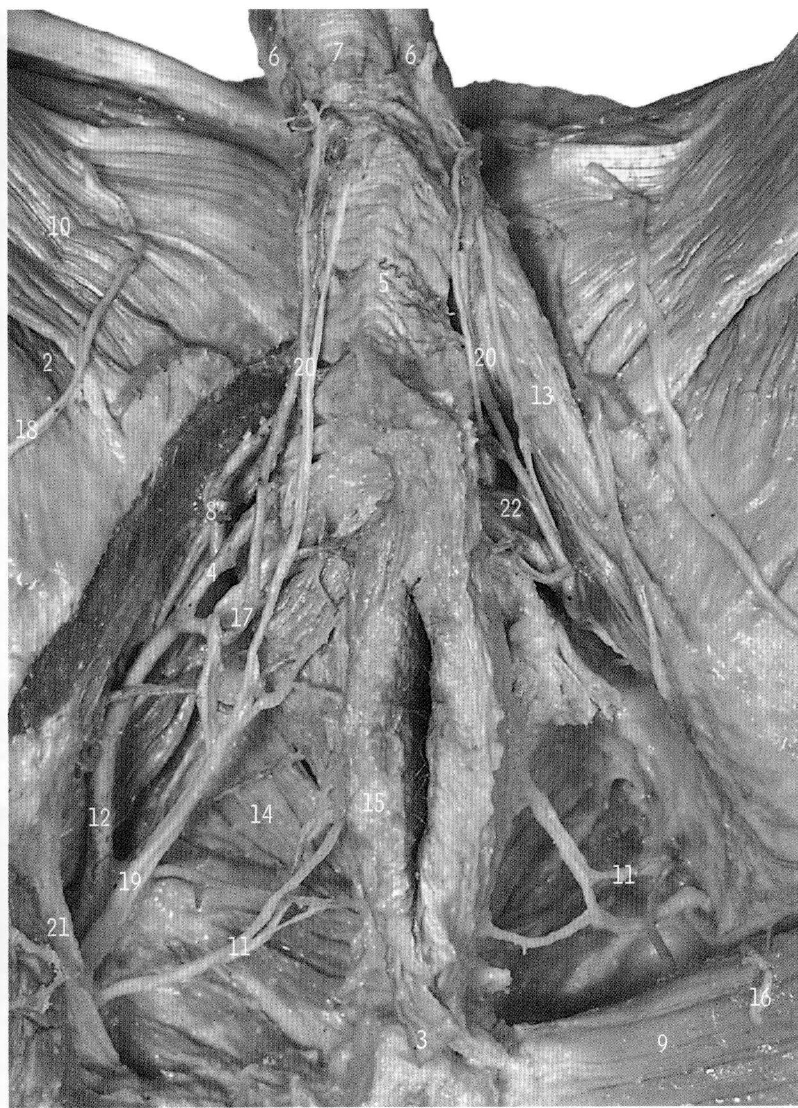

去除坐骨肛门窝内的所有脂纺，以便能清楚地看到肛提肌(14)的会阴面和窝内的血管和神经。在左侧(图的右侧)会阴膜(22)是完整的，但在右侧，覆盖的肌肉(尿生殖隔)已被去除。

1 长收肌 Adductor longus
2 大收肌 Adductor magnus
3 肛尾韧带 Anococcygeal body
4 阴茎球动脉 Artery to bulb
5 覆于阴茎球部上的球海绵肌体 Bulbospongiosus overlying bulb of penis
6 阴茎海绵体 Corpus cavernosum of penis
7 阴茎海绵体 Corpus spongiosum of penis
8 阴茎背神经和阴茎背动脉 Dorsal nerve and artery of penis
9 臀大肌 Gluteus maximus
10 股薄肌 Gracilis
11 坐骨肛门窝内的直肠内动静脉和直肠内神经 Inferior rectal vessels and nerve in ischio-anal fossa
12 阴部内动脉 Internal pudendal artery
13 坐骨棘覆于阴茎脚 Ischiocavernosus overlying crus of penis
14 肛提肌 Levator ani
15 肛门缘 Margin of anus
16 穿皮神经 Perforating cutaneous nerve
17 会阴动脉 Perineal artery
18 股后皮神经阴茎支 Perineal branch of posterior femoral cutaneous nerve
19 会阴神经 Perineal nerve
20 阴囊背神经和阴囊背动、静脉 Posterior scrotal vessels and nerves
21 骶结节韧带 Sacrotuberous ligament
22 会阴浅横肌覆于阴囊膜的后缘 Superficial transverse perineal muscle overlying posterior border of perineal membrane

在两性中坐骨肛门(坐骨直肠)窝在侧壁都有阴部管。打开管后可见其内容物:阴部内动脉(12)、阴部神经的终末支即会阴神经(19)和阴茎背神经(8)或阴蒂背神经。

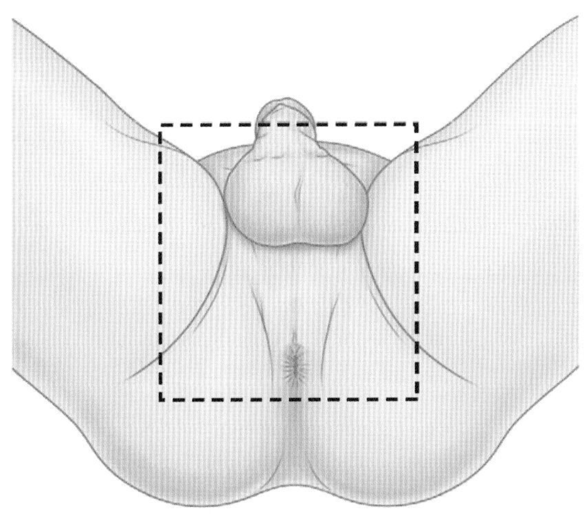

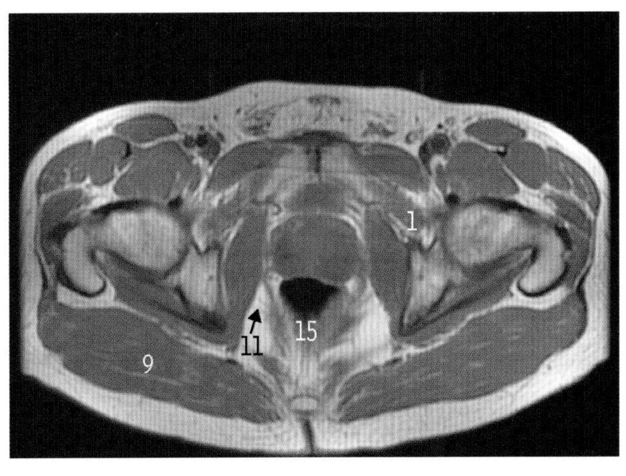

阴茎持续勃起症见第 280~284 页。

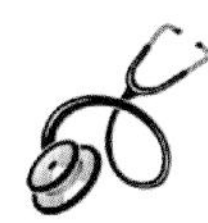

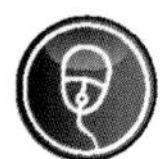

腹部和盆部

临床疑难杂症详情请参照网络，并可在网上下载相关图片。

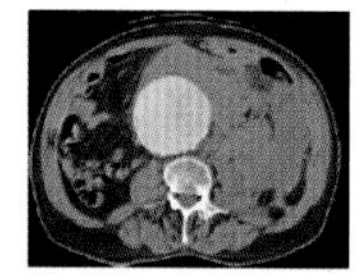
腹主动脉瘤

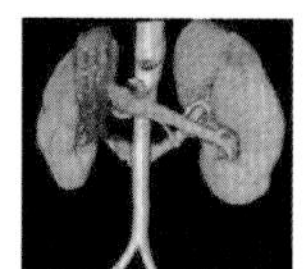
腹部血管变异

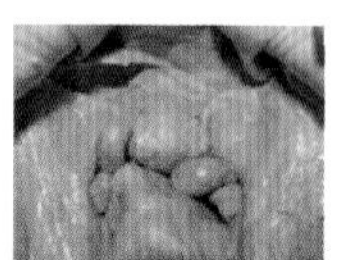
急性输卵管炎

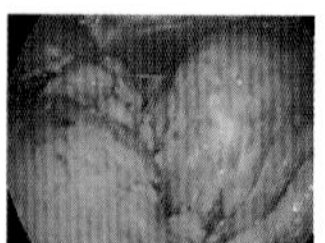
肾上腺病变

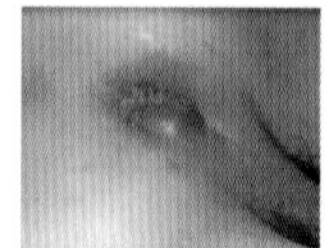
肛门直肠脓肿

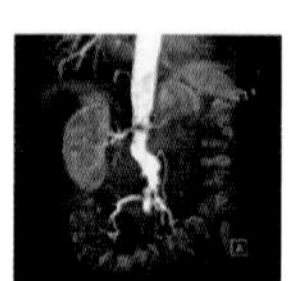
主动脉杂音

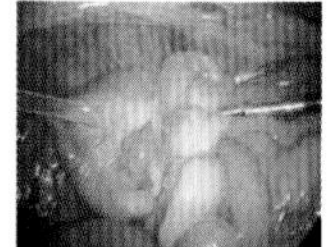
阑尾炎

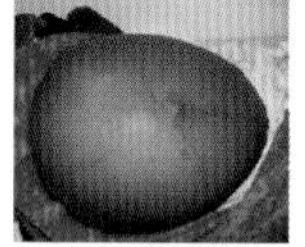
腹水

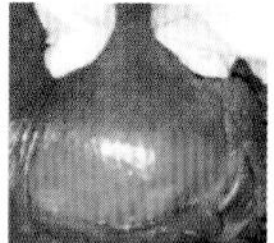
前庭大腺囊肿

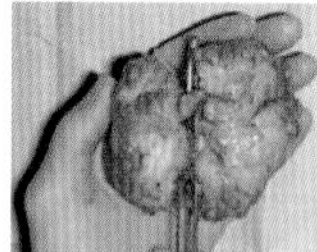
良性前列腺增生

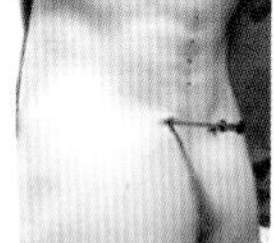
骨髓抽吸术

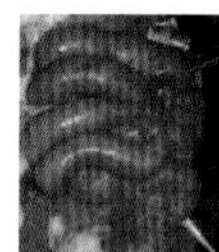
肠局部缺血

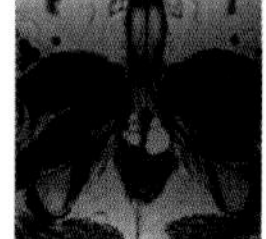
尿道球腺

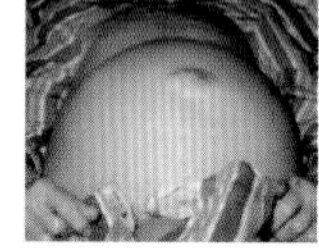
海蛇头（脐周静脉曲张）

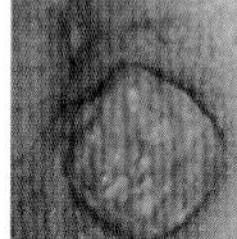
肛门癌

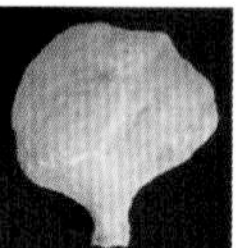
膀胱癌

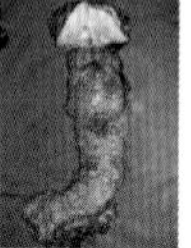
大肠癌

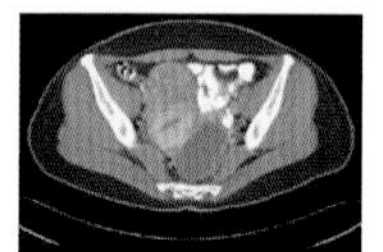
卵巢癌

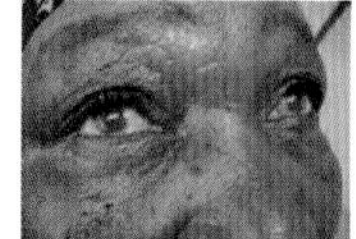
胰腺癌

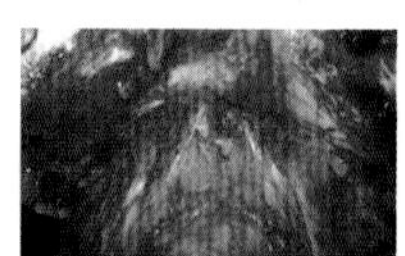
前列腺癌

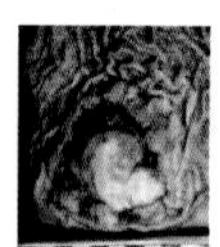
胃癌

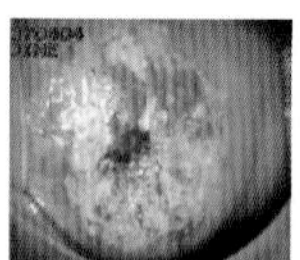
子宫癌

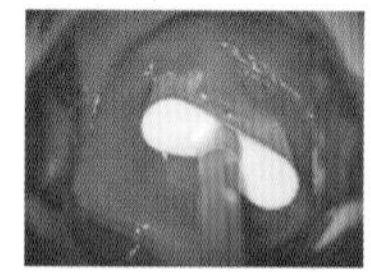
子宫颈涂片检查

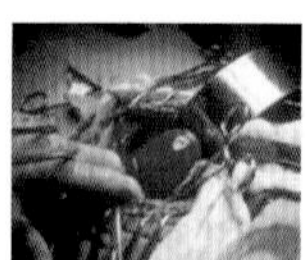
胆囊切除术

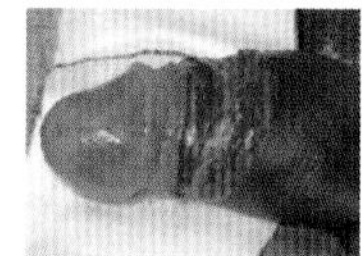
包皮环割术

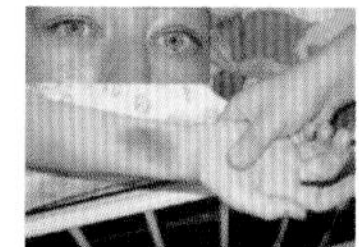
肝硬化

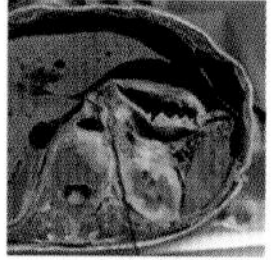
腹腔丛阻塞

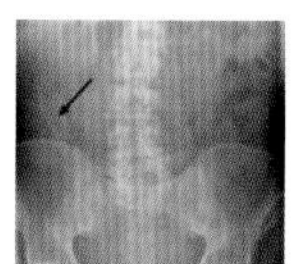
结肠支架

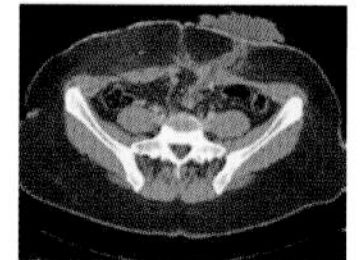
结肠造口术

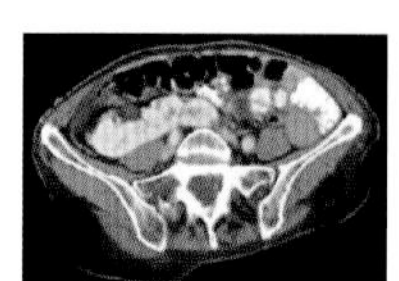
先天性肾脏病变

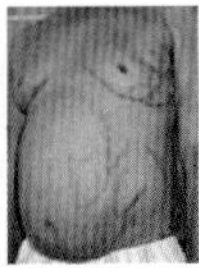
库氏斑

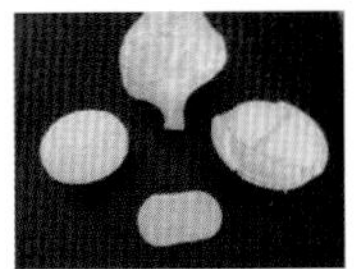
膀胱炎

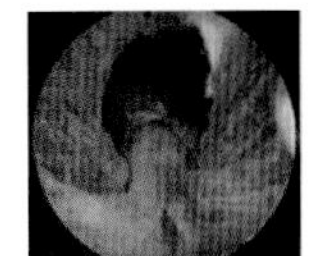
膀胱镜检查

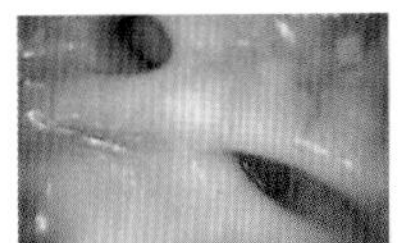
憩室病

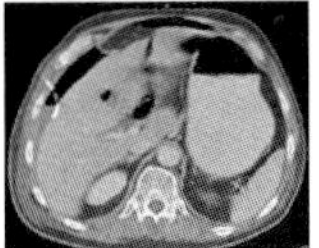
膈下脓肿引流

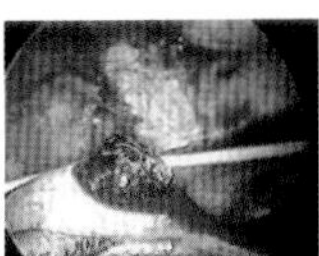
宫外孕破裂

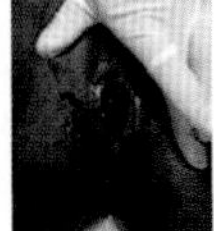
外阴切开术

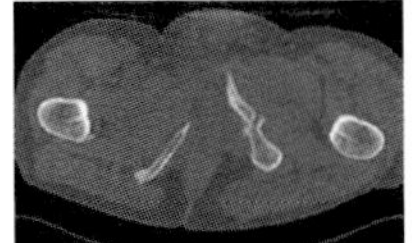
尿液外渗

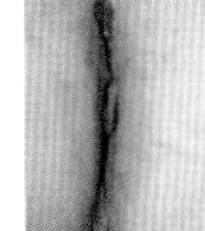
粪块嵌塞

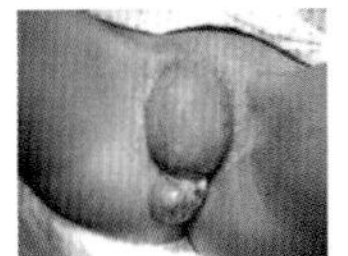
女性生殖器环切术

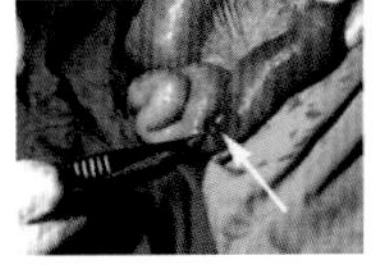
股疝

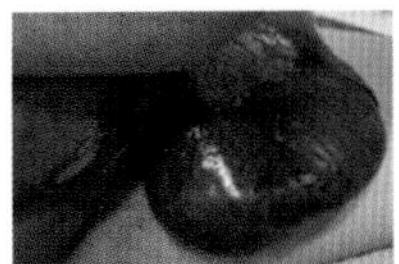
爆发性阴囊坏疽

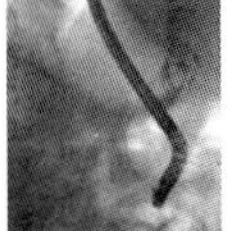
胆结石

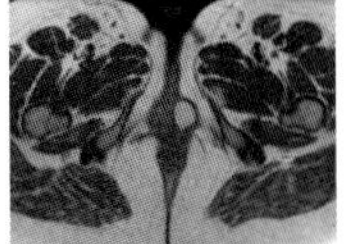
阴道囊肿

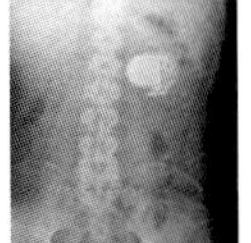
胃蠕动调节点

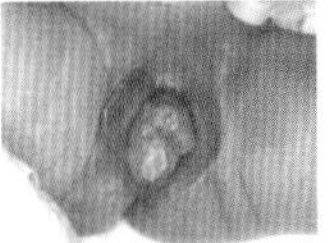
性器官混淆症

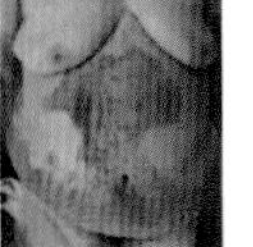
腹直肌鞘血肿

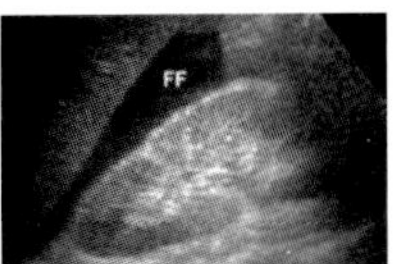

腹腔积血

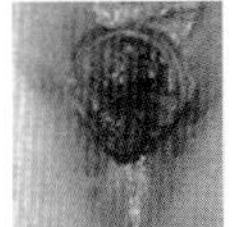
痔疮

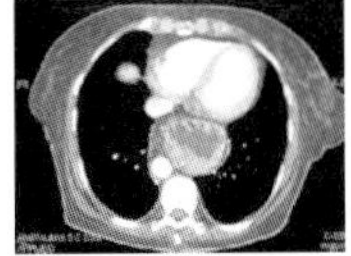
裂孔疝

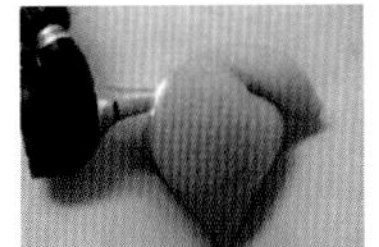
阴囊积水

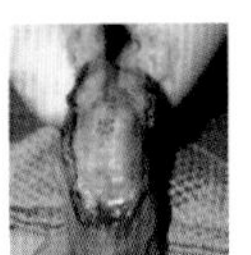
尿道下裂

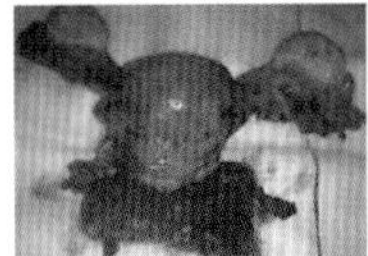
子宫切除

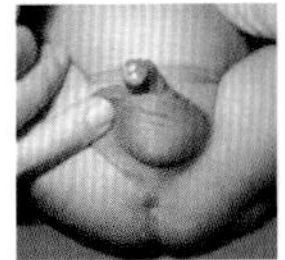
肛门闭锁

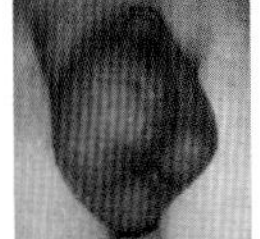
腹股沟斜疝

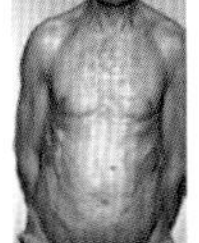
下腔静脉阻塞

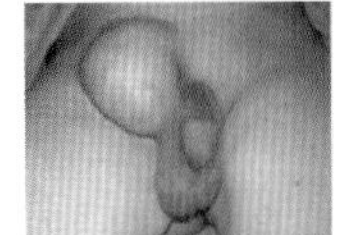
腹股沟疝

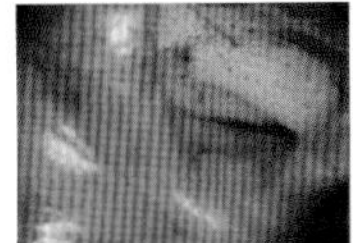
腹股沟疝修复术

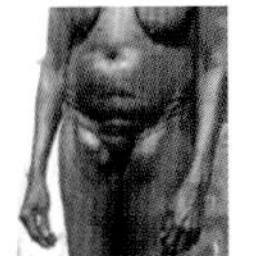
腹股沟淋巴结病变

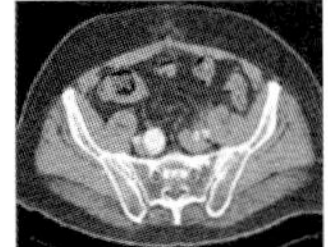
髂内动脉栓塞

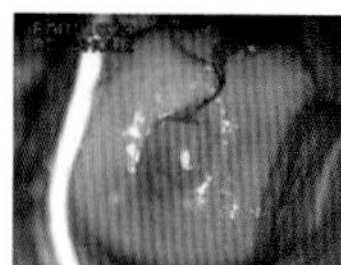
宫内节育器（IVCDS）

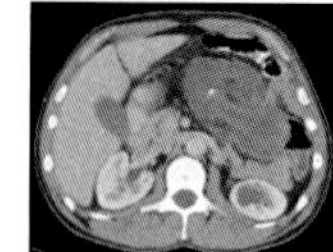
肠套叠

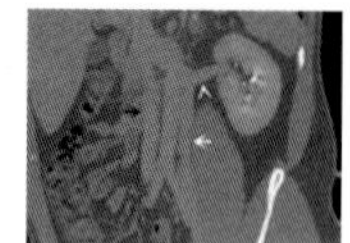
下腔静脉重复畸形

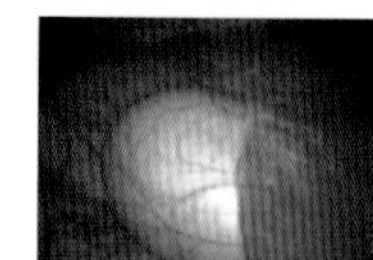
腹腔镜检查

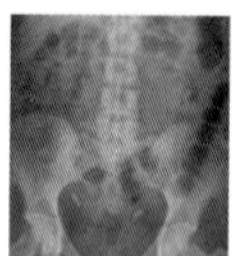
输卵管结扎

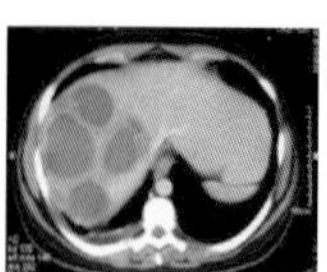
肝脓肿

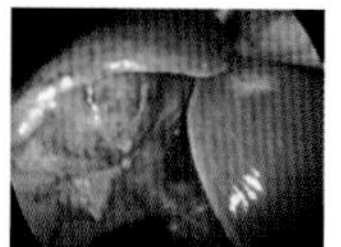
肝组织活检

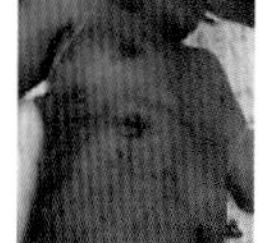
肝创伤

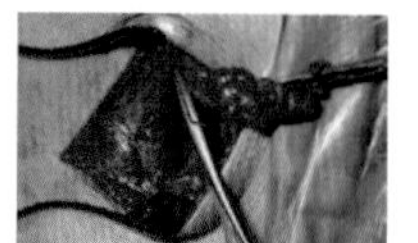
腰疝

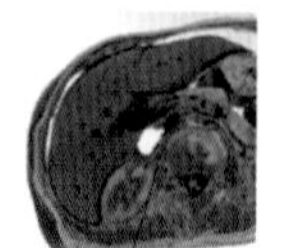
腰交感神经切除术

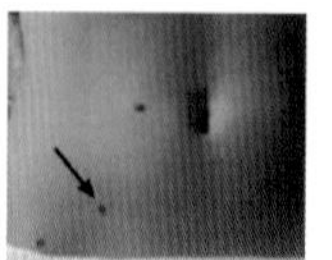
麦克伯尼点

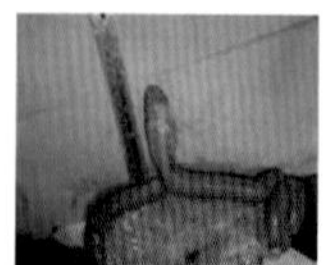
麦克尔憩室

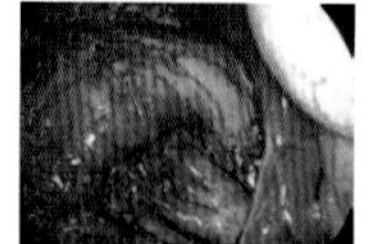
肾切除术

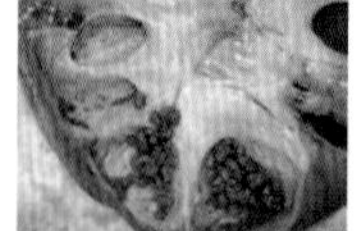
肾钙质沉着症

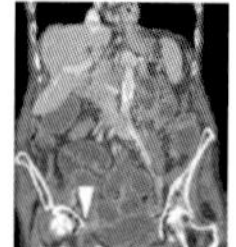
闭孔内肌疝

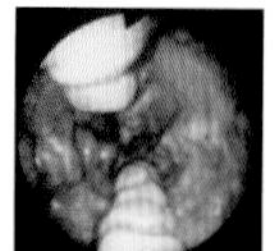
食管静脉曲张

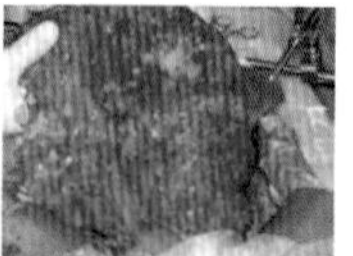
网膜块状物

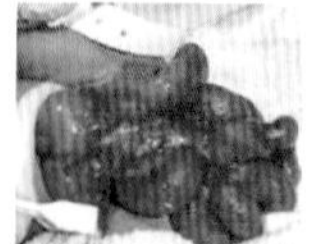
脐突出

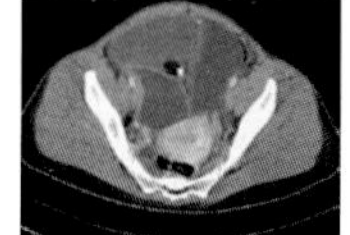
卵巢囊肿

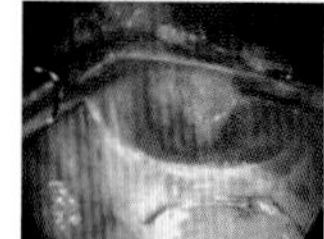
胰腺病变

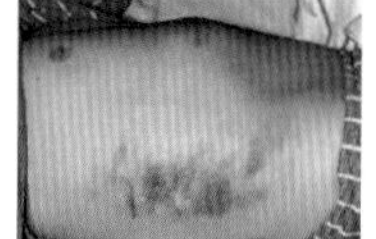
胰腺炎

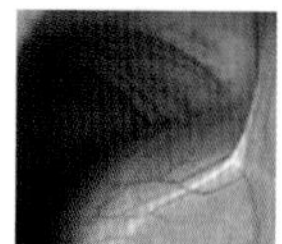
腹膜灌洗

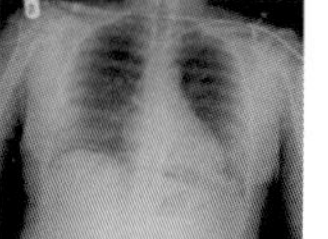
腹膜炎

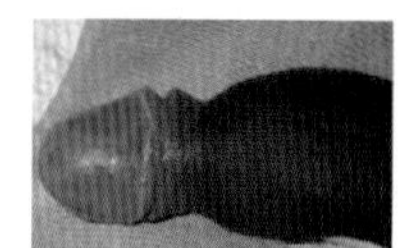
包皮过长与嵌顿包茎

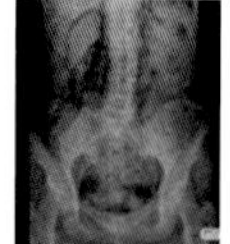
腹膜后充气造影

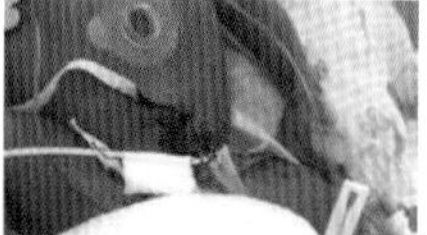
新生儿脐静脉插管

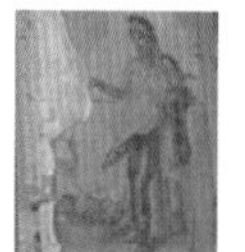
阴茎持续勃起症

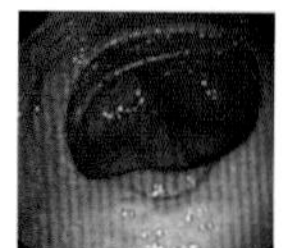
直肠镜检查和乙状结肠镜检查

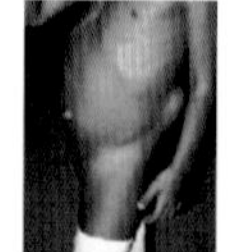
腰大肌脓肿

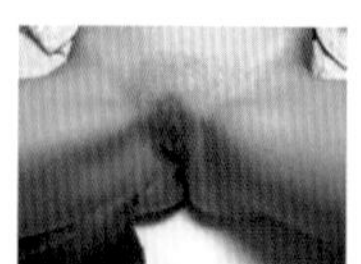
阴部神经阻滞

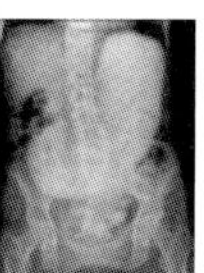
幽门狭窄

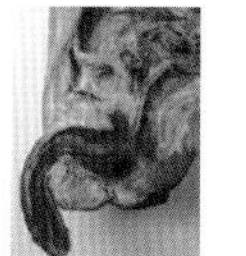
直肠镜检查

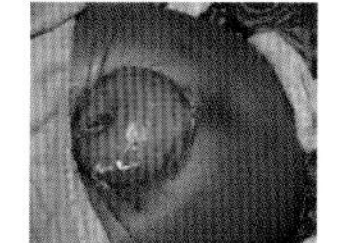
直肠脱垂

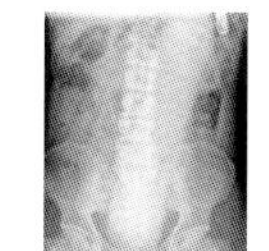
直肠乙状结肠异物

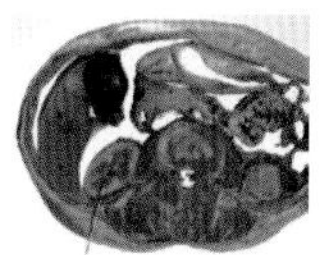
肾脏活组织检查

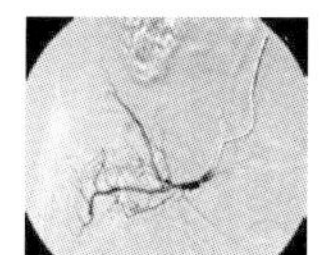
肾癌

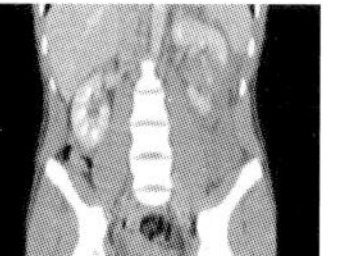
肾损伤

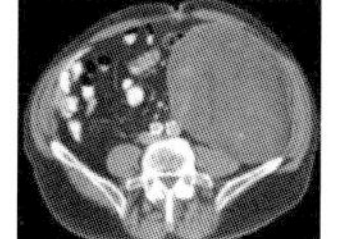
腹膜后出血

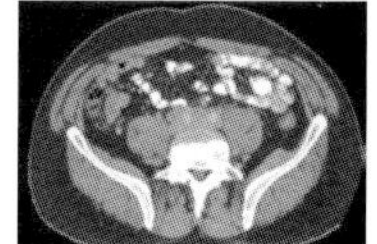
腹膜后纤维化

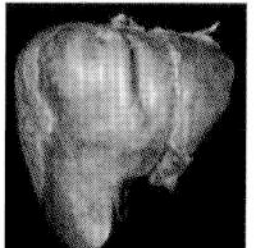
Riedel 叶

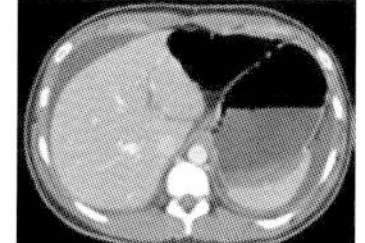
脾破裂

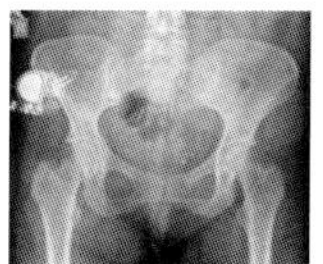
骶神经电刺激

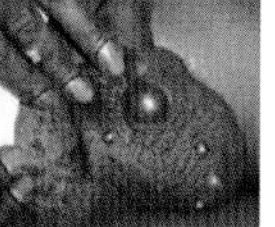
阴囊肿大

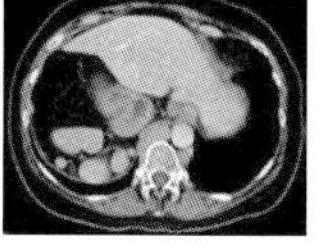
完全性内脏反位

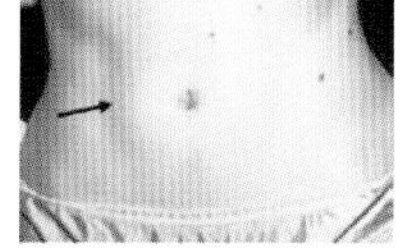
半月线疝

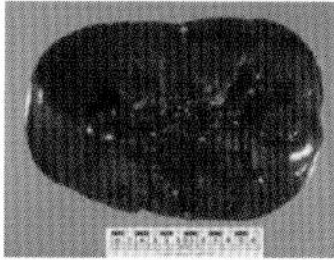
脾切除术

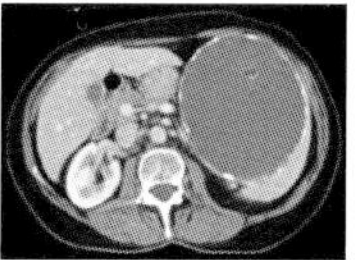
脾囊肿

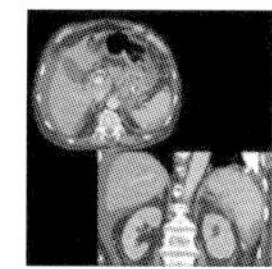
脾梗死

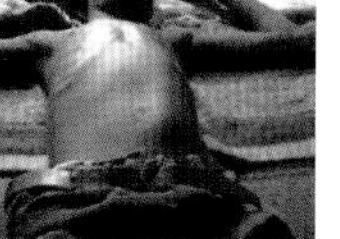
脾肿大

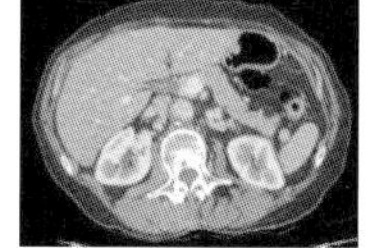
脾坏死

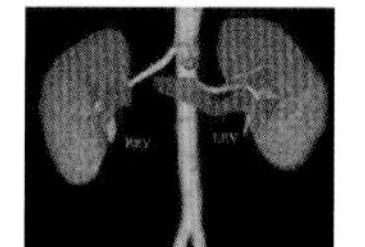
肠系膜上动脉综合征

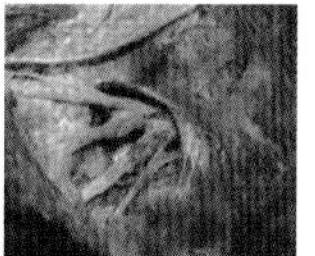
盆腔脏器支撑物

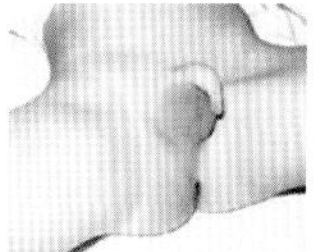
睾丸扭转

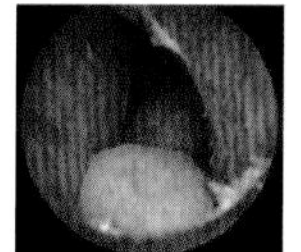
经尿道前列腺电切术

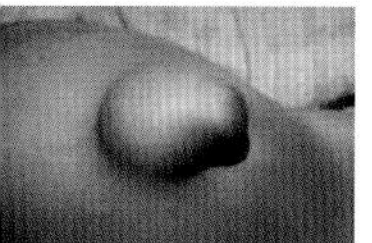
脐疝或脐旁疝

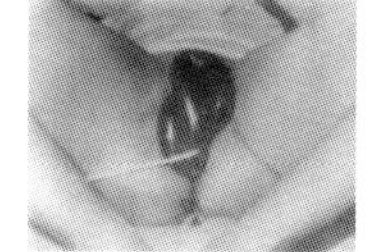
不安全堕胎

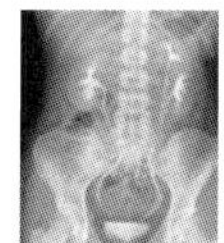
输尿管变异

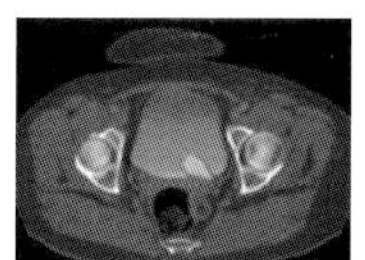
输尿管疝

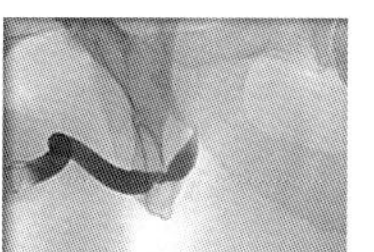
尿道狭窄

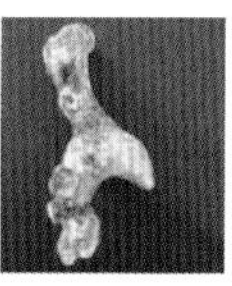
尿路结石

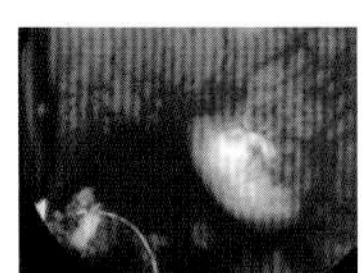
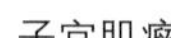
子宫肌瘤

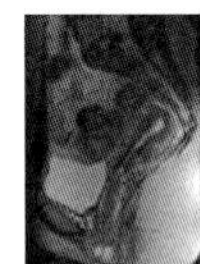
子宫病变

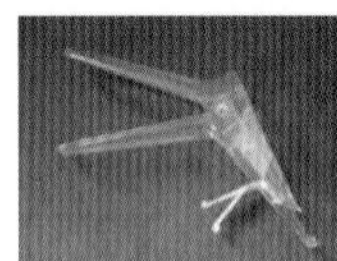
阴道检查

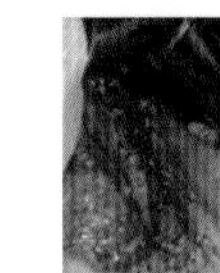
迷走神经切断术

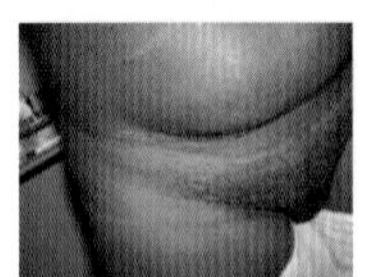
水痘–带状疱疹病毒感染腹壁

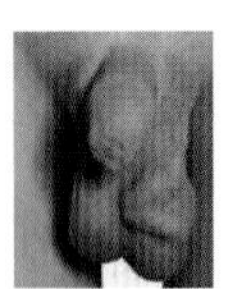
精索静脉曲张

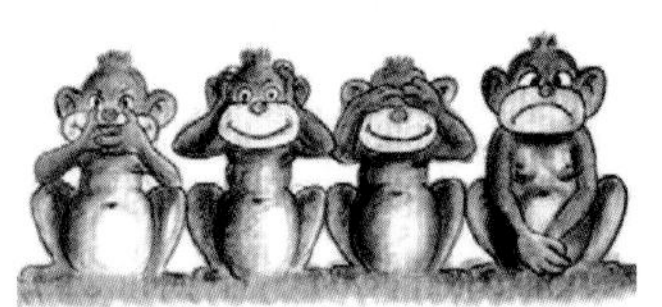
输精管切除术

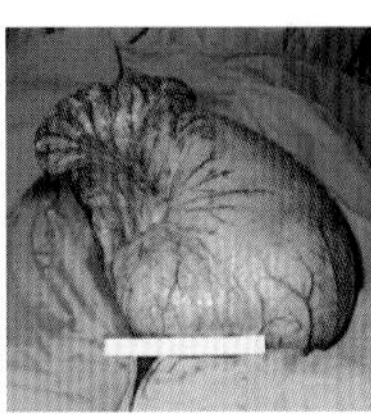
肠扭转

下肢

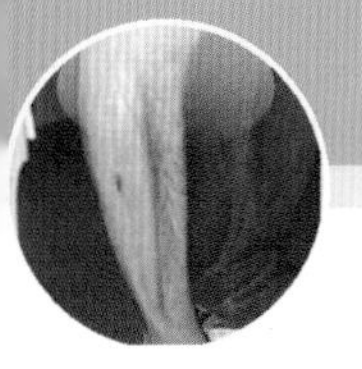
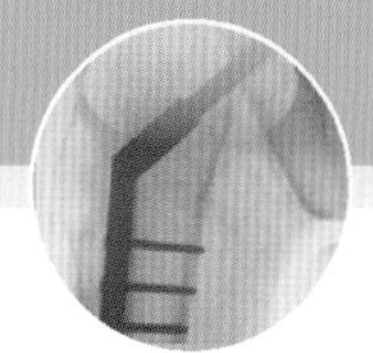
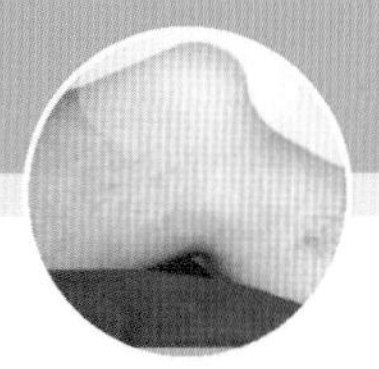
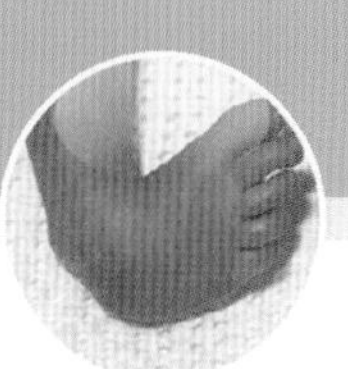
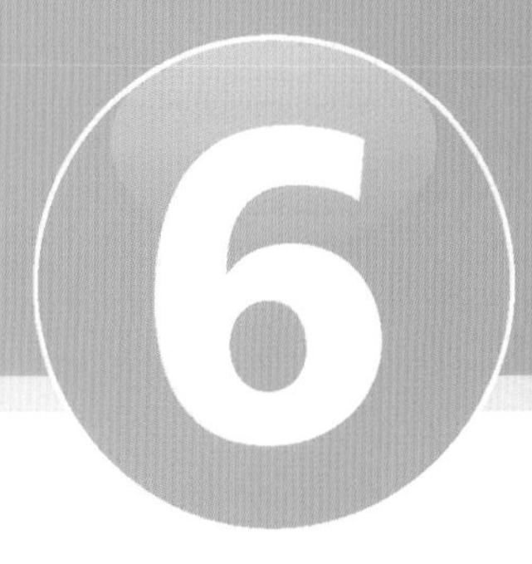

下肢

A 表面解剖，前面观

B 解剖，前面观

C 解剖，后面观

D 解剖，侧面观

E 骨骼，侧面观

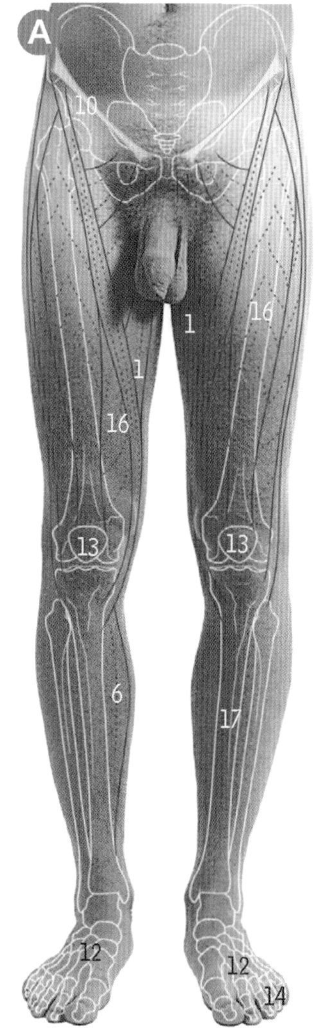

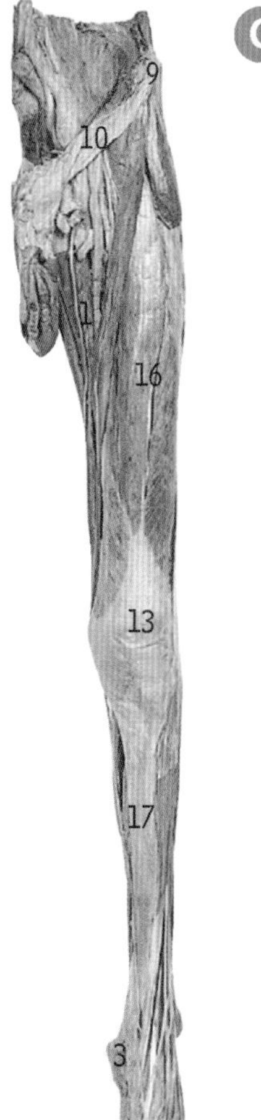

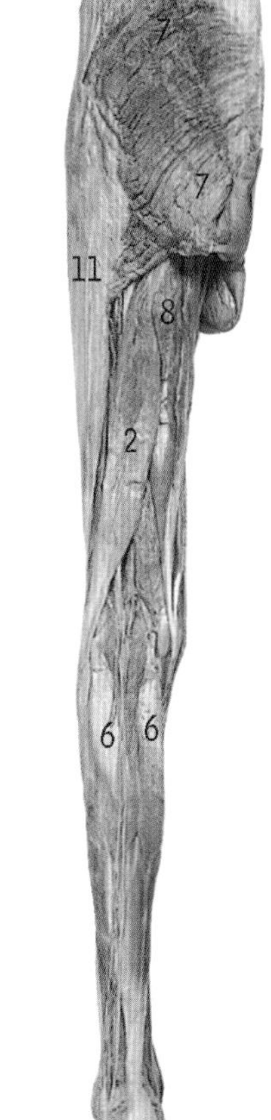

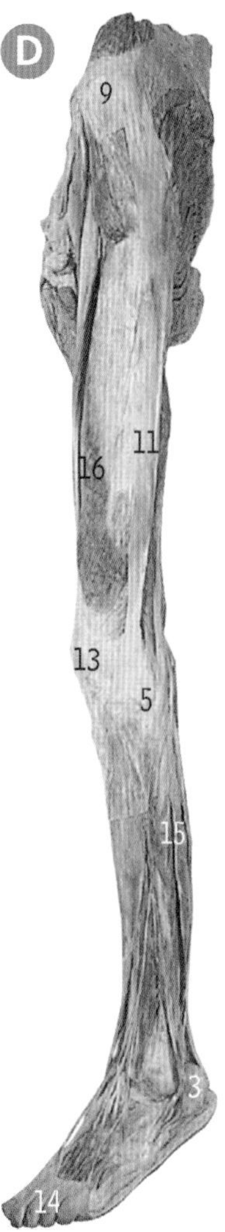

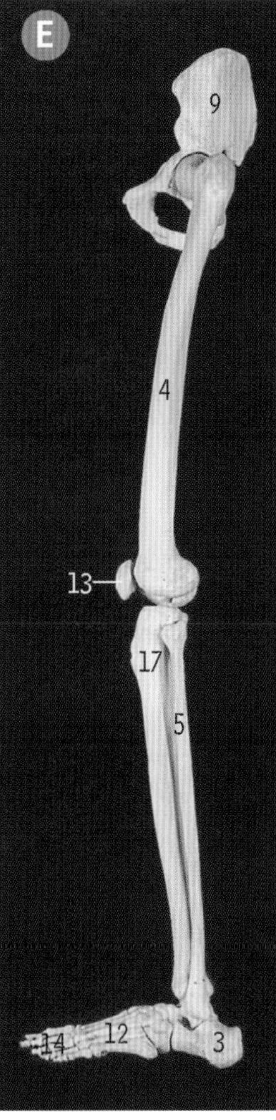

1 内收肌 Adductors
2 股二头肌 Biceps femoris
3 跟骨 Calcaneus
4 股骨 Femur
5 腓骨 Fibula
6 腓肠肌 Gastrocnemius
7 臀大肌 Gluteus maximus
8 股后群肌 Hamstrings
9 髋骨 Hip bone
10 腹股沟韧带 Inguinal ligament
11 髂胫束 Iliotibial tract
12 跖骨 Metatarsal bones
13 髌骨 Patella
14 趾骨 Phalanges of toes
15 腓骨肌(腓侧的) Peroneus (fibularis)
16 股四头肌 Quadriceps
17 胫骨 Tibia

左髋关节骨 外侧面

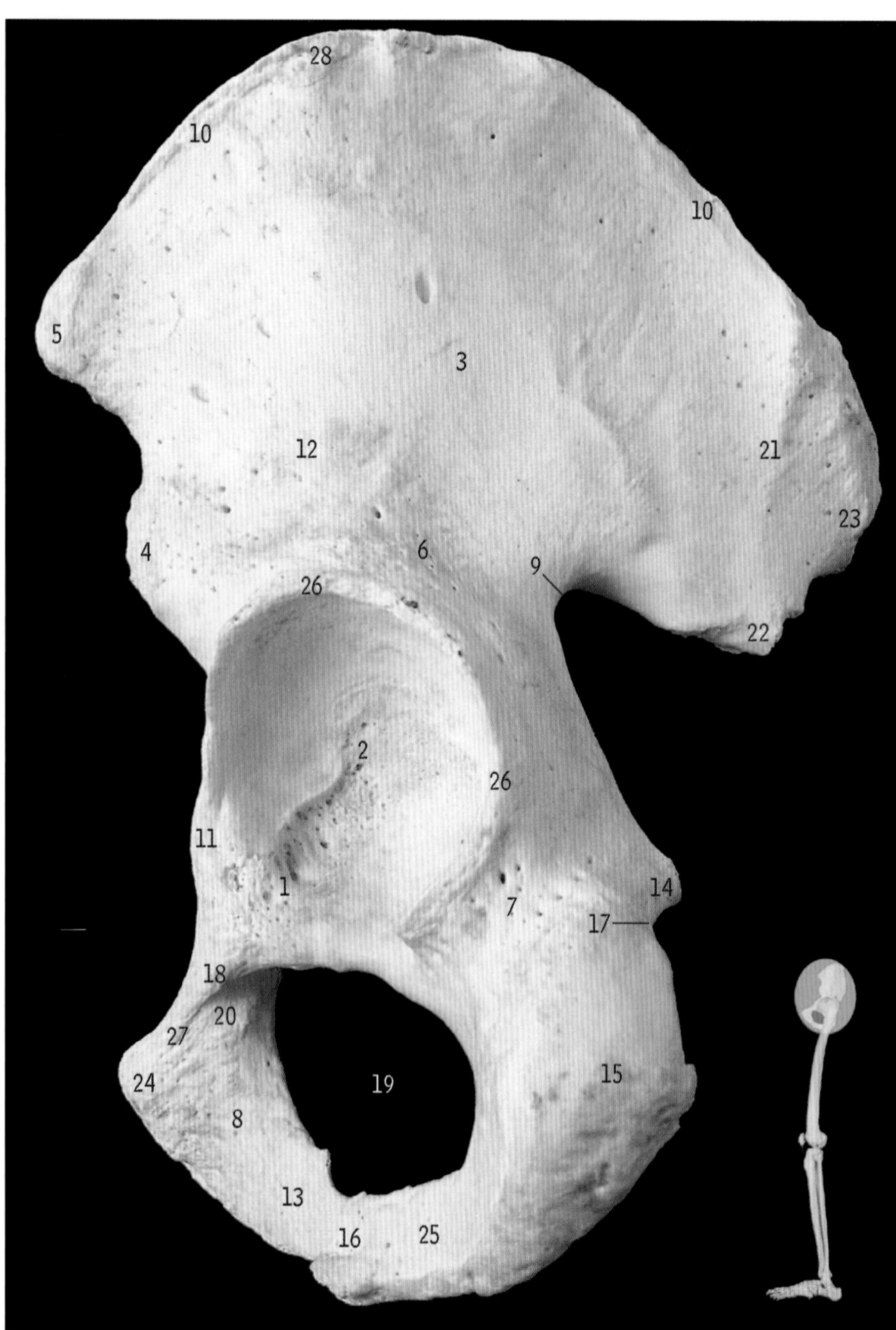

1 髋臼切迹 Acetabular notch
2 髋臼 Acetabulum
3 臀前线 Anterior gluteal line
4 髂前下棘 Anterior inferior iliac spine
5 髂前上棘 Anterior superior iliac spine
6 髂骨体 Body of ilium
7 坐骨体 Body of ischium
8 耻骨体 Body of pubis
9 坐骨大切迹 Greater sciatic notch
10 髂嵴 Iliac crest
11 髂耻隆起 Iliopubic eminence
12 臀下线 Inferior gluteal line
13 耻骨下支 Inferior ramus of pubis
14 坐骨棘 Ischial spine
15 坐骨结节 Ischial tuberosity
16 耻骨坐骨接缝 Joint between 25 and 13
17 坐骨小切迹 Lesser sciatic notch
18 闭孔嵴 Obturator crest
19 闭孔 Obturator foramen
20 闭孔沟 Obturator groove
21 臀后线 Posterior gluteal line
22 髂后下棘 Posterior inferior iliac spine
23 髂后上棘 Posterior superior iliac spine
24 耻骨结节 Pubic tubercle
25 坐骨支 Ramus of ischium
26 髋臼缘 Rim of acetabulum
27 耻骨上支 Superior ramus of pubis
28 髂结节 Tubercle of iliac crest

髋骨(无名骨)是由髂骨(6)、坐骨(7)和耻骨(8)融合而形成的。

两侧髋骨在前正中线以耻骨联合相连接，在后方被骶骨分隔开并与骶骨之间形成骶髂关节。两侧的髋骨和骶骨、尾椎共同构成骨盆(见 92 页)。

左侧髋骨 肌肉附着点，外侧面

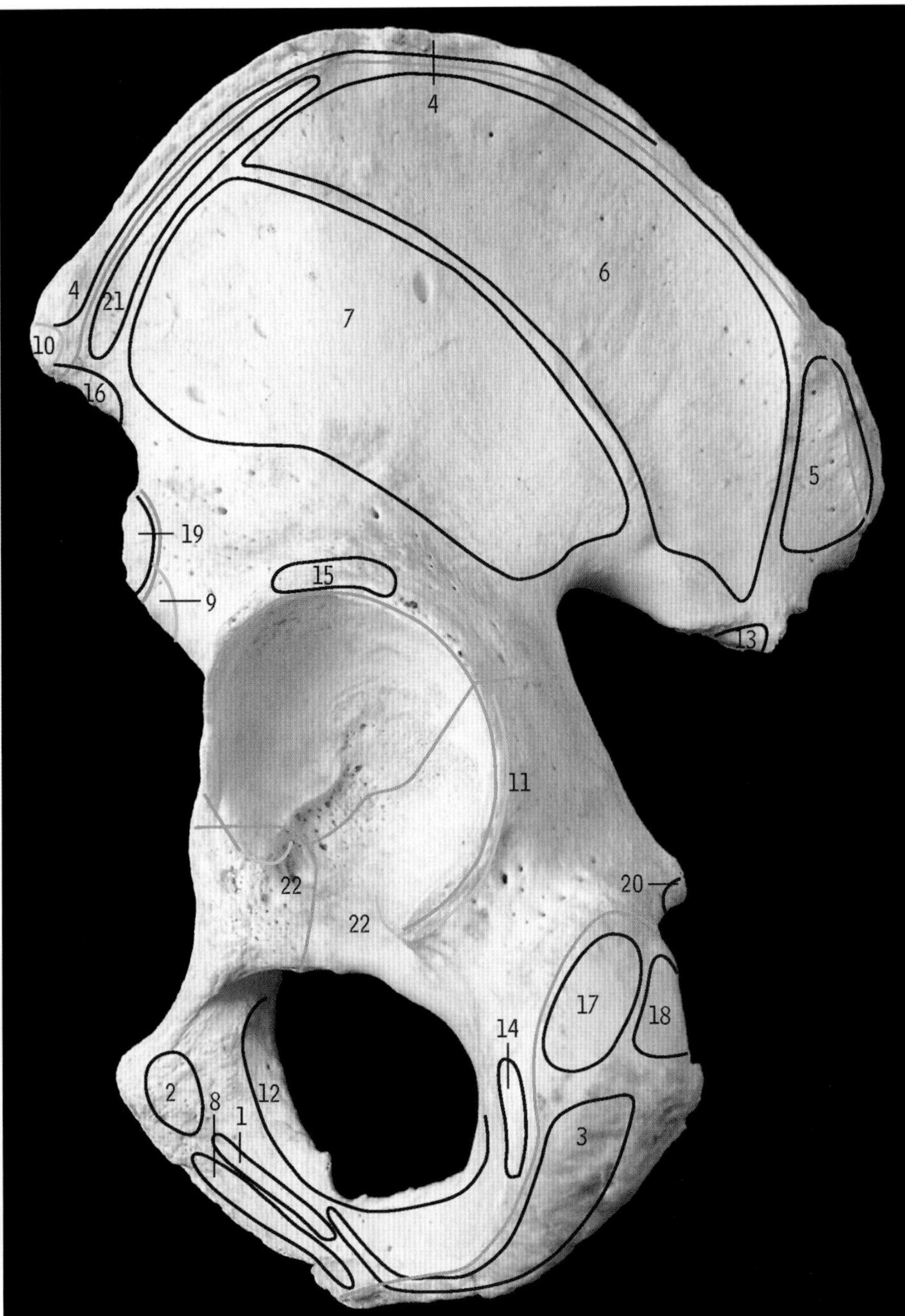

蓝线，骨骺线
绿线，髋关节囊附着处(髋臼唇)
浅绿线，韧带附着点

1 短收肌 Adductor brevis
2 长收肌 Adductor longus
3 大收肌 Adductor magnus
4 腹外斜肌 External oblique
5 臀大肌 Gluteus maximus
6 臀中肌 Gluteus medius
7 臀小肌 Gluteus minimus
8 股薄肌 Gracilis
9 髂股韧带 Iliofemoral ligament
10 腹股沟韧带 Inguinal ligament
11 坐股韧带 Ischiofemoral ligament
12 闭孔外肌 Obturator externus
13 梨状肌 Piriformis
14 股方肌 Quadratus femoris
15 股直肌反折头 Reflected head of rectus femoris
16 缝匠肌 Sartorius
17 半膜肌 Semimembranosus
18 半腱肌和股二头肌长头 Semitendinosus and long head of biceps femoris
19 股直肌直头 Straight head of rectus femoris
20 上孖肌 Superior gemellus
21 阔筋膜张肌 Tensor fasciae latae
22 横韧带 Transverse ligament

左侧髋骨 内侧面

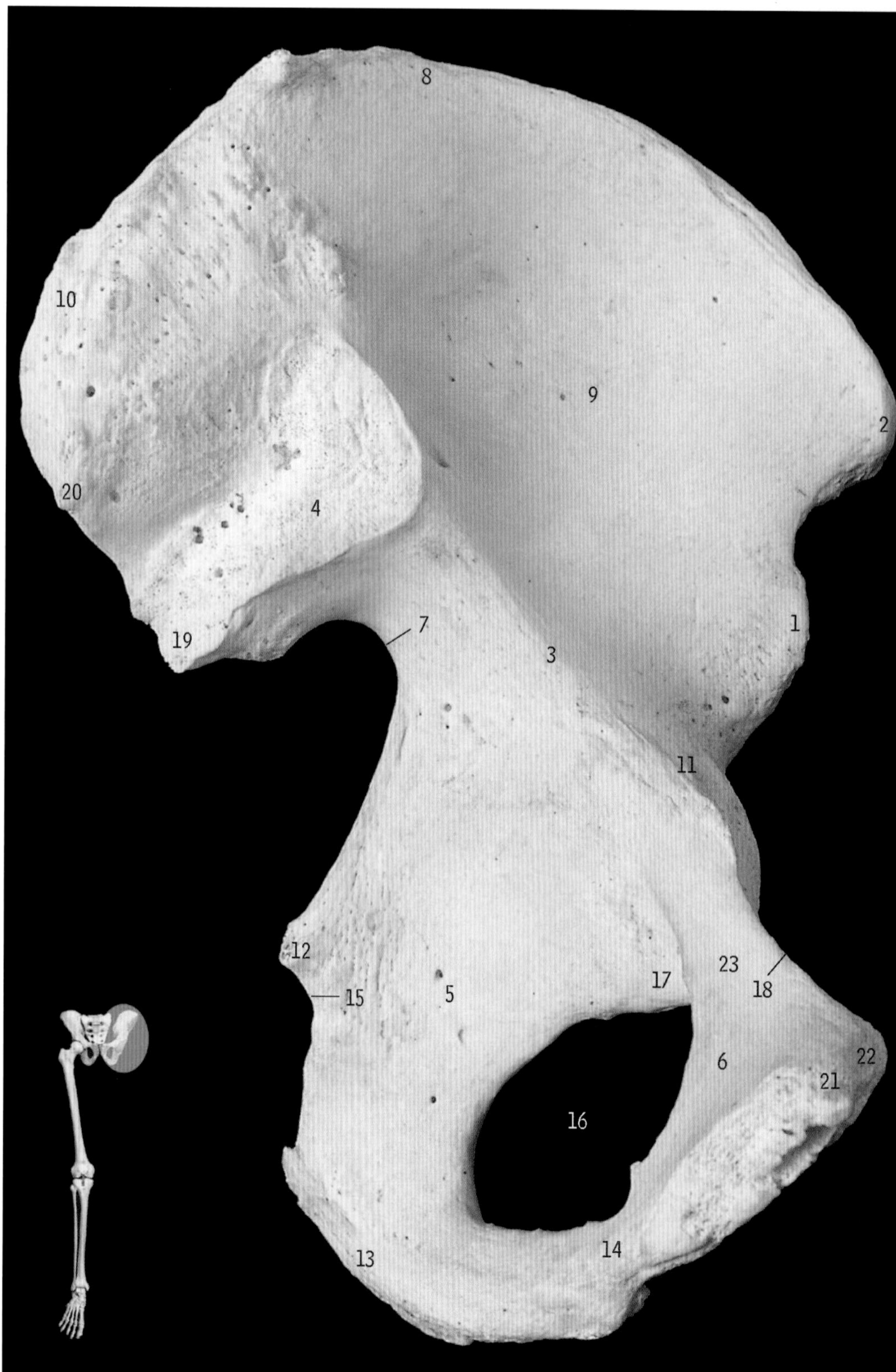

1 髂前下棘 Anterior inferior iliac spine
2 髂前上棘 Anterior superior iliac spine
3 弓状线 Arcuate line
4 耳状面 Auricular surface
5 坐骨体 Body of ischium
6 耻骨体 Body of pubis
7 坐骨大切迹 Greater sciatic notch
8 髂嵴 Iliac crest
9 髂窝 Iliac fossa
10 髂粗隆 Iliac tuberosity
11 髂耻隆起 Iliopubic eminence
12 坐骨棘 Ischial spine
13 坐骨结节 Ischial tuberosity
14 坐骨耻骨支连接 Ischiopubic ramus
15 坐骨小切迹 Lesser sciatic notch
16 闭孔 Obturator foramen
17 闭孔沟 Obturator groove
18 耻骨梳(耻骨肌线) Pecten of pubis (pectineal line)
19 髂后下棘 Posterior inferior iliac spine
20 髂后上棘 Posterior superior iliac spine
21 耻骨嵴 Pubic crest
22 耻骨结节 Pubic tubercle
23 耻骨上支 Superior ramus of pubis

髂骨的耳状面(4)是骶髂关节的关节面。

坐骨大切迹在男性中更接近钩状(J－形),而女性的切迹更接近直角(L－形)。

左侧髋骨　附着点，内侧面

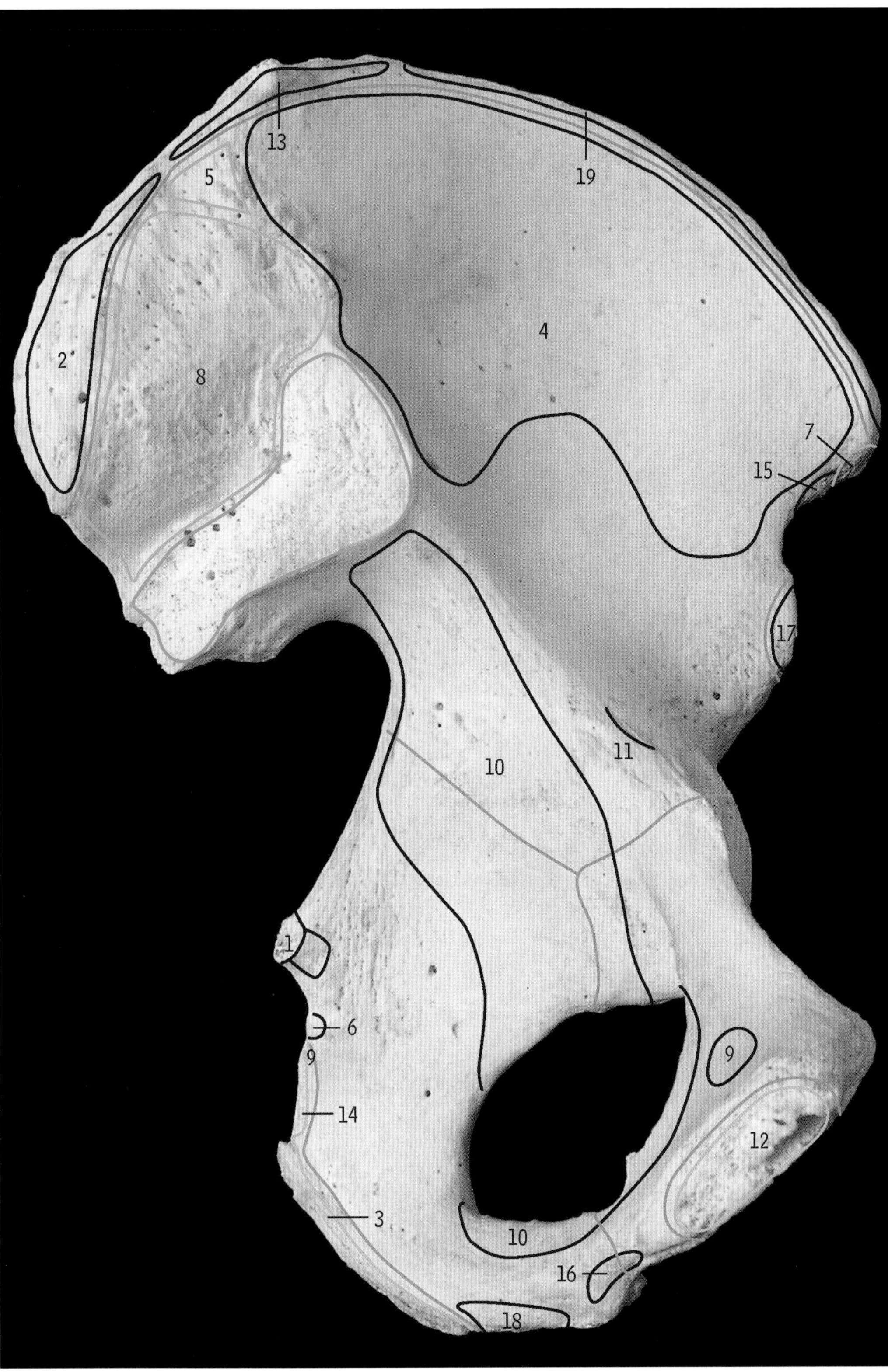

蓝线，骨骺线 。
绿线，骶髂关节囊韧带。
浅绿线，韧带附着点。

1 尾骨肌和骶棘韧带 Coccygeus and sacrospinous ligament
2 竖棘肌 Erector spinae
3 骶结节韧带镰状面 Falciform process of sacrotuberous ligament
4 髂肌 Iliacus
5 髂腰韧带 Iliolumbar ligament
6 下孖肌 Inferior gemellus
7 腹股沟韧带 Inguinal ligament
8 骶髂骨间连接 Interosseous sacro-iliac ligament
9 肛提肌 Levator ani
10 闭孔内肌 Obturator internus
11 腰小肌 Psoas minor
12 耻骨联合 Pubic symphysis
13 腰方肌 Quadratus lumborum
14 骶结节韧带 Sacrotuberous ligament
15 缝匠肌 Sartorius
16 尿道括约肌 Sphincter urethrae
17 股直肌直头 Straight head of rectus femoris
18 会阴浅横肌和坐骨海绵体肌 Superficial transverse perineal and ischiocavernosus
19 腹横肌 Transversus abdominis

左侧坐骨 上面观

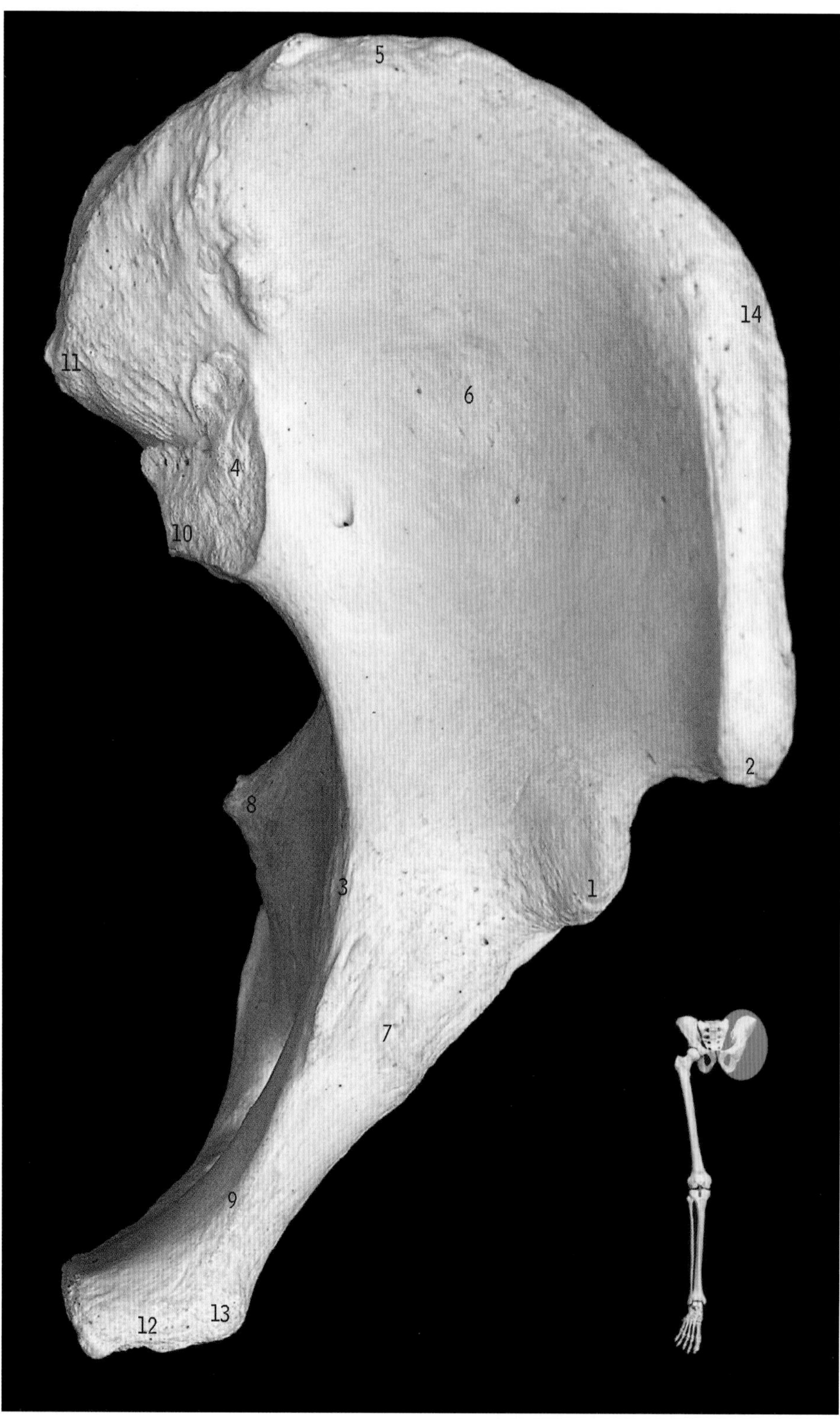

1 髂前下棘 Anterior inferior iliac spine
2 髂前上棘 Anterior superior iliac spine
3 弓状线 Arcuate line
4 耳状面 Auricular surface
5 髂嵴 Iliac crest
6 髂窝 Iliac fossa
7 髂耻隆起 Iliopubic eminence
8 坐骨棘 Ischial spine
9 耻骨梳(耻骨肌线) Pecten of pubis (pectineal line)
10 髂后下棘 Posterior inferior iliac spine
11 髂后上棘 Posterior superior iliac spine
12 耻骨嵴 Pubic crest
13 耻骨结节 Pubic tubercle
14 髂结节 Tubercle of iliac crest

髂骨的弓状线(3)和耻骨梳(9)、耻骨嵴(12)构成骨盆的部分边缘(边缘的其他部分由骶骨的隆起和上侧面部分构成,见90和92页)。

耻骨梳(9)也常被称为耻骨肌线。

左侧髋骨 连接部，上面观

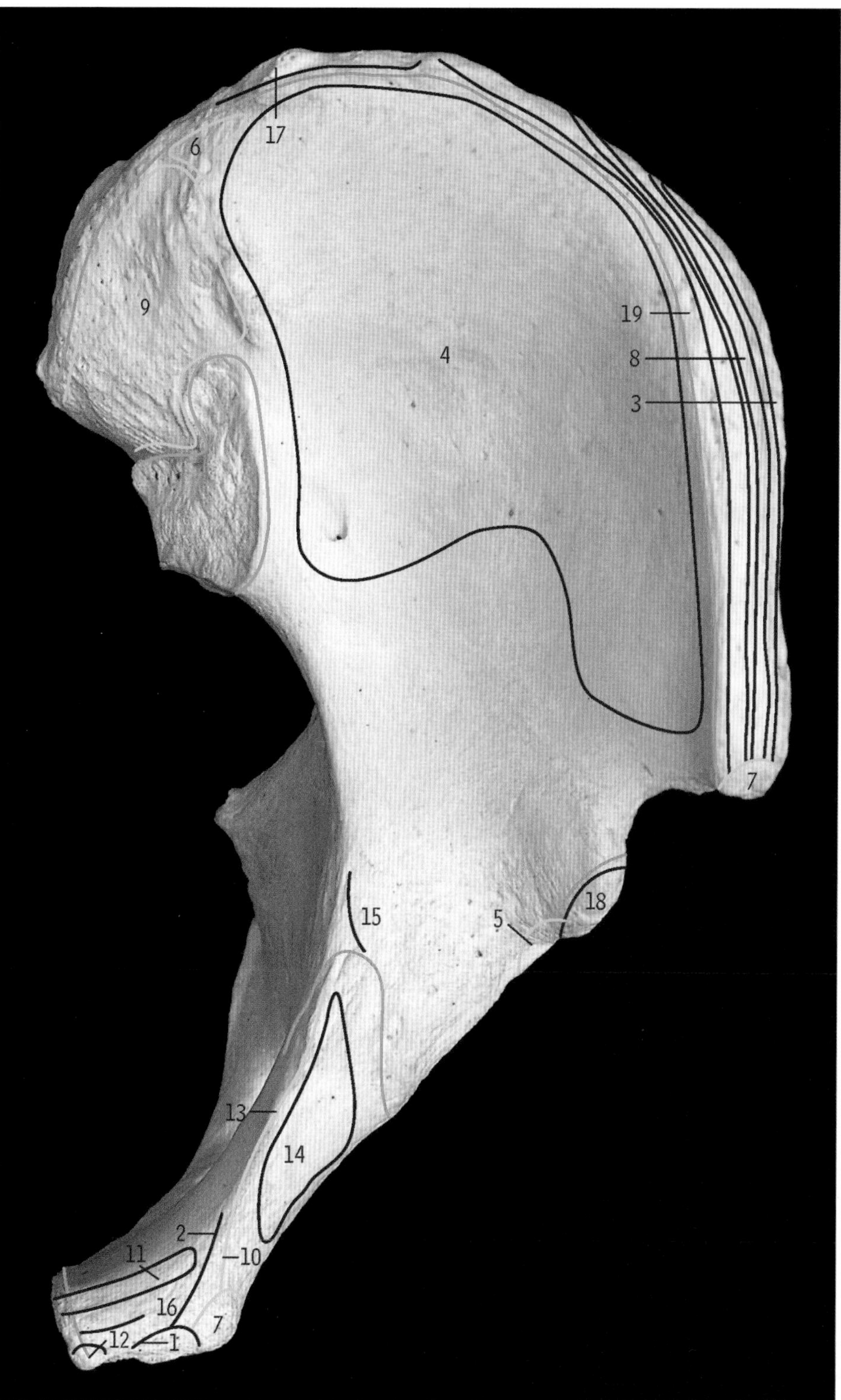

蓝线，骺线。
绿线，骶髂关节囊韧带。
浅绿线，韧带附着点。

1 腹直肌鞘前壁 Anterior wall of rectus sheath
2 联合腱 Conjoint tendon
3 腹外斜肌 External oblique
4 髂肌 Iliacus
5 髂股韧带 Iliofemoral ligament
6 髂腰韧带 Iliolumbar ligament
7 腹股沟韧带 Inguinal ligament
8 腹内斜肌 Internal oblique
9 骶髂骨间连接韧带 Interosseous sacro-iliac ligament
10 陷窝韧带 Lacunar ligament
11 腹直肌外侧头 Lateral head of rectus abdominis
12 腹直肌内侧头 Medial head of rectus abdominis
13 耻骨梳韧带 Pectineal ligament
14 耻骨肌 Pectineus
15 腰小肌 Psoas minor
16 锥状肌 Pyramidalis
17 腰方肌 Quadratus lumborum
18 股直肌直头 Straight head of rectus femoris
19 腹横肌 Transversus abdominis

腹股沟韧带(7)是由腹外斜肌下缘形成，于髂前上棘和耻骨结节之间。

陷窝韧带(10，有时也称腹股沟韧带的耻骨部分)是腹股沟韧带从中部向后延伸到耻骨梳的部分。

耻骨梳韧带(13)是陷窝韧带附着于耻骨梳的外侧延伸，不归为腹股沟韧带的一部分，并且注意不能和陷窝韧带的别名(也就是腹股沟韧带的耻骨部分)混淆。

联合腱由腹内斜肌腱膜和腹横肌构成，并附着于耻骨嵴和耻骨梳的毗邻部分，和腹直肌鞘前壁一起向内卷曲。

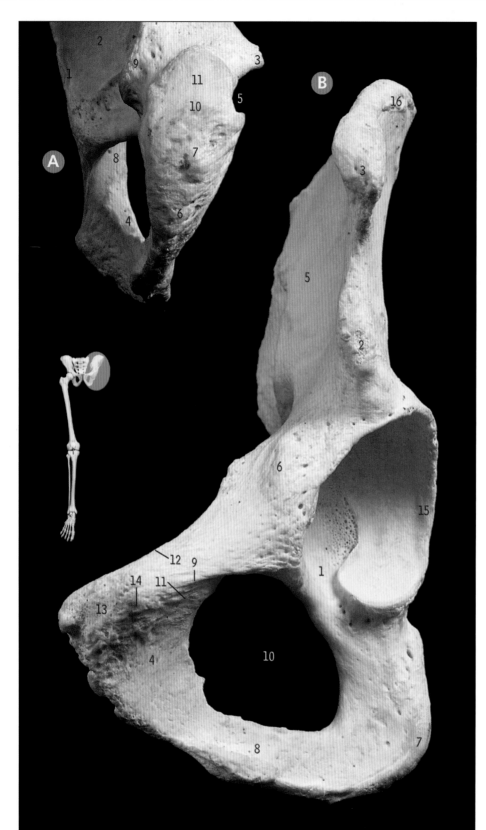

A 左侧髋骨

坐骨结节，后面观和下面观

1 髋臼切迹 Acetabular notch
2 髋臼 Acetabulum
3 坐骨棘 Ischial spine
4 坐耻骨支 Ischiopubic ramus
5 坐骨小切迹 Lesser sciatic notch
6 纵脊 Longitudinal ridge
7 结节下部 Lower part of tuberosity
8 闭孔沟 Obturator groove
9 髋臼缘 Rim of acetabulum
10 横嵴 Transverse ridge
11 结节上部 Upper part of tuberosity

B 左侧髋骨

前面观

1 髋臼切迹 Acetabular notch
2 髂前下棘 Anterior inferior iliac spine
3 髂前上棘 Anterior superior iliac spine
4 耻骨体 Body of pubis
5 髂窝 Iliac fossa
6 髂耻隆起 Iliopubic eminence
7 坐骨结节 Ischial tuberosity
8 坐骨耻骨支 Ischiopubic ramus
9 闭孔嵴 Obturator crest
10 闭孔 Obturator foramen
11 闭孔沟 Obturator groove
12 耻骨梳（耻骨肌线）
Pecten of pubis (pectineal line)
13 耻骨嵴 Pubic crest
14 耻骨结节 Pubic tubercle
15 髋臼缘 Rim of acetabulum
16 髂结节 Tubercle of iliac crest

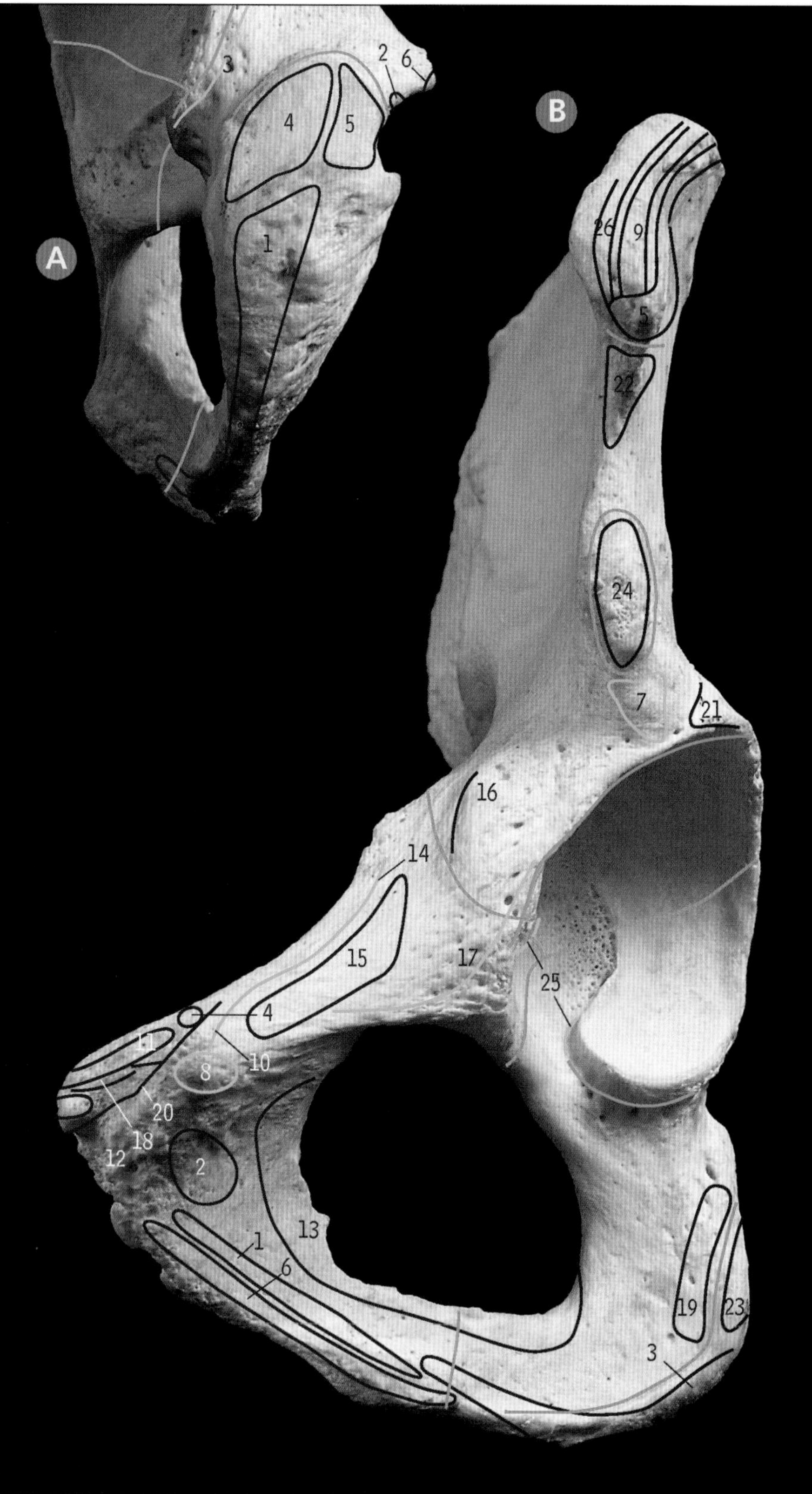

A 左侧髋骨

肌肉附着点，坐骨结节，后面观和下面观

蓝线，骨骺线。
绿线，髋关节囊韧带（髋臼唇）。
浅绿色，韧带附着点。

1 大收肌 Adductor magnus
2 下孖肌 Inferior gemellus
3 坐股韧带 Ischiofemoral ligament
4 半膜肌 Semimembranosus
5 半腱肌和股二头肌长头 Semitendinosus and long head of biceps femoris
6 上孖肌 Superior gemellus

> 大收肌附着点内侧的坐骨结节由纤维脂肪组织和位于臀大肌深面的坐骨囊所覆盖。

B 左侧髋骨

肌肉附着点，前面观

蓝线，骨骺线 。
绿线，髋关节囊韧带（髋臼唇）。
浅绿色，韧带附着点。

1 短收肌 Adductor brevis
2 长收肌 Adductor longus
3 大收肌 Adductor magnus
4 联合腱 Conjoint tendon
5 腹外斜肌和腹股沟韧带 External oblique and inguinal ligament
6 股薄肌 Gracilis
7 髂股韧带 Iliofemoral ligament
8 腹股沟韧带 Inguinal ligament
9 腹内斜肌 Internal oblique
10 陷窝韧带 Lacunar ligament
11 腹直肌外侧头 Lateral head of rectus abdominis
12 腹直肌内侧头 Medial head of rectus abdominis
13 闭孔外肌 Obturator externus
14 耻骨梳韧带 Pectineal ligament
15 耻骨肌 Pectineus
16 腰小肌 Psoas minor
17 耻股韧带 Pubofemoral ligament
18 锥状肌 Pyramidalis
19 股方肌 Quadratus femoris
20 腹直肌鞘 Rectus sheath
21 腹直肌反折头 Reflected head of rectus femoris
22 缝匠肌 Sartorius
23 半膜肌 Semimembranosus
24 腹直肌直头 Straight head of rectus femoris
25 横韧带 Transverse ligament
26 腹横肌 Transversus abdominis

左侧股骨 近端

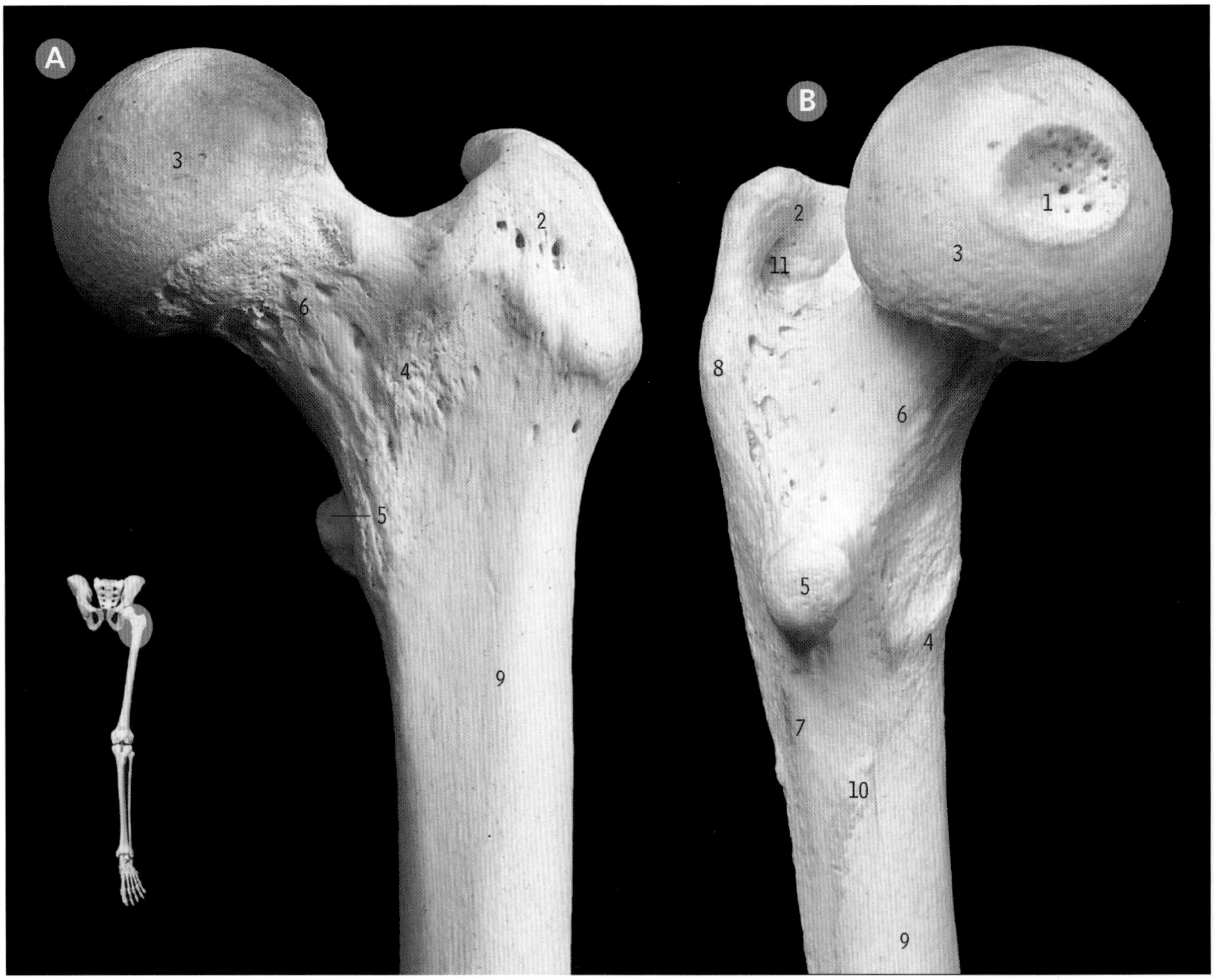

A 前面观

B 内侧面观

1 股骨头凹 Fovea of head
2 大转子 Greater trochanter
3 股骨头 Head
4 转子间线 Intertrochanteric line
5 小转子 Lesser trochanter
6 股骨颈 Neck
7 耻骨肌线 Pectineal line
8 转子间嵴上的方形结节 Quadrate tubercle on intertrochanteric crest
9 股骨体 Shaft
10 螺旋线 Spiral line
11 转子窝 Trochanteric fossa

股骨颈和股骨体连接处的前面称为转子间线(4),后面称为转子间嵴(第 296 页,A5,8)。

成人中股骨颈和股骨体之间的夹角为 125° 左右。

股骨的耻骨肌线(7)一定不能和耻骨的耻骨肌线(耻骨梳)(第 290 页,9)混淆,也不能和通常比耻骨肌线更突出的股骨螺旋线(10)混淆。

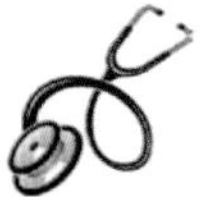

撕裂性骨折见第 355~357 页。

左侧股骨 肌肉附着点，近端

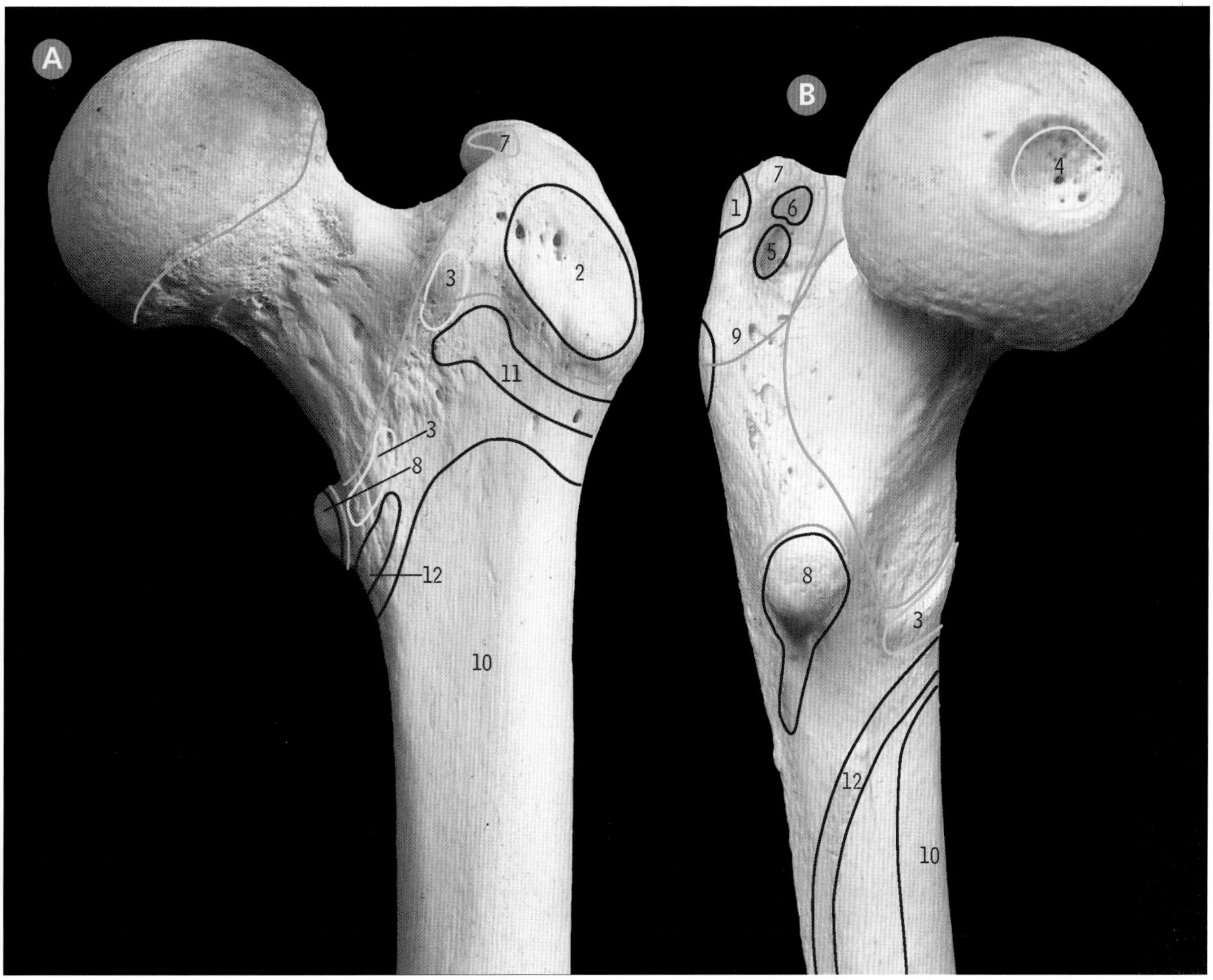

A

B

A 前面观

B 内侧面观

蓝线，骨骺线。
绿线，髋关节囊附着点。
浅绿色，韧带附着点。

1 臀中肌 Gluteus medius
2 臀小肌 Gluteus minimus
3 髂股韧带 Iliofemoral ligament
4 股骨头韧带 Ligament of head of femur
5 闭孔外肌 Obturator externus
6 闭孔内肌和上下孖肌 gemelli Obturator internus and gemelli
7 梨状肌 Piriformis
8 腰大肌和髂肌 Psoas major and iliacus
9 股方肌 Quadratus femoris
10 股中间肌 Vastus intermedius
11 股外侧肌 Vastus lateralis
12 股内侧肌 Vastus medialis

髂股韧带呈倒 V 形，其主干附着于髋骨的髂前下棘（第 293 页，B7），外侧带和内侧带附着于转子间线的上端（个）和下端（内）（第 296 页，6），与髋关节束相交织。

腰大肌肌腱附着于小转子（第 296 页，8）；髂肌的很多肌纤维插入腰大肌肌腱，部分也延伸到转子下方的股骨。

股骨粗隆间骨折和股骨上端骨骺滑移见第 355~357 页。

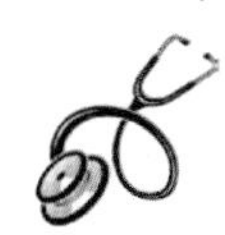

左侧股骨　近端

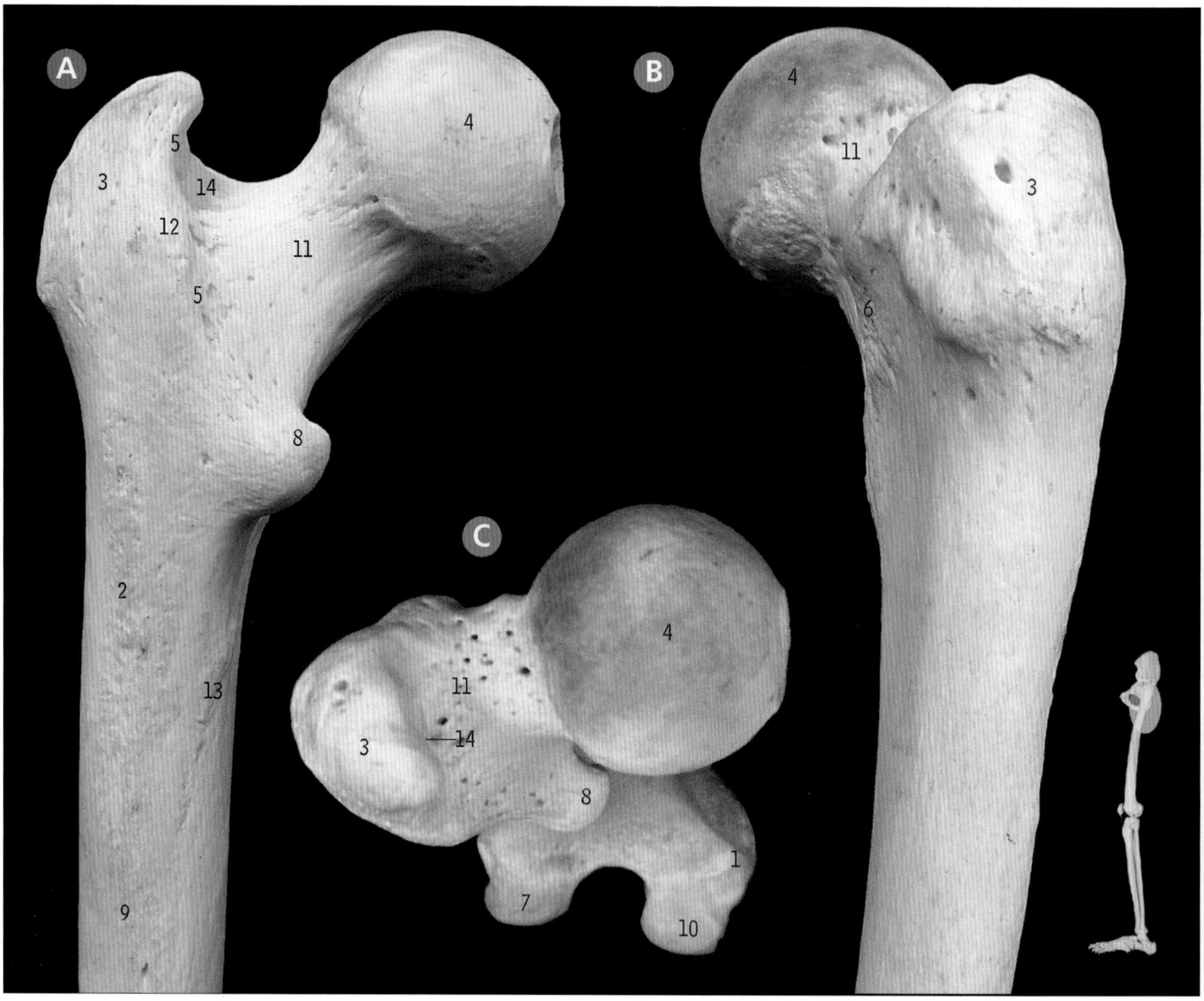

A 后面观

B 侧面观

C 上面观

1 下端收肌结节　Adductor tubercle at lower end
2 臀肌粗隆　Gluteal tuberosity
3 大转子　Greater trochanter
4 股骨头　Head
5 转子间嵴　Intertrochanteric crest
6 转子间线　Intertrochanteric line
7 下端外侧髁　Lateral condyle at lower end
8 小转子　Lesser trochanter
9 粗线　Linea aspera
10 下端内侧髁　Medial condyle at lower end
11 股骨颈　Neck
12 方形结节　Quadrate tubercle
13 螺旋线　Spiral line
14 转子窝　Trochanteric fossa

成人的股骨颈向前、向上并向内侧与肢骨下端横轴成大约 15° 夹角，(股骨扭转或前倾的角度)。

小转子(8)朝向后方和内侧。

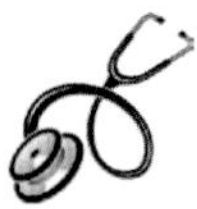

股骨颈骨折见第 355~357 页。

左侧股骨 肌肉附着点，近端

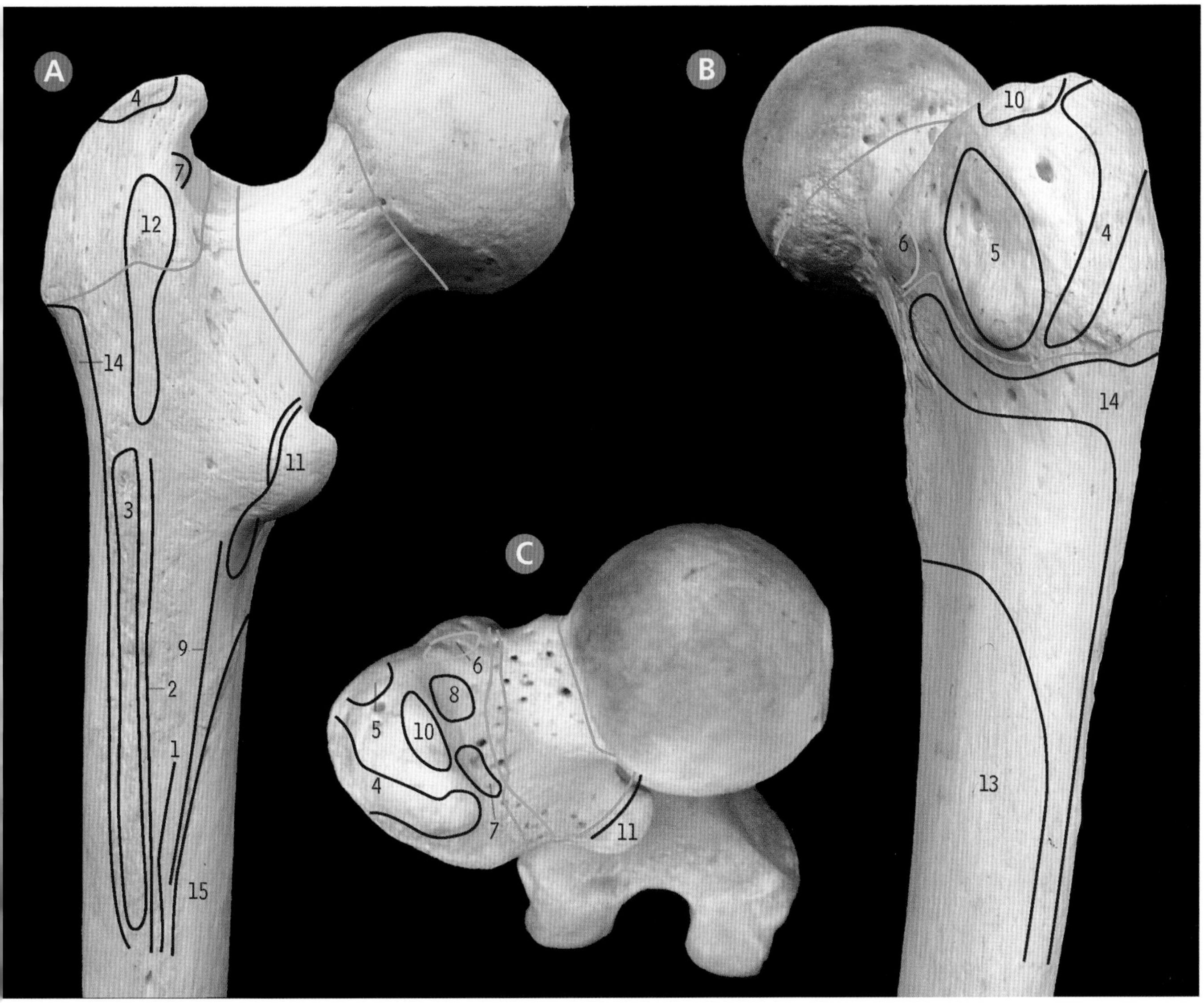

A 后面观

B 侧面观

C 上面观

蓝线，骨骺线。
绿线，髋关节囊韧带(髋臼唇)。
浅绿色，韧带附着点。

1 短收肌 Adductor brevis
2 大收肌 Adductor magnus
3 臀大肌 Gluteus maximus
4 臀中肌 Gluteus medius
5 臀小肌 Gluteus minimus
6 髂股韧带(侧环) Iliofemoral ligament (lateral band)
7 闭孔外肌 Obturator externus
8 闭孔内肌和上下孖肌
gemelli Obturator internus and gemelli
9 耻骨肌 Pectineus
10 梨状肌 Piriformis
11 腰大肌和髂肌 Psoas major and iliacus
12 股方肌 Quadratus femoris
13 股中间肌 Vastus intermedius
14 股外侧肌 Vastus lateralis
15 股内侧肌 Vastus medialis

在股骨的前面(第 295 页)髋关节囊附着于转子间线，但在后面关节囊附着于股骨颈且不向旁边延伸到转子间嵴（第 296 页，A5）。

外生性股骨骨刺见第 355–357 页。

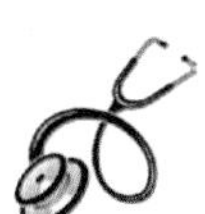

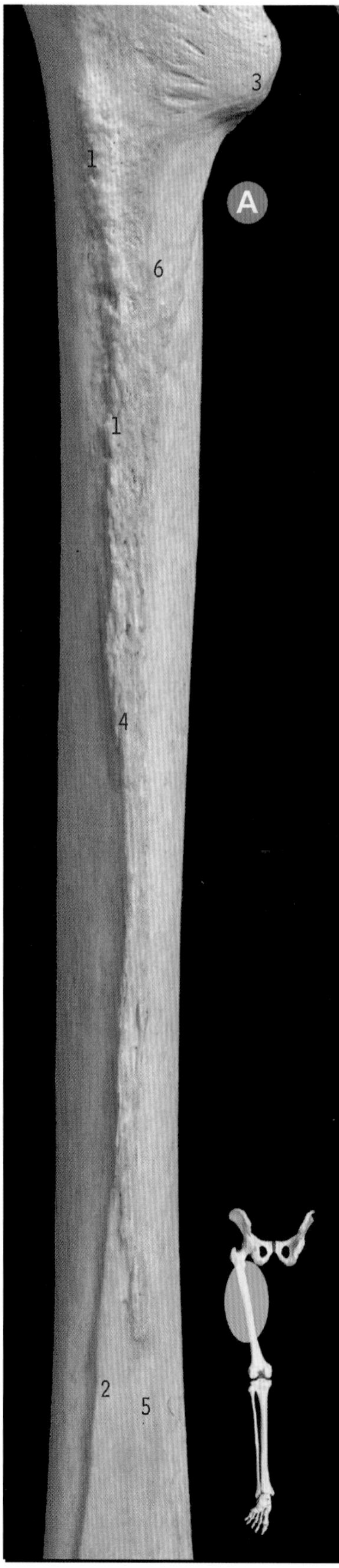

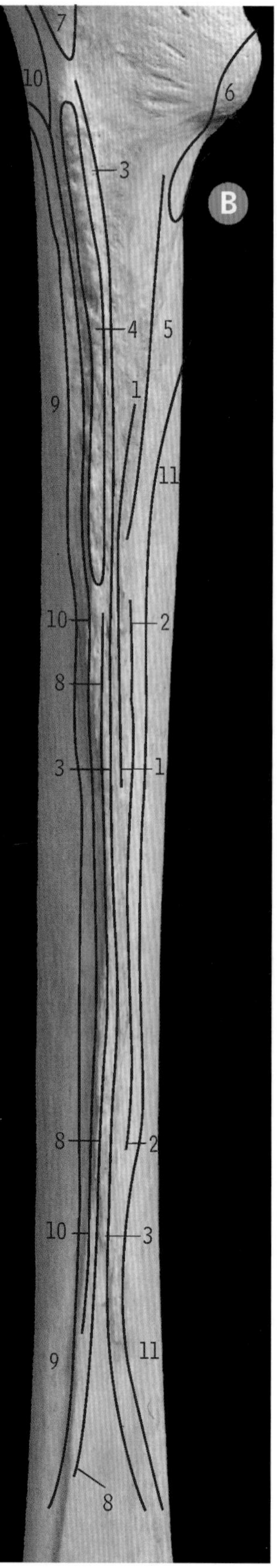

A 左侧股骨 股骨体，后面观

1 臀肌粗隆 Gluteal tuberosity
2 外侧髁上线 Lateral supracondylar line
3 小转子 Lesser trochanter
4 粗线 Linea aspera
5 内侧髁上线 Medial supracondylar line
6 耻骨肌线 Pectineal line

粗线(4)通常分内侧唇和外侧唇，外侧唇向上延伸为臀肌粗隆(1)。

B 左侧股骨 肌肉附着点，股骨体，后面观

1 短收肌 Adductor brevis
2 长收肌 Adductor longus
3 大收肌 Adductor magnus
4 臀大肌 Gluteus maximus
5 耻骨肌 Pectineus
6 腰大肌和髂肌 Psoas major and iliacus
7 股方肌 Quadratus femoris
8 股二头肌短头 Short head of biceps femoris
9 股中间肌 Short head of biceps femoris
10 股外侧肌 Vastus lateralis
11 股内侧肌 Vastus medialis

粗线上肌肉的附着点存在重叠现象，为了使图示更加清晰，显示时，对肌肉的附着点做了轻微的分离处理。

C 左侧股骨 上端，前面观

这是一个清除了周围组织并被切成两半的样本的后半部分，展现了骨小梁的主体。

1 股骨距 Calcar femorale
2 从股骨体外侧面到大转子 From lateral surface of shaft to greater trochanter
3 从股骨体外侧面到股骨头 From lateral surface of shaft to head
4 从股骨体内侧面到大转子 From medial surface of shaft to greater trochanter
5 从股骨体内侧面到股骨头 From medial surface of shaft to head
6 骨小梁较少处的三角区 Triangular area of few trabeculae

股骨距是从小转子区到股骨颈下端的骨小梁的致密集合。

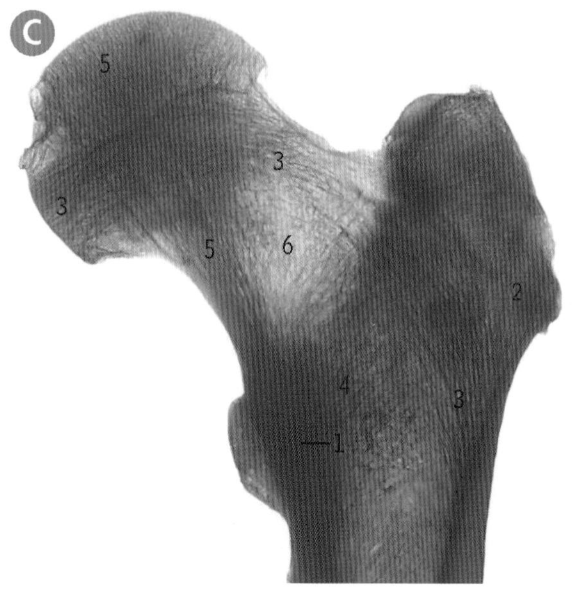

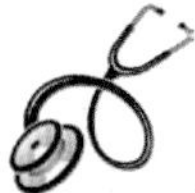

股骨干骨折见第 355~357 页。

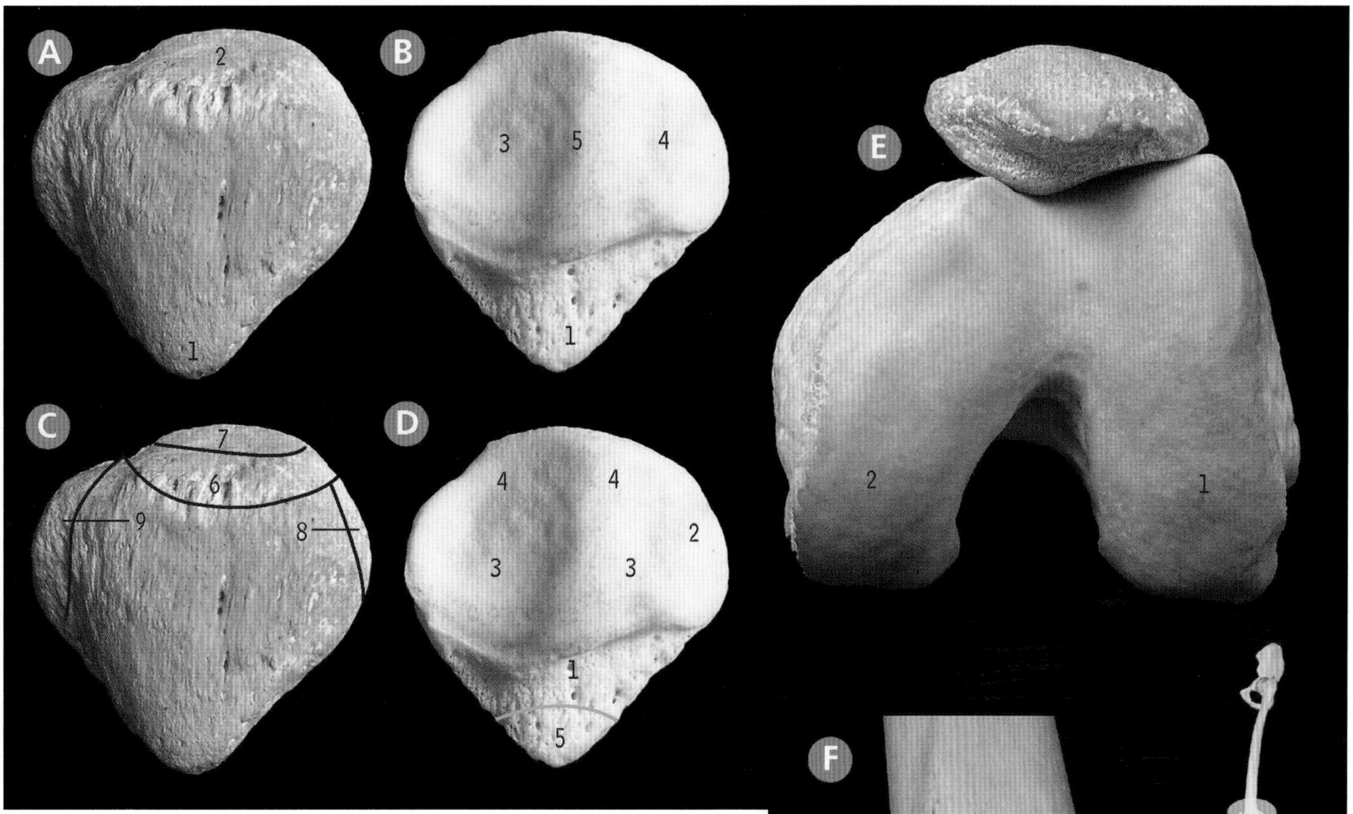

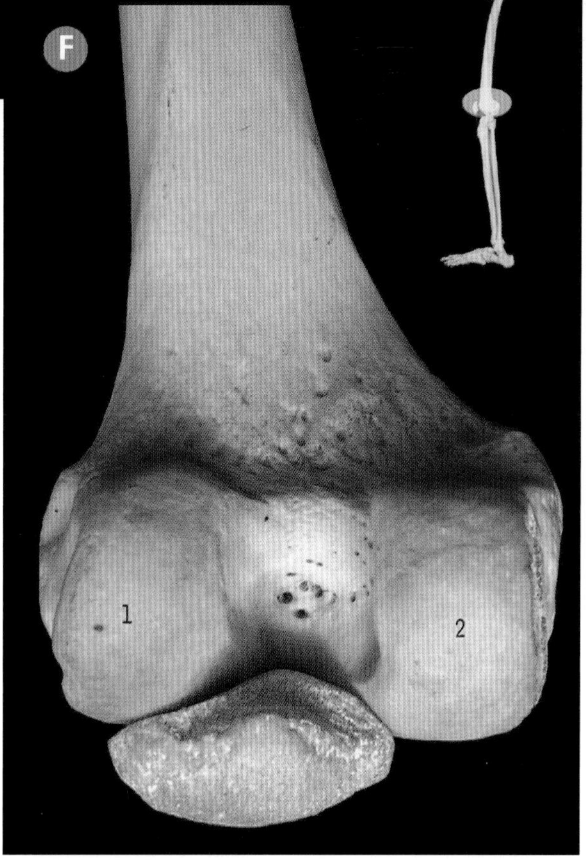

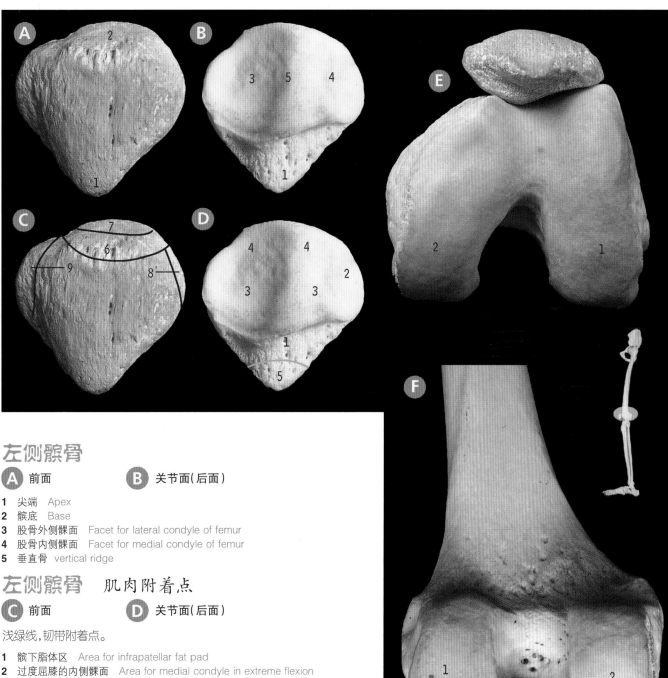

左侧髌骨

A 前面　　**B** 关节面(后面)

1 尖端 Apex
2 髌底 Base
3 股骨外侧髁面 Facet for lateral condyle of femur
4 股骨内侧髁面 Facet for medial condyle of femur
5 垂直骨 vertical ridge

左侧髌骨 肌肉附着点

C 前面　　**D** 关节面(后面)

浅绿线，韧带附着点。

1 髌下脂体区 Area for infrapatellar fat pad
2 过度屈膝的内侧髁面 Area for medial condyle in extreme flexion
3 延伸时的股骨面 Facets for femur in extension
4 屈膝时的股骨面 Facets for femur in flexion
5 髌韧带 Patellar ligament
6 四头肌腱股直肌 Rectus femoris of quadriceps tendon
7 四头肌腱股中间肌 Vastus intermedius of quadriceps tendon
8 四头肌腱股外侧肌 Vastus lateralis of quadriceps tendon
9 四头肌腱股内侧肌 Vastus medialis of quadriceps tendon

左侧股骨和髌骨 有关节的

E 伸膝时的下面观

F 屈膝时的下面观和后面观

屈膝时，股骨内侧髁(2)和髌骨之间接触面积增加。

1 外侧髁 Lateral condyle　　2 内侧髁 Medial condyle

髌骨最内侧髁面(D2)仅仅在极度弯曲成F中那样时才与内侧髁相接触。

二分髌骨、髌骨脱臼和髌骨骨折见第355~357页。

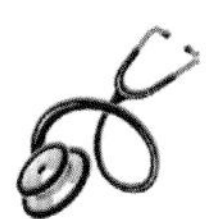

左侧股骨 远端

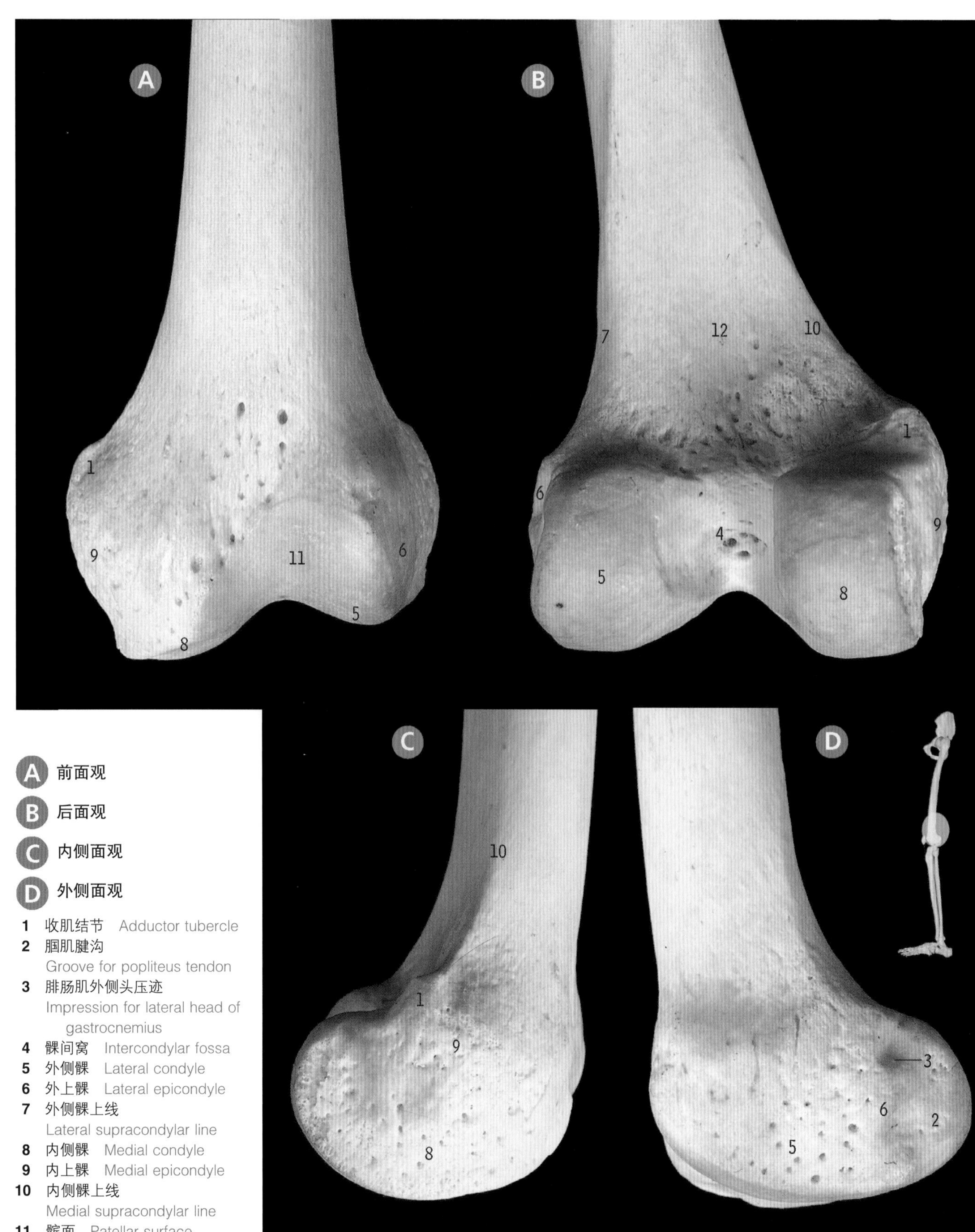

A 前面观

B 后面观

C 内侧面观

D 外侧面观

1 收肌结节 Adductor tubercle
2 腘肌腱沟 Groove for popliteus tendon
3 腓肠肌外侧头压迹 Impression for lateral head of gastrocnemius
4 髁间窝 Intercondylar fossa
5 外侧髁 Lateral condyle
6 外上髁 Lateral epicondyle
7 外侧髁上线 Lateral supracondylar line
8 内侧髁 Medial condyle
9 内上髁 Medial epicondyle
10 内侧髁上线 Medial supracondylar line
11 髌面 Patellar surface
12 腘面 Popliteal surface

左侧股骨 附着点，远端

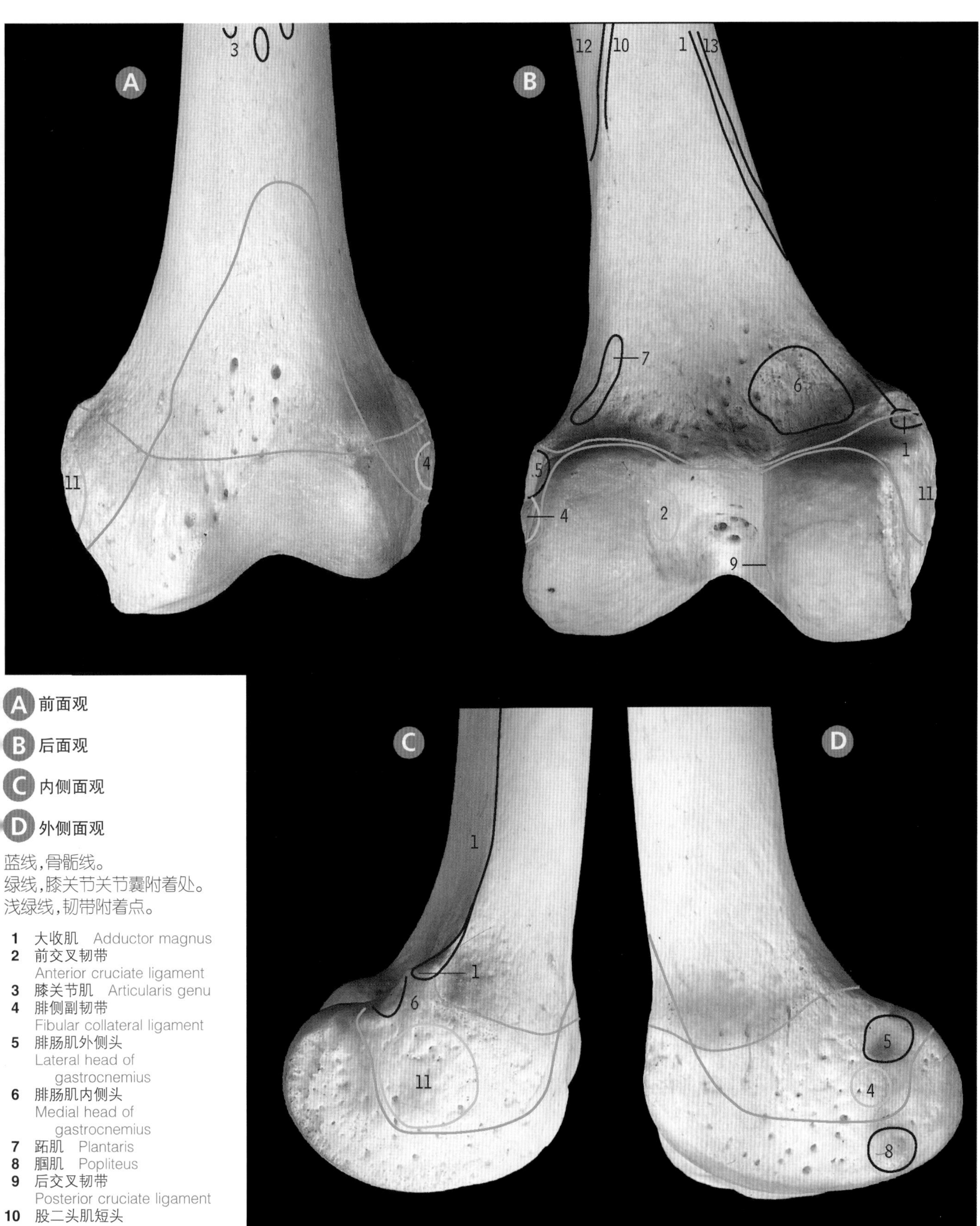

A 前面观

B 后面观

C 内侧面观

D 外侧面观

蓝线，骨骺线。
绿线，膝关节关节囊附着处。
浅绿线，韧带附着点。

1 大收肌 Adductor magnus
2 前交叉韧带 Anterior cruciate ligament
3 膝关节肌 Articularis genu
4 腓侧副韧带 Fibular collateral ligament
5 腓肠肌外侧头 Lateral head of gastrocnemius
6 腓肠肌内侧头 Medial head of gastrocnemius
7 跖肌 Plantaris
8 腘肌 Popliteus
9 后交叉韧带 Posterior cruciate ligament
10 股二头肌短头 Short head of biceps femoris
11 胫（内）侧副韧带 Tibial (medial) collateral ligament
12 股中间肌 Vastus intermedius
13 股内侧肌 Vastus medialis

左侧胫骨 近端

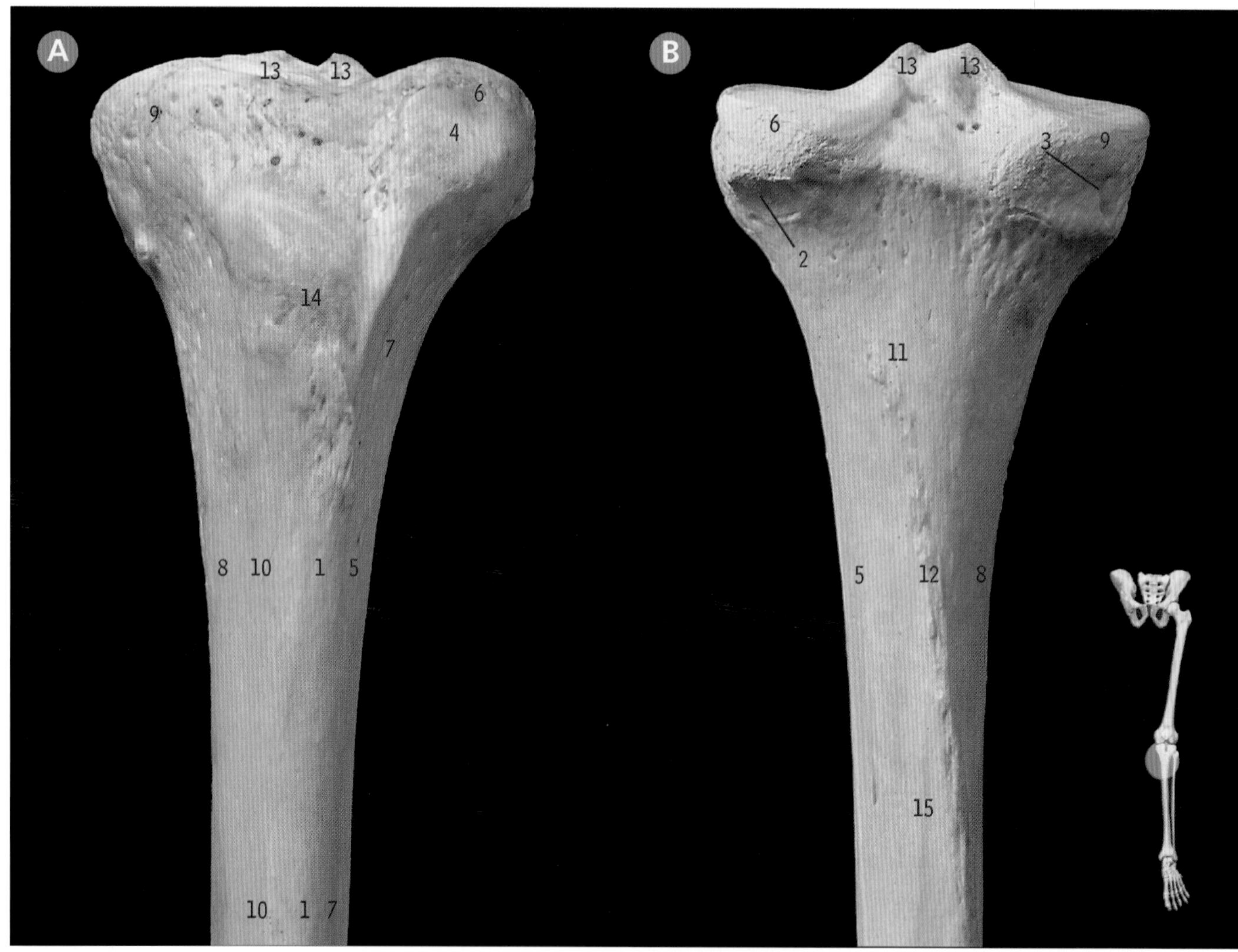

A 前面观

B 后面观

1 前缘 Anterior border
2 腓关节面 Articular facet for fibula
3 半膜肌腱沟 Groove for semimembranosus
4 髂胫束压迹 Impression for iliotibial tract
5 骨间缘 Interosseous border
6 外侧髁 Lateral condyle
7 外侧面 Lateral surface
8 内侧缘 Medial border
9 内侧髁 Medial condyle
10 内侧面 Medial surface
11 后面 Posterior surface
12 比目鱼肌线 Soleal line
13 髁间隆起 Tubercles of intercondylar eminence()
14 胫骨粗隆 Tuberosity
15 垂线 Vertical line

胫骨体有 3 个缘:前缘(1)、内侧缘(8)和骨间缘(5),和 3 个面:内侧面(10)、外侧面(7)和后面(11)。

前缘(1)的大部分形成了一个小弧度的嵴,可在体表摸到。内侧面(10)光滑,大部分在皮下可触及。后面有比目鱼肌线和垂线(12 和 15)。

胫骨粗隆(14)位于前缘的上端。

左侧胫骨 附着点，近端

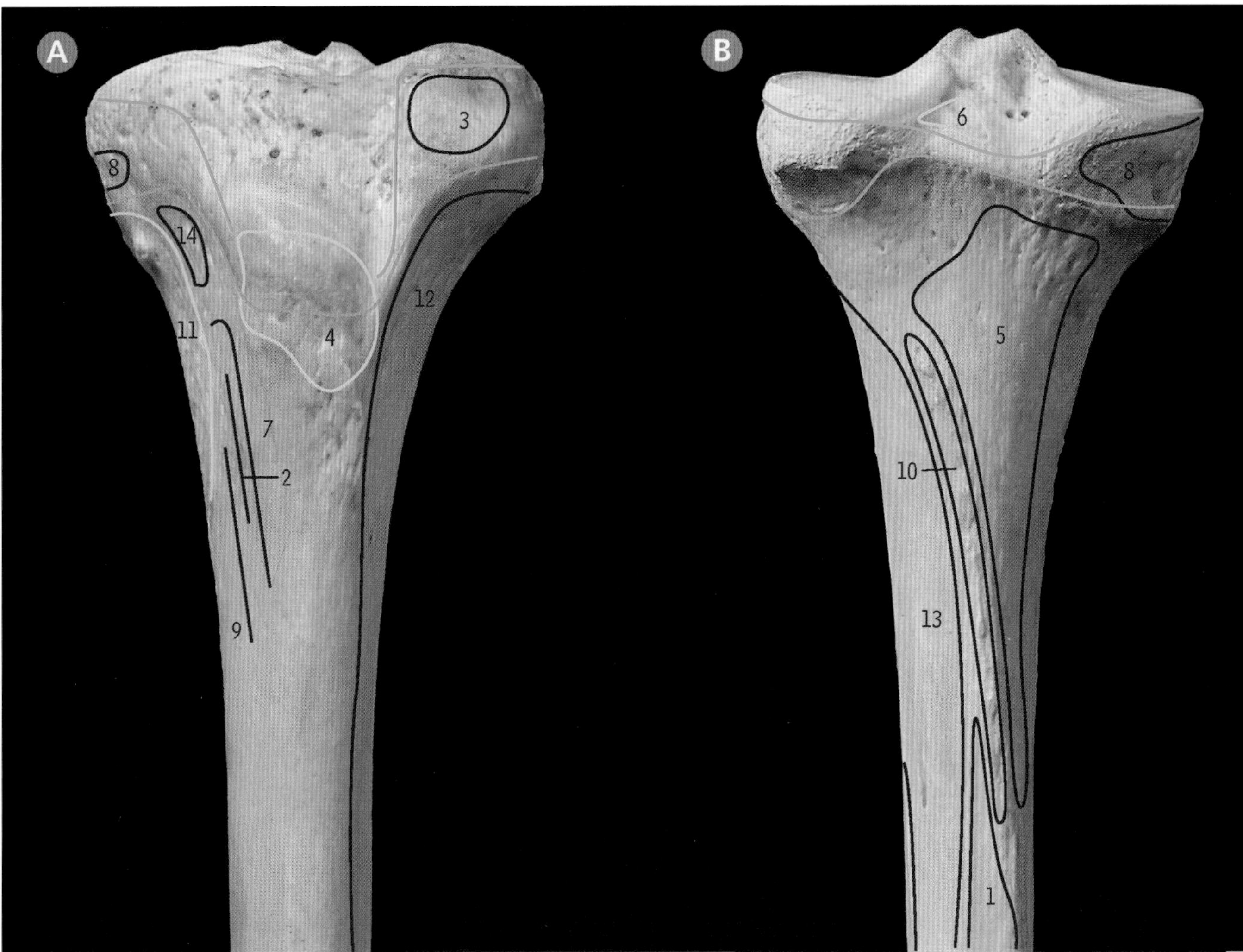

A 前面观

B 后面观

蓝线，骺线。
绿线，膝关节关节囊附着处。
淡绿色线，韧带附着点。

1 趾长屈肌 Flexor digitorum longus
2 股薄肌 Gracilis
3 髂胫束 Iliotibial tract
4 髌韧带 Patellar ligament
5 腘肌 Popliteus
6 后交叉韧带 Posterior cruciate ligament
7 缝匠肌 Sartorius
8 半膜肌 Semimembranosus
9 半腱肌 Semitendinosus
10 比目鱼肌 Soleus
11 胫侧(内侧)副韧带 Tibial (medial) collateral ligament
12 胫骨前肌 Tibialis anterior
13 胫骨后肌 Tibialis posterior
14 股内侧肌 Vastus medialis

左侧胫骨 近端

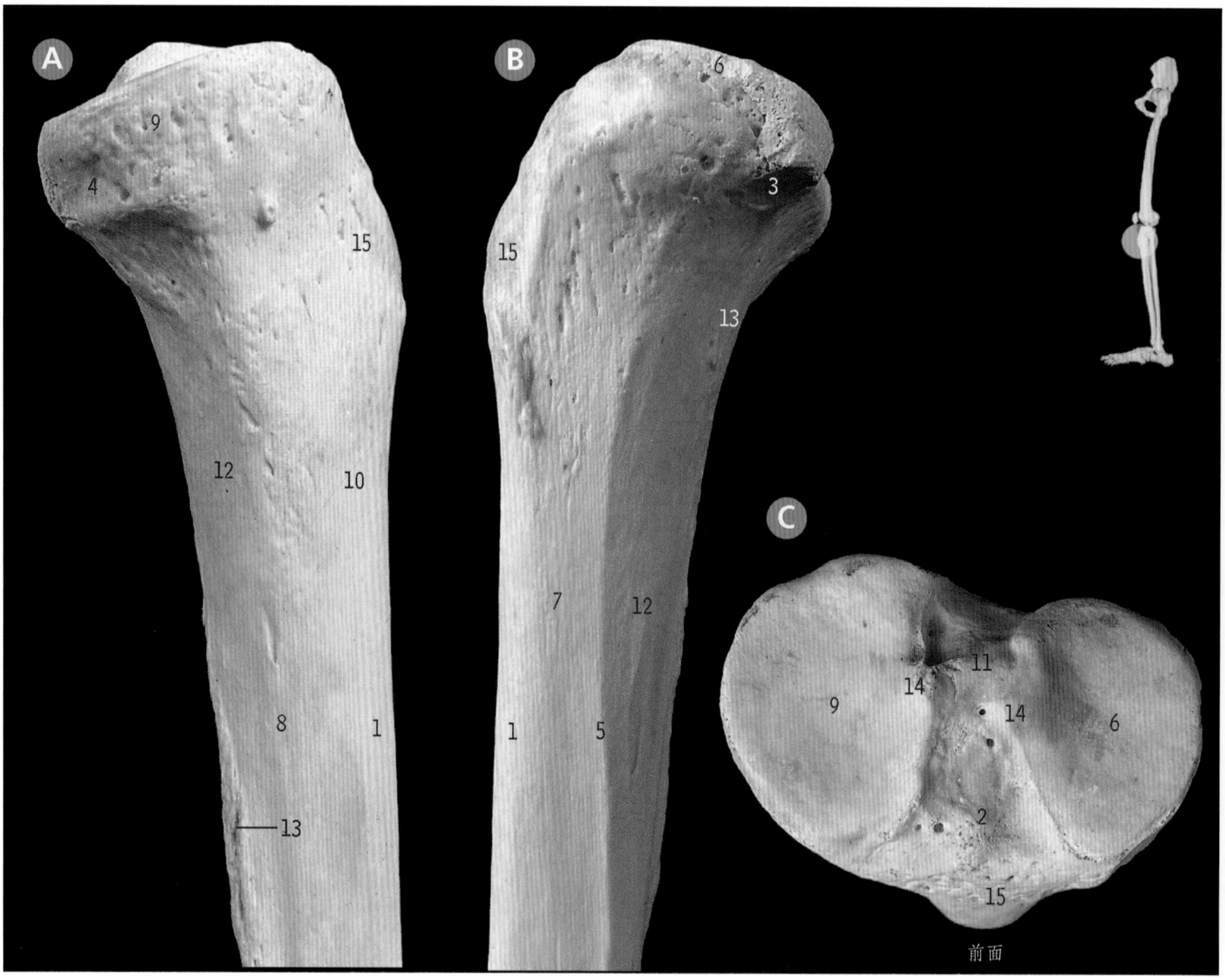

A 内侧观

B 外侧观

C 上面观(胫骨平面)

前面

1 前缘 Anterior border
2 髁间前区 Anterior intercondylar area
3 腓关节面 Articular facet for fibula
4 半膜肌腱沟 Groove for semimembranosus
5 骨间缘 Interosseous border
6 外侧髁 Lateral condyle
7 外侧面 Lateral surface
8 内侧缘 Medial border
9 内侧髁 Medial condyle
10 内侧面 Medial surface
11 髁间后区 Posterior intercondylar area
12 后面 Posterior surface
13 比目鱼肌线 Soleal line
14 髁间隆起 Tubercles of intercondylar eminence
15 胫骨粗隆 Tuberosity

从上面看，内侧髁(C9)要大于外侧髁(C6)。腓关节面(B3)位于外侧髁的后下方。

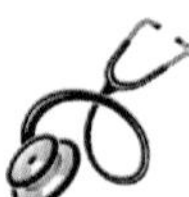

胫骨粗隆骨软骨病(跳跃膝)见第 355~357 页。

左侧胫骨 附着点，近端

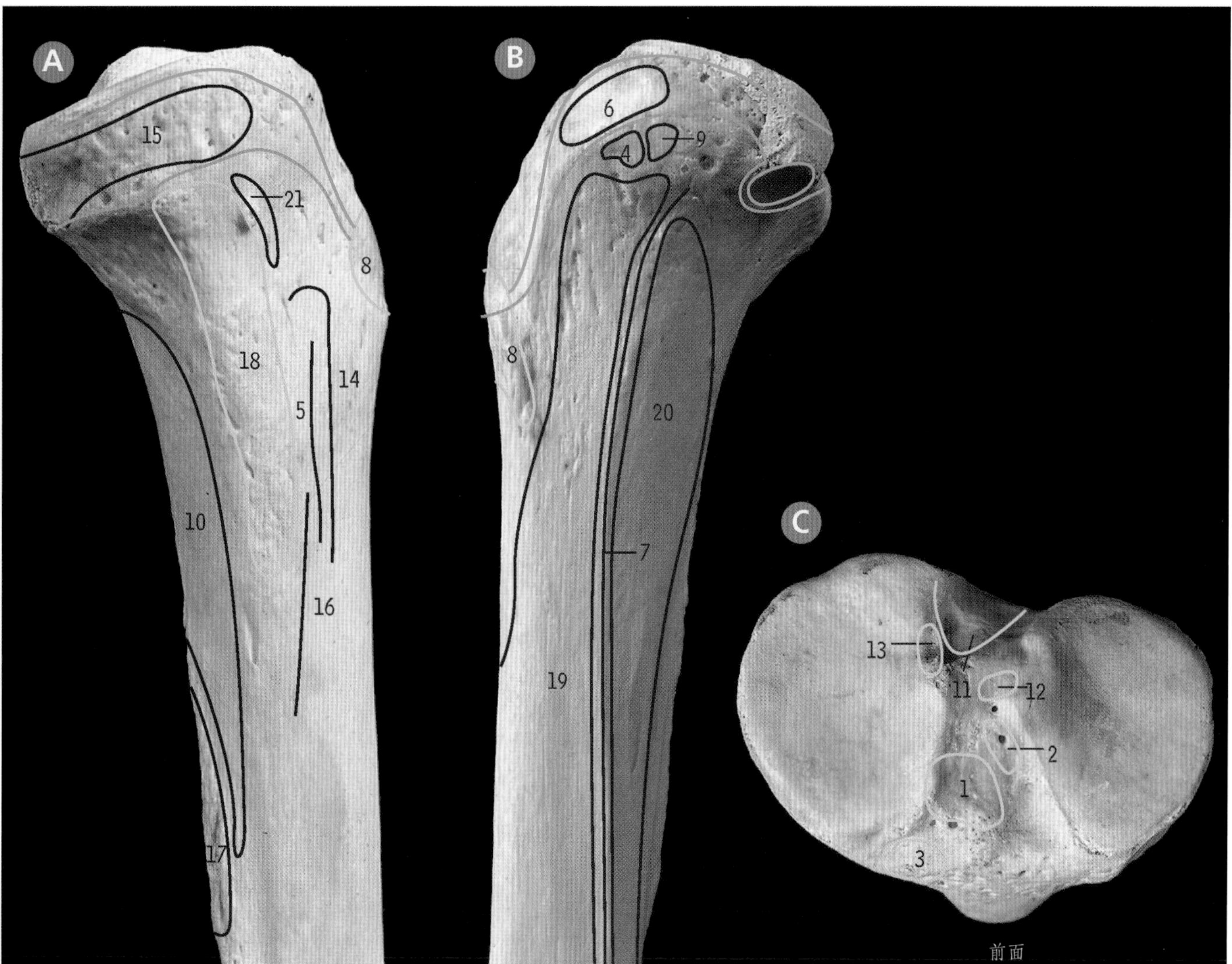

A 内侧观
B 外侧观
C 上面观(胫骨平面)

蓝线，骺线。
绿线，膝关节和上胫腓关节的关节囊附着处。
淡绿色线，韧带附着点。

1 前交叉韧带 Anterior cruciate ligament
2 外侧半月板前角 Anterior horn of lateral meniscus
3 内侧半月板前角 Anterior horn of medial meniscus
4 趾长伸肌 Extensor digitorum longus
5 股薄肌 Gracilis
6 髂胫束 Iliotibial tract
7 骨间膜 Interosseous membrane
8 髌韧带 Patellar ligament
9 腓骨长肌 Peroneus (fibularis) longus
10 腘肌 Popliteus
11 后交叉韧带 Posterior cruciate ligament
12 外侧半月板后角 Posterior horn of lateral meniscus
13 内侧半月板后角 Posterior horn of medial meniscus
14 缝匠肌 Sartorius
15 半膜肌 Semimembranosus
16 半腱肌 Semitendinosus
17 比目鱼肌 Soleus
18 胫侧(内侧)副韧带 Tibial (medial) collateral ligament
19 胫骨前肌 Tibialis anterior
20 胫骨后肌 Tibialis posterior
21 股内侧肌 Vastus medialis

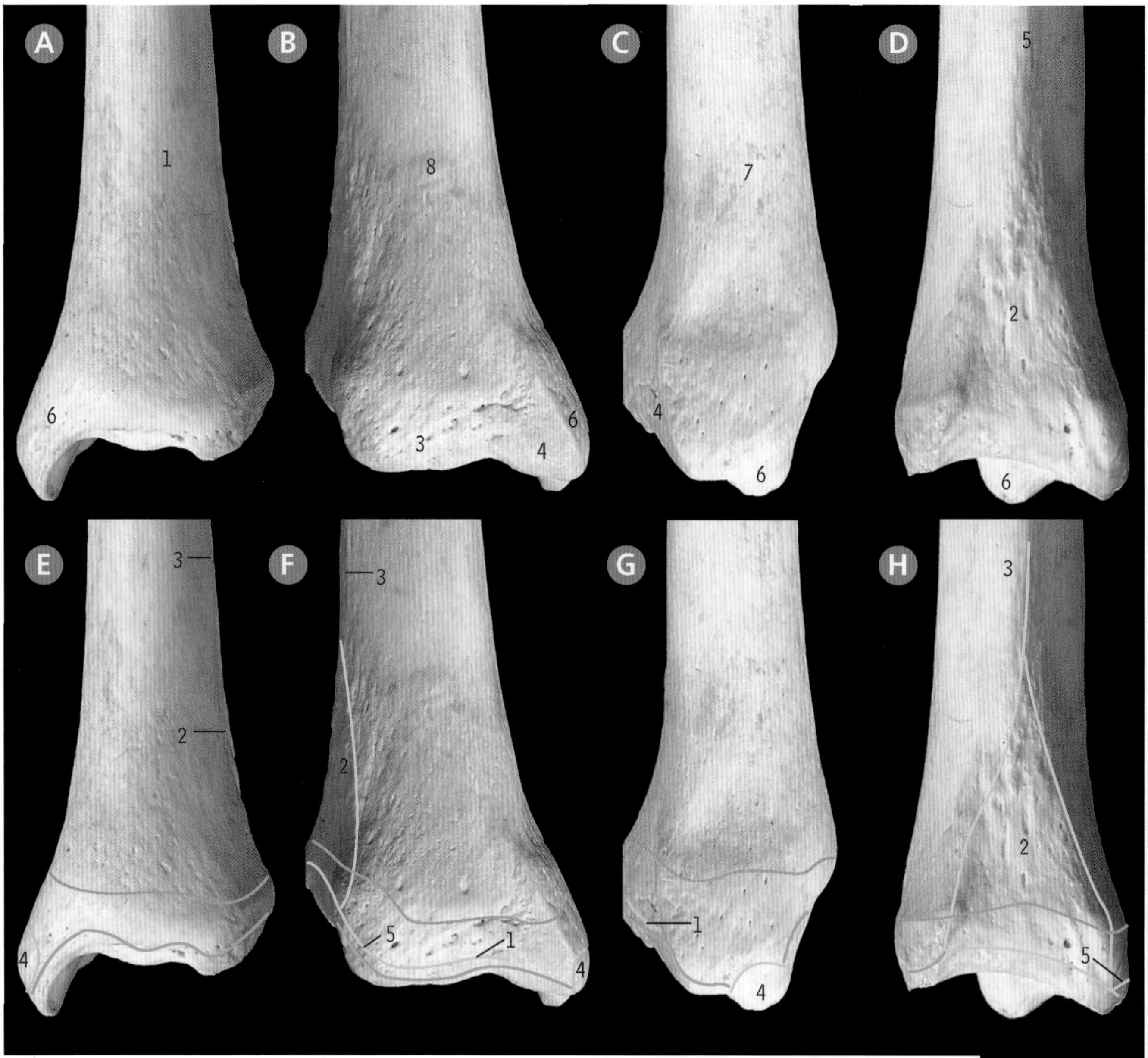

左侧胫骨 远端

A 前面观

B 后面观

C 内侧观

D 外侧观

1 前面 Anterior surface
2 腓切迹 Fibular notch
3 踇长屈肌腱沟 Groove for flexor hallucis longus
4 胫骨后肌腱沟 Groove for tibialis posterior
5 骨间缘 Interosseous border
6 内踝 Medial malleolus
7 内侧面 Medial surface
8 后面 Posterior surface

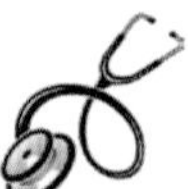

胫骨骨折见第 355~357 页。

左侧胫骨 附着点，远端

E 前面观

F 后面观

G 内侧观

H 外侧观

蓝线，骺线。
绿线，踝关节关节囊附着处。
浅绿色线，韧带附着处。

1 下横韧带 Inferior transverse ligament
2 骨间韧带 Interosseous ligament
3 骨间膜 Interosseous membrane
4 胫侧(内侧)副韧带 Medial collateral ligament
5 胫腓后韧带 Posterior tibiofibular ligament

胫侧（内侧）副韧带(G4)也被叫作三角韧带。

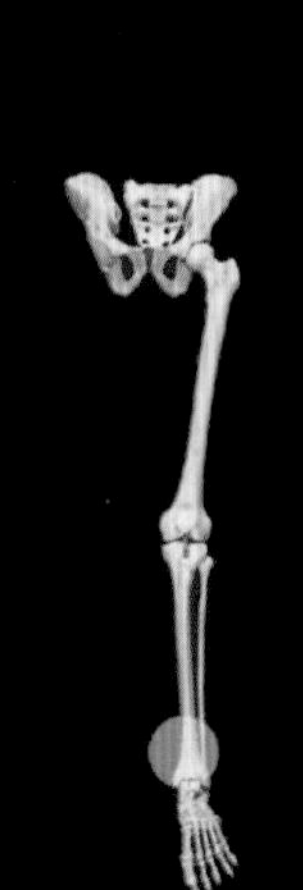

左侧胫骨和腓骨 关节连接

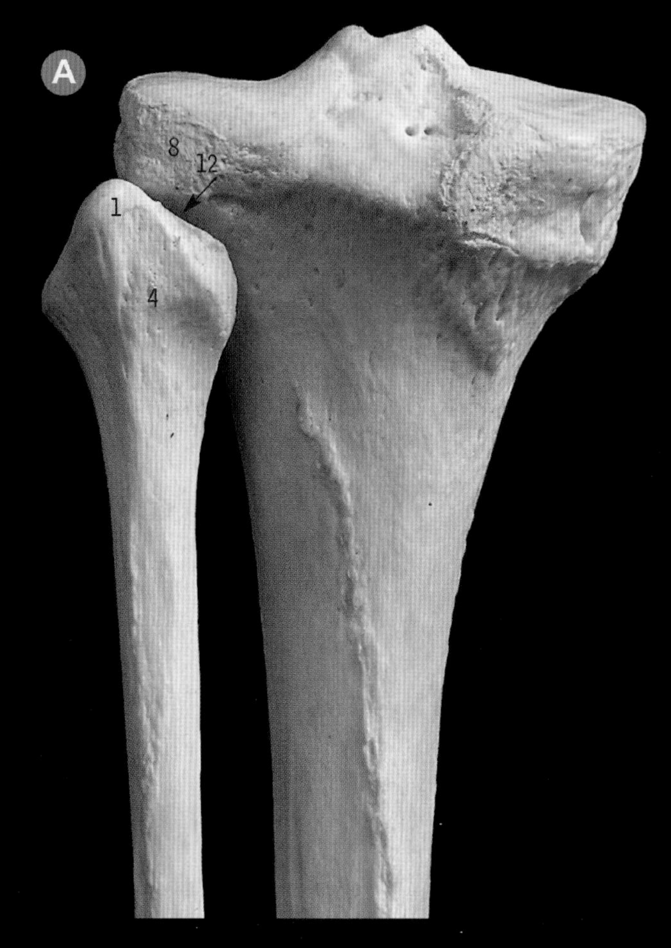

B 4 8 1

C 4 2 1

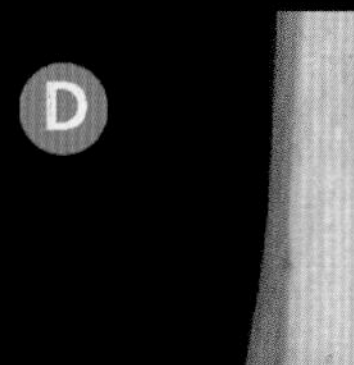

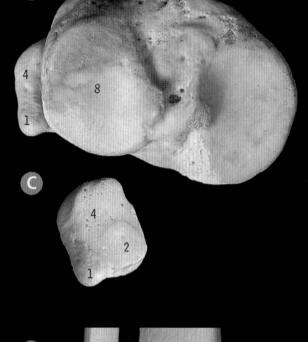

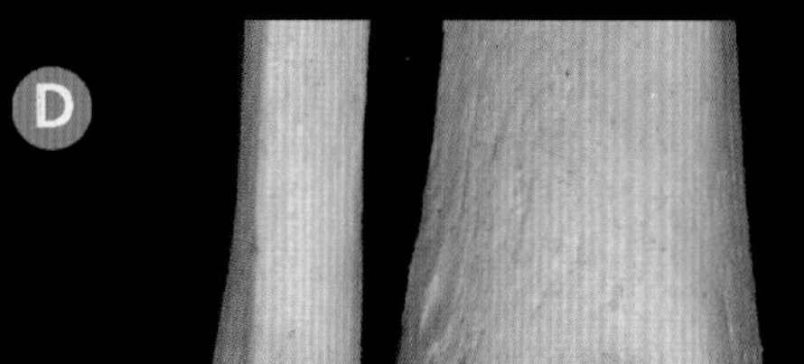

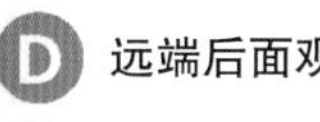

A 近端后面观

B 近端上面观

C 腓骨近端上面观

D 远端后面观

E 远端下面观

1 腓骨头尖(茎突) Apex of head (styloid process)
2 腓骨头关节面(上胫腓关节) Articular facet (for superior tibiofibular joint)
3 外踝关节面(踝关节) Articular facet of lateral malleolus (for ankle joint)
4 腓骨头 Head of fibula
5 胫骨下关节面(踝关节) Inferior surface of tibia (for ankle joint)
6 胫腓下关节 Inferior tibiofibular joint
7 内踝关节面(踝关节) Lateral (articular) surface of medial malleolus (for ankle joint)
8 胫骨外侧髁 Lateral condyle of tibia
9 外踝 Lateral malleolus
10 外踝窝 Malleolar fossa
11 内踝 Medial malleolus
12 胫腓上关节 Superior tibiofibular joint

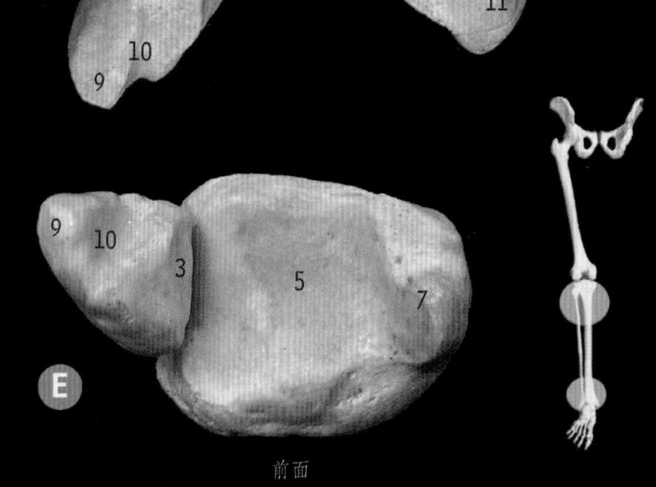

胫腓上关节(A12)是滑膜关节(译者注:可动关节)。
胫腓下关节(D6)是纤维关节(译者注:可动关节)。
外踝(D9)下端低于内踝(D11)。

跗骨脱臼见第 355~357 页。

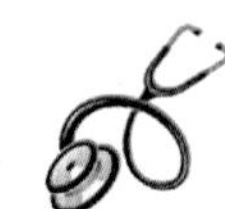

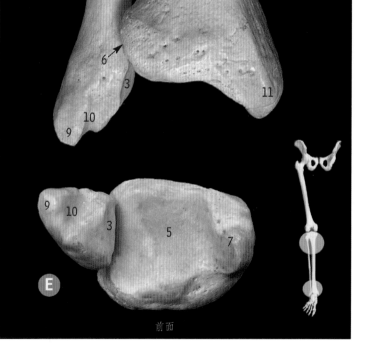

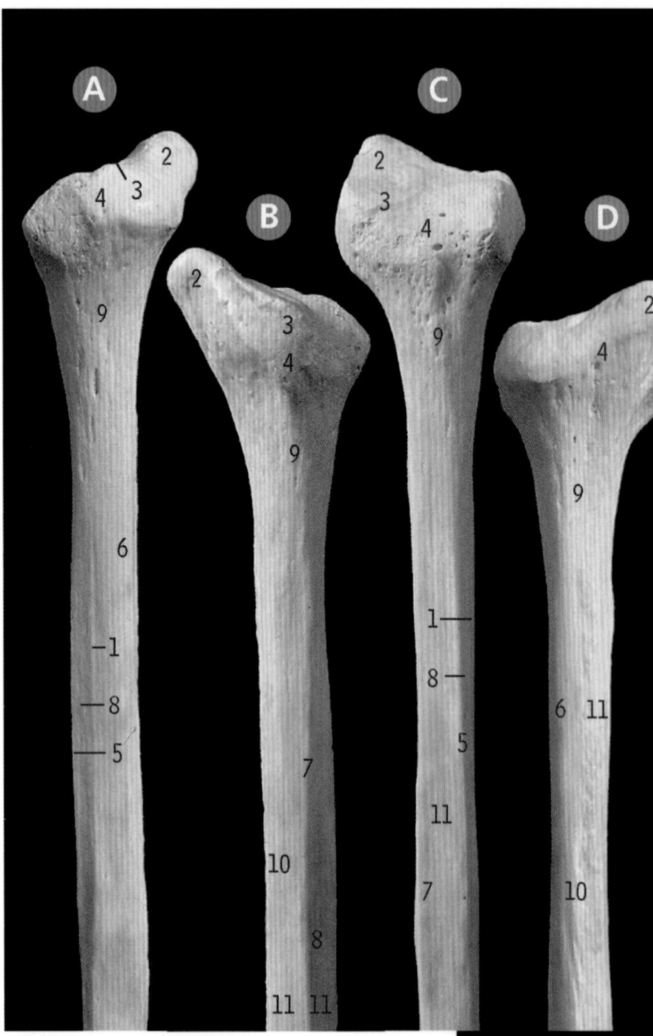

左侧腓骨 近端

- **A** 前面观
- **B** 后面观
- **C** 内侧面
- **D** 外侧面

1 前缘 Anterior border
2 腓骨头尖(茎突) Apex (styloid process)
3 上关节面 Articular facet on upper surface
4 腓骨头 Head
5 骨间缘 Interosseous border
6 外侧面 Lateral surface
7 内侧嵴 Medial crest
8 内侧面 Medial surface
9 腓骨颈 Neck
10 后缘 Posterior border
11 后面 Posterior surface

腓骨有 3 个缘:前缘(A1)、骨间缘(A5)和后缘(B10),和 3 个面:内侧面(A8)、外侧面(A6)和后面(A11)。

第一眼看,腓骨体的大部分好像有 4 个缘和 4 个面,但这是因为后面(B11)被内侧嵴(B7)分成了两部分(后面内侧和后面外侧)。

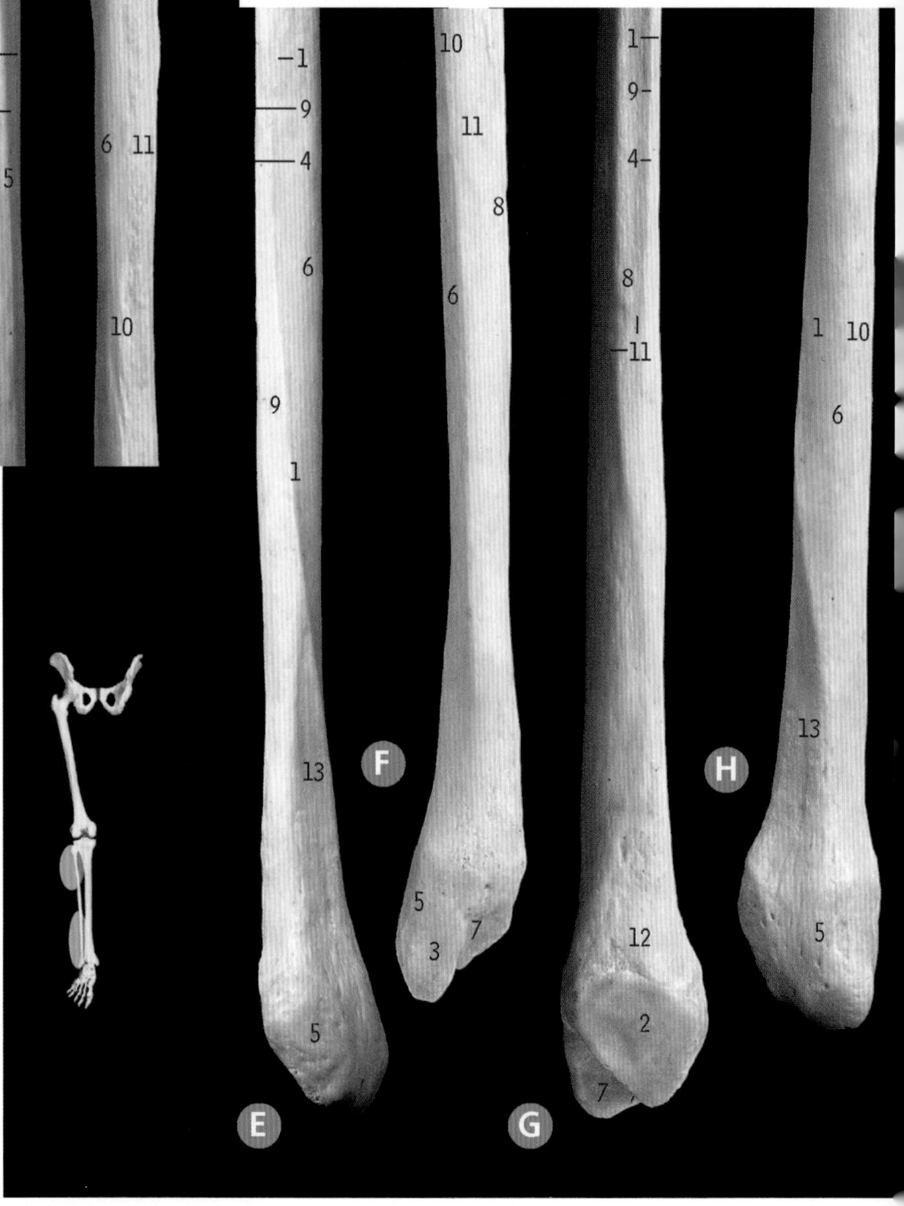

左侧腓骨 远端

- **E** 前面观
- **F** 后面观
- **G** 内侧观
- **H** 外侧观

1 前缘 Anterior border
2 外踝关节面 Articular surface of lateral malleolus
3 腓骨(腓侧)短肌腱沟 Groove for peroneus (fibularis) brevis
4 骨间缘 Interosseous border
5 外踝 Lateral malleolus
6 外侧面 Lateral surface
7 外踝窝 Malleolar fossa
8 内侧嵴 Medial crest
9 内侧面 Medial surface
10 后缘 Posterior border
11 后面 Posterior surface
12 骨间韧带附着面 Surface for interosseous ligament
13 皮下三角区 Triangular subcutaneous area

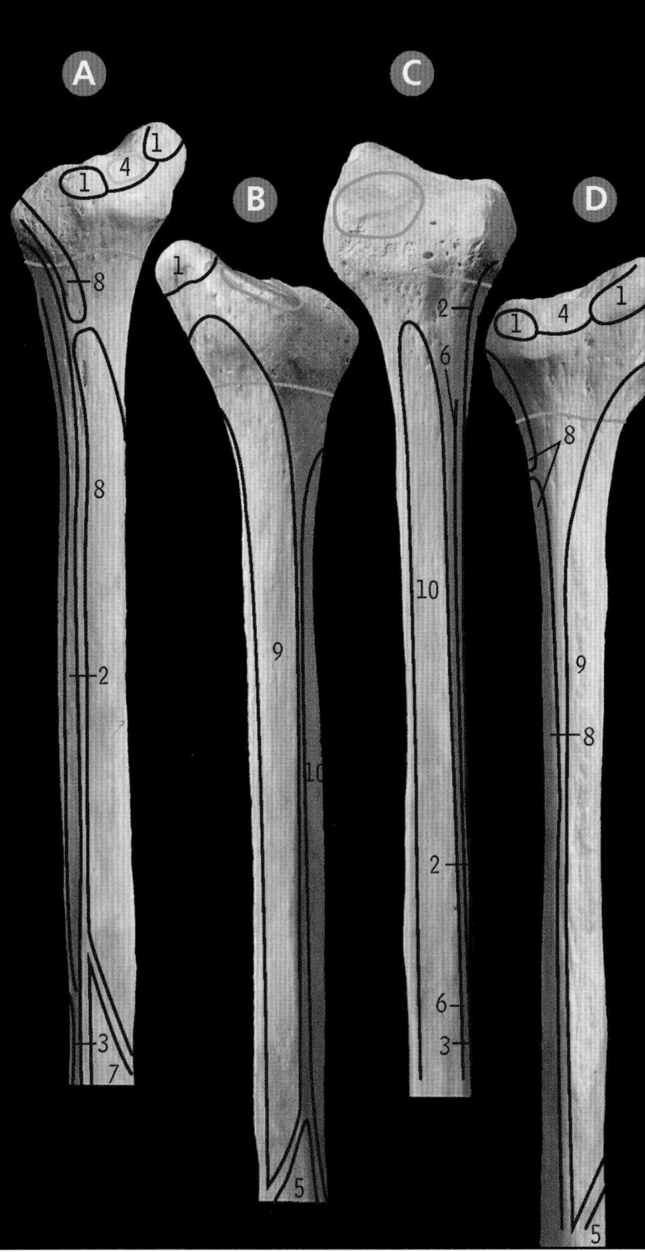

左侧腓骨 附着点，近端

A 前面观 **C** 内侧观

B 后面观 **D** 外侧观

蓝线，骺线。
绿线，上胫腓关节关节囊附着处。
浅绿色线，韧带附着点。

1 股二头肌 Biceps femoris
2 趾长伸肌 Extensor digitorum longus
3 踇长伸肌 Extensor hallucis longus
4 腓侧副韧带 Fibular collateral ligament
5 踇长屈肌 Flexor hallucis longus
6 骨间膜 Interosseous membrane
7 腓骨短肌 Peroneus (fibularis) brevis
8 腓骨长肌 Peroneus (fibularis) longus
9 比目鱼肌 Soleus
10 胫骨后肌 Tibialis posterior

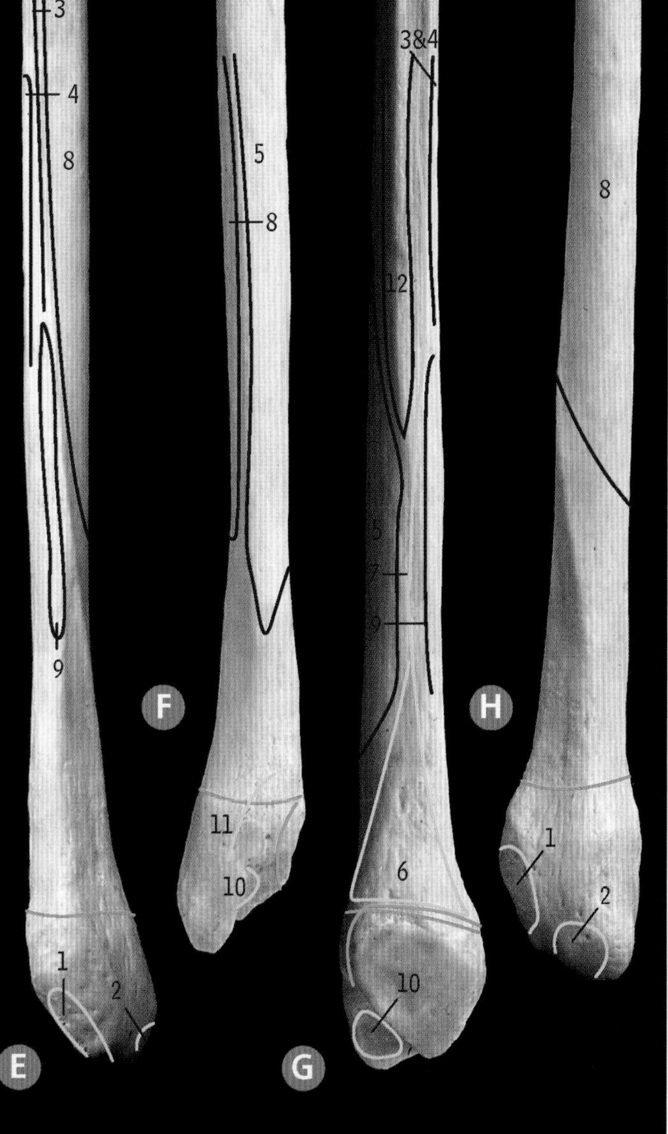

E 前面观 **G** 内侧观

F 后面观 **H** 外侧观

蓝线，骺线。
绿线，踝关节关节囊附着处。
浅绿色线，韧带附着点。

1 距腓前韧带 Anterior talofibular ligament
2 跟腓韧带 Calcaneofibular ligament
3 趾长伸肌 Extensor digitorum longus
4 踇长伸肌 Extensor hallucis longus
5 踇长屈肌 Flexor hallucis longus
6 骨间韧带 Interosseous ligament
7 骨间膜 Interosseous membrane
8 腓骨短肌 Peroneus (fibularis) brevis
9 第 3 腓骨肌 Peroneus (fibularis) tertius
10 距腓后韧带 Posterior talofibular ligament
11 胫腓后韧带 Posterior tibiofibular ligament
12 胫骨后肌 Tibialis posterior

左侧足骨

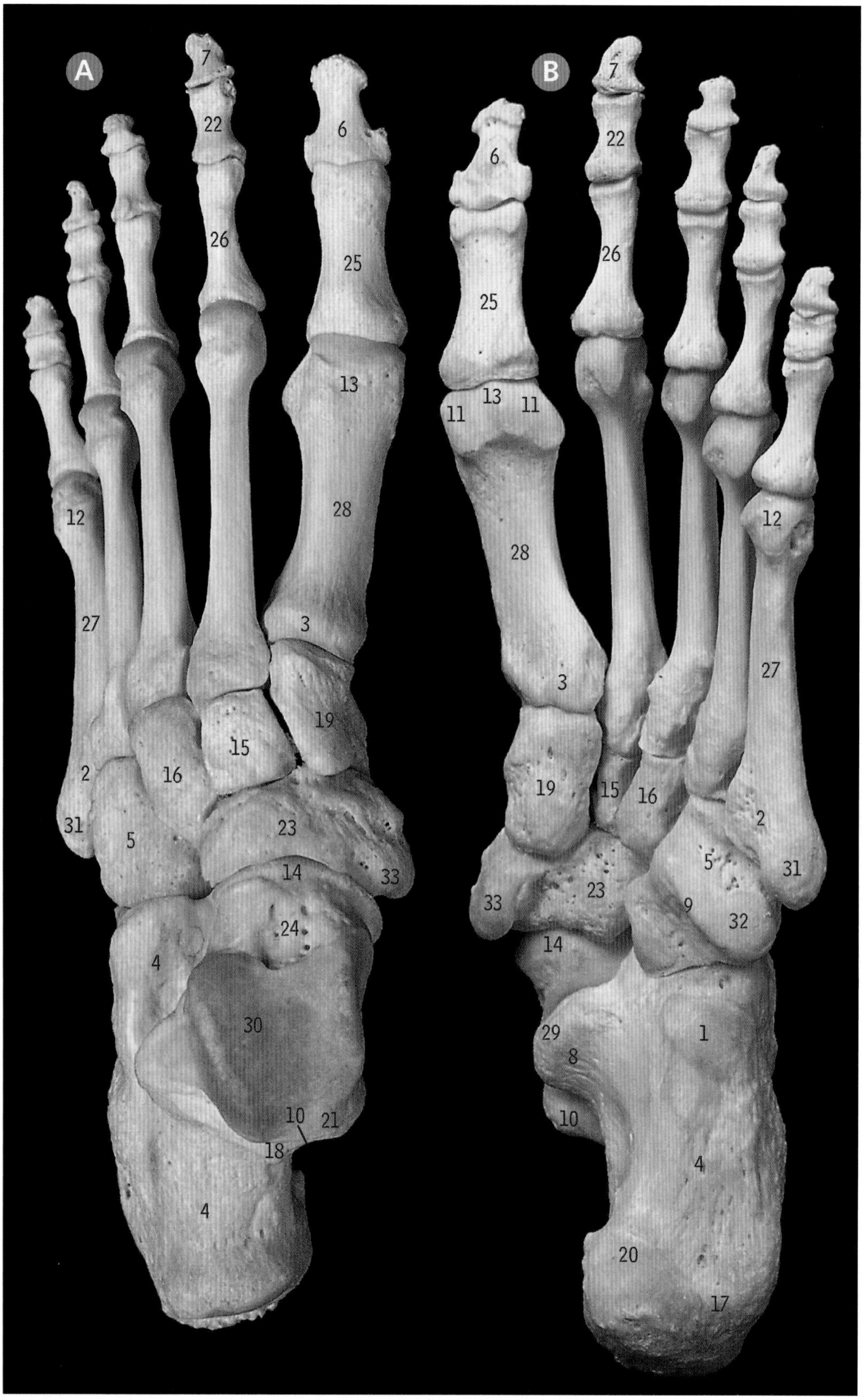

A 上面观(背部)

B 下面观(足底面)

1 跟骨前结节 Anterior tubercle of calcaneus
2 第5跖骨底 Base of fifth metatarsal
3 第1跖骨底 Base of first metatarsal
4 跟骨 Calcaneus
5 骰骨 Cuboid
6 远节 𧿹趾 Distal phalanx of great toe
7 第2远节趾骨 Distal phalanx of second toe
8 跟骨上的 𧿹长屈肌腱沟 Groove on calcaneus for flexor hallucis longus
9 骰骨上的腓骨长肌腱沟 Groove on cuboid for peroneus (fibularis) longus
10 距骨上的 𧿹长屈肌腱沟 Groove on talus for flexor hallucis longus
11 𧿹短屈肌籽骨腱沟 Grooves for sesamoid bones in flexor hallucis brevis
12 第5跖骨头 Head of fifth metatarsal
13 第1跖骨头 Head of first metatarsal
14 距骨头 Head of talus
15 中间楔骨 Intermediate cuneiform
16 外侧楔骨 Lateral cuneiform
17 跟骨外侧突 Lateral process of calcaneus
18 距骨外侧结节 Lateral tubercle of talus
19 内侧楔骨 Medial cuneiform
20 跟骨内侧突 Medial process of calcaneus
21 距骨内侧结节 Medial tubercle of talus
22 第2中节趾骨 Middle phalanx of second toe
23 足舟骨 Navicular
24 距骨颈 Neck of talus
25 近节 𧿹趾 Proximal phalanx of great toe
26 第2近节趾骨 Proximal phalanx of second toe
27 第5跖骨体 Shaft of fifth metatarsal
28 第1跖骨体 Shaft of first metatarsal
29 跟骨载距突 Sustentaculum tali of calcaneus
30 距骨滑车面 Trochlear surface of body of talus
31 第5跖骨粗隆 Tuberosity of base of fifth metatarsal
32 骰骨粗隆 Tuberosity of cuboid
33 足舟骨粗隆 Tuberosity of navicular

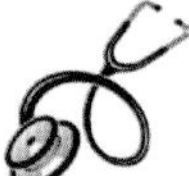

足趾脱臼、𧿹趾外翻见第355~357页。

左侧足骨 附着点

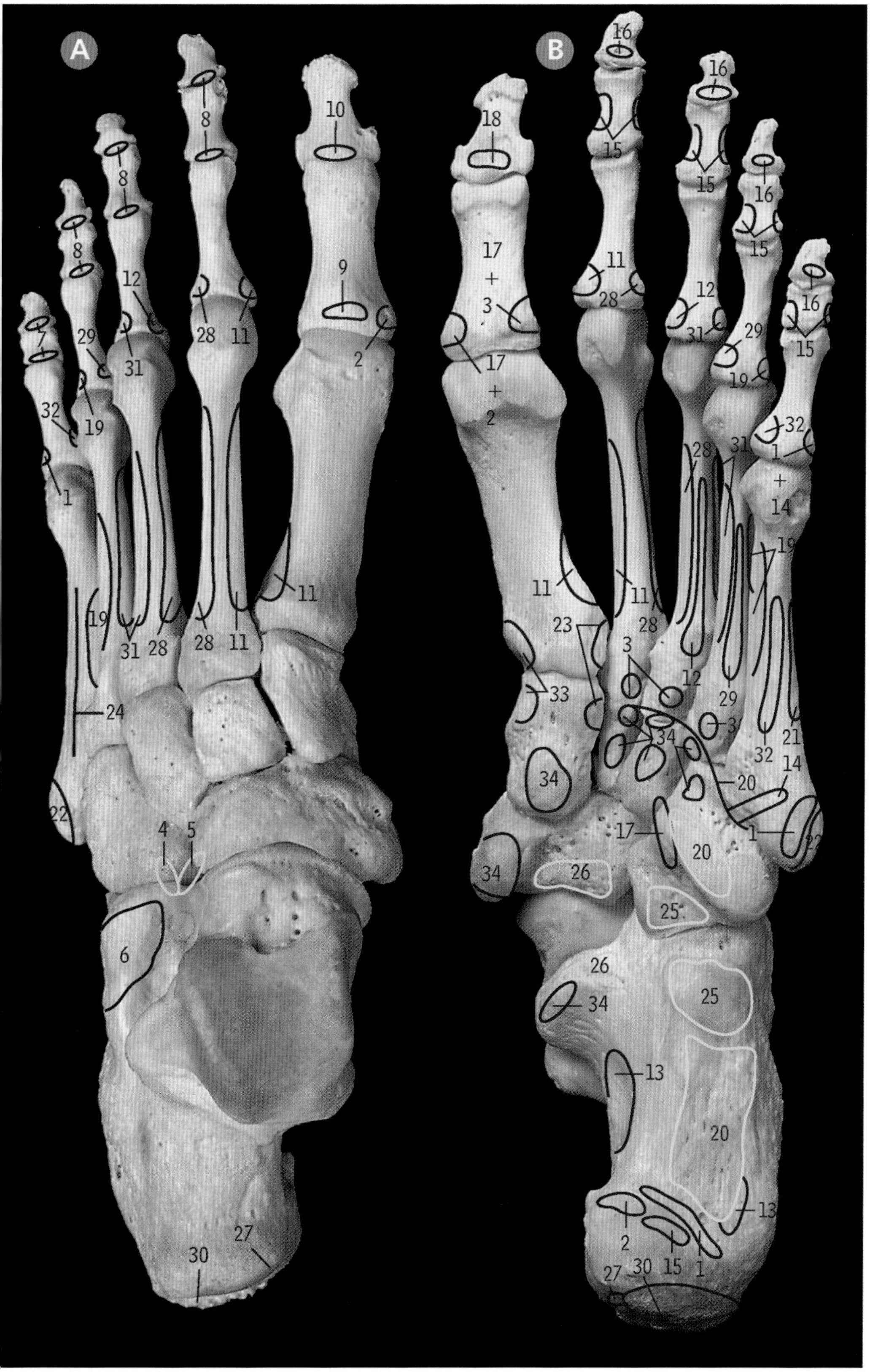

A 上面观

B 下面观

已去除关节囊和小的韧带。

浅绿色线，韧带附着点。

1 小趾展肌 Abductor digiti minimi
2 踇展肌 Abductor hallucis
3 踇收肌 Adductor hallucis
4 分歧韧带跟骰部 Calcaneocuboid part of bifurcate ligament
5 分歧韧带跟舟部 Calcaneonavicular part of bifurcate ligament
6 趾短伸肌 Extensor digitorum brevis
7 趾长伸肌 Extensor digitorum longus
8 趾长伸肌和趾短伸肌 Extensor digitorum longus and brevis
9 踇短伸肌 Extensor hallucis brevis
10 踇长伸肌 Extensor hallucis longus
11 第 1 骨间背侧肌 First dorsal interosseous
12 第 1 骨间足底肌 First plantar interosseous
13 足底方肌 Flexor accessorius
14 小趾短屈肌 Flexor digiti minimi brevis
15 趾短屈肌 Flexor digitorum brevis
16 趾长屈肌 Flexor digitorum longus
17 踇短屈肌 Flexor hallucis brevis
18 踇长屈肌 Flexor hallucis longus
19 第 4 骨间背侧肌 Fourth dorsal interosseous
20 足底长韧带 Long plantar ligament
21 小趾对跖肌（小趾短屈肌的一部分） Opponens digiti minimi (part of 14)
22 腓骨短肌 Peroneus (fibularis) brevis
23 腓骨长肌 Peroneus (fibularis) longus
24 第 3 腓骨肌 Peroneus (fibularis) tertius
25 跟骰足底韧带（足底短韧带） Plantar calcaneocuboid (short plantar) ligament
26 跟舟足底韧带（跳跃韧带） Plantar calcaneonavicular (spring) ligament
27 跖肌 Plantaris
28 第 2 骨间背侧肌 Second dorsal interosseous
29 第 2 骨间足底肌 Second plantar interosseous
30 跟腱 Tendo calcaneus (Achilles tendon)
31 第 3 骨间背侧肌 Third dorsal interosseous
32 第 3 骨间足底肌 Third plantar interosseous
33 胫骨前肌 Tibialis anterior
34 胫骨后肌 Tibialis posterior

籽骨骨折、跖骨骨折见第 355~357 页。

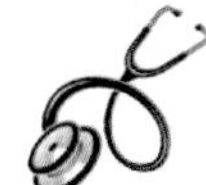

左侧足骨

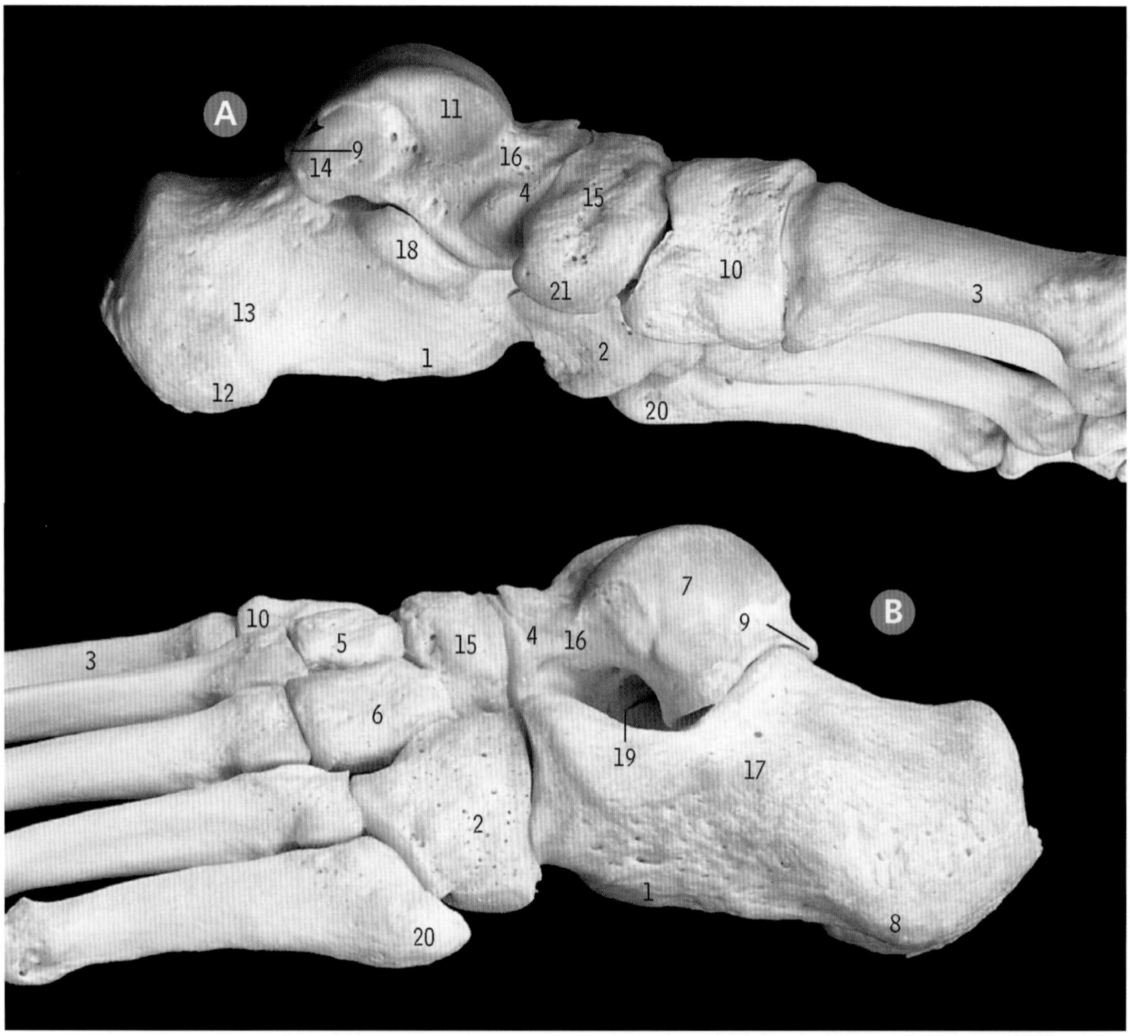

A 内侧面观

B 外侧面观

1 跟骨前小结节 Anterior tubercle of calcaneus
2 骰骨 Cuboid
3 第 1 跖骨 First metatarsal
4 距骨头 Head of talus
5 中间楔骨 Intermediate cuneiform
6 外侧楔骨 Lateral cuneiform
7 距骨外踝关节面 Lateral malleolar surface of talus
8 跟骨外侧突 Lateral process of calcaneus
9 距骨外侧小结节 Lateral tubercle of talus
10 内侧楔骨 Medial cuneiform
11 距骨内踝关节面 Medial malleolar surface of talus
12 跟骨内侧突 Medial process of calcaneus
13 跟骨内侧面 Medial surface of calcaneus
14 距骨内侧小结节 Medial tubercle of talus
15 足舟骨 Navicular
16 距骨颈 Neck of talus
17 腓侧跟骨滑车 Peroneal (fibular) trochlea of calcaneus
18 跟骨载距突 Sustentaculum tali of calcaneus
19 跗骨窦 Tarsal sinus
20 第 5 跖骨粗隆 Tuberosity of base of fifth metatarsal
21 足舟骨粗隆 Tuberosity of navicular

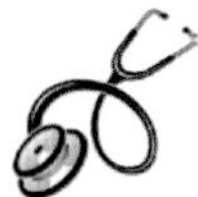

跟骨骨折、锤状趾和三角骨见第 355~357 页。

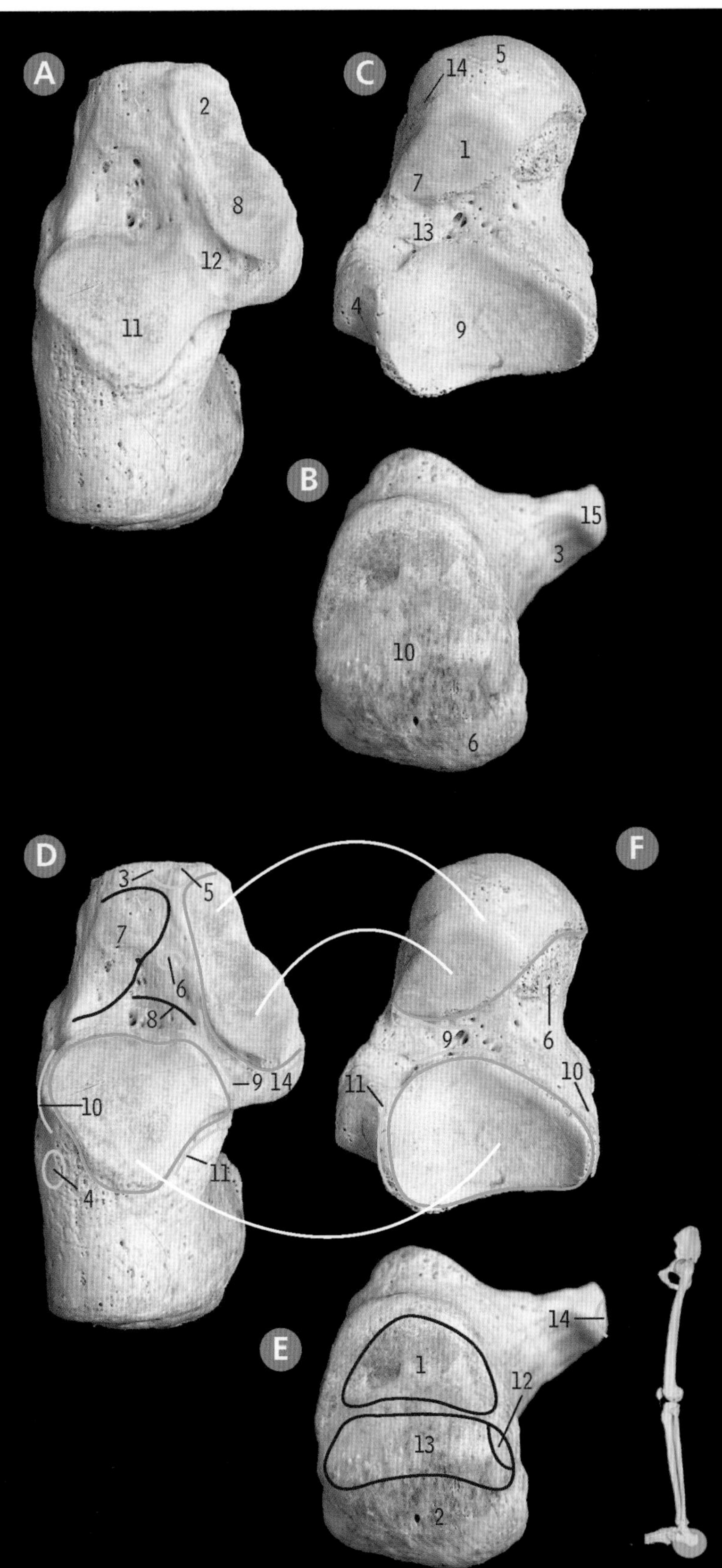

左侧足骨　左侧跟骨

A 上面观　　**B** 后面观

左侧距骨

C 下面观

1 距骨前跟关节面 Anterior calcanean articular surface of talus
2 跟骨前距关节面 Anterior talar articular surface of calcaneus
3 跗长屈肌跟骨沟 Groove of calcaneus for flexor halluces longus
4 跗长屈肌距骨沟 Groove of talus for flexor halluces longus
5 距骨头 Head of talus
6 内侧跟突 Medial process of calcaneus
7 距骨中跟关节面 Medial calcanean articular surface of talus
8 跟骨中距关节面 Medial talar articular surface of calcaneus
9 距骨后跟关节面 Posterior surface of calcaneus
10 跟骨关节面 Posterior surface of calcaneus
11 跟骨后距关节面 Posterior talar articular surface of calcaneus
12 跟骨沟 Sulcus of calcaneus
13 距骨沟 Sulcus of talus
14 容纳跟舟足底韧带(跳跃韧带)的距骨沟 Sulcus of talus plantar calcaneonavicular(spring) ligament
15 跟骨载距突 Sustentaculum tali of calcaneus

左侧跟骨,附着点

D 上面观　　**E** 后面观

左侧距骨,及其附着物

F 下面观

曲线代表对应关节面:
绿色线,距跟(距下)关节和距跟舟关节的关节囊的附着点。
浅绿色线,韧带附着点。

1 关节囊区域 Area for bursa
2 纤维脂肪组织区域 Area for fibrofatty tissue
3 跟骰韧带 Calcaneocuboid part of bifurcate ligament
4 跟腓韧带 Calcaneofibular ligament
5 跟舟韧带 Calcaneofibular part of bifurcate ligament
6 颈韧带 Cervical ligament
7 趾短伸肌 Extensor digitorum brevis
8 伸肌下支持带 Inferior extensor brevis
9 距跟骨间韧带 Inferosseous talocalcanean(cervical)liagment
10 距跟外侧韧带 Lateral talocalcanean liagment
11 距跟内侧韧带 Medial talocalcanean liagment
12 跖肌 Plantaris
13 跟腱 Tendocalcaneus(Achilles tendon)
14 内侧韧带胫跟部 Tibiocacanean part of deltoid ligament

> 距跟骨间(颈)韧带(9)由邻近的距跟关节囊和距跟舟关节囊增厚而形成。

左侧下肢带骨 次级骨化中心

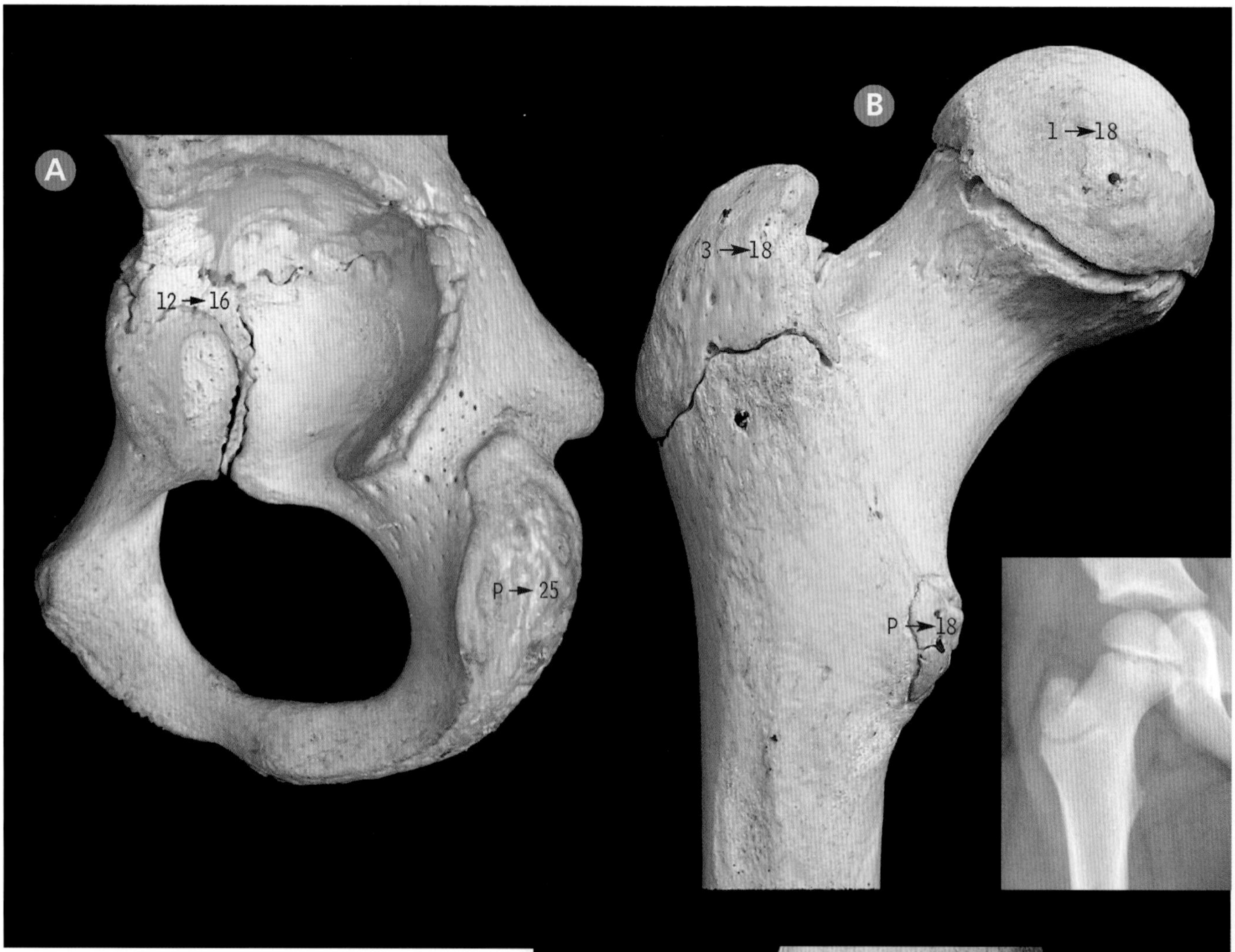

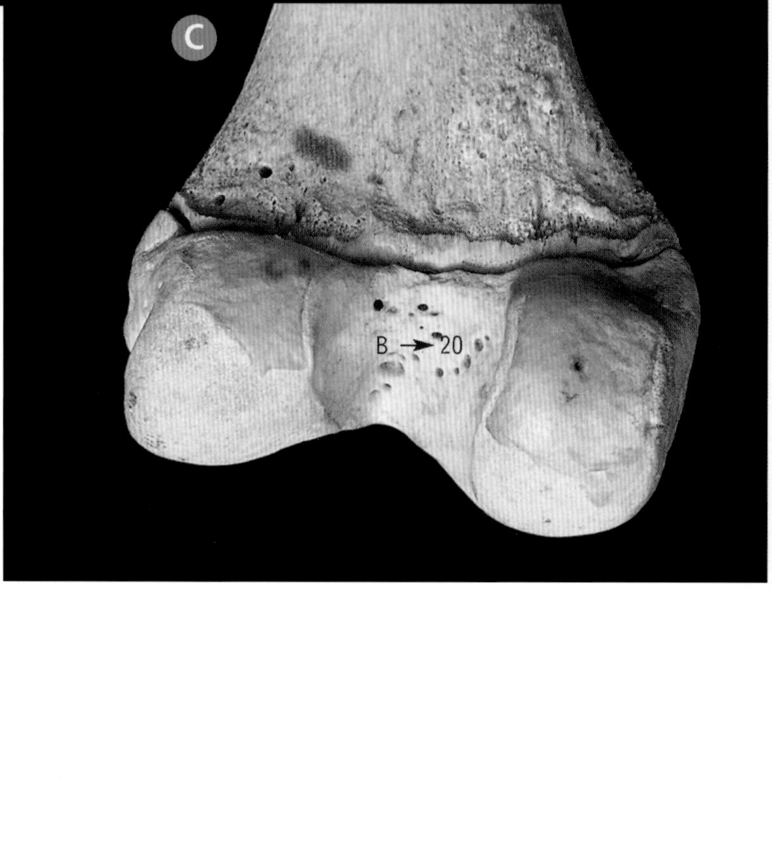

A 髋骨，下外侧部

B C 股骨，近端和远端

D E 胫骨，近端和远端

F G 腓骨，近端和远端

H 跟骨

I 第 2 脚趾跖骨和趾骨

J 大踇趾跖骨和趾骨

图中数字表示骨化开始至骨融合的年龄 。
P，青春期。B，孕第 9 个月。
详见第 125 页的介绍。

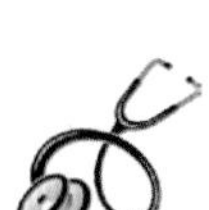

股骨上端骨骺滑移见第 355~357 页。

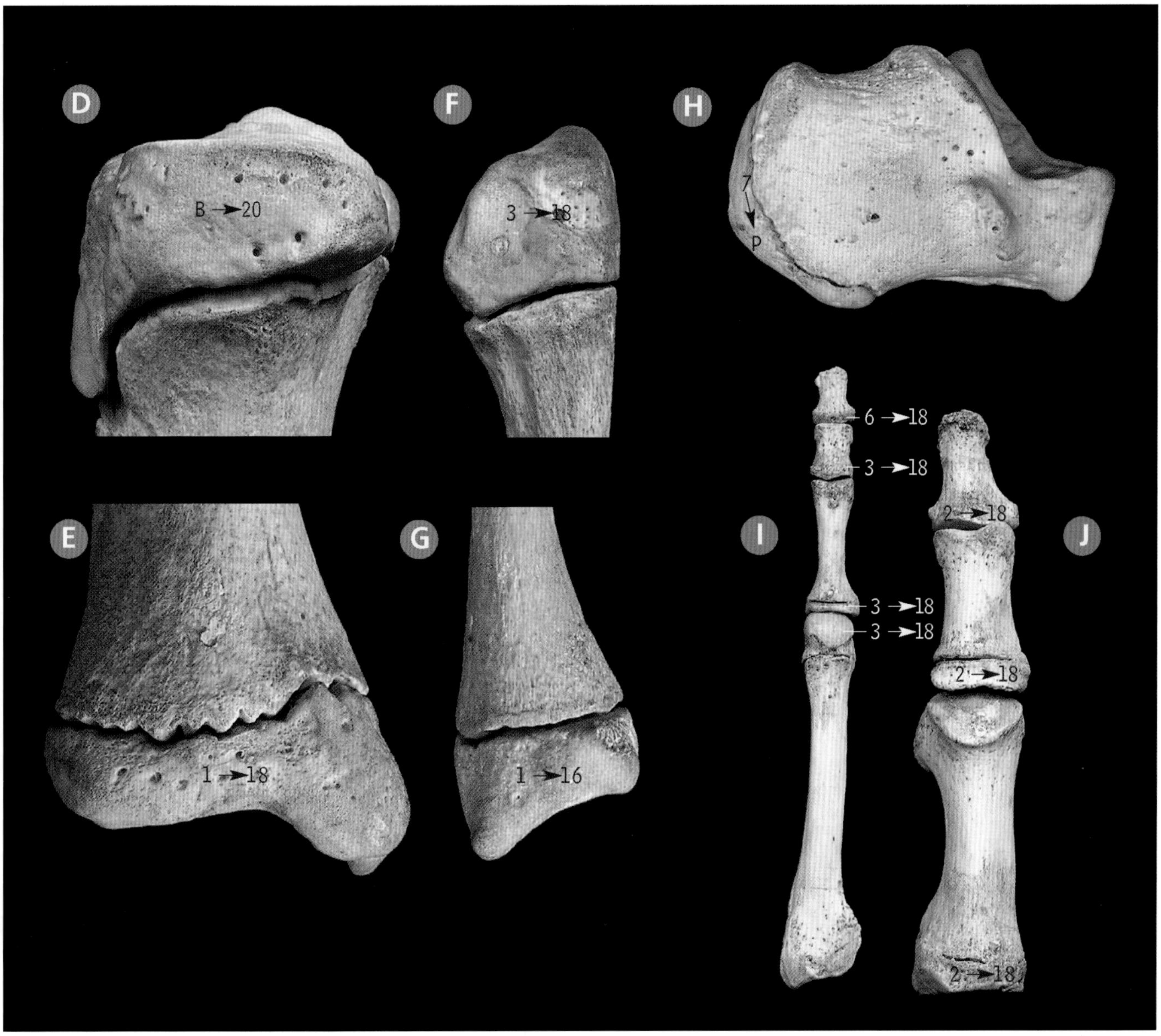

D B→20
F 3→18
H 7→P
E 1→18
G 1→16
I 6→18 3→18 3→18 3→18
J 2→18 2→18 2→18

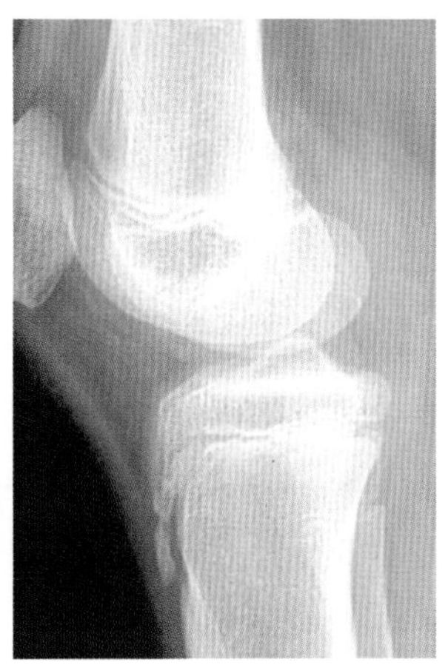
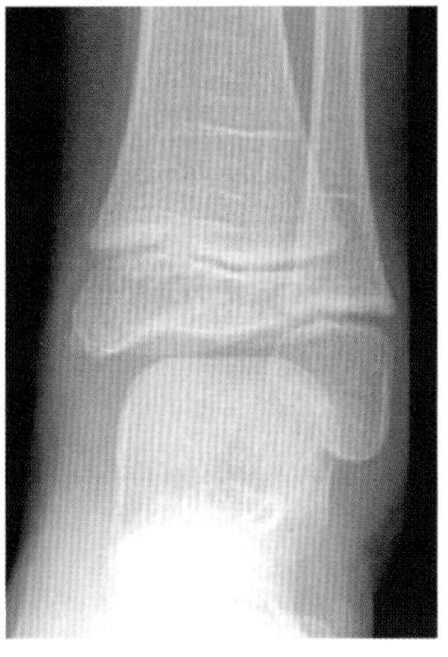

注意:X 线片中的膝关节骨骺线和踝关节骨骺线。

在髋骨(A)上,一个或者多个次级骨化中心出现在髂骨、坐骨和耻骨之间的 Y 形软骨处。其他次级骨化中心(未标注)通常出现在髂嵴和髂前下棘,也可能出现在耻骨结节和耻骨嵴(都发生在青春期 至 25 岁)

髌骨(未标注)在 3~6 岁之间骨化,骨化中心通常有一个或多个。

所有的趾骨,以及第 1 跖骨,在它们的近端有一个次级骨化中心;其他的跖骨在它们的远端有一个次级骨化中心。

跟骨是最大的跗骨,在子宫内第三个月时开始骨化;距骨,大概在其后三个月开始骨化。骰骨可能在出生前或者出生后骨化,外侧楔骨、内侧楔骨和中间楔骨分别在出生后的第一年、第二年和第三年开始骨化,舟骨在出生后第三年开始骨化。

跟骨(H)是唯一有次级骨化中心的跗骨。

A 臀区 体表标志

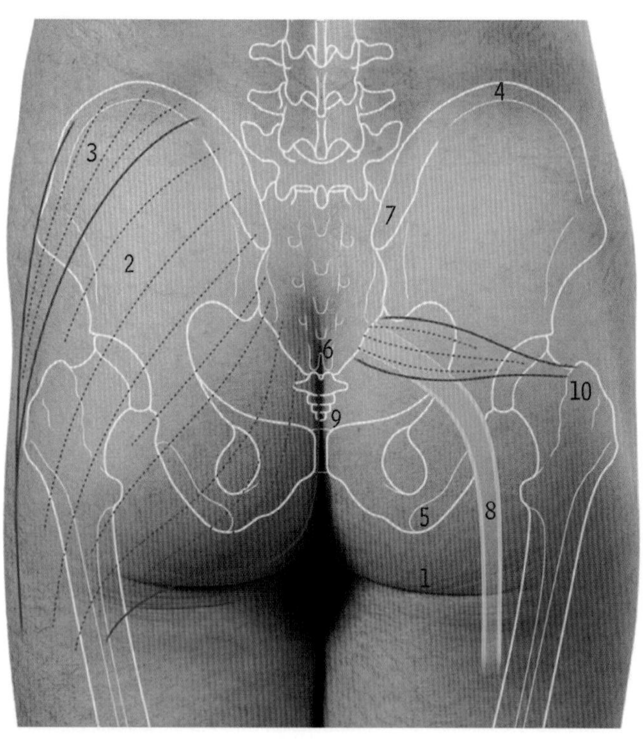

髂嵴(4)、髂后上棘(7)、尾骨尖(9)、坐骨结节(5)和股骨大转子尖部(10)是可以触及的体表标志。一条起自髂后上棘(7)和尾骨尖(9)中点、止于股骨大转子尖部(10)的线表示梨状肌(已在右侧臀部标出)的下界,这是臀区的关键标志,其中最重要的结构是坐骨神经(在这里用黄色标记,8;解剖结构及注解见 317 页)。

1 臀褶 Fold of buttock
2 臀大肌 Gluteus maximus
3 臀中肌 Gluteus medius
4 髂嵴 Iliac crest
5 坐骨结节 Ischial tuberosity
6 臀裂 Natal cleft
7 髂后上棘 Posterior superior iliac spine
8 坐骨神经 Sciatic nerve
9 尾骨尖 Tip of coccyx
10 股骨大转子尖部 Tip of greater trochanter of femur

B 右臀区 表皮神经

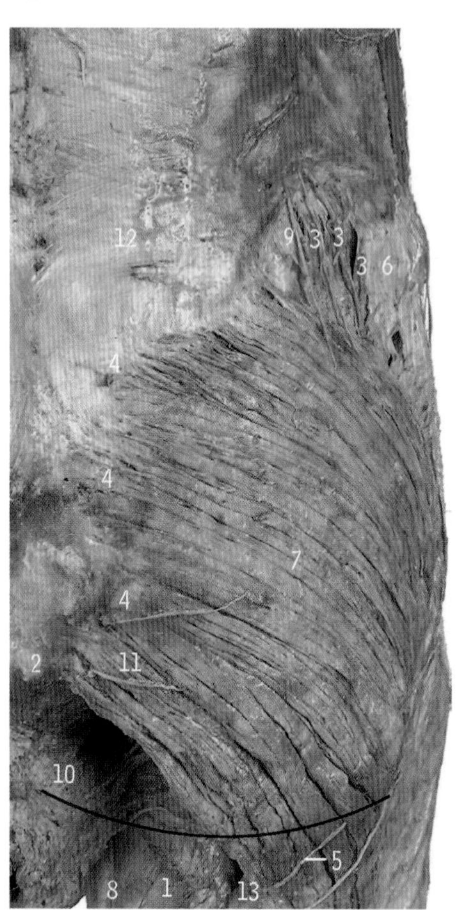

去除皮肤和皮下组织,保留第 1–3 腰神经后支(3)、第 1–3 骶神经后支(4)、股后皮神经(5)和穿皮神经(11)。图片底端的弧线表示臀褶的位置。臀大肌(7)的肌纤维向下外侧走行,下界与臀褶不一致。

1 大收肌 Adductor magnus
2 尾骨 Coccyx
3 第 1–3 神经后支 Cutaneous branches of dorsal rami of first three lumbar nerves
4 第 1–3神经后支臀部分支 Gluteal branches of dorsal rami of first three sacral nerves
5 股后皮神经臀部分支 Gluteal branches of the posterior femoral cutaueous nerve
6 覆于臀中肌上的臀筋膜 Gluteal fascia overlying gluteus medius
7 臀大肌 Gluteus maximus
8 股薄肌 Gracilis
9 髂嵴 Iliac crest
10 坐骨直肠窝和肛提肌 Ischio-anal fossa and levator ani muscle
11 穿皮神经 Perforating cutaneous nerve
12 覆于竖脊肌上的腰筋膜后层 Posterior layer of lumbar fascia overlying erector spinae
13 半腱肌 Semitendinosus

臀区有时候被用做肌肉注射。正确的位置是在臀部外上象限,为了描述这个象限,务必记住臀部的上边界是髂嵴最上缘,下边界是臀褶。在身体的中线和外侧之间划一中垂线,可以划分上述两个区域,上外侧象限恰好处于 B 中标签 7 的右上部,这是注射最为安全的地方。这个地方也是坐骨神经的右上部,坐骨神经解剖见 317 页。

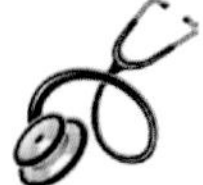

臀部肌肉注射见第 355~357 页。

左侧臀区

A 浅层解剖结构

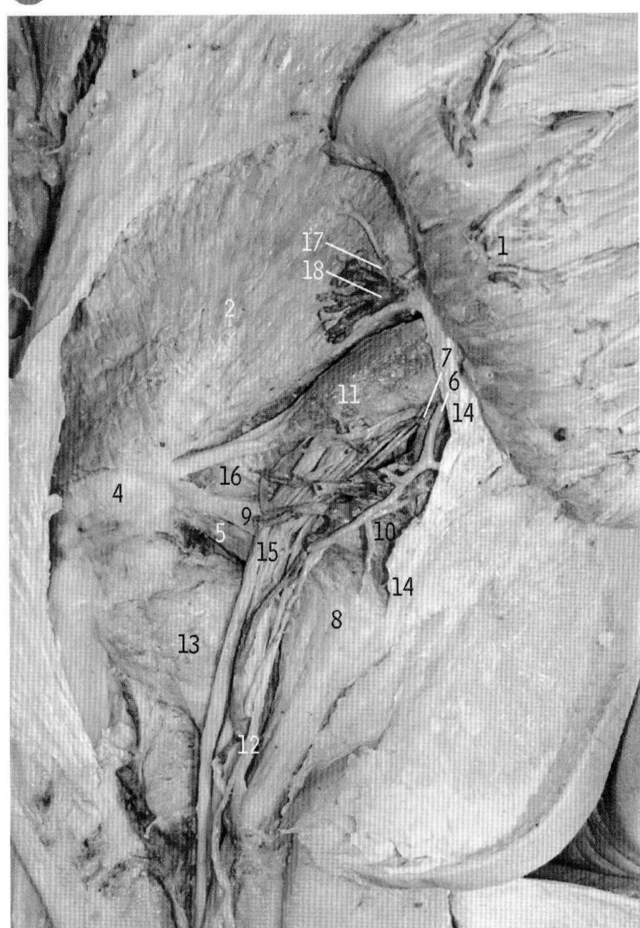

B 深层解剖结构

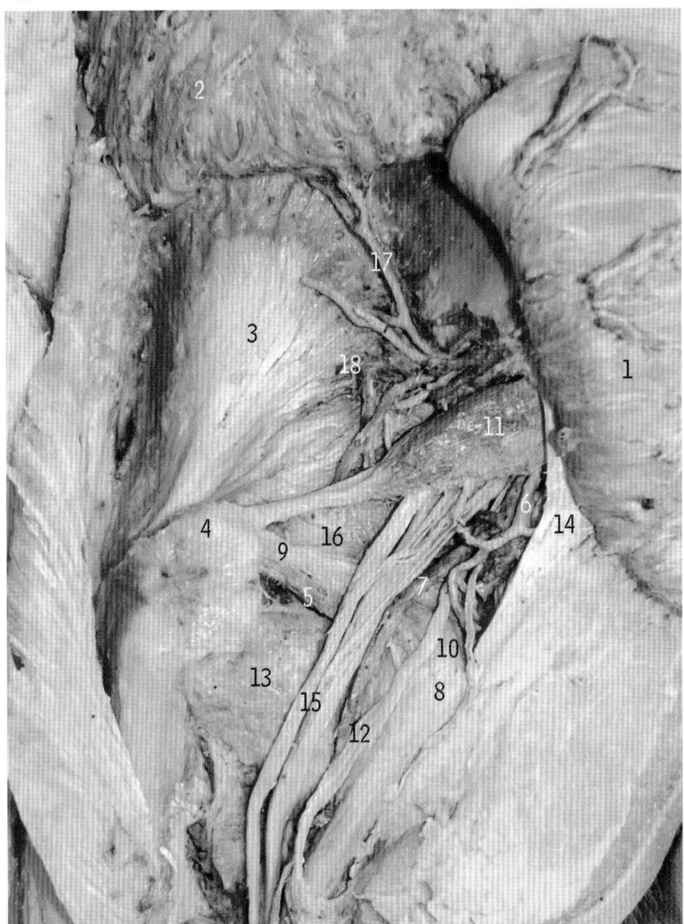

1 臀大肌,已翻开 Gluteus maximus muscle, reflected
2 臀中肌,已翻开 Gluteus medius muscle, reflected
3 臀小肌 Gluteus minimus muscle
4 股骨大转子 Greater trochanter of femur
5 下孖肌 Inferior gemellus muscle
6 臀下动脉 Inferior gluteal artery
7 臀下静脉 Inferior gluteal vein
8 坐骨结节 Ischial tuberosity
9 闭孔内肌肌腱 Obturator internus tendon
10 闭孔内肌 Obturator internus muscle
11 梨状肌 Piriformis
12 股后皮神经 Posterior temoral cutaneous
13 股方肌 Quadratus femoris
14 骶结节韧带 Sacrotuberous ligament
15 坐骨神经 Sciatic nerve
16 上孖肌 Superior gemellus muscle
17 臀上动脉 Superior gluteal artery
18 臀上静脉 Superior gluteal vein

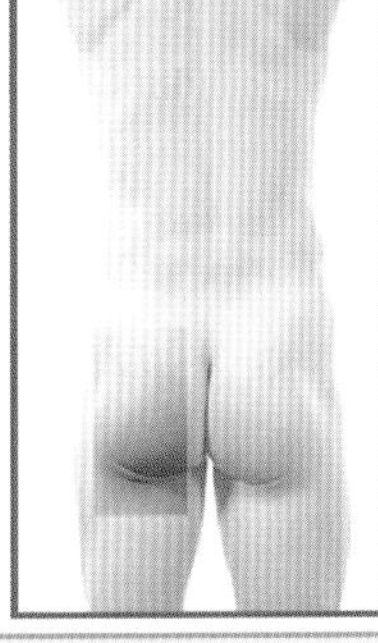

坐骨神经通常在腘窝顶部(第 330 页)分为两部分:腓总神经和胫神经,但有时在穿经梨状肌下方时就会分开,甚至腓总神经有时会穿经梨状肌。

右侧股部 后面观

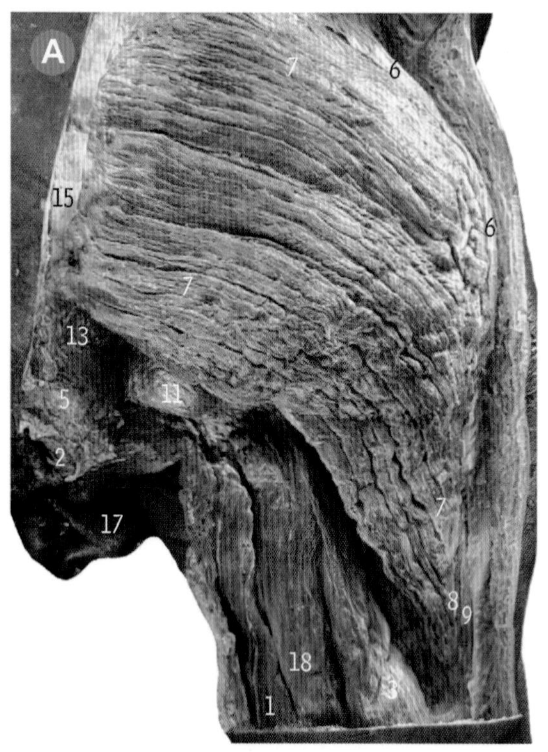

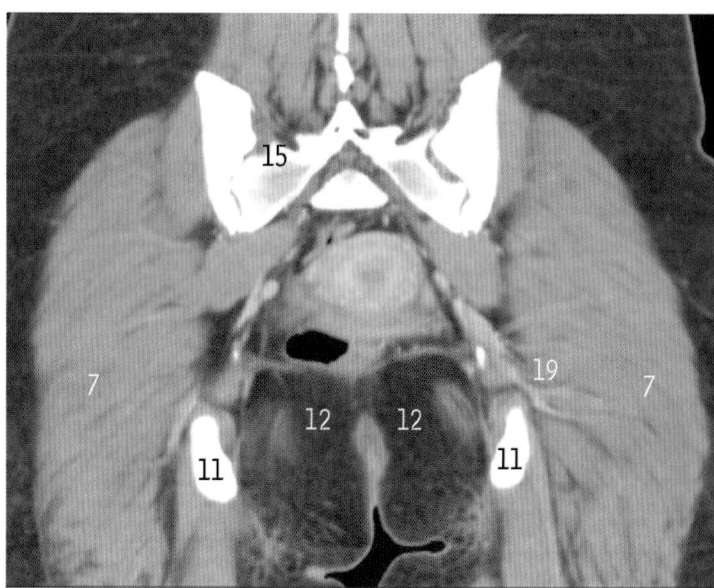

冠状位 CT，女性盆腔后部

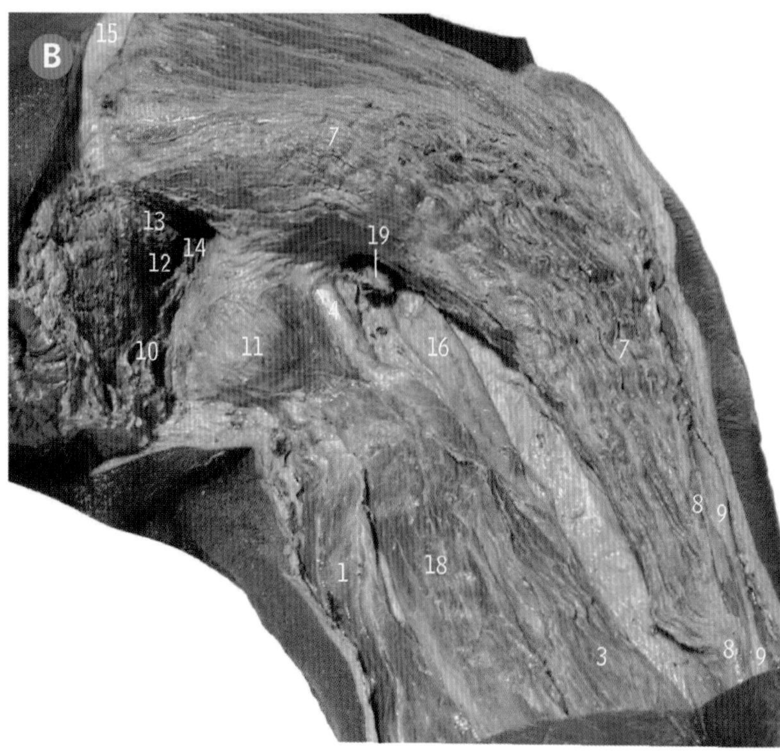

A 臀区和腘绳肌近端

B 深层解剖显示坐骨直肠窝

1 大收肌，腘绳肌部分 Adductor magnus, hamstring part
2 肛门 Anus
3 股二头肌 Biceps femoris
4 股二头肌，长头肌腱 Biceps femoris, tendon of long head
5 肛门外括约肌 External anal sphincter
6 臀筋膜 Gluteal fascia
7 臀大肌 Gluteus maximus
8 臀大肌，髂胫束附着处 Gluteus maximus, attachment to iliotibial tract
9 髂胫束（增厚的阔筋膜） Iliotibial tract (thickened fascia lata)
10 直肠下血管 Inferior rectal vessels
11 坐骨结节 Ischial tuberosity
12 坐骨直肠窝 Ischio-anal fossa
13 肛提肌 Levator ani
14 阴部血管和阴部神经 Pudendal vessels and pudendal nerve
15 骶骨背侧筋膜 Sacrum, dorsal fascia
16 坐骨神经筋膜鞘 Sciatic nerve within fascial sheath
17 阴囊皮肤 Scrotal skin
18 半腱肌 Semitendinosus
19 臀上血管 Superior gluteal vessels

肌腱撕裂见第 355~357 页。

C 右股上部　后面观

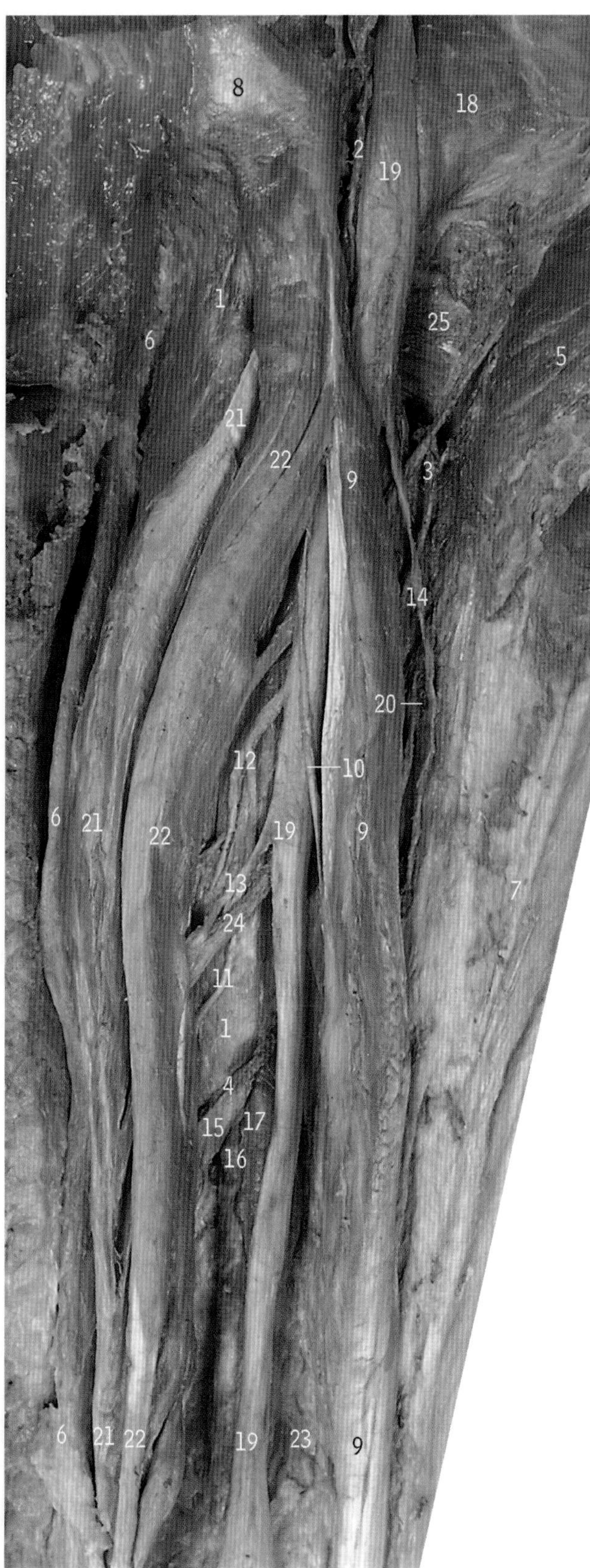

向外侧翻起臀大肌(5)，沿半腱肌(22)和股二头肌(9)之间的缝隙向上分开，暴露坐骨神经干(19)及其肌支。

1　大收肌　Adductor magnus
2　臀下动脉交通支　Anastomotic branch of inferiorgluteal artery
3　第 1 穿动脉　First perforating artery
4　第 4 穿动脉　Fourth perforating artery
5　臀大肌　Gluteus maximus
6　股薄肌　Gracilis
7　覆盖股外侧肌的髂胫束　Iliotibial tract overlying vastus lateralis
8　坐骨结节　Ischial tuberosity
9　股二头肌长头　Long head of biceps femoris
10　支配股二头肌长头的神经　Nerve to long head of biceps femoris
11　支配半膜肌的神经　Nerve to semimembranosus
12　支配半膜肌和大收肌的神经　Nerve to semimembranosus and adductor magnus
13　支配半腱肌的神经　Nerve to semitendinosus
14　支配股二头肌短头的神经　Nerve to short head of biceps femoris
15　收肌腱裂孔　Opening in adductor magnus
16　腘动脉　Popliteal artery
17　腘静脉　Popliteal vein
18　股方肌　Quadratus femoris
19　坐骨神经干　Sciatic trunk
20　第 2 穿动脉　Second perforating artery
21　半膜肌　Semimembranosus
22　半腱肌　Semitendinosus
23　股二头肌短头　Short head of biceps femoris
24　第 3 穿动脉　Third perforating artery
25　大收肌上部(小收肌)　Upper part of adductor magnus('adductor minimus')

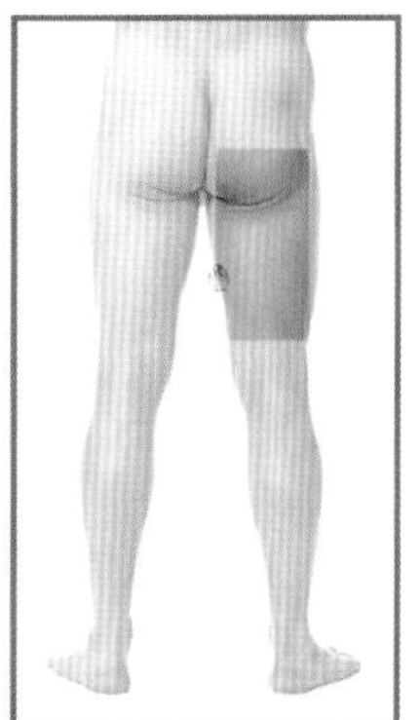

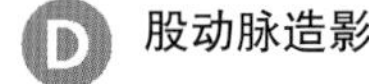

支配肱二头肌短头的神经是唯一起自坐骨神经干外侧部(腓侧部，19 最上面，接近图片顶部）的肌支。其他肌支 – 支配半膜肌的神经(11)和支配大收肌的神经(12)以及支配半腱肌的神经（13)，均起自坐骨神经干的内侧部(19，接近图片中部，如胫骨侧部)。

D 股动脉造影

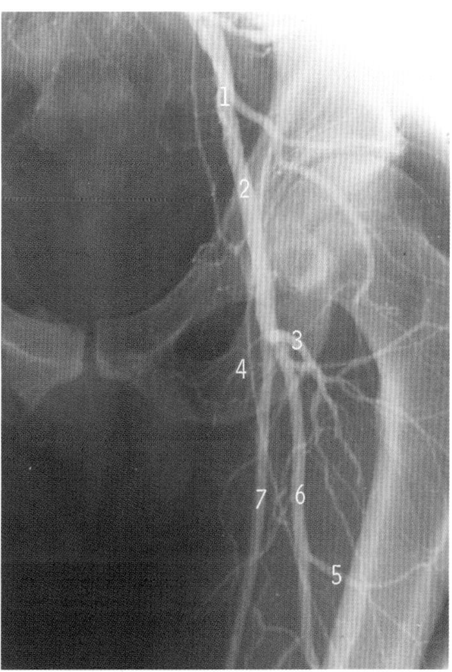

1　导管通过右腓总动脉进入腹主动脉远端　Catheter introduced into distal abdominal aorta via right common femoral artery
2　腓总动脉　Common femo+ral artery
3　旋股外侧动脉　Lateral circumflex femoral artery
4　旋股内侧动脉　Medial circumflex femoral artery
5　穿动脉　Perforating artery
6　股深动脉　Profunda femoris artery
7　股浅动脉　Superficial femoral artery

股前部和下腹部

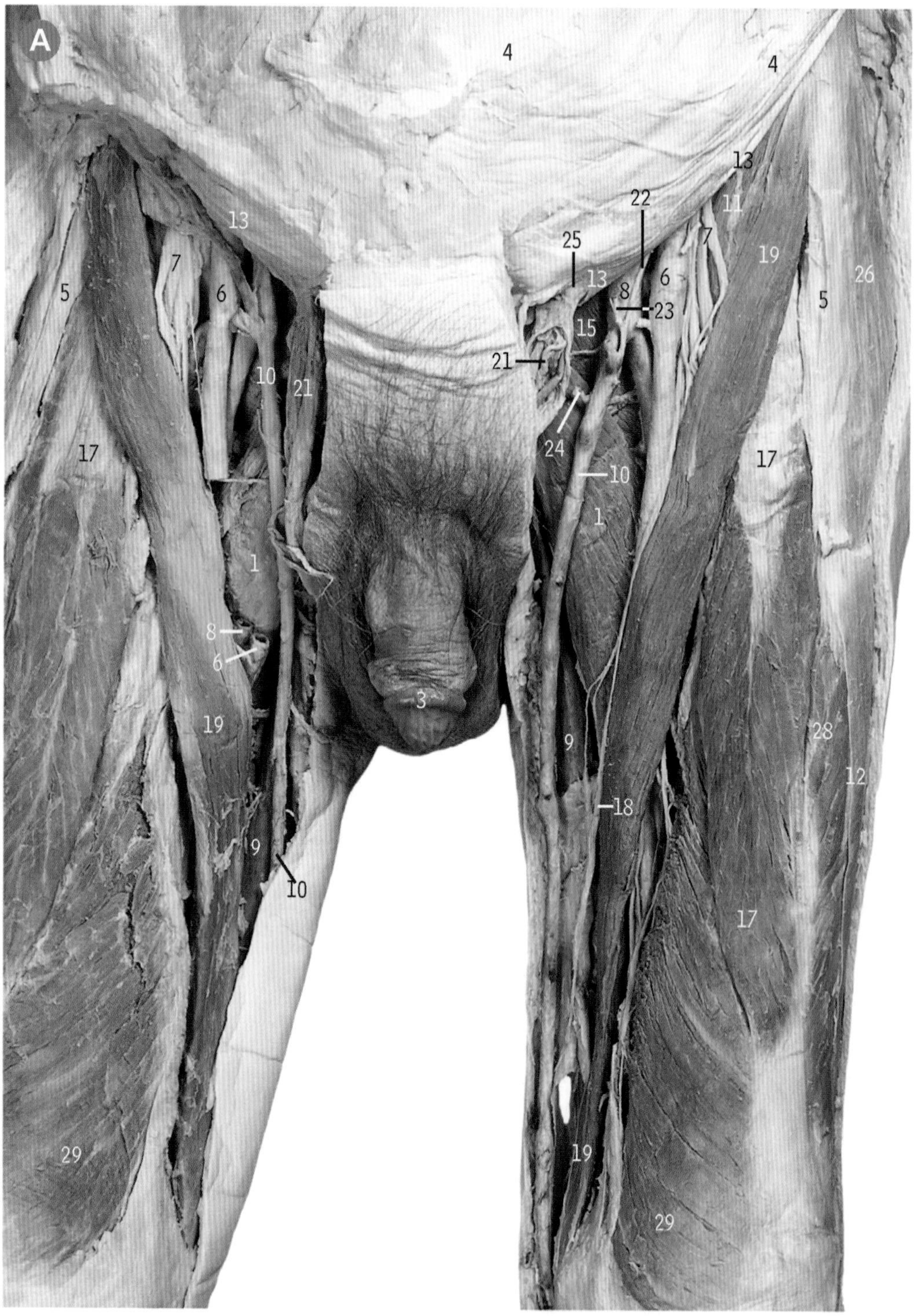

股三角的边界是腹股沟韧带、缝匠肌内侧缘(19)和长收肌内侧缘(1)。

股管位于股鞘(已切除)的内侧部,股静脉(8)位于股鞘中间部,股动脉(6)位于股鞘的外侧部。股神经(7)位于股鞘的外侧,并不包含于其中。

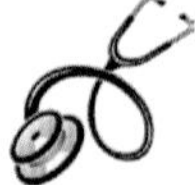

腰丛阻滞、下肢水疸 – 带状疱疹病毒感染见第 355~357 页。

股前部近端　缝匠肌向内侧牵拉以显示收肌管

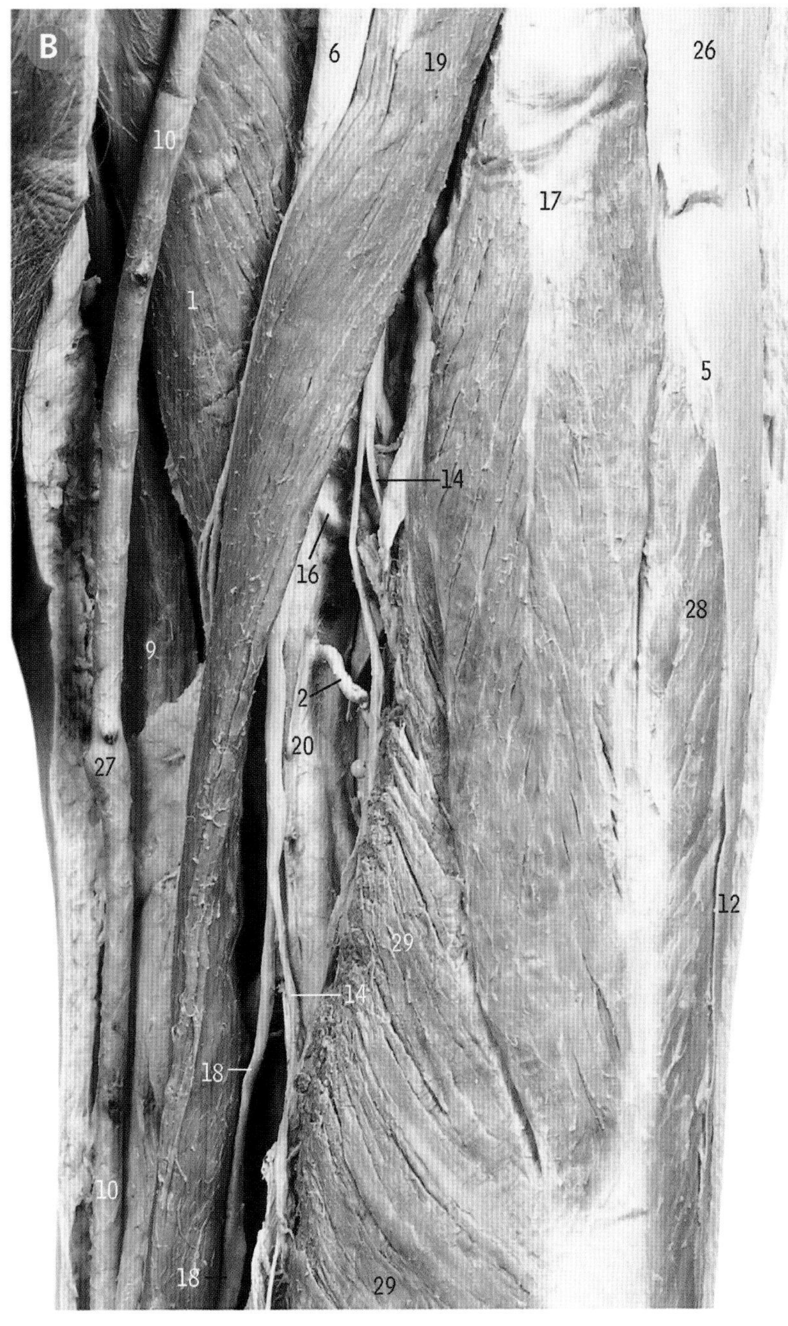
B
6
19
26
10
17
1
5
14
16
28
9
2
20
27
12
29
14
18
10
18
29

股三角的边界是腹股沟韧带(13)、缝匠肌(19)内侧缘和长收肌(1)内侧缘。

股管是股鞘(已经移除)的内侧间隙,它的中间腔隙容纳股静脉,外侧腔隙容纳股动脉。股神经位于股鞘的外侧,并不包含于股鞘之中。

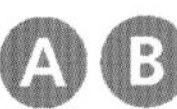
A B

1 长收肌 Adductor longus
2 股内侧肌动脉支 Arterial branch to vastus medialis
3 阴茎头冠 Corona of glans penis
4 腹外斜肌腱膜 External oblique aponeurosis
5 阔筋膜(边缘已经切除) Fascia lata (cut edge)
6 股动脉 Femoral artery
7 股神经 Femoral nerve
8 股静脉 Femoral vein
9 股薄肌 Gracilis
10 大隐静脉 Great saphenous vein
11 髂腰肌 Iliopsoas
12 髂胫束 Iliotibial tract
13 腹股沟韧带 Inguinal ligament
14 支配股内侧肌的神经 Nerve to vastus medialis
15 耻骨肌 Pectineus
16 股深动脉穿支 Perforating branch of profunda femoris artery
17 股直肌 Rectus femoris
18 隐神经 Saphenous nerve
19 缝匠肌 Sartorius
20 缝匠肌下筋膜(增厚腱膜) Subsartorial fascia (thickened aponeurosis)
21 精索 Spermatic cord
22 旋髂浅静脉 Superficial circumflex iliac vein
23 腹壁浅静脉 Superficial epigastric vein
24 阴部外浅静脉 Superficial external pudendal vein
25 腹股沟管浅环 Superficial inguinal ring
26 阔筋膜及其深部的阔筋膜张肌 Tensor fasciae latae deep to fascia lata
27 静脉瓣膜隆起 Valvular bulge in vein
28 股外侧肌 Vastus lateralis
29 股内侧肌 Vastus medialis

股神经麻痹、闭孔神经麻痹见第 355~357 页。

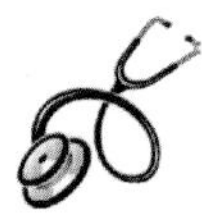

A 右股动脉

1 短收肌 Adductor brevis
2 长收肌 Adductor longus
3 闭孔神经前支 Anterior branch of obturator nerve
4 旋股外侧动脉升支 Ascending branch of lateral circumflex femoral artery
5 旋股外侧动脉降支 Descending branch of lateral circumflex femoral artery
6 股动脉 Femoral artery
7 股神经 Femoral nerve
8 股静脉 Femoral vein
9 股薄肌 Gracilis
10 髂肌 Iliacus
11 腹股沟韧带 Inguinal ligament
12 旋股外侧动脉 Lateral circumflex femoral artery
13 股外侧皮神经 Lateral femoral cutaneous nerve
14 旋股内侧动脉 Medial circumflex femoral artery
15 股直肌神经 Nerve to rectus femoris
16 股内侧肌神经 Nerve to vastus medialis
17 耻骨肌 Pectineus
18 股深动脉 Profunda femoris artery
19 股直肌 Rectus femoris
20 隐神经 Saphenous nerve
21 缝匠肌 Sartorius
22 精索 Spermatic cord
23 旋髂浅动脉(两支) Superficial circumflex iliac artery (double)
24 腹壁浅动脉 Superficial epigastric artery
25 阴部外浅动脉(下起点) Superficial external pudendal artery (low origin)
26 阔筋膜张肌 Tensor fasciae latae
27 旋股外侧动脉横支 Transverse branch of lateral circumflexl femora artery
28 股中间肌 Vastus intermedius
29 股内侧肌 Vastus medialis

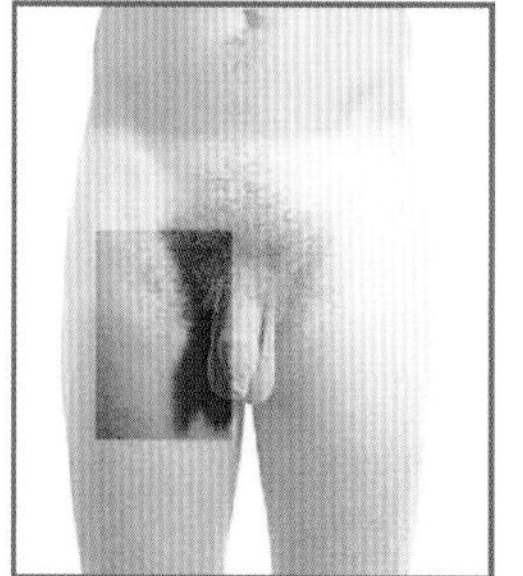

B 股部磁共振轴位图像

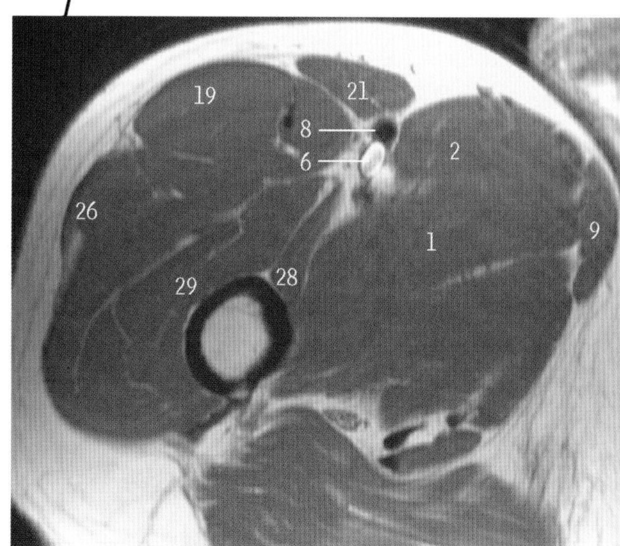

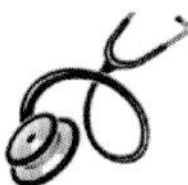

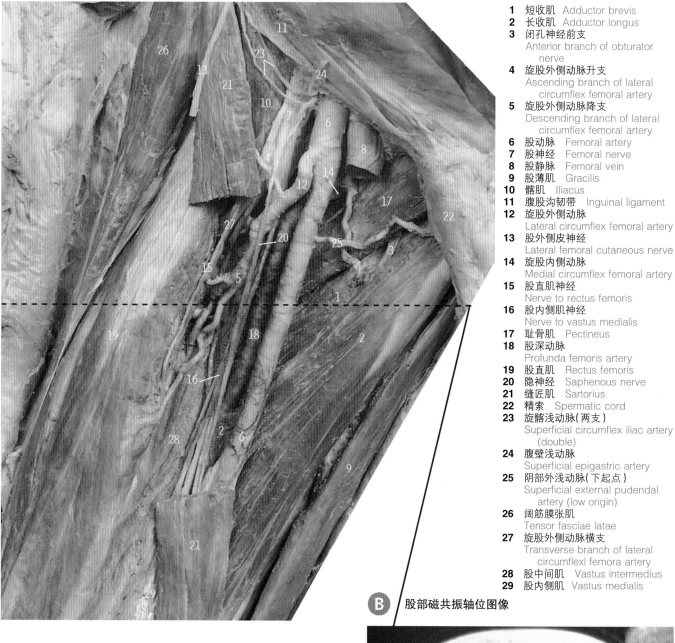

股动脉穿刺、感觉异常性股痛见第 355~357 页。

C 右股部远端 （前内侧观）

缝匠肌(13)下部被向内侧移开以打开收肌管下部并暴露出股动脉，穿过大收肌孔进入膝后的腘窝更名为腘动脉(330 页)。

1 大收肌 Adductor magnus
2 股动脉 Femoral artery
3 股薄肌 Gracilis
4 髂胫束 Iliotibial tract
5 股内侧肌最下(水平)纤维 Lowest (horizontal) fibres of vastus medialis
6 髂内侧支持带 Medial patellar retinaculum
7 大收肌孔 Opening in adductor magnus
8 髌骨 Patella
9 股四头肌肌腱 Quadriceps tendon
10 股直肌 Rectus femoris
11 膝降动脉隐支 Saphenous branch of descending genicular artery
12 隐神经 Saphenous nerve
13 缝匠肌 Sartorius
14 股内侧肌和神经 Vastus medialis and nerve

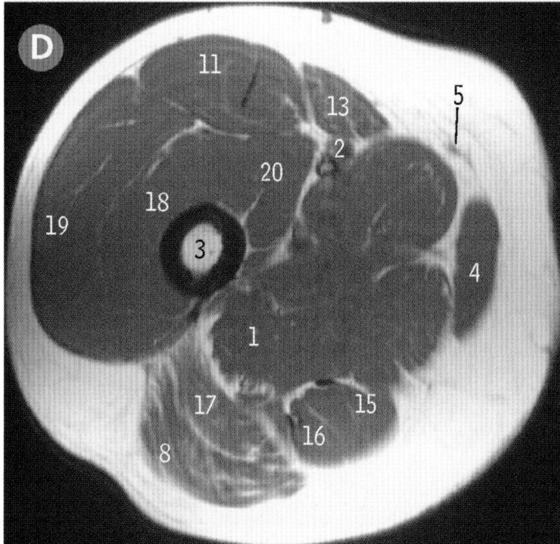

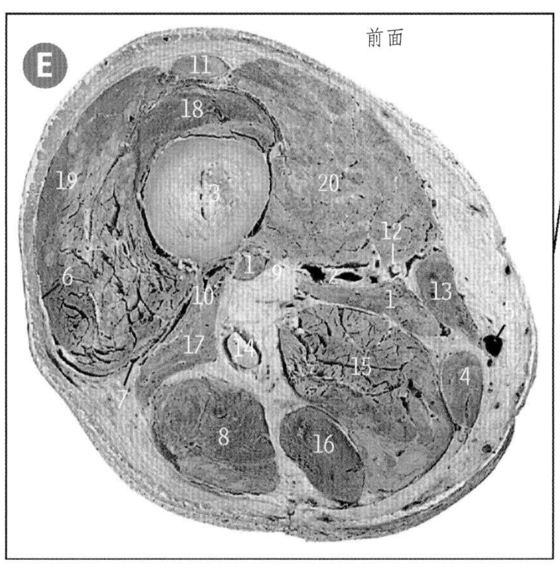

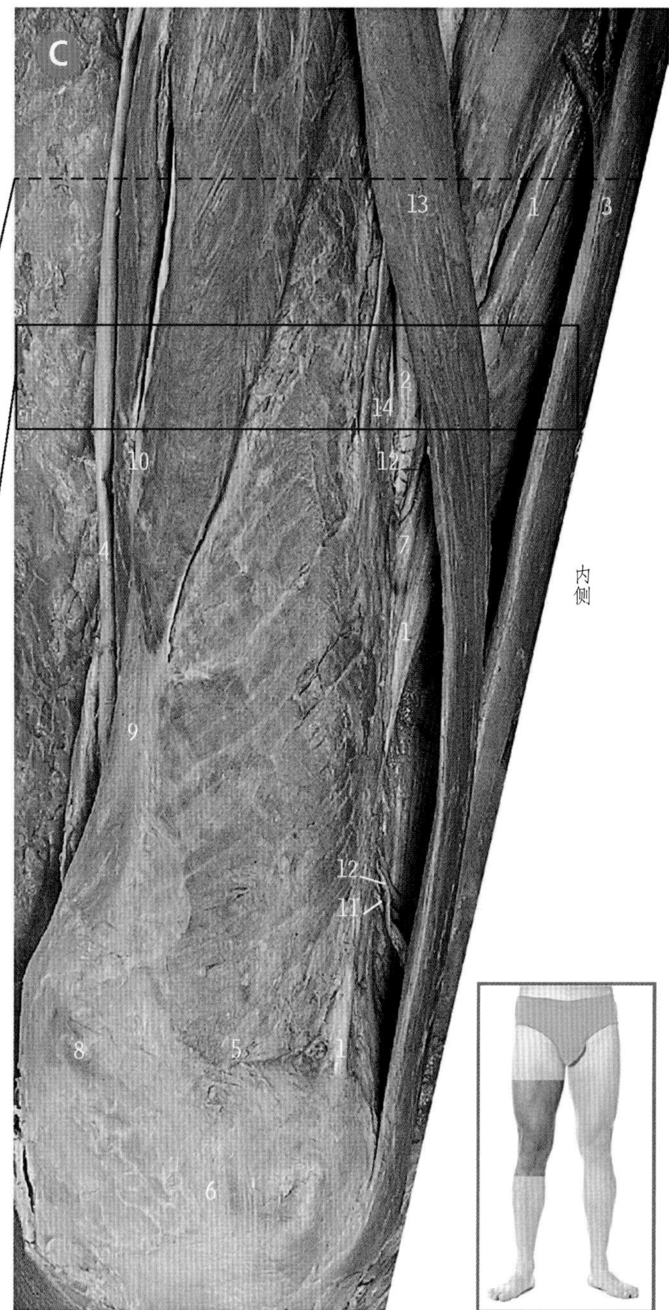

右股远端

D 轴位磁共振影像

1 大收肌 Adductor magnus
2 股血管 Femoral vessels
3 股骨 Femur
4 股薄肌 Gracilis
5 大隐静脉 Great saphenous vein
6 髂胫束 Iliotibial tract
7 外侧肌间隔 Lateral intermuscular septum
8 股二头肌长头 Long head of biceps femoris
9 大收肌打开 Opening in adductor magnus

E 横断面

10 股深血管 Profunda femoris vessels
11 股直肌 Rectus femoris
12 隐神经 Saphenous nerve
13 缝匠肌 Sartorial
14 坐骨神经 Sciatic nerve
15 半膜肌 Semimembranosus
16 半腱肌 Semitendinosus
17 股二头肌短头 Short head of biceps femoris
18 股中间肌 Vastus intermedius
19 股外侧肌 Vastus lateralis
20 股内侧肌 Vastus medialis

股动脉腘动脉分流术、间歇性跛行、肌肉置换和股四头肌肌腱断裂见第 355~357 页。

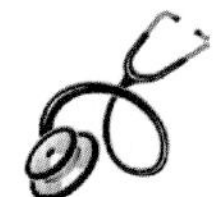

右髋关节

A 从前下方观察

B 从前上方观察

坐股韧带的一些纤维参与构成轮匝带——关节囊中环绕股骨颈的环形纤维层。

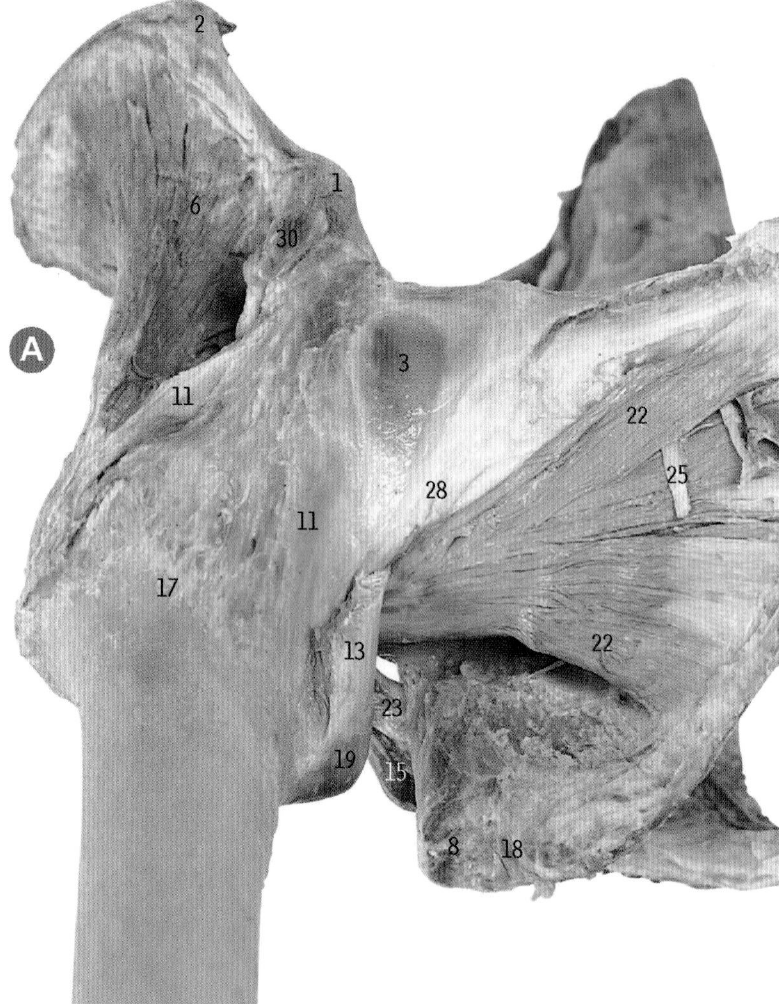

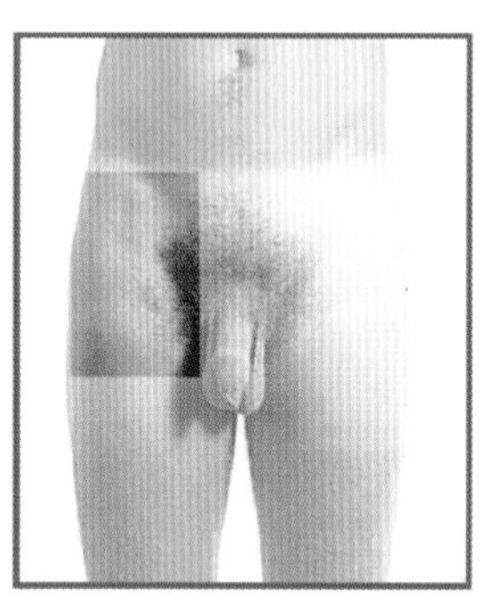

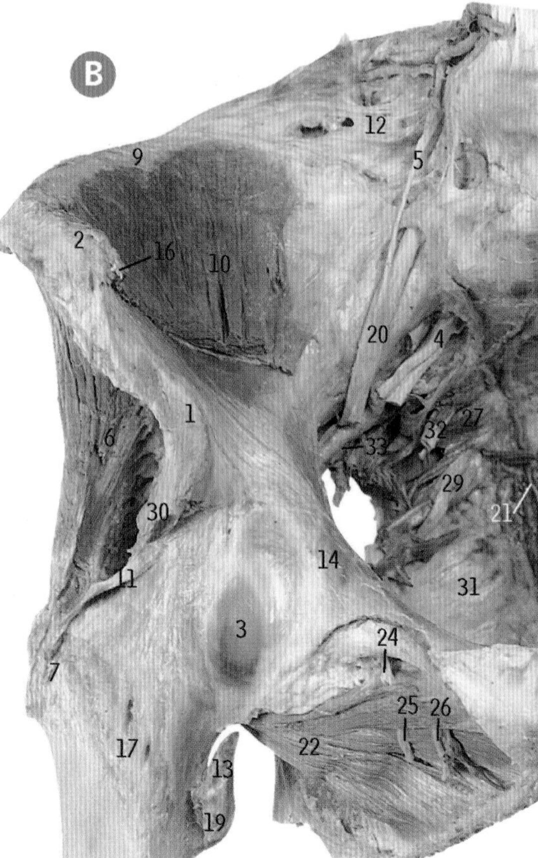

1 髂前下棘 Anterior inferior iliac spine
2 髂前上棘 Anterior superior iliac spine
3 腰大肌腱滑膜囊 Bursa for psoas tendon
4 第 1 骶神经根 First sacral nerve root
5 第 4 腰神经根 Fourth lumbar nerve root
6 臀小肌 Gluteus minimus
7 大转子 Greater trochanter
8 腘肌起点 Origin
9 髂嵴 Iliac crest
10 髂肌 Iliacus
11 髂股韧带 Iliofemoral ligament
12 髂腰韧带 Iliolumbar ligament
13 髂腰肌肌腱 Iliopsoas tendon
14 髂耻隆起 Iliopubic eminence
15 下孖肌 Inferior gemellus muscle
16 腹股沟韧带 Inguinal ligament
17 转子间线和关节囊附着点 Intertrochanteric line and capsule attachment
18 坐骨结节 Ischial tuberosity
19 小转子 Lesser trochanter
20 腰骶干 Lumbosacral trunk
21 骶正中动脉 Median sacral artery
22 闭孔外肌 Obturator externus
23 闭孔内肌肌腱 Obturator internus tendon
24 闭孔神经,前支 Obturator nerve, anterior branch
25 闭孔神经 后支 Obturator nerve, posterior branch
26 闭孔血管 Obturator vessels
27 梨状肌 Piriformis muscle
28 耻股韧带 Pubofemoral ligament
29 阴部神经 Pudendal nerve
30 股直肌 Rectus femoris muscle
31 骶棘韧带 Sacrospinous ligament
32 第 1 骶神经根 Sacral nerve root
33 臀上动脉 Superior gluteal artery

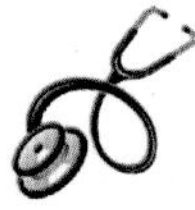

特伦德伯格征见第 355~357 页。

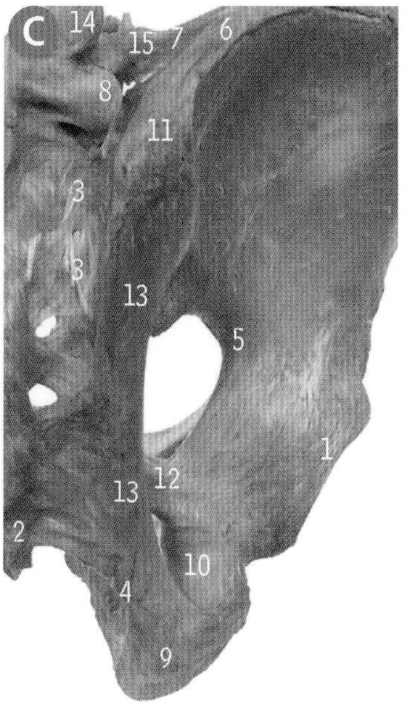

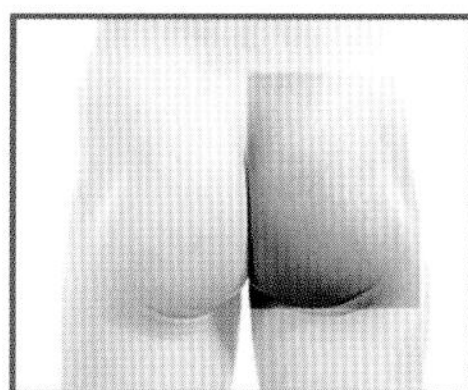

C 右盆部及骶髂韧带　后面观

1 髋臼唇 Acetabular labrum
2 尾骨 Coccyx
3 骶髂背侧韧带 Dorsal sacro-iliac ligaments
4 骶结节韧带镰形突 Falciform process of sacrotuberous ligament
5 坐骨大切迹 Greater sciatic notch
6 髂嵴 Iliac crest
7 髂腰韧带 Iliolumbar ligament
8 第 5 腰椎下关节突 Inferior articular process of fifth lumbar vertebra
9 坐骨结节 Ischial tuberosity
10 坐骨小切迹 Lesser sciatic notch
11 髂后上棘 Posterior superior iliac spine
12 骶棘韧带和坐骨嵴 Sacrospinous ligament and ischial spine
13 骶结节韧带 Sacrotuberous ligament
14 第 5 腰椎上关节突 Superior articular process of fifth lumbar vertebra
15 第 5 腰椎横突 Transverse process of fifth lumbar vertebra

D 去除股骨的右髋关节　右面观

股骨从髋臼脱节并被去除，留下髋臼唇、横韧带和股骨头韧带。有关骨连接和肌群，参见第 293 页，B 图。

1 髋臼窝 Acetabular fossa
2 髋臼唇 Acetabular labrum
3 短收肌 Adductor brevis muscle
4 长收肌 Adductor longus muscle
5 大收肌 Adductor magnus muscle
6 关节面 Articular surface
7 股薄肌 Gracilis muscle
8 股骨头韧带 Ligamentum teres femoris
9 闭孔外肌 Obturator externus muscle
10 耻骨肌 Pectineus muscle
11 股四头肌 Quadratus femoris
12 股直肌反折头 Reflected head of rectus femoris
13 股直肌直头 Straight head of rectus femoris
14 横韧带 Transverse ligament

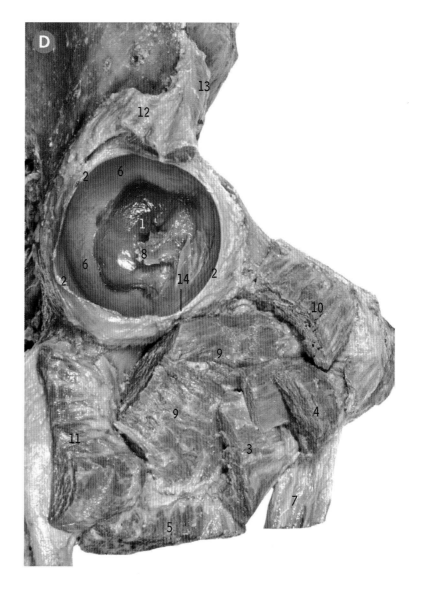

股骨头缺血性坏死见第 355~357 页。

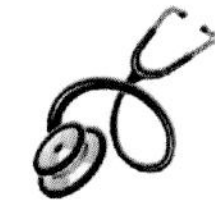

左髋关节

A 冠状面，前面观

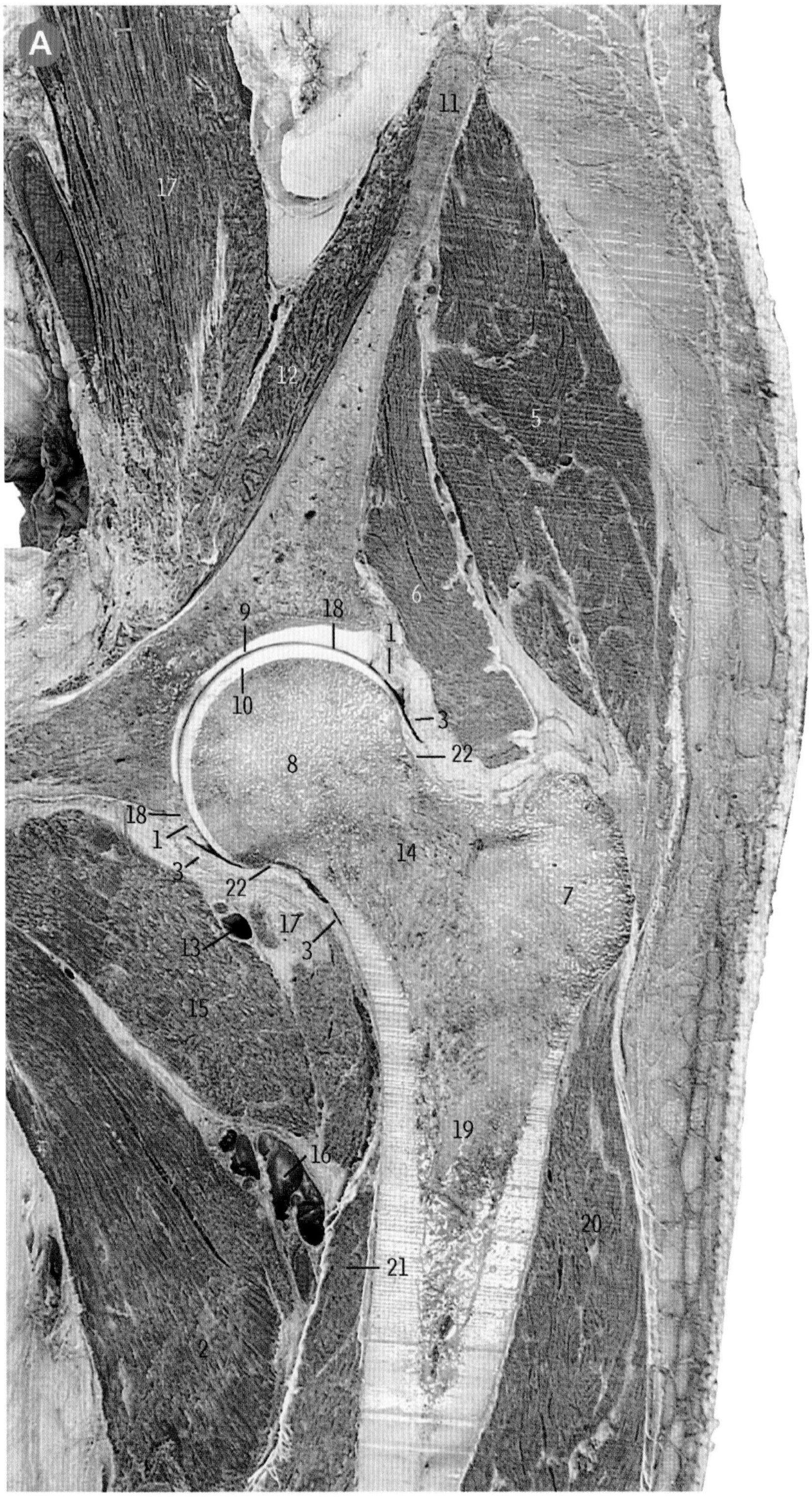

此切面几乎经过股骨头(8)中心及大转子(7)中心。在股骨颈(14)上面，臀小肌(6)及其上部的臀中肌(5)向下附着于大转子(7)，在股骨颈下面，腰大肌(17)肌腱和髂肌(12)纤维向后附着于小转子。轮匝带(22)的环形纤维围绕股骨颈处于关节囊(3)内发挥限制性作用。

1 髋臼唇 Acetabular labrum
2 长收肌 Adductor longus
3 髋关节囊 Capsule of hip joint
4 髂外动脉 External iliac artery
5 臀中肌 Gluteus medius
6 臀小肌 Gluteus minimus
7 大转子 Greater trochanter
8 股骨头 Head of femur
9 髋臼的透明软骨 Hyaline cartilage of acetabulum
10 股骨头的透明软骨 Hyaline cartilage of head
11 髂嵴 Iliac crest
12 髂肌 Iliac
13 股内侧血管深支 Medial circumflex femoral vessels
14 股骨颈 Neck of femur
15 耻骨肌 Pectineus
16 股深血管 Profunda femoris vessels
17 腰大肌 Psoas major
18 髋臼缘 Rim of acetabulum
19 股骨体 Shaft of femur
20 股外侧肌 Vastus lateralis
21 股内侧肌 Vastus medialis
22 关节囊的轮匝带 Zona orbicularis of articalar capsule

* 对比显示关节腔的轮廓 。
** 股骨头韧带。

B 关节冠状磁共振成像

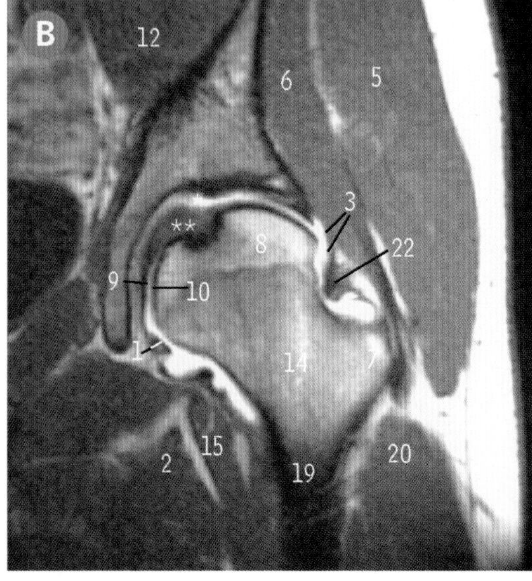

这张切面很好地展示了臀中肌和臀小肌(5和6)在大转子上的汇集。这两块肌肉被归为髋关节处的股内收肌，但其更重要的功能是参与行走。在行走过程中，它们阻止内收，即阻止骨盆在对侧下肢离地时向对侧倾斜(特伦德伦伯格征，见357页)。

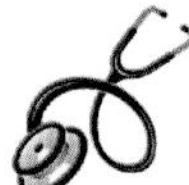

髋关节置换术见第355~357页。

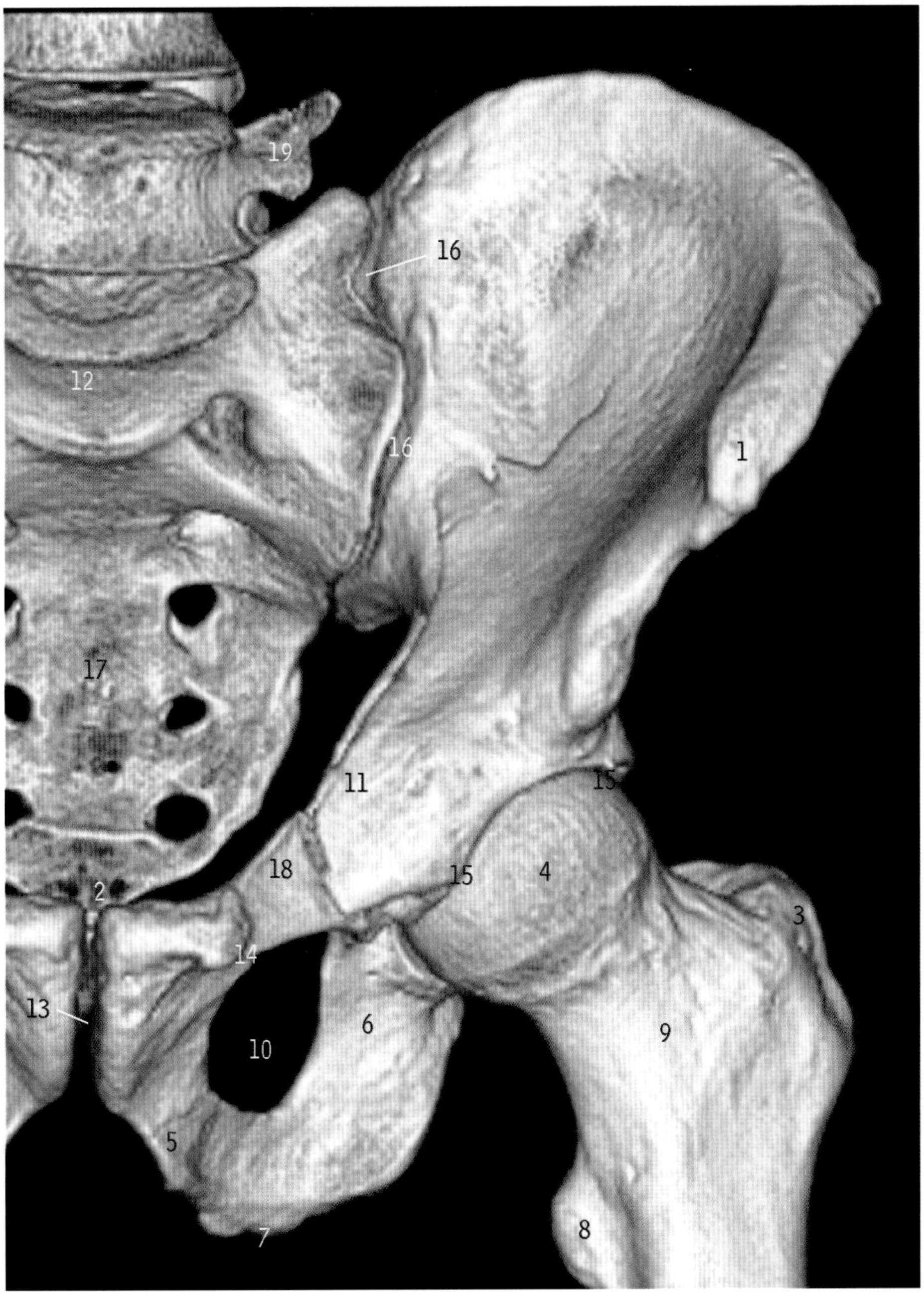

C 左髋关节和骶髂关节

64 层 CT 重建的 3D 结构

1 髂前上棘 Anterior superior iliac spine
2 第 1 尾椎 First coccygeal vertebra
3 股骨大转子 Greater trochanter of femur
4 股骨头 Head of femur
5 耻骨下支 Inferior pubic ramus
6 坐骨 Ischium
7 坐骨结节 Ischial tuberosity
8 股骨小转子 Lesser trochanter of femur
9 股骨颈 Neck of femur
10 闭孔 Obturator foramen
11 耻骨肌线 Pectineal line
12 骶骨岬 Promontory of sacrum
13 耻骨联合 Pubic symphysis
14 耻骨结节 Pubic tubercle
15 髋臼边缘 Rim of acetabulum
16 骶髂关节 Sacro-iliac joint
17 骶骨 Sacrum
18 耻骨上支 Superior pubic ramus
19 第 5 腰椎关节突 Transverse process of fifth lumbar vertebra

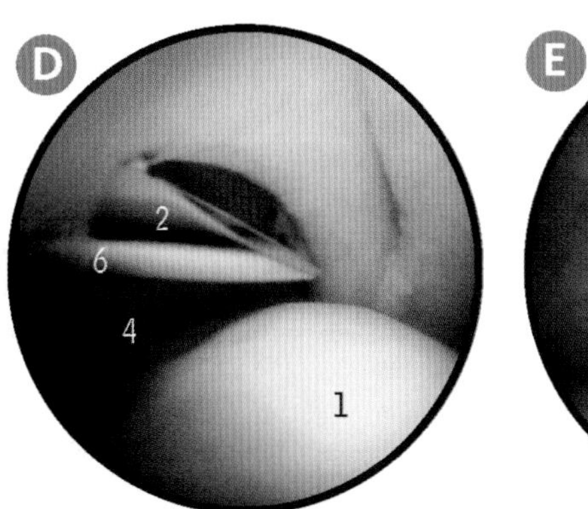

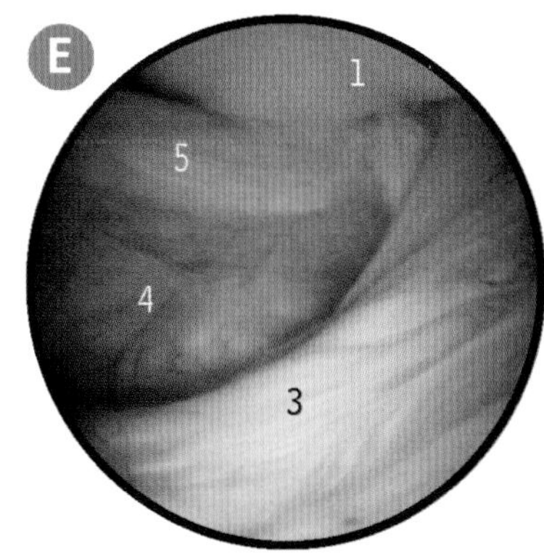

髋关节

D E 关节镜观察

1 股骨头 Femoral head
2 冲洗针 Irrigation needle
3 股骨头韧带 Ligamentum teres
4 滑膜 Synovium
5 横韧带 Transverse ligament
6 轮匝带 Zona orbicularis

髋关节后脱位见第 355~357 页。

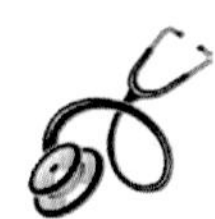

右膝　部分屈曲

A 外侧面观

B 内侧面观

1 股二头肌　Biceps femoris
2 腓总(腓骨)神经　Common peroneal (fibular) nerve
3 腓骨头　Head of fibula
4 髂胫束　Iliotibial tract
5 腓肠肌外侧头　Lateral head of gastrocnemius
6 股骨髁边缘　Margin of condyle of femur
7 胫骨髁边缘　Margin of condyle of tibia
8 髌骨　Patella
9 髌韧带　Patellar ligament
10 腘窝　Popliteal fossa
11 半膜肌　Semimembranosus
12 半腱肌　Semitendinosus
13 胫骨粗隆　Tuberosity of tibia
14 股内侧肌　Vastus medialis

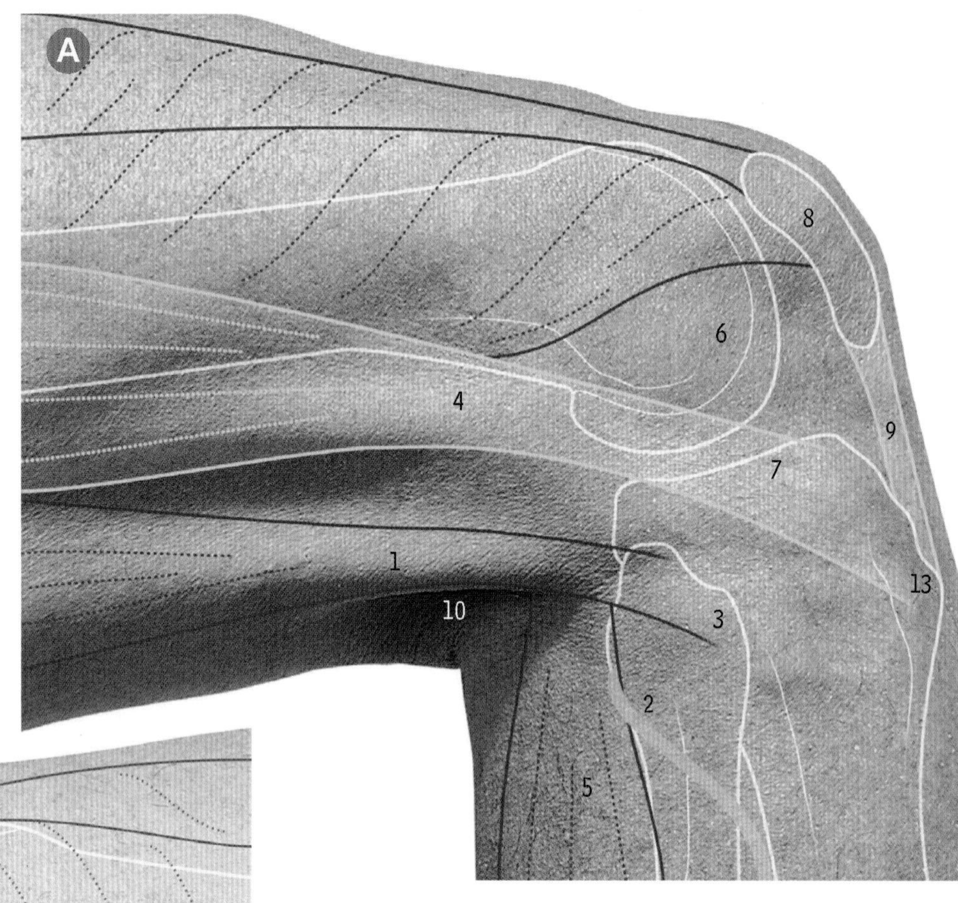

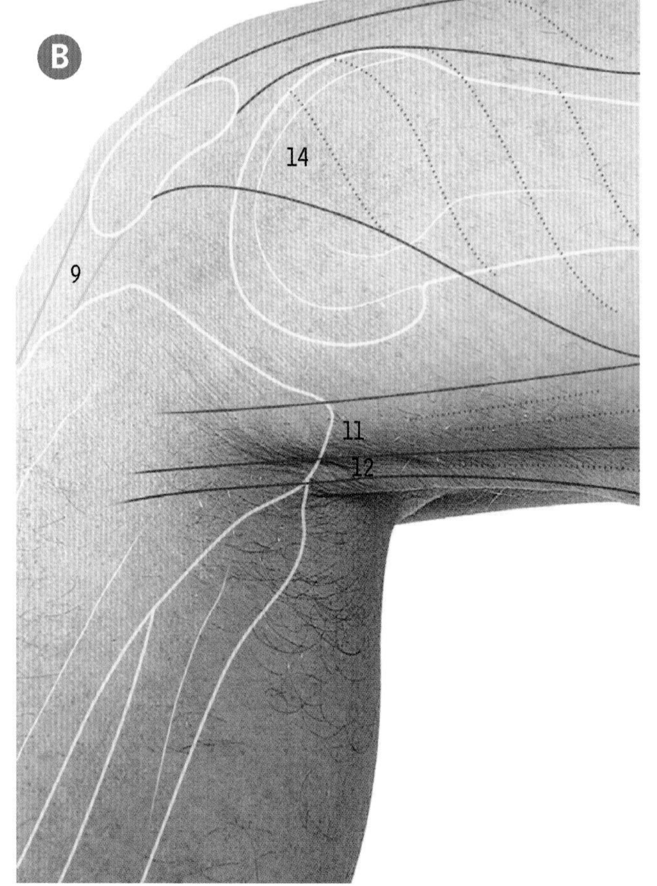

从膝后侧面可以清楚地观察到股二头肌(1)的圆形肌腱，类似带状的髂胫束(4)在它的前面，两肌腱之间有沟槽。在内侧面，两个肌腱能被感觉到一狭窄的圆形半腱肌(12)就在较宽的半膜肌(11)之后。在前面，髌韧带(9)使髌骨(8)与胫骨粗隆(13)保持恒定距离，在侧面邻近的股骨髁和胫骨髁边缘能被触到。

膝内翻、膝腱反射见第 355~357 页。

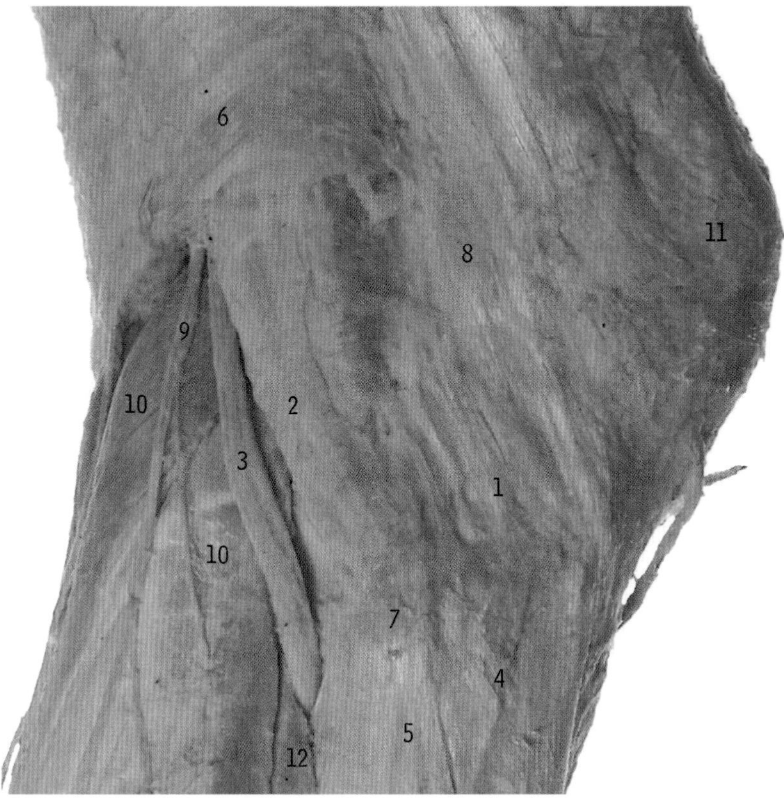

C 右膝 浅层解剖，外侧面观

股二头肌(2)筋膜被去除以显示腓总(腓骨)神经(3)，腓总神经紧邻股二头肌肌腱后缘，于比目鱼肌(12)和腓长肌(5)间隙中下行并绕过腓骨颈。较小的血管和神经已经被去除。

1 髂胫束在胫骨上的肌肉附着点 Attachment of iliotibial tract to tibia
2 股二头肌 Biceps femoris
3 腓总(腓骨)神经 Common peroneal (fibular) nerve
4 覆盖伸肌的深筋膜 Deep fascia overlying extensor muscles
5 腓长肌长头的深筋膜 Deep fascia overlying peroneus (fibularis) longus
6 阔筋膜 Fascia lata
7 胫骨头 Head of fibula
8 髂胫束 Iliotibial tract
9 腓肠外侧皮神经 Lateral cutaneous nerve of calf
10 腓肠肌外侧头 Lateral head of gastrocnemius
11 髌骨 Patella
12 比目鱼肌 Soleus

> 髂胫束(8)是阔筋膜(6)外侧部增厚的部分。在它的上部，是阔筋膜张肌与大部分臀大肌纤维的附着点。它位于皮下且与腓骨颈相接触的解剖学特点使腓总神经(3)成为下肢最易被损伤的神经。

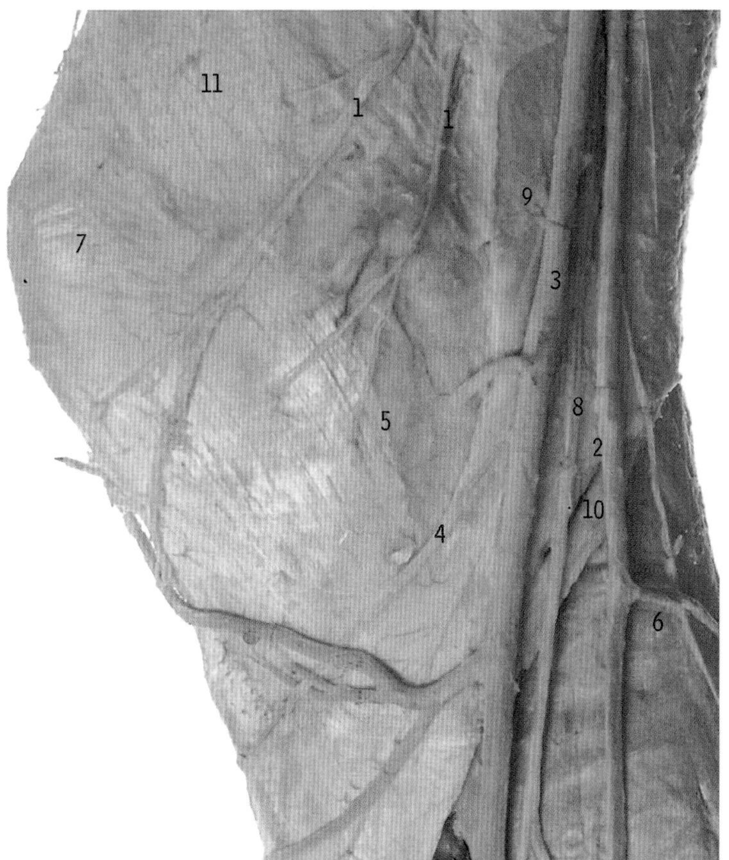

D 右膝 浅层解剖，内侧面观

大隐静脉(3)在髌骨(7)内侧缘后约一掌宽处向上行。隐神经(8)在缝匠肌(9)与股薄肌(2)肌腱间位置表浅，其在髌下的静脉支(4)在胫骨髁的上缘少许向上卷曲。

1 股外侧皮神经支 Branches of medial femoral cutaneous nerve
2 股薄肌 Gracilis
3 大隐静脉 Great saphenous vein
4 隐神经髌下支 Infrapatellar branch of saphenous nerve
5 胫骨内侧髁边缘的水平面 Level of margin of medial condyle of tibia
6 腓肠肌内侧头 Medial head of gastrocnemius
7 髌骨 Patella
8 隐神经 Saphenous nerve
9 缝匠肌 Sartorius
10 半腱肌 Semitendinosus
11 股内侧肌 Vastus medialis

右腘窝 表层解剖

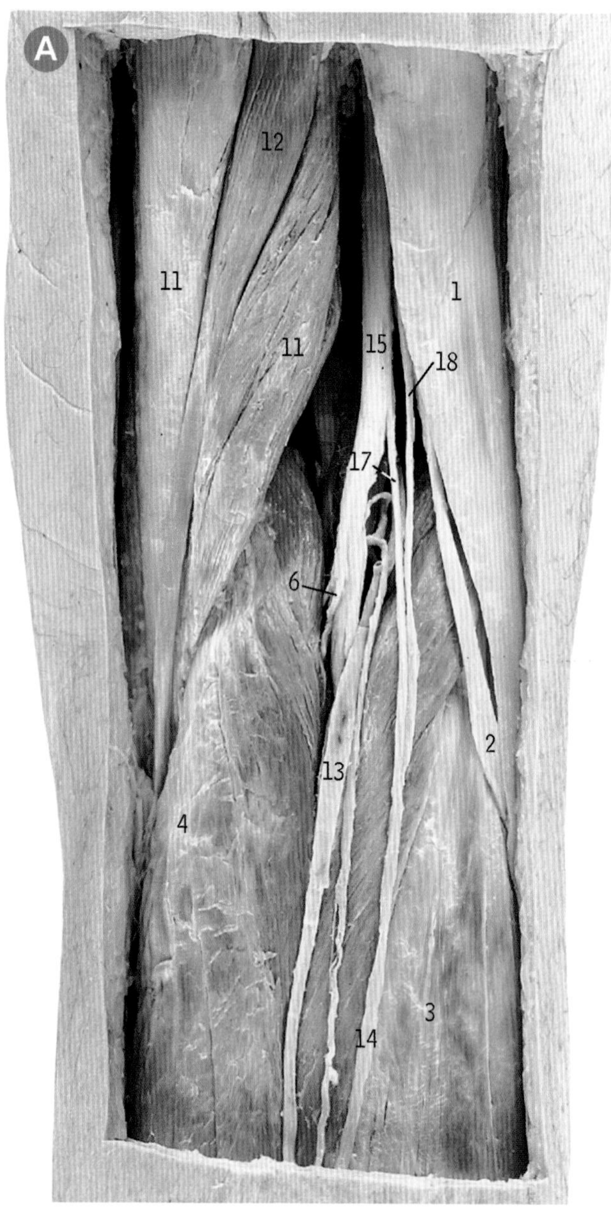

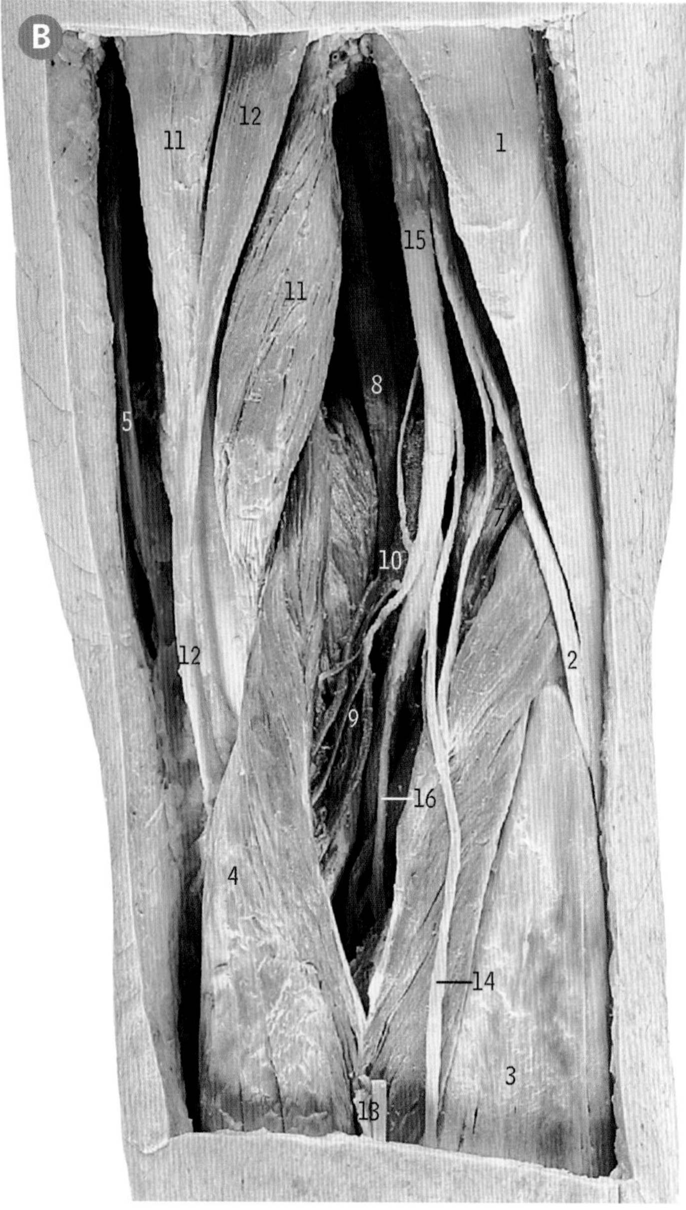

A 皮肤和筋膜组成了菱形状腘窝的顶，腘窝内的脂肪已经被去除，穿过筋膜的小隐静脉被保留。腓肠内外侧皮神经在高处(近端)汇合成腓肠神经

B 腓肠肌的头部被分开以显示深层结构

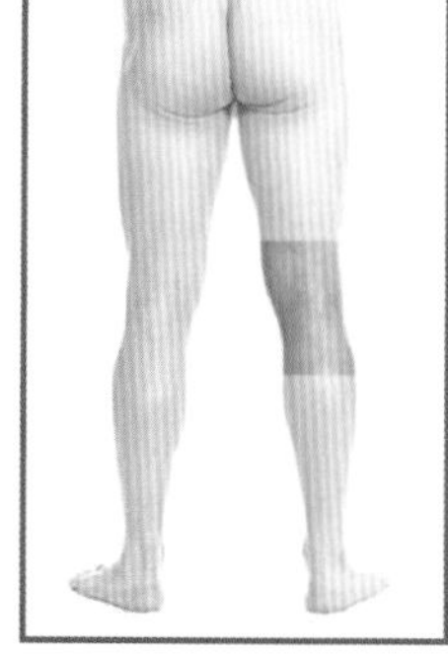

1 股二头肌 Biceps femoris
2 腓总(腓骨)神经 Common peroneal (fibular) nerve
3 腓肠肌，外侧头 Gastrocnemius, lateral head
4 腓肠肌，内侧头 Gastrocnemius, medial head
5 股薄肌 Gracilis
6 支配腓肠肌内侧头的神经 Nerve to medial head of gastrocnemius
7 跖肌 Plantaris
8 腘动脉 Popliteal artery
9 腓肠肌的腘部血管支 Popliteal vascular branches to gastrocnemius
10 腘静脉 Popliteal vein
11 半膜肌 Semimembranosus
12 半腱肌 Semitendinosus
13 小隐静脉 Small saphenous vein
14 腓肠神经 Sural nerve
15 胫神经 Tibial nerve
16 胫神经，肌支 Tibial nerve, muscular branches
17 腓肠神经，胫神经分支 Sural nerve, branch from tibial
18 腓肠神经，来自腓总神经的分支 Sural nerve, branch from common peroneal (fibular)

腘窝 深层解剖

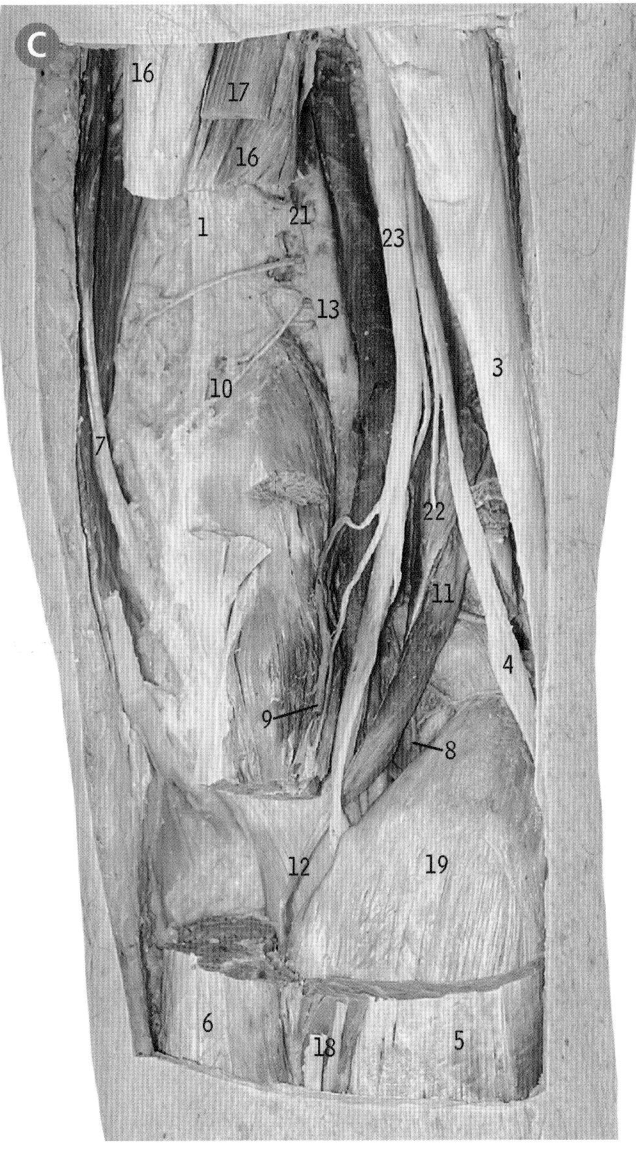

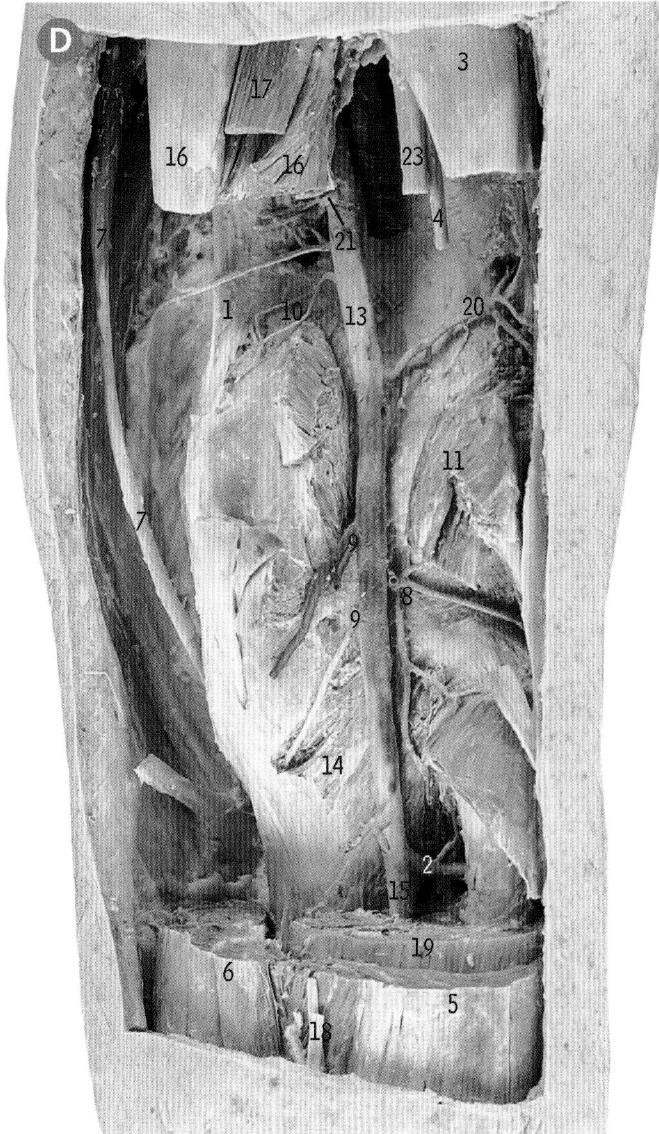

C 去除半腱肌、半膜肌及大部分腓肠肌，展示跖肌、腘动脉的深部分支和比目鱼肌

D 去除腘窝的肌肉界面，展示腘动脉及膝关节动脉网及其终末动脉支、胫前动脉和胫后动脉

1 大收肌 Adductor magnus
2 胫前动脉 Anterior tibial artery
3 股二头肌 Biceps femoris
4 腓总(腓骨)神经 Common peroneal (fibular) nerve
5 腓肠肌，外侧头 Gastrocnemius, lateral head
6 腓肠肌，内侧头 Gastrocnemius, medial head
7 股薄肌 Gracilis
8 膝下外侧动脉 Inferior lateral genicular artery
9 膝下内侧动脉 Inferior medial genicular artery
10 膝中动脉 Middle genicular artery
11 跖肌 Plantaris muscle
12 跖肌腱 Plantaris tendon
13 腘动脉 Popliteal artery
14 腘肌 Popliteus
15 胫后动脉 Posterior tibial artery
16 半膜肌 Semimembranosus
17 半腱肌 Semitendinosus
18 小隐静脉 Short saphenous vein
19 比目鱼肌 Soleus
20 膝上外侧动脉 Superior lateral genicular artery
21 膝上内侧动脉 Superior medial genicular artery
22 腓肠神经 Sural nerve
23 胫神经 Tibial nerve

腘窝囊肿(贝克囊肿)、腘动脉瘤和腓肠神经移植见第 355~357 页。

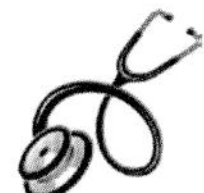

左膝关节 韧带

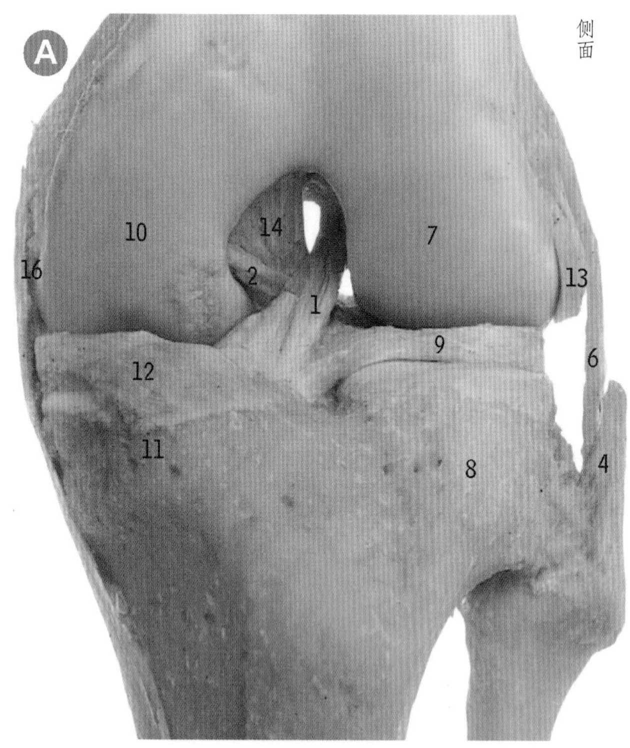

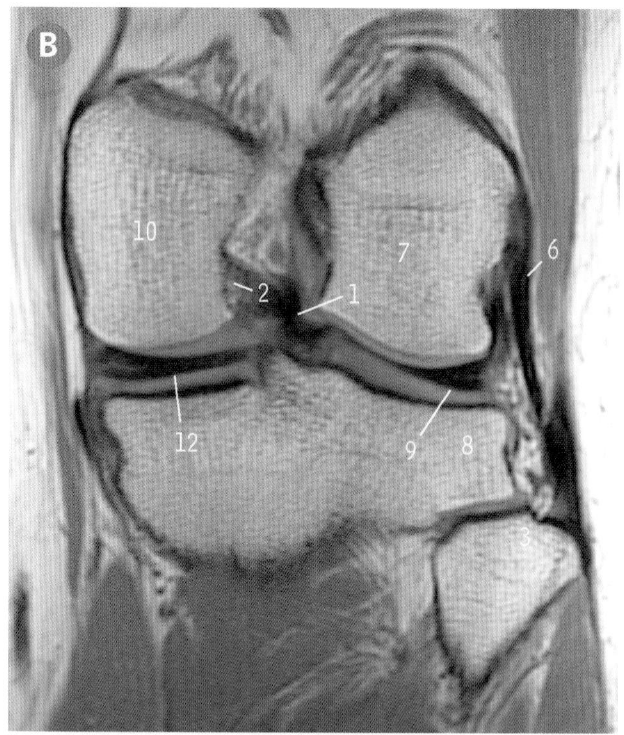

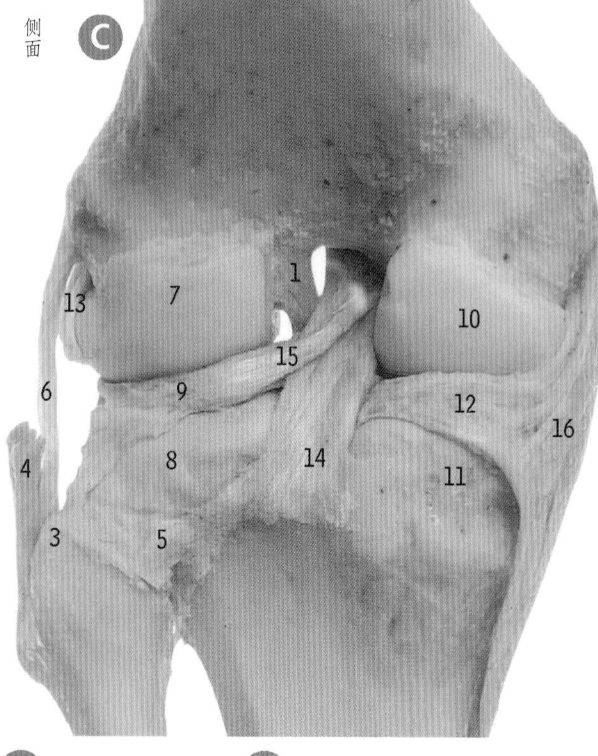

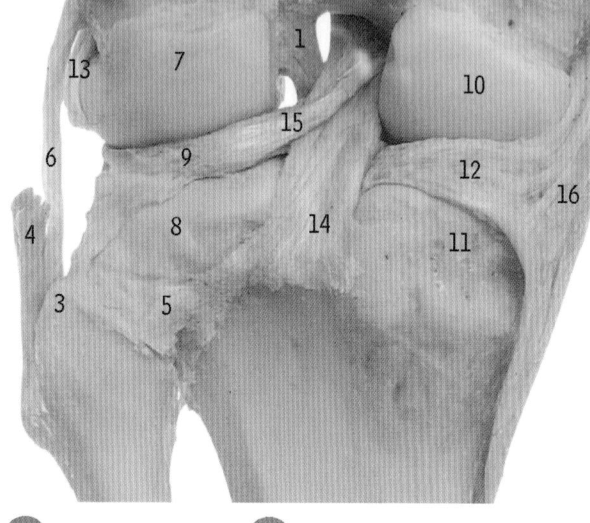

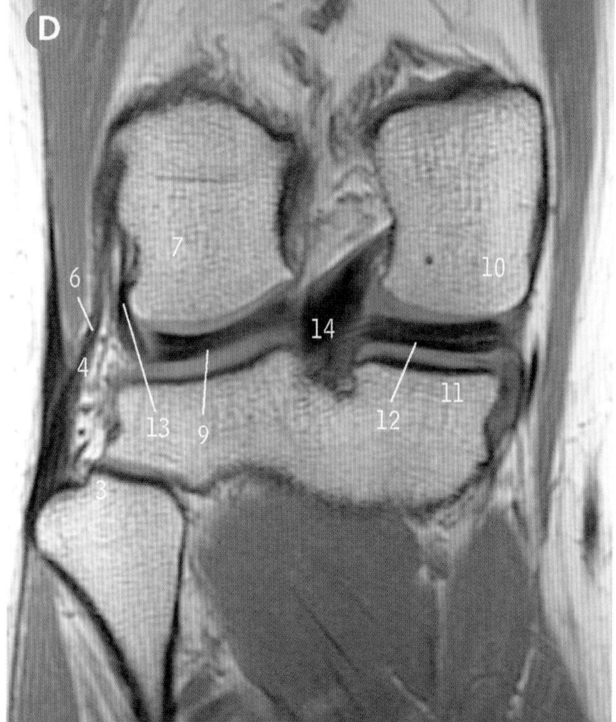

A 前面观　C 后面观

膝关节囊及所有环绕的组织被去除，仅留下关节的韧带，使关节屈曲

B 冠状磁共振成像　D 冠状磁共振成像

1 前交叉韧带 Anterior cruciate ligament
2 板股前韧带 Anterior meniscofemoral ligament
3 腓骨头尖 Apex of head of fibula
4 股二头肌肌腱 Biceps femoris tendon
5 上端胫腓关节关节囊 Capsule of superior tibiofibular joint
6 腓(外)侧副韧带 Fibular (lateral) collateral ligament
7 股骨外侧髁 Lateral condyle of femur
8 胫骨外侧髁 Lateral condyle of tibia
9 外侧半月板 Lateral meniscus
10 股骨内侧髁 Medial condyle of femur
11 胫骨内侧髁 Medial condyle of tibia
12 内侧半月板 Medial meniscus
13 腘肌肌腱 Popliteus tendon
14 后交叉韧带 Posterior cruciate ligament
15 板股后韧带 Posterior meniscofemoral ligament
16 胫(内)侧副韧带 Tibial (medial) collateral ligament

腓(外)侧副韧带(A6)是长约 5 cm 的圆形纤维索,起自股骨外上髁,向下至腓骨头,在腓骨头尖前方(C3)的前面,大部分被股二头肌肌腱(C4)覆盖。

内侧半月板附着于与胫(内)侧副韧带深部。这有助于固定半月板,但也使半月板因胫骨和股骨间的旋转运动而易于损害和撕裂。

外侧半月板(A9)不与腓(外)侧副韧带(A6)相连,但在后面与腘肌相连。

腓(内)侧副韧带呈扁宽束状,约 12cm 长,起自股骨内上髁,向下附于胫骨内侧髁及其下的胫骨内表面的广大区域。

交叉韧带因附着于胫骨面得名。

前交叉韧带(A1)向后外上方附着于股骨外侧髁(C7)的内侧。

后交叉韧带(C14)向前上方内侧,附着于股骨内侧髁(A10)的外侧面。

左膝胫骨平面 上面观

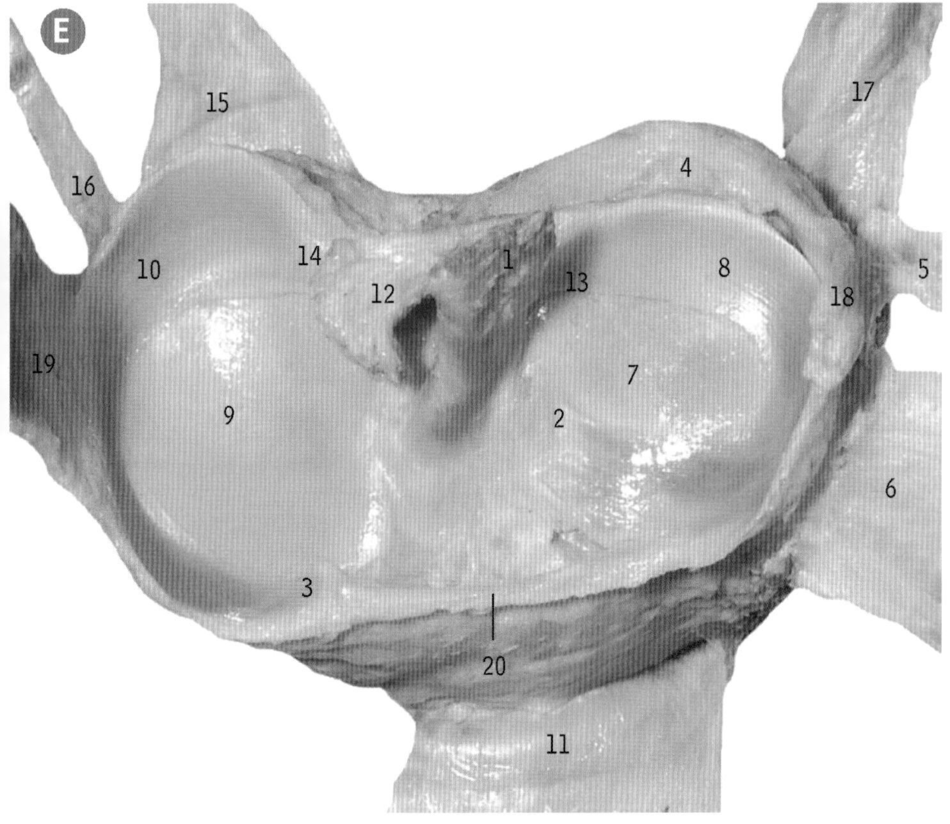

轴位核磁共振,膝部。

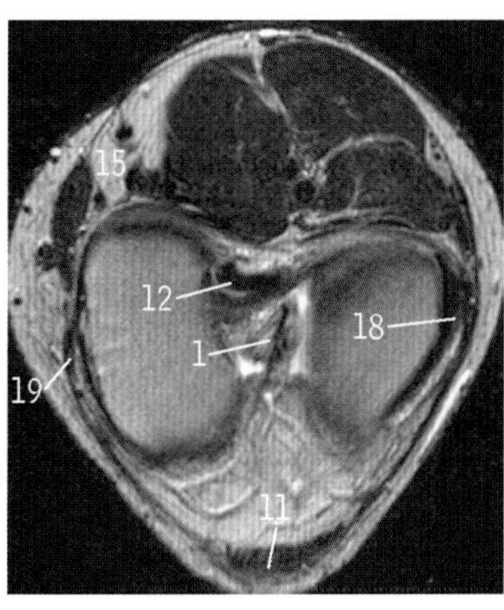

1 前交叉韧带 Anterior cruciate ligament
2 外侧半月板前角 Anterior horn of lateral meniscus
3 内侧半月板前角 Anterior horn of medial meniscus
4 外侧半月板至腘窝的肌肉附着点(外侧半月板的肌肉附着点至腘肌) Attachment of lateral meniscus to popliteus muscle
5 腓侧副韧带 Fibular collateral ligament
6 髂胫束 Iliotibial tract
7 胫骨外侧髁 Lateral condyle of tibia
8 外侧半月板 Lateral meniscus
9 胫骨内侧髁 Medial condyle of tibia
10 内侧半月板 Medial meniscus
11 髌韧带(肌腱) Patellar ligament (tendon)
12 后交叉韧带 Posterior cruciate ligament
13 外侧半月板后角 Posterior horn of lateral meniscus
14 内侧半月板后角 Posterior horn of medial meniscus
15 半膜肌(肌腱) Semimembranosus (tendon)
16 半腱肌(肌腱) Semitendinosus (tendon)
17 股二头肌肌腱 Tendon of biceps femoris muscle
18 腘肌肌腱 Tendon of popliteus muscle
19 胫侧副韧带附着点至内侧半月板 Tibial collateral ligament attachment to medial meniscus
20 横韧带 Transverse ligament

半月板撕裂、前交叉韧带撕裂见第 355~357 页。

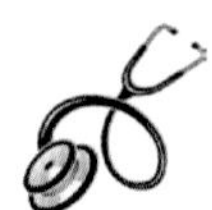

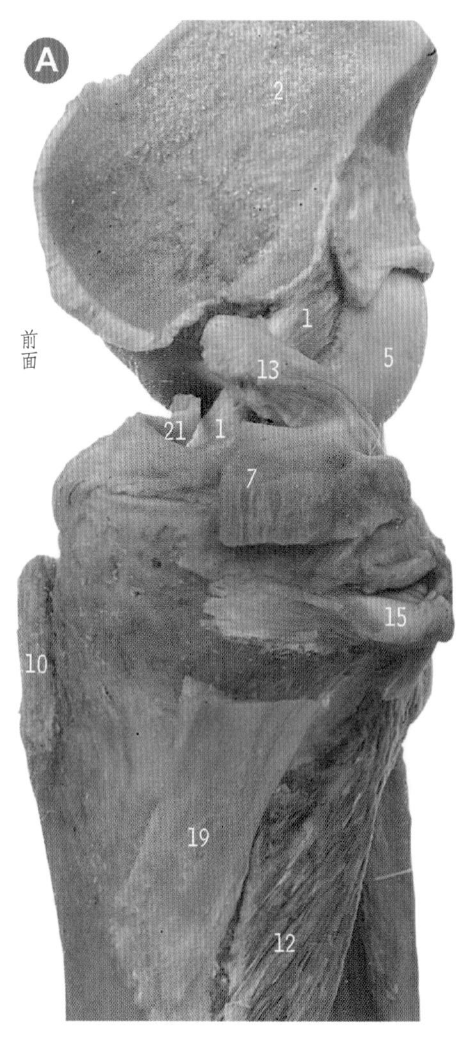

右膝关节

A 内侧观，股骨内侧髁被去除

B 矢状磁共振成像

去除股骨下端内半部分展示交叉韧带的 X 形交叉；前交叉韧带(1)向后外侧走行，后交叉韧带(13)向前内侧走行。B 中的磁共振成像显示髌下脂垫(3)。

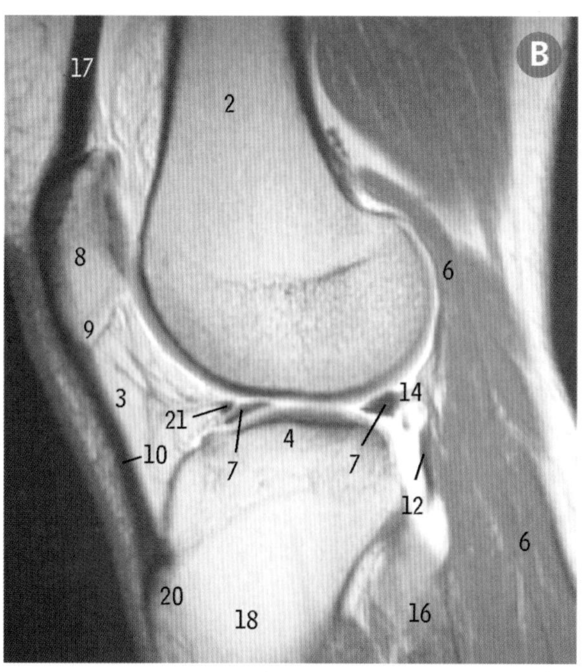

1 前交叉韧带 Anterior cruciate ligament
2 股骨 Femur
3 髌下脂垫(Hoffa 体) Infrapatellar fat pad (Hoffa)
4 髁间窝 Intercondylar notch
5 股骨外侧髁 Lateral condyle of femur
6 腓肠肌外侧头 Lateral head of gastrocnemius muscle
7 外侧半月板 Lateral meniscus
8 髌骨 Patella
9 髌尖 Patellar apex
10 髌韧带(肌腱) Patellar ligament (tendon)
11 腘动脉和腘静脉 Popliteal artery and vein
12 腘肌 Popliteus
13 后交叉韧带 Posterior cruciate ligament
14 后板股韧带 Posterior meniscofemoral ligament
15 半膜肌 Semimembranosus
16 比目鱼肌 Soleus
17 股四头肌肌腱 Tendon of quadriceps
18 胫骨 Tibia
19 胫(内)侧副韧带 Tibial (medial) collateral ligament
20 胫骨粗隆 Tibial tubercle
21 横(膜间)韧带 Transverse (intermeniscal) ligament

左膝 关节镜观察

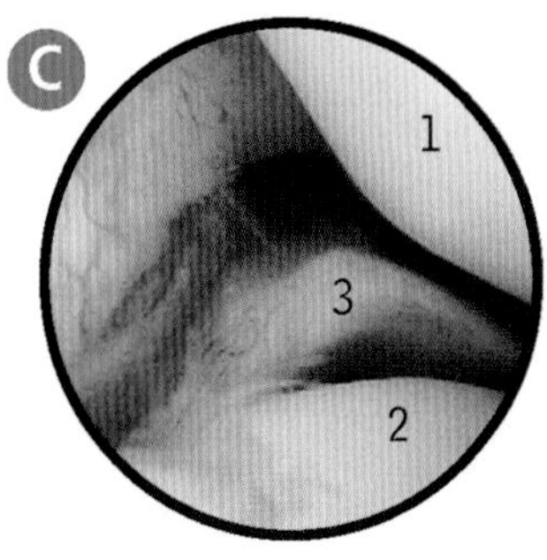

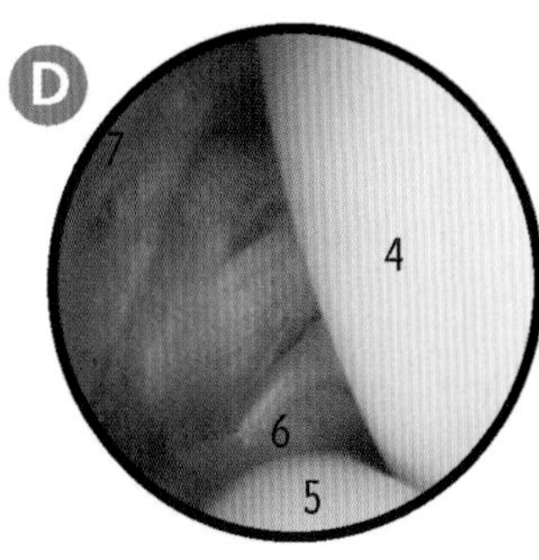

C 前外侧入路

D 后内侧入路

1 股骨外侧髁 Lateral condyle of femur
2 胫骨外侧髁 Lateral condyle of tibia
3 外侧半月板 Lateral meniscus
4 股骨内侧髁 Medial condyle of femur
5 内侧半月板 Medial meniscus
6 后交叉韧带 Posterior cruciate ligament
7 关节囊后面的部分 Posterior part of capsule

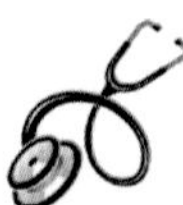

后交叉韧带撕裂、髌上滑囊炎见第 355~357 页。

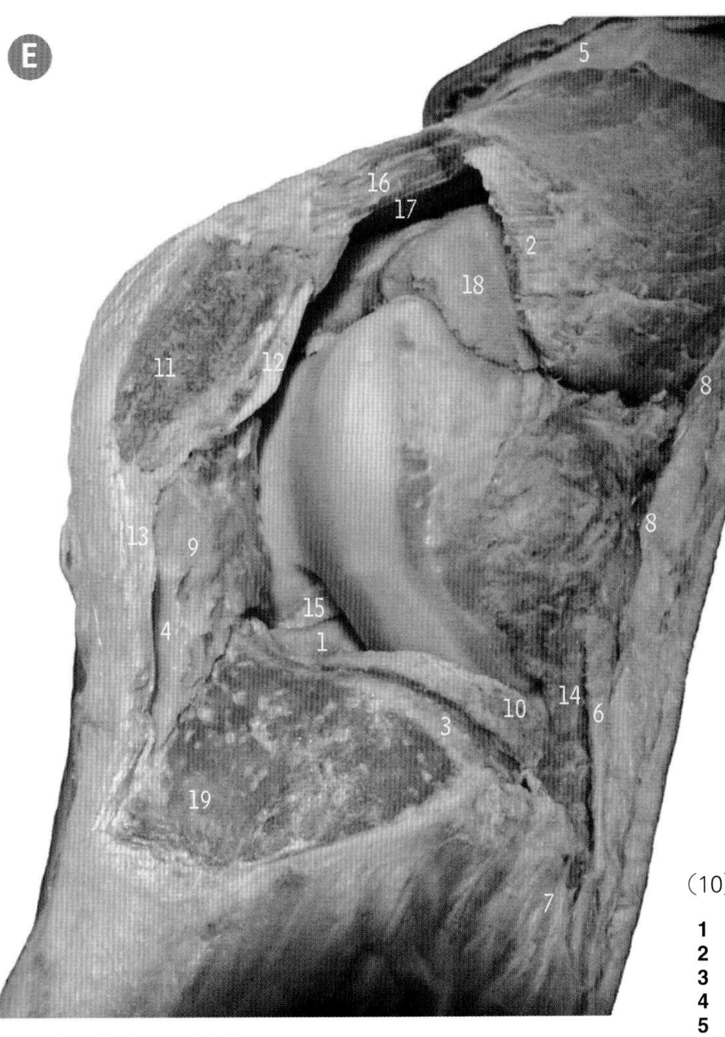

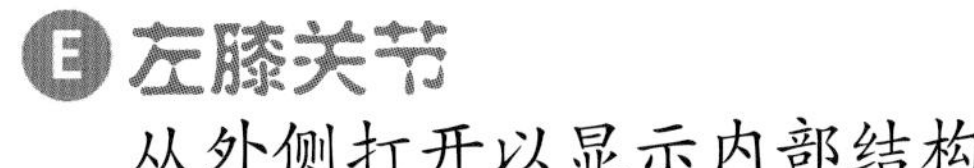

E 左膝关节

从外侧打开以显示内部结构

1 前交叉韧带 Anterior cruciate ligament
2 股外侧肌腱膜（边缘切除）
Aponeurosis of vastus lateralis (cut edge)
3 关节软骨，胫骨平台 Articular cartilage, tibial plateau
4 髌下深囊 Deep infrapatellar bursa
5 阔筋膜（深筋膜） Fascia lata (deep fascia)
6 腓侧副韧带 Fibular collateral ligament
7 腓骨头 Head of fibula
8 髂胫束（边缘切除） Iliotibial tract (cut edge)
9 髌下脂垫（**Hoffa** 体） Infrapatellar fat pad (Hoffa)
10 外侧半月板 Lateral meniscus
11 髌骨 Patella
12 髌骨的关节软骨 Patellar articular cartilage
13 髌韧带（肌腱） Patellar ligament (tendon)
14 腘肌肌腱，至胫骨外上髁的附着点
Popliteus tendon, attachment to lateral tibial epicondyle
15 后交叉韧带 Posterior cruciate ligament
16 股四头肌肌腱 Quadriceps femoris tendon
17 髌上囊 Suprapatellar bursa
18 髌上脂垫 Suprapatellar fat pad
19 胫骨粗隆 Tibial tuberosity

F 左膝关节

内侧面观，滑液腔和滑膜囊注入染料

因为树脂的注入，使关节囊（3）的滑膜腔扩张并延伸至髌上囊（10）、腘肌肌腱周围的滑囊（2）和半膜肌滑囊（9）。

1 膝关节肌 Articularis genu
2 腘肌肌腱滑囊 Bursa of popliteus tendon
3 关节囊 Capsule
4 内侧半月板 Medial meniscus
5 髌骨 Patella
6 髌韧带 Patellar ligament
7 股四头肌肌腱 Quadriceps tendon
8 半膜肌 Semimembranosus
9 半膜肌滑囊 Semimembranosus bursa
10 髌上囊 Suprapatellar bursa
11 胫（内）侧副韧带 Tibial (medial) collateral ligament

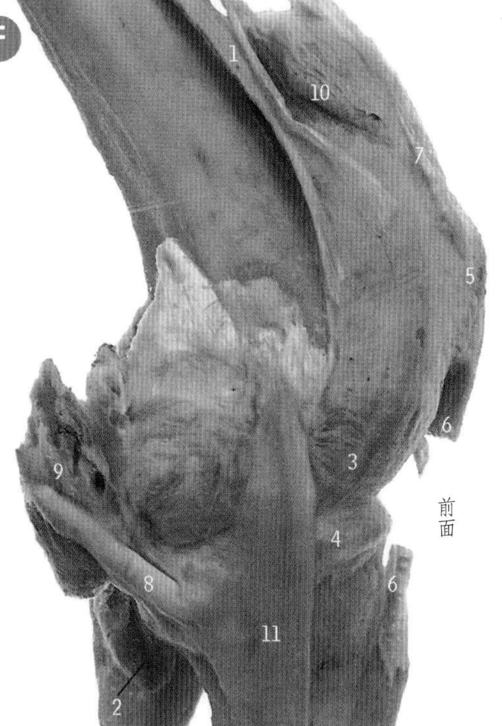

髌上囊（F10）通常与关节囊相通。腘肌肌腱周围的滑囊（F2）通常与关节囊相通，半膜肌滑囊（F9）可能与关节囊相通。

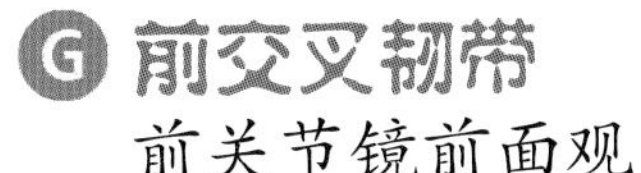

G 前交叉韧带

前关节镜前面观

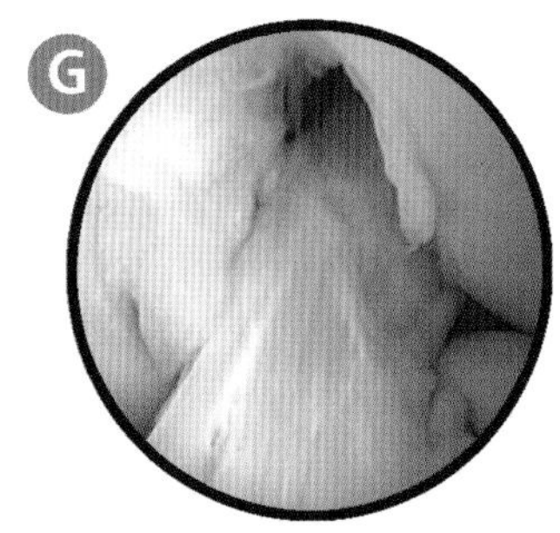

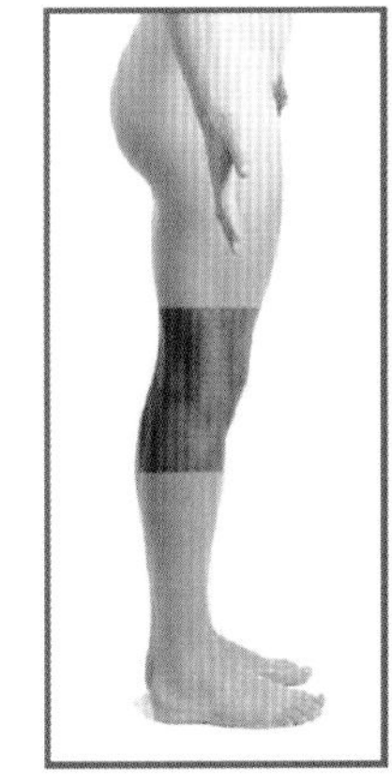

膝关节抽吸术和注射术、下肢滑囊炎和髌前滑囊炎见 355~357 页。

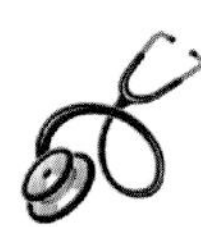

膝关节 X线片及关节镜成像

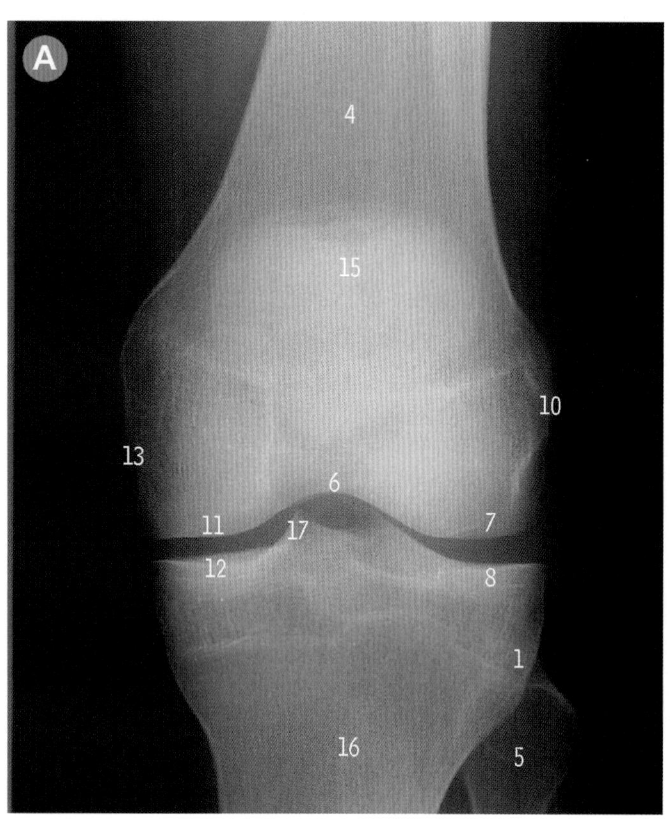

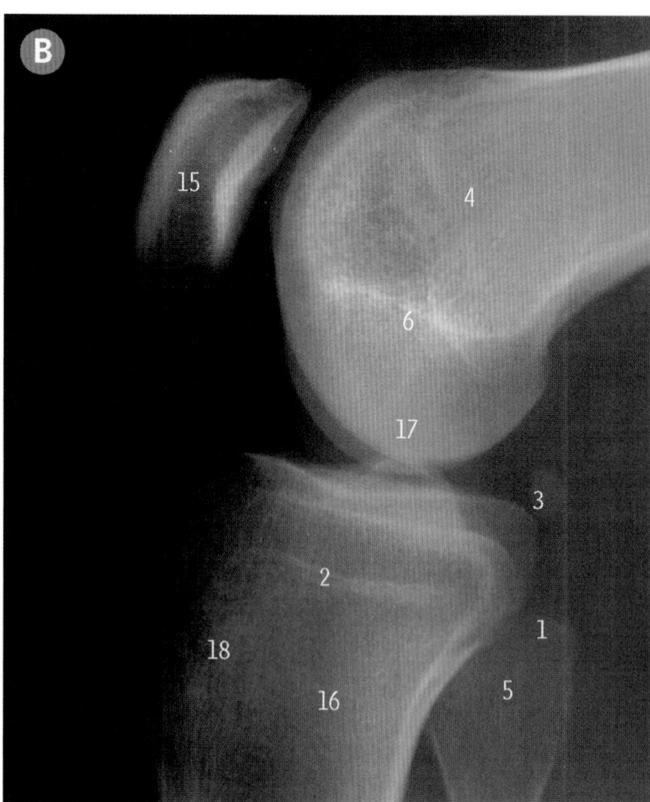

A 前面观

B 微屈状态下外侧面观

C 上面观

D 前外侧进路入路

E 髌骨外侧面观

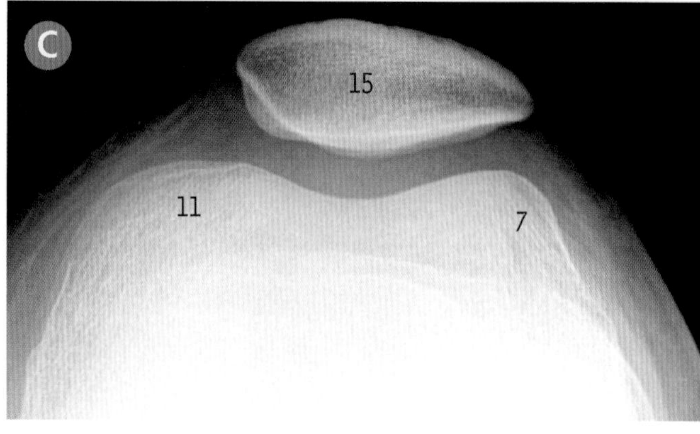

在A图中，髌骨(15)与股骨的显影相重合。股骨髁与胫骨以及周围半月板的内侧髁之间的空隙(7和8,11和12之间)取决于关节面内的透明软骨的厚度。

在C图中，在屈膝状态时，该视图应与299页的E图所示的骨骼相比较，并且，髌骨外侧缘(9)在E图关节镜下可见。

1 腓骨髁 Apex (styloid process) of fibula
2 骺线 Epiphysial line
3 腓肠豆骨 Fabella
4 股骨 Femur
5 腓骨头 Head of fibula
6 髁间窝 Intercondylar fossa
7 股骨外侧髁 Lateral condyle of femur
8 胫骨外侧髁 Lateral condyle of tibia
9 髌骨外侧缘 Lateral edge of patella
10 股骨外上髁 Lateral epicondyle of femur
11 股骨内侧髁 Medial condyle of femur
12 胫骨内侧髁 Medial condyle of tibia
13 股骨内上髁 Medial epicondyle of femur
14 内关节盘 Medial meniscus
15 髌骨 Patella
16 胫骨 Tibia
17 髁间隆起 Tubercles of intercondylar eminence
18 胫骨粗隆 Tuberosity of tibia

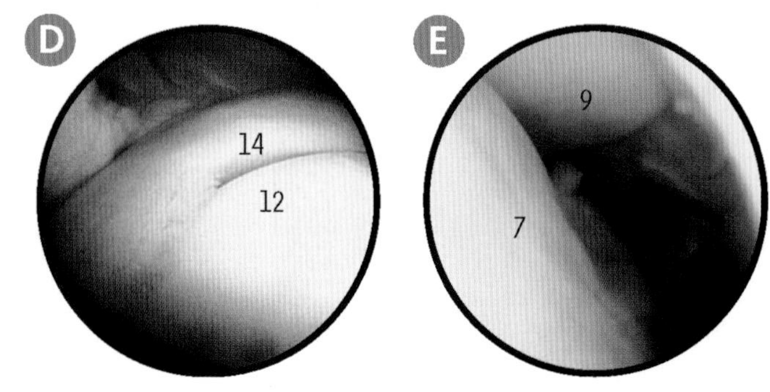

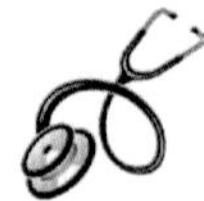

膝关节置换手术见第355~357页。

A 左腿 前面及侧面观

1 胫前动脉覆骨间膜 Anterio tibial artery overlying interosseous membrane
2 腓深神经分支胫前肌 Branch of deep peroneal (fibular) nerve to tibialis anterior
3 腓深神经 Deep peroneal (fibular) nerve
4 趾长伸肌 Extensor digitorum longus
5 踇长伸肌 Extensor hallucis longus
6 腓骨头 Head of fibula
7 腓骨外神经支 Lateral branch of superficial peroneal (fibular) nerve
8 腓浅神经内侧支 Medial branch of superficial peroneal (fibular) nerve
9 腓肠肌 Peroneus (fibularis) longus
10 腓总神经返支 Recurrent branch of common peroneal (fibular) nerve
11 腓浅神经 Superficial peroneal (fibular) nerve
12 胫骨前肌和上覆筋膜 Tibialis anterior and overlying fascia
13 胫骨粗隆和髌韧带 Tuberosityof tibia and patellar ligament

B 左膝 （侧面观，图示腓总神经及关节支）

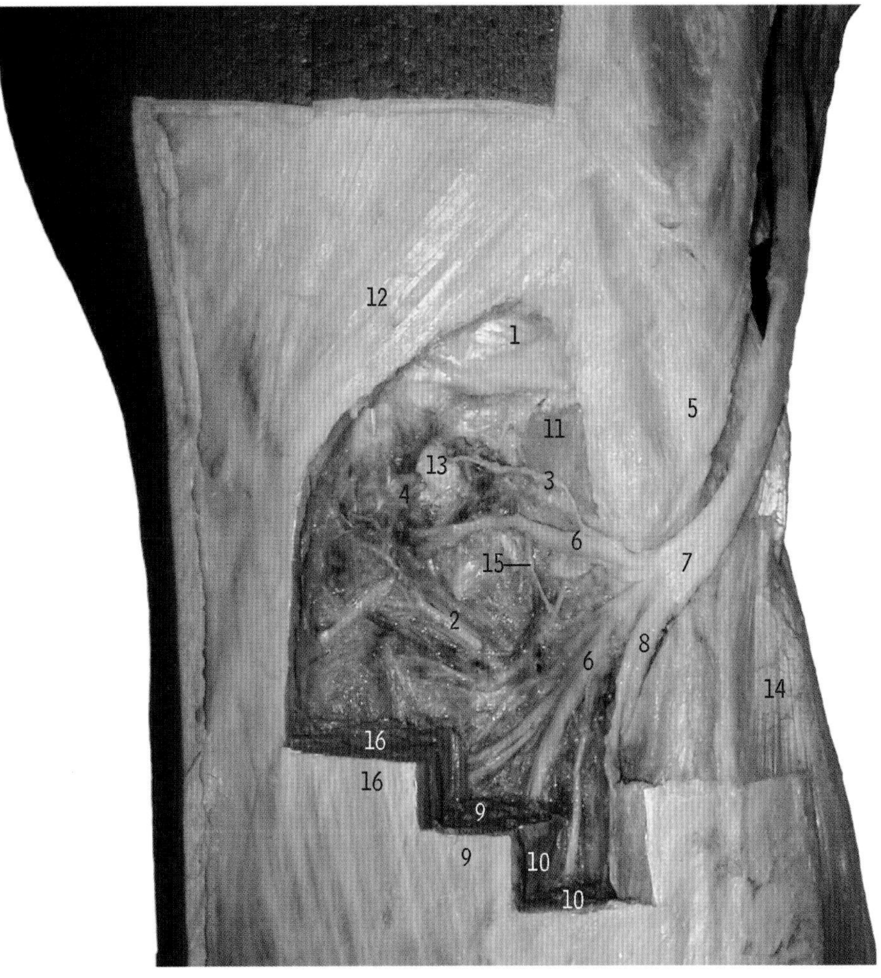

1 腓骨头前韧带 Anterior ligament of fibular head
2 胫前返动脉和静脉 Anterior tibial recurrent artery and vein
3 腓深神经关节支
Articular branch from deep common peroneal (fibular) nerve
4 关节血管 Articular vessels
5 股二头肌肌腱 Biceps femoris tendon
6 腓总神经（腓骨）深支
Common peroneal (fibular) nerve, deep branches
7 腓总神经腓骨颈分支
Common peroneal (fibular) nerve, overlying neck of fibula
8 腓总神经浅支
Common peroneal (fibular) nerve, superficial branch
9 趾长伸肌 Extensor digitorum longus
10 腓长肌 Peroneus (fibularis) longus
11 腓骨头 Head of fibula
12 髂胫束 Iliotibial tract
13 骨间膜 Interosseous membrane
14 腓肠肌外侧头 Lateral head, gastrocnemius muscle
15 腓深神经返支 Recurrent branch of deep peroneal (fibular) nerve
16 胫骨前肌 Tibialis anterior

腓总神经（腓侧）麻痹见第 355~357 页。

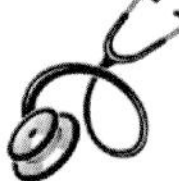

左侧膝部和小腿部

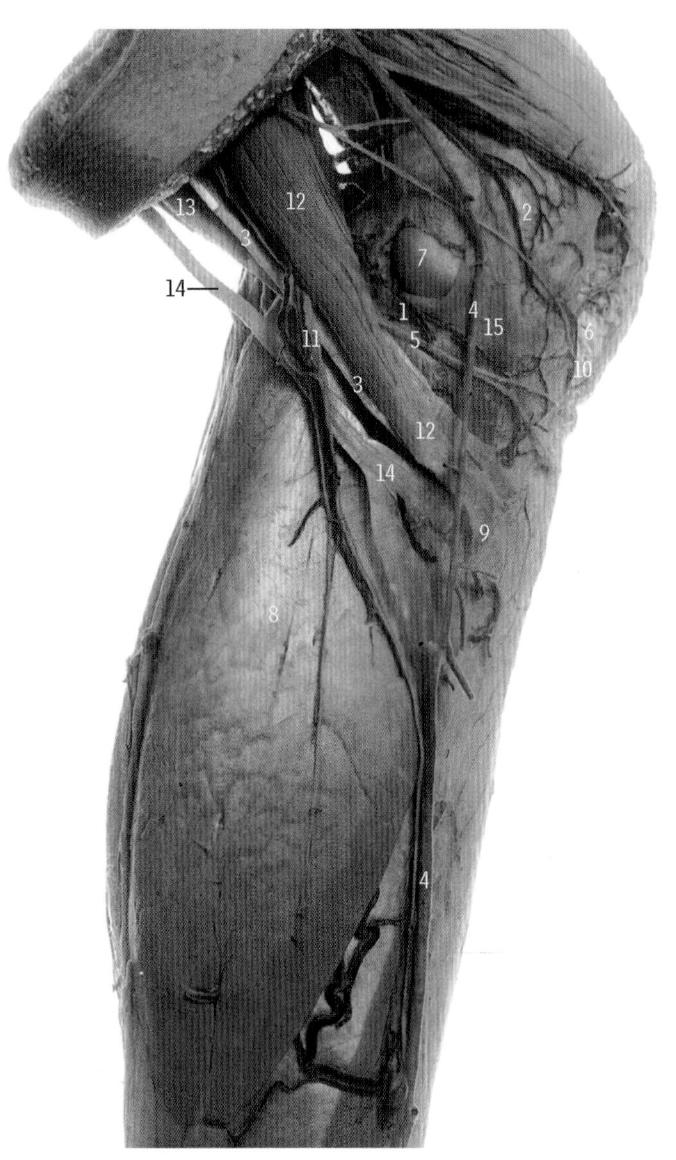

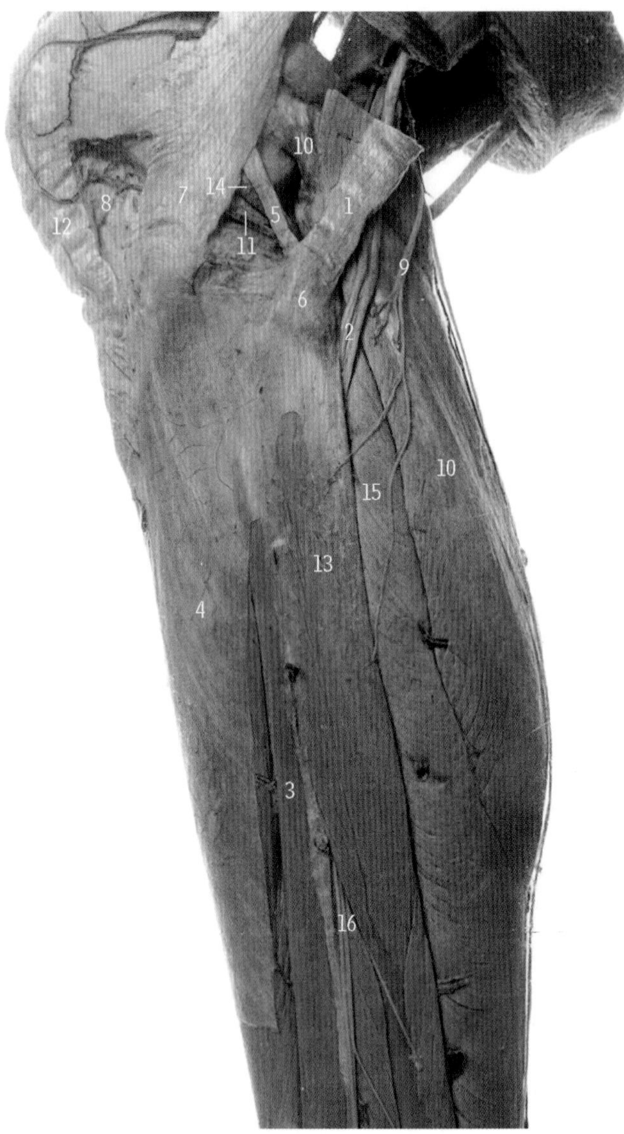

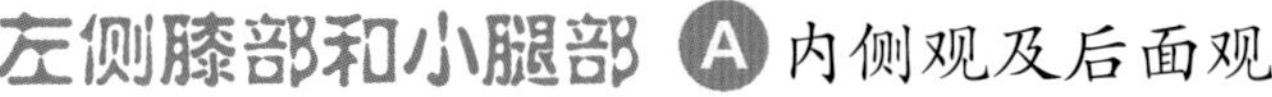

左侧膝部和小腿部 A 内侧观及后面观

从膝关节腔一个小型切口来观察股骨内侧髁(7)及内侧半月板(1)。

1 半月板内侧上覆隐动脉支 Branch of saphenous artery overlying medial meniscus
2 膝关节上中动脉支 Branches of superior medial genicular artery
3 股薄肌 Gracilis
4 大隐静脉 Great saphenous vein
5 隐神经髌下支 Infrapatellar branch of saphenous nerve
6 髌下脂垫 Infrapatellar fat pad
7 股骨内侧髁(部分关节囊移除) Medial condyle of femur (part of capsule removed)
8 腓肠肌内侧头 Medial head of gastrocnemius
9 胫骨内侧面 Medial surface of tibia
10 髌韧带 Patellar ligament
11 隐神经及隐动脉 Saphenous nerve and artery
12 缝匠肌 Sartorius
13 半膜肌 Semimembranosus
14 半腱肌 Semitendinosus
15 胫(内)侧副韧带 Tibial (medial) collateral ligament

B 外侧观

图示为从膝关节腔一个小切口来观察,深行至腓(外)侧副韧带(5)的腘肌(14)腱;腓总神经(2)在股二头肌(1)后侧下行穿过腓骨长肌(13)与比目鱼肌(15)之间的间隙。腓浅神经位于腓长肌(13)与趾长伸肌(3)之间表浅位置。

1 股二头肌 Biceps femoris
2 腓总神经 Common peroneal (fibular) nerve
3 趾长伸肌 Extensor digitorum longus
4 胫前覆筋膜 Fascia overlying tibialis anterior
5 腓(外)侧副韧带 Fibular (lateral) collateral ligament
6 腓骨头 Head of fibula
7 髂胫束 Iliotibial tract
8 髌下脂垫 Infrapatellar fat pad
9 腓肠外侧皮神经 Lateral cutaneous nerve of calf
10 腓肠肌外侧头 Lateral head of gastrocnemius
11 外侧半月板 Lateral meniscus
12 髌韧带 Patellar ligament
13 腓长肌 Peroneus (fibularis) longus
14 腘肌 Popliteus
15 比目鱼肌 Soleus
16 腓浅神经 Superficial peroneal (fibular) nerve

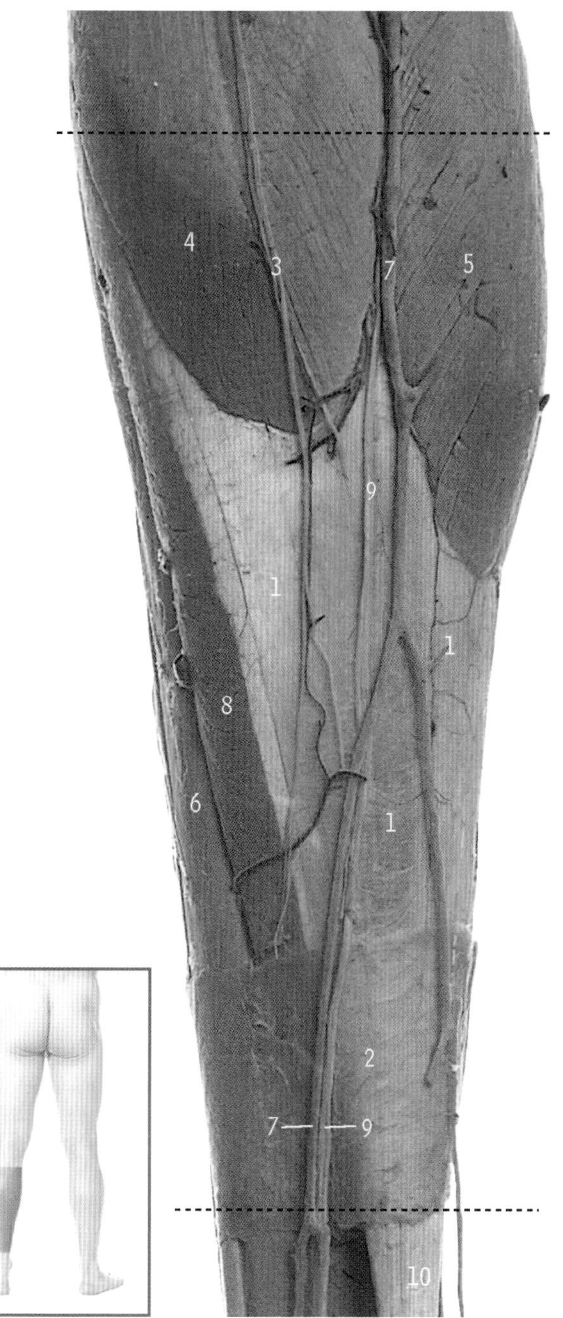

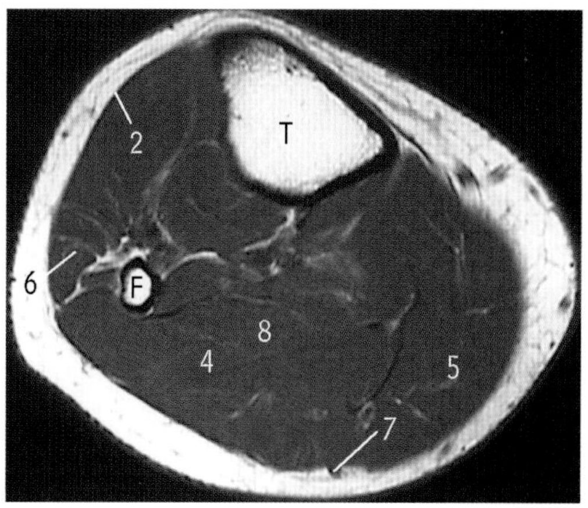

磁共振 TW1 轴位图像,腓肠部。

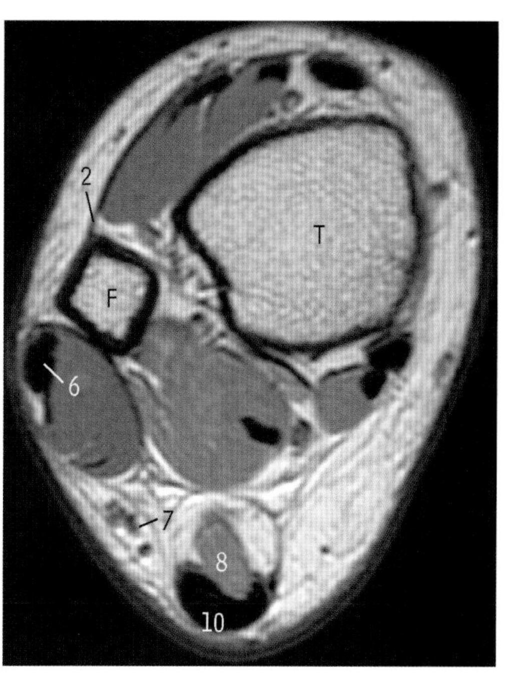

磁共振 TW1 轴位图像,小腿下部。

在膝平面下,隐神经(A11)与大隐静脉(A4)伴行。
在腓肠部,腓神经(C9)与小隐静脉(C7)伴行。

C 左腓肠部 浅层解剖,后面观

1 腓肠肌腱膜 Aponeurosis of gastrocnemius
2 深筋膜 Deep fascia
3 腓肠外侧皮神经 Lateral cutaneous nerve of calf
4 腓肠肌外侧头 Lateral head of gastrocnemius
5 腓肠肌内侧头 Medial head of gastrocnemius
6 腓长肌 Peroneus (fibularis) longus
7 小隐静脉 Small saphenous vein
8 比目鱼肌 Soleus
9 腓神经 Sural nerve
10 跟腱(阿基里斯腱) Tendocalcaneus (Achilles tendon)

冠状动脉旁路移植术见第 355~357 页。

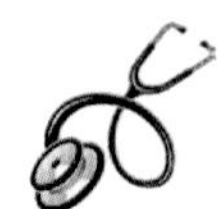

左小腿和踝部 浅表血管和神经

A 内侧面观

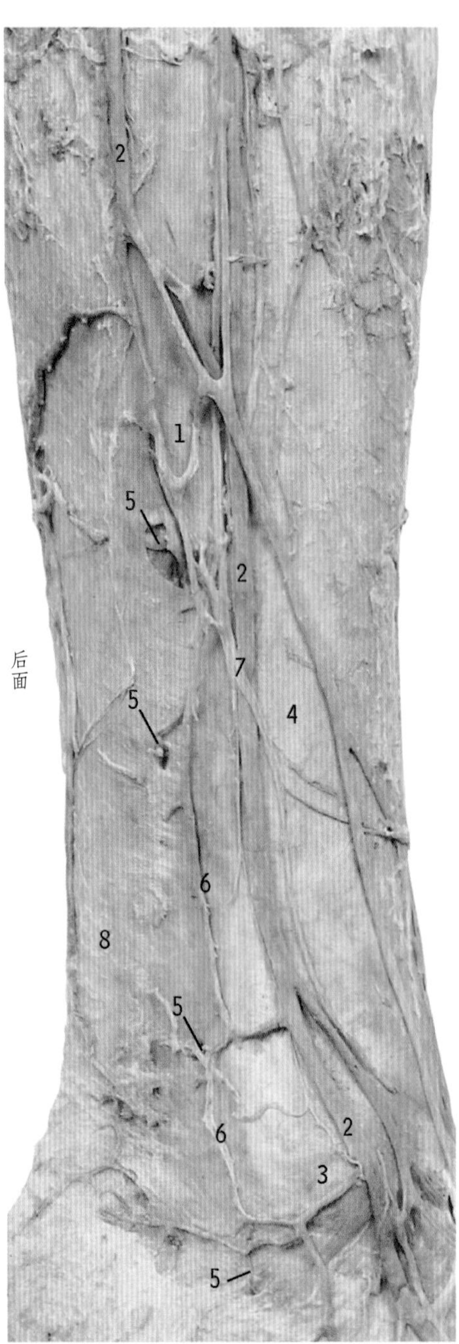

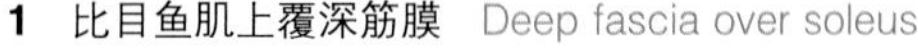

1 比目鱼肌上覆深筋膜 Deep fascia over soleus
2 大隐静脉 Great saphenous vein
3 内踝 Medial malleolus
4 胫骨内侧面(皮下) Medial (subcutaneous) surface of tibia
5 穿静脉 Perforating veins
6 后拱静脉 Posterior arch vein
7 隐神经 Saphenous nerve
8 跟腱(阿基里斯腱) Tendocalcaneus (Achilles tendon)

B 后面观

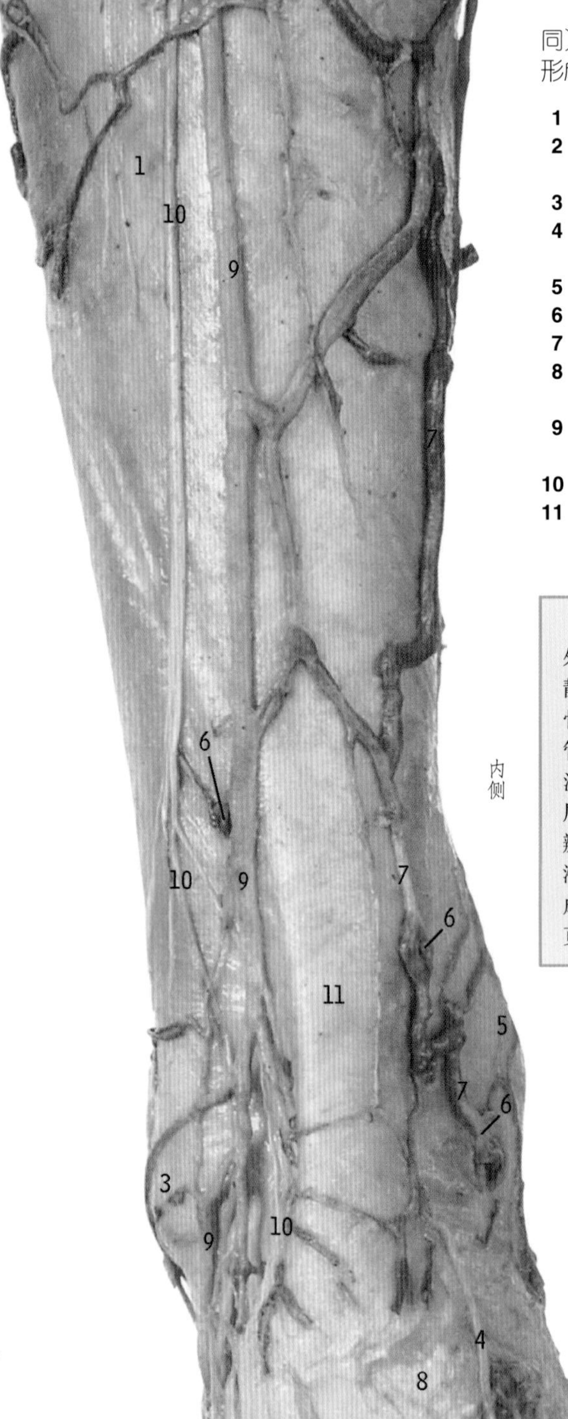

在B图中（与A中标本不同），位于内侧的后弓静脉粗大并形成静脉曲张。

1 深筋膜 Deep fascia
2 足跟纤维脂肪组织 Fibrofatty tissue of heel
3 外踝 Lateral malleolus
4 跟内侧神经 Medial calcanean nerve
5 内踝 Medial malleolus
6 穿静脉 Perforating vein
7 后拱静脉 Posterior arch vein
8 跟骨后表面 Posterior surface of calcaneus
9 小隐静脉 Small saphenous vein
10 腓肠神经 Sural nerve
11 跟腱(筋膜下层部分) Tendocalcaneus (under fascia)

穿静脉，是浅层静脉(深筋膜外侧静脉)与深静脉(深筋膜内侧静脉)之间的交通支位于胫骨、腓骨后侧的收肌管中。这些交通血管内有瓣膜，可确保血液从浅层流向深层。肢体的静脉回流由深层肌肉(位于深筋膜下)泵出。若瓣膜闭锁不全退化或深层静脉阻滞，表层静脉就会压力升高并形成静脉曲张(膨大且扭曲)(见357页)。

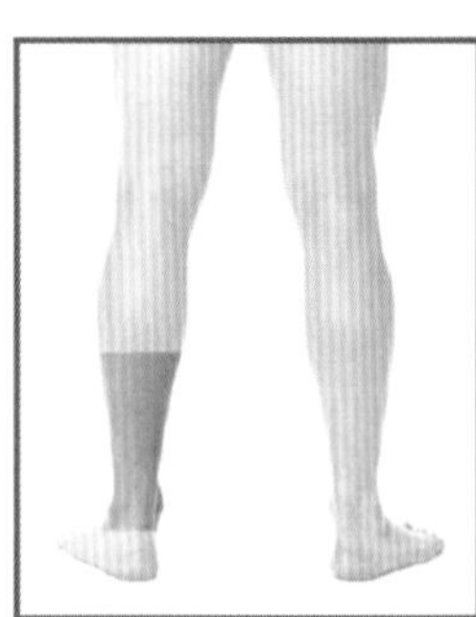

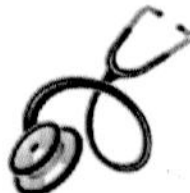

踝关节的静脉曲张溃疡见第355~357页。

A 左侧腘窝以及腓肠近端

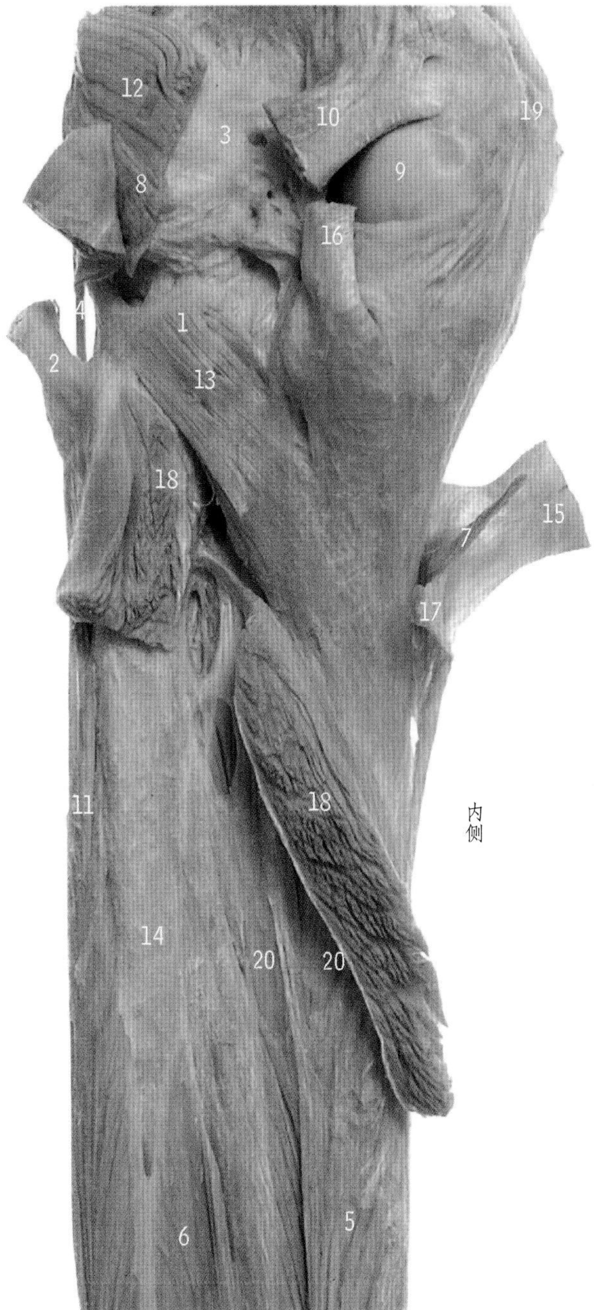

1 腘肌外侧半月板附着点 Attachment of popliteus to lateral meniscus
2 股二头肌 Biceps femoris
3 膝关节囊 Capsule of knee joint
4 腓侧副韧带 Fibular (lateral) collateral ligament
5 趾长屈肌 Flexor digitorum longus
6 踇长屈肌 Flexor hallucis longus
7 股薄肌 Gracilis
8 腓肠肌外侧头 Lateral head of gastrocnemius
9 股骨内侧髁 Medial condyle of femur
10 腓肠肌内侧头 Medial head of gastrocnemius
11 腓骨长肌 Peroneus (fibularis) longus
12 跖肌 Plantaris
13 腘肌 Popliteus
14 腓骨后表面(比目鱼肌已切除) Posterior surface of fibula (soleus removed)
15 缝匠肌 Sartorius
16 半膜肌 Semimembranosus
17 半腱肌 Semitendinosus
18 比目鱼肌 Soleus
19 胫侧(内侧)副韧带 Tibial (medial) collateral ligament
20 胫骨后肌 Tibialis posterior

B 左侧腓肠远端以及踝部

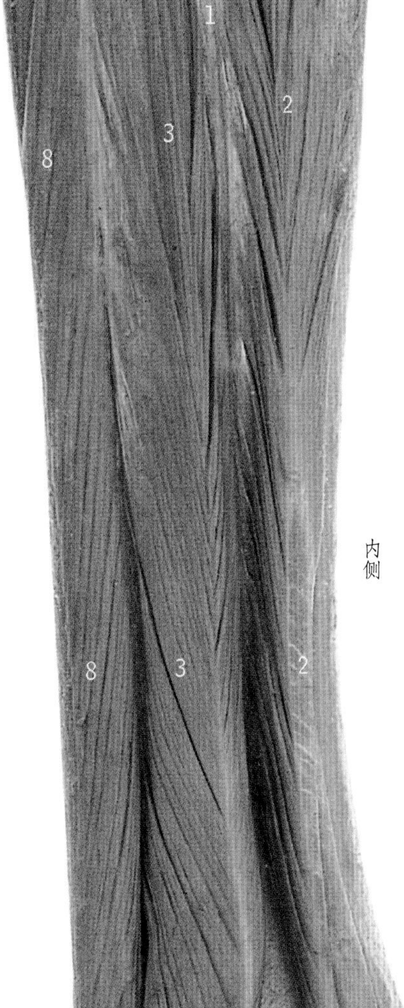

1 后胫骨肌上覆筋膜 Fascia overlying tibialis posterior
2 趾长屈肌 Flexor digitorum longus
3 踇长屈肌 Flexor hallucis longus
4 外踝 Lateral malleolus
5 内踝 Medial malleolus
6 部分屈肌韧带 Part of flexor retinaculum
7 腓骨短肌 Peroneus (fibularis) brevis
8 腓骨长肌 Peroneus (fibularis) longus
9 胫后神经及胫后血管所处部位 Position of posterior tibial vessels and tibial nerve
10 距腓后韧带 Posterior talofibular ligament
11 腓骨上支持带 Superior peroneal (fibular) retinaculum
12 跟腱(阿基里斯腱) Tendocalcaneus (Achilles tendon)
13 胫骨后肌 Tibialis posterior

轴向磁共振，踝关节上方。

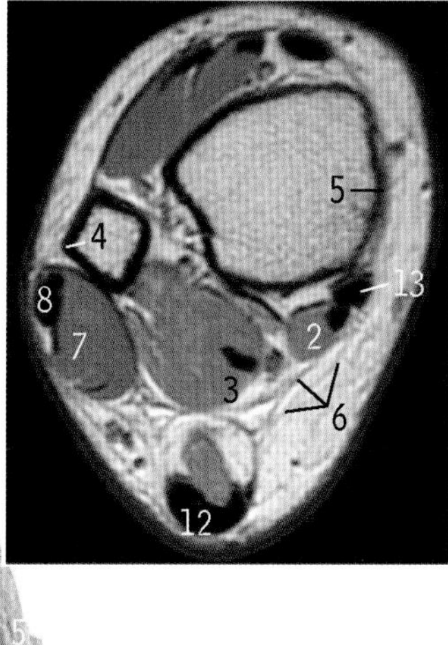

胫骨后肌腱炎见第 355~357 页。

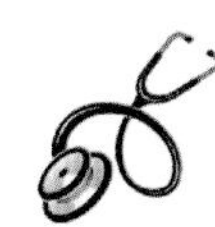

A 右小腿部 后面观

B 右侧腓肠 包括肌肉、神经及静脉

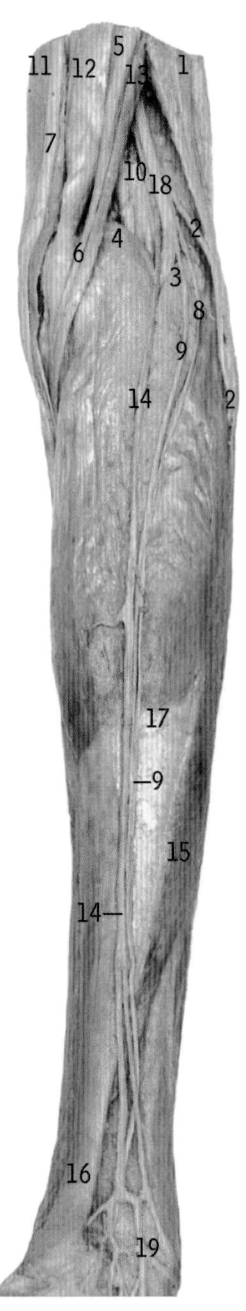

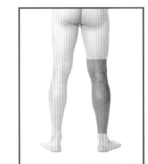

1 **股二头肌** Biceps femoris muscle
2 **腓总神经** Common peroneal (fibular) nerve
3 **腓肠肌,外侧头** Gastrocnemius muscle, lateral head
4 **腓肠肌,内侧头** Gastrocnemius muscle, medial head
5 **股薄肌** Gracilis muscle
6 **股薄肌肌腱** Gracilis tendon
7 **大隐静脉** Great saphenous vein
8 **腓肠外侧皮神经** Lateral sural cutaneous nerve
9 **腓肠内侧皮神经** Medial sural cutaneous nerve
10 **腘静脉** Popliteal vein
11 **缝匠肌** Sartorius muscle
12 **半膜肌** Semimembranosus muscle
13 **半腱肌** Semitendinosus muscle
14 **小隐静脉** Small saphenous vein
15 **比目鱼肌** Soleus muscle
16 **跟腱(阿基里斯腱)** Tendocalcaneus (Achilles)
17 **跟腱(结构)** Tendocalcaneus (formation)
18 **胫神经** Tibial nerve
19 **小隐静脉组成的静脉网** Venous network, formation of small saphenous vein

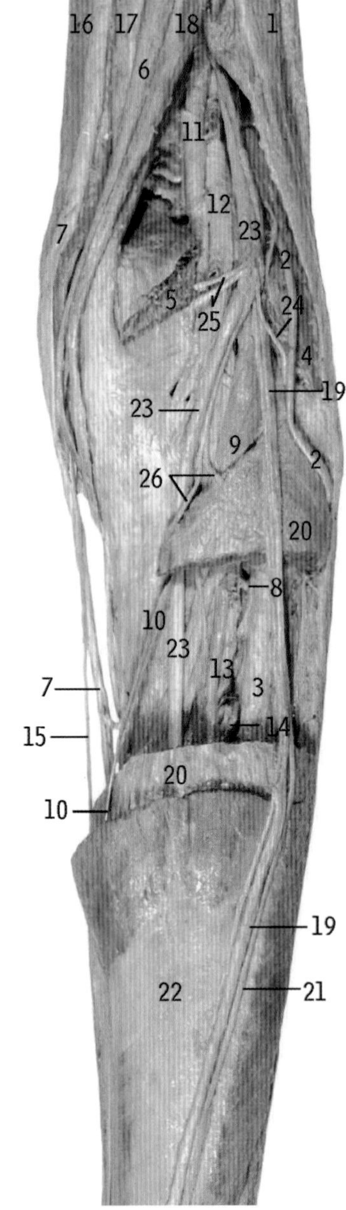
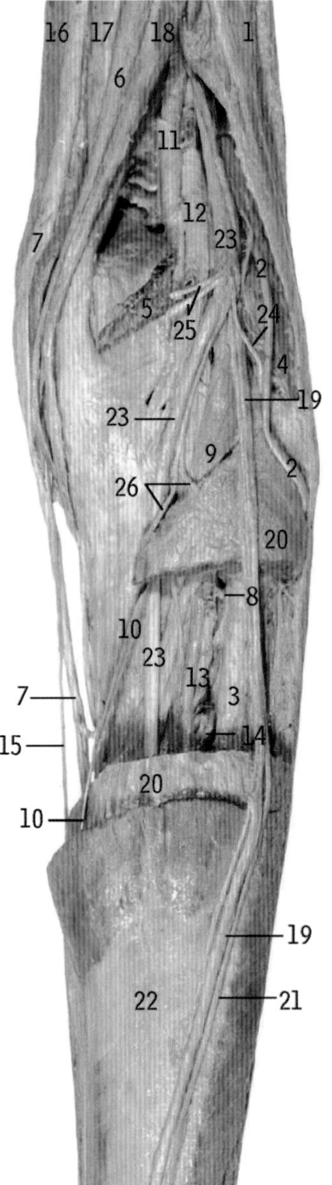

1 **股二头肌** Biceps femoris muscle
2 **腓总神经** Common peroneal (fibular) nerve
3 **腓骨,后表面** Fibula, posterior surface
4 **腓肠肌,外侧头** Gastrocnemius muscle,lateral head
5 **腓肠肌,内侧头** Gastrocnemius muscle, medial head
6 **股薄肌** Gracilis muscle
7 **大隐静脉** Great saphenous vein
8 **腓骨静脉** Peroneal (fibular) vein
9 **跖肌** Plantaris muscle
10 **跖肌肌腱** Plantaris tendon
11 **腘动脉** Popliteal artery
12 **腘静脉** Popliteal vein
13 **胫后动脉和静脉** Posterior tibial artery and vein
14 **胫后静脉和动脉,比目鱼肌支** Posterior tibial artery and vein,soleal branches
15 **隐神经** Saphenous nerve
16 **缝匠肌** Sartorius muscle
17 **半膜肌** Semimembranosus muscle
18 **半腱肌** Semitendinosus muscle
19 **小隐静脉,旁侧移位** Small saphenous veins, displaced laterally
20 **比目鱼肌** Soleus muscle
21 **腓肠神经,旁侧移位** Sural nerve, displaced laterally
22 **跟腱(结构)** Tendocalcaneus (formation)
23 **胫神经** Tibial nerve
24 **胫神经,腓肠肌外侧头肌支** Tibial nerve,muscular branches of lateral head of gastrocnemius
25 **胫神经,腓肠肌内侧头肌支** Tibial nerve, muscular branches of medial head of gastrocnemius
26 **胫神经,比目鱼肌支** Tibial nerve,muscular Branches of soleus

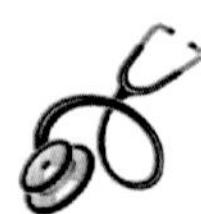

骨筋膜间隙综合征见第 355~357 页。

C 右小腿部 深层解剖

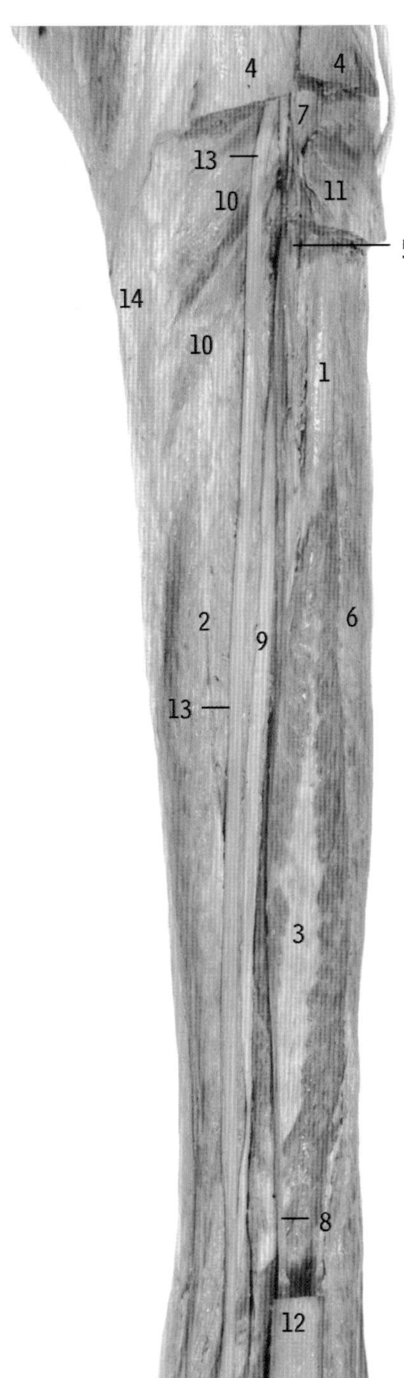

1 腓骨(后表面) Fibula (posterior surface)
2 趾长屈肌 Flexor digitorum longus muscle
3 踇长屈肌 Flexor hallucis longus muscle
4 腓肠肌 Gastrocnemius muscle
5 腓动脉 Peroneal (fibular) artery
6 腓骨长肌 Peroneus(fibularis) longus
7 跖肌 Plantaris muscle
8 跖肌肌腱 Plantaris tendon
9 胫后动脉 Posterior tibial artery
10 腘肌 Popliteus muscle
11 比目鱼肌 Soleus muscle
12 跟腱(阿基里斯腱) Tendocalcaneus(Achilles)
13 胫神经 Tibial nerve
14 胫骨,后表面 Tibia, posterior surface

D 腘部血管造影

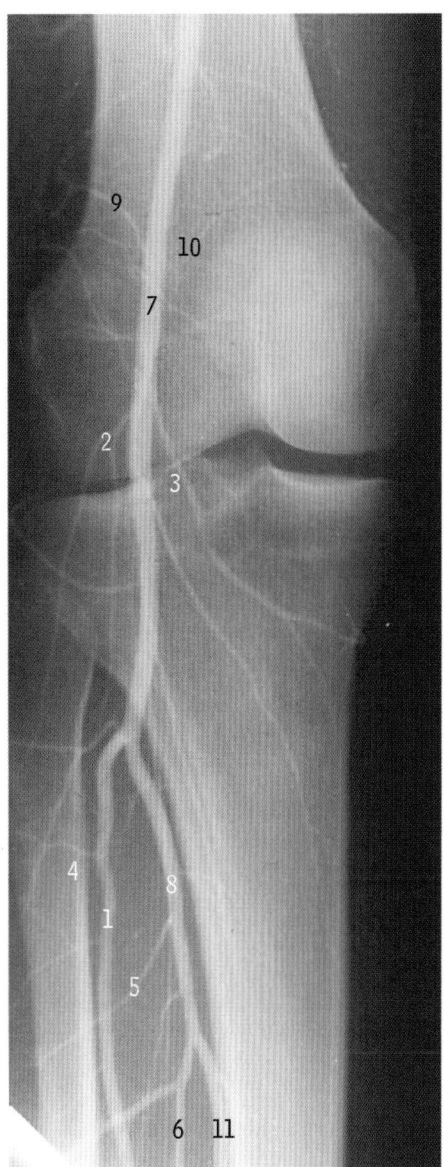

1 胫前动脉 Anterior tibial artery
2 膝下外侧动脉 Inferior lateral genicular artery
3 膝下内侧动脉 Inferior medial genicular artery
4 胫前动脉肌 Muscular branches of anterior tibial artery
5 胫腓主动脉肌 Muscular branches of tibioperoneal trunk
6 腓动脉 Peroneal (fibular) artery
7 腘动脉 Popliteal artery
8 胫腓动脉干 Tibioperoneal trunk
9 膝上外侧动脉 Superior lateral genicular artery
10 膝上内侧动脉 Superior medial genicular artery
11 胫后动脉 Posterior tibial artery

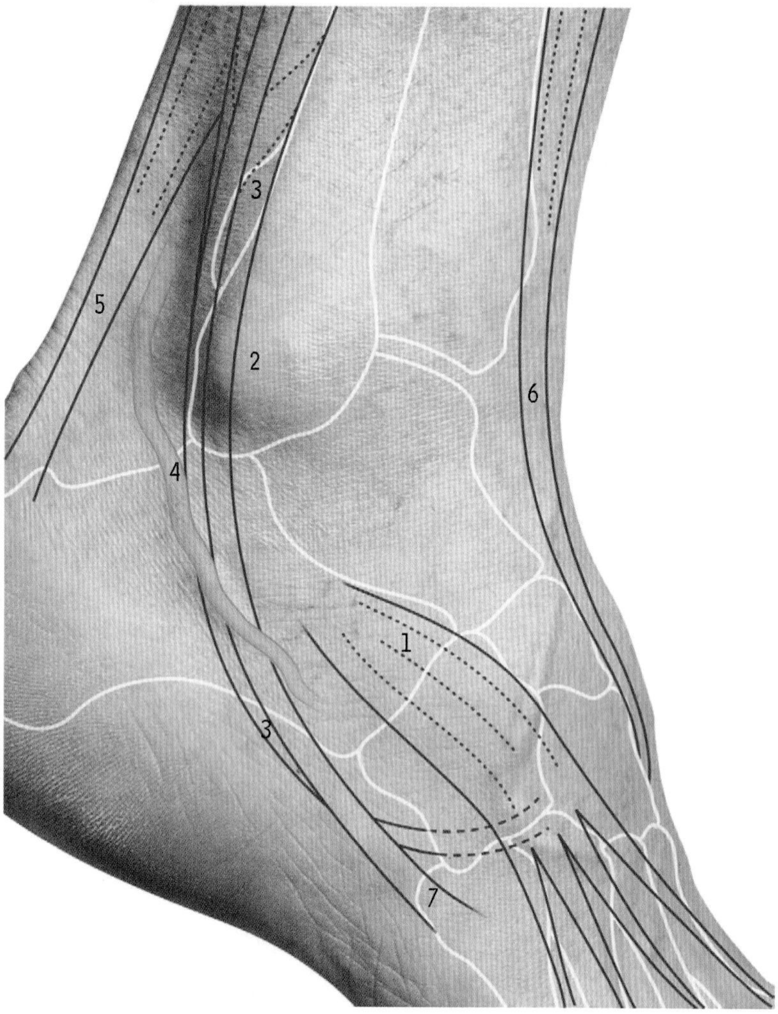

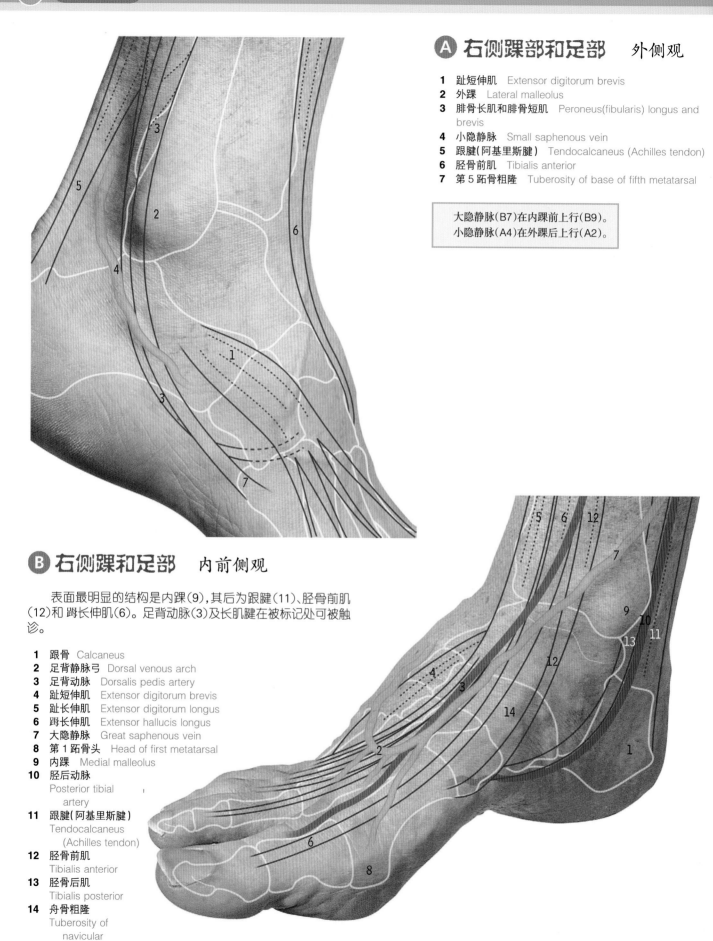

A 右侧踝部和足部 外侧观

1 趾短伸肌 Extensor digitorum brevis
2 外踝 Lateral malleolus
3 腓骨长肌和腓骨短肌 Peroneus(fibularis) longus and brevis
4 小隐静脉 Small saphenous vein
5 跟腱(阿基里斯腱) Tendocalcaneus (Achilles tendon)
6 胫骨前肌 Tibialis anterior
7 第 5 跖骨粗隆 Tuberosity of base of fifth metatarsal

> 大隐静脉(B7)在内踝前上行(B9)。
> 小隐静脉(A4)在外踝后上行(A2)。

B 右侧踝和足部 内前侧观

表面最明显的结构是内踝(9),其后为跟腱(11)、胫骨前肌(12)和 跗长伸肌(6)。足背动脉(3)及长肌腱在被标记处可被触诊。

1 跟骨 Calcaneus
2 足背静脉弓 Dorsal venous arch
3 足背动脉 Dorsalis pedis artery
4 趾短伸肌 Extensor digitorum brevis
5 趾长伸肌 Extensor digitorum longus
6 跗长伸肌 Extensor hallucis longus
7 大隐静脉 Great saphenous vein
8 第 1 跖骨头 Head of first metatarsal
9 内踝 Medial malleolus
10 胫后动脉 Posterior tibial artery
11 跟腱(阿基里斯腱) Tendocalcaneus (Achilles tendon)
12 胫骨前肌 Tibialis anterior
13 胫骨后肌 Tibialis posterior
14 舟骨粗隆 Tuberosity of navicular

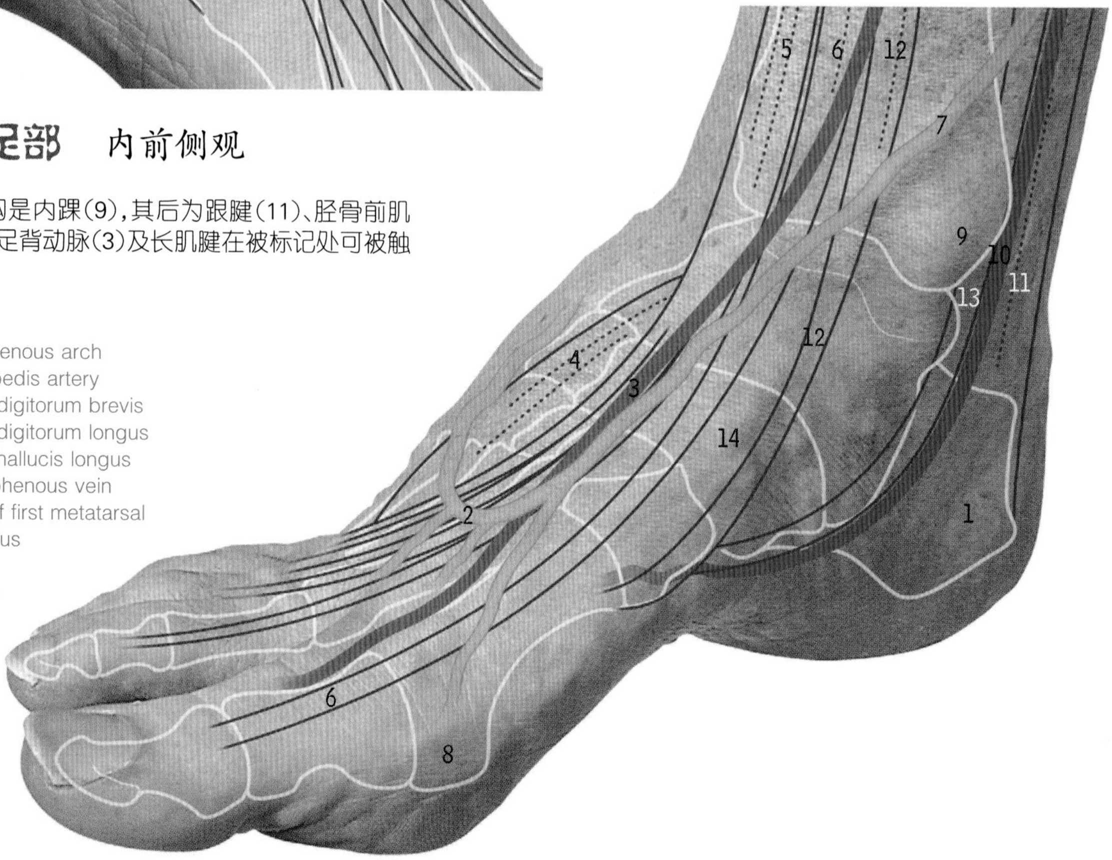

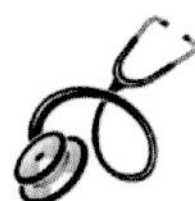

跟腱反射(踝反射)、跟腱断裂、畸形足(马蹄内翻足)和静脉切开术见第 355~357 页。

C 右侧踝部和足部　外侧观

筋膜已移除，而上、下伸肌支持带（16 和 6）以及上、下腓支持带（17 和 7）的增厚部保留。肌腱的滑液鞘标记为蓝色。

1 小趾展肌　Abductor digiti minimi
2 趾伸肌腱帽　Dorsal digital expansion
3 趾短伸肌　Extensor digitorum brevis
4 趾长伸肌　Extensor digitorum longus
5 踇长伸肌　Extensor hallucis longus
6 伸肌下支持带　Inferior extensor retinaculum
7 腓下支持带　Inferior peroneal (fibular) retinaculum
8 外踝　Lateral malleolus
9 跟骨外侧面　Lateral surface of calcaneus
10 腓浅神经内、外支　Medial and lateral branches of superficial peroneal (fibular) nerve
11 腓短肌　Peroneus (fibularis) brevis
12 腓长肌　Peroneus(fibularis) longus
13 第 3 腓骨肌　Peroneus (fibularis) tertius
14 比目鱼肌　Soleus
15 腓骨皮下部位　Subcutaneous area of fibula
16 伸肌上支持带　Superior extensor retinaculum
17 腓骨上支持带　Superior peroneal (fibular) retinaculum
18 腓肠神经　Sural nerve
19 跟腱（阿基里斯腱）　Tendocalcaneus (Achilles tendon)
20 胫骨前缘　Tibialis anterior

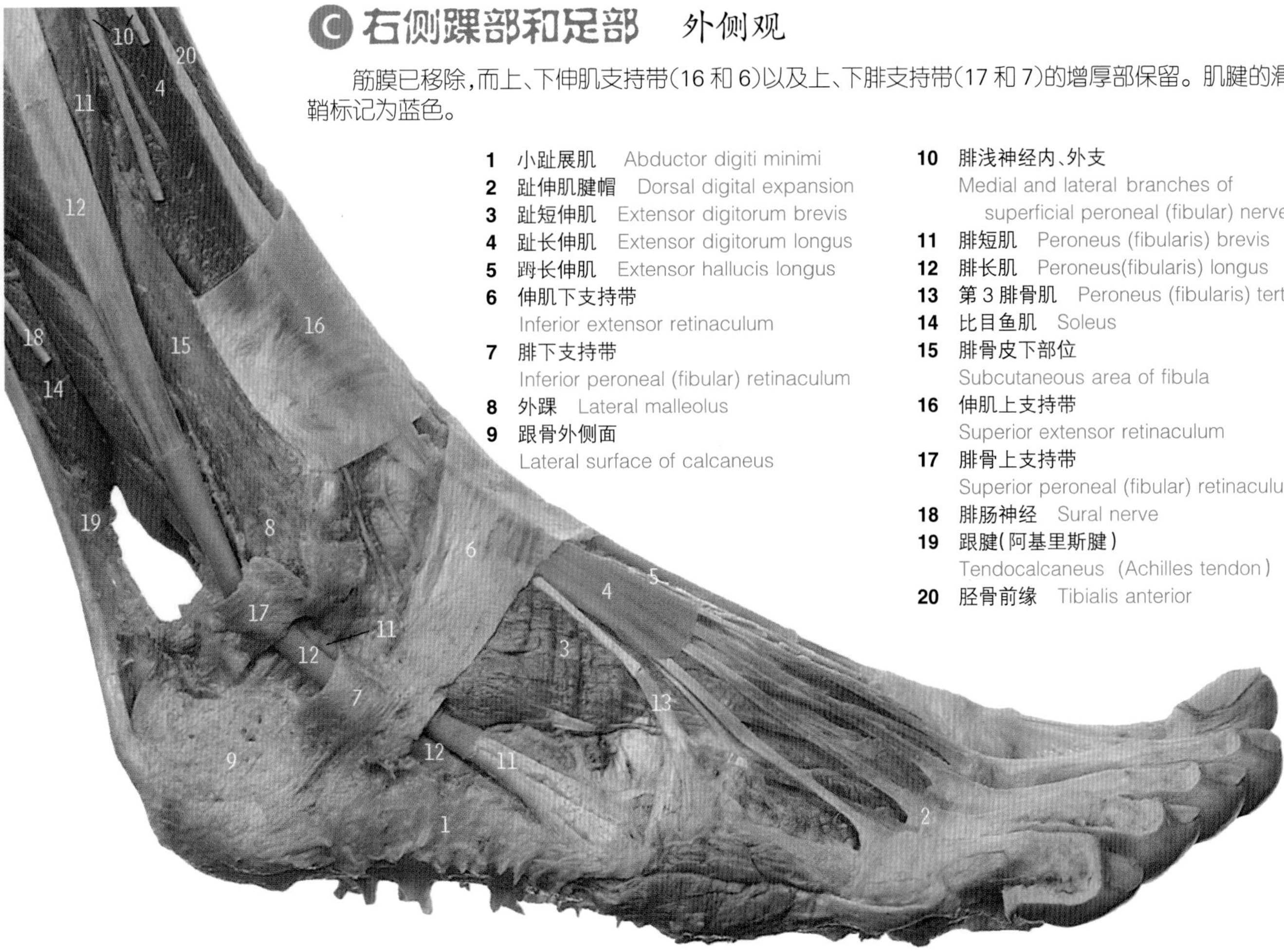

D 右踝和足　内侧观

1 踇展肌　Abductor hallucis
2 踇长伸肌　Extensor hallucis longus
3 趾长屈肌　Flexor digitorum longus
4 踇长屈肌　Flexor hallucis longus
5 屈肌韧带　Flexor retinaculum
6 伸肌下支持带（下侧带）　Inferior extensorretinaculum (lower band)
7 伸肌下支持带（上侧带）　Inferior extensor retinaculum (upper band)
8 跟内侧神经　Medial calcanean nerve
9 内踝　Medial malleolus
10 胫骨内侧面　Medial surface of tibia
11 跖肌肌腱　Plantaris tendon
12 跟骨后面　Posterior surface of calcaneus
13 胫后动脉及伴行静脉　Posterior tibial artery and venae comitantes
14 比目鱼肌　Soleus
15 跟腱（阿基里斯腱）　Tendocalcaneus (Achilles Tendon)
16 胫神经　Tibial nerve
17 胫骨前肌　Tibialis anterior
18 胫骨后肌　Tibialis posterior

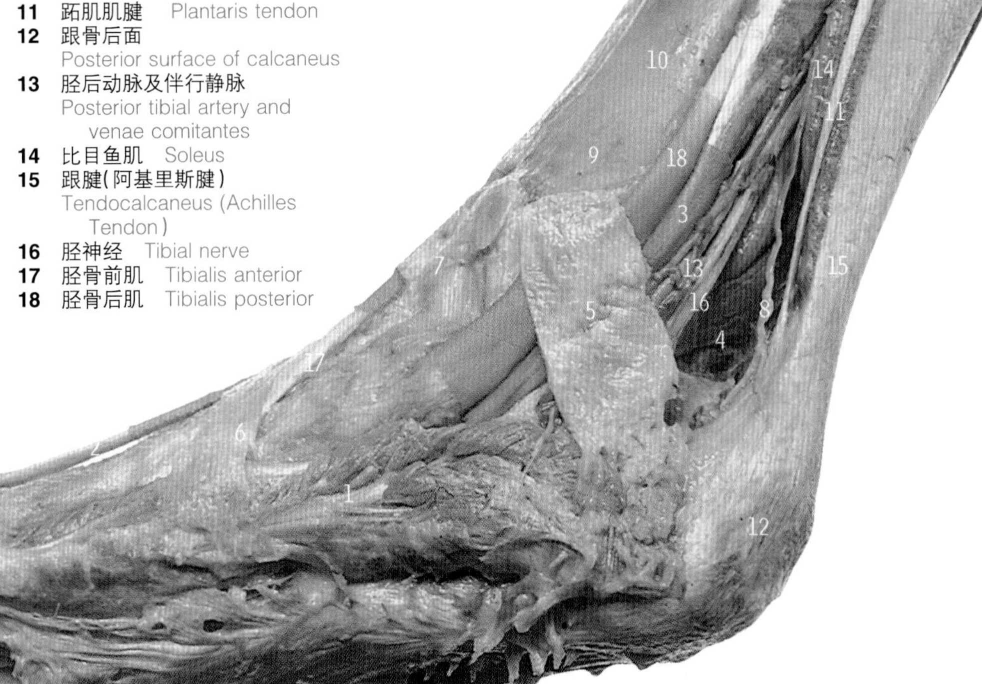

踝关节镜检查见第 355~357 页。

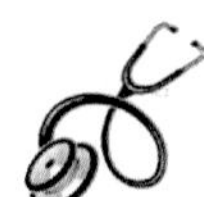

A 右小腿部和踝部 内后面观

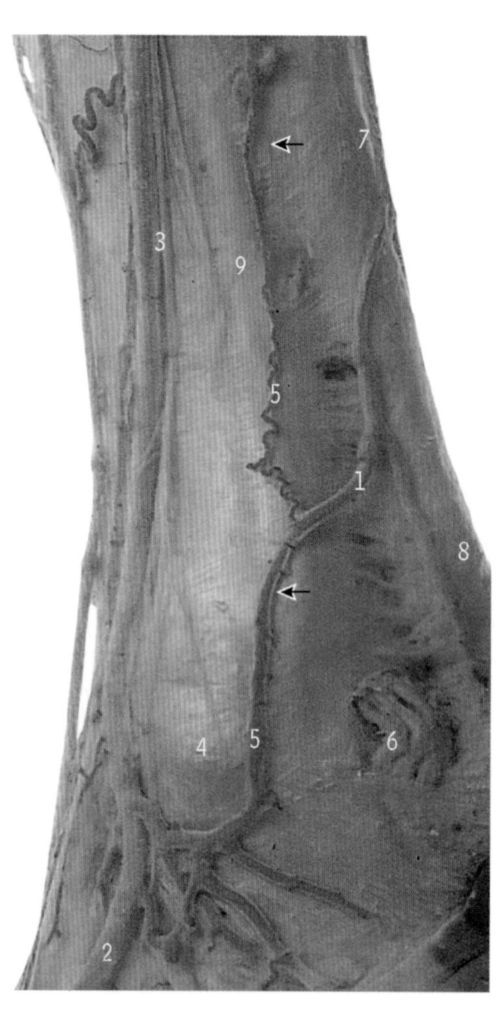

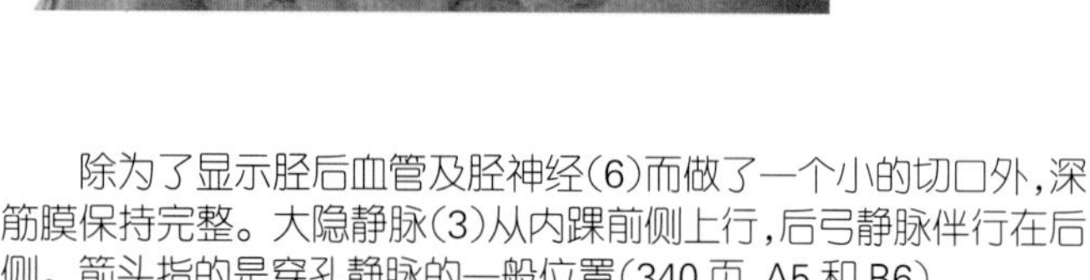

除为了显示胫后血管及胫神经(6)而做了一个小的切口外,深筋膜保持完整。大隐静脉(3)从内踝前侧上行,后弓静脉伴行在后侧。箭头指的是穿孔静脉的一般位置(340 页,A5 和 B6)。

1 和小隐静脉交通 Communication with small saphenous vein
2 足背静脉弓 Dorsal venous arch
3 大隐静脉和隐神经 Great saphenous vein and saphenous nerve
4 内踝 Medial malleolus
5 后弓静脉 Posterior arch vein
6 胫后血管及胫神经 Posterior tibial vessels and tibial nerve
7 小隐静脉 Small saphenous vein
8 跟腱(阿基里斯腱) Tendocalcaneus (Achilles tendon)
9 深筋膜下覆胫骨后肌及趾长屈肌 Tibialis posterior and flexor digitorum longus underlying deep fascia

B 右踝 内侧面观

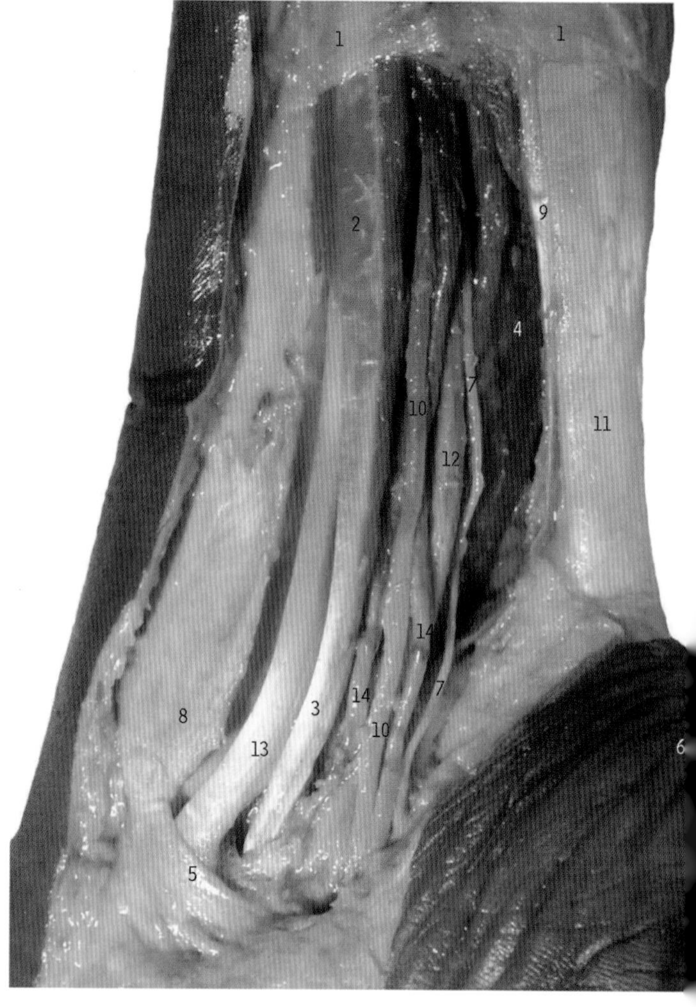

1 腓深筋膜 Deep fascia of calf
2 趾长屈肌 Flexor digitorum longus
3 趾长屈肌,肌腱 Flexor digitorum longus, tendon
4 踇长屈肌 Flexor hallucis longus
5 屈肌支持带 Flexor retinaculum
6 足跟 Heel
7 跟内侧神经 Medial calcanean nerve
8 内踝,胫骨 Medial malleolus, tibia
9 跖肌肌腱 Plantaris tendon
10 胫后动脉 Posterior tibial artery
11 跟腱(阿基里斯腱) Tendocalcaneus (Achilles tendon)
12 胫神经 Tibial nerve
13 胫骨后肌肌腱 Tibialis posterior tendon
14 胫后动脉伴行静脉 Venae comitantes of posterior tibial artery

一般位于比目鱼肌内其深部的腓肠部深静脉是潜在的静脉曲张血栓发生区域(见 355 页)。

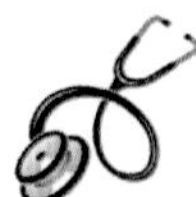

腿部溃疡和静脉曲张见第 355~357 页。

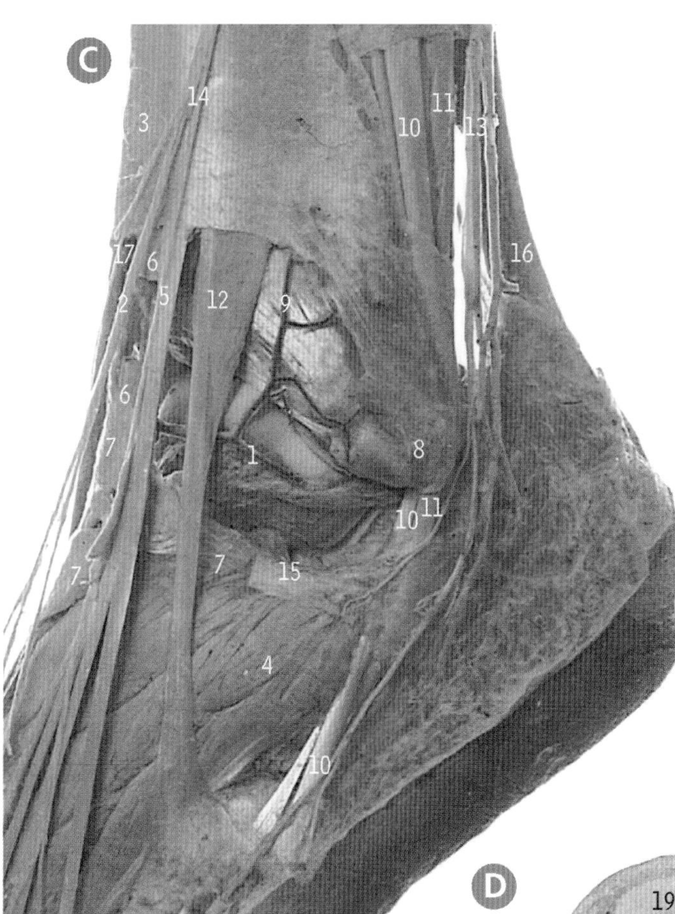

C 右侧踝部和足部 前外侧观

图中所示为足跖屈且部分踝关节囊被移除以显示距骨(1)。第三腓骨肌腱(12)和趾长伸肌腱(5)位于趾短伸肌(4)表面,腓肠神经和小隐静脉(13)穿行于外踝(8)后侧。

1 距骨上行踝外前动脉(踝关节囊已移除)
Anterior lateral malleolar artery overlying talus (ankle joint capsule removed)
2 胫前血管及腓深神经
Anterior tibial vessels and deep peroneal (fibular) nerve
3 形成上伸肌韧带的深筋膜
Deep fascia forming superior extensor retinaculum
4 趾短伸肌 Extensor digitorum brevis
5 趾长伸肌 Extensor digitorum longus
6 踇长伸肌 Extensor hallucis longus
7 下伸肌韧带(部分移除)
Inferior extensor retinaculum (partly removed)
8 外踝 Lateral malleolus
9 腓动脉穿支 Perforating branch of peroneal (fibular) artery
10 腓骨短肌 Peroneus (fibularis) brevis
11 腓骨长肌 Peroneus (fibularis) longus
12 第3腓骨肌 Peroneus (fibularis) tertius
13 小隐静脉及腓神经 Small saphenous vein and sural nerve
14 腓浅神经 Superficial peroneal (fibular) nerve
15 跗骨窦 Tarsal sinus
16 跟腱(阿基里斯腱) Tendocalcaneus (Achilles tendon)
17 胫骨前肌 Tibialis anterior

左踝

D 横断面

E 轴位磁共振成像

这幅图以从上至下的视角显示了踝部肌腱、血管及神经的位置。距骨(18)在中央位置,内踝(9)在图中左侧,而外踝(8)在右侧。大隐静脉(7)和隐神经(15)在内踝前侧,而胫骨后肌腱(22)紧邻其后。小隐静脉(16)和腓神经(17)在外踝后,同时有腓骨长肌腱(11)和腓骨短肌腱(10)位于其间。在踝前部,足背血管(2)和腓深神经(1)在 踇长伸肌腱(4)和趾长伸肌腱(3)之间。在内踝(9)和胫骨后肌(22)后侧,胫后血管(14)和胫神经(20)在趾长屈肌腱(5)和 踇长屈肌腱(6)之间。

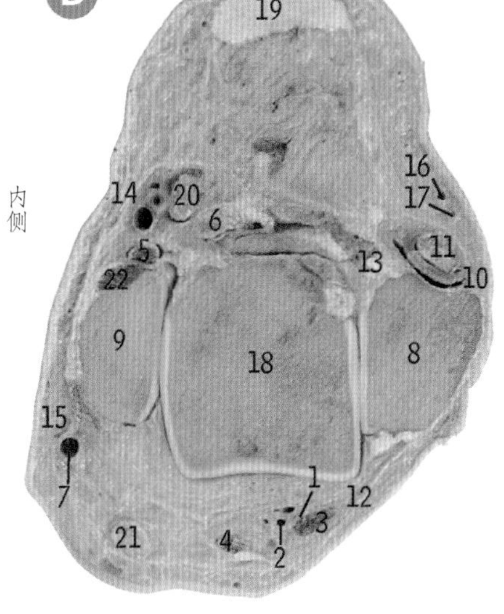

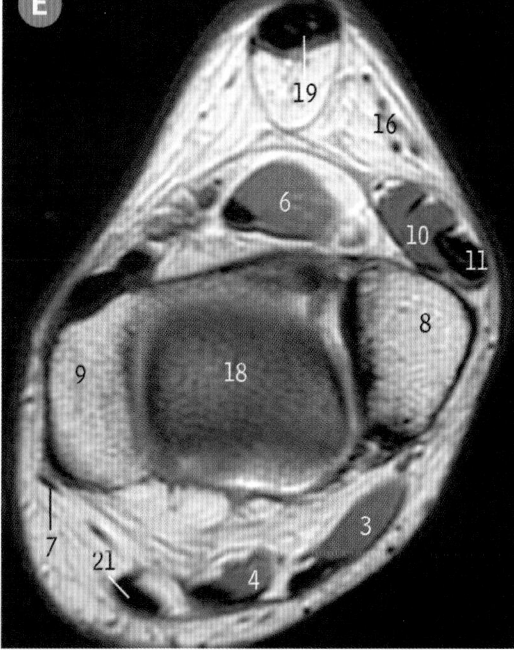

1 腓深神经 Deep peroneal (fibular) nerve
2 足背动脉和伴行静脉
Dorsalis pedis artery and venae comitantes
3 趾长伸肌 Extensor digitorum longus
4 踇长伸肌 Extensor hallucis longus
5 趾长屈肌 Flexor digitorum longus
6 踇长屈肌 Flexor hallucis longus
7 大隐静脉 Great saphenous vein
8 腓骨外踝部 Lateral malleolus of fibula
9 胫骨内踝部 Medial malleolus of tibia
10 腓骨短肌 Peroneus (fibularis) brevis
11 腓骨长肌 Peroneus (fibularis) longus
12 第3腓骨肌 Peroneus (fibularis) tertius
13 距腓后韧带 Posterior talofibular ligament
14 胫后动脉及伴行静脉
Posterior tibial artery and venae comitantes
15 隐神经 Saphenous nerve
16 小隐静脉 Small saphenous vein
17 腓神经 Sural nerve
18 距骨 Talus
19 跟腱(阿基里斯腱)
Tendocalcaneus (Achilles tendon)
20 胫神经 Tibial nerve
21 胫骨前肌 Tibialis anterior
22 胫骨后肌 Tibialis posterior

夏柯足见第 355~357 页。

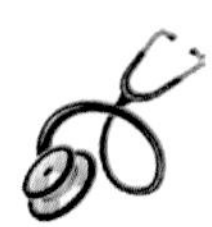

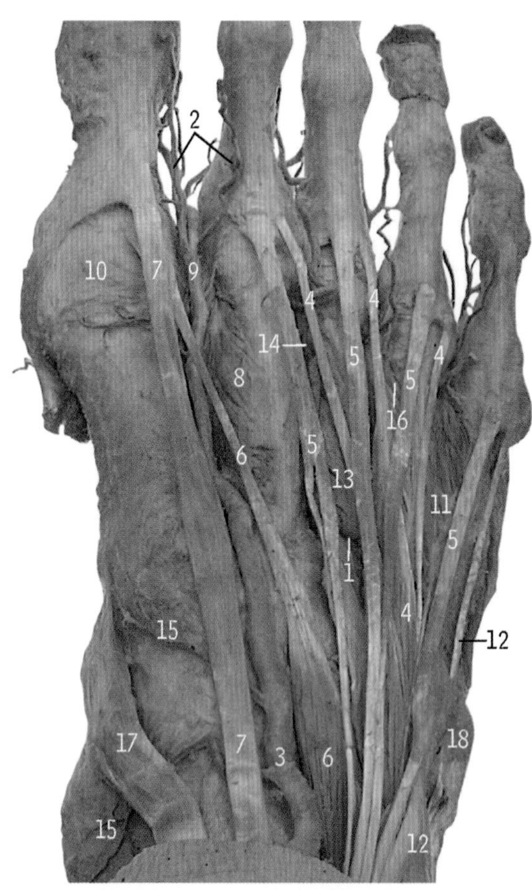

A 右足足背

1 弓状动脉 Arcuate artery
2 趾动脉 Digital arteries
3 足背动脉 Dorsalis pedis artery
4 趾短伸肌 Extensor digitorum brevis
5 趾长伸肌 Extensor digitorum longus
6 踇短伸肌 Extensor hallucis brevis
7 踇长伸肌 Extensor hallucis longus
8 第 1 背侧骨间肌 First dorsal interosseous
9 第 1 跖骨背侧动脉 First dorsal metatarsal artery
10 第 1 跖骨关节 First metatarsophalangeal joint
11 第 4 背侧骨间肌 Fourth dorsal interosseous
12 第 3 腓骨肌 Peroneus (fibularis) tertius
13 第 2 背侧骨间肌 Second dorsal interosseous
14 第 2 跖骨背侧动脉 Second dorsal metatarsal artery
15 跗骨动脉 Tarsal arteries
16 第 3 背侧骨间肌 Third dorsal interosseous
17 胫骨前肌 Tibialis anterior
18 第 5 跖骨及腓短侧基部结节 Tuberosity of base of fifth metatarsal and peroneus (fibularis) brevis

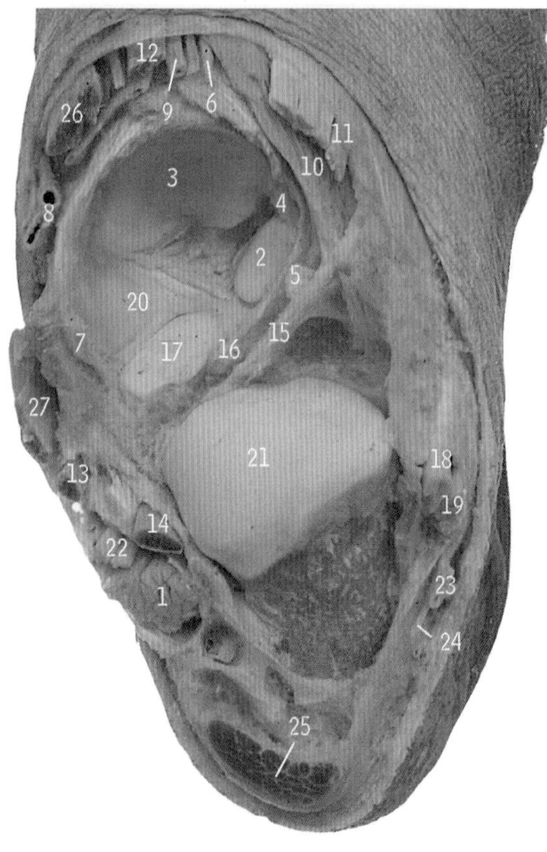

B 右侧距跟关节及距跟舟关节

为显示跟骨关节面(21、17 和 2)以及舟骨(3)和跟舟足底韧带(20),距骨已移除。

1 踇展肌 Abductor hallucis
2 距跟前关节面 Anterior articular surface on calcaneus for talus
3 距舟关节面 Articular surface on navicular for talus
4 分叉韧带跟舟部分 Calcaneonavicular part of bifurcate ligament
5 颈韧带 Cervical ligament
6 腓深神经 Deep peroneal (fibular) nerve
7 三角韧带 Deltoid ligament
8 背静脉弓 Dorsal venous arch
9 足背动脉及伴行静脉 Dorsalis pedis artery and vena comitans
10 趾短伸肌 Extensor digitorum brevis
11 趾长伸肌 Extensor digitorum longus
12 踇长伸肌 Extensor hallucis longus
13 趾短屈肌 Flexor digitorum longus
14 踇短屈肌 Flexor hallucis longus
15 下伸肌支持带 Inferior extensor retinaculum
16 骨间距跟韧带 Interosseous talocalcanean ligament
17 距骨跟骨上中关节面 Middle articular surface on calcaneus for talus
18 腓骨短肌 Peroneus (fibularis) brevis
19 腓骨长肌 Peroneus (fibularis) longus
20 跟舟足底韧带 Plantar calcaneonavicular (spring) ligament
21 距跟后关节面 Posterior articular surface on calcaneus for talus
22 胫后血管及足底内、外侧神经 Posterior tibial vessels and medial and lateral plantar nerves
23 小隐静脉 Small saphenous vein
24 腓神经 Sural nerve
25 跟腱(阿基里斯腱) Tendocalcaneus (Achilles tendon)
26 胫骨前肌 Tibialis anterior
27 胫骨后肌 Tibialis posterior

临床医生有时用距下关节这一术语同时指距跟舟关节的距跟部以及距跟关节,这是因为距骨下方的这些关节使得足部在颈韧带轴水平能够进行内翻和外翻。

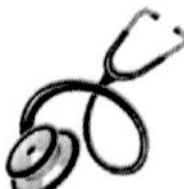

踝关节阻滞,恶性黑色素瘤和踝管综合征见第 355~357 页。

左侧踝部和足部 韧带

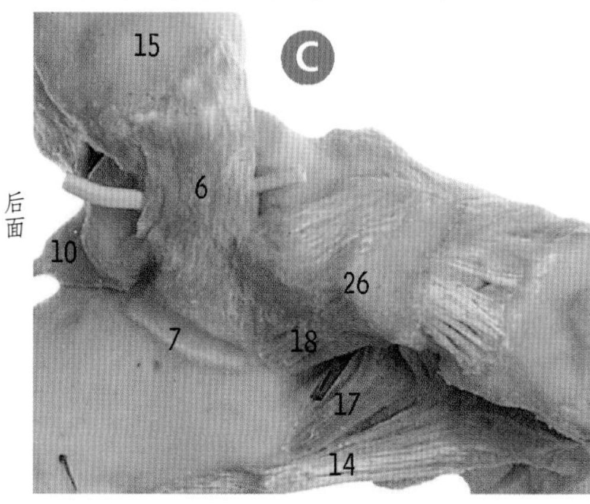

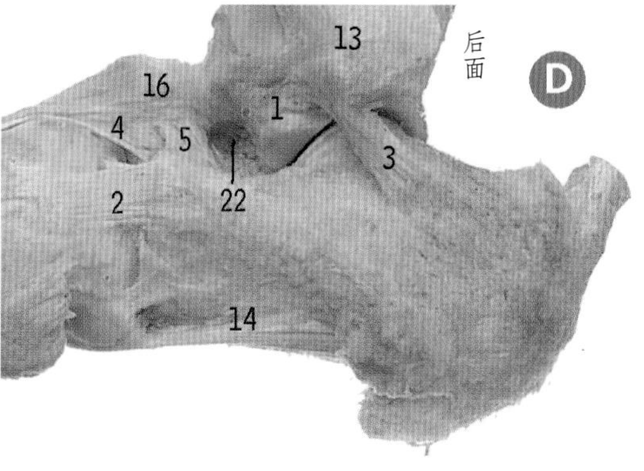

C 内侧观

D 外侧观

E 后面观

在 C 图中,内踝(15)下侧的蓝色标志穿行于三角韧带(6)的深层与浅层之间。舟骨(26)结节下的绿色标志穿行于跟骰足底韧带及跟骰底短韧带（18 和 17)之间。

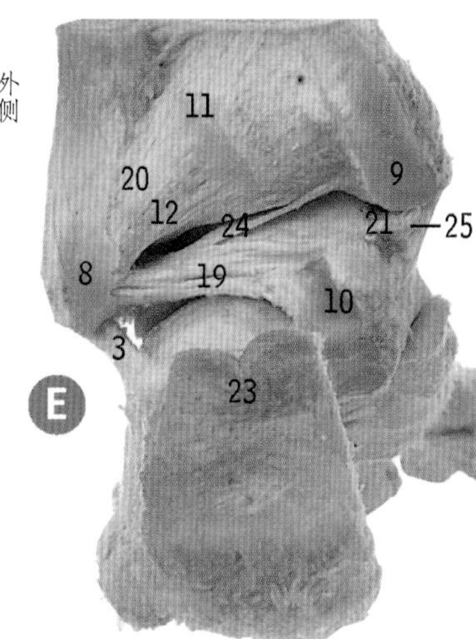

1 距腓前韧带 Anterior talofibular ligament
2 分岐韧带跟骰部 Calcaneocuboid part of bifurcate ligament
3 跟腓韧带 Calcaneofibular ligament
4 分岐韧带跟舟部 Calcaneonavicular part of bifurcate ligament
5 项韧带 Cervical ligament
6 三角韧带 Deltoid ligament
7 跗长屈肌距骨沟 Groove below sustentaculum tali for flexor hallucis longus
8 腓短肌外踝沟 Groove on lateral malleolus for peroneus (fibularis) brevis
9 胫骨后肌内踝沟 Groove on medial malleolus for tibialis posterior
10 跗长屈肌距骨沟 Groove on talus for flexor hallucis longus
11 跗长屈肌胫骨沟 Groove on tibia for flexor hallucis longus
12 下横韧带 Inferior transverse ligament
13 外踝 Lateral malleolus
14 跖长韧带 Long plantar ligament
15 内踝 Medial malleolus
16 距骨颈 Neck of talus
17 跟骰底短韧带 Plantar calcaneocuboid(short plantar) ligament
18 跟骰足底韧带 Plantar calcaneonavicular(spring) ligament
19 距腓后韧带 Posterior talofibular ligament
20 胫腓后韧带 Posterior tibiofibular ligament
21 三角韧带后胫距部 Posterior tibiotalar part of deltoid ligament
22 跗骨窦 Tarsal sinus
23 跟腱(阿基里斯腱) Tendocalcaneus (Achilles tendon)
24 距腓后韧带胫骨滑坡 Tibial slip of posterior talofibular ligament
25 三角肌韧带胫跟部 Tibiocalcanean part of deltoid ligament
26 舟骨结节 Tuberosity of navicular

F 左足 矢状切面,右侧观

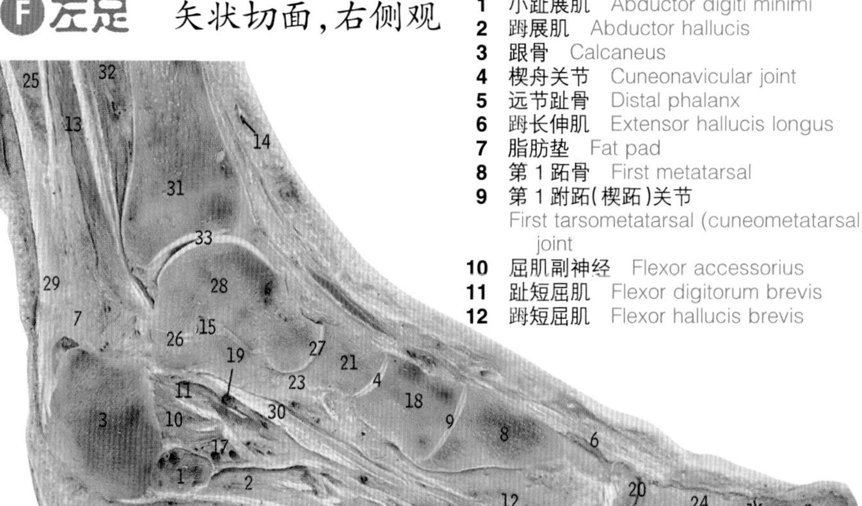

1 小趾展肌 Abductor digiti minimi
2 跗展肌 Abductor hallucis
3 跟骨 Calcaneus
4 楔舟关节 Cuneonavicular joint
5 远节趾骨 Distal phalanx
6 跗长伸肌 Extensor hallucis longus
7 脂肪垫 Fat pad
8 第 1 跖骨 First metatarsal
9 第 1 跗跖(楔跖)关节 First tarsometatarsal (cuneometatarsal) joint
10 屈肌副神经 Flexor accessorius
11 趾短屈肌 Flexor digitorum brevis
12 跗短屈肌 Flexor hallucis brevis
13 跗长屈肌 Flexor hallucis longus
14 大隐静脉 Great saphenous vein
15 骨间距跟韧带 Interosseous talocalcanean ligament
16 趾骨间关节 Interphalangeal joint
17 足底外侧神经及血管 Lateral plantar nerve and vessels
18 内侧楔骨 Medial cuneiform
19 足底内侧动脉 Medial plantar artery
20 足大趾跖趾关节 Metatarsophalangeal joint of great toe
21 舟骨 Navicular
22 足底腱膜 Plantar aponeurosis
23 跟舟跖侧韧带 Plantar calcaneonavicular (spring) ligament
24 近节趾骨 Proximal phalanx
25 比目鱼肌 Soleus muscle
26 距跟(距下)关节 Talocalcanean (subtalar) joint
27 距跟舟关节距舟部 Talonavicular part of talocalcaneonavicular joint
28 距骨 Talus
29 跟腱(阿基里斯腱) Tendocalcaneus (Achilles tendon)
30 肌腱 Tendon of flexor hallucis
31 胫骨 Tibia
32 胫骨后肌 Tibialis posterior muscle
33 踝关节胫距部 Tibiotalar part of ankle joint

踝部扭伤见第 355~357 页。

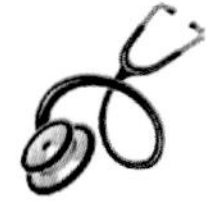

左足足底

A 足底腱膜

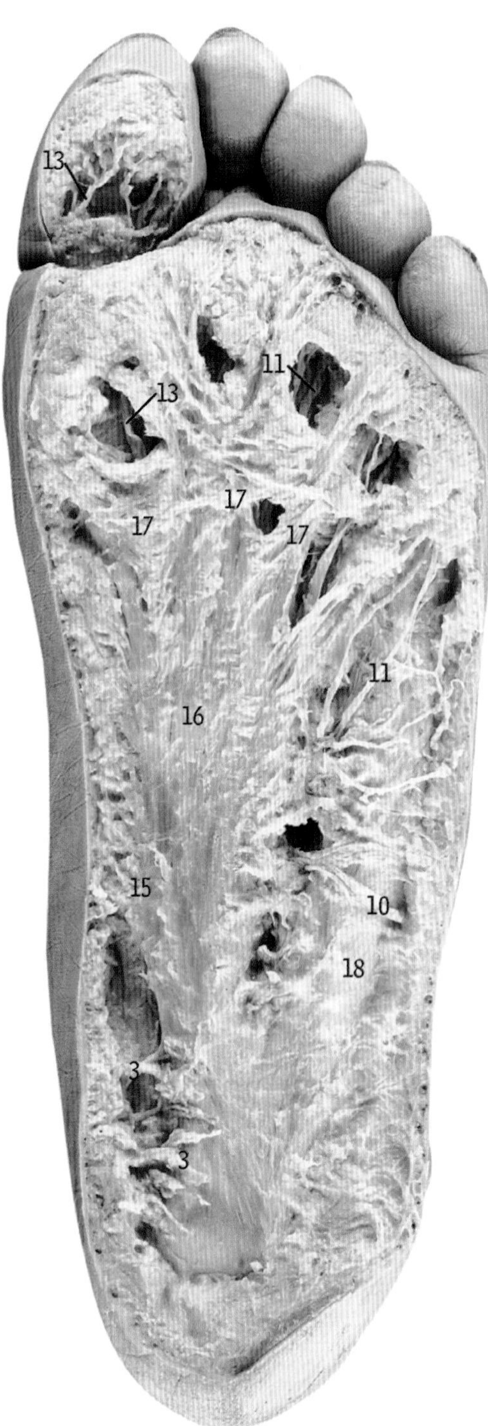

足底皮肤已被移除，显示中央增厚，内外侧薄的足底腱膜。

B 浅层神经肌肉

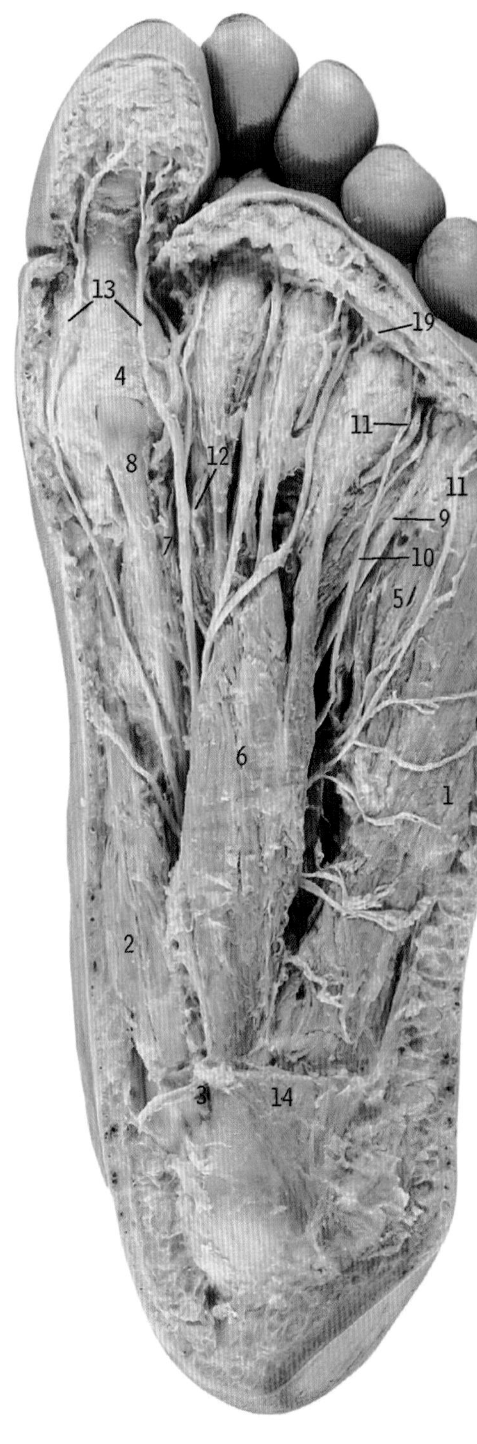

足底浅神经、动脉及肌肉位于足底腱膜深层。

1 小趾展肌 Abductor digiti minimi
2 踇展肌 Abductor hallucis
3 跟骨神经血管束 Calcaneal neurovascular bundle
4 屈肌纤维鞘 Fibrous flexor sheath
5 小趾短屈肌 Flexor digiti minimi brevis
6 趾短屈肌 Flexor digitorum brevis
7 踇短屈肌 Flexor hallucis brevis
8 踇长屈肌 Flexor hallucis longus
9 足底外侧动脉 Lateral plantar artery
10 足底外侧神经 Lateral plantar nerve
11 足底外侧神经，趾端分支 Lateral plantar nerve, digital branches
12 蚓状肌 Lumbrical
13 足底内侧神经，趾端分支 Medial plantar nerve, digital branches
14 足底腱膜 Plantar aponeurosis
15 足底腱膜，下覆 踇展肌 Plantar aponeurosis, overlying abductor hallucis
16 足底腱膜，下覆趾短屈肌 Plantar aponeurosis, overlying flexor digitorum brevis
17 足底腱膜，趾部纤维束 Plantar aponeurosis, digital slips
18 足底腱膜，下覆小趾展肌 Plantar aponeurosis, overlying abductor digiti minimi
19 跖横韧带浅层 Superficial transverse metatarsal ligament

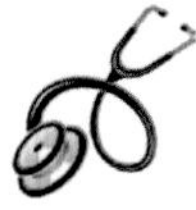

扁平足（平底足）、足底筋膜炎见第 355~357 页。

左足足底

C 趾短屈肌已移除

D 趾长屈肌已移除

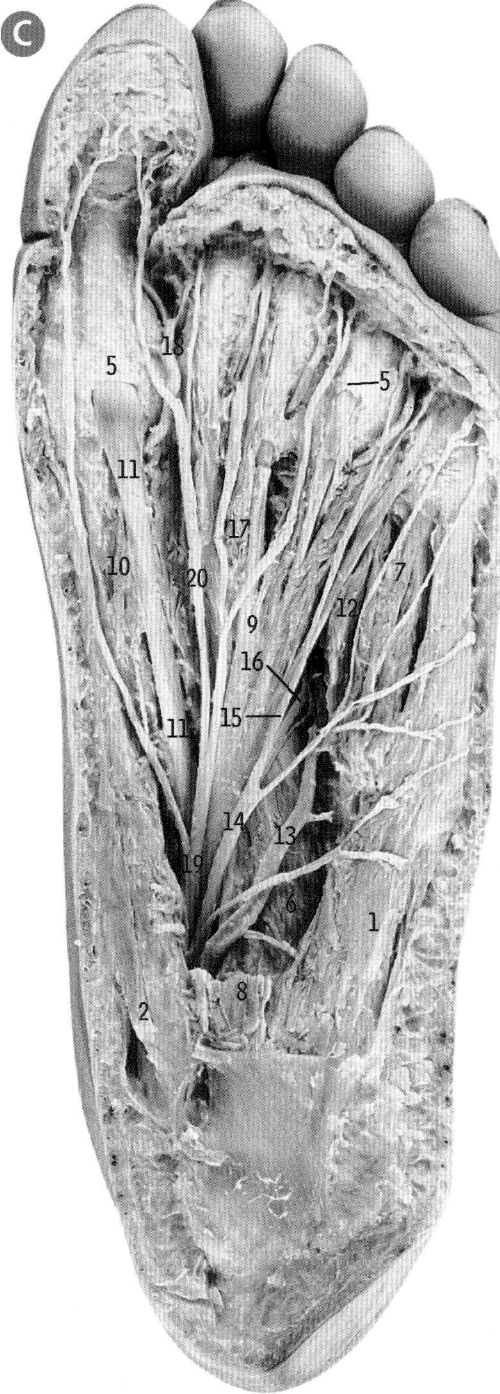

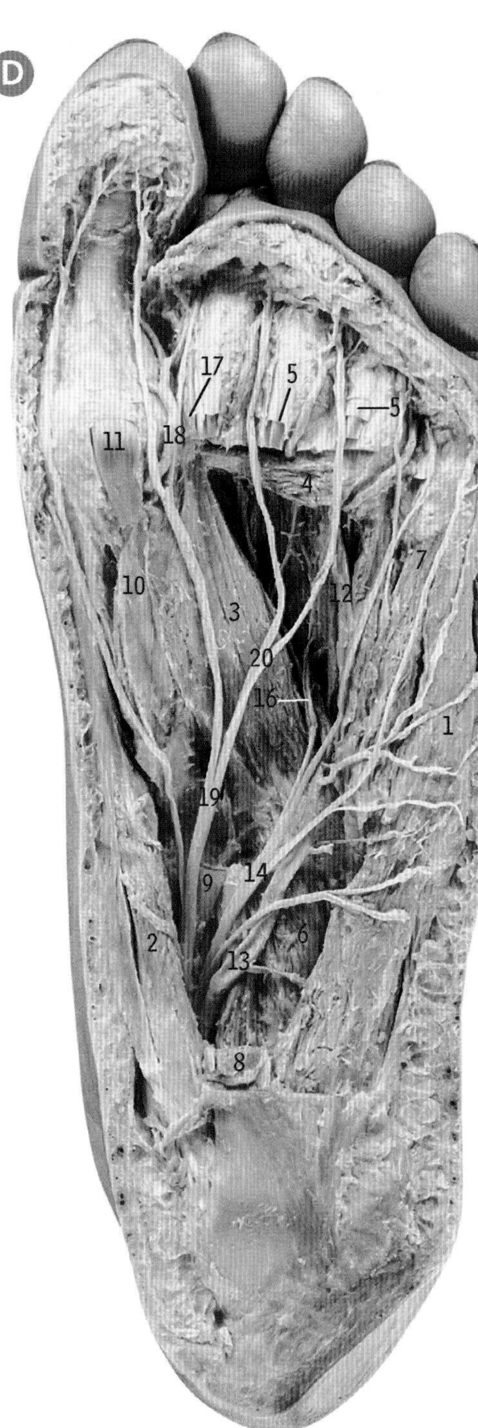

1 小趾展肌 Abductor digiti minimi
2 踇展肌 Abductor hallucis
3 踇展肌，斜头 Adductor hallucis, oblique head
4 踇展肌，横头 Adductor hallucis, transverse head
5 纤维鞘，屈肌部 Fibrous sheath, flexors
6 屈肌神经（足底方肌） Flexor accessorius (quadratus plantae)
7 小趾短屈肌 Flexor digiti minimi brevis
8 趾短屈肌（切断） Flexor digitorum brevis (cut)
9 趾长屈肌 Flexor digitorum longus
10 踇短屈肌 Flexor hallucis brevis
11 踇长屈肌 Flexor hallucis longus
12 骨间肌 Interossei
13 足底外侧动脉 Lateral plantar artery
14 足底外侧神经 Lateral plantar nerve
15 足底外侧神经，趾端总神经支 Lateral plantar nerve, common digital branch
16 足底外侧神经，深支 Lateral plantar nerve, deep branch
17 蚓状肌 Lumbrical
18 足底内侧动脉 Medial plantar artery
19 足底内侧神经 Medial plantar nerve
20 足底内侧神经，趾端总神经支 Medial plantar nerve, common digital branch

跖伸肌反应－巴宾斯基征见 355~357 页。

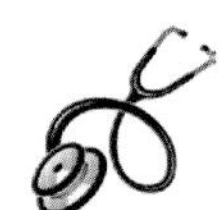

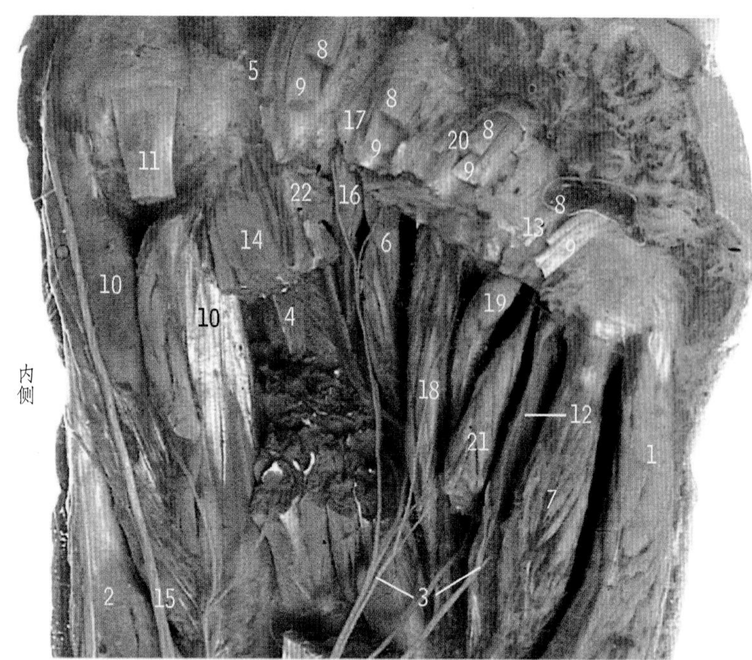

A 左足足底 深层肌肉，骨间肌

1 小趾展肌 Abductor digiti minimi
2 踇外展肌 Abductor hallucis
3 足底外侧神经深支分支 Branches of deep branch of lateral plantar nerve
4 第1背侧骨间肌 First dorsal interosseous
5 第1蚓状肌 First lumbrical
6 第1足底骨间肌 First plantar interosseous
7 小趾短屈肌 Flexor digiti minimi brevis
8 趾短屈肌 Flexor digitorum brevis
9 趾长屈肌 Flexor digitorum longus
10 踇短屈肌 Flexor hallucis brevis
11 踇长屈肌 Flexor hallucis longus
12 第4背侧骨间肌 Fourth dorsal interosseous
13 第4蚓状肌 Fourth lumbrical
14 踇收肌斜头 Oblique head ofadductor hallucis
15 足大趾足底总神经 Plantar digital nerve of great toe
16 第2骨间背侧肌 Second dorsal interosseous
17 第2蚓状肌 Second lumbrical
18 第2足底骨间肌 Second plantar interosseous
19 第3背侧骨间肌 Third dorsal interosseous
20 第3蚓状肌 Third lumbrical
21 第3足底骨间肌 Third plantar interosseous
22 踇收肌横头 Transverse head of adductor hallucis

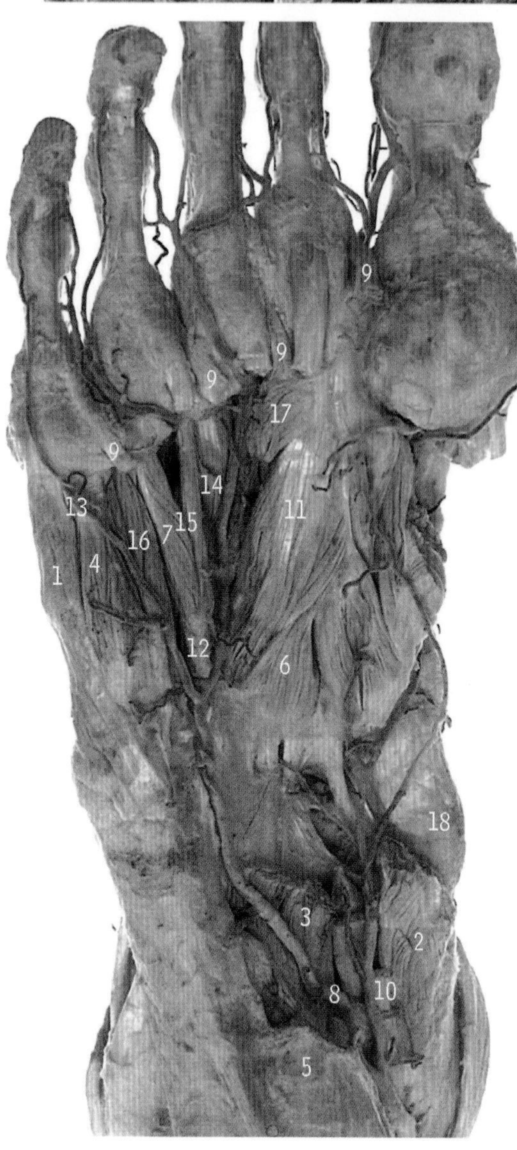

B 右足足底 足弓

足底屈肌及肌腱已被移除，以显示足底外侧动脉(8)。足底外侧动脉跨过屈肌副神经(足底方肌)(3)形成足弓(12)，足弓一般位于屈肌肌腱深部。

1 小趾展肌 Abductor digiti minimi
2 踇展肌 Abductor hallucis
3 屈肌副神经(足底方肌) Flexor accessorius (quadratus plantae)
4 小趾短屈肌 Flexor digiti minimi brevis
5 趾短屈肌 Flexor digitorum brevis
6 踇短屈肌 Flexor hallucis brevis
7 第4背侧骨间肌 Fourth dorsal interosseous
8 足底外侧动脉 Lateral plantar artery
9 蚓状肌 Lumbrical
10 足底内侧动脉及神经 Medial plantar artery and nerve
11 踇收肌斜头 Oblique head of adductor hallucis
12 足弓 Plantar arch
13 趾足底动脉 Plantar digital artery
14 足底跖骨动脉 Plantar metatarsal artery
15 第2足底骨间肌 Second plantar interosseous
16 第3足底骨间肌 Third plantar interosseous
17 踇收肌横头 Transverse head of adductor hallucis
18 舟骨结节 Tuberosity of navicular

左足底

C 韧带和肌腱

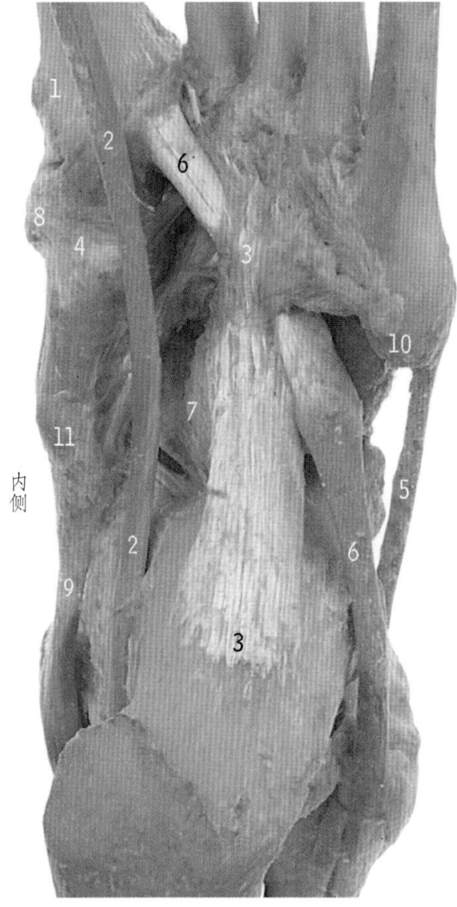

跖长韧带前端(3)与骰骨沟(D6)形成一个通过腓骨长肌(腓侧)肌腱的通道,腓骨长肌终止于内侧楔骨和第一跖骨底。

1 第1跖骨底 Base of first metatarsal
2 拇长屈肌 Flexor hallucis longus
3 足底跖长韧带 Long plantar ligament
4 内侧楔骨 Medial cuneiform
5 腓骨短肌(腓侧) Peroneus (fibularis) brevis
6 腓骨长肌(腓侧) Peroneus (fibularis) longus
7 跟骰足底韧带(短跖肌) Plantar calcaneocuboid (short plantar) ligament
8 胫骨前肌 Tibialis anterior
9 胫骨后肌 Tibialis posterior
10 第5跖骨底粗隆 Tuberosity of base of fifth metatarsal
11 舟骨粗隆 Tuberosity of navicular

跟骰足底韧带(D9),通常称作跟舟足底韧带,是足中重要韧带之一。它在跟骨载距突(D7)和舟骨粗隆(D16)之间,其在内侧与踝关节的三角肌韧带融合,支持距骨头的上侧面。

D 韧带

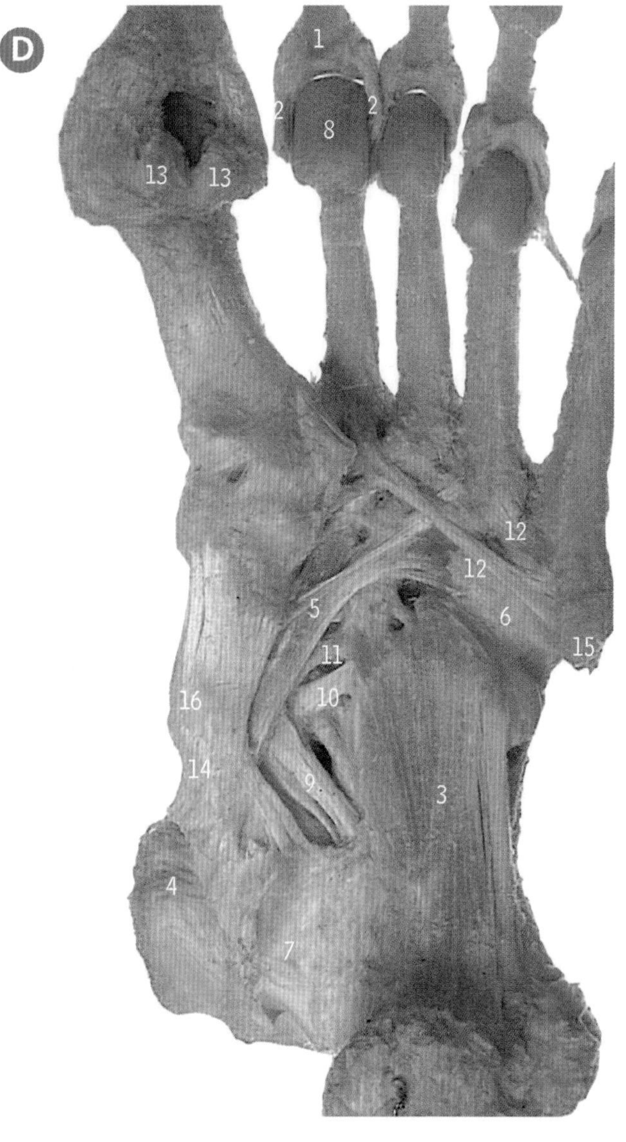

跖长韧带(3)前端被去除,露出容有腓骨长肌(腓侧)的骰骨内。

1 近节趾骨底 Base of proximal phalanx
2 跖趾关节侧副韧带 Collateral ligament of metatarsophalangeal joint
3 跖长韧带深处纤维 Deep fibres of long plantar ligament
4 三角韧带 Deltoid ligament
5 胫骨后肌纤维束 Fibrous slip from tibialis posterior
6 腓骨长肌(腓侧)骰骨沟 Groove on cuboid for peroneus (fibularis) longus
7 拇长屈肌载距突沟 Groove on sustentaculum tali for flexor hallucis longus
8 第2跖骨头 Head of second metatarsal
9 跟舟足底韧带 Plantar calcaneonavicular (spring) ligament
10 骰舟足底韧带 Plantar cuboideonavicular ligament
11 楔舟足底韧带 Plantar cuneonavicular ligament
12 跖骨足底韧带 Plantar metatarsal ligament
13 籽骨 Sesamoid bone
14 胫骨后肌 Tibialis posterior
15 第5跖骨底粗隆 Tuberosity of base of fifth metatarsal
16 舟骨粗隆 Tuberosity of navicular

踝关节 A 前后位

B 侧位

1 跟骨 Calcaneus
2 骰骨 Cuboid
3 腓骨 Fibula
4 距骨头 Head of talus
5 外侧楔骨 Lateral cuneiform
6 腓外踝 Lateral malleolus of fibula
7 距骨后突 Posterior talar process
8 胫内踝 Medial malleolus of tibia
9 距骨内结节 Medial tubercle of talus
10 舟骨 Navicular
11 下胫腓关节 Region of inferior tibiofibular joint
12 跟骨载距突 Sustentaculum tali of calcaneus
13 距骨 Talus
14 胫骨 Tibia
15 第 5 跖骨底粗隆 Tuberosity of base of fifth metatarsal

* 侧位图 B 展示了一个小的跟骨骨刺

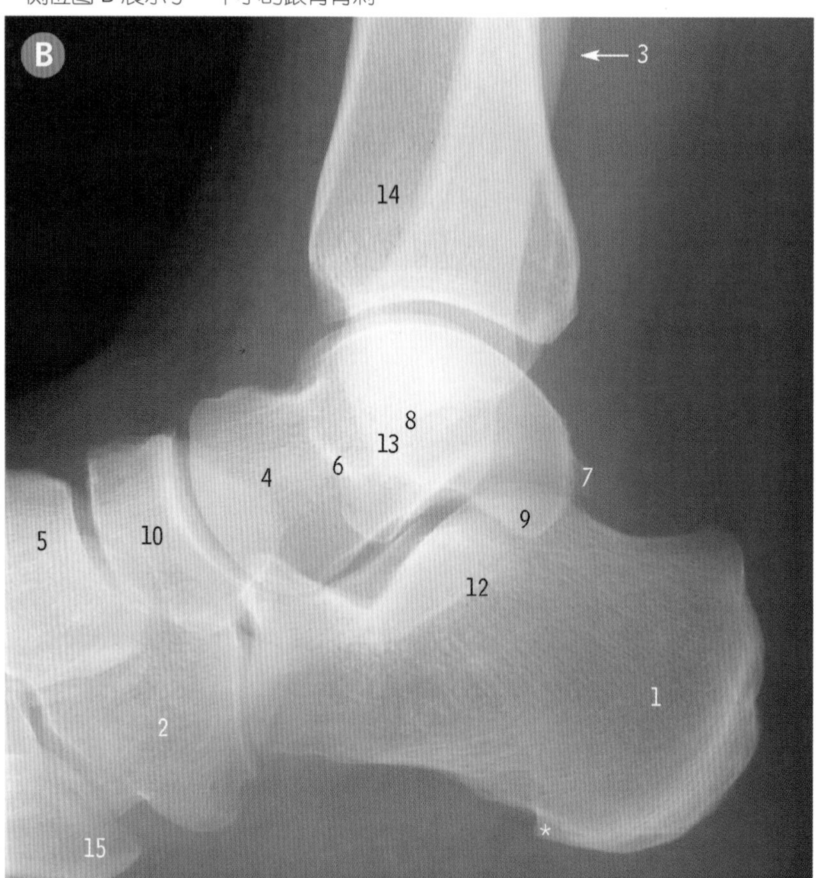

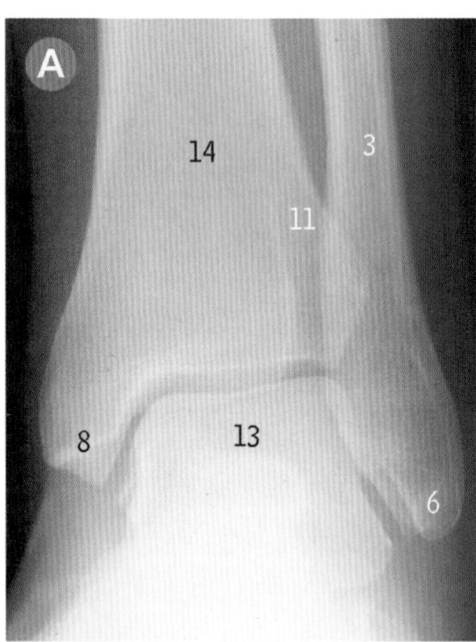

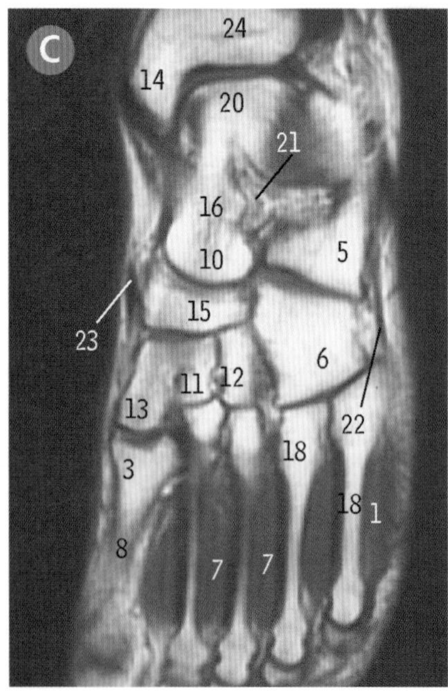

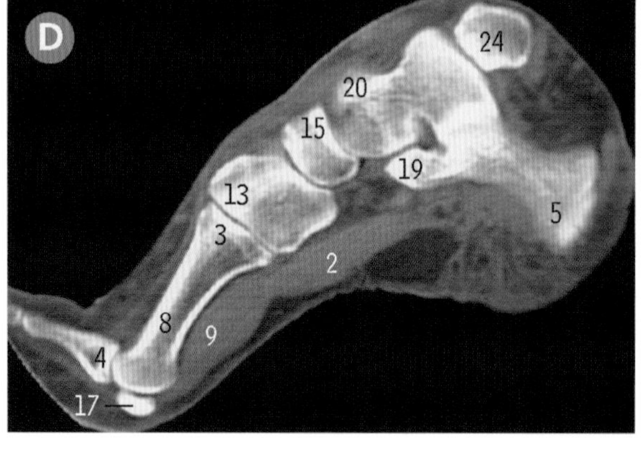

足

C 长轴磁共振成像
D 踇指矢状位 CT 像

1 小趾展肌 Abductor digiti minimi
2 踇展肌 Abductor hallucis
3 跖骨底 Base of metatarsal
4 近节趾骨 Base of proximal phalanx
5 跟骨 Calcaneus
6 骰骨 Cuboid
7 背侧骨间肌 Dorsal interossei muscle
8 第 1 跖骨 First metatarsal
9 趾短屈肌 Flexor digitorum brevis
10 距骨头 Head of talus
11 中间楔骨 Intermediate cuneiform
12 外侧楔骨 Lateral cuneiform
13 近侧楔骨 Medial cuneiform
14 内踝 Medial malleolus
15 舟骨 Navicular
16 距骨颈 Neck of talus
17 踇短屈肌内籽骨 Sesamoid bone in flexor hallucis brevis
18 跖骨 Shaft of metatarsal
19 跟骨载距突 Sustentaculum tali of calcaneus
20 距骨 Talus
21 跗骨窦(距跟骨间韧带) Tarsal sinus (talocalcaneal cervical ligament)
22 腓骨短肌(腓侧)肌腱 Tendon of peroneus (fibularis) brevis muscle
23 胫骨前肌肌腱 Tendon of tibialis anterior
24 胫骨 Tibia

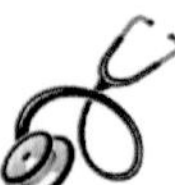

波特骨折和其他踝关节骨折见第 355~357 页。

下肢

临床提要，浏览网站可下载更多细节和临床影像。

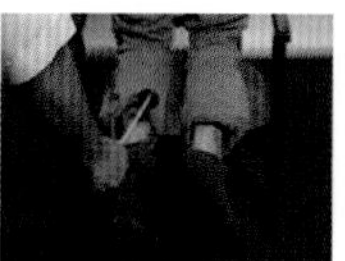
跟腱反射(踝反射)

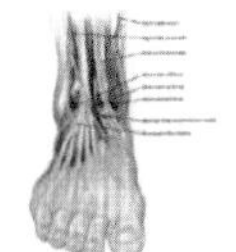
踝关节镜检查

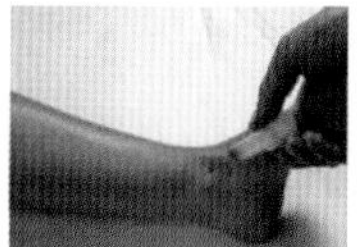
踝阻滞

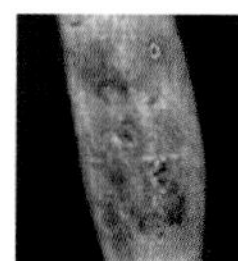
踝关节的静脉曲张溃疡

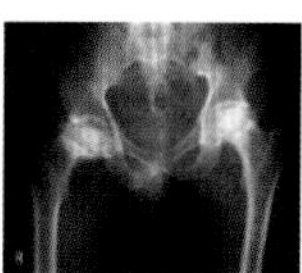
股骨头缺血性坏死

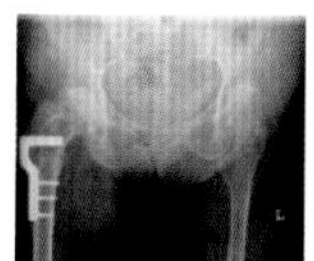
撕裂性骨折

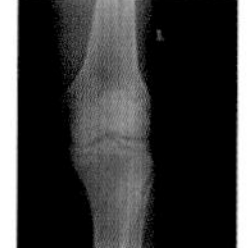
二分髌骨

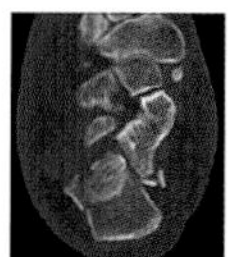
跟骨骨折

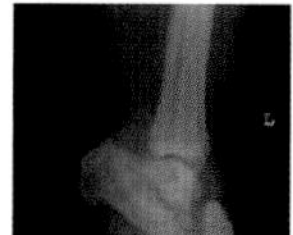
夏柯足

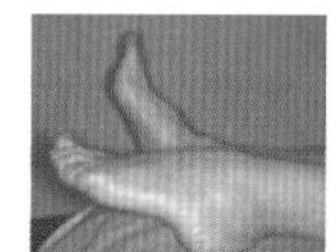
腓总神经(腓侧)麻痹

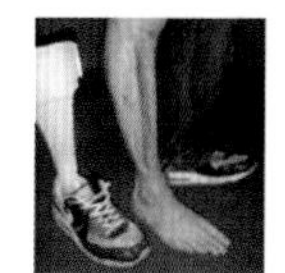
骨筋膜间隙综合征

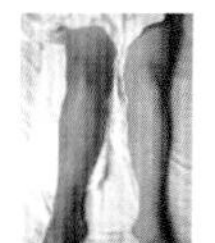
深部静脉血栓形成(DVT)

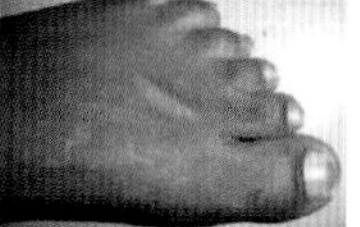
肢端畸形

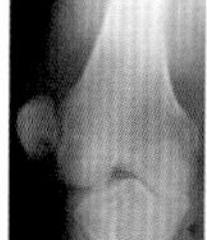
髌骨脱臼

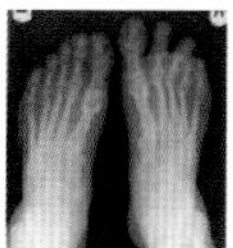
足趾脱臼

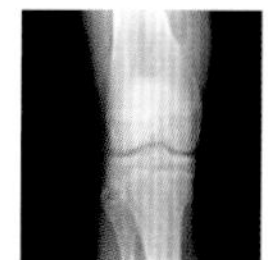
外生性股骨骨刺

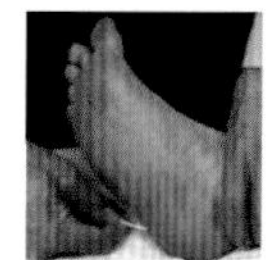
跖伸肌反应－巴宾斯基征

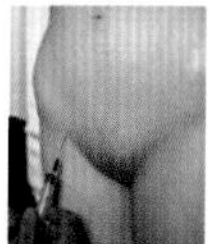
股动脉穿刺

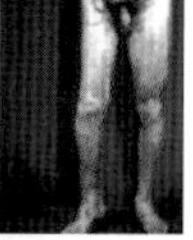
股神经麻痹

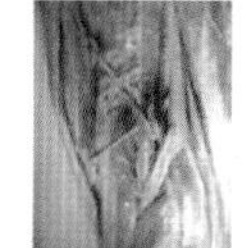
股动脉腘动脉分流术

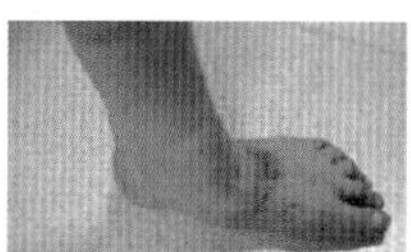
扁平足(平底足)

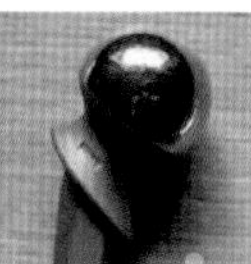
股骨颈骨折

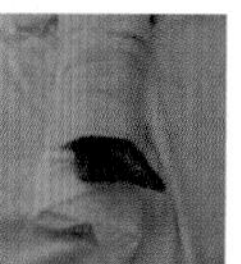
股骨干骨折

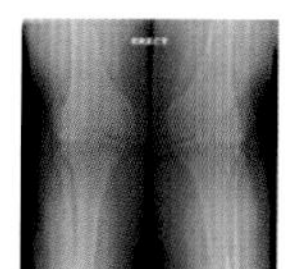
膝内翻

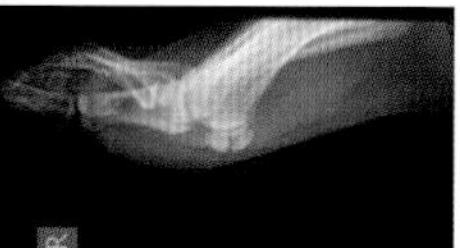
籽骨骨折

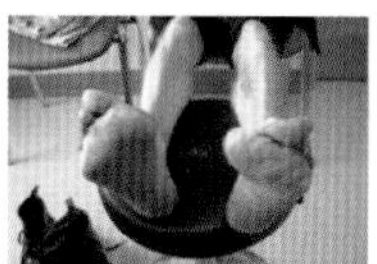
踇趾外翻

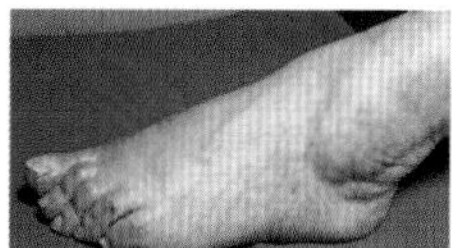
锤状趾

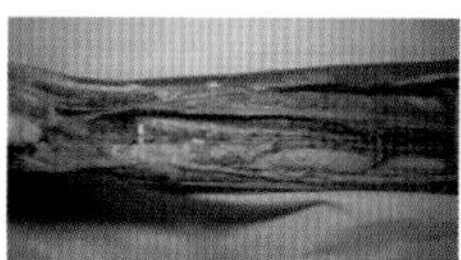
间歇性跛行

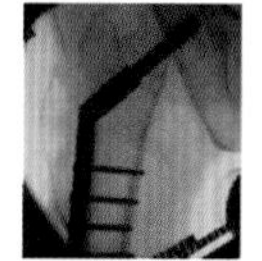
股骨粗隆间骨折

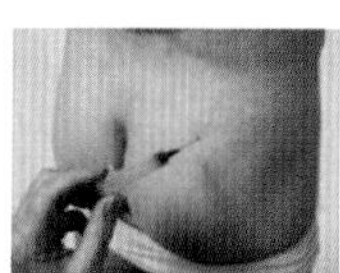
臀部肌肉注射

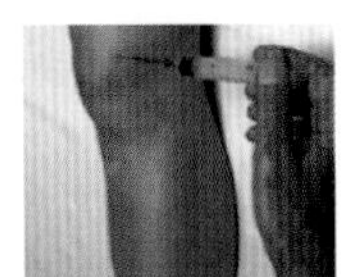
膝关节抽吸术和注射术

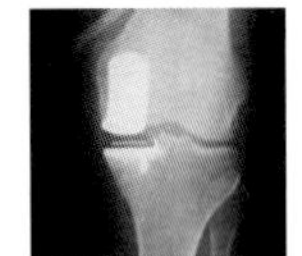
膝关节置换手术

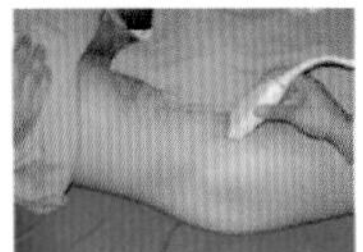
下肢滑囊炎

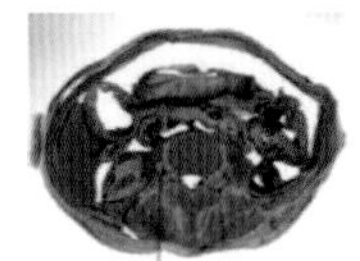
腰丛阻滞

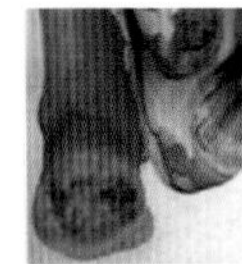
恶性黑色素瘤

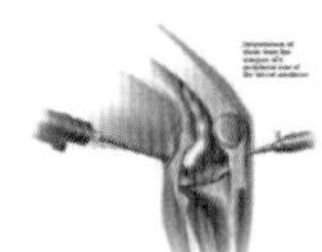
半月板撕裂

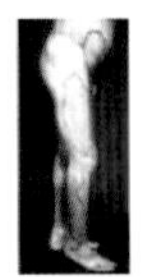
感觉异常性股痛

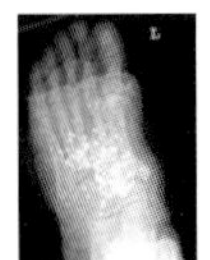
跖骨骨折

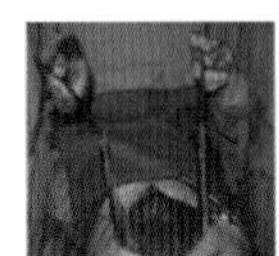
肌肉置换

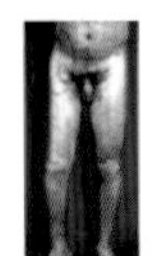
闭孔神经麻痹

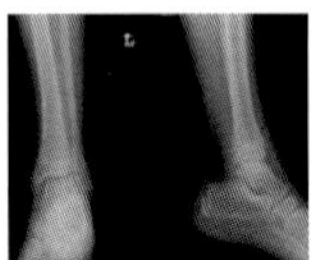
三角骨

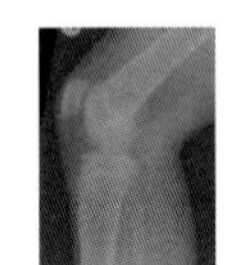
胫骨粗隆骨软骨病

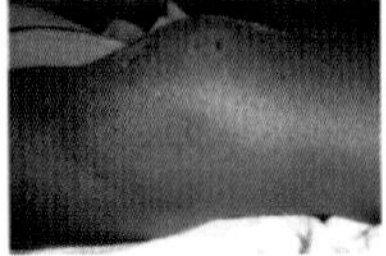
髌骨骨折

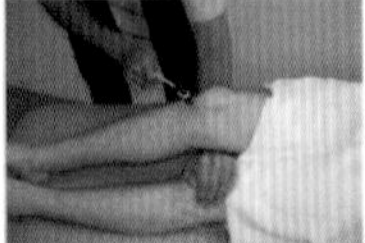
膝腱反射

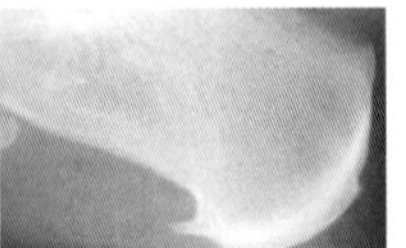
足底筋膜炎

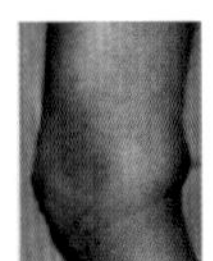
腘动脉瘤

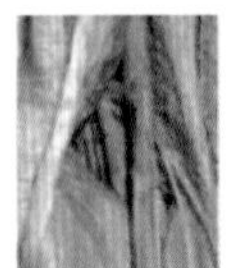
腘窝囊肿(贝克囊肿)

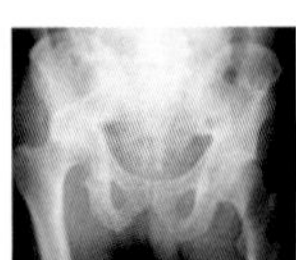
髋关节后脱位

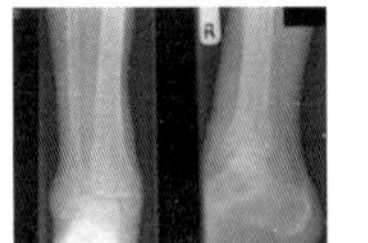
波特氏骨折和其他踝关节骨折

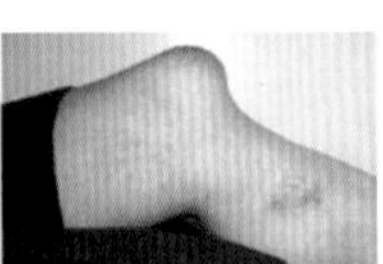
髌前滑囊炎

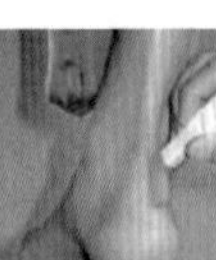
跟腱断裂

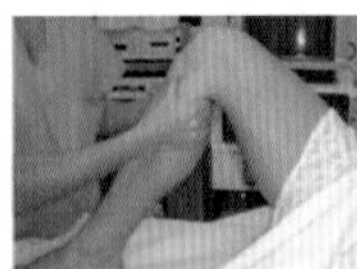
前交叉韧带撕裂

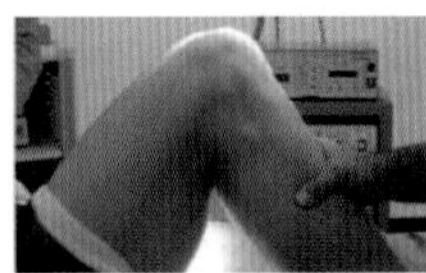
后交叉韧带撕裂

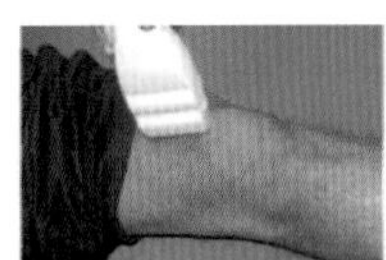
股四头肌肌腱断裂

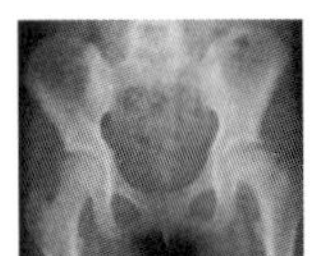
股骨上端骨骺滑移

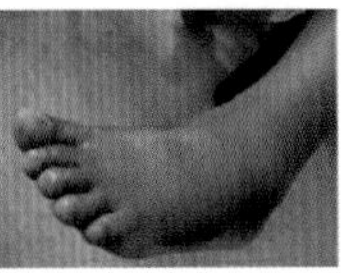
踝部扭伤

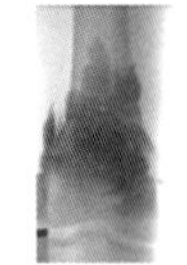
髌上滑囊炎

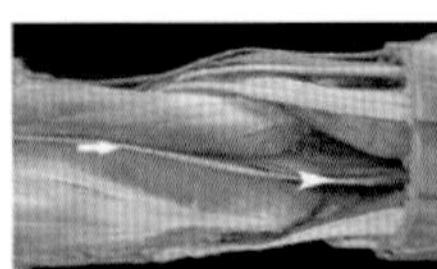
腓肠神经移植

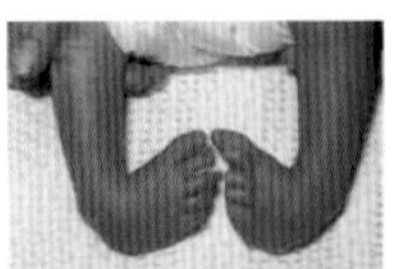
畸形足(马蹄内翻足)

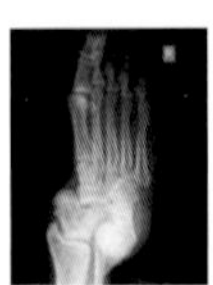
跗骨脱臼

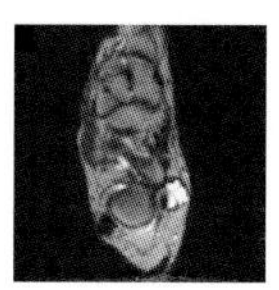
踝管综合征

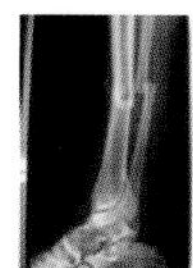
胫骨骨折

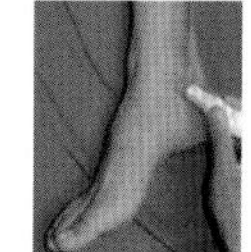
胫骨后肌腱炎

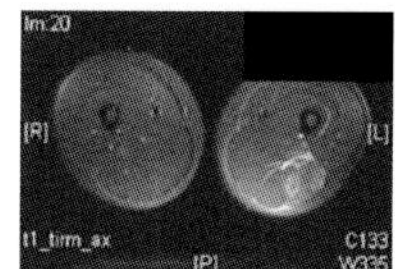

肌腱撕裂

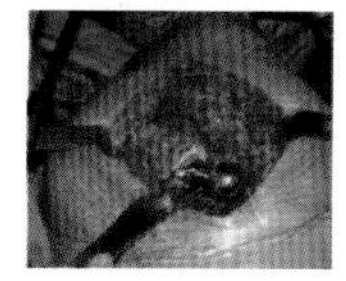
髋关节置换术

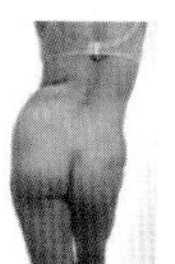
特伦德伦伯格征

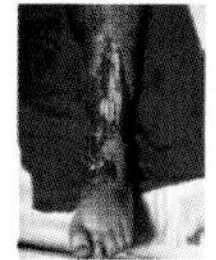
腿部溃疡

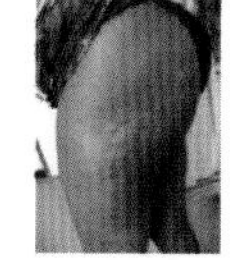
下肢水痘 – 带状疱疹病毒感染

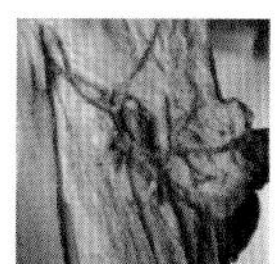
静脉曲张

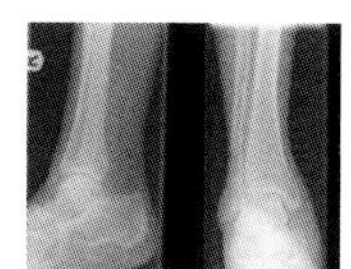
冠状动脉旁路移植术

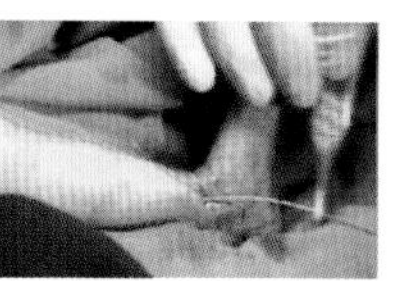
静脉切开术

淋巴

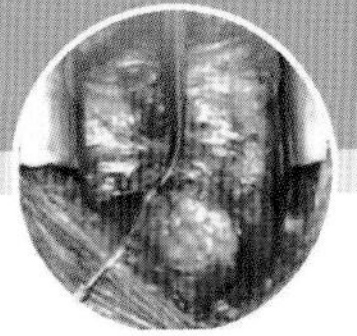

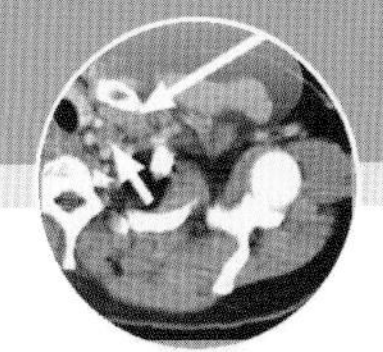

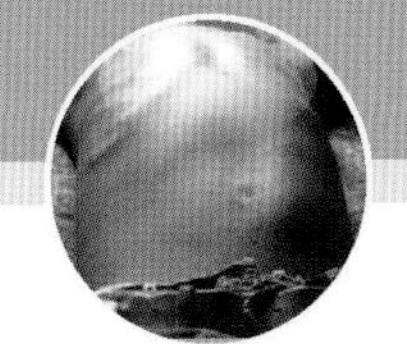

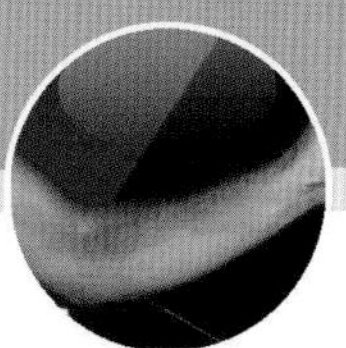

淋巴系统

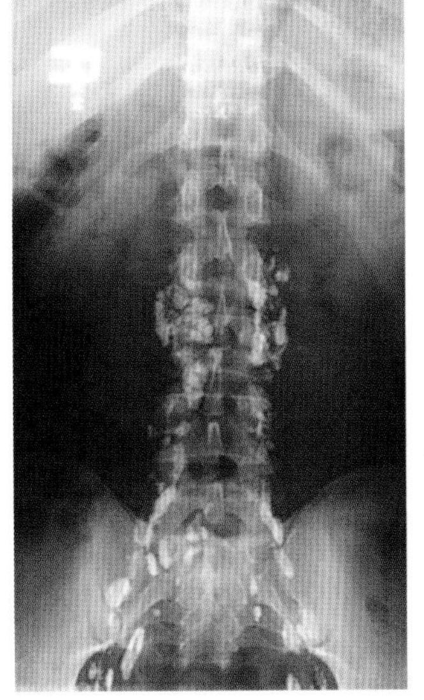

脊柱腰段 -AP 2 相

胸导管颈部末端

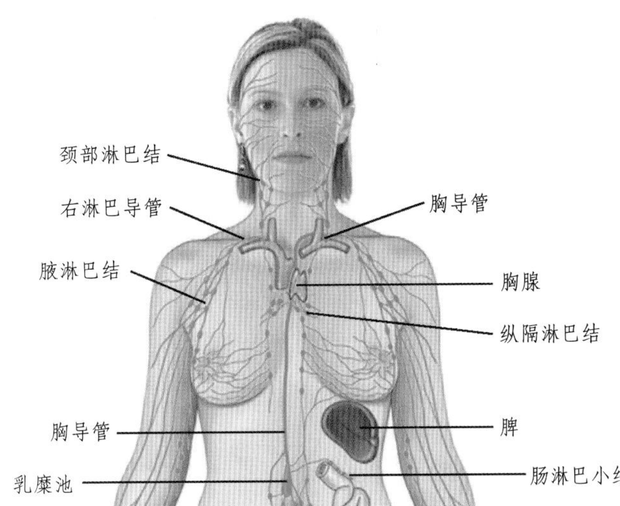

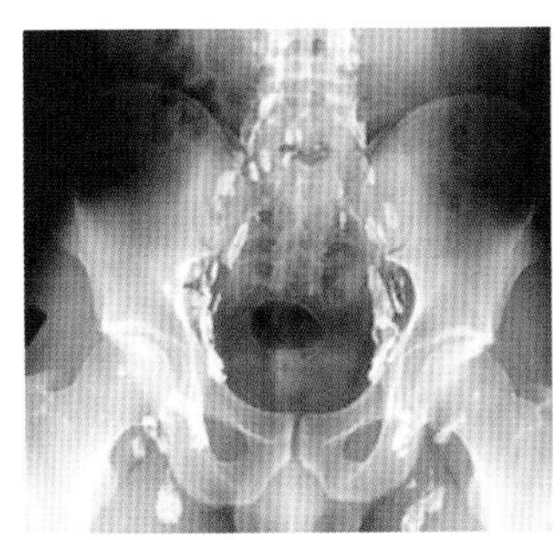

骨盆 -AP 2 相，淋巴结
前后位

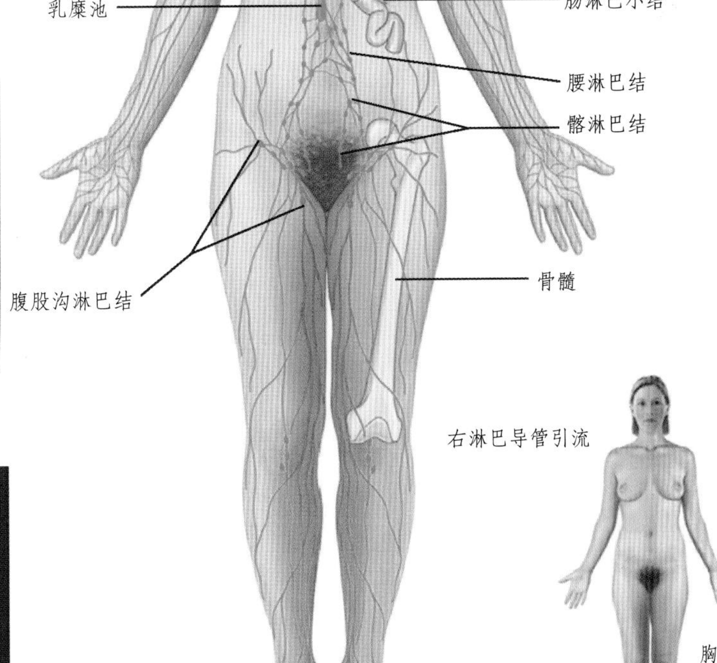

右淋巴导管引流

脊柱腰段 - 侧位 1 相，淋巴管前后位

胸导管引流

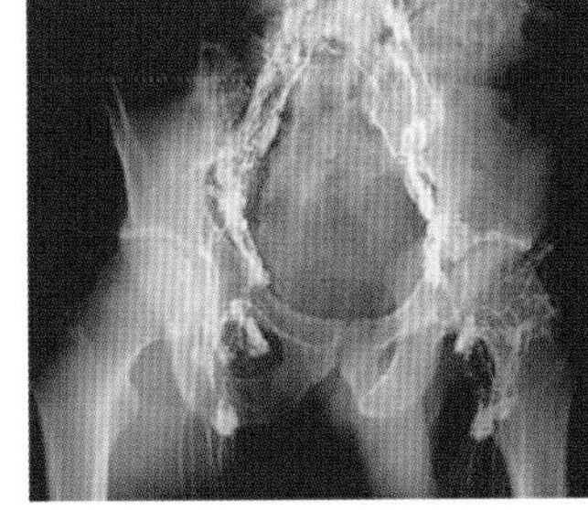

骨盆 -AP 2 相，淋巴管
前后位

由于 CT 扫描技术的优越性，该页显示的淋巴管造影片临床上操作很少；然而，它们确实详细地显示了解剖结构。1 相图片是第一天照的，显示淋巴管效果很好，2 相则是拍摄于约 48 小时后，显示淋巴结效果很好。

淋巴系统亚甲基蓝试验见第 369 页。

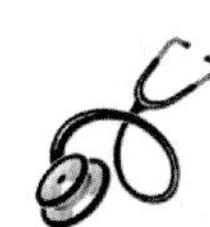

A 胸腺

通过胸骨切开术显示位于纵隔前上方的胸脉

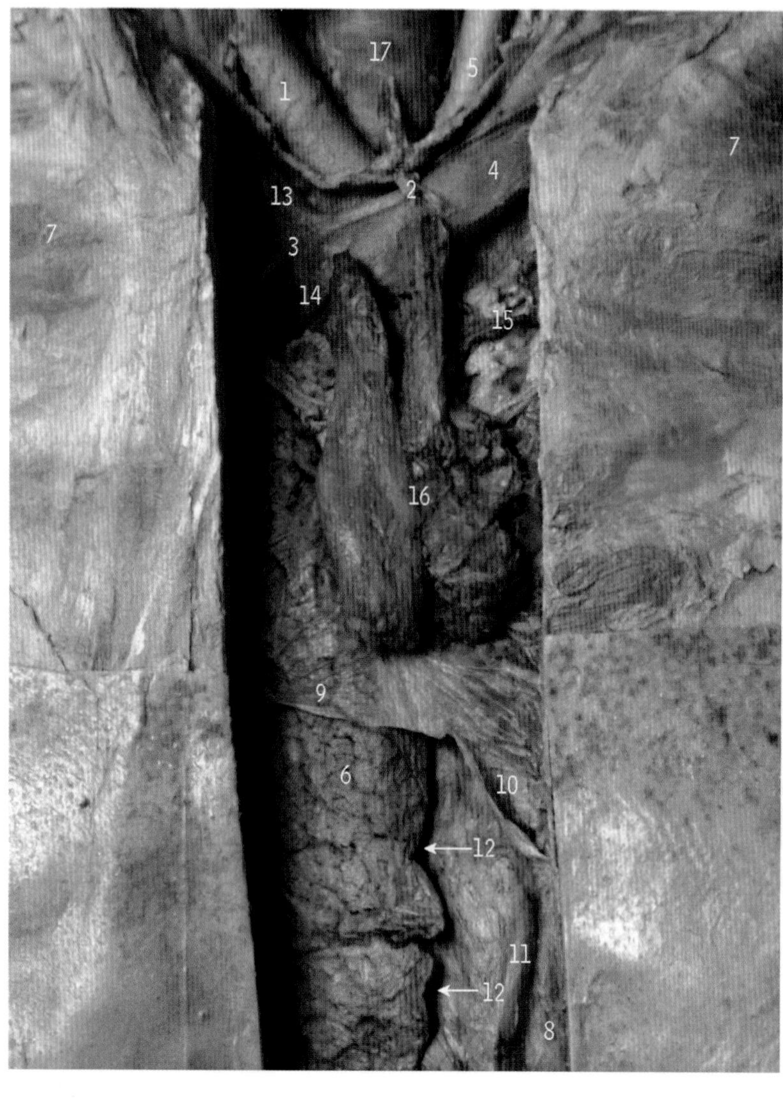

腭扁桃体(通常被称为"扁桃体")通常是指在儿童期间增大,成人期间体积减小的淋巴组织团块。与舌后部淋巴组织(舌扁桃体)、鼻咽后壁淋巴组织(咽扁桃体)以及管状扁桃体在上呼吸和消化管末端共同构成淋巴组织保护环(瓦尔代尔环)。

B 儿童胸部放射线投影

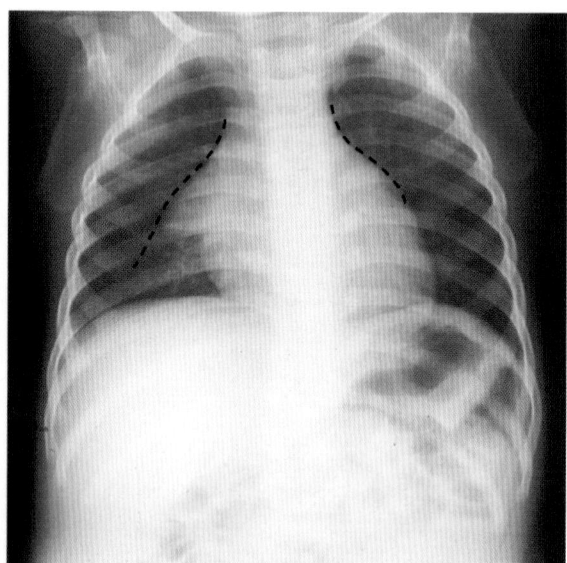

2 岁以下儿童胸腺通常可在普通胸片下见到,呈三角帆状(航海标志),如图虚线勾勒出轮廓。

C 腭扁桃体

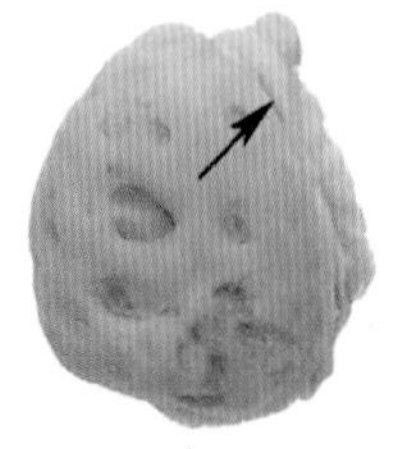

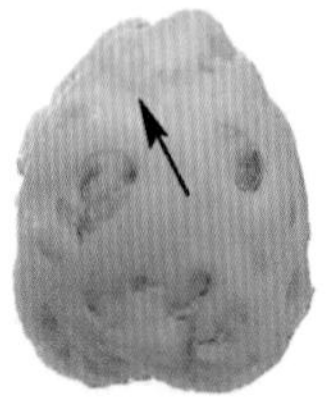

2 cm

这些手术标示来自一个 14 岁的儿童,标本内侧的凹陷是扁桃体隐窝开口。箭头指的是扁桃体内裂孔(胚胎第二咽囊残留物)。

1 头臂干动脉 Brachiocephalic trunk (artery)
2 甲状腺下静脉 Inferior thyroid vein
3 胸内静脉(右侧支) Internal thoracic vein, right
4 左头臂静脉 Left brachiocephalic vein
5 左颈总动脉 Left common carotid artery
6 肺,右上叶 Lung, upper lobe right
7 胸大肌 Pectoralis major
8 心包,纤维性 Pericardium, fibrous
9 胸膜 Pleura
10 胸膜(左囊切开) Pleura (cut edge of left sac)
11 胸膜(右囊切开) Pleura (cut edge of right sac)
12 胸膜腔 Pleural cavity
13 右头臂静脉 Right brachiocephalic vein
14 上腔静脉 Superior vena cava
15 穿行至胸部静脉的胸腺静脉 Thymic vein draining into internal thoracic vein
16 胸腺(两叶) Thymus gland (bilobed)
17 气管 Trachea

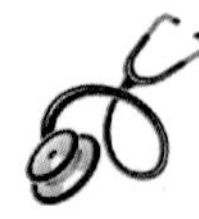

胸腺、扁桃体炎见第 369 页。

A 颈淋巴清扫术 胸导管在颈根部注入左锁骨下静脉——左面观

上部

右侧前部

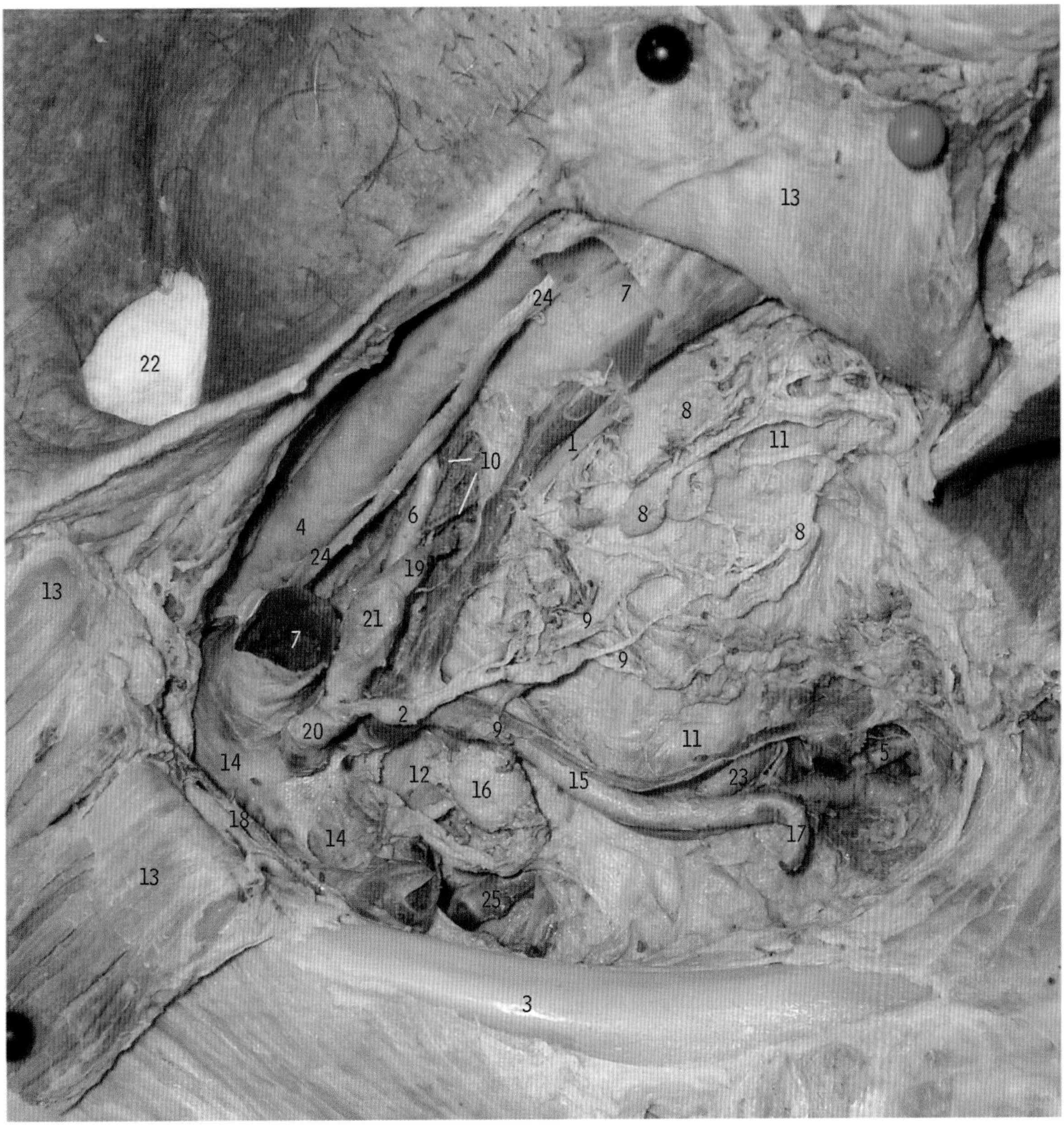

左侧后部

下部

1 颈升动脉和静脉
Ascending cervical artery and vein
2 颈淋巴干 Cervical lymphatic trunk
3 锁骨(左) Clavicle (left)
4 颈总动脉 Common carotid artery
5 肩胛背动脉 Dorsal scapular artery
6 甲状腺下动脉 Inferior thyroid artery
7 颈内静脉 Internal jugular vein
8 淋巴结,颈部淋巴链
Lymph nodes, deep cervical chain
9 淋巴结到颈淋巴干的淋巴管
Lymph vessel from node to cervical trunk
10 颈长肌动脉肌支
Muscular arterial branches to longus colli
11 椎前筋膜 Prevertebral fascia
12 前斜角肌 Scalenus anterior
13 胸锁乳突肌(被翻起钉住)
Sternocleidomastoid (reflected and pinned)
14 锁骨下静脉 Subclavian vein
15 颈浅动脉 Superficial cervical artery
16 锁骨上结(魏尔肖淋巴结扩大)
Supraclavicular node (Virchow enlarged)
17 肩胛上动脉 Suprascapular artery
18 胸肩峰动脉,锁骨支
Thoraco-acromial artery, clavicular branch
19 胸导管 Thoracic duct
20 胸导管,终端 Thoracic duct, termination
21 胸导管,壶腹部 Thoracic duct, ampulla
22 气管造口处(沿中线) Tracheostomy site (midline)
23 颈横动脉与静脉
Transverse cervical artery and vein
24 迷走神经 Vagus nerve
25 椎静脉 Vertebral vein

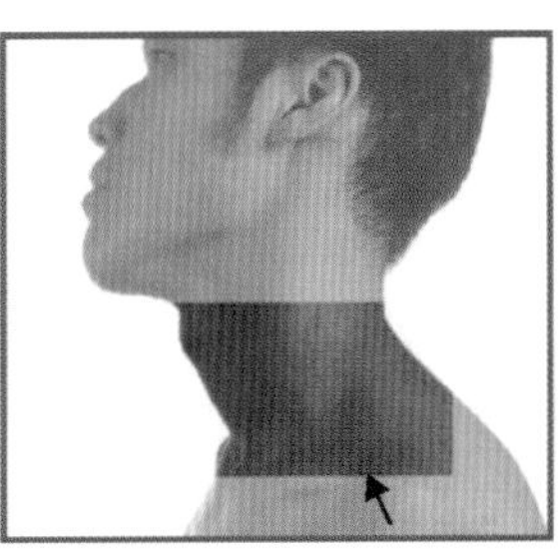

A 胸导管颈部段

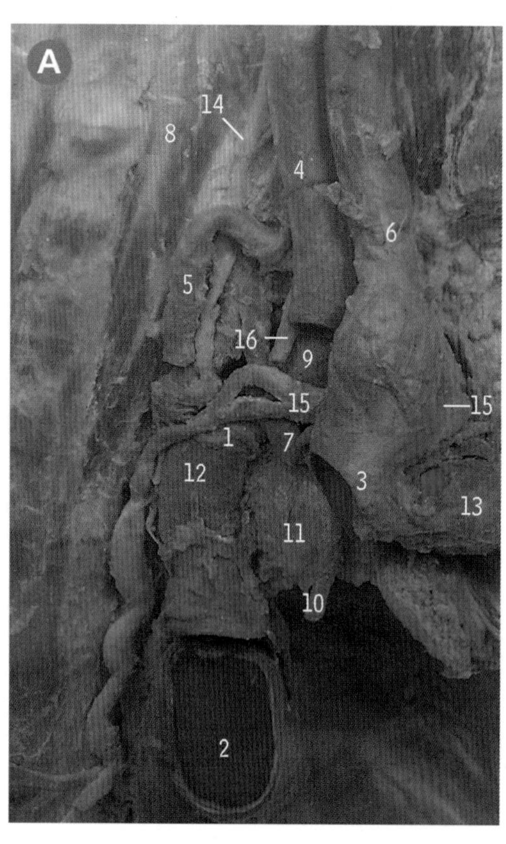

在这个左颈根部和左胸上部的深部解剖图片中，颈内静脉(6)汇入锁骨下静脉(13)形成左头臂静脉(3)。胸导管(15)从椎动脉(9)前颈总动脉之后经过，在此之前它有一小段距离是双管并行的，在图中颈总动脉的下端被切除以显示胸导管。导管经过颈内静脉(6)后方，然后汇入锁骨下静脉(13)的静脉角。

1 锁骨下袢 Ansa subclavia
2 主动脉弓 Arch of aorta
3 头臂静脉 Brachiocephalic vein
4 颈总动脉 Common carotid artery
5 甲状腺下动脉 Inferior thyroid artery
6 颈内静脉 Internal jugular vein
7 胸内动脉 Internal thoracic artery
8 颈长肌 Longus colli
9 椎动脉起点 Origin of vertebral artery
10 膈神经 Phrenic nerve
11 胸膜 Pleura
12 锁骨下动脉 Subclavian artery
13 锁骨下静脉 Subclavian vein
14 交感干 Sympathetic trunk
15 胸导管 Thoracic duct
16 迷走神经 Vagus nerve

B 第一天淋巴管造影片

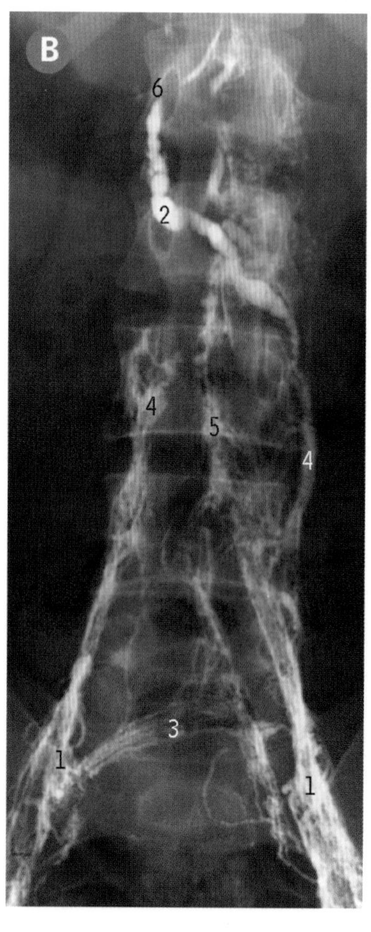

1 髂总淋巴管 Common iliac vessels
2 乳糜池 Cisterna chyli
3 腰部交通 Lumbar crossover
4 主动脉旁淋巴管 Para-aortic vessels
5 主动脉前淋巴管 Pre-aortic vessels
6 胸导管 Thoracic duct

C 胸部淋巴管造影片

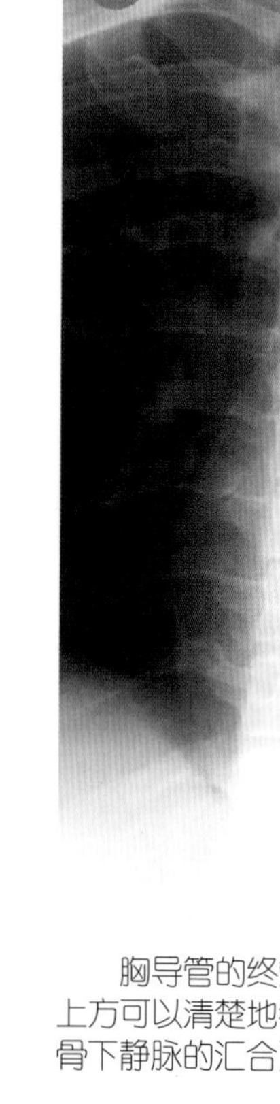

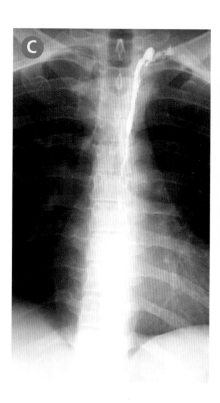

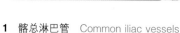

胸导管的终端在颈部（在这张图的上方可以清楚地看到左颈内静脉和左锁骨下静脉的汇合）。

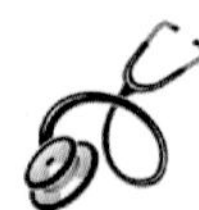

魏尔肖淋巴结请见第 369 页。

中度淋巴结肿大的右腋窝

上部

外侧

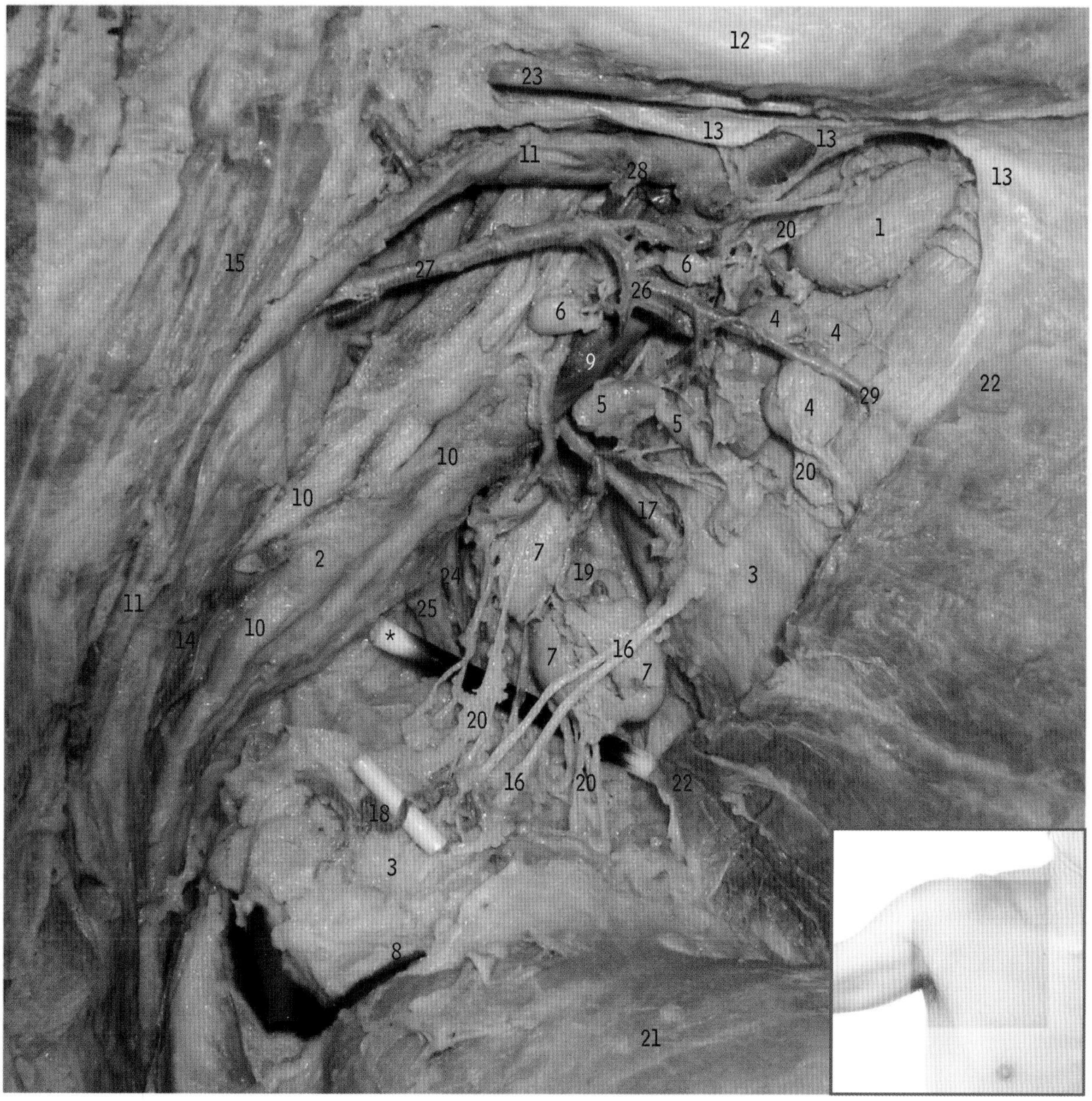

内侧

1 尖淋巴结(锁骨下-增大) Apical node (infraclavicular-enlarged)
2 腋筋膜鞘 Axillary fascial sheath
3 腋窝的脂肪 Axillary fat
4 腋窝淋巴结,前面或胸部群 Axillary nodes, anterior or pectoral group
5 腋窝淋巴结,中间群 Axillary nodes, central group
6 腋窝淋巴结,外侧群(正常) Axillary nodes, lateral group (normal)
7 腋窝淋巴结,后面群(增大) Axillary nodes, posterior group (enlarged)
8 腋窝的皮肤 Axillary skin
9 腋静脉 Axillary vein
10 腋筋膜鞘中的臂丛 Brachial plexus within axillary sheath
11 头静脉 Cephalic vein
12 锁骨 Clavicle
13 胸锁筋膜(已切除) Clavipectoral fascia (cut)
14 喙肱肌 Coracobrachialis
15 三角肌 Deltoid
16 肋间臂神经 Intercostobrachial nerve
17 胸外侧动脉 Lateral thoracic artery
18 外侧胸部,腋窝皮肤和汗腺动脉支 Lateral thoracic, axillary skin and sweat gland branches
19 外侧胸部,窦房结动脉支 Lateral thoracic, nodal arterial branch
20 淋巴管 Lymphatic vessels
21 胸大肌(已翻起) Pectoralis major (reflected)
22 胸小肌 Pectoralis minor
23 锁骨下肌 Subclavius
24 肩胛下动脉 Subscapular artery
25 肩胛下静脉 Subscapular vein
26 胸-肩峰动脉 Thoraco-acromial artery
27 胸-肩峰动脉,三角肌支 Thoraco-acromial artery, deltoid branch
28 胸-肩峰动脉,锁骨支 Thoraco-acromial artery, clavicular branch
29 胸-肩峰动脉,胸肌支 Thoraco-acromial artery, pectoral branch

水平 CT,腋窝 *。

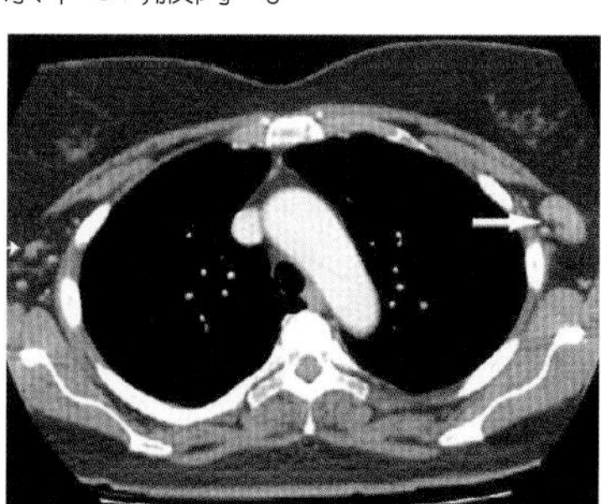

* 箭头指向肿大的淋巴结。

淋巴水肿、淋巴管炎和乳腺癌手术切除的腋窝淋巴结(前哨淋巴结)见第 369 页。

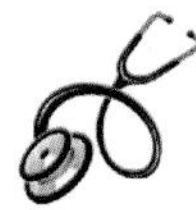

A 右腋窝及其淋巴结 前面观

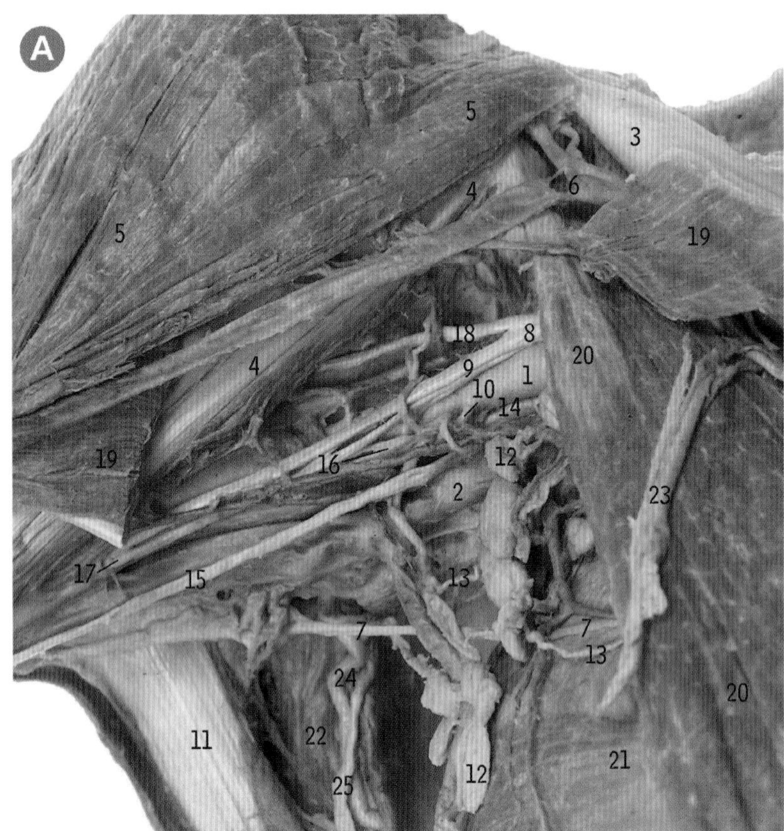

胸大肌(19)、胸锁筋膜以及包绕腋动脉和臂丛的腋鞘被切除。

1 腋动脉 Axillary artery
2 腋静脉 Axillary vein
3 锁骨 Clavicle
4 喙肱肌 Coracobrachialis
5 三角肌 Deltoid
6 头静脉汇入三角静脉处 Entry of cephalic vein into deltoid vein
7 肋间臂神经 Intercostobrachial nerve
8 臂丛外侧束 Lateral cord of brachial plexus
9 正中神经外侧根 Lateral root of median nerve
10 胸外侧动脉 Lateral thoracic artery
11 背阔肌 Latissimusdorsi
12 淋巴结 Lymph nodes
13 淋巴管 Lymph vessels
14 腕神经内侧束 Medial cord of the brachial plexus
15 臂内侧皮神经 Medial cutaneous nerve of arm
16 正中神经内侧根 Medial root of median nerve
17 正中神经 Median nerve
18 肌皮神经 Musculocutaneous nerve
19 胸大肌 Pectoralis major
20 胸小肌 Pectoralis minor
21 前锯肌 Serratus anterior
22 肩胛下肌 Subscapularis
23 胸肩峰血管和胸外侧神经 Thoracoacromial vessels and lateral pectoral nerve
24 胸背动脉 Thoracodorsal artery
25 胸背静脉 Thoracodorsal nerve

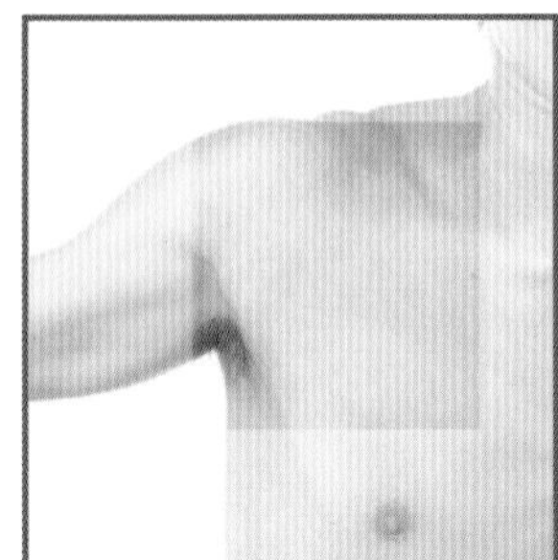

冠状位 CT *。

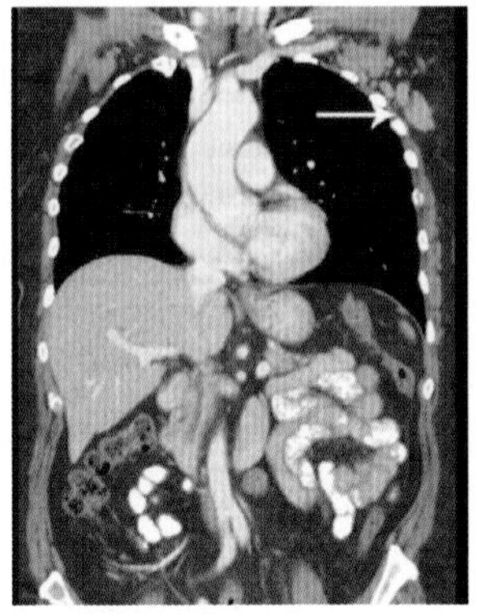

矢状面 CT *。

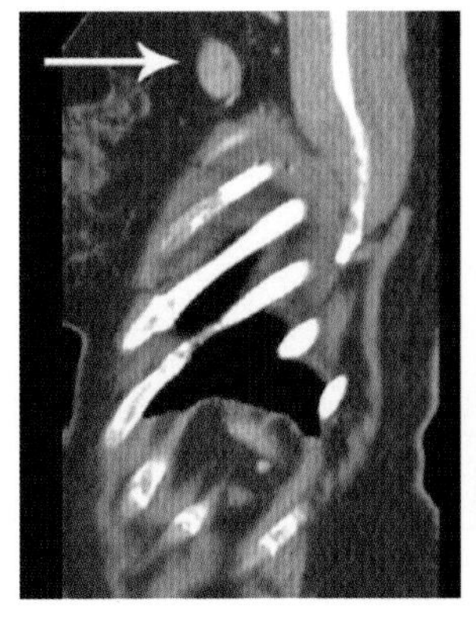

* 腋窝肿大的淋巴结。

B 右肘窝 淋巴结

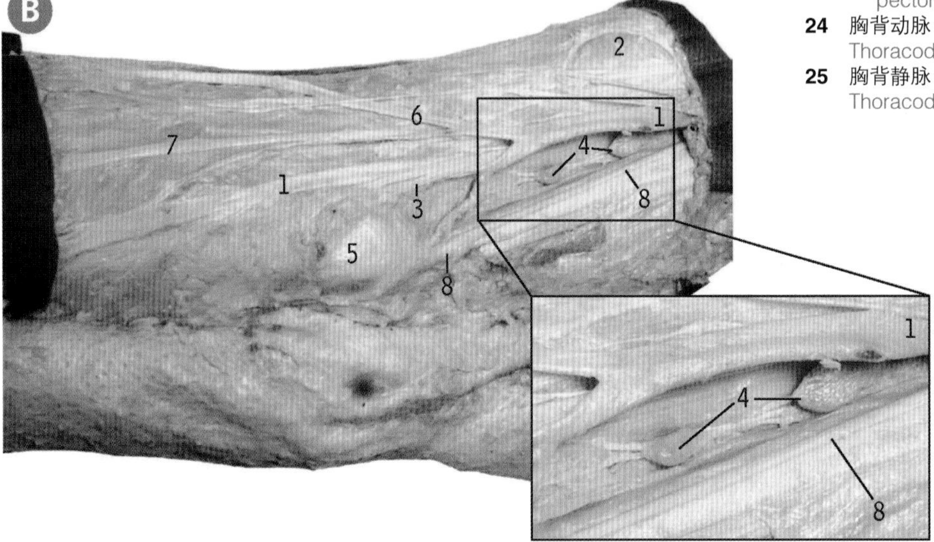

1 贵要静脉 Basilic vein
2 肱二头肌 Biceps brachii
3 前臂内侧皮神经丛 Branches of medial cutaneous nerve of forearm
4 肘淋巴结 Cubital lymph nodes
5 肱骨内上髁 Medial epicondyle of humerus
6 肘正中静脉 Median cubital vein
7 前臂正中静脉 Median forearm vein
8 尺神经 Ulnar nerve

位于上腹壁后部的乳糜池

注意分离的膈肌右脚

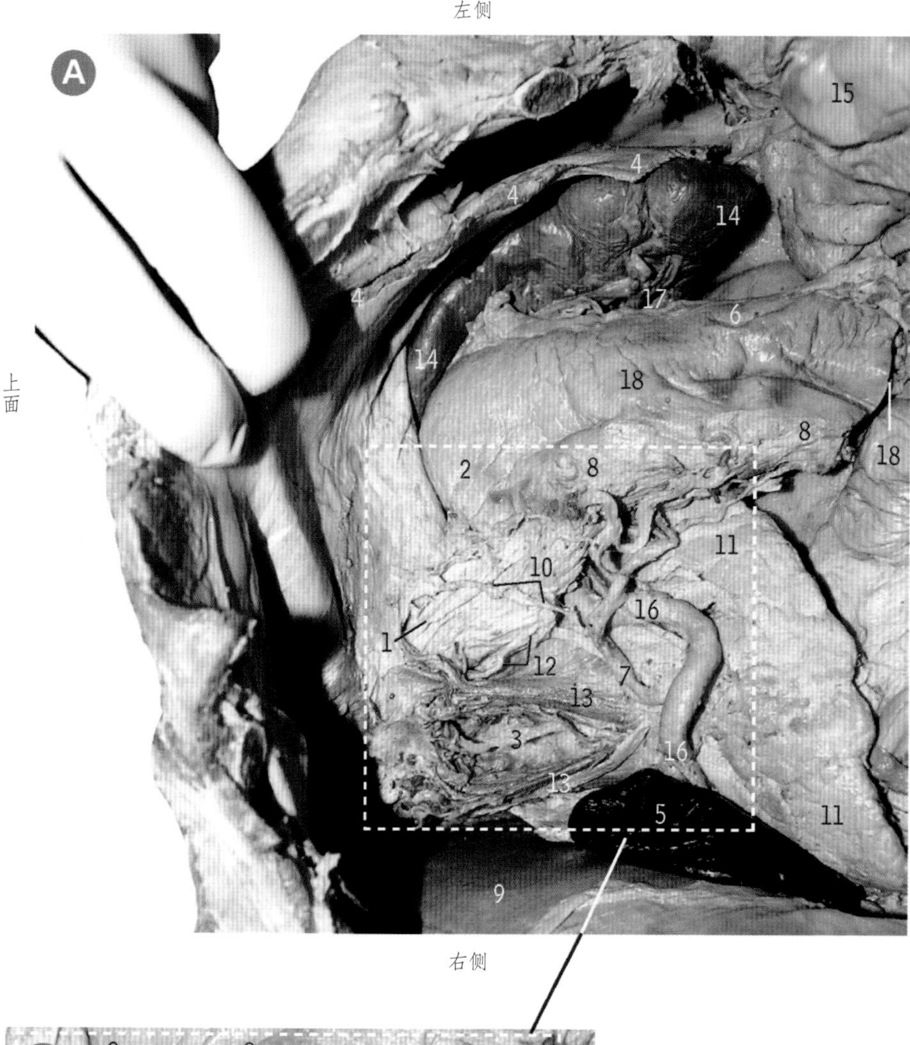

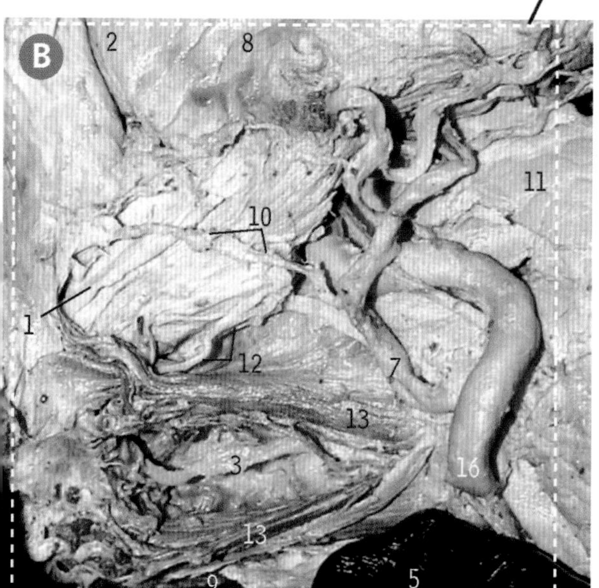

1 迷走神经前干 Anterior vagal trunk
2 胃贲门 Cardia of stomach
3 乳糜池 Cisterna chyli
4 横膈膜 Diaphragm
5 胆囊 Gall bladder
6 胃大弯 Greater curvature of stomach
7 胃左动脉 Left gastric artery
8 胃小弯 Lesser curvature of stomach
9 肝 Liver
10 食管动脉 Oesophageal artery
11 胰腺 Pancreas
12 迷走神经后干 Posterior vagal trunk
13 膈肌右脚(分离) Right crus of the diaphragm (split)
14 脾 Spleen
15 脾曲 Splenic flexure
16 脾动脉 Splenic artery
17 脾门及脾动静脉 Splenic hilum with splenic artery and vein
18 胃(切断) Stomach (cut)

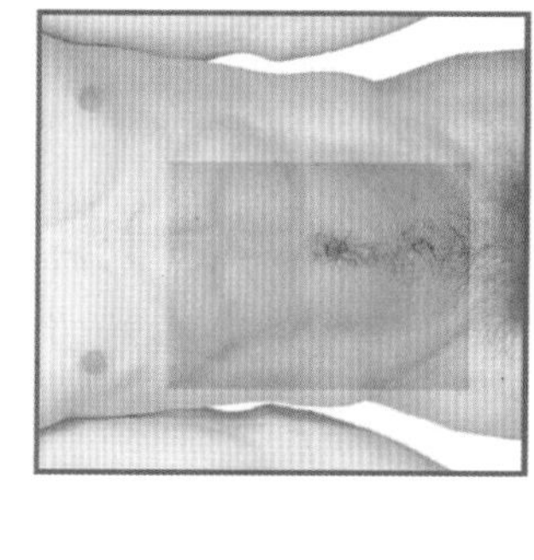

女性骨盆 淋巴结病正中矢状切面左半部分

子宫后屈——一种正常变异

上面

后面

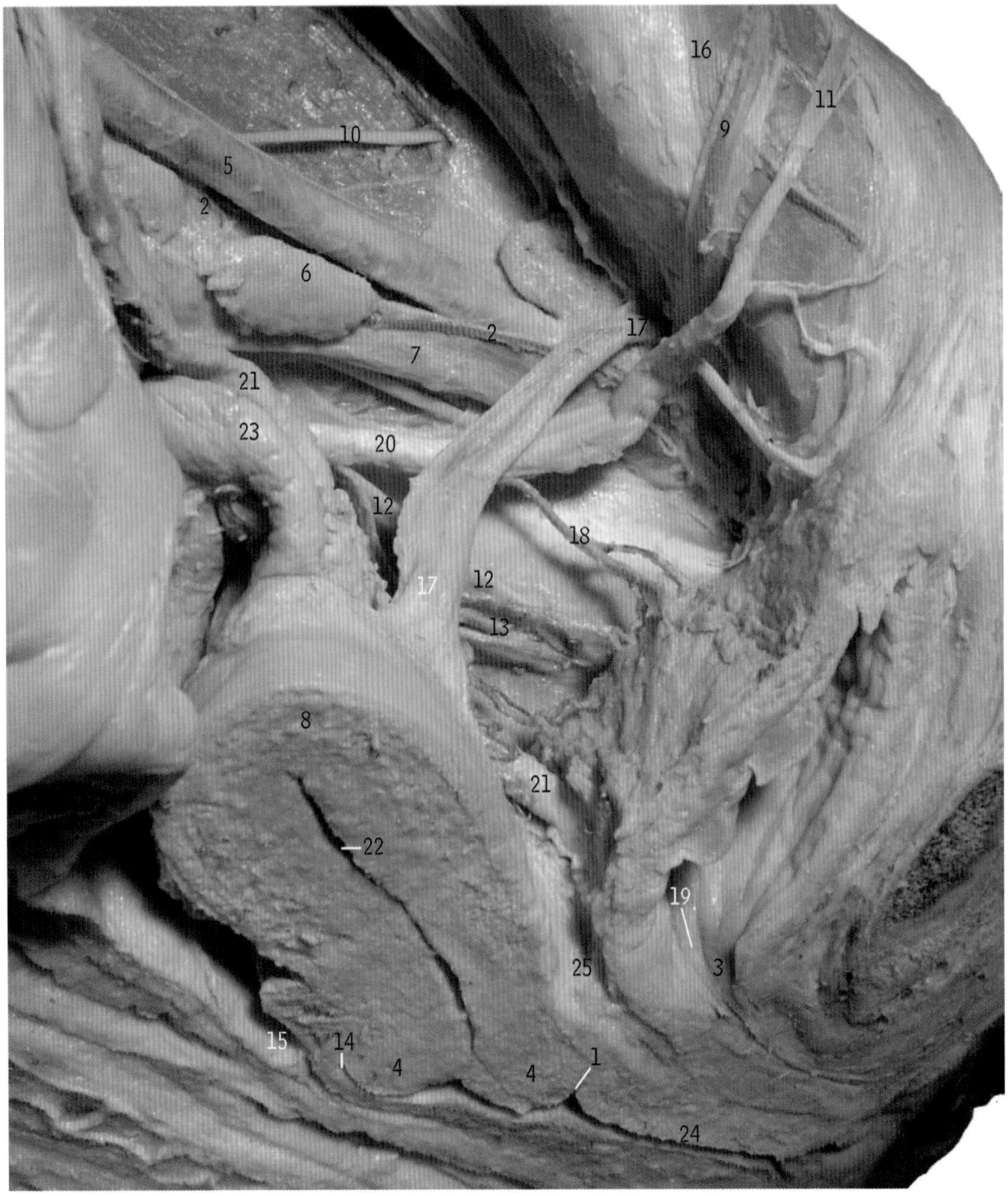

前面

下面

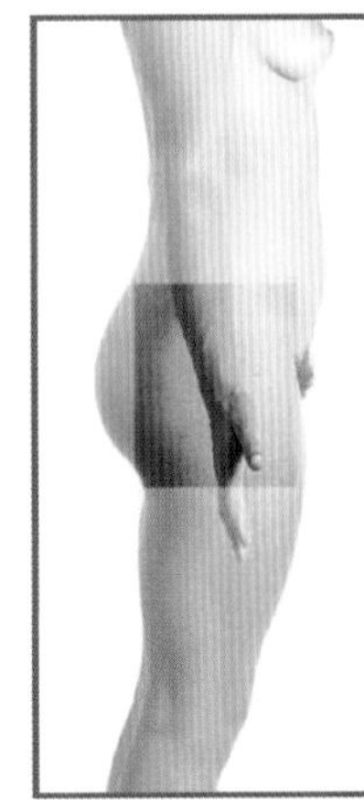

1 阴道前穹 Anterior vaginal fornix
2 淋巴结的动脉供应 Arterial supply to lymph node
3 膀胱颈 Bladder neck
4 子宫颈 Cervix
5 髂外动脉 External iliac artery
6 髂外淋巴结(增大) External iliac lymph node (enlarged)
7 髂外静脉 External iliac vein
8 子宫底 Fundus of uterus
9 腹壁下血管 Inferior epigastric vessels
10 股外侧皮神经 Lateral cutaneous nerve of thigh
11 脐内侧韧带 Medial umbilical ligament
12 闭孔神经 Obturator nerve
13 闭孔血管 Obturator vessels
14 阴道后穹 Posterior vaginal fornix
15 直肠子宫陷凹(道格拉斯窝) Rectouterine peritoneal pouch (Douglas)
16 腹直肌 Rectus abdominis
17 子宫圆韧带 Round ligament of uterus
18 膀胱上动脉 Superior vesical artery
19 膀胱三角 Trigone of bladder
20 脐动脉(残留部分) Umbilical artery (remnant)
21 输尿管 Ureter
22 子宫腔 Uterine cavity
23 输卵管(法罗皮奥管) Uterine tube (Fallopian)
24 阴道 Vagina
25 膀胱子宫陷凹 Vesicouterine peritoneal pouch

骨盆淋巴结增大疾病 淋巴结群的关系

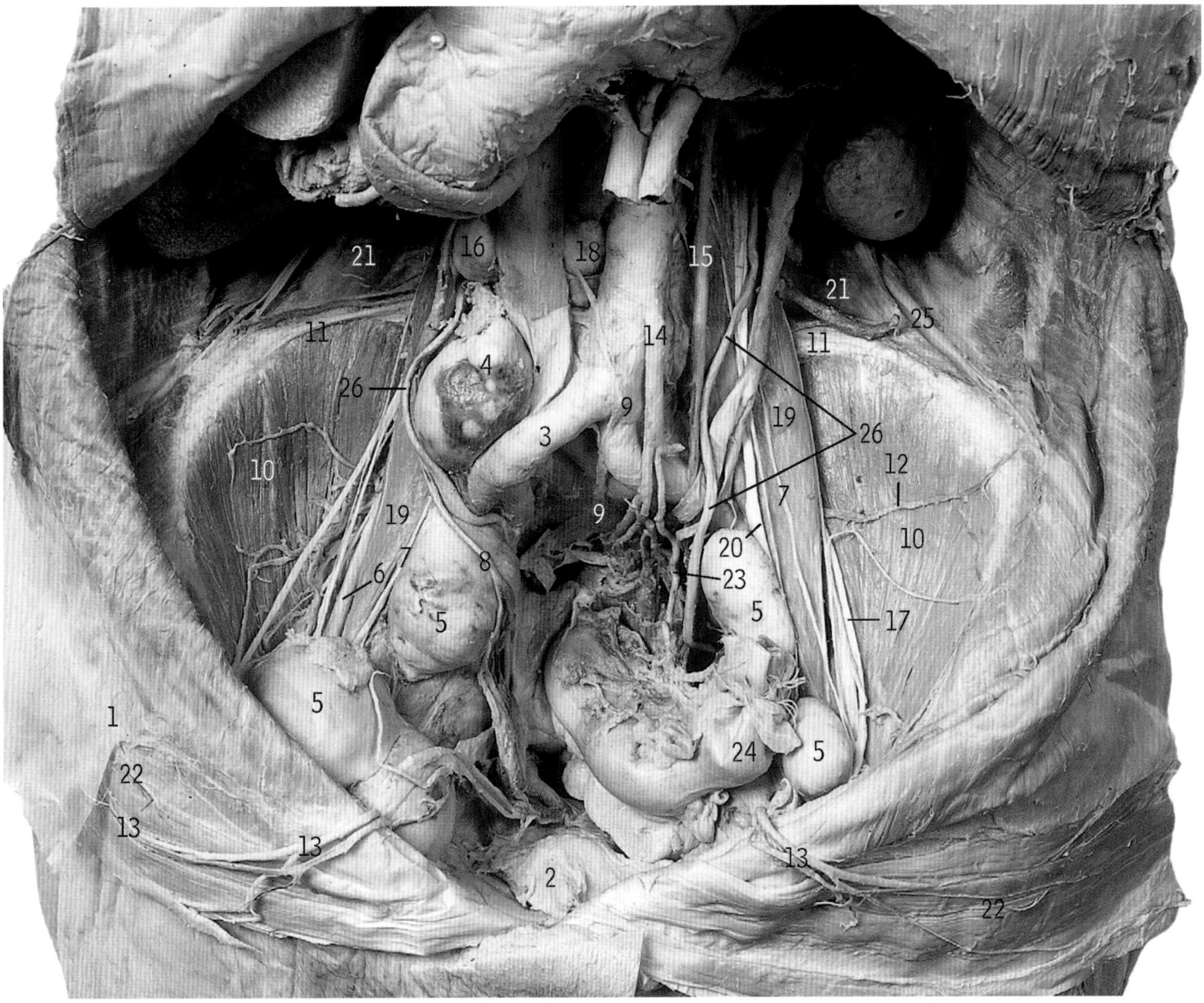

1 后腹直肌鞘弓状线 Arcuate line of posterior rectus sheath
2 膀胱 Bladder
3 髂总动脉 Common iliac artery
4 髂总淋巴结（显著增大） Common iliac node (grossly enlarged)
5 髂外淋巴结（显著增大） External iliac node (grossly enlarged)
6 股神经 Femoral nerve
7 生殖股神经 Genitofemoral nerve
8 生殖腺静脉 Gonadal vein
9 腹下丛，上部 Hypogastric plexus, superior
10 髂肌 Iliacus
11 髂腰韧带 Iliolumbar ligament
12 髂腰静脉 Iliolumbar vein
13 腹壁下血管 Inferior epigastric vessels
14 肠系膜下动脉 Inferior mesenteric artery
15 肠系膜下静脉 Inferior mesenteric vein
16 主动脉外侧右链淋巴结（增大） Lateral aortic (right chain) node (enlarged)
17 股外侧皮神经 Lateral cutaneous nerve of thigh
18 主动脉（主动脉腔静脉的）前淋巴结（增大） Pre-aortic (aortocaval) node (enlarged)
19 腰大肌 Psoas major
20 腰小肌 Psoas minor
21 腰方肌 Quadratus lumborum
22 腹直肌 Rectus abdominis
23 乙状结肠左动脉分支 Sigmoid branches of left colic artery
24 乙状结肠 Sigmoid colon
25 肋下神经 Subcostal nerve
26 输尿管 Ureter

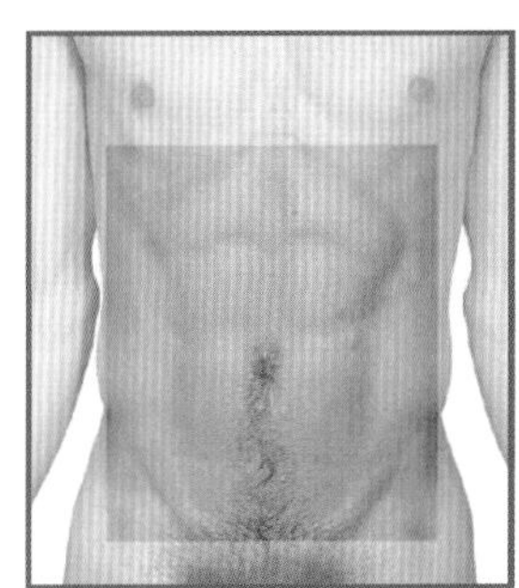

淋巴结病、淋巴瘤和脾大见第 369 页。

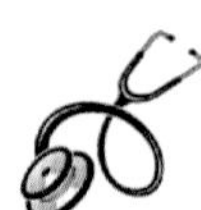

大腿淋巴管及腹股沟浅层淋巴结

A 轻度淋巴结肿大

外侧

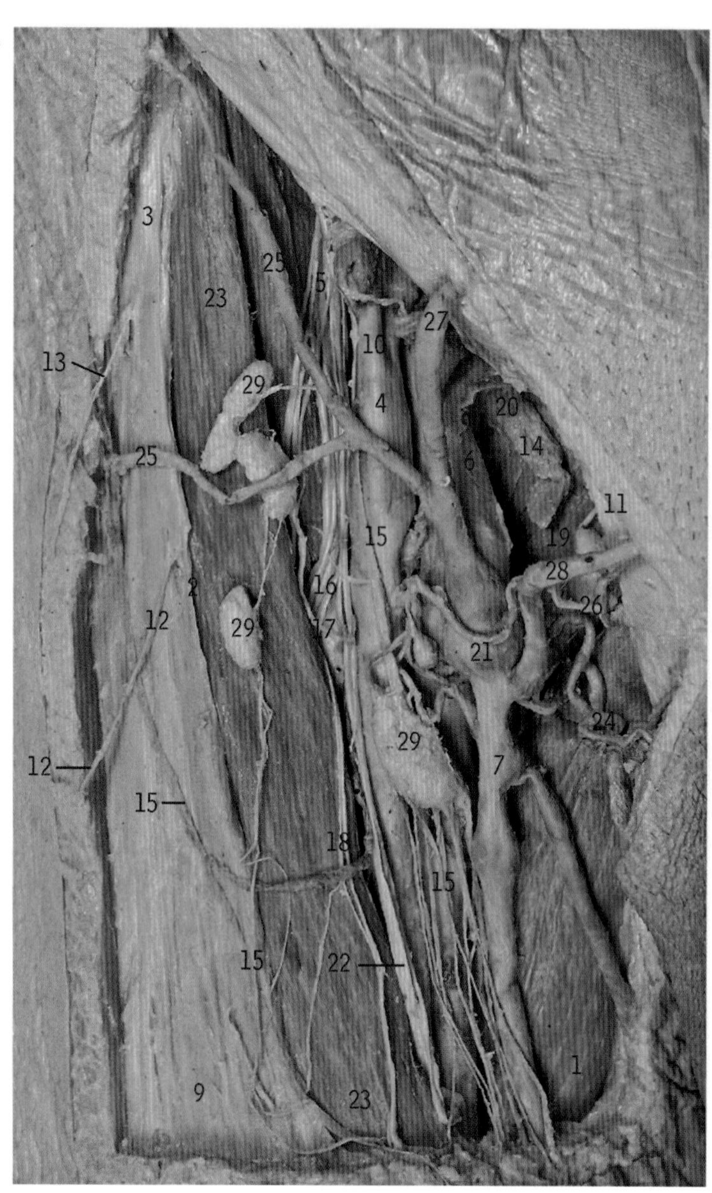

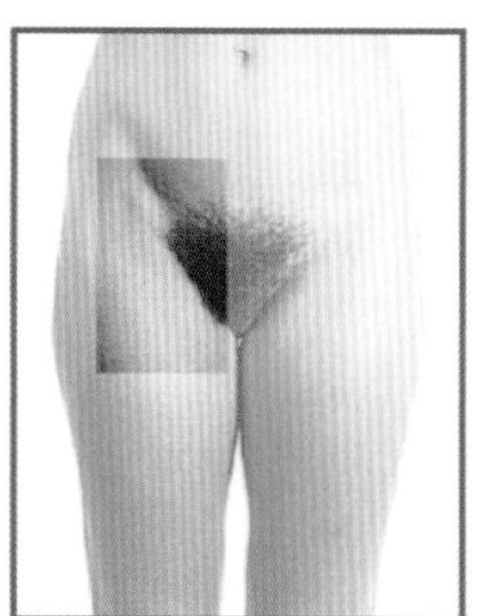

股三角的分界线为腹股沟韧带（11）、缝匠肌(23)内侧缘、长收肌(1)内侧缘。

股管(20)是股鞘(已去除)的内侧腔隙。股管静脉(6)位于内侧，股动脉(4)位于外侧，股神经(5)位于股鞘外，而非其中。

B 中度淋巴结肿大

* 在右髂前上棘标记

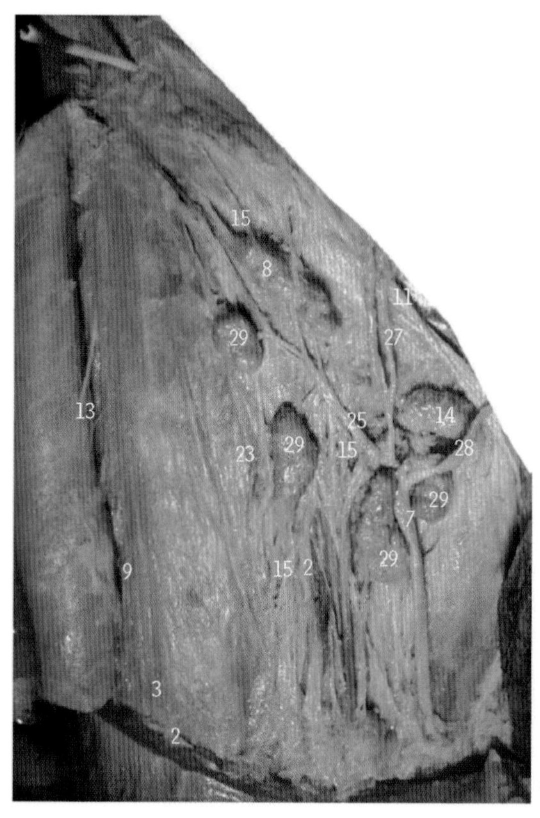

1 长收肌 Adductor longus
2 阔筋膜，边缘切开 Fascia lata, cut edge
3 阔筋膜覆盖阔筋膜张肌 Fascia lata overlying tensor fasciae latae
4 股动脉 Femoral artery
5 股神经 Femoral nerve
6 股静脉 Femoral vein
7 大隐静脉 Great saphenous vein
8 腹股沟浅淋巴结的水平链 Horizontal chain of superficial inguinal nodes
9 髂胫束覆盖股外侧肌 Iliotibial tract overlying vastus lateralis
10 腹壁下血管 Inferior epigastric vessels
11 腹股沟韧带 Inguinal ligament
12 股中间皮神经 Intermediate cutaneous nerve of thigh
13 股外侧皮神经 Lateral cutaneous nerve of thigh
14 淋巴结(克洛凯) Lymph node (Cloquet)
15 淋巴管 Lymph vessels
16 股神经肌支覆盖旋股外侧动脉 Muscular branches of femoral nerve overlying lateral circumflex femoral vessels
17 缝匠肌神经 Nerve to sartorius
18 股外侧肌神经 Nerve to vastus lateralis
19 耻骨肌 Pectineus
20 股管位置 Position of femoral canal
21 隐静脉曲张 Saphena varix
22 隐神经 Saphenous nerve
23 缝匠肌 Sartorius
24 阴囊静脉 Scrotal veins
25 旋髂浅静脉 Superficial circumflex iliac vein
26 阴部外浅动脉 Superficial external pudendal artery
27 腹壁浅静脉 Superficial epigastric vein
28 阴部外静脉 Superficial external pudendal vein
29 腹股沟淋巴结垂直链 Vertical chain of superficial inguinal lymph nodes

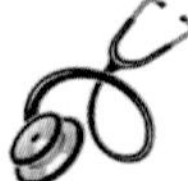

米尔罗伊病、性病性淋巴肉芽肿、象皮肿见第 369 页。

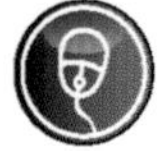

淋巴管

临床索引图像，详细和更多临床索引图像见网页下载。

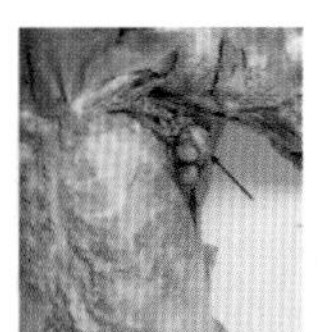
乳腺癌手术切除的腋窝淋巴结(前哨淋巴结)

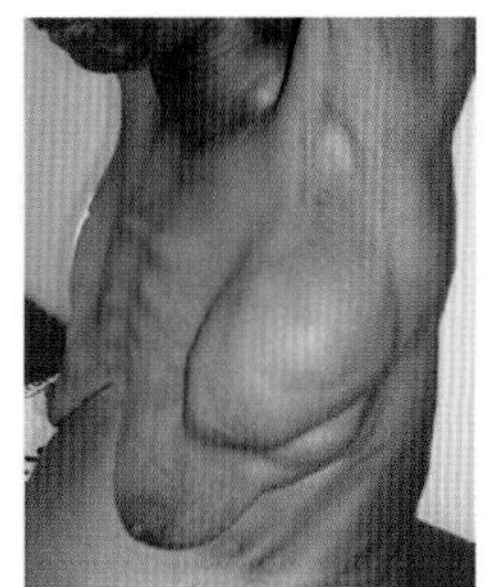
腋窝淋巴结肿大

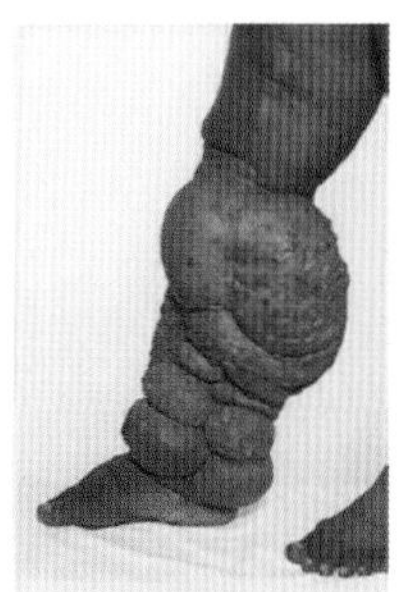
象皮肿

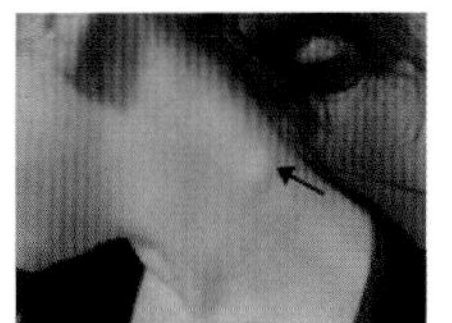
淋巴结病

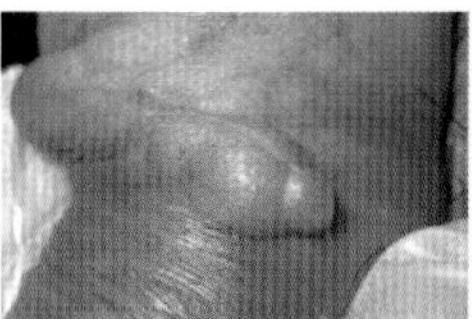
淋巴管瘤

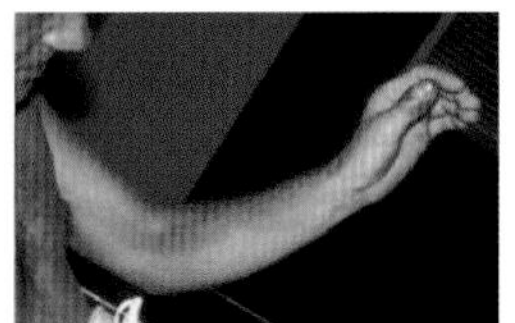
淋巴管炎

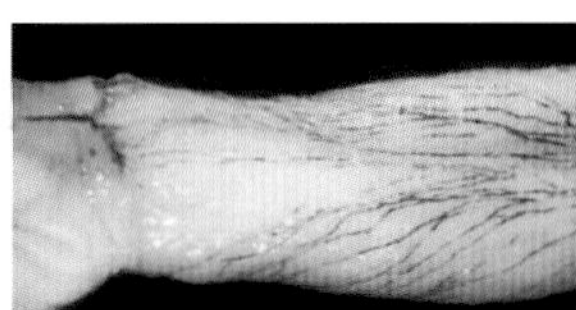
淋巴系统亚甲基蓝实验

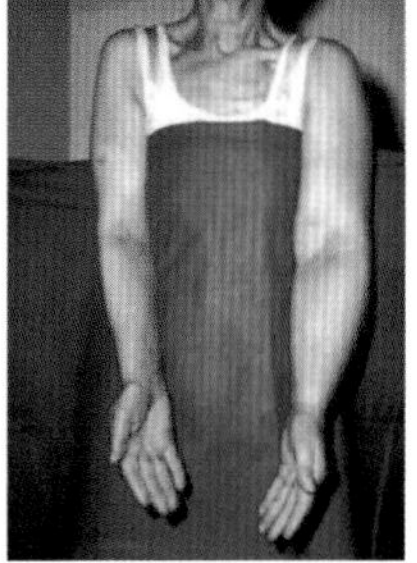
淋巴水肿

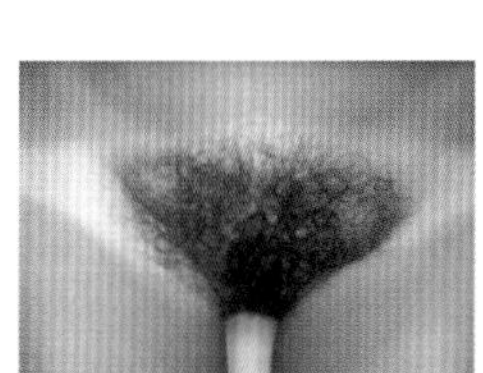
性病性淋巴肉芽肿

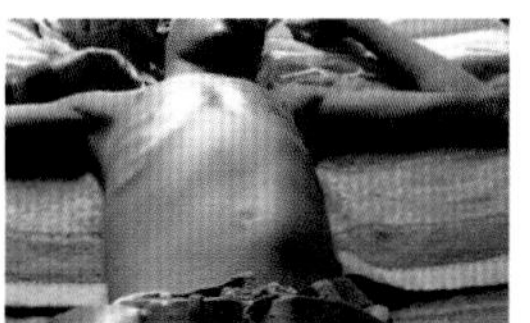
淋巴瘤和脾大

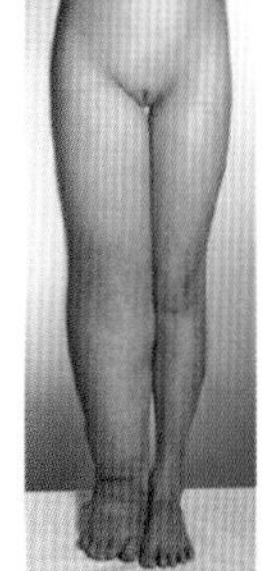
米尔罗伊病

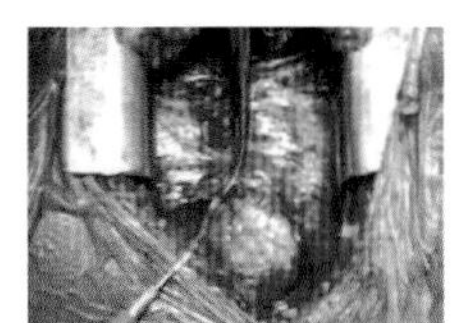
胸腺

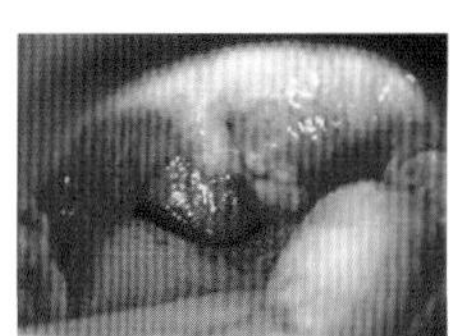
扁桃体炎

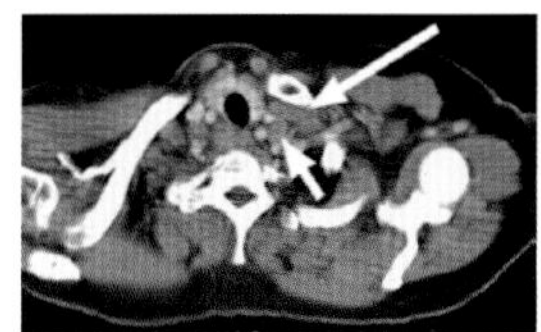
魏尔肖淋巴结

索 引

D

E

F

G

H

J

K

L

M

N

P

Q

R

S

T

W

X

Y

Z